Tanios Bekaii-Saab, MD, FACP
Bassel F. El-Rayes, MD
Timothy M. Pawlik, MD, MPH, MTS, PhD, FACS, FRACS

HANDBOOK OF GASTROINTESTINAL CANCERS
Evidence-Based Treatment and Multidisciplinary Patient Care

胃肠肿瘤循证及多学科综合治疗

塔尼奥斯·贝凯伊–萨博

主　编　〔美〕巴塞尔·F. 埃尔–雷斯

蒂莫西·M. 帕里克

主　译　王华庆　赵永捷　张锡朋　张诗武

U0324630

天津出版传媒集团

天津科技翻译出版有限公司

著作权合同登记号：图字：02-2021-050

图书在版编目（CIP）数据

胃肠肿瘤循证及多学科综合治疗 / （美）塔尼奥斯·
贝凯伊-萨博，（美）巴塞尔·F.埃尔-雷斯，（美）蒂莫西·
M.帕里克主编；王华庆等主译. —天津：天津科技翻
译出版有限公司，2023.1
书名原文：Handbook of Gastrointestinal Cancers:
Evidence-Based Treatment and Multidisciplinary
Patient Care
ISBN 978-7-5433-4260-6

Ⅰ.①胃… Ⅱ.①塔… ②巴… ③蒂… ④王… Ⅲ.
①胃肿瘤—诊疗②肠肿瘤—诊疗 Ⅳ.①R735

中国版本图书馆CIP数据核字（2022）第137438号

Handbook of Gastrointestinal Cancers: Evidence-Based Treatment and Multidis-
ciplinary Patient Care,1st Edition, (978-0826138125)
by Tanios Bekaii-Saab(MD,FACP), Bassel F. EI-Rayes(MD)and Timothy M.
Pawlik(MD,MPH,MTS,PhD,FACS,FRACS)

中文简体字版权属天津科技翻译出版有限公司。
本书由天津市医学重点学科（专科）建设项目资助（资助编号：
TJYXZDXK-053B）

授权单位：Springer Publishing Company，LLC
出　　版：天津科技翻译出版有限公司
出 版 人：刘子媛
地　　址：天津市南开区白堤路244号
邮政编码：300192
电　　话：(022)87894896
传　　真：(022)87893237
网　　址：www.tsttpc.com
印　　刷：天津新华印务有限公司
发　　行：全国新华书店
版本记录：889mm×1194mm　16开本　29印张　750千字
　　　　　2023年1月第1版　2023年1月第1次印刷
　　　　　定价：220.00元

（如发现印装问题，可与出版社调换）

主译简介

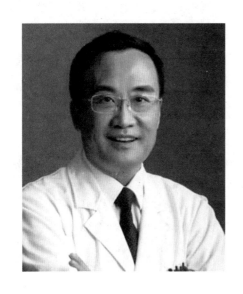

王华庆 医学博士,主任医师,教授,博士生导师。天津市人民医院肿瘤诊疗中心主任,国家药物临床试验机构主任。天津市中西医结合肿瘤研究所所长,中国抗癌协会肿瘤临床化疗专业委员会副主任委员,中国抗癌协会淋巴瘤专业委员会前任主任委员,中国临床肿瘤学会(CSCO)全国常务理事,中国抗癌协会全国理事,中国抗癌协会肿瘤靶向治疗专业委员会常务委员,中国医师协会肿瘤医师分会常务委员,中国老年协会肿瘤专业委员会执行委员,天津市中西医结合学会肿瘤专业委员会主任委员,天津市医学会肿瘤专业委员会副主任委员,天津市抗癌协会肿瘤精准治疗专业委员会副主任委员,天津市抗癌协会血液肿瘤专业委员会副主任委员,国家药品监督管理局新药评审专家。天津市医学重点学科(肿瘤学专业)学术带头人,首届"天津名医"获得者,天津市优秀科技工作者。

1984年毕业于天津医科大学医疗系,获学士学位,天津医科大学肿瘤学硕士,武汉大学肿瘤学博士。1989—1991年赴瑞士巴塞尔大学圣加仑(St.Gallen)州立医院肿瘤中心研修。1995—2000年赴新西兰奥克兰大学医学院做访问学者。先后在美国M.D.安德森癌症中心、美国哈佛大学医学院Dana-Farber癌症研究院、瑞典卡罗林斯卡医学院短期研修。承担国家自然基金课题3项,省部级科研课题5项。获省部级科技进步一、二等奖各1项,三等奖2项,中国抗癌协会科技进步奖1项。担任《中华肿瘤杂志》《中国肿瘤临床》等6家国家核心期刊的常务编委或编委。累计发表论文200余篇,SCI收录47篇。主编专著5部、参编6部,培养博士研究生、硕士研究生近40名。从医近40年,主要从事恶性肿瘤内科临床和转化研究,主攻方向为恶性肿瘤的内科治疗、恶性淋巴瘤的基础和临床研究、抗肿瘤新药的药代动力学和临床试验。

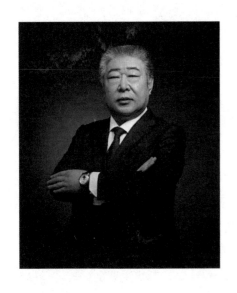

赵永捷 医学硕士,主任医师,天津市人民医院基本外科一科党支部书记、普外科主任。天津市普通外科质控中心主任委员,天津市医学会外科分会副主任委员、胃肠学组副组长、天津市医师协会普通外科分会副会长、消化内镜分会副会长、普通外科分会微创外科专业委员会主任委员,天津市抗癌协会胃癌专业委员会副主任委员、胰腺癌专业委员会副主任委员。中国老年学和老年医学学会肿瘤康复分会常务委员,中国抗癌协会胃肠间质瘤专业委员会委员,中华消化内镜学会外科学组委员,中国研究型医院学会肝胆胰外伤学组委员,中国老年保健医学研究会老年胃肠外科分会委员,天津市消化内镜学会腹腔镜学组委员。荣获第四届天津市人民满意的好医生、第十一届天津市十佳医务工作者、第三届中国白求恩式好医生、首届"天津名医"等荣誉称号,荣获2019年度天津市五一劳动奖章,2020年度天津市劳动模范。发表论文60余篇。

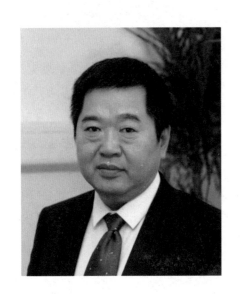

张锡朋 主任医师,教授,博士生导师,国务院特殊津贴专家。天津市人民医院肛肠疾病诊疗中心主任,天津市大肠肛门病研究所所长,中国中西医结合学会大肠肛门病专业委员会副主任委员,中国医师协会结直肠肿瘤专业委员会常务委员,中国抗癌协会大肠癌专业委员会委员,中国医师协会中西医结合委员会肛肠专家委员会委员,中国医师协会微创外科专业委员会委员,京津冀大肠癌医师联盟副主任委员,天津市中西医结合学会大肠肛门病专业委员会主任委员,天津市医学会肿瘤学会委员。《中国肛肠病杂志》编委,天津市临床重点学科带头人,"张锡朋"劳模创新工作室负责人,天津市"131"创新型人才团队——结直肠癌防治临床和基础研究核心成员。获全国五一劳动奖章、天津市劳动模范、天津市十佳医务工作者、首届"天津名医"等荣誉称号,荣获天津市科技进步奖2项。主持及参加各级课题近10项,主编、参编学术专著5部,发表SCI及中文核心论文40余篇,曾赴英国圣马克医院交流访问。

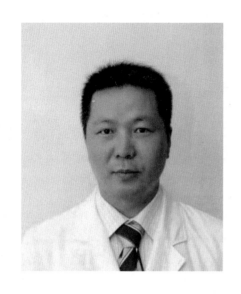

张诗武 肿瘤学博士，美国M.D.安德森癌症中心博士后，主任医师，教授，博士生导师。天津市人民医院病理科主任，天津市病理质控中心副主任，天津市病理诊断中心主任，天津市整合医学学会病理专业委员会主任委员，中华医学会天津市病理分会委员，天津市抗癌协会常务理事，天津市医师协会临床精准医疗专业委员会第一届委员，天津市干细胞临床研究专家委员会第一届委员会委员，北京市肿瘤学会病理分会常委，国家自然科学基金评审专家，科技部人类遗传资源项目评审专家，*Biomed International Research* 和 *World Journal of Clinical Cases* 杂志编辑。从事病理诊断及转化医学研究工作，入选天津市"131"创新型人才培养工程第一层次和天津市"用三年时间引进千名以上高层次人才计划"人选。天津市"131"创新型人才团队带头人。主持和参与国家自然科学基金重点项目、面上项目、"863"科技项目、天津市重大科技攻关项目等共计24项。主持国家自然科学基金面上项目4项；主持天津市科学技术委员会(现为天津市科学技术局)课题2项；天津市卫生和计划生育委员会(现为卫生健康委员会)课题4项。发表SCI收录论文115篇，主编、副主编和参编专著10部。获天津市科技进步一等奖2项、二等奖2项、三等奖1项，自然科学三等奖1项。获国家发明专利授权2项。

译者名单

主　译　王华庆　天津市人民医院肿瘤诊疗中心
　　　　赵永捷　天津市人民医院普通外科
　　　　张锡朋　天津市人民医院肛肠疾病诊疗中心
　　　　张诗武　天津市人民医院病理科

副主译　邱鸣寒　天津市人民医院肿瘤诊疗中心
　　　　张春泽　天津市人民医院肛肠疾病诊疗中心
　　　　曹　磊　天津市人民医院普通外科
　　　　李忠廉　天津市南开医院肝胆胰外科

译校者（按姓氏笔画排序）
　　　　马春华　天津市人民医院肿瘤诊疗中心
　　　　王　娟　天津市人民医院肿瘤诊疗中心
　　　　王　辉　天津市人民医院肿瘤诊疗中心
　　　　王华庆　天津市人民医院肿瘤诊疗中心
　　　　王宏志　天津市人民医院普通外科
　　　　毛　宇　天津市人民医院肿瘤诊疗中心
　　　　毛　磊　天津市人民医院普通外科
　　　　尹　伟　天津市人民医院普通外科
　　　　邓欣欣　天津市人民医院肿瘤诊疗中心
　　　　付　瑛　天津市人民医院肿瘤诊疗中心
　　　　吕　欢　天津市人民医院肿瘤诊疗中心
　　　　乔　薇　天津市人民医院肿瘤诊疗中心
　　　　刘　艳　天津市人民医院肿瘤诊疗中心
　　　　刘　梅　天津市人民医院肿瘤诊疗中心
　　　　刘兆策　天津市人民医院肛肠疾病诊疗中心
　　　　刘军舰　天津市南开医院肝胆胰外科
　　　　刘茹雪　天津中医药大学中西医结合学院
　　　　齐　霄　天津市人民医院肿瘤诊疗中心
　　　　齐瑞丽　天津市人民医院肿瘤诊疗中心
　　　　许诗超　天津市人民医院普通外科
　　　　李　琳　天津市人民医院肿瘤诊疗中心
　　　　李　超　天津市人民医院普通外科

李　想　天津市人民医院肿瘤诊疗中心
李小凡　天津市人民医院肿瘤诊疗中心
李仁涛　天津市人民医院普通外科
李书苹　天津市人民医院肿瘤诊疗中心
李忠廉　天津市南开医院肝胆胰外科
李学娜　天津市人民医院肿瘤诊疗中心
李晓宇　天津市人民医院肿瘤诊疗中心
杨　鑫　天津市人民医院肿瘤诊疗中心
吴　珊　天津市人民医院肿瘤诊疗中心
邱鸣寒　天津市人民医院肿瘤诊疗中心
何国平　天津滨海新区中医医院老年病科
邹丹丹　天津市人民医院肿瘤诊疗中心
辛　然　天津市人民医院肛肠疾病诊疗中心
宋　鹏　天津市人民医院普通外科
宋　腾　天津市人民医院肿瘤诊疗中心
宋仕军　天津市南开医院肝胆胰外科
张　苗　天津市人民医院肿瘤诊疗中心
张　萌　南开大学医学院
张志鹏　天津市人民医院普通外科
张诗武　天津市人民医院病理科
张春泽　天津市人民医院肛肠疾病诊疗中心
张俏囡　南开大学医学院
张晓涵　天津市人民医院肛肠疾病诊疗中心
张锡朋　天津市人民医院肛肠疾病诊疗中心
陈馨蕊　天津市人民医院肿瘤诊疗中心
周　培　天津市人民医院肿瘤诊疗中心
单丽珠　天津市南开医院肿瘤内科
孟宪洋　天津市人民医院肿瘤诊疗中心
赵　可　天津市人民医院肿瘤诊疗中心
赵永捷　天津市人民医院普通外科
赵轩竹　天津市中医药研究院附属医院脑病一科
郝成飞　天津市南开医院肝胆胰外科
高占华　南开大学医学院
梅汉玮　天津中医药大学中西医结合学院
曹　凤　天津市人民医院肿瘤诊疗中心
曹　磊　天津市人民医院普通外科
鲍建亨　天津市南开医院肝胆胰外科
翟梦婷　南开大学医学院

主编简介

Tanios Bekaii-Saab, MD, FACP
Professor, Mayo Clinic College of Medicine and Science
Program Leader, Gastrointestinal Cancer
Mayo Clinic Cancer Center
Phoenix, Arizona

Bassel F. El-Rayes, MD
John Kauffman Family Professor for Pancreatic Cancer Research
Georgia Cancer Coalition Distinguished Scholar
Director of the Gastrointestinal Oncology Program
Vice Chair of Clinical Research, Department of Hematology and Oncology
Associate Cancer Center Director, Winship Cancer Institute
Emory University School of Medicine
Atlanta, Georgia

Timothy M. Pawlik, MD, MPH, MTS, PhD, FACS, FRACS
Professor and Chair, Department of Surgery
The Urban Meyer III and Shelley Meyer Chair for Cancer Research
Professor of Surgery, Oncology, and Health Services Management and Policy
Surgeon-in-Chief, The Ohio State University Wexner Medical Center
The Ohio State University Wexner Medical Center
Columbus, Ohio

编者名单

Ghassan K. Abou-Alfa, MD, Medical Oncologist, Gastrointestinal Oncology, Memorial Sloan Kettering Cancer Center, New York, New York

Daniel H. Ahn, DO, Assistant Professor of Medicine, Hematology/Oncology, Department of Internal Medicine, Mayo Clinic, Phoenix, Arizona

Olatunji B. Alese, MD, Assistant Professor, Department of Hematology and Medical Oncology, Winship Cancer Institute of Emory University, Atlanta, Georgia

Sadeer Alzubaidi, MD, Assistant Professor of Radiology, Interventional Radiology, Department of Radiology, Mayo Clinic, Phoenix, Arizona

Mehmet Akce, MD, Assistant Professor, Department of Hematology and Medical Oncology, Winship Cancer Institute of Emory University, Atlanta, Georgia

Mark W. Arnold, MD, Professor of Clinical Surgery, Department of Surgery, The Ohio State University Wexner Medical Center, Columbus, Ohio

Jonathan B. Ashman, MD, PhD, Consultant, Department of Radiation Oncology; Assistant Professor, Mayo College of Medicine and Science, Phoenix, Arizona

Tiffany Barrett, MS, RD, CSO, LD, Clinical Dietitian, Department of Hematology and Medical Oncology, Winship Cancer Institute of Emory University, Atlanta, Georgia

Francesca Battaglin, MD, Post-Doctoral Fellow, Division of Medical Oncology, USC/Norris Comprehensive Cancer Center, Los Angeles, California; Medical Oncologist, Veneto Institute of Oncology IOV-IRCCS, Padua, Italy

Tanios Bekaii-Saab, MD, FACP, Professor, Mayo Clinic College of Medicine and Science; Program Leader, Gastrointestinal Cancer, Mayo Clinic Cancer Center, Phoenix, Arizona

Mitesh J. Borad, MD, Associate Professor of Medicine, Division of Hematology/Oncology, Mayo Clinic, Phoenix, Arizona

Gabriel A. Brooks, MD, MPH, Assistant Professor of Medicine, Division of Medical Oncology, Department of Medicine, Geisel School of Medicine, Hanover, New Hampshire

Kenneth Cardona, MD, FACS, Associate Professor of Surgery, Division of Surgical Oncology, Department of Surgery, Winship Cancer Institute of Emory University, Atlanta, Georgia

Andrea Cercek, MD, Medical Oncologist, Gastrointestinal Oncology Service, Division of Solid Tumor Oncology, Memorial Sloan Kettering Cancer Center, New York, New York

Sakti Chakrabarti, MD, MBBS, Advanced Oncology Fellow, Department of Medical Oncology, Mayo Clinic, Rochester, Minnesota

Curtis R. Chong, MD, PhD, Medical Oncologist, Department of Medical Oncology, Memorial Sloan Kettering Cancer Center, New York, New York

Kristen K. Ciombor, MD, MSCI, Assistant Professor, Division of Hematology/Oncology, Department of Internal Medicine, Vanderbilt University Medical Center, Nashville, Tennessee

Jordan Cloyd, MD, Assistant Professor of Surgery, Division of Surgical Oncology, The Ohio State University Wexner Medical Center, Columbus, Ohio

Kimberly Angelia Curseen, MD, Director of Outpatient Supportive Care Emory Health Care, Emory University School of Medicine, Atlanta, Georgia

Satya Das, MD, Clinical Instructor, Division of Hematology/Oncology, Department of Internal Medicine, Vanderbilt University Medical Center, Nashville, Tennessee

Gustavo dos Santos Fernandes, MD, Fellow, Gastrointestinal Oncology Service, Division of Solid Tumor Oncology, Memorial Sloan Kettering Cancer Center, New York, New York

Marwan Fakih, MD, Professor, Section Head of Gastrointestinal Oncology, City of Hope Comprehensive Cancer Center, Duarte, California

Stephanie L. Fricke, MD, Resident, Department of Medicine, University of Wisconsin, Madison, Wisconsin

Emmanouil Giorgakis, MD, MSc, FEBS, Assistant Professor of Surgery, Division of Transplantation, University of Arkansas for Medical Sciences, Little Rock, Arkansas

Karyn A. Goodman, MD, MS, Professor, Department of Radiation Oncology, University of Colorado Denver, Aurora, Colorado

Talal Hilal, MD, Assistant Professor of Medicine, Division of Hematology/Oncology, Mayo Clinic, Phoenix, Arizona

Joleen M. Hubbard, MD, Associate Professor of Oncology, Department of Medical Oncology, Mayo Clinic, Rochester, Minnesota

Yelena Y. Janjigian, MD, Medical Oncologist, Chief, Gastrointestinal Oncology Service, Department of Medical Oncology, Memorial Sloan Kettering Cancer Center, New York, New York

Milind Javle, MD, Professor, Department of Gastrointestinal Medical Oncology, University of Texas MD Anderson Cancer Center, Houston, Texas

Lisa A. Kachnic, MD, Chair and Professor, Department of Radiation Oncology, Vanderbilt University Medical Center, Nashville, Tennessee

Saivaishnavi Kamatham, MBBS, Visiting Research Fellow, Division of Hematology/Oncology, Mayo Clinic, Jacksonville, Florida

Mandana Kamgar, MD, MPH, Hematology/Oncology Fellow, Department of Oncology, Wayne State University School of Medicine, Barbara Ann Karmanos Cancer Institute, Detroit, Michigan

Pashtoon M. Kasi, MD, MS, Clinical Assistant Professor, Internal Medicine-Hematology/Oncology, Holden Comprehensive Cancer Center, University of Iowa Health Care, Iowa City, Iowa

Sajid A. Khan, MD, FACS, Assistant Professor of Surgery (Oncology), Section of Surgical Oncology, Yale University School of Medicine, New Haven, Connecticut

Hyun S. Kim, MD, Professor of Radiology and Biomedical Imaging, Section Chief of Interventional Radiology; Professor of Internal Medicine (Medical Oncology), Department of Radiology and Biomedical Imaging, Yale Cancer Center, Yale University School of Medicine, New Haven, Connecticut

Charlie Kimbrough, MD, Clinical Fellow, Division of Surgical Oncology, The Ohio State University Wexner Medical Center, Columbus, Ohio

Kantha Ratnam Kolla, MBBS, MPH, Department of Medicine, University of Maryland-Prince George's Hospital, Cheverly, Maryland

David A. Kooby, MD, Professor of Surgery, Department of Surgery, Emory University School of Medicine, Atlanta, Georgia

Benjamin A. Krantz, MD, MBA, Clinical Fellow, Division of Hematology and Medical Oncology, New York University Langone Health, New York, New York

Madappa Kundranda, MD, PhD, Director, Gastrointestinal Oncology Program; Deputy Chief, Division of Medical Oncology; Adjunct Assistant Professor, Department of Gastrointestinal Medical Oncology, University of Texas MD Anderson Cancer Center, Banner MD Anderson, Gilbert, Arizona

Vadim Kurbatov, MD, General Surgery Resident, Research Fellow, Section of Surgical Oncology, Yale University School of Medicine, New Haven, Connecticut

Michael Lam, MBBS, Post-Doctoral Fellow, Department of Gastrointestinal Medical Oncology, University of Texas MD Anderson Cancer Center, Houston, Texas

Rachel M. Lee, MD, MSPH, Resident Physician, Department of Surgery, Emory University School of Medicine, Atlanta, Georgia

Heinz-Josef Lenz, MD, FACP, Professor of Medicine and Preventive Medicine; J. Terrence Lanni Chair for Cancer Research; Associate Director, Adult Oncology; Scientific Director, Cancer Genetics Unit, Division of Medical Oncology, USC/Norris Comprehensive Cancer Center, Los Angeles, California

Gregory B. Lesinski, PhD, MPH, Associate Professor, Department of Hematology and Medical Oncology; Co-Director, Translational GI Malignancy Program, Winship Cancer Institute of Emory University, Atlanta, Georgia

Edward A. Levine, MD, Professor of Surgery, Chief, Surgical Oncology, Wake Forest University, Winston-Salem, North Carolina

Noelle K. LoConte, MD, Associate Professor, Department of Medicine, University of Wisconsin, Madison, Wisconsin

Alexandra G. Lopez-Aguiar, MD, Post-Doctoral Research Fellow, Division of Surgical Oncology, Department of Surgery, Emory University School of Medicine, Atlanta, Georgia

Wen Wee Ma, MBBS, Professor of Oncology, Department of Oncology, Mayo Clinic, Rochester, Minnesota

Shishir K. Maithel, MD, Professor of Surgery, Division of Surgical Oncology, Department of Surgery, Emory University School of Medicine, Atlanta, Georgia

Amit K. Mathur, MD, MS, FACS, Associate Professor of Surgery, Mayo Clinic Alix School of Medicine; Consultant, Division of Transplant Surgery, Mayo Clinic, Phoenix, Arizona

Parit Mekaroonkamol, MD, Assistant Professor, Department of Internal Medicine, Division of Digestive Diseases, Emory University School of Medicine, Atlanta, Georgia; Assistant Professor, Division of Gastroenterology, Faculty of Medicine, Chulalongkorn University and King Chulalongkorn Memorial Hospital, Thai Red Cross Society, Bangkok, Thailand

Niharika B. Mettu, MD, PhD, Assistant Professor, Department of Medicine, Division of Medical Oncology, Duke University Medical Center, Durham, North Carolina

Nitin Mishra, MS, MPH, MBBS, Assistant Professor of Surgery, Department of Colon and Rectal Surgery, Mayo Clinic School of Medicine, Phoenix, Arizona

Kabir Mody, MD, Consultant, Department of Oncology (Medical), Mayo Clinic Cancer Center, Jacksonville, Florida

Mary Mulkerin, MS, RN, OCN, Gastrointestinal Oncology Nurse Coordinator, University of Wisconsin Hospital and Clinics, Madison, Wisconsin

Ramzi Mulki, MD, Clinical Fellow, Department of Internal Medicine, Division of Digestive Diseases, Emory University School of Medicine, Atlanta, Georgia

David M. Nagorney, MD, Professor of Surgery, Division of Hepatobiliary and Pancreas Surgery, Mayo Clinic, Rochester, Minnesota

Amit Surya Narayan, MD, Resident Physician, Department of Internal Medicine, Emory University School of Medicine, Atlanta, Georgia

Rahmi Oklu, MD, PhD, Interventional Radiologist, Senior Associate Consultant, Department of Radiology, Mayo Clinic, Phoenix, Arizona

Bert H. O'Neil, MD, Joseph W. and Jackie J. Cusick Professor of Oncology, Division of Hematology/Oncology, Indiana University School of Medicine, Indianapolis, Indiana

Eileen M. O'Reilly, MD, Attending/Member, Department of Medicine; Professor of Medicine, Memorial Sloan Kettering Cancer Center, New York, New York

Shubham Pant, MD, Associate Medical Director, Associate Professor, Department of Investigational Cancer Therapeutics/Department of Gastrointestinal Medical Oncology, University of Texas MD Anderson Cancer Center, Houston, Texas

Timothy M. Pawlik, MD, MPH, MTS, PhD, FACS, FRACS, Professor and Chair, Department of Surgery, The Urban Meyer III and Shelley Meyer Chair for Cancer Research; Professor of Surgery, Oncology, and Health Services Management and Policy, The Ohio State University Wexner Medical Center, Columbus, Ohio

Philip A. Philip, MD, PhD, FRCP, Professor of Oncology, Department of Oncology, Wayne State University School of Medicine, Barbara Ann Karmanos Cancer Institute, Detroit, Michigan

Mitchell C. Posner, MD, FACS, Professor of Surgery and Vice-Chairman, Chief, Section of General Surgery and Surgical Oncology; Physician-in-Chief, University of Chicago Medicine Comprehensive Cancer Center; Professor, Radiation and Cellular Oncology, University of Chicago Medicine, Chicago, Illinois

Junaid Raja, MD, MSPH, MS, Resident Physician, Section of Interventional Radiology, Department of Radiology and Biomedical Imaging, Yale University School of Medicine, New Haven, Connecticut

Nitesh Rana, MD, MS, Resident Physician, Department of Radiation Oncology, Vanderbilt University Medical Center, Nashville, Tennessee

Flavio G. Rocha, MD, FACS, Associate Medical Director, Cancer Institute, Virginia Mason Medical Center, Seattle, Washington

Ibrahim Halil Sahin, MD, Hematology/Oncology Fellow, Department of Hematology/Oncology, Winship Cancer Institute of Emory University, Atlanta, Georgia

Hanna K. Sanoff, MD, MPH, Associate Professor, Division of Hematology/Oncology, UNC Lineberger Clinical Cancer Center, University of North Carolina at Chapel Hill, Chapel Hill, North Carolina

Nikhil Sebastian, MD, Resident Physician, Department of Radiation Oncology, The Ohio State University Wexner Medical Center, Columbus, Ohio

Mahesh Seetharam, MD, FACP, Assistant Professor, Medical Oncology; Associate Director, Early Cancer Therapeutics Program, Mayo Clinic, Phoenix, Arizona

Safi Shahda, MD, Assistant Professor of Clinical Medicine, Division of Hematology/Oncology, Indiana University School of Medicine, Indianapolis, Indiana

Faisal Shahjehan, MBBS, Research Trainee, Division of Hematology/Oncology, Mayo Clinic, Jacksonville, Florida

Walid L. Shaib, MD, Assistant Professor, Hematology and Oncology Department, Winship Cancer Institute of Emory University, Atlanta, Georgia

Clayton A. Smith, MD, PhD, Assistant Professor, Division of Radiation Oncology, University of South Alabama Mitchell Cancer Institute, Mobile, Alabama

Rory L. Smoot, MD, Assistant Professor of Surgery, Division of Hepatobiliary and Pancreas Surgery, Mayo Clinic, Rochester, Minnesota

Davendra P. S. Sohal, MD, MPH, Associate Professor of Medicine, Staff, Hematology and Medical Oncology; Director, Clinical Genomics Program, Taussig Cancer Institute, Cleveland Clinic, Cleveland, Ohio

Mohamad Bassam Sonbol, MD, Hematology/Oncology Fellow, Department of Internal Medicine, Mayo Clinic, Phoenix, Arizona

William A. Stokes, MD, Resident, Department of Radiation Oncology, University of Colorado Denver, Aurora, Colorado

John H. Strickler, MD, Assistant Professor, Department of Medicine, Division of Medical Oncology, Duke University Medical Center, Durham, North Carolina

Jonathan Strosberg, MD, Associate Professor, Department of Gastrointestinal Oncology, H. Lee Moffitt Cancer Center and Research Institute, Tampa, Florida

Mark J. Truty, MD, MSc, FACS, Practice Chair, Department of Hepatobiliary and Pancreatic Surgery, Mayo Clinic College of Medicine, Rochester, Minnesota

Nataliya V. Uboha, MD, PhD, Assistant Professor (CHS), Department of Medicine, University of Wisconsin, Madison, Wisconsin

Alex Wallace, MD, Radiology Resident, Department of Radiology, Mayo Clinic, Phoenix, Arizona

Michael Brandon Ware, BS, Graduate Researcher, Department of Cancer Biology, Emory University School of Medicine, Atlanta, Georgia

Jonathan Whisenant, MD, Associate Professor, Internal Medical, Huntsman Cancer Institute, Salt Lake City, Utah

Grant R. Williams, MD, Assistant Professor, Divisions of Hematology/Oncology and Gerontology, Geriatrics, and Palliative Care, Institute of Cancer Outcomes and Survivorship, University of Alabama at Birmingham, Birmingham, Alabama

Terence Williams, MD, PhD, Associate Professor, Department of Radiation Oncology, The Ohio State University Wexner Medical Center, Columbus, Ohio

Field F. Willingham, MD, MPH, Associate Professor, Department of Internal Medicine, Division of Digestive Diseases, Emory University School of Medicine, Atlanta, Georgia

Christina Wu, MD, Associate Professor, Hematology and Oncology Department, Winship Cancer Institute of Emory University, Atlanta, Georgia

Hao Xie, MD, PhD, Instructor of Oncology, Department of Oncology, Mayo Clinic, Rochester, Minnesota

Katerina Zakka, MD, Post-Doctoral Research Fellow, Department of Hematology and Medical Oncology, Winship Cancer Institute of Emory University, Atlanta, Georgia

中文版前言

金秋十月,果挂枝头,又到了收获的季节。

距2020年我们翻译的专著《肿瘤转化研究与免疫疗法》出版发行已近两年。在洞悉肿瘤治疗新技术之后,我们产生了如何进一步提高我院优势病种——消化系统恶性肿瘤的诊疗和科研能力的思考。借此契机,天津市人民医院肿瘤诊疗中心邀请我院基本外科中心(腹部肿瘤)赵永捷教授、肛肠疾病诊疗中心张锡朋教授、病理及基础科研学科带头人张诗武教授及团队共同学习并翻译了《胃肠肿瘤循证及多学科综合治疗》一书。

本书由美国梅奥医学中心的塔尼奥斯·贝凯伊-萨博教授、亚特兰大埃默里大学医学院的巴塞尔·F.埃尔-雷斯教授和俄亥俄州立大学维克斯纳医学中心的蒂莫西·M.帕里克教授共同主编,联合美国近百位专家共同编写而成。洋洋洒洒近百万字,分别针对结直肠恶性肿瘤、胰腺恶性肿瘤、肝胆系统恶性肿瘤、胃及食管恶性肿瘤和少见胃肠道肿瘤进行了详尽且系统的回顾和总结,涵盖流行病学、临床诊断和分期、分子生物学诊断和治疗研究,同时介绍了胃肠道肿瘤患者的营养调护,晚期胃肠肿瘤患者的姑息性治疗与老年胃肠道肿瘤患者的特殊诊疗。

编者别具一格地以"我如何治疗(How I Treat)"作为章节开头,结合自身临床经验引经据典,为肿瘤、消化科医生提供了宝贵的实战资料。翻译此书收获颇多,对于消化系统肿瘤高发的我国来说,这本书实为一部难得的实用性医学教材,取他山之石,望可以攻玉。

天津市人民医院为天津市五大医学中心之一,在综合性医院的学科建设中,尤以肛肠疾病诊治(包括结直肠癌)、恶性肿瘤的放射治疗和中西医结合治疗、腹部恶性肿瘤的微创外科诊治为特色。肛肠疾病专业、肿瘤学专业和基本外科专业为天津市重点医学建设专科,围绕着消化系统恶性肿瘤的诊治、基础和临床研究,将上述几个专科团队团结在一起,为癌症患者的综合治疗制订科学合理的方案是天津市人民医院的一大特色。借鉴西方发达国家的先进经验,结合我国胃肠道肿瘤的特点,在基础研究、转化医学实践、新药的临床试验方面,如何走出一条符合国情的创新之路,是摆在我们面前的一道课题。翻译出版本书或可为我国的临床研究提供一个具有指导性的工具。

人才梯队建设是学科建设之魂。培养青年医生与硕士、博士研究生,打造基础临床两手抓的科研团队是学科发展的重中之重,也是临床科研进步的关键。此过程中学习是最关键的环节。掌握国内外本领域的研究前沿,第一时间了解世界肿瘤治疗的动态,将国外专家的经验总结、专业书籍介绍给同道,亦是本书出版的另一个目的。

金无足赤,书中定有谬误之处,盼望全国同道批评指正。在组织编写、校对和学科联系方面,邱鸣寒博士、张春泽主任医师、李忠廉主任医师、曹磊副主任医师付出了巨大的劳动与心血,对此一并致以谢忱。天津出版传媒集团天津科技翻译出版有限公司的李金荣老师在本书的编辑出版过程中事必躬亲,乃本书付梓的幕后英雄，感荷高情，非只语片言所能鸣谢。为此，译者全体人员感恩铭记。

2022 年 10 月

序　言

在过去30年间,胃肠道肿瘤的治疗有了很大发展。如今的治疗更基于循证医学与多学科综合诊疗,不再是单独一位医生就能治疗这些复杂的疾病。疾病的治疗需要一个由流行病学、遗传学、分子生物学、影像学、化学治疗、免疫治疗等专家组成的诊疗团队。治疗应重点关注肿瘤自身特异性的分子、生物学特征,且应当注意每位患者的个性化需求,如在治疗的不同阶段解决营养问题、注重老年肿瘤患者的特殊需求(如姑息减症、临终关怀)等。

本书由顶级肿瘤中心医生组成的专业团队编纂而成,囊括了胃肠道肿瘤诊疗领域各个方面的专家。本书适合所有专科医生、家庭医生和照顾胃肠道肿瘤患者的专业护理人员阅读,以最常见的胃肠道肿瘤——结肠癌、直肠癌开头,继而讲述胰腺癌、肝细胞癌、食管癌、胃癌、胆管癌与胆囊癌,最后叙述了相对少见的胃肠道肿瘤(如胃肠道间质瘤、神经内分泌肿瘤、肛门区癌)。在这些章节中作者基于循证医学证据重点阐述了各肿瘤的流行病学、生物学情况,包括遗传因素和分子生物学信息,讨论了肿瘤风险因素、诊断技术,以及基于分子机制的早期/晚期疾病的诊断与治疗方法,囊括肿瘤外科、新辅助化疗、辅助化疗、放射治疗、免疫治疗、生物治疗、介入射频消融治疗等治疗手段。本书将进展期疾病划分为寡转移与广泛转移并解释了分类定义,这种方式是实用且独特的。读者会在最后几个章节中获得一些肿瘤营养、护理相关的知识,以及在老年患者的特殊管理、姑息性治疗与临终关怀问题方面的专业建议。后几个章节的内容对初级家庭医生及肿瘤相关护理人员很有意义。本书还收纳了许多具有代表性的临床病例,直观地展示了不同肿瘤的治疗要点。

简而言之,对于肿瘤科、外科和放射肿瘤科医生,无论其临床经验丰富与否,本书都能为其提供极好的专业知识补充。此外,我认为本书对初级家庭医生和胃肠道恶性肿瘤患者护理人员具有非常重要的指导价值。

E.克里斯托弗·埃里森,医学博士,FACS

罗伯特·M.佐森格名誉教授

美国俄亥俄州立大学外科学院教授

俄亥俄州,哥伦布市

前　言

　　胃肠道肿瘤的治疗涉及多学科、多模式，包含多种新兴治疗手段。实际上在过去10年里，胃肠道肿瘤自身及其治疗方式经历了许多变化。特别是影像技术、诊断工具的革新改变了胃肠道肿瘤的诊断、分类与分期。治疗领域的创新，包括肿瘤内科、放射治疗、手术及围术期管理的进步，重塑了胃肠道肿瘤的治疗与管理模式。肿瘤分子机制的逐渐完善使我们可以进行更有针对性的治疗，针对特定突变制定个体化的治疗策略，从而改善患者的预后。随着胃肠道肿瘤系统治疗手段的丰富，能够手术切除肿瘤的患者正在增加。在胃肠道肿瘤研究飞速进展的情况下，医务工作者面临的一个巨大挑战是如何有效地将新知识应用于临床。以此为基础，本书的目的旨在为医学生、护士、助理医生和医生编撰一部实用的诊疗指南，指导胃肠道肿瘤的临床治疗。本书提供了与诊断、治疗有关的关键信息，重点介绍胃肠道肿瘤的流行病学、分子基础和各种治疗选择，全书简明扼要、易于阅读，兼具广泛性与实用性，能够为医务工作者提供胃肠道肿瘤诊疗的专业知识。本书的独特之处是"我如何治疗"，不仅提供护理建议，还为难治疾病提供了专家意见，并在某些部分叙述了少见肿瘤的临床场景。《胃肠肿瘤循证及多学科综合治疗》一书记录了业内人士在美国各地著名癌症中心的上级医师指导下所做的努力。我们要感谢美国与世界各地的同道，他们为本书的完成贡献了知识，付出了巨大的辛苦。最后，我们真诚地感谢所有患者，是他们教会我们如何去努力攻克癌症这种难以治愈的疾病。

塔尼奥斯·贝凯伊-萨博

巴塞尔·F.埃尔-雷斯

蒂莫西·M.帕里克

目　录

第1篇　结直肠癌

第2篇　胰腺癌

第3篇　肝细胞癌

第4篇　胃癌·食管癌

第5篇　胃肠道罕见肿瘤

第6篇　胃肠道肿瘤的营养与护理

第1篇
结直肠癌

第 1 章

结直肠癌的流行病学

Amit Surya Narayan，Christina Wu，Walid L. Shaib

无论男性或是女性，结直肠癌(CRC)目前仍是发病率最高的癌症之一。仅在美国，每年可确诊的结肠癌及直肠癌患者分别为97 220例和43 030例[1]。然而在过去10年里，CRC的发病率每年下降约2.7%[2]。CRC 5年总死亡率约为35%，是目前美国因癌症死亡的第二大原因[2]。约有50 630美国人死于本病(约占癌症相关死亡人数的8%)，但在过去50年内死亡率下降了大约52%[1]。在20世纪70年代到80年代中期，CRC发病率的增长最快，直到2005年才有所下降。研究表明，发病率的下降与吸烟减少密切相关。2004—2013年，随着筛查率的提高和癌前病变的早期发现及切除，CRC的发生率急剧下降。一项于2009年发表的来自Kahi等的研究，在长达15年的随访后发现，与对照组相比，结肠镜筛查使结肠癌发病率降低了67%[3]。一项基于美国护士健康研究(MHS)和卫生专业随访研究(HPFS)的前瞻性试验表明，与对照人群相比，接受结肠镜检查的人群的相对风险为0.32，相当于CRC总体死亡率降低了68%[4]。另一项基于结肠镜检查的多中心长期队列研究也有类似发现，其结果显示，接受结肠镜筛查的患者CRC的相关死亡率相较于对照人群显著下降[5]。

男性CRC患者的发病率和死亡率均高于女性患者，分别高出30%和40%。男性(47 700)和女性(47 820)中罹患结肠癌的人数基本相等，但男性直肠癌患者(23 720)却远远多于女性患者(16 190)，这种性别差异的原因尚不明确[6]。有研究提出这种趋势

可能与雌激素水平或暴露有关，但这种观点与雌激素能够抑制CRC的理论矛盾[7,8]。另一个与CRC发病率显著相关的危险因素是吸烟，这一习惯在男性群体中更为普遍[6]。

在美国，非裔人群的CRC发病率高于其他人群。该群体罹患CRC的风险比非拉丁裔高出20%，比亚裔高出40%；CRC相关死亡率比非拉丁裔高出40%，是亚裔的2倍。上述差异尚未得到充分研究，但被认为与社会经济水平有关。25%的非裔美国人生活贫困[9]，教育水平低下[10]，且该群体中吸烟和肥胖更为普遍[11]。美国非裔人群的低程度医疗保健水平是导致这一差异的另一原因，其导致多种CRC危险因素，如亚优筛查、营养不良(如低纤维饮食)、高肥胖率，以及高致癌风险的社会行为，如吸烟、饮酒、药物滥用等[12-16]。

其他CRC危险因素包括年龄、遗传和高风险行为。CRC的中位确诊年龄为67岁，约24%的新发病例处于65~74岁[2]；37%的病例处于45~64岁。40岁以下人群的发病率相对较低，但从1992年到2013年，此类人群的发病率以每年约2%的速度迅速增长[17]。从2005年到2014年，50岁以下的成年人结直肠癌死亡率每年增长达1%[18]。结直肠癌发病低龄化的原因尚在研究中，一种推测是低龄人群(儿童和年轻人)久坐不动的生活方式和饮食习惯有关[19]。

高达30%的CRC患者有家族史，其中5%的患者遗传基因异常[20]。家族综合征约占低龄确诊患者

总数的20%[21]。CRC的遗传是一个复杂的领域,也一直是研究的热点所在。除了像家族性腺瘤性息肉病(FAP)和遗传性非息肉病性结直肠癌(HNPCC)这样的综合征外,还有一些致病突变(如APC、BRCA、CDK)也可导致CRC易发病[22]。

除了年龄、性别、种族和遗传因素,不良生活习惯也是重要的CRC危险因素,包括久坐不动的生活方式、西式饮食和吸烟。CRC发病与西式饮食习惯密切相关[23]。生活在高收入地区且饮食习惯健康的人群患CRC的风险较低。最近的一项研究显示,在能保持理想体重、积极锻炼、限制乙醇摄入、饮食习惯健康的人群中,患CRC的风险降低了1/3[24]。与不运动的人相比,积极锻炼人群患CRC的风险降低了25%[25]。肥胖可增加CRC患病风险,且在男性群体中具有更强的相关性。相比体重正常的同龄人群,肥胖男性患结肠癌的风险增加了50%,患直肠癌的风险增加了20%,而肥胖女性患结肠癌和直肠癌的风险分别增加了20%和10%[26]。研究者们开始关注饮食习惯不同人群体内的微生物组成情况,而肠道微生物已被证实与大肠免疫和炎症反应有关。然而记录方式多种多样,饮食习惯与CRC的发病机制很难被清楚地解释[27]。研究表明,补钙可降低腺瘤的发生风险[28]。高纤维饮食可以通过增加粪便量和减少排泄物在肠道停留的时间预防CRC的发生,但这种观点尚无明确定论。叶酸摄入可增加CRC患病风险这一说法也颇具争议[28,29],叶酸可促进已有肿瘤的生长,但亦可阻止正常结肠组织中新发肿瘤的形成[28]。但有学者认为,血液中高水平的维生素D能够降低CRC患病风险,但同样尚无定论[28,30]。吸烟可引起结直肠癌,其中患直肠癌的风险要高于结肠癌[31]。中、大量饮酒〔不包括少量饮酒(每天<12.5g,大约1杯)〕与CRC患病风险升高明确相关[32]。

结直肠癌目前仍是最常见、最致命的癌症之一。尽管在过去几年中它的总体发病率和死亡率均有所下降,但仍对患者造成了沉重负担。发病率和死亡率的下降应归功于50岁时开始CRC早期筛查。目前,50岁以下年轻群体中该病的发病率和死亡率在不断上升,这使人们思考是否应将筛查年龄提前到50岁之前。思想意识和生活方式的改变也是可调节因素,且在改善CRC发病率和死亡率上发挥重要作用。目前,人们正更多地关注改进针对高危个体和高危家族的筛查策略,不仅对CRC的预防和早期检测而言有重要意义,也可使其他家族相关性肿瘤的预防和早期诊断获益。早期筛查对提高治愈率、降低死亡率有效,因此,应制定政策以克服筛查面临的各种障碍,这能够为取得更好的防癌效果提供极大帮助。

(张春泽　张晓涵　译　邱鸣寒　吴珊　校)

参考文献

1. Siegel RL, Miller KD, Jemal A. Cancer statistics, 2018. *CA Cancer J Clin*. 2018;68(1):7–30. doi:10.3322/caac.21442
2. Howlader N, Noone AM, Krapcho M, et al., eds. *SEER Cancer Statistics Review, 1975-2014*. Bethesda, MD: National Cancer Institute. https://seer.cancer.gov/csr/1975_2014
3. Kahi CJ, Imperiale TF, Juliar BE, et al. Effect of screening colonoscopy on colorectal cancer incidence and mortality. *Clin Gastroenterol Hepatol*. 2009;7(7):770–775; quiz 711. doi:10.1016/j.cgh.2008.12.030
4. Nishihara R, Wu K, Lochhead P, et al. Long-term colorectal-cancer incidence and mortality after lower endoscopy. *N Engl J Med*. 2013;369(12):1095–1105. doi:10.1056/NEJMoa1301969
5. Niikura R, Hirata Y, Suzuki N, et al. Colonoscopy reduces colorectal cancer mortality: a multicenter, long-term, colonoscopy-based cohort. *PLoS One*. 2017;12(9):e0185294. doi:10.1371/journal.pone.0185294. eCollection 2017.

6. Murphy G, Devesa SS, Cross AJ, et al. Sex disparities in colorectal cancer incidence by anatomic subsite, race and age. *Int J Cancer*. 2011;128(7):1668–1675. doi:10.1002/ijc.25481

7. Murphy N, Strickler HD, Stanczyk FZ, et al. A prospective evaluation of endogenous sex hormone levels and colorectal cancer risk in postmenopausal women. *J Natl Cancer Inst*. 2015;107(10):djv210. doi:10.1093/jnci/djv210

8. Gunter MJ, Hoover DR, Yu H, et al. Insulin, insulin-like growth factor-I, endogenous estradiol, and risk of colorectal cancer in postmenopausal women. *Cancer Res*. 2008;68(1):329–337. doi:10.1158/0008-5472.CAN-07-2946

9. Proctor BD, Semega J, Kollar MA. *Income and Poverty in the United States: 2015*. U.S. Government Printing Office, Washington, DC: U.S. Census Bureau, 2016.

10. Doubeni CA, Laiyemo AO, Major JM, et al. Socioeconomic status and the risk of colorectal cancer: an analysis of more than a half million adults in the National Institutes of Health-AARP Diet and Health Study. *Cancer*. 2012;118(14):3636–3644. doi:10.1002/cncr.26677

11. Doubeni, CA, Major JM, Laiyemo AO, et al. Contribution of behavioral risk factors and obesity to socioeconomic differences in colorectal cancer incidence. *J Natl Cancer Inst*. 2012;104(18):1353–1362. doi:10.1093/jnci/djs346

12. Williams R, White P, Nieto J, et al., Colorectal cancer in African Americans: an update. *Clin Transl Gastroenterol*. 2016;7(7):e185. doi:10.1038/ctg.2016.36

13. Jepson C, Kessler LG, Portnoy B, et al. Black-white differences in cancer prevention knowledge and behavior. *Am J Public Health*. 1991;81(4):501–504. doi:10.2105/AJPH.81.4.501

14. Ioannou GN, Chapko MK, Dominitz JA. Predictors of colorectal cancer screening participation in the United States. *Am J Gastroenterol*. 2003;98(9):2082–2091. doi:10.1111/j.1572-0241.2003.07574.x

15. Kauh J, Brawley OW, Berger M. Racial disparities in colorectal cancer. *Curr Probl Cancer*. 2007;31(3):123–133. doi:10.1016/j.currproblcancer.2007.01.002

16. Tammana VS, Laiyemo AO. Colorectal cancer disparities: issues, controversies and solutions. *World J Gastroenterol*. 2014;20(4):869–876. doi:10.3748/wjg.v20.i4.869

17. Surveillance, Epidemiology, and End Results (SEER) Program. *SEER*Stat database: Incidence-SEER 9 Regs Research Data with Delay-adjustment, Malignant Only, Nov 2015 Sub (1975-2013), Katrina/Rita Population Adjustment.-Linked To County Attributes-Total US, 1969-2014 Counties*. Bethesda, MD: National Cancer Institute, Division of Cancer Control and Population Sciences, Surveillance Research Program, Surveillance Systems Branch; 2016. https://seer.cancer.gov/data/seerstat/nov2015

18. Bhandari A, Woodhouse M, Gupta S. Colorectal cancer is a leading cause of cancer incidence and mortality among adults younger than 50 years in the USA: a SEER-based analysis with comparison to other young-onset cancers. *J Investig Med*. 2017;65(2):311–315. doi:10.1136/jim-2016-000229

19. Siegel RL, Jemal A, Ward EM. Increase in incidence of colorectal cancer among young men and women in the United States. *Cancer Epidemiol Biomarkers Prev*. 2009;18(6):1695–1698. doi:10.1158/1055-9965.EPI-09-0186

20. Patel SG, Ahnen DJ. Familial colon cancer syndromes: an update of a rapidly evolving field. *Curr Gastroenterol Rep*. 2012;14(5):428–438. doi:10.1007/s11894-012-0280-6

21. Wender R, Smith R, et al. *Colon Cancer Rising Among Young Adults*. American Cancer Society; 2018. www.cancer.org/cancer/news/news/colon-cancer-cases-rising-among-young-adults

22. Yurgelun MB, Kulke MH, Fuchs CS, et al. Cancer susceptibility gene mutations in individuals with colorectal cancer. *J Clin Oncol*. 2017;35(10):1086–1095. doi:10.1200/JCO.2016.71.0012

23. Arnold M, Sierra MS, Laversanne M, et al. Global patterns and trends in colorectal cancer incidence and mortality. *Gut*. 2017;66(4):683–691. doi:10.1136/gutjnl-2015-310912

24. Aleksandrova K, Pischon T, Jenab M, et al. Combined impact of healthy lifestyle factors on colorectal cancer: a large European cohort study. *BMC Med*. 2014;12:168. doi:10.1186/s12916-014-0168-4

25. Boyle T, Keegel T, Bull F, et al. Physical activity and risks of proximal and distal colon cancers: a systematic review and meta-analysis. *J Natl Cancer Inst*. 2012;104(20):1548–1561. doi:10.1093/jnci/djs354

26. Ma Y, Yang Y, Wang F, et al. Obesity and risk of colorectal cancer: a systematic review of prospective studies. *PLoS One*. 2013;8(1):e53916. doi:10.1371/journal.pone.0053916

27. Brennan CA, Garrett WS. Gut microbiota, inflammation, and colorectal cancer. *Annu Rev Microbiol*. 2016;70:395–411. doi:10.1146/annurev-micro-102215-095513

28. Song M, Garrett WS, Chan AT. Nutrients, foods, and colorectal cancer prevention.

Gastroenterology. 2015;148(6):1244–1260.e16. doi:10.1053/j.gastro.2014.12.035

29. Velicer CM, Ulrich CM. Vitamin and mineral supplement use among US adults after cancer diagnosis: a systematic review. *J Clin Oncol*. 2008;26(4):665–673. doi:10.1200/JCO.2007.13.5905

30. Baron JA, Barry EL, Mott LA, et al. A trial of calcium and vitamin D for the prevention of colorectal adenomas. *N Engl J Med*. 2015;373(16):1519–1530. doi:10.1056/NEJMoa1500409

31. Secretan B, Straif K, Baan R, et al. A review of human carcinogensPart E: tobacco, areca nut, alcohol, coal smoke, and salted fish. *Lancet Oncol*. 2009;10(11):1033–1034. doi:10.1016/S1470-2045(09)70326-2

32. Bagnardi V, Rota M, Botteri E, et al. Light alcohol drinking and cancer: a meta-analysis. *Ann Oncol*. 2013;24(2):301–308. doi:10.1093/annonc/mds337

第 **2** 章

结直肠癌的诊断与分期

Amit Surya Narayan，Christina Wu，Walid L. Shaib

引言

结直肠癌(CRC)的临床发现如下：

(1)出血、穿孔、腹膜炎和(或)梗阻等急性症状；

(2)无症状，仅通过结肠镜、粪便隐血试验(FOBT)和其他筛查手段发现和诊断；

(3)腹痛、贫血导致的虚弱或疲劳，排便习惯改变，以及大便性状或颜色的改变。

一旦通过活检(通常在结肠镜检查时进行)明确了CRC诊断，必须通过影像学手段确定其局部侵犯及远处转移情况。对于结肠癌，除T1阶段，分期需在手术切除后确定以明确评估肿瘤侵袭范围(T)和淋巴结受累程度(N)。对于直肠癌，分期可由影像学结果判定(MRI和经直肠内镜超声)。远处转移(M)需依靠胸部、腹部、盆腔的影像学检查判定。

分期与癌症生存率

CRC确诊后的5年相对生存率为65%[1]。只有39%的CRC患者在确诊时处于局限期，患者的5年生存率是90%；出现区域扩散和远处转移的患者的

5年生存率分别下降至71%和14%。相比结肠癌，有更多直肠癌患者在确诊时处于局限期(43%对38%)。其原因可能是直肠癌的早期症状更为明显。因此，直肠癌的5年相对生存率为67%，略高于结肠癌的64%[1]。

目前，美国使用的CRC分期体系是美国癌症联合委员会(AJCC)和国际抗癌联盟(UICC)制定的TNM分期(第8版,2017)[2]。T分期主要依据肿瘤侵犯肠壁的程度：Tis(原位癌)指黏膜内癌，肿瘤累及固有层但未穿透黏膜肌层；T1侵及黏膜下层，T2侵及肠壁固有肌层，T3侵及结肠旁组织，T4分为T4a(肿瘤侵及脏腹膜，包括肿瘤引起的肠壁穿孔，以及肿瘤通过炎症区域连续浸润脏腹膜表面)和T4b(肿瘤直接侵犯或粘连邻近器官或组织结构)。N分期依据受累淋巴结的数量。无论T如何，N分期划分Ⅰ期、Ⅱ期(N0)与Ⅲ期(N1~2)。N1指肿瘤累及1~3个区域淋巴结，N2a指肿瘤累及4~6个区域淋巴结，N2b指肿瘤累及7个或以上区域淋巴结。M分期为有或无远处转移。

(张晓涵 译 邱鸣寒 吴珊 校)

参考文献

1. Surveillance, Epidemiology, and End Results (SEER) Program. *SEER*Stat Database: Incidence-SEER 9 Regs Research Data with Delay-Adjustment, Malignant Only, Nov 2015 Sub (1975-2013), Katrina/Rita Population Adjustment.-Linked to County Attributes-Total US, 1969-2014 Counties.* Bethesda, MD: National Cancer Institute, Division of Cancer Control and Population Sciences, Surveillance Research Program, Surveillance Systems Branch; 2016. https://seer.cancer.gov/data/seerstat/nov2015

2. The American College of Surgeons. *The original source for this information is the AJCC Cancer Staging Manual, Eighth Edition*. New York, NY: Springer International Publishing; 2017.

第 3 章

结直肠癌的分子诊断

Ibrahim Halil Sahin，Walid L. Shaib，Christina Wu

引言

胚系突破和体细胞突变在肿瘤的发生、发展中起着关键作用。对这些调控通路的进一步认识为靶向治疗带来了新希望。精准医疗有助于发现可干预的基因变异特征，从而改善结直肠癌（CRC）患者的临床疗效和预后。在本章我们将讨论目前可用于CRC的分子检测手段，以确定有靶向意义、具预测价值、能评估预后的基因改变。

针对EGFR、BRAF和HER2靶向治疗的分子检测

人们发现的第一种用于CRC的靶向治疗手段是靶向表皮生长因子（EGFR，一种跨膜蛋白受体）（图3.1）。EGFR的激活会上调丝裂原活化蛋白激酶（MAPK）通路，这条通路包含许多耳熟能详的致癌基因，如KRAS、NRAS、BRAF等。此信号通路在结肠癌发生、发展过程中起重要作用，可驱动肿瘤细胞生长、侵袭和转移[1]。靶向EGFR的单克隆抗体显著改善了CRC患者的疗效和生存状况。作为针对EGFR的单克隆抗体，西妥昔单抗（爱必妥）和帕尼单抗（维克替比）无论在难治性CRC患者中单药应用（CO.17试验）[2,3]，还是作为一线或二线与细胞毒化学治疗（简称"化疗"）药物联合应用（CRYSTAL和PRIME试验）[4-6]，均被证实有良好效果。早期的临床试验研究了这些靶向药物对转移性CRC

患者的疗效，而未对生物标志物进行筛选[2,3]。然而，研究者发现KRAS突变的肿瘤患者有着更差的客观有效率和总体生存率，其原因可能是尽管患者接受了抗EGFR治疗，但体内仍存在由KRAS驱动的MAPK通路的自主性和持续性激活[7,8]。基于这一发现，研究者对CO.17试验进行了回顾性分析，发现西妥昔单抗对KRAS突变肿瘤患者无效，提示西妥昔单抗仅能使KRAS野生型患者临床获益[9]。同样，帕尼单抗的疗效也只能在KRAS野生型肿瘤患者中体现[10]。尽管最初的研究仅将KRAS 2号外显子〔12号密码子（G12D/G12V）〕和13号密码子〔（G13D）〕突变定义为西妥昔单抗疗效不佳的预测标志物，非2号外显子突变包括61号外显子、146号外显子突变等，后续也被证实与EGFR靶向治疗耐药相关[11]。

KRAS突变这一疗效不良标志物使人们开始寻找MAPK信号通路下游能够导致EGFR耐药的其他调空因子。研究发现，RAS家族的另一成员NRAS的突变也可导致EGFR靶向治疗耐药[12]。一项针对接受过帕尼单抗或西妥昔单抗治疗的CRC患者的回顾性分析发现，BRAF突变也是潜在的疗效不良标志物[13]。这项研究的CRC患者均对抗EGFR治疗无反应，但该项研究的样本数量很少。已知KRAS（约45%）、NRAS（约3%）和BRAF（约5%）突变是不能共存的，因此，KRAS野生型肿瘤患者需进一步检测是否存在BRAF突变。一项针对773例接受了西妥昔单抗治疗的CRC患者的分析

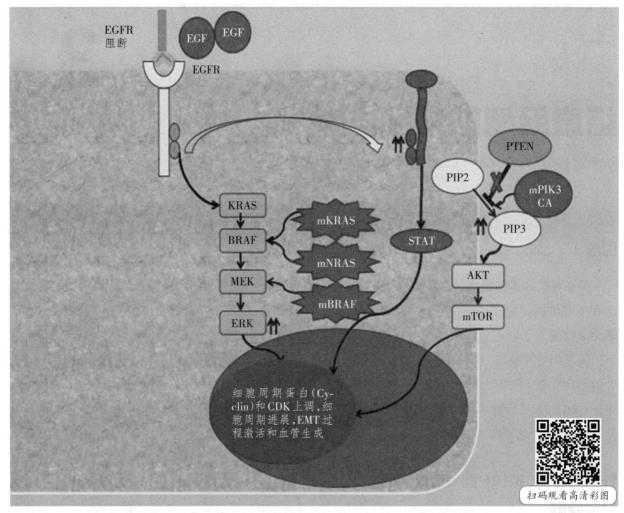

图3.1　EGFR信号通路可能耐药途径包括cMET上调和EGFR信号通路获得性突变。

显示,KRAS野生型但携带NRAS(2.6%)、BRAF(4.7%)或PIK3CA 20号外显子(2.9%)突变的患者中该药的疗效显著降低,这表明抗EGFR治疗耐药可能由多个信号传导分子共同介导[14]。有趣的是,有研究者报道PIK3CA的9号外显子(10%)突变并不会影响西妥昔单抗的疗效。一项荟萃分析也表明,携带BRAF、NRAS、PIK2CA、PTEN及非2号外显子KRAS的CRC患者在接受抗EGFR治疗时未发现明显的临床获益[15]。这些额外的基因突变在预测EGFR治疗效果上的作用还需要更进一步的前瞻性研究来证明。

目前对可能使用抗EGFR治疗的转移性CRC患者进行扩展RAS突变检测(包括KRAS和NRAS)已成常规检测。携带BRAFV600E突变的患者可能对抗EGFR治疗无效,然而很难判断这是不良预后导致还是BRAF V600E真的有预测EGFR耐药的价值。同样值得注意的是,尽管分子机制尚不明确,抗EGFR治疗可能仅能使左半结肠癌患者受益,这点仍需要进一步的前瞻性研究来证明[16]。

BRAFV600E突变是一个潜在的基因治疗靶点。不同于黑色素瘤,维莫非尼(BRAF抑制剂)单药在携带BRAFV600E突变的CRC里,并未展现出令人满意的临床疗效。其原因可能是由于MEK反馈性激活,这提示在CRC患者中必须同时抑制此条通路[17]。最近,一项Ⅱ期试验的初步研究结果显示,与单独应用西妥昔单抗+伊立替康相比,BRAF(维莫非尼)和EGFR(西妥昔单抗)+伊立替康有更为显著的疗效〔无进展生存期(PFS)为4.4个月对

2.0个月，HR=0.42，95%CI=0.26~0.66，P<0.001）[18]。最近一项Ⅰ/Ⅱ期试验发现，达拉非尼（BRAF抑制剂）+曲美替尼（MEK抑制剂）的联合方案效果显著，有12%的患者得到部分缓解（PR），1例患者完全缓解（CR）并持续缓解超过36个月[19]。类似的联合方案在一项国际多中心Ⅱ/Ⅲ期临床试验（BEACON研究，NCT02928224）中验证，此研究将V600E突变的CRC患者随机分配至3种不同治疗方案：接受5-FU、伊立替康+西妥昔单抗、binimetinib（MEK抑制剂）、encorafenib（BRAF抑制剂）+西妥昔单抗、encorafenib+西妥昔单抗（NCT02928224）3种联合治疗方案。最后需要指出的是，BRAF突变是CRC中公认的预后不良因素[20,21]。考虑BRAF突变的CRC的高侵袭性，此类患者更应考虑应用FOLFOXIRI三联化疗方案而不是二联方案[22]。

人表皮生长因子受体2（HER2）是CRC患者的另一类可干预靶点[23]。尽管HER2基因扩增仅见于3%~5%的CRC患者，但有研究显示，其在KRAS和BRAF野生型患者中更为常见[24]。在HERACLESⅡ期研究中，研究人员招募了HER2过表达且KRAS基因12和13号密码子野生型的转移性CRC患者，使用HER2双靶方案——曲妥珠单抗联合拉帕替尼进行治疗[25]。在该项研究中，1例患者达到CR，总体客观有效率（ORR）达到33%。有44%的患者在随防94周后病情仍然稳定。另一项正在进行的Ⅱ期临床试验的初步结果显示，使用帕妥珠单抗联合曲妥珠单抗方案治疗HER2基因过表达的转移性CRC，其初步结果显示ORR达到37.5%，并具有较长的缓解期（中位PR达11个月）[26]。目前Ⅱ期MOUNTAINEER研究正在探索图卡替尼（HER2的小分子抑制剂）和曲妥珠单抗联合应用的疗效，以期用于HER2基因扩增的难治性转移性CRC患者（NCT03043313）。因此，KRAS和BRAF野生型CRC患者应进行HER2基因检测，以确保进入临床试验的可能。

错配修复功能缺陷检查

错配修复（MMR）基因在DNA校对中具有关键作用，通常包括MLH1、PMS2、MSH2和MSH6。这些错配修复基因的胚系突变或表观遗传调控异常会引起微卫星（DNA序列中的串联重复碱基对）的不稳定。MMR缺失导致的微卫星不稳定（MSI）可引起DNA移码突变，从而激活致癌基因进展为高度微卫星不稳定（MSI-H）或错配修复功能缺陷（dMMR）肿瘤[27]。CRC中MSI-H的发生率约为15%[28]。dMMR或MSI-H结肠癌小部分由MMR基因胚系突变或林奇综合征引起（占所有CRC病例的3%）。而更常见的原因是散发性MMR缺陷多因MLH1启动子区域过度甲基化导致基因沉默从而引起MLH1表达缺失。散发性MSI-H与BRAF V600E突变关系密切，而BRAF V600E突变可基本排除林奇综合征的可能[28,29]。

MSI-H CRC与微卫星稳定性（MSS）CRC表现不同。MSI-H CRC多位于右半结肠，分化程度较低，具有丰富的肿瘤浸润淋巴细胞[30]。一项针对CRC术后患者的回顾性分析显示，MSI-H患者的T分期更高，但N分期较低[31]。有证据表明，与MSS患者相比，Ⅱ期MSI-H CRC患者生存期更长。此外，接受以5-FU为基础的辅助化疗方案的MSH-H患者的生存结果更差，这可能由于MSI-H CRC易对5-FU耐药，或是辅助治疗无法获益时的过度治疗的体现[32-34]。

发生转移的MSI-H CRC患者可选择接受免疫治疗。MSI引起的移码突变可导致体细胞DNA突变积累，从而产生肿瘤新抗原并引起肿瘤浸润淋巴细胞增多。这些特点使得肿瘤对免疫检查点抑制剂敏感[28,35]。帕博利珠单抗（K药）是一种靶向程序性细胞死亡蛋白1（PD-1）的免疫检查点抑制剂。最近，美国食品药品管理局（FDA）批准帕博利珠单抗（K药）用于包括CRC在内的所有晚期MSI-H肿瘤[36,37]。正在进行的Checkmate 142研究将PD-1抑制剂纳武利尤单抗和细胞毒性T淋巴细胞相关蛋白4（CTLA-4）抑制剂（伊匹单抗）联合用于MSI-H转移性CRC。该方案展现出了良好疗效，大部分（76%）入组患者既往接受过其他治疗（ORR达到55%，80%的缓解患者肿瘤控制时间超过了12周）。因此，尽管MSI-H的发生率在CRC中相对较低，对所有转移性CRC患者进行MSI-H/dMMR筛查仍是CRC规范化治疗中的关键一环[38]。

一些临床研究检验了不同筛查方式诊断CRC MSI-H状态的效果。一种MSH-H检测方法是通过免疫组织化学（免疫组化）染色（IHC）检测肿瘤标本中的4种错配修复蛋白是否存在。此法经济有效，已广泛应用于临床实践（敏感性为92.5%，准确性为100%）[39]。通常肿瘤细胞出现1个或以上错配修复蛋白缺失即认为dMMR（或MSI-H）。肿瘤PMS2、MSH2和MSH6表达缺失后应立即进行针对林奇综合征胚系突变检测[40]。MLH1表达缺失则需进一步检测BRAF V600E突变情况及MLH-1启动子区域是否存在高甲基化，若结果阳性则提示散发性MSI-H CRC[41,42]。另一种检测MSI-H的方法针对特定微卫星位点（通常为5个位点）的聚合酶链反应（PCR）扩增法[43,44]。目前认为PCR法比IHC法更加可靠，因为PCR可在数量相对较少、质量相对更差（如组织固定需求）的样本上进行，而这正是IHC法的局限所在[45]。PCR法已被证实有更高的检测敏感性（接近100%），能够检测出IHC法无法诊断的病例[39]。PCR法针对的微卫星位点可提示高突变引起的微卫星重复单位的数目变化[46]。对那些组织样本非常有限的患者，二代测序技术（NGS）是一种敏感且准确的检测MSI的替代方法[47]。NGS的主要局限在于检测周期更长、花费更高，但其应用可拓展至癌症诊断领域。MSI-H状态提供如体细胞突变负荷等额外的提示信息。此外，全基因组突变分析可能对包括CRC在内的所有MSI-H肿瘤具有免疫治疗疗效预测价值，并可提供耐药驱动基因线索[48]。

其他潜在基因的分子检测

最近，全基因组检测在CRC中发现了许多有价值的新靶点，为临床医生制定个体化治疗方案提供了更多参考。尾型同源框转录因子2（CDX2）是结肠癌细胞分化程度标志物[49]，可作为局部进展期CRC预后的预测因子。研究表明，CDX2表达缺失可能提示肿瘤低分化高侵袭性，以及差预后[50]。Ⅱ期结肠癌，CDX2低表达可能与高复发风险相关，CDX2不表达的Ⅱ期CRC患者或可受益于辅助化疗[51]。CDX2这一新生标志物应在高危Ⅱ期结肠癌患者中开展前瞻性研究以进一步明确其对辅助治疗效果的预测作用。

磷酸肌醇激酶3（PIK3CA）是EGFR通路的另一个关键下游蛋白，其突变存在于大约15%的CRC患者中[52]。PIK3CA已被证明是接受手术治疗的Ⅰ～Ⅲ期KRAS野生型CRC患者不良预后标志物[53]。研究显示，PIK3CA突变患者肿瘤相关死亡风险更高，且辅助化疗在这类患者中的疗效存疑。一项回顾性研究表明，应用阿司匹林或能提高携带PIK3CA突变的CRC患者的生存期[54]。同时另一项回顾性分析也表明，在接受根治性手术的PIK3CA突变的CRC中，应用阿司匹林可降低复发风险[55]。针对一项研究进行的亚组分析表明，对PIK3CA突变的CRC的肝转移灶进行钇90放疗栓塞治疗[56]。总而言之，上述研究提示，检测CRC患者是否存在PIK3CA突变可为精准个体化医疗提供更多参考，也有助于在未来的临床试验中更好地对患者进行分层。

受体酪氨酸激酶（RTK）中的间质表皮转化因子（cMET）是一种致癌基因。有研究表明，相比于原发病灶，肝转移灶更易出现cMET扩增（2%对18%）[57]。该研究同时指出，cMET扩增的CRC肝转移患者预后较差。然而最近的一项针对转移CRC患者的多队列研究提示，cMET扩增的发生率仅为0~2%，明显低于先前报道[58]。此研究同时指出，

cMET扩增在抗EGFR治疗无效的患者中多见,这提示cMET可能是导致EGFR耐药的通路之一,其或可成为抗EGFR治疗耐药的另一预测标志物。

成纤维细胞生长因子受体(FGFR)成员,其突变可见于大约5%的CRC患者[59],它的作用与受体酪氨酸激酶类似,可促进细胞生长。最近FDA批准了多种靶向RTK(包括FGFR)的多激酶抑制剂(帕纳替尼、帕唑帕尼、瑞哥拉菲尼等)用于各种实体瘤的治疗。瑞哥拉菲尼是一种多激酶抑制剂,有证据表明,相比最佳支持治疗(1.4个月),其可延长CRC患者的总生存期,因此,最近获批用于CRC的治疗。尽管FDA批准瑞哥拉菲尼可用于所有难治性转移性CRC患者的化疗而不必考虑其FGFR状态,但针对FGFR突变的选择和其治疗效果的研究仍需进一步开展。

间变性淋巴瘤受体酪氨酸激酶(ALK)和ROS1基因重排是发生在肺癌中的两类明确的遗传改变。尽管其在CRC中相对不常见(见于2%的病例)[60,61],但携带这些基因重排的患者应用ALK/ROS抑制剂可获益[61,62]。携带ATM(毛细血管扩张性共济失调突变)突变的群体包括CRC在内的各种癌症的风险升高[63]。一项研究表明,ATM和BRCA1突变的存在可能决定CRC的治疗结果[64]。尽管发生在DNA修复机制尤其是同源修复机制中的突变相对罕见,但由于这些突变可使肿瘤对以铂类药物为基础的化疗和可能的PARP抑制剂敏感,因此,对这些基因的检测可判断预后及预测生存结果[65]。BRCA2的定位协作基因(PALB2)能够与BRCA2结合促进其向细胞核内转移定位。尽管在CRC中相对罕见(<1%),但研究显示其也能够提高CRC对DNA靶向药物的敏感性[66]。此基因突变可导致基因组不稳定和高突变状态,因此有机会应用PARP抑制剂及免疫检查点抑制剂治疗。POLE和POLD1基因在DNA修复通路时发挥作用,且与CRC风险升高有关[67]。这两种基因突变引起的体细胞突变风险升高是否会提高肿瘤的免疫治疗的敏感性仍需在前瞻性研究中进一步探索[68]。

用于分子分析的活检来源

目前探讨正热的基因大多源于肿瘤原发灶或转移灶的活检样本。如何应对耐药肿瘤中分子通路的动态变化是临床医生面临的重大挑战。因此,尽管与直接肿瘤样本相比敏感性较低,但针对血液中循环肿瘤细胞的液体活检分析技术或可使临床医生更好地了解肿瘤的进展特点和耐药机制,[69]。液体活检可以通过非侵入性手段更加容易地获取肿瘤细胞的相关遗传信息,这使得该技术成为一种很好的临床工具。然而值得注意的是,该方法的优势是缺少肿瘤微环境信息。此外,由于肿瘤的异质性,血液中获得的肿瘤细胞可能来自原发灶或转移灶,因此液体活检无法提供足够精准的信息,或许不适用于所有的远处转移病灶。

总结

基于目前的证据,所有发生转移的CRC患者都应通过IHC或PCR进行MSI状态评估,以确定哪些患者适合接受以免疫治疗为基础的进一步治疗。此外,应该对肿瘤样本的KRAS、NRAS和BRAF状态进行评估,以明确哪些患者可从EGFR靶向治疗中获益。BRAF V600E突变检测也十分必要,结果可辅助化疗方案(三联或二联)。对于已运处转移的KRAS野生型CRC患者应完善HER2扩增检测,以确定是否接受HER2靶向治疗或能否入组临床试验。其他潜在靶点如CDX2、PI3KCA、FGFR、cMET、DNA修复通路基因等的突变检测可为治疗与预后提供更多的参考。

(邱鸣寒　张春泽　译　刘茹雪　校)

参考文献

1. Reddy KB, Nabha SM, Atanaskova N. Role of MAP kinase in tumor progression and invasion. *Cancer Metastasis Rev*. 2003;22:395–403. doi:10.1023/A:1023781114568

2. Jonker DJ, O'Callaghan CJ, Karapetis CS, et al. Cetuximab for the treatment of colorectal cancer. *N Engl J Med*. 2007;357:2040–2048. doi:10.1056/NEJMoa071834

3. Van Cutsem E, Peeters M, Siena S, et al. Open-label phase III trial of panitumumab plus best supportive care compared with best supportive care alone in patients with chemotherapy-refractory metastatic colorectal cancer. *J Clin Oncol*. 2007;25:1658–1664. doi:10.1200/JCO.2006.08.1620

4. Van Cutsem E, Köhne C-H, Hitre E, et al. Cetuximab and chemotherapy as initial treatment for metastatic colorectal cancer. *N Engl J Med*. 2009;360:1408–1417. doi:10.1056/nejmoa0805019

5. Douillard J-Y, Siena S, Cassidy J, et al. Randomized, phase III trial of panitumumab with infusional fluorouracil, leucovorin, and oxaliplatin (FOLFOX4) versus FOLFOX4 alone as first-line treatment in patients with previously untreated metastatic colorectal cancer: the PRIME study. *J Clin Oncol*. 2010;28:4697–4705. doi:10.1200/JCO.2009.27.4860

6. Peeters M, Price TJ, Cervantes A, et al. Randomized phase III study of panitumumab with fluorouracil, leucovorin, and irinotecan (FOLFIRI) compared with FOLFIRI alone as second-line treatment in patients with metastatic colorectal cancer. *J Clin Oncol*. 2010;28:4706–4713. doi:10.1200/JCO.2009.27.6055

7. Lievre A, Bachet J-B, Le Corre D, et al. KRAS mutation status is predictive of response to cetuximab therapy in colorectal cancer. *Cancer Res*. 2006;66:3992–3995. doi:10.1158/0008-5472.CAN-06-0191

8. Misale S, Yaeger R, Hobor S, et al. Emergence of KRAS mutations and acquired resistance to anti-EGFR therapy in colorectal cancer. *Nature*. 2012;486:532. doi:10.1038/nature11156

9. Karapetis CS, Khambata-Ford S, Jonker DJ, et al. K-ras mutations and benefit from cetuximab in advanced colorectal cancer. *N Engl J Med*. 2008;359:1757–1765. doi:10.1056/NEJMoa0804385

10. Amado RG, Wolf M, Peeters M, et al. Wild-type KRAS is required for panitumumab efficacy in patients with metastatic colorectal cancer. *J Clin Oncol*. 2008;26:1626–1634. doi:10.1200/JCO.2007.14.7116

11. Loupakis F, Ruzzo A, Cremolini C, et al. KRAS codon 61, 146 and BRAF mutations predict resistance to cetuximab plus irinotecan in KRAS codon 12 and 13 wild-type metastatic colorectal cancer. *Br J Cancer*. 2009;101:715–721. doi:10.1038/sj.bjc.6605177

12. Douillard J-Y, Oliner KS, Siena S, et al. Panitumumab–FOLFOX4 treatment and RAS mutations in colorectal cancer. *N Engl J Med*. 2013;369:1023–1034. doi:10.1056/NEJMoa1305275

13. Di Nicolantonio F, Martini M, Molinari F, et al. Wild-type BRAF is required for response to panitumumab or cetuximab in metastatic colorectal cancer. *J Clin Oncol*. 2008;26:5705–5712. doi:10.1200/JCO.2008.18.0786

14. De Roock W, Claes B, Bernasconi D, et al. Effects of KRAS, BRAF, NRAS, and PIK3CA mutations on the efficacy of cetuximab plus chemotherapy in chemotherapy-refractory metastatic colorectal cancer: a retrospective consortium analysis. *Lancet Oncol*. 2010;11:753–762. doi:10.1016/S1470-2045(10)70130-3

15. Therkildsen C, Bergmann TK, Henrichsen-Schnack T, et al. The predictive value of KRAS, NRAS, BRAF, PIK3CA and PTEN for anti-EGFR treatment in metastatic colorectal cancer: a systematic review and meta-analysis. *Acta Oncol*. 2014;53:852–864. doi:10.3109/0284186X.2014.895036

16. Brule S, Jonker DJ, Karapetis CS, et al. Location of colon cancer (right-sided versus left-sided) as a prognostic factor and a predictor of benefit from cetuximab in NCIC CO.17. *Eur J Cancer*. 2015;51:1405–1414. doi:10.1016/j.ejca.2015.03.015

17. Kopetz S, Desai J, Chan E, et al. Phase II pilot study of vemurafenib in patients with metastatic BRAF-mutated colorectal cancer. *J Clin Oncol*. 2015;33:4032–4038. doi:10.1200/JCO.2015.63.2497

18. Kopetz S, McDonough SL, Morris VK, et al. Randomized trial of irinotecan and cetuximab with or without vemurafenib in BRAF-mutant metastatic colorectal cancer (SWOG 1406). *J Clin Oncol*. 2017;35(4_suppl):520. doi:10.1200/jco.2017.35.4_suppl.520

19. Corcoran RB, Atreya CE, Falchook GS, et al. Combined BRAF and MEK inhibition with dabrafenib and trametinib in BRAF V600–mutant colorectal cancer. *J Clin Oncol*. 2015;33:4023–4031. doi:10.1200/JCO.2015.63.2471

20. Van Cutsem E, Köhne C-H, Láng I, et al. Cetuximab plus irinotecan, fluorouracil, and leucovorin as first-line treatment for metastatic colorectal cancer: updated analysis of overall survival according to tumor KRAS and BRAF mutation status. *J Clin Oncol.* 2011;29:2011–2019. doi:10.1200/JCO.2010.33.5091

21. Roth AD, Tejpar S, Delorenzi M, et al. Prognostic role of KRAS and BRAF in stage II and III resected colon cancer: results of the translational study on the PETACC-3, EORTC 40993, SAKK 60-00 trial. *J Clin Oncol.* 2009;28:466–474. doi:10.1200/JCO.2009.23.3452

22. Loupakis F, Cremolini C, Salvatore L, et al. FOLFOXIRI plus bevacizumab as first-line treatment in BRAF mutant metastatic colorectal cancer. *Eur J Cancer.* 2014;50:57–63. doi:10.1016/j.ejca.2013.08.024

23. Bertotti A, Migliardi G, Galimi F, et al. A molecularly annotated platform of patient-derived xenografts ("xenopatients") identifies HER2 as an effective therapeutic target in cetuximab-resistant colorectal cancer. *Cancer Discov.* 2011;1:508–523. doi:10.1158/2159-8290.CD-11-0109

24. Jeong JH, Kim J, Hong YS, et al. HER2 amplification and cetuximab efficacy in patients with mMetastatic colorectal cancer harboring wild-type RAS and BRAF. *Clin Colorectal Cancer.* 2017;16(3):e147–e152. doi:10.1016/j.clcc.2017.01.005

25. Sartore-Bianchi A, Trusolino L, Martino C, et al. Dual-targeted therapy with trastuzumab and lapatinib in treatment-refractory, KRAS codon 12/13 wild-type, HER2-positive metastatic colorectal cancer (HERACLES): a proof-of-concept, multicentre, open-label, phase 2 trial. *Lancet Oncol.* 2016;17:738–746. doi:10.1016/S1470-2045(16)00150-9

26. Hurwitz H, Raghav KPS, Burris HA, et al. Pertuzumab + trastuzumab for HER2- amplified/overexpressed metastatic colorectal cancer: interim data from MyPathway. *J Clin Oncol.* 2017;35 (4_suppl):676. doi:10.1200/jco.2017.35.4_suppl.676

27. Watson P, Lynch H. The tumor spectrum in HNPCC. *Anticancer Res.* 1994;14:1635–1639.

28. Sinicrope FA, Sargent DJ. Molecular pathways: microsatellite instability in colorectal cancer: prognostic, predictive, and therapeutic implications. *Clin Cancer Res.* 2012;18:1506–1512. doi:10.1158/1078-0432.CCR-11-1469

29. Parsons MT, Buchanan DD, Thompson B, et al. Correlation of tumour BRAF mutations and MLH1 methylation with germline mismatch repair (MMR) gene mutation status: a literature review assessing utility of tumour features for MMR variant classification. *J Med Genet.* 2012;49: 151–157. doi:10.1136/jmedgenet-2011-100714

30. Ward R, Meagher A, Tomlinson I, et al. Microsatellite instability and the clinicopathological features of sporadic colorectal cancer. *Gut.* 2001;48:821–829. doi:10.1136/gut.48.6.821

31. Tejpar S, Bosman F, Delorenzi M, et al. Microsatellite instability (MSI) in stage II and III colon cancer treated with 5FU-LV or 5FU-LV and irinotecan (PETACC 3-EORTC 40993-SAKK 60/00 trial). *J Clin Oncol.* 2009;27:4001.

32. Sargent DJ, Marsoni S, Monges G, et al. Defective mismatch repair as a predictive marker for lack of efficacy of fluorouracil-based adjuvant therapy in colon cancer. *J Clin Oncol.* 2010;28:3219–3226. doi:10.1200/JCO.2009.27.1825

33. Carethers JM, Smith EJ, Behling CA, et al. Use of 5-fluorouracil and survival in patients with microsatellite-unstable colorectal cancer. *Gastroenterology.* 2004;126:394–401. doi:10.1053/j.gastro.2003.12.023

34. Ribic CM, Sargent DJ, Moore MJ, et al. Tumor microsatellite-instability status as a predictor of benefit from fluorouracil-based adjuvant chemotherapy for colon cancer. *N Engl J Med.* 2003;349:247–257. doi:10.1056/NEJMoa022289

35. Schumacher TN, Schreiber RD. Neoantigens in cancer immunotherapy. *Science.* 2015;348: 69–74. doi:10.1126/science.aaa4971

36. Le DT, Uram JN, Wang H, et al. PD-1 blockade in tumors with mismatch-repair deficiency. *N Engl J Med.* 2015;372:2509–2520. doi:10.1056/NEJMoa1500596

37. Lemery S, Keegan P, Pazdur R. First FDA approval agnostic of cancer site--when a biomarker defines the indication. *N Engl J Med.* 2017;377:1409–1411. doi:10.1056/NEJMp1709968

38. Benson AB, Venook AP, Cederquist L, et al. Colon cancer, version 1.2017, NCCN clinical practice guidelines in oncology. *J Natl Compr Cancer Netw.* 2017;15:370–398. doi:10.6004/jnccn.2017.0036

39. Lindor NM, Burgart LJ, Leontovich O, et al. Immunohistochemistry versus microsatellite instability testing in phenotyping colorectal tumors. *J Clin Oncol.* 2002;20:1043–1048. doi:10.1200/JCO.2002.20.4.1043

40. Peltomäki P. Deficient DNA mismatch repair: a common etiologic factor for colon cancer. *Human Mol Genet.* 2001;10:735–740. doi:10.1093/hmg/10.7.735

41. Weisenberger DJ, Siegmund KD, Campan M, et al. CpG island methylator phenotype underlies sporadic microsatellite instability and is tightly associated with BRAF mutation in colorectal cancer. *Nature Genet.* 2006;38:787–793. doi:10.1038/ng1834

42. Esteller M, Levine R, Baylin SB, et al. MLH1 promoter hypermethylation is associated with the microsatellite instability phenotype in sporadic endometrial carcinomas. *Oncogene.* 1998;17:2413–2417. doi:10.1038/sj.onc.1202178

43. Suraweera N, Duval A, Reperant M, et al. Evaluation of tumor microsatellite instability using five quasimonomorphic mononucleotide repeats and pentaplex PCR. *Gastroenterology.* 2002;123:1804–1811. doi:10.1053/gast.2002.37070

44. Sutter C, Gebert J, Bischoff P, et al. Molecular screening of potential HNPCC patients using a multiplex microsatellite PCR system. *Mol Cell Probes.* 1999;13:157–165. doi:10.1006/mcpr.1999.0231

45. Chapusot C, Martin L, Puig L, et al. What is the best way to assess microsatellite instability status in colorectal cancer?: study on a population base of 462 colorectal cancers. *Am J Surg Pathol.* 2004;28:1553–1559. doi:10.1097/00000478-200412000-00002

46. Schlegel J, Bocker T, Hofstädter F, et al. Detection of microsatellite instability in human colorectal carcinomas using a non-radioactive PCR-based screening technique. *Virchows Archiv.* 1995;426:223–227. doi:10.1007/BF00191358

47. Salipante SJ, Scroggins SM, Hampel HL, et al. Microsatellite instability detection by next generation sequencing. *Clin Chem.* 2014;60:1192–1199. doi:10.1373/clinchem.2014.223677

48. Mandelker D, Zhang L, Kemel Y, et al. Mutation detection in patients with advanced cancer by universal sequencing of cancer-related genes in tumor and normal DNA vs guideline-based germline testing. *JAMA.* 2017;318:825–835. doi:10.1001/jama.2017.11137

49. Ricci-Vitiani L, Lombardi DG, Pilozzi E, et al. Identification and expansion of human colon-cancer-initiating cells. *Nature.* 2007;445:111–115. doi:10.1038/nature05384

50. Baba Y, Nosho K, Shima K, et al. Relationship of CDX2 loss with molecular features and prognosis in colorectal cancer. *Clin Cancer Res.* 2009;15:4665–4673. doi:10.1158/1078-0432.CCR-09-0401

51. Dalerba P, Sahoo D, Paik S, et al. CDX2 as a prognostic biomarker in stage II and stage III colon cancer. *N Engl J Med.* 2016;374:211–222. doi:10.1056/NEJMoa1506597

52. Velho S, Oliveira C, Ferreira A, et al. The prevalence of PIK3CA mutations in gastric and colon cancer. *Eur J Cancer.* 2005;41:1649–1654. doi:10.1016/j.ejca.2005.04.022

53. Ogino S, Nosho K, Kirkner GJ, et al. PIK3CA mutation is associated with poor prognosis among patients with curatively resected colon cancer. *J Clin Oncol.* 2009;27:1477–1484. doi:10.1200/JCO.2008.18.6544

54. Liao X, Lochhead P, Nishihara R, et al. Aspirin use, tumor PIK3CA mutation, and colorectal-cancer survival. *N Engl J Med.* 2012;367:1596–1606. doi:10.1056/NEJMoa1207756

55. Domingo E, Church DN, Sieber O, et al. Evaluation of PIK3CA mutation as a predictor of benefit from nonsteroidal anti-inflammatory drug therapy in colorectal cancer. *J Clin Oncol.* 2013;31:4297–4305. doi:10.1200/JCO.2013.50.0322

56. Ziv E, Bergen M, Yarmohammadi H, et al. PI3K pathway mutations are associated with longer time to local progression after radioembolization of colorectal liver metastases. *Oncotarget.* 2017;8:23529–23538. doi:10.18632/oncotarget.15278

57. Zeng Z-S, Weiser MR, Kuntz E, et al. c-Met gene amplification is associated with advanced stage colorectal cancer and liver metastases. *Cancer Letters.* 2008;265:258–269. doi:10.1016/j.canlet.2008.02.049

58. Raghav K, Morris V, Tang C, et al. MET amplification in metastatic colorectal cancer: an acquired response to EGFR inhibition, not a de novo phenomenon. *Oncotarget.* 2016;7:54627–54631. doi:10.18632/oncotarget.10559

59. Jang J-H, Shin K-H, Park J-G. Mutations in fibroblast growth factor receptor 2 and fibroblast growth factor receptor 3 genes associated with human gastric and colorectal cancers. *Cancer Res.* 2001;61:3541–3543.

60. Lipson D, Capelletti M, Yelensky R, et al. Identification of new ALK and RET gene fusions from colorectal and lung cancer biopsies. *Nature Med.* 2012;18:382. doi:10.1038/nm.2673

61. Lin E, Li L, Guan Y, et al. Exon array profiling detects EML4-ALK fusion in breast, colorectal, and non–small cell lung cancers. *Mol Cancer Res.* 2009;7:1466–1476. doi:10.1158/1541-7786.MCR-08-0522

62. Aisner DL, Nguyen TT, Paskulin DD, et al. ROS1 and ALK fusions in colorectal cancer, with evidence of intratumoral heterogeneity for molecular drivers. *Mol Cancer Res.* 2014;12:111–118. doi:10.1158/1541-7786.MCR-13-0479-T

63. Thompson D, Duedal S, Kirner J, et al. Cancer risks and mortality in heterozygous ATM mutation carriers. *J Natl Cancer Inst.* 2005;97:813–822. doi:10.1093/jnci/dji141

64. Grabsch H, Dattani M, Barker L, et al. Expression of DNA double-strand break repair proteins ATM and BRCA1 predicts survival in colorectal cancer. *Clin Cancer Res.* 2006;12:1494–1500. doi:10.1158/1078-0432.CCR-05-2105

65. Farmer H, McCabe N, Lord CJ, et al. Targeting the DNA repair defect in BRCA mutant cells as a therapeutic strategy. *Nature.* 2005;434:917. doi:10.1038/nature03445

66. Yurgelun MB, Kulke MH, Fuchs CS, et al. Cancer susceptibility gene mutations in individuals with colorectal cancer. *J Clin Oncol.* 2017;35:1086–1095. doi:10.1200/JCO.2016.71.0012

67. Buchannan DD, Stewart JR, Clendenning M, et al. Risk of colorectal cancer for carriers of a germline mutation in POLE or POLD1. *Genet Med.* 2018;20(8):890–895. doi:10.1038/gim.2017.185

68. Gargiulo P, Pepa CD, Berardi S, et al. Tumor genotype and immune microenvironment in POLE-ultramutated and MSI-hypermutated endometrial cancers: new candidates for checkpoint blockade immunotherapy? *Cancer Treatment Rev.* 2016;48:61–68. doi:10.1016/j.ctrv.2016.06.008

69. Diaz Jr, LA, Bardelli A. Liquid biopsies: genotyping circulating tumor DNA. *J Clin Oncol.* 2014;32:579–586. doi:10.1200/JCO.2012.45.2011

第 **4** 章

早期结肠癌的外科治疗

Mark W. Arnold

引言

100多年来,手术一直是早期结肠癌最有效的疗法。尽管随着时间的推移,外科技术不断发展,切除原发肿瘤所在肠管及受累的肠系膜和淋巴结的手术目标一直未曾改变。Dukes 和 Bussey 在他们的里程碑式论著中评估了3596例患者接受根治性手术切除的25年生存结局。此研究显示,A 期和 B 期(Ⅰ期和Ⅱ期)的早期结肠癌患者的术后5年生存率为48.3%,远高于 C 期患者(Ⅲ期)[1]。

我们将早期肿瘤定义为在初次确诊时处于Ⅰ或Ⅱ期的肿瘤。Ⅰ期肿瘤为 T1 或 T2 阶段且无淋巴结转移,Ⅱ期肿瘤为 T3 或 T4 且无淋巴结转移。在手术切除前通常很难明确淋巴结是否受累,因此对于Ⅲ期肿瘤(N1 或 N2),手术切除往往是第一步治疗。Ⅳ期(M1 期)且无症状的肿瘤通常会先接受化疗,这种情况下手术只适用于有症状(如贫血或即将梗阻)或系统治疗效果较良好的患者。

相关检查

结肠癌几乎都是通过内镜检查发现的,并由活检确诊。最初的检查应包括癌胚抗原(CEA)检测以明确肿瘤是否表达 CEA[2],还应包括胸部、腹部和盆腔 CT 扫描以评估肿瘤转移情况。小病灶大多是非诊断性的,往往不能代表转移性疾病。此时使用断层扫描定期随访已足够。肝、肺的较大病灶可使用 PET-CT 扫描进一步明确诊断,并可考虑通过放射

引导下活检进行确诊。如果患者确定已存在远处转移,应由肿瘤内科评估以确定是否开始接受化疗。无症状的晚期患者推荐优先接受化疗。

患者病史应详尽获取,如果患者有明确的心血管疾病或慢性阻塞性肺疾病史,应对其进行全面术前综合评估以优化患者的健康状况,从而降低围术期并发症的风险。笔者所在的医疗机构设有麻醉门诊专门负责这项工作。

结肠癌加速康复外科(CERAS)策略

所有患者均需应用 CERAC 策略。已有众多研究证明该策略可有效加快结肠切除患者的术后康复速度,缩短患者住院时间[3]。实施 CERAS 策略的第一步是术前访视与评估。应详细获取患者的病史,身体质量指数(BMI)<18.5 的患者应在术前给予营养支持和膳食指导,鼓励患者戒烟、戒酒。鼓励术前锻炼,有明显功能失用的患者需接受物理治疗。包括器械准备和口服抗生素在内的所有术前肠道准备均应在门诊时交代患者,药品、器械应附有详细的使用说明。门诊护士应在患者离开前一同核查有无缺漏。患者应在手术日0时之后禁食,但可在术前2~4小时自行饮用少量碳水化合物。

手术时大部分患者会接受硬膜外麻醉来控制手术疼痛。麻醉同时应使用对乙酰氨基酚975mg、加巴喷丁800mg 和羟考酮10mg 以缓解患者麻醉操作时的不适与焦虑。接受硬膜外麻醉的患者,在麻醉导管置入2小时后进行深静脉血栓(DVT)预防性治

疗。术前应预防性使用抗生素。术中应使用经口胃管，不推荐使用经鼻胃管。宜采用目标导向液体管理以防止液体超负荷，此外还应严格遵循围术期的血糖管理。

应尽可能在术后第1天拔除患者导尿管，患者术后可尽早经口食用清淡流质，并根据耐受情况逐步增加饮食。术后当天即可下床，术后第1天可以行走。常规术后止痛药物有对乙酰氨基酚、布洛芬和加巴喷丁。麻醉药物只在剧烈疼痛时才使用。通常在术后第3天拔除硬膜外麻醉导管。这一方案通常足以控制术后疼痛。节制使用麻醉药品对肠道功能的早期恢复有重要意义。深静脉血栓预防性治疗需一直持续到患者可足量运动，且停用术后抗生素。CERAS策略的常规应用可使患者平均住院时间减少1天以上。

手术技术

结肠手术的基本原则：切除包含肿瘤在内的肠管和所有相关的肠系膜、血管和淋巴结。美国国家癌症中心将这种术式命名为扩大切除及吻合术。这一手术范围可保证足够长度的近端、远端和侧方侧缘，并清扫足够数量的淋巴结以精确分期。例如，右半结肠肿瘤需接受右半结肠切除术，左半结肠肿瘤需进行左半结肠切除术，乙状结肠肿瘤则需施行乙状结肠切除术。然而，横结肠肿瘤最好根据其位置进行偏左或偏右的扩大切除，以便于在切除足够亚临床范围的同时保证两端吻合血管的血供良好。改道结肠造瘘或回肠造瘘几乎没有必要，应尽量避免。

开放性手术与微创手术

1991年Jacobs等首次报道了微创手术（MIS）技术在结肠切除术中的应用[4]。他们共报道了20例手术患者，其中9例接受了右半结肠切除术，8例接受了乙状结肠切除术，1例接受了低位前切除，1例接受了Hartmann术，1例接受了经腹会阴联合切除术。患者无一死亡，且70%的患者可在术后96小时内出

院。这一简单的可行性研究证明MIS技术可用于结肠癌手术切除，并彻底改变了早期结肠癌的手术方法。作为一种外科技术，MIS很快被关注并得到了普及。然而随着MIS的不断发展，之前被忽视的问题逐渐浮出水面：应用MIS是否对患者更加有利？这项技术真的安全吗？能清扫足够的淋巴结用于准确分期吗？患者生存期是否会受影响？花费更高吗？吻合口复发概率如何？为了解答这些问题，研究者们在21世纪初进行了2项多中心大样本研究。

COST研究[5]和COLOR研究[6]分别对872例和1248例患者进行了随机对照研究，以明确MIS的疗效。研究结果显示，腹腔镜手术与开放性手术的安全性和有效性相当。腹腔镜手术患者的术后恢复时间和住院时间更短，因此费用更低，但两者在长期生存及并发症方面无显著差别，淋巴结切除率也相似。最近的一些研究一致表明，即使考虑治疗设备的成本，腹腔镜手术也比开放性手术更划算[7]。事实上，MIS只有三个潜在禁忌证：①当原发肿瘤体积较大时，可能需要一个大的切口以取出组织，这使得腹腔镜技术失去意义；②广泛肠梗阻；③腹部广泛的既往手术切口阻碍了合适的入路。对于早期结肠癌，若无上述禁忌证，则没有理由不使用MIS进行手术。

腹腔镜手术与机器人手术

2014年，美国直觉外科公司推出了新的Xi手术机器人，这使得对接和分离过程更加容易，增强了机器人手术的实用性。尽管这种手术技术尚未被广泛接受，但有一些迹象表明它正在得到普及。相比大多数早期结肠癌，手术机器人在直肠癌的低位前切除术中更有优势。尽管如此，对于大多数部分结肠切除术而言，手术机器人是一种可选择的手术方式。随着手术经验的逐渐积累，我们有充分理由相信，机器人手术早晚会成为早期结肠癌的标准手术方式[8]。

化疗

大多数早期结肠癌不需要接受辅助化疗。没有证据支持 I 期（T1、T2、N0）结肠癌患者需要辅助化疗[9]。对 II 期患者，与复发风险增加相关的因素是淋巴结清扫数目不足、分期为T4、脏层受累和组织学分化差。此时在充分权衡风险和获益后患者可能会从辅助化疗中受益。

恶性息肉

有时会遇到这样的问题：无论是经传统内镜下切除，还是选择内镜黏膜切除术（EMR）或是内镜黏膜下剥离术（ESD）切除结肠息肉，一旦发现浸润性腺癌成分后是需要扩大手术切除，还是进行密切随访？这在很大程度上取决于具体情况。如果切缘较近或为阳性切缘，应考虑进行扩大切除。同样，如果存在淋巴结转移的组织学特征，如低分化和淋巴结浸润，也推荐患者接受扩大切除手术[10]。一般认为分化良好、无淋巴结浸润、蒂部界限清晰的肿瘤，其扩散风险很低。总而言之，如果手术带来的风险高于复发风险，应避免进行手术治疗。此外，在任何情况下都应在病灶处做标记以便后续随访。

随访

大多数早期结肠癌患者不需进行辅助化疗，但密切随访是非常重要的，因为即使是早期肿瘤也可能复发，且许多复发患者可通过再次切除或化疗获得不错的治疗效果。结直肠癌（CRC）美国国立综合癌症网络（NCCN）指南（2016年第2版）是一个很好的起点。

标准的术后随访包括在术后 3 年内至少每 6 个月随访 1 次，之后每年随访 1 次。随访内容包括详细询问病史、体格检查和CEA检测。术后 1 年时应复查结肠镜，并根据结果决定 1 年、2 年还是 3 年后进行下次镜检。CT 应在术后 1 年时进行，术后 3 年内每年检查 1 次，在发现其他检查异常或CEA水平升高时也应立即进行CT复查。因PET-CT假阳性在术后患者中很常见，不应将其作为常规的随访检查手段，只在高度怀疑复发时考虑使用。术后5年，肿瘤复发的可能性会大大降低，但随访时间应持续到术后10年，因为在此时间内仍有复发病例的报道。

根治术后患者的复发部位大多为远端切缘、肝、肺、腹膜后或主动脉周围淋巴结。这些部位的孤立转移灶可通过再次切除达到根治，因此，术后规范随访尤为重要。

总结

早期结肠癌预后良好，推荐使用微创手术进行治疗，术后应进行密切随访。T4或组织学特征不佳的 II 期患者应考虑接受辅助化疗。边界清晰、组织学良好的恶性息肉可选择密切随访。所有患者均应使用CERAS策略以促进术后快速康复。

临床病例 4.1

患者男，47 岁，体重70kg，主因进行性乏力 1 年、体重下降 10 磅（约 4.5kg）就诊。有既往脑卒中病史，口服氯吡格雷和阿司匹林治疗。其母亲 55 岁时因乳腺癌离世，父亲 65 岁时因结肠癌离世。全血细胞计数（CBC）发现血红蛋白降低 10.5）。该患者从未接受过结肠镜检查。

结肠镜检查：在升结肠远端发现一直径3cm的溃疡型肿物。医师在该处放置了标记并留取活检。病理结果提示结肠腺癌，微卫星不稳定（MSI）检测提示错配修复基因阴性。胸部、腹部和盆腔CT提示肝、肺散在分布多个不确定的小结节，肠镜所示肿瘤部位的结肠增厚。

患者确诊为结肠癌早期并收入外科接受治疗。

术前评估后，患者完善各项医疗检查。根据医生建议，患者在术前5天停用氯吡格雷，阿司匹林服用至手术当天。患者接受了腹腔镜下的右半结肠切除术，术后分离回结肠血管，并保留中段结肠血管。切除范围近端是回肠末端，远端边缘刚好为中结肠血管的近端。同时切除右半结肠全结肠系膜,使用切口保护器从脐周小切口取出。肠管断端在体外进行吻合后还纳关腹,使用数条可吸收缝线间断缝合筋膜,使用皮下可吸收缝线缝合皮肤,并用医用胶带粘合固定。

术后立即启动 CERAS 方案,患者在术后第3天出院。术后病理显示:肿瘤直径为2.8cm,T2,中分化,淋巴结 0/19,肿瘤分期为 T2N0M0,微卫星稳定。术后患者未接受化疗,出院后密切随访。

基线 CEA 为 1.8ng/mL。第18个月随访时 CEA 为 4.2ng/mL。1个月后复查,CEA 为 4.8ng/mL。胸、腹和盆CT提示肝S3可见直径3.5cm的新发病灶。结肠镜检查提示吻合口正常,无复发征象。后续PET扫描提示,肝脏病灶对 FDG(D-2-脱氧葡萄糖)的摄取增加,其他部位未见非生理性摄取。患者接受了左肝外叶切除术,切除了复发病灶及肝 Ⅱ、Ⅲ 节段。3个月后随访 CEA 水平为 2.0ng/mL。患者目前无不适症状。

（张晓涵　译　邱鸣寒　张春泽　校）

参考文献

1. Duke CE, Bussey HJR. The spread of cancer and its effect upon prognosis. *Brt J Cancer*. 1958;12:309–320. doi:10.1038/bjc.1958.37
2. Martin EW Jr, Minton JP, Carey LC. CEA-directed second-look surgery in the asymptomatic patient after primary resection of colorectal carcinoma. *Ann Surg*. 1985;202(3):310–317. doi:10.1097/00000658-198509000-00006
3. Carmichael JC, Keller DS, Baldini G, et al. Clinical practice guidelines for enhanced recovery after colon and rectal surgery from the American Society of Colon and Rectal Surgeons and Society of American Gastrointestinal and Endoscopic Surgeons. *Dis Colon Rectum*. 2017;60:761–784. doi:10.1097/DCR.0000000000000883
4. Jacobs M, Verdega JC, Goldstein HS. Minimally invasive colon resection (laparoscopic colectomy). *Surg Laparosc Endosc*. 1991;1(3):144–150.
5. The Clinical Outcomes of Surgical Therapy Study Group. A comparison of laparoscopically assisted and open colectomy for colon cancer. *N Engl J Med*. 2004;350:2050–2059. doi:10.1056/NEJMoa032651
6. Velkamp R, Kuhry E, Hop WC, et al. COlon cancer Laparoscopic or Open Resection Study Group (COLOR) Laparoscopic surgery versus open surgery for colon cancer: short-term outcome of a randomized trial. *Lancet Oncol*. 2005;6:477–484. doi:10.1016/S1470-2045(05)70221-7
7. Jensen CC, Prasad LM, Abcarian H. Cost-effectiveness of laparoscopic vs open resection of colon and rectal cancer. *Dis Colon Rectum*. 2012;55:1017–1023. doi:10.1097/DCR.0b013e3182656898
8. Yeo HL, Isaacs A, Abelson JS, et.al. Comparison of open, laparoscopic, and robotic colectomies using a large national database: outcomes and trends related to surgery center volume. *Dis Colon Rectum*. 2016;59:535–642. doi:10.1097/DCR.0000000000000580
9. André T, Boni C, Navarro M, et al. Improved overall survival with oxaliplatin, fluorouracil, and leucovorin as adjuvant treatment in stage II or III colon cancer in the MOSAIC trial. *J Clin Oncol*. 2009;27(19):3109–3116. doi:10.1200/JCO.2008.20.6771
10. Robert ME. The malignant colon polyp: Diagnosis and therapeutic recommendations. *Clin Gastro Hepatology*. 2007;5:662–667. doi:10.1016/j.cgh.2007.04.001

第 5 章

早期结肠癌的辅助治疗

Francesca Battaglin，Heinz-Josef-Lenz

引言

结直肠癌(CRC)患者中约有35%会在根治性手术后出现复发，其中80%复发于切除原发肿瘤后的2~3年内。不同分期的CRC患者单纯根治性手术后的5年总生存率(OS)不同，Ⅰ期患者5年OS为85%~95%，Ⅱ期患者5年OS为60%~80%，Ⅲ期患者5年OS则低至30%~65%。

结肠癌辅助化疗的积极作用已被广泛证实，术后5-FU的化疗可使CRCⅡ期患者死亡率降低3%~5%，Ⅲ期患者降低10%~15%。在5-FU基础上联合奥沙利铂可使Ⅲ期患者死亡率进一步减少4%~5%。

辅助化疗方案

表5.1列出了常用的辅助治疗方案。

基于氟尿嘧啶的化疗方案

基于20世纪90年代多项试验的结果，人们首次将单次静脉推注5-FU/亚叶酸钙(LV)确立为结肠癌术后的标准辅助化疗方案。此后，多项研究对不同给药方案和治疗疗程进行优化探索，发现相比单次静推5-FU/LV持续静滴5-FU的副作用更轻，并将氟尿嘧啶辅助化疗的标准疗程确定为6个月[1,2]。

由于氟尿嘧啶持续静滴需要中心静脉通路，而氟尿嘧啶口服药在给药途径方面具有优势。两项随机试验显示，Ⅲ期结肠癌患者术后口服卡培他滨(一种口服的氟尿嘧啶类药物)与静滴5-FU的无病生存率(DFS)相同[3,4]。值得注意的是，除手足综合征外，口服卡培他滨的不良反应事件发生率是低于静脉5-FU/LV的。基于这些数据，美国和欧洲批准了卡培他滨用于结肠癌辅助治疗。然而应指出的

表5.1	常用的辅助化疗方案			
	氟尿嘧啶	亚叶酸钙	奥沙利铂	治疗周期
5-FU/LV单药方案	5-FU 400mg/m² 静推，第1天；随后2400mg/m²连续输注46~48小时	400mg/m²静滴2小时，第1天		每2周
FOLFOX4方案	5-FU 400mg/m²静推；随后600mg/m²连续输注22小时第1~2天	5-FU 前400mg/m²静滴2小时，第1天和第2天	85mg/m²静滴2小时，第1天	每2周
mFOLFOX6方案	5-FU 400mg/m²静推，第1天；随后2400mg/m²连续输注46~48小时	400mg/m²静滴2小时，第1天	85mg/m²静滴2小时，第1天	每2周
卡培他滨单药方案	卡培他滨1250mg/m²，BID，第1~14天			每3周
XELOX方案	卡培他滨1000mg/m²，BID，第1~14天		130mg/m²静滴2小时，第1天	每3周

是,与欧洲患者和亚洲患者相比,美国患者对足量卡培他滨(1250mg/m², BID)的耐受性更差。

其他口服药物方案如 S-1 与 UFT(替吉奥加氟尿嘧啶)/LV 也在临床试验中取得了不错疗效,已被日本认定为Ⅲ期结肠癌辅助化疗的标准治疗方案。但截至目前,欧美国家尚无法获得这些药物[5,6]。

基于奥沙利铂的化疗方案

随机临床试验证实了氟尿嘧啶联合奥沙利铂的辅助化疗方案可使淋巴结阳性(Ⅲ期)结肠癌患者生存获益,此结果得到了大型观察性研究和多个荟萃分析的支持,其中包括 ACCENT 数据库中 12 233 例结肠癌辅助治疗患者的分析结果[7]。

欧洲的 MOSAIC 试验纳入了 2246 例Ⅱ期(40%)和Ⅲ期结肠癌术后患者,首次指出 6 周期的奥沙利铂联合 5-FU/LV(FOLFOX 方案)在无进展生存期(DFS)和 OS 方面均优于 5-FU/LV 方案[8]。该研究的二次更新结果进一步证实了先前结论,在中位随访时间达到 9.5 年的情况下,FOLFOX 组和 5-FU/LV 组的 OS 分别为 71.7% 和 67.1%(HR=0.85,P=0.043)。值得注意的是,对于Ⅲ期患者两方案的 OS 有显著差异(67.1% 对 59.0%,HR=0.80,P=0.016),但Ⅱ期患者却无统计学意义(78.4% 对 79.5%,HR=1.00,P=0.980)[9]。接受 FOLFOX 方案的患者有 92% 出现周围神经病变(奥沙利铂的主要毒性反应),3 级神经病变的发生率为 12.4%。长期随访的安全性数据表明,对于大多数患者来说奥沙利铂所致的神经毒性是可逆的,第 4 年时仍残留神经病变的患者仅有 15.4%,且大部分为 1 级不良反应。基于这项研究,奥沙利铂联合 5-FU/LV 方案被批准用于Ⅲ期结肠癌术后的辅助治疗。FOLFOX4 是临床试验中使用的方案,而目前最常用的方案是不需要在第 2 天静推 5-FU/LV 的改良 FOLFOX6 方案(mFOLFOX6)。

NSABP C-07 研究结果显示,与每周 1 次 5-FU/LV 单次推注相比,奥沙利铂联合 5-FU/LV 静推(FLOX 方案)的预后更好[10]。然而此方案的毒性较大,因此很少在临床中使用。

在一项包含 1886 例Ⅲ期结肠癌患者的Ⅲ期临床试验中,卡培他滨+奥沙利铂(XELOX 方案)也优于经典的 5-FU/LV 静推的疗效[11]。该研究的中位随访时间为 74 个月,结果显示,XELOX 方案组有着更好的 DFS、OS(DFS:HR=0.80,95%CI=0.69~0.93,7 年 DFS 为 63% 对 56%。OS:HR=0.83,95%CI 为 0.70~0.99,7 年 OS 为 73% 对 67%)[12]。总体而言,与静脉推注 5-FU/LV 相比,XELOX 方案的毒性结果显示 3~4 级中性粒细胞减少、发热性中性粒细胞减少、口腔炎和脱发的发生率更低,但神经毒性反应、3 级手足综合征、3~4 级血小板减少的发生率更高。

值得注意的是,一项基于四项随机临床试验的汇总分析表明,无论氟尿嘧啶类药物是卡培他滨还是 5-FU/LV,联合奥沙利铂都可有效改善患者的预后[13]。

不推荐的方案

基于随机临床试验得出的阴性结果,在结肠癌辅助治疗中不推荐使用含伊立替康的化疗方案和抗血管上皮生长因子(VEGF)或抗表皮生长因子受体(EGFR)的靶向药物,如贝伐珠单抗、西妥昔单抗等[14-18]。

门静脉灌注化疗和腹腔灌注化疗

无论是进行门静脉灌注预防性化疗以降低肝脏复发风险,还是对高腹膜转移风险的患者进行腹腔热灌注化疗已成为近期的研究热点。虽然门静脉灌注在不同研究中的结论不同,未得出一致的显著获益。但一小部分接受预防性腹腔灌注化疗患者的初步研究数据似乎令人鼓舞,尽管这种治疗方法产生严重不良反应的风险很高[19]。然而这些结果还需要进一步验证,至今这两类治疗仍仅限于临床研究(如高危结肠癌中的 HIPEC 辅助治疗、COLOPEC 试验、NCT02231086)。

辅助治疗的时机

辅助化疗通常在 CRC 患者手术恢复期后开始。目前只要患者健康状况允许,应尽量在术后 6~8 周内开始治疗。

两项大型荟萃分析论证了推迟化疗是否会影响疗效。结果表明,推迟化疗与死亡风险升高显著相关(RR=1.20,95%CI=1.15~1.26)[20],在 8 周之后化疗推迟 4 周,OS 会降低 14%(死亡 HR=1.14,95%CI=1.10~1.17),复发风险也会升高(HR=1.14,95%CI=1.10~1.18)[21]。此外,一项美国国家癌症数据库的回顾性分析(包括 7794 例 II 期和 III 期结肠癌患者)同样发现,即使调整了临床、肿瘤、治疗等影响因素,手术和辅助化疗之间的延迟超过 6 周仍导致生存率下降[22]。

辅助治疗:患者选择和治疗选择

在评估结肠癌患者术后是否需要辅助治疗时,应综合考虑患者的病情、年龄、体力状况、并发症、既往史、手术史、病理报告、分期、疾病特征,以及患者的意愿和期望。

决定是否需要辅助化疗的主要病理特征是淋巴结受累情况。适宜进行辅助化疗的 III 期患者,基于前述临床试验结果(详见"基于奥沙利铂的化疗方案"一节),我们推荐含奥沙利铂的辅助化疗方案(FOLFOX 或 XELOX)。对于不耐受联合化疗或有奥沙利铂禁忌证的患者,我们推荐单药氟尿嘧啶辅助化疗(5-FU/LV 或卡培他滨)。

除了 TNM 分期,与复发风险相关的病理特征还包括组织学分级、淋巴管/血管/神经侵犯、淋巴炎症反应和切缘阳性。术前肠梗阻或肿瘤部位穿孔、治疗前 CEA 水平同样提示较差的预后。对于 II 期患者,细致的治疗前风险评估非常重要。现有数据提示,II 期患者的辅助化疗收益不如 III 期患者,因此,仅推荐"高危" II 期患者进行辅助化疗。II 期患者的辅助化疗将在下文详细讨论。

值得一提的是,世界范围内的许多研究者正在努力整合分子亚型和(或)分子标志物信息,如微卫星不稳定(MSI)、BRAF、KRAS 突变等,以及相应的临床、病理信息以建立变量模型,从而进一步改善预后评估,指导 II 期、III 期结肠癌的辅助治疗[23-25]。

I 期结肠癌患者不建议进行辅助化疗。

图 5.1 对不同分期结肠癌的辅助治疗方案进行了推荐。

近期的证据表明,低剂量阿司匹林可能改善 PIK3CA 突变的早期结肠癌患者的生存率[26-28]。该观点引起关注,正在进行的前瞻性试验(NCT00565708、NCT01150045、NCT02945033)的初步结果已进一步证实了阿司匹林在 CRC 辅助治疗中的益处,以及其在 PIK3CA 突变或其他特定生物标志物患者中的临床应用价值。

最后,一些大型观察性研究提示体育锻炼和某些饮食因素(如咖啡、纤维素和坚果的摄入量)与早期 CRC 的预后相关[29-32]。较高的维生素 D 水平也与更好的预后相关[33],但补充维生素 D 是否可以改善辅助化疗的预后,目前仍在研究之中。

II 期结肠癌的治疗和风险分层

多项针对 II 期和 III 期结肠癌患者的辅助治疗试验发现,与单纯手术相比,联合治疗组的 OS 和 DFS 更长。但大多数情况下,辅助化疗仅在 III 期患者中具有统计学上的临床获益。

QUASAR 研究纳入了 3238 例"辅助治疗指征不明确"的结肠癌术后患者(71% 为直肠癌,91% 为 II 期),以评估含氟尿嘧啶辅助化疗的益处[34]。结果显示,辅助化疗可以降低复发率及死亡率,5 年 OS 提升了 3%~4%。然而,在 214 例 II 期结肠癌患者中,OS 仅有升高趋势,并无统计学意义(5 年 OS 为 83.9% 对 81.5%,HR=0.86,95%CI=0.54~1.19)。

两项中早期辅助治疗临床试验的大型荟萃分析评估了 II 期结肠癌中基于氟尿嘧啶辅助化疗的效果。结果显示,辅助治疗使 5 年 OS 小幅提升,但

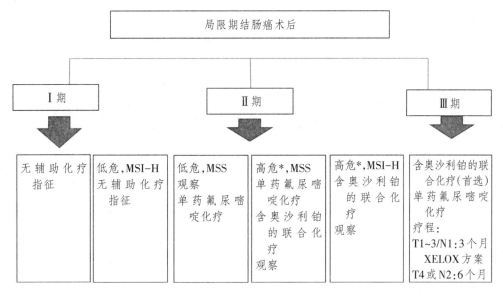

图5.1 结肠癌辅助治疗的推荐方案。MSI-H,高度微卫星不稳定;MSS,微卫星稳定;*,风险分组见图5.2。

无统计学意义,而DFS小幅获益(约5%)且具统计学意义[35,36]。另一项基于7项随机试验共3302例接受氟尿嘧啶辅助化疗的Ⅱ期或Ⅲ期结肠癌患者的研究也有相关结果。对于Ⅱ期患者,辅助化疗使5年DFS中显著增加(76%对72%),但OS变化无统计学意义[37]。然而一项来自ACCENT研究组纳入的9项试验近6900例Ⅱ期患者的长期随访分析却发现,基于5-FU的辅助治疗使患者的8年OS提高了5%(72%对66.8%,*P*=0.026)[38]。

MOSAIC和NSABP C-07试验的长期随访结果显示,在Ⅱ期结肠癌患者(MOSAIC中40%的患者,NSABP C-07中29%的患者)的辅助治疗中,在5-FU/LV方案基础上增加奥沙利铂无论在DFS还是OS方面均未显示明显益处[10,39]。此结果在一项使用ACCENT数据库的二次分析中得到了再次证实[7]。值得一提的是,在MOSAIC试验中,高危的Ⅱ期结肠癌或能从基于奥沙利铂的辅助治疗中获益,其DFS提高了7%,OS虽然无统计学意义,但有小幅改善。

此外,2016年针对美国国家癌症数据库数据(包括1998—2011年间确诊为Ⅱ期结肠癌的153 110例患者)进行的回顾性分析发现,辅助治疗无论是单药

治疗还是联合治疗均可提高患者的生存率(HR=0.76,*P*<0.001)[40]。

根据以上数据,我们暂不推荐将辅助化疗视作所有Ⅱ期结肠癌患者术后的标准治疗策略,但应将其作为一种可选治疗方案进行考虑,尤其对于那些具有多种高危因素的患者。低危Ⅱ期CRC患者术后通常不需要辅助治疗,可仅进行随访观察,或者使用更为个体化的分层手段权衡单药氟尿嘧啶辅助化疗(5-FU/LV或卡培他滨)的利弊,参加临床试验也是一种选择。Ⅱ期结肠癌患者术后应考虑使用含奥沙利铂方案(FOLFOX或XELOX)或5-FU单药方案(5-FU/LV或卡培他滨)进行辅助化疗。在治疗前对患者评估危险分层,并对辅助化疗的预期收益与风险进行充分讨论,以告知患者最终的推荐。

表5.2总结了Ⅱ期结肠癌较差预后相关的高危因素及"Ⅱ期高危患者"的定义,包括原发性肿瘤T4期[41]、组织学高级别/低分化(MSI-H肿瘤除外)[42]、血管淋巴管浸润(LVI)[43]、神经浸润(PNI)[44]、肠梗阻或肠穿孔[45]、淋巴结送检不足(<12枚)[46]、切缘阳性/不确定/安全距离不足。

在Ⅱ期结肠癌风险分层中,MSI是重要分子标

表5.2	Ⅱ期结肠癌术后高危因素
T4	
组织学低分化(3~4级)*	
血管淋巴管浸润	
神经浸润	
淋巴结送检不足(<12)	
切缘阳性/情况不明/安全距离不足	
肠穿孔	
肠梗阻	

*,不包含MSI-H的肿瘤。

志物之一(详见第3章)。约20%Ⅰ期和Ⅱ期、约12%Ⅲ期CRC缺乏≥1种DNA错配修复(MMR)蛋白,其中1/4属于林奇综合征。高达80%~90%的散发MSI病例源于CpG岛高度甲基化导致的MLH1基因启动子甲基化,其中约30%合并BRAF V600E突变[47,48]。MSI-H CRC患者具有独特的病理学特征,如显著的淋巴细胞浸润、组织学低分化、伴黏液成分等[49]。MSI状态是Ⅱ期结肠癌患者预后的有效预测因子,dMMR与良好预后相关(显著降低复发风险),且预示着氟尿嘧啶辅助治疗无效甚至有害[25,50,51]。最可信的证据来自一项对ACCENT数据库的分析研究,该研究整合了17项临床试验中的Ⅱ期和Ⅲ期结肠癌患者资料,结果显示,与微卫星稳定(MIS)相比,MSI-H的Ⅱ期和Ⅲ期CRC患者接受单独手术的预后更好(Ⅱ期患者OS的HR=0.27,$P=0.01$)。对于Ⅲ期患者,无论MSI状态如何,5-FU辅助化疗均能显著提高生存率,但对于MSI-H的Ⅱ期患者,5-FU辅助化疗是无效甚至有害的[51]。不同的是,QUASAR研究的亚组分析结果显示MSI状态具有预后价值,但不具有化疗预测价值[52]。值得注意的是,导致MSI-H的原因(胚系突变或散发性突变)也会影响5-FU辅助化疗的效果。一项针对5-FU或安慰剂辅助治疗的随机试验的Ⅱ期和Ⅲ期患者进行的回顾性分析显示,与散发性MSI-H相比,由胚系突变引起的MSI-H使患者在5-FU治疗后的DFS更高[53]。与此相反的是尽管缺少前瞻性结果,但回顾性研究的数据一致表明,MSI状态

与含奥沙利铂辅助化疗的疗效无关[9,54,55]。

迄今为止,由于低危Ⅱ期MSI-H结肠癌患者预后良好,不建议对其进行辅助化疗,而Ⅲ期患者无论MSI状态如何,均应接受辅助化疗。MSI-H肿瘤患者应首选含奥沙利铂的治疗方案。

研究者们正在探索其他CRC分子标志物,例如RAS和BRAF突变、染色体18q缺失、TP53突变、CDX2表达、表观遗传学改变(如DNA异常甲基化、CpG岛甲基化等)、基因表达阵列检测(如Oncotype DX 12基因评分、ColoPrint 18基因评分、ColoGuide-Ex 13基因评分等)、免疫学评分、microRNA表达谱、循环肿瘤细胞等,这些都是近期的研究热点,但均未在临床中广泛应用(见第3章)。

老年患者的辅助治疗

老年结肠癌患者辅助治疗的基本原则与年轻患者相同。然而老年患者辅助化疗的安全性和有效性难以评估,因为临床试验数据无法充分代表65岁以上有合并症和一般状态较差的患者群体。为了更好地遴选能从治疗中获益的老年患者,在治疗时必须谨慎评估患者的体力状况、合并症、器官功能、预期寿命、潜在的治疗相关不良反应和预期生活质量。

老年综合评估(CGA)是一项多学科评估技术,涵盖认知与心理状况、生理功能、合并症、社会支持、营养、联合用药等多维度信息,期间要更好地判断老年癌症患者预后和化疗相关毒性[56,57]。对于这一复杂患者群体,在遴选患者、计算预期寿命和预估严重治疗不良反应有几个多维度模型是可用的[58,59]。在评估老年癌症患者时,应将这些工具的使用落实到治疗方案决策之中(见第54章)。

不建议有严重合并症、老年综合征、明显功能障碍或体力状况差的老年患者进行辅助化疗。相反,应在无明显合并症且心态积极独立的老年患者中考虑使用辅助治疗。对于体弱患者,应在综合评估后做出个体化的治疗决策,有计划地给予对症治

疗,从而改善患者的健康情况,提高其耐受能力。

辅助化疗对中老年CRC患者有益的证据多来自对随机临床试验的汇总分析、基于老年人群的回顾性分析和对现有数据的系统回顾。总体而言,老年患者和年轻患者的5-FU/LV辅助化疗效果是相似的。对SEER-Medicare数据库和美国国立综合癌症网络(NCCN)进行的大型回顾性研究显示,65岁、75岁的Ⅲ期结肠癌患者都能从5-FU辅助化疗中获益(年龄≥65岁:HR=0.70,$P<0.001$。年龄≥75岁:HR=0.60,95%CI=0.53~0.68)[60,61],但加用奥沙利铂的益处并不明显。实际上一项针对ACCENT数据库中12 000例患者的回顾性分析表明,70岁及以上的Ⅲ期CRC患者中,在5-FU化疗基础上增加奥沙利铂会带来负结果[62]。MOSAIC和NSABP C-07试验的亚组分析同样显示,70岁及以上的Ⅱ期、Ⅲ期患结肠癌患者中增加奥沙利铂的辅助化疗方案是不获益的(Ⅱ期患者:HR=1.10,95%CI=0.73~1.65。Ⅲ期患者:HR=1.18,95%CI=0.86~1.62)[10,39]。然而,另一项针对4个随机临床试验(包括XELOXA和X-ACT试验)数据进行的汇总分析发现,相比5-FU/LV方案,XE-LOX或FOLFOX方案能够改善≥70岁患者的DFS和OS(DFS:HR=0.77,95%CI=0.62~0.95,$P=0.014$。OS:HR=0.78,95%CI=0.61~0.99,$P=0.045$)[63]。

不良反应方面,多数研究中,65岁以上患者与年轻患者的治疗安全性是相似的,仅有少数研究指出,老年患者3~4级不良反应的发生率更高,包括心功能异常、中性粒细胞减少、感染、脱水、腹泻、疲劳等[64]。然而ACCENT数据库对37 568例患者的分析结果显示,老年患者尤其是70岁以上患者的治疗早期死亡率(辅助化疗开始后的1~6个月内)明显更高,尽管这种风险不常见[65]。因此,如果考虑使用含奥沙利铂的辅助治疗方案,应仔细权衡奥沙利铂方案的神经毒性风险及其对生活质量的潜在影响。

肾功能不全患者需谨慎使用卡培他滨。肾小球滤过率(GFR)为30~50mL/min的患者建议降低25%的剂量,当GFR<30mL/min时禁用该药物。此外,老年患者应以较低剂量(1000mg/m²,BID)开始治疗,随后可根据治疗耐受情况逐渐增加。

在线风险分层工具

最近发布的几种网络在线工具能协助临床医生评估疾病复发风险与死亡风险,并计算辅助化疗的相对益处与否。其一是基于ACCENT的网络计算工具(可在线计算)[66],其已被美国癌症联合委员会(AJCC)批准用于结肠癌术后的预后预测。该计算工具利用临床、病理及治疗信息(5-FU/LV±奥沙利铂辅助化疗)估算辅助治疗后的3年DFS和5年OS。

未来展望:液体活检

循环肿瘤DNA(ctDNA)是一种极具前景的评估结肠癌术后残余病灶和复发风险的新型监测手段。此技术通常被称为液体活检,近几年来发展迅速,是对CRC患者基因组学分析及动态监测的一种无创、更全面的方法[67]。ctDNA分析可进行大规模基因水平检测,能够捕捉同一患者中不同肿瘤亚克隆的分子异质性。此外,连续动态的ctDNA检测可以更早发现转移性疾病的靶向药物的耐药性,从而利用动态分子结构指导个体化治疗策略[68,69]。在辅助治疗方面,越来越多的证据表明,根治性手术的ctDNA检测能够有效评估微小残留病灶(MRD),有助于确保高复发风险的患者接受更积极的辅助治疗[70]。此外,MRD阳性的患者,辅助治疗后的ctDNA水平具备不错的预后预测价值,是早期发现疾病复发的有力工具[71]。

尽管ctDNA检测在临床应用前仍需更为广泛的探索和验证[72],但目前已有多项临床试验正在评估结肠癌术后辅助治疗液体活检检测价值(如NCT02842203、NCT03284684、NCT01198743、NCT02997241、NCT03312374和NCT03416478)。

最佳疗程

Ⅲ期结肠癌辅助化疗的最佳疗程一直是研究者讨论的焦点。目前,认为Ⅲ期患者术后的标准辅助治疗方案是6个月的含奥沙利铂化疗。然而,随着奥沙利铂使用时间增多,其累积剂量导致的周围神经毒性也会增加,这使得很大比例的患者在最后几个周期中不得不减量甚至停用奥沙利铂。国际辅助化疗持续时间评估(IDEA)协作组在Ⅲ期结肠癌术后患者中比较了3个月和6个月FOLFOX或XELOX方案的预后结果,旨在评估在不影响疗效的前提下缩短辅助治疗的可行性。这项前瞻性汇总分析了6项Ⅲ期随机试验的数据分析(TOSCA、SCOT、Alliance/SWOG80702、IDEA France、ACHIEVE和HORG),涉及12个国家的12 834例患者,对比了3个月和6个月的辅助治疗,其初步结果在2017年美国临床肿瘤学会(ASCO)年会上公布,并已发表[73]。该研究的主要终点是3年DFS,HR的双侧95%CI的非劣效性上限预设为1.12。患者入组时间为2007年6月至2015年12月,中位随访时间为39个月。结果显示,6个月辅助治疗组的3年DFS为75.5%,3个月治疗组则为74.6%,HR=1.07,95%CI=1.00~1.15。从统计学角度看不满足非劣效性结论。然而,由于两组的DFS曲线重叠,6个月组的疗效绝对获益是小于1%的。此外,3个月相比6个月辅助化疗引起的≥3级神经毒性反应明显更多(FOLFOX组分别为16%和3%,XELOX组分别为9%和3%,P<0.0001)。值得注意的是,在根据治疗方案进行的亚组分析中,接受XELOX方案的患者中3个月组与6个月组疗效相同,这些患者约占总样本量的40%(HR=0.95,95%CI=0.85~1.06),而FOLFOX方案患者3个月组的疗效劣于6个月组(HR=1.16,95%CI=1.06~1.26)。根据危险因素的分层分析〔低危:T1~3或N1。高危:T4和(或)N2〕显示,对于低危且接受XELOX治疗的患者(60%)3个月疗程与6个月疗程的疗效是非劣性的(HR=0.85,95%CI=0.71~1.01),而高危且接受FOLFOX治疗的患者3个月的疗程疗效劣于6个月疗程(HR=1.20,95%CI=1.07~1.35)。在高危组中未能证实XELOX 3个月方案的非劣效性,而在低危组中未证实FOLFOX 3个月的非劣效性。如果不区分化疗方案,那么低危患者的3个月辅助治疗的效果是不劣于6个月的(3年DFS分别为83.1%和83.3%,HR=1.01,95%CI=0.90~1.12),而高危患者6个月方案优于3个月方案(3年DFS分别为64.4%和62.7%,HR=1.12,95%CI=1.03~1.23,P=0.01)[73]。因此,在确定患者个体化最佳治疗方案时,化疗方案与肿瘤特征都是非常重要的。尽管存在争议,该研究结果已使Ⅲ期结肠癌患者选择辅助治疗方案与疗程有据可循:3个月的短程XELOX方案辅助化疗是低危(T1~3/N1)Ⅲ期结肠癌患者术后的最佳选择,而高危〔T4和(或)N2〕患者目前尚无支持缩短疗程辅助化疗的直接证据。

总而言之,根据MOSAIC研究、NSABP C-07研究和IDEA研究结果,6个月含奥沙利铂的方案是高危(T4或N2)Ⅲ期结肠癌的标准辅助化疗方案。对于低危(T1~3/N1)患者,标准的辅助化疗方案应是3个月疗程的含奥沙利铂方案,相比FOLFOX更倾向于使用XELOX方案进行治疗。

此外,对于接受单药氟尿嘧啶治疗的患者,6个月疗程仍然是标准推荐疗程[1]。

临床病例5.1

患者女,36岁,右半结肠癌切除术后3周,为进一步治疗就诊于我院。患者对自身疾病情况表示充分知情,治疗意愿积极。

既往史及个人史:无既往病史,无癌症家族史。已婚,无子女。办公室工作者。

现病史:患者因急性肠梗阻症状于急诊就诊,查胸部、腹部、盆腔CT显示右结肠梗阻,其他部位未见病灶。后于急诊接受了右半结肠切除术。

术后病理:升结肠3级低分化腺癌,穿透浆膜层,无周围器官侵犯,有淋巴血管、神经及大量淋巴细胞浸润;淋巴结清扫0/24。

问题1:疾病分期?　答:Ⅱb期(pT4aN0M0,G3)。

问题2:患者有哪些高危因素?　答:急性肠梗阻、急诊手术、T4、组织学分化差、淋巴血管浸润、神经浸润。

问题3:治疗中遗漏了什么?　答:患者为年轻女性,Ⅱ期原发性右半结肠癌,病理低分化且伴大量淋巴细胞浸润。应检测MSI,并筛查林奇综合征。

进一步检查结果:MSI-H、BRAF V600E突变阳性。

讨论:该病例为具有多个高危因素的MSI-H Ⅱ期结肠癌年轻患者。需要注意的是,该患者MSI-H,组织学低分化并不属于高危因素。

◈ 我们在本章中讨论过Ⅱ期结肠癌的辅助治疗指征。Ⅱ期结肠癌的辅助治疗是充满矛盾的,其证据主要来自亚组回顾性分析和综合荟萃分析,但针对Ⅱ期结肠癌特别是具备高危因素的患者,辅助化疗可使5年OS提高4%~5%。此外,针对MOSAIC研究的探索性分析显示,Ⅱ期高危患者亚组使用含奥沙利铂方案的5年DFS是获益的。高危因素影响预后有一个例子:原发灶T4与Ⅱ期患者术后的5年相对生存率相关,T4的Ⅱ期患者(ⅡB-ⅡC)单纯手术切除后的5年OS约为71%,低于ⅢA期患者,更低于ⅡA期(T3N0)患者的87%[74]。根据现有证据和指南,高危Ⅱ期结肠癌,尤其是存在T4原发性肿瘤等多种高危因素的患者,应考虑接受6个月的氟尿嘧啶辅助化疗或含奥沙利铂辅助化疗。应在决定治疗方案时告知患者复发风险、预期的治疗获益和与治疗相关的副作用。在此个案中,考虑患者存在多个高危因素和患者的积极治疗需要,在无禁忌证的情况下,应选择6个月疗程的含奥沙利铂辅助治疗方案。

◈ 在此案例中,肿瘤分子特征是否会改变我们的选择?

MSI-H是公认的Ⅱ期结肠癌的良好预后因素。即使没有术后化疗,MSI-H Ⅱ期患者的优良生存结局已在多项针对T3和T4的亚组的回顾性分析中得到证实。但本案例患者存在多个高危因素,而高危Ⅱ期患者中MSI-H和其他危险因素的相互影响情况尚未得到广泛研究。与MSS肿瘤相反,散发性MSI-H中的BRAF V600E突变并未对早期MSI-H肿瘤产生负面的预后影响,因此,并不影响治疗选择[75]。另一方面,BRAF V600E突变与复发后生存率较差有关[54],对于此类患者要特别注意MSI-H和BRAF突变有关的独特复发模式(如腹膜和淋巴结复发)。最后,如前所述,Ⅱ期MSI-H肿瘤似乎无法从基于氟尿嘧啶的辅助治疗中获得任何益处,但含奥沙利铂方案的疗效与MSI状态无关。综上所述,案例患者的肿瘤分子特征支持我们向患者推荐含奥沙利铂的辅助化疗方案。

推荐总结

• 辅助化疗可以减少淋巴结阳性Ⅲ期CRC根治性切除术后的复发率和死亡率。

• Ⅰ期、MSI-H低危Ⅱ期结肠癌不需要进行辅助治疗。

• 一般情况下MSS低危Ⅱ期结肠癌不需辅助治疗,只需密切随访。单药氟尿嘧啶辅助治疗可以作为某些患者的个体化治疗选择。应考虑对有高危因素〔T4、低分化(MSI-H肿瘤除外)、LVI、PNI、肠梗阻/穿孔、淋巴结取样不足或切缘邻近/阳性/不确定〕的Ⅱ期结肠癌给予含奥沙利铂方案或单药氟尿嘧啶辅助化疗。治疗前应进行周密的风险评估,详细讨论治疗相关的毒性和预期收益,并告知患者,以实现治疗选择的个体化。

• MSI-H Ⅱ期结肠癌不建议使用单药氟尿嘧啶治疗,因为MSI-H似乎能减弱5-FU的疗效。

对于高危MSI-H Ⅱ期结肠癌患者,建议选用含奥沙利铂的辅助治疗方案。

• 对于可耐受奥沙利铂的Ⅲ期患者,辅助化疗推荐采用含奥沙利铂方案而非单药氟尿嘧啶。单药氟尿嘧啶是奥沙利铂禁忌患者或不考虑联合用药患者的可选择方案。

• 应建议合适的老龄(≥70岁)Ⅱ期高危、Ⅲ期结肠癌患者进行辅助化疗,但应综合考虑治疗相关毒性和个人意愿。应与患者讨论化疗的风险和益处,并为患者评估体能状态,个体化选择治疗。老年体弱患者不适合接受辅助治疗。适当时应对老年患者实施CGA评估,以帮助患者选择、制订治疗计划。

• 通常情况下,单药氟尿嘧啶是老年患者的首选辅助治疗方案。身体状况良好的Ⅲ期老年患者可选择以奥沙利铂为基础的治疗方案。

• 应尽可能在手术后6~8周内开始辅助化疗。

• 对于高危〔T4和(或)N2〕Ⅲ期结肠癌,含奥沙利铂方案辅助化疗的最佳疗程为6个月。对于低危(T1~3/N1)Ⅲ期患者,我们推荐3个月疗程,且根据IDEA试验结果,相比于FOLFOX,XELOX可能是更好的治疗方案。

• 单药氟尿嘧啶辅助化疗的最佳疗程为6个月。

• 不建议在辅助治疗中使用以伊立替康为基础的治疗方案,以及抗VEGF和抗EGFR的靶向治疗药物。

(邱鸣寒 译 张春泽 刘茹雪 校)

补充阅读

Labianca R, Nordlinger B, Beretta GD, et al. Early colon cancer: ESMO clinical practice guidelines. *Ann Oncol.* 2013;24(Suppl 6):vi64–vi72. doi:10.1093/annonc/mdt354

NCCN Guidelines v 2.2018. Colorectal Cancer. Retrieved from https://www.nccn.org/professionals/physician_gls/pdf/colon.pdf

参考文献

1. Des Guetz G, Uzzan B, Morere JF, et al. Duration of adjuvant chemotherapy for patients with non-metastatic colorectal cancer. *Cochrane Database Syst Rev.* 2010;(1):Cd007046. doi:10.1002/14651858.CD007046.pub2

2. Kohne CH, Bedenne L, Carrato A, et al. A randomised phase III intergroup trial comparing high-dose infusional 5-fluorouracil with or without folinic acid with standard bolus 5-fluorouracil/folinic acid in the adjuvant treatment of stage III colon cancer: the Pan-European Trial in Adjuvant Colon Cancer 2 study. *Eur J Cancer (Oxford, England: 1990).* 2013;49(8):1868–1875. doi:10.1016/j.ejca.2013.01.030

3. Pectasides D, Karavasilis V, Papaxoinis G, et al. Randomized phase III clinical trial comparing the combination of capecitabine and oxaliplatin (CAPOX) with the combination of 5-fluorouracil, leucovorin and oxaliplatin (modified FOLFOX6) as adjuvant therapy in patients with operated high-risk stage II or stage III colorectal cancer. *BMC Cancer.* 2015;15:384. doi:10.1186/s12885-015-1406-7

4. Twelves C, Scheithauer W, McKendrick J, et al. Capecitabine versus 5-fluorouracil/folinic acid as adjuvant therapy for stage III colon cancer: final results from the X-ACT trial with analysis by age and preliminary evidence of a pharmacodynamic marker of efficacy. *Ann Oncol.* 2012;23(5):1190–1197. doi:10.1093/annonc/mdr366

5. Sadahiro S, Tsuchiya T, Sasaki K, et al. Randomized phase III trial of treatment duration for oral uracil and tegafur plus leucovorin as adjuvant chemotherapy for patients with stage IIB/III colon

mdv358

6. Yoshida M, Ishiguro M, Ikejiri K, et al. S-1 as adjuvant chemotherapy for stage III colon cancer: a randomized phase III study (ACTS-CC trial). *Ann Oncol.* 2014;25(9):1743–1749. doi:10.1093/annonc/mdu232

7. Shah MA, Renfro LA, Allegra CJ, et al. Impact of patient factors on recurrence risk and time dependency of oxaliplatin benefit in patients with colon cancer: analysis from modern-era adjuvant studies in the Adjuvant Colon Cancer End Points (ACCENT) database. *J Clin Oncol.* 2016;34(8):843–853. doi:10.1200/JCO.2015.63.0558

8. Andre T, Boni C, Navarro M, et al. Improved overall survival with oxaliplatin, fluorouracil, and leucovorin as adjuvant treatment in stage II or III colon cancer in the MOSAIC trial. *J Clin Oncol.* 2009;27(19):3109–3116. doi:10.1200/JCO.2008.20.6771

9. Andre T, de Gramont A, Vernerey D, et al. Adjuvant fluorouracil, leucovorin, and oxaliplatin in stage II to III colon cancer: updated 10-year survival and outcomes according to braf mutation and mismatch repair status of the MOSAIC study. *J Clin Oncol.* 2015;33(35):4176–4187. doi:10.1200/JCO.2015.63.4238

10. Yothers G, O'Connell MJ, Allegra CJ, et al. Oxaliplatin as adjuvant therapy for colon cancer: updated results of NSABP C-07 trial, including survival and subset analyses. *J Clin Oncol.* 2011;29(28):3768–3774. doi:10.1200/JCO.2011.36.4539

11. Haller DG, Tabernero J, Maroun J, et al. Capecitabine plus oxaliplatin compared with fluorouracil and folinic acid as adjuvant therapy for stage III colon cancer. *J Clin Oncol.* 2011;29(11):1465–1471. doi:10.1200/JCO.2010.33.6297

12. Schmoll HJ, Tabernero J, Maroun J, et al. Capecitabine plus oxaliplatin compared with fluorouracil/folinic acid as adjuvant therapy for stage III colon cancer: final results of the NO16968 randomized controlled phase III trial. *J Clin Oncol.* 2015;33(32):3733–3740. doi:10.1200/JCO.2015.60.9107

13. Schmoll HJ, Twelves C, Sun W, et al. Effect of adjuvant capecitabine or fluorouracil, with or without oxaliplatin, on survival outcomes in stage III colon cancer and the effect of oxaliplatin on post-relapse survival: a pooled analysis of individual patient data from four randomised controlled trials. *Lancet Oncol.* 2014;15(13):1481–1492. doi:10.1016/S1470-2045(14)70486-3

14. Van Cutsem E, Labianca R, Bodoky G, et al. Randomized phase III trial comparing biweekly infusional fluorouracil/leucovorin alone or with irinotecan in the adjuvant treatment of stage III colon cancer: PETACC-3. *J Clin Oncol.* 2009;27(19):3117–3125. doi:10.1200/JCO.2008.21.6663

15. de Gramont A, Van Cutsem E, Schmoll HJ, et al. Bevacizumab plus oxaliplatin-based chemotherapy as adjuvant treatment for colon cancer (AVANT): a phase 3 randomised controlled trial. *Lancet Oncol.* 2012;13(12):1225–1233. doi:10.1016/S1470-2045(12)70509-0

16. Allegra CJ, Yothers G, O'Connell MJ, et al. Bevacizumab in stage II-III colon cancer: 5-year update of the National Surgical Adjuvant Breast and Bowel Project C-08 trial. *J Clin Oncol.* 2013;31(3):359–364. doi:10.1200/JCO.2012.44.4711

17. Kerr RS, Love S, Segelov E, et al. Adjuvant capecitabine plus bevacizumab versus capecitabine alone in patients with colorectal cancer (QUASAR 2): an open-label, randomised phase 3 trial. *Lancet Oncol.* 2016;17(11):1543–1557. doi:10.1016/S1470-2045(16)30172-3

18. Taieb J, Balogoun R, Le Malicot K, et al. Adjuvant FOLFOX +/– cetuximab in full RAS and BRAF wildtype stage III colon cancer patients. *Ann Oncol.* 2017;28(4):824–830. doi:10.1093/annonc/mdw687

19. Sammartino P, Sibio S, Biacchi D, et al. Prevention of peritoneal metastases from colon cancer in high-risk patients: preliminary results of surgery plus prophylactic HIPEC. *Gastroenterol Res Pract.* 2012;2012:141585. doi:10.1155/2012/141585

20. Des Guetz G, Nicolas P, Perret GY, et al. Does delaying adjuvant chemotherapy after curative surgery for colorectal cancer impair survival? A meta-analysis. *Eur J Cancer (Oxford, England: 1990).* 2010;46(6):1049–1055. doi:10.1016/j.ejca.2010.01.020

21. Biagi JJ, Raphael MJ, Mackillop WJ, et al. Association between time to initiation of adjuvant chemotherapy and survival in colorectal cancer: a systematic review and meta-analysis. *JAMA.* 2011;305(22):2335–2342. doi:10.1001/jama.2011.749

22. Sun Z, Adam MA, Kim J, et al. Determining the optimal timing for initiation of adjuvant chemotherapy after resection for stage II and III colon cancer. *Dis Colon Rectum.* 2016;59(2):87–93. doi:10.1097/DCR.0000000000000518

23. Roth AD, Delorenzi M, Tejpar S, et al. Integrated analysis of molecular and clinical prognostic

factors in stage II/III colon cancer. *J Natl Cancer Inst.* 2012;104(21):1635–1646. doi:10.1093/jnci/djs427

24. Song N, Pogue-Geile KL, Gavin PG, et al. Clinical outcome from oxaliplatin treatment in stage II/III colon cancer according to intrinsic subtypes: secondary analysis of NSABP C-07/NRG oncology randomized clinical trial. *JAMA Oncol.* 2016;2(9):1162–1169. doi:10.1001/jamaoncol.2016.2314

25. Dienstmann R, Mason MJ, Sinicrope FA, et al. Prediction of overall survival in stage II and III colon cancer beyond TNM system: a retrospective, pooled biomarker study. *Ann Oncol.* 2017;28(5):1023–1031. doi:10.1093/annonc/mdx052

26. Liao X, Lochhead P, Nishihara R, et al. Aspirin use, tumor PIK3CA mutation, and colorectal-cancer survival. *N Engl J Med.* 2012;367(17):1596–1606. doi:10.1056/NEJMoa1207756

27. Domingo E, Church DN, Sieber O, et al. Evaluation of PIK3CA mutation as a predictor of benefit from nonsteroidal anti-inflammatory drug therapy in colorectal cancer. *J Clin Oncol.* 2013;31(34):4297–4305. doi:10.1200/JCO.2013.50.0322

28. Paleari L, Puntoni M, Clavarezza M, et al. PIK3CA mutation, aspirin use after diagnosis and survival of colorectal cancer: a systematic review and meta-analysis of epidemiological studies. *Clin Oncol.* 2016;28(5):317–326. doi:10.1016/j.clon.2015.11.008

29. Guercio BJ, Sato K, Niedzwiecki D, et al. Coffee intake, recurrence, and mortality in stage III colon cancer: results from CALGB 89803 (Alliance). *J Clin Oncol.* 2015;33(31):3598–3607. doi:10.1200/JCO.2015.61.5062

30. Hu Y, Ding M, Yuan C, et al. Association between coffee intake after diagnosis of colorectal cancer and reduced mortality. *Gastroenterology.* 2018;154(4):916.e919–926.e919. doi:10.1053/j.gastro.2017.11.010

31. Song M, Wu K, Meyerhardt JA, et al. Fiber intake and survival after colorectal cancer diagnosis. *JAMA Oncol.* 2018;4(1):71–79. doi:10.1001/jamaoncol.2017.3684

32. Fadelu T, Zhang S, Niedzwiecki D, et al. Nut consumption and survival in patients with stage III colon cancer: results from CALGB 89803 (Alliance). *J Clin Oncol.* 2018;36(11):1112–1120. doi:10.1200/jco.2017.75.5413

33. Mohr SB, Gorham ED, Kim J, et al. Could vitamin D sufficiency improve the survival of colorectal cancer patients? *J Steroid Biochem Mol Biol.* 2015;148:239–244. doi:10.1016/j.jsbmb.2014.12.010

34. Gray R, Barnwell J, McConkey C, et al. Adjuvant chemotherapy versus observation in patients with colorectal cancer: a randomised study. *Lancet.* 2007;370(9604):2020–2029. doi:10.1016/S0140-6736(07)61866-2

35. Efficacy of adjuvant fluorouracil and folinic acid in B2 colon cancer. International Multicentre Pooled Analysis of B2 Colon Cancer Trials (IMPACT B2) Investigators. *J Clin Oncol.* 1999;17(5):1356–1363. doi:10.1200/JCO.1999.17.5.1356

36. Figueredo A, Charette ML, Maroun J, et al. Adjuvant therapy for stage II colon cancer: a systematic review from the Cancer Care Ontario Program in evidence-based care's gastrointestinal cancer disease site group. *J Clin Oncol.* 2004;22(16):3395–3407. doi:10.1200/JCO.2004.03.087

37. Gill S, Loprinzi CL, Sargent DJ, et al. Pooled analysis of fluorouracil-based adjuvant therapy for stage II and III colon cancer: who benefits and by how much? *J Clin Oncol.* 2004;22(10):1797–1806. doi:10.1200/JCO.2004.09.059

38. Sargent D, Sobrero A, Grothey A, et al. Evidence for cure by adjuvant therapy in colon cancer: observations based on individual patient data from 20,898 patients on 18 randomized trials. *J Clin Oncol.* 2009;27(6):872–877. doi:10.1200/JCO.2008.19.5362

39. Tournigand C, Andre T, Bonnetain F, et al. Adjuvant therapy with fluorouracil and oxaliplatin in stage II and elderly patients (between ages 70 and 75 years) with colon cancer: subgroup analyses of the Multicenter International Study of Oxaliplatin, Fluorouracil, and Leucovorin in the Adjuvant Treatment of Colon Cancer trial. *J Clin Oncol.* 2012;30(27):3353–3360. doi:10.1200/JCO.2012.42.5645

40. Casadaban L, Rauscher G, Aklilu M, et al. Adjuvant chemotherapy is associated with improved survival in patients with stage II colon cancer. *Cancer.* 2016;122(21):3277–3287. doi:10.1002/cncr.30181

41. Quah HM, Chou JF, Gonen M, et al. Identification of patients with high-risk stage II colon cancer for adjuvant therapy. *Dis Colon Rectum.* 2008;51(5):503–507. doi:10.1007/s10350-008-9246-z

42. Amri R, Bordeianou LG, Berger D. Effect of high-grade disease on outcomes of surgically treated colon cancer. *Ann Surg Oncol.* 2016;23:1157. doi:10.1245/s10434-015-4983-4

43. Yuan H, Dong Q, Zheng Ba, et al. Lymphovascular invasion is a high risk factor for stage I/II colorectal cancer: a systematic review and meta-analysis. *Oncotarget.* 2017;8(28):46565–46579.

doi:10.18632/oncotarget.15425

44. Cienfuegos JA, Martinez P, Baixauli J, et al. Perineural invasion is a major prognostic and predictive factor of response to adjuvant chemotherapy in stage I-II colon cancer. *Ann Surg Oncol.* 2017;24(4):1077–1084. doi:10.1245/s10434-016-5561-0

45. Chen HS, Sheen-Chen SM. Obstruction and perforation in colorectal adenocarcinoma: an analysis of prognosis and current trends. *Surgery.* 2000;127(4):370–376. doi:10.1067/msy.2000.104674

46. Chang GJ, Rodriguez-Bigas MA, Skibber JM, et al. Lymph node evaluation and survival after curative resection of colon cancer: systematic review. *J Natl Cancer Inst.* 2007;99(6):433–441. doi:10.1093/jnci/djk092

47. Lynch HT, Lynch JF, Lynch PM. Toward a consensus in molecular diagnosis of hereditary nonpolyposis colorectal cancer (Lynch syndrome). *J Natl Cancer Inst.* 2007;99(4):261–263. doi:10.1093/jnci/djk077

48. Dienstmann R, Vermeulen L, Guinney J, et al. Consensus molecular subtypes and the evolution of precision medicine in colorectal cancer. *Nature Rev Cancer.* 2017;17(2):79–92. doi:10.1038/nrc.2016.126

49. Raut CP, Pawlik TM, Rodriguez-Bigas MA. Clinicopathologic features in colorectal cancer patients with microsatellite instability. *Mutat Res.* 2004;568(2):275–282. doi:10.1016/j.mrfmmm.2004.05.025

50. Sargent DJ, Marsoni S, Monges G, et al. Defective mismatch repair as a predictive marker for lack of efficacy of fluorouracil-based adjuvant therapy in colon cancer. *J Clin Oncol.* 2010;28(20):3219–3226. doi:10.1200/JCO.2009.27.1825

51. Sargent DJ, Shi Q, Yothers G, et al. Prognostic impact of deficient mismatch repair (dMMR) in 7,803 stage II/III colon cancer (CC) patients (pts): a pooled individual pt data analysis of 17 adjuvant trials in the ACCENT database. *J Clin Oncol.* 2014;32(15_suppl):3507. doi:10.1200/jco.2014.32.15_suppl.3507

52. Hutchins G, Southward K, Handley K, et al. Value of mismatch repair, KRAS, and BRAF mutations in predicting recurrence and benefits from chemotherapy in colorectal cancer. *J Clin Oncol.* 2011;29(10):1261–1270. doi:10.1200/JCO.2010.30.1366

53. Sinicrope FA, Foster NR, Thibodeau SN, et al. DNA mismatch repair status and colon cancer recurrence and survival in clinical trials of 5-fluorouracil-based adjuvant therapy. *J Natl Cancer Inst.* 2011;103(11):863–875. doi:10.1093/jnci/djr153

54. Gavin PG, Colangelo LH, Fumagalli D, et al. Mutation profiling and microsatellite instability in stage II and III colon cancer: an assessment of their prognostic and oxaliplatin predictive value. *Clin Cancer Res.* 2012;18(23):6531–6541. doi:10.1158/1078-0432.CCR-12-0605

55. Tougeron D, Mouillet G, Trouilloud I, et al. Efficacy of adjuvant chemotherapy in colon cancer with microsatellite instability: a large multicenter AGEO study. *J Natl Cancer Inst.* 2016;108(7):djv438. doi:10.1093/jnci/djv438

56. Hamaker ME, Vos AG, Smorenburg CH, et al. The value of geriatric assessments in predicting treatment tolerance and all-cause mortality in older patients with cancer. *Oncologist.* 2012;17(11):1439–1449. doi:10.1634/theoncologist.2012-0186

57. Puts MT, Santos B, Hardt J, et al. An update on a systematic review of the use of geriatric assessment for older adults in oncology. *Ann Oncol.* 2014;25(2):307–315. doi:10.1093/annonc/mdt386

58. Decoster L, Van Puyvelde K, Mohile S, et al. Screening tools for multidimensional health problems warranting a geriatric assessment in older cancer patients: an update on SIOG recommendations. *Ann Oncol.* 2015;26(2):288–300. doi:10.1093/annonc/mdu210

59. Extermann M, Boler I, Reich RR, et al. Predicting the risk of chemotherapy toxicity in older patients: the Chemotherapy Risk Assessment Scale for High-Age Patients (CRASH) score. *Cancer.* 2012;118(13):3377–3386. doi:10.1002/cncr.26646

60. Hanna NN, Onukwugha E, Choti MA, et al. Comparative analysis of various prognostic nodal factors, adjuvant chemotherapy and survival among stage III colon cancer patients over 65 years: an analysis using surveillance, epidemiology and end results (SEER)-Medicare data. *Colorectal Dis.* 2012;14(1):48–55. doi:10.1111/j.1463-1318.2011.02545.x

61. Sanoff HK, Carpenter WR, Sturmer T, et al. Effect of adjuvant chemotherapy on survival of patients with stage III colon cancer diagnosed after age 75 years. *J Clin Oncol.* 2012;30(21):2624–2634. doi:10.1200/JCO.2011.41.1140

62. McCleary NJ, Meyerhardt JA, Green E, et al. Impact of age on the efficacy of newer adjuvant therapies in patients with stage II/III colon cancer: findings from the ACCENT database. *J Clin Oncol.* 2013;31(20):2600–2606. doi:10.1200/JCO.2013.49.6638

63. Haller DG, O'Connell MJ, Cartwright TH, et al. Impact of age and medical comorbidity on adjuvant treatment outcomes for stage III colon cancer: a pooled analysis of individual patient data from four randomized, controlled trials. *Ann Oncol.* 2015;26(4):715–724. doi:10.1093/annonc/mdv003

64. Hung A, Mullins CD. Relative effectiveness and safety of chemotherapy in elderly and nonelderly patients with stage III colon cancer: a systematic review. *Oncologist.* 2013;18(1):54–63. doi:10.1634/theoncologist.2012-0050

65. Cheung WY, Renfro LA, Kerr D, et al. Determinants of early mortality among 37,568 patients with colon cancer who participated in 25 clinical trials from the adjuvant colon cancer endpoints database. *J Clin Oncol.* 2016;34(11):1182–1189. doi:10.1200/JCO.2015.65.1158

66. Renfro LA, Grothey A, Xue Y, et al. ACCENT-based web calculators to predict recurrence and overall survival in stage III colon cancer. *J Natl Cancer Inst.* 2014;106(12). doi:10.1093/jnci/dju333

67. Bettegowda C, Sausen M, Leary RJ, et al. Detection of circulating tumor DNA in early- and late-stage human malignancies. *Sci Transl Med.* 2014;6(224):224ra24. doi:10.1126/scitranslmed.3007094

68. Siravegna G, Mussolin B, Buscarino M, et al. Clonal evolution and resistance to EGFR blockade in the blood of colorectal cancer patients. *Nature Med.* 2015;21(7):795–801. doi:10.1038/nm.3870

69. Strickler JH, Loree JM, Ahronian LG, et al. Genomic landscape of cell-free DNA in patients with colorectal cancer. *Cancer Discov.* 2017;8(2):164–173. doi:10.1158/2159-8290.cd-17-1009

70. Tie J, Wang Y, Tomasetti C, et al. Circulating tumor DNA analysis detects minimal residual disease and predicts recurrence in patients with stage II colon cancer. *Sci Transl Med.* 2016;8(346):346ra392. doi:10.1126/scitranslmed.aaf6219

71. Reinert T, Scholer LV, Thomsen R, et al. Analysis of circulating tumour DNA to monitor disease burden following colorectal cancer surgery. *Gut.* 2016;65(4):625–634. doi:10.1136/gutjnl-2014-308859

72. Merker JD, Oxnard GR, Compton C, et al. Circulating tumor DNA analysis in patients with cancer: American Society of Clinical Oncology and College of American Pathologists joint review. *J Clin Oncol.* 2018;36:16:1631–1641. doi:10.1200/jco.2017.76.8671

73. Grothey A, Sobrero AF, Shields AF, et al. Duration of adjuvant chemotherapy for stage III colon cancer. *N Engl J Med.* 2018;378(13):1177–1188. doi:10.1056/NEJMoa1713709

74. Gunderson LL, Jessup JM, Sargent DJ, et al. Revised TN categorization for colon cancer based on national survival outcomes data. *J Clin Oncol.* 2010;28(2):264–271. doi:10.1200/JCO.2009.24.0952

75. Sanz-Garcia E, Argiles G, Elez E, et al. BRAF mutant colorectal cancer: prognosis, treatment, and new perspectives. *Ann Oncol.* 2017;28(11):2648–2657. doi:10.1093/annonc/mdx401

第 6 章

早期直肠癌的新辅助治疗

Nikhil Sebastian，Terence Williams

引言

1990年之前，美国局部晚期直肠腺癌〔T3~4和（或）N1~2〕的标准治疗方法为手术±术后放射治疗（简称"放疗"）。在那个时代，T3~4期或淋巴结阳性的直肠癌患者单纯手术治疗后的局部失败率是难以令人接受的，高达15%~40%[1-3]。晚期直肠癌患者的高局部复发率促使研究者们在1963—1984年间进行了20多项随机对照试验，探讨手术联合术后放疗的可行性。这些结果整体表明，BED≥30Gy的术后放疗能降低患者的局部复发率（LRR），但总生存率无明显获益[4]。这些试验加上那些确定全身治疗对总生存率有益的研究[5-8]促使美国国家卫生研究院（NIH）于1990年达成共识：术后放化疗是Ⅱ~Ⅲ期直肠癌患者的最佳治疗方法[9]。在此基础上，不久之后的随机对照研究进一步发现了术前治疗在局部控制率（LCR）、无病生存率（DFS）、不良反应发生率和保留肛门器官方面的优势[10,11]，从而使新辅助治疗成为标准治疗方法。

术前短程放疗

在评估术前放疗作用的20多项随机试验中，所有方式均显示出局部控制得到改善[4]，但其中只有一项显示了生存获益。这项2005年的瑞典研究中，1168例可切除的直肠癌患者被随机分为单纯手术组和术前放疗组，后者在手术前1周采用北欧国家流行的短程5Gy×5次分次放疗方案。在至少5年随访后，术后5Gy×5次放疗在降低局部复发率（11%对27%，$P<0.001$）的同时，提高了5年总生存率（OS）（58%对48%，$P=0.004$）与9年肿瘤特异性生存率（CCS）（74%对65%，$P=0.002$）[12]。此后的13年长期随访结果显示，术前5Gy×5次放疗在所有研究终点中均有获益（OS：38%对30%，$P=0.008$。CCS：72%对62%，$P=0.03$。局部复发率：9%对26%，$P<0.001$）[13]。

后续的一项荟萃分析统计了14个随机对照试验，将术前放疗联合手术与单纯手术进行比较，结果显示术前放疗组的5年总死亡率（OR=0.84，$P=0.03$）、癌症相关死亡率（OR=0.71，$P<0.001$）和局部复发率（OR=0.49，$P<0.001$）显著降低[14]。另一项荟萃分析显示，术前放疗可降低46%的局部复发情况（$P<0.0001$），并有增加生存率的趋势（死亡率为62%对63%，$P=0.06$）[4]。

在认识直肠周围淋巴结是肿瘤转移的起始站之后，Heald在1979年提出了全直肠系膜切除术（TME），并得到了广泛普及[15]。该术式对直肠周围的肠系膜进行环绕剥离与锐性分离，在几项回顾性研究中发现可以改善局部控制[16-18]。因此有人推测，术前治疗能否与手术互相补偿？此问题在荷兰的CKVO 95-04研究中得到了解答。该试验的1805例直肠癌患者（58%为T1/T2期）随机接受了TME和（或）短程术前放疗（5Gy×5次）。最初的2年随访结果显示，术前放疗组的局部复发率有所改善（2.4%对8.2%，$P<0.001$），但总生存率无统计学差异（82%

对81.8%,$P=0.84$)[3]。在后续的随访中,术前放疗组和单纯TME组的5年局部复发率分别为5.6%和10.9%($P<0.001$),总生存率分别为64.2%和63.5%[19]。随访10年的结果显示,与单纯手术组相比,放疗+手术组的局部控制率仍可获得改善(5.1%对11.1%,$P<0.001$),但总生存率(48%对49%,$P=0.86$)或癌症特异性死亡率(28%对31%,$P=0.20$)仍无统计学差异。有趣的是,后续亚组分析在环周切缘阴性的Ⅲ期直肠癌中发现,术前放疗与高生存率相关(50%对40%,$P=0.032$)[20]。

术前同步放化疗

上述欧洲研究表明,与单纯手术相比,术前放疗可显著改善局部控制情况。同时期另一项美国试验显示,在术后放疗的基础上加用化疗可使患者生存获益[7,21],就此人们开始评估同步放化疗的综合治疗模式在术前治疗中的优劣。在早期探索中,两项美国研究(RTOG 94-01 / Intergroup 0417和NSABP R-03)试图评估术前放化疗的作用,但均由于入组人数不足而终止。NSABP R03研究(1993—1999)预期入组900例患者,终止时仅有267例纳入分析,主要终点为5年OS和5年DFS。该项试验中,cT3/T4和(或)淋巴结阳性的直肠癌患者被随机分为术前或术后治疗组,方案为45Gy/25f盆腔照射+5.4Gy增量同步氟尿嘧啶+亚叶酸钙化疗。结果显示,术前和术后治疗患者的5年DFS分别为64.7%和53.4%($P=0.011$)。术前治疗组的总体生存率(74.5%对65.6%,$P=0.065$)和括约肌保存率(33.9%对24.2%,$P=0.13$)均有升高的趋势,但局部复发率无差异(两组均为10.7%,$P=0.693$)。该试验中的5年局部复发率(LRR)明显高于荷兰的CKVO 95-04试验,其原因可能是荷兰试验中Ⅰ期患者和TME手术比例较高[19]。

德国直肠研究组进行的CAO/ARO/AIO-94研究(1994—2002年)明确了术前放化疗的优势地位。在这项试验中,cT3~4和(或)淋巴结阳性的可切除的直肠癌患者被随机分为术前($n=405$)和术后($n=394$)放化疗组,治疗方案为50.4Gy/28f盆腔照射(术后组瘤床增量5.4Gy),同步5-FU持续输注,完成后两组均接受4个周期的5-FU巩固化疗。TME手术在术前化疗6周后进行。术前和术后治疗组在5年总生存率(76%对74%,$P=0.80$)、无病生存率(68%对65%,$P=0.32$)、远处复发率(6%对13%,$P=0.84$)方面均无差异,但术前治疗显著改善了局部复发情况(5年局部复发率:6%对13%,$P=0.006$)[10]。值得注意的是,接受术后同步放化疗的患者中有18%属于T1~2N0,提示临床分期高于术后分期,存在过度治疗的情况。尽管如此,10年的长期随访结果仍然显示局部控制获益(7.1%对10.1%,$P=0.048$),但总生存率无统计学差异(29.8%对29.6%,$P=0.9$)[23]。研究的其他次要终点均利于术前放化疗。在治疗前判定无法保肛的患者中保肛手术率显著增加(39%对19%,$P=0.004$)。与术后治疗组相比,术前治疗与病理降期相关($P<0.001$),术前治疗组中8%的患者达到病理完全缓解(pCR),术后分期Ⅰ期更多(25%对18%),Ⅲ期更少(25%对40%)[10]。随后的一项计划外分析显示,术前放化疗后肿瘤消退分级(TRG)可预测患者的无病生存时间[24]。在不良反应方面,术前治疗也颇具优势,术前治疗组的3~4级不良反应更低(急性不良反应为27%对40%,$P=0.001$;晚期不良反应为14%对24%,$P=0.01$),特别是急性腹泻(12%对18%,$P=0.04$)、慢性腹泻或小肠梗阻(9%对15%,$P=0.07$)及吻合口狭窄(4%对12%,$P=0.003$)方面[10]。

术前放疗与选择性术后放疗

瑞典乌普萨拉大学的一项研究中,471例直肠癌患者随机分为接受术前放疗(25.5Gy/5f)和两程术后放疗(40Gy/20f,在1~1.5周后追加20Gy),术后放疗仅针对病理分期为Duke B或C期的患者进行,对Duke A期患者进行随访观察。手术在术前治疗后1周内进行,术后放疗于术后5~8周内进行。结果显示,术前和术后治疗组的5年局部复发率分别为13%和22%(P=0.02),总生存率无统计学差异(两组均为60%,P=0.5)。与术前放疗相比,接受术后放疗的患者发生小肠梗阻的概率更高(11%对5%,P<0.01),而单纯手术后的晚期肠梗阻的发生率仅为6%。与肠道、尿道和皮肤/神经毒性相关的晚期不良反应的总体发生率为:术前放疗组为20%,术后放疗组为41%,单纯手术组为23%。术前放疗能有效降低近一半的局部复发风险,且不会加重晚期毒性[25]。

MRC CR07/NCIC C016(1998—2005年)研究将来自80个中心的1350例患者随机分为两组,一组接受术前短程放疗(25Gy/5f),在放疗结束后1周内进行手术;另一组对环周切缘阳性(≤1mm)的患者进行选择性术后放疗(45Gy/25f同步氟尿嘧啶单药)。92%的患者接受了TME术式。在术后放化疗组中,12%的患者出现环周切缘阳性,其中69%的患者按计划完成了术后放化疗。切缘阴性的患者大多(91%)没有接受放疗。根据治疗中心当地的政策,40%的术前患者和45%的术后患者允许接受辅助化疗。3年局部复发率为:术前放疗组为4.4%,选择性术后放疗组为10.6%(P<0.0001)。无病生存率方面术前放疗具有显著优势(77.5%对71.5%,P=0.013),但3年总生存率无统计学差异(80.3%对78.6%,P=0.40)[26]。生活质量报告显示,术前放疗对男性勃起功能的负面影响(尽管影响程度比手术小得多)在术后至少会持续3年。术前和术后组的胃肠道不良反应总体相似,但术前组尿失禁的比率明显增加[27]。

术前短程放疗与术前常规分割同步放化疗

波兰的一项多中心试验(1999—2002年)将316例cT3~4直肠癌患者随机分为两组:一组接受术前短程放疗(25Gy/5f),另一组接受50.4Gy/28f放疗同步5-FU+亚叶酸钙(LV)化疗2周期,两组分别在治疗后1周内和4~6周内进行TME手术。结果显

示,术前同步放化疗的病理完全缓解率较高(16%对1%,P<0.001),切缘阳性率较低(4%对13%,P=0.017),沿肠轴的肿瘤直径平均缩短了1.9cm(P<0.001)。尽管如此,5Gy×5f单纯放疗组和同步放化疗组之间的括约肌保留率没有统计学差异(61%对58%,P=0.57)[28],4年总生存率(67.2%对66.2%,P=0.960)、无病生存率(58.4%对55.6%,P=0.820)、局部复发率(9.0%对14.2%,P=0.17)和晚期不良反应(28.3%对27.0%,P=0.81)方面也没有统计学差异[29]。

TROG 01.04(2001—2006年)入组326例T3N0~2M0直肠腺癌患者,随机接受术前5Gy×5次短程放疗或总剂量50.4Gy(1.8Gy/f)放疗联合5-FU持续静点的长程治疗。两组均在术后4~6周后进行6个月的5-FU/LV巩固化疗。短程放疗组和长程同步放化疗组的5年局部复发率(7.5%对5.7%,P=0.51)、远处复发率(27%对30%,P=0.89)、总生存率(74%对70%,P=0.62)和晚期3~4级毒性(5.8%对8.2%,P=0.53)均无统计学差异。长程治疗的病理降期更为显著(45%对28%,P=0.002),但低位(距肛缘<5cm)直肠癌的腹会阴联合切除率并没有差异(79%对77%,P=0.87)。TROG研究与前述波兰试验的结果相似,但值得注意的是,在TROG研究中,尽管没有统计学意义,但在低位直肠癌亚组中,术前长程同步放化疗在局部复发率方面有明显获益倾向(12.5%对0%,P=0.21)[30]。

放疗与手术的间隔

Lyon R90-01研究(1991—1995年)显示,术前放疗与手术的间隔时间越长,病理降期率越高,保肛率越高。此研究入组201例T1~3N1~3M0直肠癌患者,给予39Gy/13f术前放疗,分别在放疗结束后2周(短间隔)和6~8周(长间隔)内进行手术。相比短间隔,长间隔组患者有着更高的pCR率(26%对10.3%,P=0.0054)、pT0/1率(28.7%对15.2%,P=0.026)和更低的pN2~3率(5%对16%,P=0.011),pN0~1率无统计学差异。虽无统计学意义,但长间隔组显示了更

好的保肛趋势(75.5% 对 67.7%,*P*=0.27)。总生存率、局部复发率方面,短间隔和长间隔组之间均没有差异。放疗和手术之间的时间间隔也没有影响术后不良反应及术后死亡率[31]。

　　Stockholm Ⅲ 试验(1998—2013 年)中, 840 例距肛缘<15cm 的可切除直肠腺癌患者被随机分为三组,分别在短程放疗(25Gy/5f)后 1 周内(短程短间隔)、短程放疗后 4~8 周内(短程长间隔)、长程放疗(50Gy/25f)后 4~8 周内(长程长间隔)进行手术,所有分组均未进行同步化疗。有 13% 的短程放疗,19% 的长程放疗。入组 1 年后因伦理问题变更了研究设计,此后仅将患者随机分为短程放疗双组(长间隔与短间隔),因此,分别对三组随机分配和双组随机分配进行后续分析。研究者对 462 例接受短程术前放疗的患者进行中期分析后发现,短程+长间隔带来了更高的肿瘤降期率,长间隔、短间隔的病理完全缓解率分别为 11.8% 和 1.7%(*P*<0.001)[32]。3 个治疗队列在局部复发、远处转移或总生存率方面无显著差异,短程短间隔组、短程长间隔组和长程长间隔组的 5 年总生存率分别为 73%、76% 和 78%(*P*=0.62)。三臂随机分配中,短程放疗组(50%)、短程长间隔组(38%)和长程放疗组(39%)的术后并发症发生率无统计学差异(*P*=0.075)。有趣的是,在双臂、三臂随机化中的短程组汇总分析中,接受短程放疗患者的术后并发症发生率显著低于其他患者(53% 对 41%,*P*=0.001)[33]。

选择性非手术治疗

　　非手术治疗的概念由 Habr-Gama 及其同事在巴西圣保罗提出,其依据是接受放化疗的患者中多达 1/3 可达到临床完全缓解,这些患者若不进行手术可保留器官,并避免了手术相关的严重并发症[34]。在他们的第一个大型研究中,265 例远端直肠腺癌患者接受了 50.4Gy 放疗联合 5-FU+LV 同步化疗。其中 71 例(27%)达到临床完全缓解,继而对未达到临床完全缓解的患者接受手术治疗,将术后病理评分

中 TRG 为 0 级(pCR)的患者与临床完全缓解(cCR)的未手术患者进行比较。结果显示,手术组和观察组的 5 年总生存率分别为 88% 和 100%(*P*=0.01),无病生存率分别为 83% 和 92%(*P*=0.09)[35]。随后在对 183 例接受 50.4~54Gy 放疗联合以 5-FU 为基础的化疗患者的后续分析中,cCR(没有接受手术)患者中 31% 在 1 年内出现了局部复发,其中 93% 的患者顺利完成了挽救治疗。5 年局部无不可切除无复发(首次)生存率为 69%,局部无不可切除复发生存率(包括先前的挽救治疗)为 94%,器官保留率为 78%。5 年疾病特异性生存率(CSS)和 DFS 分别为 91% 和 68%。因此,虽然"观察等待"法与较高的局部复发率有关,但大多数复发可被手术挽救,挽救治疗后的长期局部控制和器官保留情况良好[36]。

　　然而,几项回顾性研究并没有成功地再现 Habr-Gama 团队的结果[37]。因此,丹麦的一项前瞻性观察研究(2009—2013)对 55 例距肛缘<6cm 的 T2~3N0~1 直肠癌患者进行评估,对放化疗后 pCR 的患者采用观察等待。初始治疗方案为放疗(肿瘤区 60Gy/30f+选择性淋巴结区 50Gy/30f+后装补量 5Gy)同步口服替加氟/尿嘧啶。结果 78% 的患者达到临床完全缓解(cCR),观察等待组的 1 年、2 年 LRR 分别为 15.5% 和 25.9%。最常见的晚期不良反应为直肠出血,1 年后出现率为 7%,2 年后出现率为 6%[38]。本研究中患者获得了较高的短期 cCR,原因可能是试验中的放化疗强度较大,应需更长的随访时间来评估局部控制情况和与长期不良反应。

　　Renehan 及其同事进行的另一项前瞻性试验中,随访 33 个月 129 例治疗后 cCR 的患者的 LRR 为 34%[39]。而 Martens 的类似研究显示,LRR 仅为 15%,3 年无造口存活率为 95%[40],后者的极佳结果可能缘于严格的筛选条件,包括使用临床检查、内镜、MRI(包括弥散加权成像)等多种不同手段综合评价治疗反应。

　　我们或能预料,直肠癌治疗也会像肛门癌一

样,经历放疗+化疗+手术联合治疗到根治性放化疗的转变过程[41],但目前来讲,仍需更多的具有统一纳入标准的长期前瞻性研究,以揭示非手术根治性治疗的安全性与有效性[37]。

此外,值得注意的是,新辅助放化疗+局部切除术是另一种可选择的保肛治疗手段,特别对于T2N0的直肠癌患者。对拒绝手术或不适合进行经腹切除的患者,新辅助治疗+局部切除或是一种可行的选择,但亦需更多更久的随访证据来证实[42]。

调强放疗

同步接受盆腔照射和以5-FU为基础化疗的患者中,相对较高的≥3级急性胃肠道不良反应的发生率较高(36%~44%)[11]。与传统放疗技术相比,调强放疗(IMRT)能形成凹面的剂量分布,可从根本上减少胃肠道和泌尿系统的辐射剂量,从而减少胃肠道(GI)和泌尿生殖系统(GU)的放疗不良反应。IMRT的优势在其他盆腔肿瘤治疗中已有体现,在直肠癌中也是如此[43,44]。

RTOG0822(2008—2009年)前瞻性评估了79例局部晚期直肠癌患者同步放化疗后的胃肠道不良反应,术前采用调强放疗联合同步化疗,术后接受9个周期的FOLFOX方案辅助化疗。放疗方案为:直肠及淋巴引流区45Gy/25f,骶前和距肿瘤2cm以内的区域追加5.4Gy/3f 3D适形放疗。小肠剂量限制为V35<180mL,V40<100mL,V45<65mL。同步CAPOX方案化疗:卡培他滨825mg/m²,每日2次;奥沙利铂50mg/m²静脉滴注,每周1次,持续5周。在放疗结束后4~8周内进行手术。将≥2级的胃肠道不良反应(AE)设为主要终点,与RTOG0247(早先的Ⅱ期研究,使用传统2D/3D放疗技术对比CAPOX与CAPIRI同步方案,由于3~4级不良反应率过高而暂停)中的不良反应情况进行比较[45]。有趣的是,RTOG0822的患者中有51.5%出现≥2级的GI不良反应,高于RTOG0247中的40%(P=0.93),17.6%的患者经历≥3级的腹

泻,GI不良反应情况与小肠剂量-体积直方图(DVH)参数不相关[46]。

RTOG 0822的缺陷是使用了非标准的含奥沙利铂同步化疗方案,奥沙利铂的加入会增加消化道不良反应,因此,抵消了IMRT的保护作用。所有评估术前放化疗中加入奥沙利铂的前瞻性随机对照试验均显示出明显增加的胃肠道毒性,且大多数研究没有pCR和(或)DFS改善[47-49],仅有两项研究报道了获益的结果[50,51]。一项回顾性研究在使用标准5-FU方案化疗的情况下,将调强同步放化疗与传统手段放化疗进行比较,结果显示调强放疗显著改善了≥2级AE发生率(48%对62%,P=0.006)[52]。我们认为,3D适形放疗通常能够满足正常组织剂量限制的。但在某些情况下,如低位肿瘤或T4肿瘤、腹股沟和髂外淋巴引流区受累风险较高,应考虑进行调强放疗,以减轻剂量体积相关的正常组织的不良反应。

复发后再程放疗

虽然术前放化疗联合TME明显提高了直肠癌的局部控制情况,但术后局部复发率仍较高,而先前的放疗为挽救治疗带来了巨大的挑战[53,54]。在一项回顾性研究中,Mohiuddin团队评估了103例局部复发的直肠癌术后患者,术前和术后放疗的中位剂量为50.4Gy。所有患者均接受再程放疗,距肿瘤2~4cm区域给予30Gy/25f,BID或30.6Gy/17f,qd,距肿瘤2cm以内区域追加6~20Gy,同步5-FU化疗。22%的患者因急性不良反应中断或停止治疗,21.4%的患者出现晚期不良反应,主要为3级慢性腹泻(17%)和小肠梗阻(15%),后者可能是多因素造成的,但至少部分是由肿瘤引起的。与每天1次的疗效相比,每天2次的放疗可减轻晚期毒性(P<0.05)。21例出血的患者经治疗均得到缓解。再程放疗后接受手术的患者的5年OS为22%,而单独再程放疗的5年OS仅为15%(P=0.001)[55]。

意大利的一项前瞻性Ⅱ期研究中,59例复发性

直肠癌患者接受40Gy+局部加量10.8Gy(1.2Gy/f，BID)放疗同步5-FU静注225mg/($m^2 \cdot d$)，在放化疗后6~8周时对能够手术的患者进行手术，术后进行雷替曲塞单药辅助化疗5个周期。86.4%的患者完成了放化疗，66.1%的患者接受了手术，50%的患者完成了辅助化疗。总体患者的5年OS为39.3%，实现完全切除的21例患者的5年OS为66.8%。11.8%的患者出现晚期毒性反应，肠梗阻的发生率仅为1.7%。尽管随访时间较短(中位时间为36个月)，且采用了不标准的辅助化疗方案，但此研究仍在一定程度上证明了再程超分割治疗的可行性和安全性[56]。

另有回顾性研究证实了在适宜患者中进行超分割再照射后再手术的安全性和有效性[57]。此外，其他技术如术中放疗也可能使复发患者获益[58,59]。

放疗技术

直肠癌的盆腔靶区范围是根据外科手术中总结的失败模式设计的[60]。高危复发区均包括骶前间隙、原发肿瘤部位，以及接受了Miles手术的患者的会阴部。淋巴转移的第一站是TME手术中切除的直肠系膜淋巴结，肿瘤可沿直肠上动脉和肠系膜下动脉向上扩散，或沿直肠中动脉、闭孔动脉和髂内动脉向两侧扩散(多见于位于腹膜反折处或以下的肿瘤)[61,62]。当肿瘤侵及直肠前位器官(如子宫、胃)时，应考虑包括髂外淋巴结区域。当肿瘤累及肛管或阴道下段，应考虑腹股沟淋巴结区域。因转移发生率较低，主动脉旁淋巴结不应常规包括[63]。

患者模拟定位时推荐采用俯卧位，双臂举过头顶，腹部用孔板防止小肠移位。口服、静脉注射对比剂以分别显示小肠和肿瘤(淋巴结)。可以考虑使用肛门标志物来划定肛缘，使用钡剂灌肠来显示肿瘤。如可行，尽量在膀胱充盈的情况下进行定位和治疗，以最大限度地减轻小肠反应。

传统常规放疗通常使用3野或4野照射。前-后野(AP/PA)照射，其大野上界位于L5/S1间隙。对于术前进行放疗的患者，照射野下界应在肿瘤下方3~5cm，术后放疗的患者应在吻合口下方2~3cm，接受Miles手术的患者必须包含会阴和会阴瘢痕。照射野侧界应位于在真盆壁最宽骨缘的外侧1.5cm，以覆盖肿瘤外侧蔓延和髂内转移。两侧野后界位于骶骨前缘后方至少1.5cm，以充分覆盖骶前间隙。前界在直肠前方约4cm，通常以耻骨联合后缘作为T1~3肿瘤的前界，耻骨联合前缘作为T4肿瘤的前界。当直肠明显扩张，或需包含髂外或腹股沟淋巴结时照射野应相应扩大。补量的照射野应包括原发肿瘤或肿瘤边缘3cm内的瘤床，可包括骶前间隙。现代放疗技术已从基于数字重建的X线片上的骨性标志界限计划，发展到基于大体肿瘤靶区/临床靶区/计划靶区(GTV/CTV/PTV)的剂量规划。RTOG为肛门/直肠肿瘤编写了非常实用的CTV勾画指南[63]。通常情况下推荐的标准放疗剂量为全盆腔45Gy/25f(1.8Gy/f)，局部加量5.4~9Gy(为限制胃肠道毒性，50Gy区域不应包括小肠)。

总结

局部进展期直肠癌的标准治疗方案为术前短程放疗(5Gy×5次)和常规分割同步放化疗(一般为50.4Gy同步氟尿嘧啶或+卡培他滨化疗)，而非术后或选择性术后放化疗。长程放疗后手术长间隔有利于提高手术时的肿瘤缓解率。Stockholm III试验表明，短程放疗后延迟手术(4~8周)也是安全合理的。对于希望保肛的低位直肠癌患者可考虑非手术治疗，但这种治疗手段的适应证与预后仍需进一步研究。调强放疗在某些情况下可能会获益，但在这项技术应用于所有直肠癌患者之前还需要更多数据。在某些情况下，再程放疗应用于有盆腔放疗史的术后局部复发患者，旨在姑息减瘤和(或)最大限度地实现区域控制。

临床病例6.1

患者直肠出血数周,进行结肠镜检查提示为低位直肠肿物,病理活检为腺癌。MRI表现:直肠壁弥漫性增厚、强化,无局灶性肿块和双侧盆腔淋巴结肿大,ⅢC期(T3N2b)。

该患者接受了6MV光子的调强放疗45Gy/25f,对原发肿瘤追加18MV光子的5.4Gy/3f适形放疗,累积剂量为50.4Gy/28f。接受35Gy、40Gy和45Gy照射的小肠体积分别为57mL、24mL和2mL,局部最高剂量为47Gy。同步化疗方案为5-FU 225mg/(m²·d),持续滴注120小时。患者在治疗过程中出现肛周皮肤潮湿、脱皮和恶心,但总体耐受性良好。在放化疗结束后6周患者接受了迈尔斯手术,术后病理显示环状切缘阳性,分期为ypT3N2。在术后4周时对患者追加了16.2Gy/9f的术后放疗同步卡培他滨化疗,随后行4个周期FOLFOX方案化疗。

术后7个多月患者复查发现骶前区复发与肝转移,随后接受了肝转移灶射频消融术,在接下来的3年里使用了伊立替康、帕尼单抗、FOLFIRI/贝伐珠单抗和多期Ⅰ期试验药物进行系统治疗。患者现诉下腹部疼痛和轻度血尿,CT显示盆腔骶前肿物侵犯膀胱前部造成肾积水,无其他位置进展征象。经多学科会诊认定骶前病灶无法进行手术切除(图6.1)。

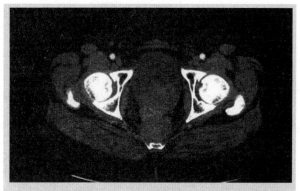

图6.1 T3N2b直肠癌患者,新辅助放化疗+手术3年后骶前区复发,出现下腹部疼痛和轻度血尿。肿瘤累及骶前间隙并侵犯膀胱后壁。

问题

• 在这种情况下,若进行姑息性治疗应选用何种放疗方案?

• 患者是否需要同时进行全身治疗?

• 治疗会给患者带来哪些不良反应?

根据文献[55-77],该患者接受了6MV光子调强放疗,对盆腔进行30Gy超分割再程放疗(1.2Gy/f,BID),肿瘤区域二程增量为9.6Gy,即总剂量为39.6Gy。患者在放疗时同步接受卡培他滨化疗。患者在治疗期间出现了恶心、排尿困难、放射性皮炎和放射性直肠炎,均经对症治疗后缓解,治疗结束后患者腹痛、血尿情况明显改善。

(邱鸣寒 李小凡 译 王辉 校)

参考文献

1. Phillips RK, Hittinger R, Blesovsky L, et al. Local recurrence following "curative" surgery for large bowel cancer: I. The overall picture. *Br J Surg*. 1984;71:12–16. doi:10.1002/bjs.1800710104

2. Harnsberger JR, Vernava VM, Longo WE. Radical abdominopelvic lymphadenectomy: historic perspective and current role in the surgical management of rectal cancer. *Dis Colon Rectum*. 1994;37:73–87. doi:10.1007/BF02047218

3. Kapiteijn E, Marijnen CA, Nagtegaal ID, et al. Preoperative radiotherapy combined with total mesorectal excision for resectable rectal cancer. *N Engl J Med*. 2001;345:638–646. doi:10.1056/NEJMoa010580

4. Colorectal Cancer Collaborative Group. Adjuvant radiotherapy for rectal cancer: a systematic

overview of 8,507 patients from 22 randomised trials. *Lancet Lond Engl*. 2001;358:1291–1304. doi:10.1016/S0140-6736(01)06409-1

5. Gastrointestinal Tumor Study Group. Radiation therapy and fluorouracil with or without semus-tine for the treatment of patients with surgical adjuvant adenocarcinoma of the rectum. *J Clin Oncol Off J Am Soc Clin Oncol*. 1992;10:549–557. doi:10.1200/JCO.1992.10.4.549

6. Thomas PR, Lindblad AS. Adjuvant postoperative radiotherapy and chemotherapy in rectal car-cinoma: a review of the Gastrointestinal Tumor Study Group experience. *Radiother Oncol J Eur Soc Ther Radiol Oncol*. 1988;13:245–252. doi:10.1016/0167-8140(88)90219-8

7. Krook JE, Moertel CG, Gunderson LL, et al: Effective surgical adjuvant therapy for high-risk rec-tal carcinoma. *N Engl J Med*. 1991;324:709–715. doi:10.1056/NEJM199103143241101

8. Fisher B, Wolmark N, Rockette H, et al. Postoperative adjuvant chemotherapy or radiation ther-apy for rectal cancer: results from NSABP protocol R-01. *J Natl Cancer Inst*. 1988;80:21–29. doi:10.1093/jnci/80.1.21

9. NIC consensus conference. Adjuvant therapy for patients with colon and rectal cancer. *JAMA*. 1990;264:1444–1450. doi:10.1001/jama.1990.03450110090034

10. Sauer R, Becker H, Hohenberger W, et al. Preoperative versus postoperative chemoradiotherapy for rectal cancer. *N Engl J Med*. 2004;351:1731–1740. doi:10.1056/NEJMoa040694

11. Roh MS, Colangelo LH, O'Connell MJ, et al. Preoperative multimodality therapy improves dis-ease-free survival in patients with carcinoma of the rectum: NSABP R-03. *J Clin Oncol Off J Am Soc Clin Oncol*. 2009;27:5124–5130. doi:10.1200/JCO.2009.22.0467

12. Swedish Rectal Cancer Trial, Cedermark B, Dahlberg M, et al. Improved survival with preoper-ative radiotherapy in resectable rectal cancer. *N Engl J Med*. 1997;336:980–987. doi:10.1056/NEJM199704033361402

13. Folkesson J, Birgisson H, Pahlman L, et al. Swedish Rectal Cancer Trial: long lasting benefits from radiotherapy on survival and local recurrence rate. *J Clin Oncol Off J Am Soc Clin Oncol*. 2005;23:5644–5650. doi:10.1200/JCO.2005.08.144

14. Cammà C, Giunta M, Fiorica F, et al. Preoperative radiotherapy for resectable rectal cancer: a meta-analysis. *JAMA*. 2000;284:1008–1015. doi:10.1001/jama.284.8.1008

15. Heald RJ. A new approach to rectal cancer. *Br J Hosp Med*. 1979;22:277–281.

16. MacFarlane JK, Ryall RDH, Heald RJ. Mesorectal excision for rectal cancer. *Lancet*. 1993;341:457–460. doi:10.1016/0140-6736(93)90207-W

17. Enker WE, Thaler HT, Cranor ML, et al. Total mesorectal excision in the operative treatment of carcinoma of the rectum. *J Am Coll Surg*. 1995;181:335–346.

18. Aitken RJ. Mesorectal excision for rectal cancer. *Br J Surg*. 1996;83:214–216. doi:10.1002/bjs.1800830218

19. Peeters KCMJ, Marijnen CAM, Nagtegaal ID, et al. The TME trial after a median follow-up of 6 years: increased local control but no survival benefit in irradiated patients with resectable rectal carcinoma. *Ann Surg*. 2007;246:693–701. doi:10.1097/01.sla.0000257358.56863.ce

20. van Gijn W, Marijnen CA, Nagtegaal ID, et al. Preoperative radiotherapy combined with total mesorectal excision for resectable rectal cancer: 12-year follow-up of the multicentre, randomised controlled TME trial. *Lancet Oncol*. 2011;12:575–582. doi:10.1016/S1470-2045(11)70097-3

21. Gastrointestinal Tumor Study Group. Prolongation of the disease-free interval in surgically treated rectal carcinoma. *N Engl J Med*. 1985;312:1465–1472. doi:10.1056/NEJM198506063122301

22. Hyams DM, Mamounas EP, Petrelli N, et al. A clinical trial to evaluate the worth of preoperative multimodality therapy in patients with operable carcinoma of the rectum: a progress report of National Surgical Breast and Bowel Project Protocol R-03. *Dis Colon Rectum*. 1997;40:131–139. doi:10.1007/BF02054976

23. Sauer R, Liersch T, Merkel S, et al. Preoperative versus postoperative chemoradiotherapy for locally advanced rectal cancer: results of the German CAO/ARO/AIO-94 randomized phase III trial after a median follow-up of 11 years. *J Clin Oncol Off J Am Soc Clin Oncol*. 2012;30:1926–1933. doi:10.1200/JCO.2011.40.1836

24. Rödel C, Martus P, Papadoupolos T, et al. Prognostic Significance of Tumor Regression After Preoperative Chemoradiotherapy for Rectal Cancer. *J Clin Oncol*. 2005;23:8688–8696. doi:10.1200/JCO.2005.02.1329

25. Frykholm GJ, Glimelius B, Påhlman L. Preoperative or postoperative irradiation in adenocarci-noma of the rectum: final treatment results of a randomized trial and an evaluation of late sec-ondary effects. *Dis Colon Rectum*. 1993;36:564–572. doi:10.1007/BF02049863

26. Sebag-Montefiore D, Stephens RJ, Steele R, et al. Preoperative radiotherapy versus selec-tive postoperative chemoradiotherapy in patients with rectal cancer (MRC CR07 and NCIC-

CTG C016): a multicentre, randomised trial. *Lancet*. 2009;373:811–820. doi:10.1016/S0140-6736(09)60484-0

27. Stephens RJ, Thompson LC, Quirke P, et al. Impact of short-course preoperative radiotherapy for rectal cancer on patients' quality of life: data from the Medical Research Council CR07/National Cancer Institute of Canada Clinical Trials Group C016 randomized clinical trial. *J Clin Oncol Off J Am Soc Clin Oncol*. 2010;28:4233–4239. doi:10.1200/JCO.2009.26.5264

28. Bujko K, Nowacki MP, Nasierowska-Guttmejer A, et al. Sphincter preservation following preoperative radiotherapy for rectal cancer: report of a randomised trial comparing short-term radiotherapy vs. conventionally fractionated radiochemotherapy. *Radiother Oncol*. 2004;72:15–24. doi:10.1016/j.radonc.2003.12.006

29. Bujko K, Nowacki MP, Nasierowska-Guttmejer A, et al. Long-term results of a randomized trial comparing preoperative short-course radiotherapy with preoperative conventionally fractionated chemoradiation for rectal cancer. *Br J Surg*. 2006;93:1215–1223. doi:10.1002/bjs.5506

30. Ngan SY, Burmeister B, Fisher RJ, et al. Randomized Trial of Short-Course Radiotherapy Versus Long-Course Chemoradiation Comparing Rates of Local Recurrence in Patients With T3 Rectal Cancer: Trans-Tasman Radiation Oncology Group Trial 01.04. *J Clin Oncol*. 2012;30:3827–3833. doi:10.1200/JCO.2012.42.9597

31. Francois Y, Nemoz CJ, Baulieux J, et al. Influence of the interval between preoperative radiation therapy and surgery on downstaging and on the rate of sphincter-sparing surgery for rectal cancer: the Lyon R90-01 randomized trial. *J Clin Oncol Off J Am Soc Clin Oncol*. 1999;17:2396. doi:10.1200/JCO.1999.17.8.2396

32. Pettersson D, Lörinc E, Holm T, et al. Tumour regression in the randomized Stockholm III Trial of radiotherapy regimens for rectal cancer. *Br J Surg*. 2015;102:972–978. doi:10.1002/bjs.9811

33. Erlandsson J, Holm T, Pettersson D, et al. Optimal fractionation of preoperative radiotherapy and timing to surgery for rectal cancer (Stockholm III): a multicentre, randomised, non-blinded, phase 3, non-inferiority trial. *Lancet Oncol*. 2017;18:336–346. doi:10.1016/S1470-2045(17)30086-4

34. Habr-Gama A, de Souza PM, Ribeiro U, et al. Low rectal cancer: impact of radiation and chemotherapy on surgical treatment. *Dis Colon Rectum*. 1998;41:1087–1096. doi:10.1007/BF02239429

35. Habr-Gama A, Perez RO, Nadalin W, et al. Operative versus nonoperative treatment for stage 0 distal rectal cancer following chemoradiation therapy: long-term results. *Trans Meet Am Surg Assoc*. 2004;CXXII:309–316. doi:10.1097/01.sla.0000141194.27992.32

36. Habr-Gama A, Gama-Rodrigues J, São Julião GP, et al. Local recurrence after complete clinical response and watch and wait in rectal cancer after neoadjuvant chemoradiation: impact of salvage therapy on local disease control. *Int J Radiat Oncol*. 2014;88:822–828. doi:10.1016/j.ijrobp.2013.12.012

37. Glynne-Jones R, Hughes R. Critical appraisal of the "wait and see" approach in rectal cancer for clinical complete responders after chemoradiation. *Br J Surg*. 2012;99:897–909. doi:10.1002/bjs.8732

38. Appelt AL, Pløen J, Harling H, et al. High-dose chemoradiotherapy and watchful waiting for distal rectal cancer: a prospective observational study. *Lancet Oncol*. 2015;16:919–927. doi:10.1016/S1470-2045(15)00120-5

39. Renehan AG, Malcomson L, Emsley R, et al. Watch-and-wait approach versus surgical resection after chemoradiotherapy for patients with rectal cancer (the OnCoRe project): a propensity-score matched cohort analysis. *Lancet Oncol*. 2016;17:174–183. doi:10.1016/S1470-2045(15)00467-2

40. Martens MH, Maas M, Heijnen LA, et al. Long-term outcome of an organ preservation program after neoadjuvant treatment for rectal cancer. *J Natl Cancer Inst*. 2016;108:djw171. doi:10.1093/jnci/djw171

41. Ryan DP, Compton CC, Mayer RJ. Carcinoma of the anal canal. *N Engl J Med*. 2000;342:792–800. doi:10.1056/NEJM200003163421107

42. Garcia-Aguilar J, Renfro LA, Chow OS, et al. Organ preservation for clinical T2N0 distal rectal cancer using neoadjuvant chemoradiotherapy and local excision (ACOSOG Z6041): results of an open-label, single-arm, multi-institutional, phase 2 trial. *Lancet Oncol*. 2015;16:1537–1546. doi:10.1016/S1470-2045(15)00215-6

43. Vieillot S, Fenoglietto P, Lemanski C, et al. IMRT for locally advanced anal cancer: clinical experience of the Montpellier Cancer Center. *Radiat Oncol Lond Engl*. 2012;7:45. doi:10.1186/1748-717X-7-45

44. Mundt AJ, Lujan AE, Rotmensch J, et al. Intensity-modulated whole pelvic radiotherapy in women with gynecologic malignancies. *Int J Radiat Oncol*. 2002;52:1330–1337. doi:10.1016/S0360-3016(01)02785-7

45. Wong SJ, Winter K, Meropol NJ, et al. Radiation therapy oncology group 0247: a randomized phase II study of neoadjuvant capecitabine and irinotecan or capecitabine and oxaliplatin with concurrent radiotherapy for patients with locally advanced rectal cancer. *Int J Radiat Oncol*. 2012;82:1367–1375. doi:10.1016/j.ijrobp.2011.05.027

46. Hong TS, Moughan J, Garofalo MC, et al. NRG oncology radiation therapy oncology group 0822: a phase 2 study of preoperative chemoradiation therapy using intensity modulated radiation therapy in combination with capecitabine and oxaliplatin for patients with locally advanced rectal cancer. *Int J Radiat Oncol*. 2015;93:29–36. doi:10.1016/j.ijrobp.2015.05.005

47. O'Connell MJ, Colangelo LH, Beart RW, et al. Capecitabine and oxaliplatin in the preoperative multimodality treatment of rectal cancer: surgical end points from National Surgical Adjuvant Breast and Bowel Project trial R-04. *J Clin Oncol Off J Am Soc Clin Oncol*. 2014;32:1927–1934. doi:10.1200/JCO.2013.53.7753

48. Aschele C, Cionini L, Lonardi S, et al. Primary tumor response to preoperative chemoradiation with or without oxaliplatin in locally advanced rectal cancer: pathologic results of the STAR-01 randomized phase III trial. *J Clin Oncol*. 2011;29:2773–2780. doi:10.1200/JCO.2010.34.4911

49. Gérard J-P, Azria D, Gourgou-Bourgade S, et al. Comparison of two neoadjuvant chemoradiotherapy regimens for locally advanced rectal cancer: results of the phase III trial ACCORD 12/0405-Prodige 2. *J Clin Oncol*. 2010;28:1638–1644. doi:10.1200/JCO.2009.25.8376

50. Rödel C, Graeven U, Fietkau R, et al. Oxaliplatin added to fluorouracil-based preoperative chemoradiotherapy and postoperative chemotherapy of locally advanced rectal cancer (the German CAO/ARO/AIO-04 study): final results of the multicentre, open-label, randomised, phase 3 trial. *Lancet Oncol*. 2015;16:979–989. doi:10.1016/S1470-2045(15)00159-X

51. Deng Y, Chi P, Lan P, et al. Modified FOLFOX6 with or without radiation versus fluorouracil and leucovorin with radiation in neoadjuvant treatment of locally advanced rectal cancer: initial results of the Chinese FOWARC multicenter, Open-label, Randomized three-arm phase III trial. *J Clin Oncol Off J Am Soc Clin Oncol*. 2016;34:3300–3307. doi:10.1200/JCO.2016.66.6198

52. Samuelian JM, Callister MD, Ashman JB, et al. Reduced acute bowel toxicity in patients treated with intensity-modulated radiotherapy for rectal cancer. *Int J Radiat Oncol*. 2012;82:1981–1987. doi:10.1016/j.ijrobp.2011.01.051

53. Camilleri-Brennan J, Steele RJ. The impact of recurrent rectal cancer on quality of life. *Eur J Surg Oncol EJSO*. 2001;27:349–353. doi:10.1053/ejso.2001.1115

54. Glimelius B. Recurrent rectal cancer. The pre-irradiated primary tumour: can more radiotherapy be given? *Colorectal Dis*. 2003;5:501–503. doi:10.1046/j.1463-1318.2003.00501.x

55. Mohiuddin M, Marks G, Marks J. Long-term results of reirradiation for patients with recurrent rectal carcinoma. *Cancer*. 2002;95:1144–1150. doi:10.1002/cncr.10799

56. Valentini V, Morganti AG, Gambacorta MA, et al. Preoperative hyperfractionated chemoradiation for locally recurrent rectal cancer in patients previously irradiated to the pelvis: a multicentric phase II study. *Int J Radiat Oncol*. 2006;64:1129–1139. doi:10.1016/j.ijrobp.2005.09.017

57. Das P, Delclos ME, Skibber JM, et al. Hyperfractionated accelerated radiotherapy for rectal cancer in patients with prior pelvic irradiation. *Int J Radiat Oncol*. 2010;77:60–65. doi:10.1016/j.ijrobp.2009.04.056

58. Haddock MG, Gunderson LL, Nelson H, et al. Intraoperative irradiation for locally recurrent colorectal cancer in previously irradiated patients. *Int J Radiat Oncol Biol Phys*. 2001;49:1267–1274. doi:10.1016/S0360-3016(00)01528-5

59. Vermaas M, Nuyttens JJME, Ferenschild FTJ, et al. Reirradiation, surgery and IORT for recurrent rectal cancer in previously irradiated patients. *Radiother Oncol J Eur Soc Ther Radiol Oncol*. 2008;87:357–360. doi:10.1016/j.radonc.2008.02.021

60. Gunderson LL, Sosin H. Areas of failure found at reoperation (second or symptomatic look) following "curative surgery" for adenocarcinoma of the rectum: Clinicopathologic correlation and implications for adjuvant therapy. *Cancer*. 1974;34:1278–1292. doi:10.1002/1097-0142(197410)34:4<1278::AID-CNCR2820340440>3.0.CO;2-F

61. Steup WH, Moriya Y, van de Velde CJH. Patterns of lymphatic spread in rectal cancer. A topographical analysis on lymph node metastases. *Eur J Cancer*. 2002;38:911–918. doi:10.1016/S0959-8049(02)00046-1

62. Wang C, Zhou Z-G, Yu Y-Y, et al. Patterns of lateral pelvic lymph node metastases and micrometastases for patients with lower rectal cancer. *Eur J Surg Oncol EJSO*. 2007;33:463–467. doi:10.1016/j.ejso.2006.09.015

63. Myerson RJ, Garofalo MC, El Naqa I, et al. Elective clinical target volumes for conformal therapy in anorectal cancer: a radiation therapy oncology group consensus panel contouring atlas. *Int J Radiat Oncol*. 2009;74:824–830. doi:10.1016/j.ijrobp.2008.08.070

第 7 章

早期直肠癌的外科治疗

Nitin Mishra

引言

　　早期直肠癌是指 0 期或 I 期的直肠癌,包括原位癌和局限于直肠息肉阶段的浸润性癌。早期直肠癌的临床治疗目的是治愈,其手术切除方式根据肿瘤解剖位置不同分为末端结肠造口和低位吻合口两类。手术治疗可导致患者的生理功能、形体状态、生活方式的改变,引起近期或远期并发症。在过去的 30 年里,已有几种术式被应用于早期直肠癌的经肛切除,即经肛门内镜微创手术(TEM)、经肛门腹腔镜微创手术(TAMIS)和经肛门机器人手术。这些术式避免了根治性手术所带来的部分并发症,因此,受到早期直肠癌患者的广泛青睐。然而,这些术式并不能像根治性手术一样彻底清扫受累淋巴结,因此,外科医生需要为每个早期直肠癌患者权衡局部切除或根治性切除的风险和获益,平衡肿瘤治愈效果和短期、长期并发症是直肠癌治疗的独特挑战。本章我们将回顾早期直肠癌的临床表现、诊断、辅助检查,以及具有以下 3 种情况的患者的治疗选择:

　　1. 局限于直肠息肉阶段的直肠癌患者;

　　2. 疑似 T1N0M0 的直肠癌患者;

　　3. 疑似 T2N0M0 的直肠癌患者。

临床表现

　　大多数早期直肠癌患者是无症状的,临床医生可通过结肠镜筛查或常规性直肠指检来诊断,少部分患者出现血便、黏液便、里急后重,极少患者表现有肛门脱垂感。

诊断

　　早期直肠癌的确诊难度取决于肿瘤的临床分期,大多数肿瘤可通过腔内检查确诊,无论是结直肠镜或是直肠指检。早期直肠癌很少能通过影像学检查发现。此外,肿瘤标志物对诊断也有一定帮助。

辅助检查

　　I 期直肠癌的常规辅助检查包括完整的结肠镜检查、基线血清癌胚抗原(CEA)水平、胸腹平扫及增强 CT,以及由专业的胃肠病放射医生使用直肠凝胶充盈肠管后利用 3T 磁共振扫描仪完成的 3 个正交平面(矢状、轴向和冠状)的小视野、高分辨率盆腔 MRI。目前笔者所在的医疗机构,MRI 已经取代了超声内镜(EUS),成为首选的影像学检查方法,仅在存在 MRI 禁忌或 MRI 提示存在需要活检的可疑淋巴结或 MRI 无法准确测绘肿瘤深度(主要继发于运动伪影及骨盆存在时)的患者中应用 EUS。同时,任何外部病理切片都需要由专门的胃肠病理学专家来审查。此外,对于局限于直肠息肉阶段的原位癌患者,辅助检查可仅限于完整的结肠镜检查。

治疗

局限于直肠息肉阶段的肿瘤患者

局限于直肠息肉阶段的肿瘤可能是原位癌或浸润性癌。对那些息肉已被完全切除且切缘阴性的原位癌患者我们可使用连续的结肠镜检查进行预后监测，无须进行手术治疗。浸润性癌可发生于带蒂或无蒂息肉，该类患者的治疗方式主要取决于原位复发风险及淋巴结受累风险。其中原位复发风险取决于息肉切除后的切缘。当切缘大于1mm时，原位复发的风险将降至2%以下，而当切缘阳性时，原位复发的风险将升至33%[1]。淋巴结受累风险取决于肿瘤浸润深度，目前我们使用Haggitt分类和Japanese S M分类对肿瘤浸润深度进行分型[2~4]（图7.1）。通常来说，与带蒂息肉相比，无蒂息肉肿瘤对黏膜下层浸润更深，无蒂息肉侵入黏膜下层即相当于带蒂息肉的Haggitt 3级。对于侵入黏膜下层的肿瘤而言，淋巴结受累风险为0~27%，取决于黏膜下层侵犯深度、肿瘤位置、分化程度、是否有肿瘤出芽和是否有淋巴血管侵犯。

目前，基于我们对直肠癌的研究程度，精确预测淋巴结受累风险是不可能的，这个事实应对患者进行详细说明。然而，我们可以做出有根据的推测，并根据淋巴结受累的可能性对这些患者进行危险分层。除此之外，息肉位置是制订治疗计划时的一个非常重要的影响因素。低位直肠息肉与高位直肠息肉相比，淋巴结受累的可能性相对更高，而对低位直肠息肉进行根治性切除会产生更多的短期或远期并发症，进行结肠末端造口的可能性更高。当直肠息肉被整块切除时，我们可以对黏膜下层浸润深度和切缘浸润程度进行评估，但当直肠息肉被分片切除时，则无法进行评估。

对于有手术指征且符合下述条件的患者，我们采取前切除、低位前切除、经腹会阴联合切除等术式进行根治性手术治疗：

- 低分化癌；
- 存在淋巴血管侵犯；
- 黏膜下浸润深度超过1mm；
- 肿瘤出芽；
- 阳性、不确定性切缘或切缘小于1mm或分片切除。

符合以下所有特征的患者可采用手术切除或随访观察，每3个月进行结肠镜、每6个月进行直肠癌盆腔MRI监测：

- 带蒂息肉（Haggitt 1~3级）；
- 高分化癌；
- 无淋巴血管侵犯；
- 黏膜下浸润深度<1mm；
- 整块切除，切缘≥2mm。

不适合手术的切缘阳性患者可考虑经肛门局部切除后密切观察。该类患者可考虑接受术后辅助治疗。

非息肉来源的可疑T1N0M0的直肠癌患者

非息肉来源的T1N0M0直肠癌的治疗方式与无蒂息肉肿瘤相似，前提是认识到该类直肠癌具有更大的侵犯黏膜下层的可能性，且侵犯程度更深。鉴于淋巴结受累的可能性较低，该类病变可经肛门切除，并进行密切监测。但需要强调的是，最安全的手术方法是同时切除直肠癌的引流淋巴管，即前切除、低位前切除和经腹会阴切除术，具体术式的选择取决于肿瘤在直肠腔内的位置。

可疑T2N0M0的直肠癌患者

T2N0M0直肠癌（即肿瘤侵入固有肌层）患者的淋巴结转移风险较高。T2N0M0直肠癌患者接受经肛门切除术后的原位复发风险为26%~47%。目前，最新的治疗标准推荐对该类患者实施根治性手术切除。在我们的临床实践中，T2N0M0直肠癌患者通常会接受根治性手术切除。不适合手术或拒绝根治性手术的患者除外，这类患者通常会采用经肛门切除

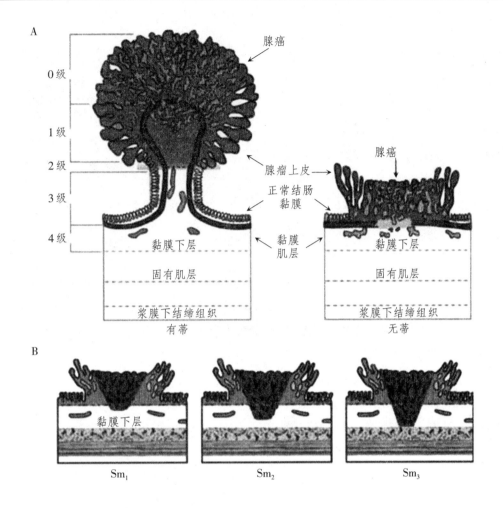

图7.1 (A)有蒂和无蒂息肉的Haggitt分类。(B)恶性息肉黏膜下层浸润的分类。Sm:黏膜下层。

术辅以(或不辅以)放化疗。

技术要点

经肛门直肠癌切除术

经肛门直肠癌切除术的切除范围应包括病变肠壁全层,周围切缘距离癌变至少10mm。准确的病变定位对于恰当的病理评价和阳性切缘范围的精确界定具有重要意义。

适应证

• 良性息肉或伴有良性病理学特征的T1期肿瘤〔浸润深度为Haggitt 1类(Sm₁),分化良好,无淋巴血管浸润,无神经侵犯,无肿瘤出芽〕。

相对禁忌证

• 伴有高危特征的T1期肿瘤〔浸润深度达Haggitt 2级及以上(Sm₂),中分化或低分化,淋巴血管浸润,神经旁侵犯,肿瘤出芽〕。

• T2期肿瘤(仅限于临床试验)。

• 病变范围超过3cm或累及超过30%直肠腔周长。

类型

1.经典经肛门直肠癌切除术:该术式采用标准的直肠-肛管器械及牵拉器,对于距离肛门8~10cm

的病变的切除是最理想的。

2.TEM:该术式首次应用于20世纪80年代,使用特制器械及直肠镜进行操作,直肠镜的直径为4cm,长度从12cm至20cm不等。该术式是中上部直肠癌的理想选择。目前已有应用TEM切除距肛门20cm处病变的报道。此术式的摄像平台具有成熟的CO_2充气机制及特制的器械,使其手术视野和充气直肠效果往往很好(图7.2)。

3.TAMIS:该术式于2009年推出,使用一种特殊的经肛门单切口腹腔镜端口和常规腹腔镜器械进行操作[7]。该术式适用于距肛门15cm以上的病变。术中可使用传统的CO_2充气器,但首选具有持续排烟能力的高流量的充气装置,因其可提供更加稳定的摄像平台。TAMIS与TEM的术后结果相当。然而,由于TAMIS是一种较新的术式,现阶段缺乏与该术式相关的长期肿瘤学研究数据。目前,对于术式的选择取决于肿瘤距肛门距离、术者的临床经验及技术水平。

4.机器人TAMIS:该术式于2012年推出,其手术范围可与经典的TAMIS相媲美,其独特的3D术

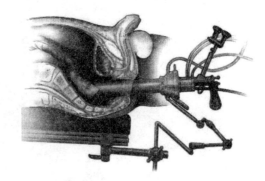

图7.2　经肛门内镜微创手术。

Source:Sacharides TJ. Transanal endoscopic microsurgery. *Oper Tech Gen Surg*. 2005;7(3):107.

野、更佳的操作范围等优势已被广泛报道。虽然该术式的早期结果非常理想,但长期预后结局尚有待观察(图7.3)。

根治性直肠癌切除术

类型

1.直肠前切除术:该术式适用于直肠乙状窦或下乙状窦肿瘤。将受累直肠、乙状结肠与引流淋巴

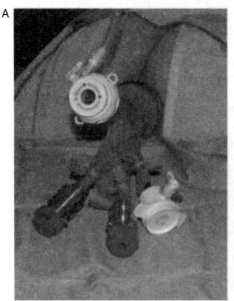

经肛门端口的设置

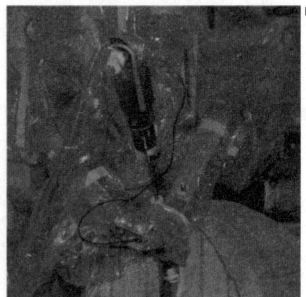

完成对接过程

图7.3　经肛门机器人微创手术。

Source:Hompers R, Rauh SM, Ris F, et al. Robotic transanal minimally invasive surgery for local excision of rectal neoplasms. *Br J Surg*. 2014;101(5):579. doi:10.1002/bjs.9454.

管一并切除,并在结肠和直肠之间的腹膜反折水平或以上的位置进行对端吻合。

2.直肠低位前切除术:该术式适用于下缘位于肛门直肠环上方至少0.5cm处的直肠癌。手术方式与直肠前切除术相似。然而,该术式的结直肠端端吻合是在腹膜反折水平以下进行的,这种吻合方式的术后肠瘘风险相对更高,因此,对于接受该术式的患者,我们通常会进行回肠造瘘以预防术后肠瘘。

3.经腹会阴联合切除术:该术式适用于侵及肛门括约肌的肿瘤,或保留括约肌后无法获得阴性切缘的直肠癌。经腹会阴联合切除术也可为具有基础括约肌功能障碍的中低位直肠癌患者提供更好的生活质量。手术过程中,全部直肠、肛门及部分乙状结肠将被切除并建立乙状结肠永久造口。

上述所有术式均可在开腹手术、腹腔镜手术和机器手术时进行。手术关键是遵循标准的肿瘤处理原则,如肠系膜下动脉高位结扎和全直肠系膜切除。开腹手术及腹腔镜手术在肿瘤结局方面相当。而机器人技术的长远期结局还有待观察。近期推出的一项新式术——经肛全直肠系膜切除术治疗低位直肠癌,术后早期显现了一些值得关注的并发症,如阴道损伤等。目前有关该术式的短期、长期数据仍然匮乏,且仅被某些特定的医学中心使用。

在我们的临床实践中,更倾向使用手术机器人,因其具有更出众的手术视野、更稳定的操作平台和在狭小手术操作空间中更大的运动范围,且允许术者同时操控三支操作臂。

临床病例7.1

患者女,58岁,主因直肠出血,在结肠镜检查后就诊,既往深静脉血栓形成和肺栓塞病史4个月,慢性阻塞性肺疾病、高血压、糖尿病病史,现均控制良好,BMI为54.0kg/m²。胃肠病学家在距肛门直肠环2cm处发现一枚2cm大小的息肉,并切取活检,病理结果提示T1期浸润性直肠癌,黏膜下层浸润深度小于1mm,切缘为2mm,无淋巴血管浸润,无肿瘤出芽,无神经旁侵犯。请问该患者应接受手术治疗、辅助放疗还是观察?

讨论

该患者存在1个高危特征,即病灶的分片切除,其他的病理类型均为良性。患者基础病较多且BMI高,外科手术风险大。权衡手术和随访观察之间的风险及获益后,笔者所在的多学科肿瘤团队推荐采取观察,与患者沟通后得到了患者的同意。

注:全直肠系膜切除术的术后并发症发生率较高,其对生活质量的影响是显著且明显高于直肠前切除术的。在需要切除的早期直肠癌手术中保留直肠是极具吸引力的。但目前该方法是否足够安全仍不甚明了。欧洲目前正在进行一项Ⅲ期、多中心随机对照试验试图解答这一问题,该试验的具体细节可查阅www.clinicaltrials.gov。该试验的标签是"Rectal Preserving Treatment for Early Rectal Cancer. A Multi-Centred Randomised Trial of Radical Surgery Versus Adjuvant Chemoradiotherapy After Local Excision for Early Rectal Cancers(TESAR)."

(张春泽 辛然 译 刘兆策 邱鸣寒 校)

推荐阅读

Monson JR, Weiser MR, Buie WD, et al. Standards Practice Task Force of the American Society of Colon and Rectal Surgeons. Practice parameters for the management of rectal cancer (revised). *Dis Colon Rectum*. 2013;56(5):535–550.

NCCN Clinical practice guidelines in oncology rectal cancer, Version I.2018-March 14, 2018.

参考文献

1. Butte JM, Tang P, Gonen M, et al. Rate of residual disease after complete endoscopic resection of malignant colonic polyp. *Dis Colon Rectum*. 2012;55(2):122–127. doi:10.1097/DCR.0b013e3182336c38
2. Haggitt RC, Glotzbach RE, Soffer EE, et al. Prognostic factors in colorectal carcinomas arising in adenomas: implications for lesions removed by endoscopic polypectomy. *Gastroenterology*. 1985;89(2):328–336. doi:10.1016/0016-5085(85)90333-6
3. Kikuchi R, Takano M, Takagi K, et al. Management of early invasive colorectal cancer. Risk of recurrence and clinical guidelines. *Dis Colon Rectum*. 1995;38(12):1286–1295. doi:10.1007/BF02049154
4. Kudo S. Endoscopic mucosal resection of flat and depressed types of early colorectal cancer. *Endoscopy*. 1993;25(7):455–461. doi:10.1055/s-2007-1010367
5. Nivatvongs S, Rojanasakul A, Reiman HM, et al. The risk of lymph node metastasis in colorectal polyps with invasive adenocarcinoma. *Dis Colon Rectum*. 1991;34(4):323–328. doi:10.1007/BF02050592
6. Buess G, Theiss R, Hutterer F, et al. Transanal endoscopic surgery of the rectum—testing a new method in animal experiments. *Leber, Magen, Darm*. 1983;13(2):73–77.
7. Atallah S, Albert M, Larach S. Transanal minimally invasive surgery: a giant leap forward. *Surg Endosc*. 2010;24(9):2200–2205. doi:10.1007/s00464-010-0927-z
8. Atallah S, Parra-Davila E, DeBeche-Adams T, et al. Excision of a rectal neoplasm using robotic transanal surgery (RTS): a description of the technique. *Tech Coloproctol*. 2012;16(5):389–392. doi:10.1007/s10151-012-0833-6

第 8 章

早期直肠癌的辅助治疗

Gabriel A.Brooks

引言

直肠癌辅助治疗的主要目标是减少根治术后肿瘤复发的风险,提高总体生存率。联合化疗和放疗对预防肿瘤原位复发至关重要,同时化疗也兼具预防肿瘤远处转移的作用。对于低位直肠癌患者,新辅助放化疗有助于实现保肛手术。同步放化疗适用于新辅助治疗(即术前治疗),而辅助化疗通常在术后进行。

适用人群

直肠癌辅助治疗的最佳适用人群是临床分期T3/4患者(实施新辅助放化疗)及病理Ⅱ/Ⅲ的患者(未接受新辅助治疗)。新辅助放化疗也可应用于T1~2期、淋巴结阳性或是计划进行经腹会阴联合切除术的低位早期直肠癌患者(通过术前放化疗可能增加保肛的机会)。进行辅助化疗的其他指征包括良好的体力状态(一般为ECOG 0~2分及以上)、无其他已知的化疗禁忌证。值得注意的是,在大多数情况下,肝肾功能受损并不是辅助治疗药物(5-FU和奥沙利铂)的禁忌证,因为直肠癌辅助化疗中使用的药物中即使对重度肝肾功能障碍的患者也是可以耐受的。

氟尿嘧啶类药物(5-FU与卡培他滨)是直肠癌辅助化疗的基石,因此,在临床实践中笔者通常会在辅助化疗前进行DPYD基因突变分析。2%~3%的患者携带DPYD基因有害突变,他们在应用标准剂量的氟尿嘧啶类药物化疗时发生严重不良反应的风险会更高。然而,根据基因型个体化给药可减轻这种毒性风险[1]。

新辅助治疗

对于大多数Ⅱ期或Ⅲ期直肠癌患者来说,肿瘤治疗的第一步便是新辅助同步放化疗。起初临床医生常将直肠癌辅助治疗(无论是化疗或是放疗)放在术后进行。21世纪初,德国直肠癌研究组的关键性研究首次报道了应用于术前的新辅助放化疗治疗方法,此后新辅助治疗的优势开始逐渐显现[2,3]。该研究比较了T3/4期和(或)淋巴结阳性直肠癌患者术前或术后辅助放化疗的临床效果,受试者被分为术前、术后放化疗组,两组的同步放化疗方案均为放疗的第1周和第5周连续5天120小时输注5-FU[1000mg/(m²·d)],术后的化疗组在同步放化疗的基础上增加4个周期的辅助化疗。结果表明,虽然术前、术后组的总生存率(OS)无显著差异(10年OS为59.6%对59.9%,$P=0.80$),但术前(新辅助治疗)显著降低了原位复发[10年局部复发率(LR)为7.1%对10.1%,$P=0.048$)]。同时,新辅助放化疗显著降低了急性或远期不良反应的发生率。同样,化疗联合长程新辅助放疗在改善直肠癌预后中的关键作用已被多项随机对照试验证实。其与单纯放疗相比,新辅助放化疗减少了大约一半的局部复发率[4,5]。

尽管新辅助放化疗是目前直肠癌新辅助治疗

中应用最广泛的治疗方案,但全程新辅助治疗(TNT)和短程放疗是另外两种可供替代的新辅助治疗方案。TNT方案将所有辅助治疗移至术前进行,首先进行新辅助化疗(一般是3~4个月的FOLFOX或CAPOX),随后进行新辅助同步放化疗。虽然疾病控制结果大致相当,但TNT治疗的耐受情况更好,且能更大限度地实现术前降期,然而TNT治疗的优势还未经随机对照试验证实。

目前在临床中,新辅助放化疗中的化疗更倾向于贯穿放疗的始终,而非仅在放疗的第1周和第5周应用(如同德国研究)。常用同步化疗方案有持续静滴5-FU(放疗期间每周5天或7天)和口服卡培他滨($825mg/m^2$,BID,放疗日)8~10天。笔者个人更倾向于使用卡培他滨,因为卡培他滨单药具有较高的有效性和良好的耐受性,而连续5周持续静滴5-FU对大多数患者来说都颇具挑战。

辅助治疗

对于接受新辅助放化疗的患者,一般建议追加术后辅助化疗。病理分期通常不能评价新辅助放化疗+手术后患者是否需要辅助化疗,因为术前放化疗的降期效果会掩盖真实的病理分期(除非以单纯手术为初始治疗方案,即可确定真实的病理分期)。对于未接受治疗的患者,一般推荐T3/4期或淋巴结阳性的患者接受术后放化疗或单纯化疗。尽管目前多数直肠癌治疗指南都包含术后辅助化疗推荐,但其改善生存率的证据仍然十分有限,并最终只能算是间接依据[11-12]。直肠癌的单独辅助化疗是从新辅助化疗相关的研究中纳入了4个月辅助化疗[3],以及结肠癌辅助治疗试验中的获益情况推断而来的[4]。

鉴于目前直肠癌辅助化疗的有限证据,辅助化疗的最佳方案也无定论。德国直肠癌研究组使用的是5天5-FU单次静推,4周为1个周期,共4个周期的化疗方案。与现代治疗方案相比,该方案的毒性较大,且疗效欠佳。目前常用的辅助治疗方案有

卡培他滨口服、5-FU/亚叶酸钙(LV)静滴(每2周)mFOLFOX方案和CAPOX方案。在Ⅱ期ADORE研究中,直肠癌术后采用与新辅助化疗后相同的奥沙利铂方案进行辅助化疗可以改善3年无病生存率(DFS),而奥沙利铂能够改善Ⅲ期结肠癌的预后,因此或可推断出奥沙利铂在结直肠癌(CRC)辅助治疗中的潜在效果[14,15]。ADORE研究中对照组使用的化疗方案是单次静推方案,因此无法确定无病生存获益是归因于5-FU给药方式还是奥沙利铂。

在临床中,笔者推荐符合标准的患者(如接受了新辅助放化疗,或未接受新辅助放化疗的Ⅱ/Ⅲ期患者)接受3~4个月的术后辅助化疗。对临床或病理分期为T4期或淋巴结阳性的患者,笔者通常选用FOLFOX(或CAPOX)方案进行治疗。鉴于奥沙利铂的获益存在很大的不确定性,对出现持续性神经病变的患者则会停用奥沙利铂。对于临床分期为T3N0的患者,如果可以通过手术确定分期或降低分期,笔者通常会使用卡培他滨方案辅助化疗(或每两周输注5-FU/LV),对于体积较大的直肠癌,有时会考虑使用TNT方案,尤其是那些希望偿试非手术治疗的患者。然而,在更大范围内应用TNT方案还需要更多的研究数据来支持。最后,对于允分讨论潜在获益及风险后及完成新辅助或辅助放化疗仍不愿意接受治疗的患者,不进行辅助化疗亦可接受。

未来展望

全直肠系膜切除术和新辅助放化疗是近30年来直肠癌治疗和管理方面的关键创新。目前,未来10年的研究方向仍不甚明确,一个潜在方向是寻找更具特异性和敏感性的直肠癌预测性生物标志物,从而有助于根据患者个体特征和肿瘤特点进行风险分层并制定治疗方案。PROSPECT研究就是这样一项应用生物标志物(新辅助FLOFOX方案的放射学反应)来探索哪些患者可以不进行新辅助放疗的研究。下述病例强调了另一个潜在有效的生物标志物——病理完全缓解率。相较于未达到完全缓

解（pCR），新辅助放化疗后病理 pCR 预示更好的 DFS[16]，目前需要进一步研究来评估病理完全缓解率是否认别可以安全地放弃部分或全部术后化疗的患者。目前学界对免疫学的认识逐步加深，虽然免疫疗法还没有进入直肠癌的治疗指南，但微卫星不稳定（MSI）状态可作为一项生物标志物来研究基于免疫的直肠癌辅助治疗。

临床病例8.1

　　患者女，53岁，主因大便呈鲜红色2个月就诊，既往身体健康。她的家庭医生建议进行诊断性结肠镜检查，结果显示，距肛门边缘6cm处有1个前位、无梗阻的直肠肿块。活检病理提示错配修复基因完整表达的侵袭性腺癌。盆腔MRI检查提示原发肿瘤T3伴2个可疑直肠系膜淋巴结（pT3N1b）。胸腹盆腔CT显示无远处转移。药物基因组学检测未发现DPYD基因的有害多态性，c.1679T>G、c.1905+1G>A 和 c.2846A>T 均为阴性。

　　在术前评估中，原发肿瘤被确认为距肛门6cm的位置，外科医生认为直肠进行直肠癌低位前切除是可行的，无须术前降期。机构的多学科肿瘤诊疗团队对患者的病情进行了讨论，确定其为PROSPECT研究的潜在候选人（NCT01515787）。PROSPECT是一项随机对照试验，即对诱导化疗应答大于20%的患者省略新辅助放化疗。患者同意参加PROPECT研究，她被随机分配到标准治疗组（接受新辅助放化疗、手术及推荐的辅助化疗）。

　　该患者接受了50.4Gy/28f的放疗，同时在放疗当日口服卡培他滨825mg/m²，每天2次。因为疲劳和排便不畅使得患者在治疗过程中休了病假，患者完成了术前放化疗，没有出现并发症，10周后她接受了直肠癌低位前切除+全直肠系膜切除术，临时回肠造瘘，术前的乙状结肠镜检查显示肿瘤原位置处有一个平坦的瘢痕，术后病理回报显示新辅助放化疗后完全病理缓解，未发现残余腺癌（ypT0N0）。

　　术后4周，笔者和患者讨论术后辅助化疗事宜。我们回顾了她的术前分期（cT3N1M0），以及术后发现的完全病理缓解情况（术后标本中没有残余癌）。笔者向她解释了完全病理缓解可能代表预后良好，局部、远处复发的风险很低。根据初步的临床分期结果，我建议她接受辅助化疗。PROSPECT研究推荐使用FOLFOX方案，但没有强制要求，因此我们讨论了卡培他滨单药的替代方案。最终，我们共同决定采用FOLFOX方案，并计划进行8个疗程的治疗。

　　术后6周开始使用FOLFOX辅助化疗。由于严重、持续的神经病变症状，从第3周期开始奥沙利铂的剂量减少到65mg/m²。由于对治疗的耐受性越来越差，患者在完成6个周期的治疗后停止了辅助化疗。她的回肠造口在末次化疗后1个月时还纳。

（辛然　张春泽　译　邱鸣寒　刘茹雪　校）

参考文献

1. Deenen MJ, Meulendijks D, Cats A, et al. Upfront genotyping of DPYD*2A to individualize fluoropyrimidine therapy: a safety and cost analysis. *J Clin Oncol.* 2016;34(3), 227–234. doi: 10.1200/jco.2015.63.1325
2. Sauer R, Becker H, Hohenberger W, et al. Preoperative versus postoperative chemoradiotherapy for rectal cancer. *N Engl J Med.* 2004;351(17):1731–1740. doi:10.1056/NEJMoa040694
3. Sauer R, Liersch T, Merkel S, et al. Preoperative versus postoperative chemoradiotherapy for

locally advanced rectal cancer: results of the German CAO/ARO/AIO-94 randomized phase III trial after a median follow-up of 11 years. *J Clin Oncol.* 2012;30(16), 1926–1933. doi: 10.1200/JCO.2011.40.1836

4. Bosset JF, Collette L, Calais G, et al. Chemotherapy with preoperative radiotherapy in rectal cancer. *N Engl J Med.* 2006;355(11):1114–1123. doi:10.1056/NEJMoa060829

5. Gerard JP, Conroy T, Bonnetain F, et al. Preoperative radiotherapy with or without concurrent fluorouracil and leucovorin in T3-4 rectal cancers: results of FFCD 9203. *J Clin Oncol.* 2006;24(28):4620–4625. doi:10.1200/jco.2006.06.7629

6. Cercek A, Roxburgh CSD, Strombom P, et al. Adoption of Total Neoadjuvant Therapy for Locally Advanced Rectal Cancer. *JAMA Oncol.* 2018;4(6):e180071. doi:10.1001/jamaoncol.2018.0071

7. Fernandez-Martos C, Garcia-Albeniz X, Pericay C, et al. Chemoradiation, surgery and adjuvant chemotherapy versus induction chemotherapy followed by chemoradiation and surgery: long-term results of the Spanish GCR-3 phase II randomized trial dagger. *Ann Oncol.* 2015;26(8):1722–1728. doi:10.1093/annonc/mdv223

8. Hofheinz RD, Wenz F, Post S, et al. Chemoradiotherapy with capecitabine versus fluorouracil for locally advanced rectal cancer: a randomised, multicentre, non-inferiority, phase 3 trial. *Lancet Oncol.* 2012;13(6), 579–588. doi:10.1016/s1470-2045(12)70116-x

9. O'Connell MJ, Colangelo LH, Beart RW, et al. Capecitabine and oxaliplatin in the preoperative multimodality treatment of rectal cancer: surgical end points from National Surgical Adjuvant Breast and Bowel Project trial R-04. *J Clin Oncol.* 2014;32(18):1927–1934. doi:10.1200/jco.2013.53.7753

10. O'Connell MJ, Lavery I, Yothers G, et al. Relationship between tumor gene expression and recurrence in four independent studies of patients with stage II/III colon cancer treated with surgery alone or surgery plus adjuvant fluorouracil plus leucovorin. *J Clin Oncol.* 2010;28(25):3937–3944. doi:10.1200/JCO.2010.28.9538

11. Breugom AJ, Swets M, Bosset JF, et al. Adjuvant chemotherapy after preoperative (chemo)radiotherapy and surgery for patients with rectal cancer: a systematic review and meta-analysis of individual patient data. *Lancet Oncol.* 2015;16(2):200–207. doi:10.1016/s1470-2045(14)71199-4

12. Petersen SH, Harling H, Kirkeby LT, et al. Postoperative adjuvant chemotherapy in rectal cancer operated for cure. *Cochrane Database Syst Rev.* 2012;(3):CD004078. doi:10.1002/14651858.CD004078.pub2

13. Hong YS, Nam BH, Kim KP, et al. Oxaliplatin, fluorouracil, and leucovorin versus fluorouracil and leucovorin as adjuvant chemotherapy for locally advanced rectal cancer after preoperative chemoradiotherapy (ADORE): an open-label, multicentre, phase 2, randomised controlled trial. *Lancet Oncol.* 2014;15(11):1245–1253. doi:10.1016/s1470-2045(14)70377-8

14. Andre T, Boni C, Mounedji-Boudiaf L, et al. Oxaliplatin, fluorouracil, and leucovorin as adjuvant treatment for colon cancer. *N Engl J Med.* 2004;350(23):2343–2351. doi:10.1056/NEJMoa032709

15. Andre T, Boni C, Navarro M, et al. Improved overall survival with oxaliplatin, fluorouracil, and leucovorin as adjuvant treatment in stage II or III colon cancer in the MOSAIC trial. *J Clin Oncol.* 2009;27(19):3109–3116. doi:10.1200/JCO.2008.20.6771

16. Maas M, Nelemans PJ, Valentini V, et al. Long-term outcome in patients with a pathological complete response after chemoradiation for rectal cancer: a pooled analysis of individual patient data. *Lancet Oncol.* 2010;11(9):835–844. doi: 10.1016/S1470-2045(10)70172-8

第 9 章

结直肠癌寡转移的外科治疗

Rory L.Smoot,David M.Nagorney

引言

目前,手术仍是可切除的结直肠癌(CRC)肝转移的最有效治疗手段。患者选择是至关重要的,术后能否得到长期持久的缓解取决于患者个体状况与肿瘤自身的危险因素。我们可以采用"ABC"模式———解剖学、生物学、健康状况———评估患者的肝寡转移灶是否可以切除(表9.1),适宜手术的患者应同时满足该模式3个类别中的所有要求。术前优化策略可帮助患者达到手术标准。

解剖学的可切除标准

解剖学角度的可切除标准,要求有足够的残余肝体积(FLR)以便进行R0切除。传统来说,可以实施肝切除术的最小FLR为20%,这意味着至少需要留存2个具备完整血液出入系统、胆管引流系统的相邻肝段。但介于化疗相关性肝损伤,以及常见的肝脂肪变性和(或)纤维化,很少有患者能够应用此20%阈值。对于新辅助化疗后或合并严重脂肪肝

的患者,我们建议FLR最小不低于30%,而对于严重肝纤维化或肝硬化的患者,我们推荐FLR最小为40%。在临床工作中,这些考虑层面以多种方式发挥着指导作用。首先,临床医生必须明确全部的肝内转移灶。过去临床医生常用增强CT扫描(门静脉期)识别肝转移病灶。现在,鉴于MRI的更高分辨率,特别是在肝脂肪变性和(或)新辅助治疗后的情况下,我们常规使用钆剂造影的增强MRI来明确病灶[1-3]。在术中超声可辅助识别、定位病灶,而在术前超声仅用于引导穿刺活检。PET-CT在疾病评估和分期方面具有一定的应用价值,但在帮助指导肝转移灶切除方面极其有限,这已在大型随机对照试验中得到过证实,因此我们不主张依靠PET-CT指导肝转移灶切除[4]。肝转移病灶的准确识别有助于医生根据转移灶数量进行风险分层,从而告知患者并就手术方案进行讨论[5]。标准的手术计划是切缘阴性切除,但通常情况下保留肝实质的手术方式更被看好。尽管安全切缘的标准是1cm,但大量研究表明,对新辅助治疗反应明显的患者,<1cm的切缘

表9.1	肝切除术适用人群选择标准		
	可切除	交界可切除(择机)	不可切除
解剖学标准	足够的FLR	FLR过小	FLR低于阈值
	单叶受累	双叶受累	肝外受累
	无血管侵犯	FLR血管侵犯	不可重建的血管侵犯
生物学标准	≤3个转移灶	≥4个转移灶	全身系统性治疗有效
	病程超过12个月	病程短于12个月	
健康状况	ECOG 1或更低	ECOG 2	ECOG 1,无改善可能

ECOG,东部肿瘤协作组;FLR,残余肝体积。

并没有明显的不利之处[6-9]。基于这些报道,对于新辅助治疗反应好的患者我们不推荐将切缘1cm及以上设为解剖学可切除标准。我们允许对新辅助治疗效果较好的患者实施切缘<1cm的边缘切除,此种情况并不影响局部复发或预后,且这样会有更多CRC肝转移患者能够接受手术。最后,除非MRI提示明显的脂肪肝、肝纤维化或病灶范围需要扩大切除,否则我们不会常规测算残余肝体积。如果需要的话,我们通常会使用CT或(和)MRI计算FLR。低于切除阈值的FLR有必要采取优化策略,并应利用体表面积计算标准剩余肝体积。不常规进行吲哚菁绿(ICG)清除率等功能检测。

解剖学上的优化策略

有助于保留肝实质的治疗技术,如手术切除联合术中消融,可增加单发、多发肝转移患者的术后FLR,通常能够完成一期切除。然而,对于那些双叶转移且FLR低于切除阈值的患者,我们最常采用门静脉栓塞(PVE)的方式来增加FLR。残余肝中的转移灶常被尽可能地清除,随后栓塞门脉以使余肝代偿性增大。一旦残肝代偿增生的厚度足够,可对栓塞的肝组织进行二期切除。在临床实践中,如果患者恢复良好,门静脉栓塞可在一期切除后的住院期内完成,如果患者恢复不佳,也可延迟实施栓塞(出院后的1~2周内)。随后,医生要在完成PVE后的4~6周内对患者的肝脏厚度进行评估。既往研究已经证实了PVE的有效性[10-13],并验证了栓塞效果可预测肝功能结果。超出FLR阈值的增长是有必要的,动态增长率超过2%、总增长率超过7.5%为最佳反应[14]。另一种优化FLR的方法是:联合肝脏离断和门静脉结扎的二步肝切除术(ALPPS)。该方法术后并发症的发病率较高,因此我们仅对PVE后肝未能增大的患者实施该手术[15]。对于那些血管流出道受累的患者,我们可采取血管分离技术(体外切除和体外灌注)切除病灶,并重建肝静脉和下腔静脉。然而,这些技术的学习曲线陡峭且并发症较

多[16],因此我们不常规应用这些技术,对这些患者,我们通常选择手术联合放化疗的综合治疗。此外,在肿瘤累及情况下肝静脉是否可以保留取决于转移灶对新辅助化疗的反应[17]。

生物学的可切除标准

生物学角度的可切除标准要求转移灶必须符合"低危"类型[5],判断依据有转移发生时间(异时性转移)、病灶数量(3个或更少)、血清癌胚抗原(CEA)水平和新辅助治疗有效。在接受了新辅助治疗的患者中,无论解剖学因素如何,只要新辅助治疗后进展都被认定为不符合生物学切除标准。重要的是,患者化疗后缓解的强弱决定了必要的切缘范围,并可区分患者预后。然而,新辅助治疗往往导致不同程度的肝损伤,因此在尝试手术前必须限定化疗周期总数。既往研究将9个周期定义为术前化疗周期数的阈值[18],而笔者机构目前通常使用4个周期术前化疗来"测试"肿瘤对一线化疗的敏感性。对于需要尝试缩小病灶以优化FLR和(或)解剖可切除性的患者,可能需要延长周期和(或)三联化疗,但随之而来的肝损伤和术后肝功能不全风险也会升高。此外,需要进一步考虑的因素是,抗VEGF治疗需要至少停止化疗4周,但通常在任何存在继发出血风险的手术之前,均要停止化疗6周。最后,分子特性也是目前新兴的生物标志物。目前,肿瘤的突变状态已经被应用于作为决定生物学可切除的替代因素。这些生物标志物明显影响新辅助治疗的方案和疗效,进而影响多学科团队的手术决定[19-23]。

健康状况

患者原有的基础合并症会影响手术实施。我们一般认为东部肿瘤协作组(ECOG)评分1分或以上的患者适合接受肝切除术。对于合并症较多且无法纠正的患者,可以考虑使用创伤性较小的局部治疗(如射频消融、介入化疗栓塞、放疗等)或其他

姑息性非手术治疗手段。

同时性转移

对于符合"ABC"可切除标准的结直肠癌同步肝转移患者，我们常规选择同时切除原发灶与转移灶。这种治疗方案的优点是只需一次手术恢复，理论上可以更快地过渡到全身治疗。笔者团队和其他人的研究均证实，结肠+肝联合切除术（即使是联合肝大部切除术）的术后并发症是可以接受的。然而，直肠癌切除术联合肝大部切除术的风险较高，虽然手术可行，但必须慎之又慎[24]。为了更快地完成术后恢复并进行全身治疗，分期肝切除术的第一期可与结肠切除同时进行，但在这种情况下的任何肠道相关并发症都会延误二期手术。因此，对于需要分期肝切除的广泛肝转移和（或）需要扩大切除的直肠病灶，可以考虑一期先进行肝脏手术。

临床病例9.1

患者男，48岁，既往身体健康，ECOG评分为0分。患有乙状结肠癌合并肝转移，肝双叶多发转移灶，仅2/3肝段和尾状叶未受累。患者首先接受全身治疗，经过4周期新辅助化疗后病灶明显缩小，判定为客观缓解，期间进行MRI检查显示无新发转移。肝容量测量显示FLR为19%。在切除前有哪些方法可以提高FLR？PVE的最佳疗效是怎样的？对于乙状结肠原发灶有哪些治疗方法？

在这种情况下，最常见的优化方案是对门静脉右支和第4段分支进行PVE，在4~6周内复查影像并计算残肝体积。PVE的最佳疗效为：FLR至少增加7.5%、动态增长率大于2%，接受新辅助化疗的患者的理想FLR应为30%或更高。ALPPS是另一种不太常用的治疗方式。在残余肝大小足够的前提下，可以在肝切除时联合切除乙状结肠原发肿瘤。然而考虑切除范围较大（肝右三区切除），如果恢复顺利的话，可在6~8周后采用先肝后结肠的顺序分期手术。

（张春泽　邱鸣寒　译　张锡朋　刘茹雪　校）

参考文献

1. Berger-Kulemann V, Schima W, Baroud S, et al. Gadoxetic acid-enhanced 3.0 T MR imaging versus multidetector-row CT in the detection of colorectal metastases in fatty liver using intraoperative ultrasound and histopathology as a standard of reference. *Eur J Surg Oncol.* 2012;38:670–676. doi:10.1016/j.ejso.2012.05.004

2. Floriani I, Torri V, Rulli E, et al. Performance of imaging modalities in diagnosis of liver metastases from colorectal cancer: a systematic review and meta-analysis. *J Magn Reson Imaging.* 2010;31:19–31. doi:10.1002/jmri.22010

3. Kulemann V, Schima W, Tamandl D, et al. Preoperative detection of colorectal liver metastases in fatty liver: MDCT or MRI? *Eur J Radiol.* 2011;79:e1–e6. doi:10.1016/j.ejrad.2010.03.004

4. Moulton CA, Gu CS, Law CH, et al. Effect of PET before liver resection on surgical management for colorectal adenocarcinoma metastases: a randomized clinical trial. *JAMA.* 2014;311:1863–1869. doi:10.1001/jama.2014.3740

5. Fong Y, Fortner J, Sun RL, et al. Clinical score for predicting recurrence after hepatic resection for metastatic colorectal cancer: analysis of 1001 consecutive cases. *Ann Surg.* 1999;230:309–318; discussion 318–321. doi:10.1097/00000658-199909000-00004

6. Andreou A, Aloia TA, Brouquet A, et al. Margin status remains an important determinant of survival after surgical resection of colorectal liver metastases in the era of modern chemotherapy. *Ann Surg.* 2013;257:1079–1088. doi:10.1097/SLA.0b013e318283a4d1

7. de Haas RJ, Wicherts DA, Flores E, et al. R1 resection by necessity for colorectal liver metastases: is it still a contraindication to surgery? *Ann Surg.* 2008;248:626–637. doi:10.1097/SLA.0b013e31818a07f1

8. Hamady ZZ, Cameron IC, Wyatt J, et al. Resection margin in patients undergoing hepatectomy for colorectal liver metastasis: a critical appraisal of the 1 cm rule. *Eur J Surg Oncol.* 2006;32:557–563. doi:10.1016/j.ejso.2006.02.001

9. Memeo R, French Colorectal Liver Metastases Working Group, Association Française de Chirurgie (AFC), et al. Margin status is still an important prognostic factor in hepatectomies for colorectal liver metastases: a propensity score matching analysis. *World J Surg.* 2018;42:892–901. doi:10.1007/s00268-017-4229-7

10. Huang SY, Aloia TA, Shindoh J, et al. Efficacy and safety of portal vein embolization for two-stage hepatectomy in patients with colorectal liver metastasis. *J Vasc Interv Radiol.* 2014;25:608–617. doi:10.1016/j.jvir.2013.10.028

11. Omichi K, Yamashita S, Cloyd JM, et al. Portal vein embolization reduces postoperative hepatic insufficiency associated with postchemotherapy hepatic atrophy. *J Gastrointest Surg.* 2018;22:60–67. doi:10.1007/s11605-017-3467-1

12. Passot G, Chun YS, Kopetz SE, et al. Predictors of safety and efficacy of 2-stage hepatectomy for bilateral colorectal liver metastases. *J Am Coll Surg.* 2016;223:99–108. doi:10.1016/j.jamcollsurg.2015.12.057

13. Shindoh J, Tzeng C-WD, Aloia TA, et al. Portal vein embolization improves rate of resection of extensive colorectal liver metastases without worsening survival. *Br J Surg.* 2013;100:1777–1783. doi:10.1002/bjs.9317

14. Shindoh J, Truty MJ, Aloia TA, et al. Kinetic growth rate after portal vein embolization predicts posthepatectomy outcomes: toward zero liver-related mortality in patients with colorectal liver metastases and small future liver remnant. *J Am Coll Surg.* 2013;216:201–209. doi:10.1016/j.jamcollsurg.2012.10.018

15. Moris D, Ronnekleiv-Kelly S, Kostakis ID, et al. Operative results and oncologic outcomes of associating liver partition and portal vein ligation for staged hepatectomy (ALPPS) versus two-stage hepatectomy (TSH) in patients with unresectable colorectal liver metastases: a systematic review and meta-analysis. *World J Surg.* 2018;42:806–815. doi:10.1007/s00268-017-4181-6

16. Hemming AW, Reed AI, Langham MR, et al. Hepatic vein reconstruction for resection of hepatic tumors. *Ann Surg.* 2002;235:850–858. doi:10.1097/00000658-200206000-00013

17. Torzilli G, Procopio F, Viganò L, et al. Hepatic vein management in a parenchyma-sparing policy for resecting colorectal liver metastases at the caval confluence. *Surgery.* 2018;163:277–284. doi:10.1016/j.surg.2017.09.003

18. Kishi Y, Zorzi D, Contreras CM, et al. Extended preoperative chemotherapy does not improve pathologic response and increases postoperative liver insufficiency after hepatic resection for colorectal liver metastases. *Ann Surg Oncol.* 2010;17:2870–2876. doi:10.1245/s10434-010-1166-1

19. Barbon C, Margonis GA, Andreatos N, et al. Colorectal liver metastases: does the future of precision medicine lie in genetic testing? *J Gastrointest Surg.* 2018. doi:10.1007/s11605-018-3766-1

20. Brudvik KW, Kopetz SE, Li L, et al. Meta-analysis of KRAS mutations and survival after resection of colorectal liver metastases. *Br J Surg.* 2015;102:1175–1183. doi:10.1002/bjs.9870

21. Brudvik KW, Vauthey JN. Surgery: KRAS mutations and hepatic recurrence after treatment of colorectal liver metastases. *Nat Rev Gastroenterol Hepatol.* 2017;14:638–639. doi:10.1038/nrgastro.2017.129

22. Johnson B, Jin Z, Truty MJ, et al. Impact of metastasectomy in the multimodality approach for BRAF V600E metastatic colorectal cancer: the Mayo Clinic experience. *Oncologist.* 2018;23:128–134. doi:10.1634/theoncologist.2017-0230

23. Margonis GA, Buettner S, Andreatos N, et al. Prognostic factors change over time after hepatectomy for colorectal liver metastases: a multi-institutional, International analysis of 1099 patients. *Ann Surg.* 2019;269(6):1129–1137. doi:10.1097/SLA.0000000000002664

24. Shubert CR, Habermann EB, Bergquist JR, et al. A NSQIP review of major morbidity and mortality of synchronous liver resection for colorectal metastasis stratified by extent of liver resection and type of colorectal resection. *J Gastrointest Surg.* 2015;19:1982–1994. doi:10.1007/s11605-015-2895-z

第 10 章

结直肠癌寡转移的新辅助治疗

Marwan Fakih

引言

在使用新辅助化疗治疗结直肠癌（CRC）寡转移时，临床医生必须明确新辅助治疗的目标。总的来说，CRC寡转移的新辅助治疗目标可归类为以下两点：①帮助后续的根治性手术顺利进行，并尽可能实现R0切除；②降低后续根治性手术后的复发风险。目前已有大量新辅助治疗相关临床试验在肝寡转移结直肠癌患者中进行，本章将对这些研究进行回顾。遗憾的是，目前尚无针对CRC肝外寡转移的随机或大规模前瞻性研究，在这种情况下的治疗建议仍缺乏支持性证据。

可切除的CRC肝寡转移的新辅助化疗

FOLFOX 方案化疗

欧洲癌症研究与治疗组织（EORTC）40983研究将≤4个肝转移的CRC患者随机分为2组，分别接受围术期叶酸±氟尿嘧啶±奥沙利铂的FOLFOX化疗方案或观察，其中围术期FOLFOX化疗组的患者先接受6个周期（3个月）的FOLFOX化疗，随后进行肝切除术，术后再接受6个周期的化疗。研究结果表明，FOLFOX化疗组患者的无病生存率（PFS）有增高趋势（35.4%对28.1%，HR=0.79，P=0.058），此差异在符合治疗条件的患者中有统计学意义（36.2%

对28.1%，HR 为 0.77，P= 0.041）[1]，5 年总生存率（OS）方面则无显著差异（51.2% 对 47.8%）[2]。虽然这项研究证实了 FOLFOX 方案在可切除性 CRC 肝转移的治疗中具有一定的临床优势，但其不能解释FOLFOX 是否优于 5-FU/LV 方案，也没有说明新辅助化疗与辅助化疗孰优孰劣。尽管可切除 CRC 寡转移领域缺乏直接对比新辅助与辅助 FOLFOX 治疗的研究，但仍有如下优点支持我们首选新辅助化疗：①肝切除术后 FOLFOX 辅助化疗无随机试验支持；②新辅助化疗能够尽早控制可能存在的微小转移；③肿瘤对新辅助化疗的反应能够指导术后化疗方案的选择；④新辅助化疗可降低并发症发生率，保障新辅助化疗的顺利进行。

值得注意的是，EORTC 40983 研究剔除了肝转移发生前接受过奥沙利铂的辅助化疗的患者。因此，不推荐曾接受过 FOLFOX 或 CAPOX（卡培他滨+奥沙利铂方案）化疗的 Ⅱ 或 Ⅲ 期 CRC 患者使用围术期 FOLFOX 化疗。

FOLFIRI 方案化疗

试验研究了叶酸±氟尿嘧啶±伊立替康的 FOLFIRI 方案在可切除或可切除/交界可切除的 CRC 寡转移患者治疗中的作用。这些研究证实了 FOLFIRI 方案的高缓解率（>50%）和该方案在新辅助化疗中的可行性和安全性[3,4]。目前还没有随机研究证据支持奥沙利铂无效的 CRC 更适合使用新辅助 FOLFIRI 方案而非 FOLFOX 方案。此外,一项对比 FOLFIRI 与 5- FU /LV 的随机 III 期临床试验表明,在 CRC 寡转移切除后的辅助治疗中,联合伊立替康在 DFS 或 OS 方面均未获益[5]。该研究的这一发现与其他临床试验一致,与 5-FU/LV[6-8]相比,伊立替康的加入并没有改善预后,因此联合伊立替康减少寡转移术后复发的观点备受质疑。鉴于上述信息,笔者团队认为对于可切除性 CRC 肝寡转移,FOLFOX 方案优于 FOLFIRI 方案,FOLFOX 方案应是新辅助化疗的首选治疗方案(图 10.1)。对于先前接受过以奥沙利铂为基础的辅助治疗的可切除的肝脏局部转移,我们推荐以外科治疗作为首选。对于转移前接受过以奥沙利铂为基础的辅助化疗的高风险、可切除肝脏多发转移可以考虑采用 FOLFIRI 新辅助化疗来控制转移进展,并在手术前重新评估手术价值(图 10.1)。

新辅助治疗中的生物靶向治疗

贝伐珠单抗联合新辅助化疗 CAPOX、FOLF-OX、FOLFIRI 和 FOLFOXIRI(叶酸、氟尿嘧啶、奥沙利铂和伊立替康)目前已被证实可应用于可切除性 CRC 寡转移[9-11]。回顾性研究分析显示,在 CRC 肝转移术前化疗中联合应用贝伐珠单抗,可增加肝转移灶的病理完全缓解率,减少肝窦损伤的发生[12-15]。然而,迄今为止尚无强有力的证据支持在 CRC 肝寡转移术前化疗联合贝伐珠单抗可改善 DFS 或 OS。鉴于贝伐珠单抗在 CRC III 期试验中令人失望的 DFS 和 OS 结果,我们无法将贝伐珠单抗纳入可切除性 CRC 寡转移的新辅助治疗[16,17]。事实上,另一项肝转移灶切除后辅助化疗的回顾性分析表明,辅助治疗中的贝伐珠单抗并未表现出任何疗效及益处[18]。

NEW EPOC 试验对西妥昔单抗作为新辅助化疗方案的一部分在可切除性 CRC 寡转移患者中的治疗作用进行了研究[19]。在这项 III 期随机临床试验中,可切除或交界可切除的 KRAS 野生型转移性 CRC 患者被随机分为 2 组,分别接受手术前后化疗联合或不联合西妥昔单抗。结果表明,与化疗组的受试者相比,联合西妥昔单抗组的受试者的 PFS 显著缩短,前者为 20.5 个月,后者为 14.1 个月,HR= 1.48,两组差异具有显著统计学意义。该试验的化疗方案主要是以奥沙利铂为基础的方案(FOLFOX 或 CAPOX),有 11% 的患者接受了 FOLFIRI 方案。考虑使用伊立替康的患者组数量较少,我们无法从该亚组中得到有价值的结论。另一项排除了 BRAF、NRAS 和 KRAS 突变的最新试验数据同样倾向于支持不联合西妥昔单抗[20]。该研究因缺乏手术质量控制、患者基线不平衡、基础化疗方案多变和未明确归因的早期高死亡率而受到质疑[21]。

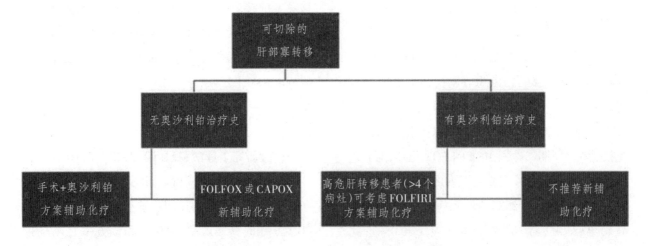

图 10.1 可切除性肝寡转移 CRC 的新辅助治疗策略。

New EPOC试验中西妥昔单抗所表现出来的不利影响，以及Ⅲ期CRC术后应用西妥昔单抗联合化疗所显现的不良预后共同表明，在RAS野生型结肠癌患者的化疗方案中添加西妥昔单抗并不能提高病理完全缓解率，更不能降低肿瘤复发风险[19,22,23]。西妥昔单抗应避免用于可切除性CRC肝寡转移患者。

交界可切除的CRC寡转移的新辅助治疗

对于那些在发病时不可切除，但在化疗明显缓解后可能被切除（潜在可切除）的CRC寡转移，标准的治疗方法应是在降期治疗后切除。通过化疗转化的可切除性肿瘤接受了手术后的5年OS为30%~50%，远远高于姑息性化疗的5年OS率[24,25]。因此，对于晚期潜在可切除的转移性CRC患者，必须考虑使用效果最好的联合治疗方案[26]。

贝伐珠单抗联合FOLFOXIRI方案化疗

由于缺少评估细胞毒性药物+贝伐珠单抗的联合治疗的随机对照研究，我们不能完全断定抗血管生成药物在降期切除中的积极作用。然而，由于多数交界可切除患者并不能达到可切除的状态，考虑贝伐珠单抗对PFS和OS具有积极影响，在这种情况下常规使用贝伐珠单抗是可以被接受的，特别是抗EGFR治疗不可行时。回顾性研究表明，化疗联合贝伐珠单抗可提高病理完全缓解率、减少肝窦损伤，这成了使用贝伐珠单抗的额外支持证据[12-15]。

在考虑联合贝伐珠单抗治疗潜在可切除性CRC寡转移时，选定最有效的化疗方案是至关重要的[26]。为此，OLIVIA临床试验将最初不可切除的结直肠癌肝转移患者随机分为两组，一组接受FOLFOX+贝伐珠单抗治疗，另一组接受FOLFOXIRI+贝伐珠单抗治疗[11]。研究结果表明，FOLFOXIRI+贝伐珠单抗组的缓解率、总切除率、R0切除率更高、PFS更好（表10.1）。由于缺乏单独的FOLFOXIRI化疗组作对照，我们无法明确贝伐珠单抗在

降低肿瘤分期方面的作用。此外，在此前的转移性结直肠癌一线治疗的Ⅲ期临床研究中，贝伐珠单抗联合以奥沙利铂为基础的化疗并未明显改善肿瘤缓解率[27,28]。

抗EGFR治疗联合化疗

虽然西妥昔单抗联合化疗在可切除的CRC肝转移中的效果令人失望，但其在不可切除或潜在可切除CRC肝转移中的应用价值已被多项研究证实。一项Ⅲ期临床试验让不可切除的KRAS野生型CRC肝转移患者随机接受FOLFOX或FOLFOX+西妥昔单抗治疗[29]。结果表明，西妥昔单抗组获得了更高的缓解率、R0切除率和更好的OS（表10.1）。此外，其他几个Ⅱ期临床试验也支持这一结果，显示了以西妥昔单抗与帕尼单抗为基础的组合的高缓解率和切除率[30-33]（表10.1）。CALGB 80405研究纳入了1137例KRAS野生型患者，并将患者随机等分为贝伐珠单抗联合化疗或西妥昔单抗联合化疗组，最终有15.7%的患者接受了手术切除[34]。与贝伐珠单抗相比，联合西妥昔单抗的患者接受手术切除的比率更高（62%对38%）。两组的术后OS结果无显著差异，这说明与贝伐珠单抗相比，术前应用西妥昔单抗不会使术后结局恶化。VOLFI试验证实了抗EGFR治疗降低肿瘤分期的作用[35]。在这项研究中，研究人员将96例潜在可切除或不可切除的RAS野生型结直肠癌患者以2:1随机分配的方式接受FOLFOXIRI+帕尼单抗或FOLFOXIRI方案化疗。结果显示，帕尼单抗联合化疗组的缓解率更高，这在潜在可切除患者亚组中成功转化为更高的R0切除率（50%对27%）。然而，在FOLFOXIRI中加入抗EGFR药物导致了更多的3~4级不良反应，尤其是胃肠道不良反应。两组的DFS、OS目前仍未成熟，现有证据无法支持抗EGFR药物可常规联合FOLFOXIRI方案用于可切除的转移性CRC患者。

表10.1		目前发表的关于无法切除但存在交界可切除性的结直肠癌肝转移新辅助治疗的主要前瞻性临床试验			
	研究设计	治疗分组	RR	R0切除率	PFS和(或)OS
Gruenberger[11] n=80	随机、Ⅱ期临床试验	FOLFOX+贝伐珠单抗对FOLFOX-IRI+贝伐珠单抗	82%对62%(支持FOLFOXIRI+贝伐珠单抗组)	49%对23%(支持FOLFOXIRI+贝伐珠单抗组)	PFS=18.6个月对11.9个月(支持FOLFOXIRI+贝伐珠单抗组)
Ye[29] n=138	随机、Ⅱ期临床试验(KRAS野生型结直肠癌)	FOLFOX对FOLFOX+西妥昔单抗	57%对29%(支持FOLFORI+西妥昔单抗组)	26%对7%(支持FOLFORI+西妥昔单抗组)	OS=30.9个月对21个月(支持FOLFORI+西妥昔单抗组)
Folprecht[30,31] n=111(KRAS野生型=70)	随机、Ⅱ期	FOLFOX+西妥昔单抗对FOLFIRI+西妥昔单抗	KRAS野生型患者中RR=70%	全体患者人群中R0切除率为36%	R0切除后5年OS为46.2%
Carrato[32] n=77	随机、Ⅱ期(KRAS野生型结直肠癌)	FOLFOX+帕尼单抗对FOLFIRI+帕尼单抗	FOLFOX组RR为74%,FOLFIRI组RR为67%	FOLFOX组R0/1切除率为34%,FOLFIRI组R0/1切除率为46%	手术切除后中位OS为52%

FOLFIRI,叶酸+氟尿嘧啶+伊立替康;FOLFOX,叶酸+氟尿嘧啶+奥沙利铂;FOLFOXIRI,叶酸+氟尿嘧啶+奥沙利铂+伊立替康;OS,总生存率;PFS,无进展生存期;RR,缓解率。

原发肿瘤部位、RAS/BRAF基因状态和治疗选择

无论是不可切除的还是潜在可切除的CRC肝寡转移,使用贝伐珠单抗和西妥昔单抗都是合理的。考虑患者大多无法转化为可切除性疾病,我们推荐将生物靶向治疗药物纳入一线用药,以求获得更好的PFS和OS。对于携带RAS突变或BRAF突变的患者,我们应该在年轻且一般情况较好的患者中使用FOLFOXIRI+贝伐珠单抗方案[36,37]。对于RAS/BRAF野生型左半结肠癌,抗EGFR药物联合FOLFOX或FOLFIRI方案的缓解率与FOLFOXIRI方案相当,前者可作为该类人群的标准推荐方案。对于RAS野生型的右半结肠癌,鉴于FIRE-3研究和CALGB 80 405研究中抗EGFR治疗的阴性临床获益,首选FOLFOXIRI联合贝伐珠单抗的组合[38,39]。对于体质较差及老年患者,由于其潜在的毒性,FOLFOXIRI方案(联合或不联合贝伐珠单抗)往往是禁用的。在这种情况下,我们应该采用双药联合的化疗方案,生物靶向药物应在RAS/BRAF基因状态、肿瘤部位(左半/右半)指导下选择与使用(表10.2)。

特殊情况:CRC肝外寡转移

肺转移

目前,新辅助化疗在根治性肺转移灶切除中的价值尚缺乏前瞻性的数据支持。回顾性队列研究显示,肺寡转移的CRC患者切除肺转移灶后的预后良好,中位生存时间超过5年[40]。一些小型的回顾性研究和一项大型荟萃分析不支持在直肠癌肺转移灶切除术后辅助化疗[40-43]。有研究报道了新辅助治疗或可改善DFS,但OS无变化[44]。鉴于数据有限,我们暂不推荐对可切除性肺转移病灶常规应用新辅助治疗。

肝和肺同时转移的患者也可从根治性手术中获益。当转移灶被完全切除时,这些患者的5年OS同可切除的肝或肺寡转移患者相近[45]。因此,这类患者的治疗策略同上述的单独肝寡转移患者。

卵巢转移和腹膜转移

CRC卵巢转移被认为是相对化疗耐药的,卵巢转移的化疗缓解率更低[46]。鉴于卵巢转移瘤的化疗耐药性,我们主张尽早进行手术切除,而不进行新

表10.2	交界可切除的CRC肝转移的新辅助治疗策略					
	左半结肠癌			右半结肠癌		
	RAS/BRAF 野生型	RAS 突变型	BRAF 突变型	RAS/BRAF 野生型	RAS 突变型	BRAF 突变型
肿瘤状态良好或年轻的患者	FOLFOXIRI(±贝伐珠单抗) FOLFOX+抗EGFR药物 FOLFIRI+抗EGFR药物	FOLFOXIRI(±贝伐珠单抗)	FOLFOXIRI(±贝伐珠单抗)	FOLFOXIRI(±贝伐珠单抗)	FOLFOXIRI(±贝伐珠单抗)	FOLFOXIRI(±贝伐珠单抗)
肿瘤状态较差或年老的患者	FOLFOX+抗EGFR药物 FOLFIRI+抗EGFR药物	FOLFOX(±贝伐珠单抗) FOLFIRI(±贝伐珠单抗)	FOLFOX(±贝伐珠单抗) FOLFIRI(±贝伐珠单抗)	FOLFOX(±贝伐珠单抗) FOLFIRI(±贝伐珠单抗)	FOLFOX(±贝伐珠单抗) FOLFIRI(±贝伐珠单抗)	FOLFOX(±贝伐珠单抗) FOLFIRI(±贝伐珠单抗)

FOLFIRI,亚叶酸钙+氟尿嘧啶+伊立替康;FOLFOX,亚叶酸钙+氟尿嘧啶+奥沙利铂;FOLFOXIRI,亚叶酸钙+氟尿嘧啶+奥沙利铂+伊立替康;EGFR,表皮生长因子受体。

辅助治疗。同样,腹膜转移的化疗的效果也是较差的[47],腹膜癌指数(PCI)评分较好的腹膜寡转移患者也应尽早手术,而不考虑进行新辅助化疗。

临床病例10.1

患者女,60岁,在结肠镜检查中被诊断为乙状结肠腺癌。影像学检查未见转移。该患者曾接受低位前切除术,术后病理分期为T3N2aM0,术后接受了6个月的FOLFOX辅助化疗,并参加了1项随访研究。辅助治疗完成1年后,影像学复查发现肝右叶有5个转移性病灶,左叶有1个紧邻下腔静脉的转移性病灶。肝胆外科专家对患者进行了评估,认为肝转移灶不能切除。对于潜在可切除或不可切除的肝寡转移肿瘤,我们推荐进行降期治疗。患者ECOG为0分,肿瘤为RAS野生型、BRAF野生型,HER2为阳性,微卫星稳定(MSS)。请问:哪种化疗方案更好?

答:在这种情况下应最大限度地降低肿瘤分期。该患者的转移灶是不可切除的,因此,应像不可切除性转移性CRC一样治疗,争取最佳化疗缓解效果。由于该患者在接受FOLFOX辅助治疗1年后出现进展,因此,要谨慎考虑以奥沙利铂为基础的方案(包括FOLFOXIRI+贝伐珠单抗方案),其效果可能欠佳。我们最终推荐的方案是FOLFIRI+西妥昔单抗或FOLFIRI+帕尼单抗,这两种方案在转移性疾病的一线治疗中的缓解率接近70%。虽然最近的数据表明FOLFOX-IRI+帕尼单抗可能比FOLFOXIRI有更好的降期作用,但尚无数据对FOLFOXIRI+抗EGFR药物和双药联合化疗(如FOLFOX或FOLFIRI)+抗EGFR药物进行比较。此外,FOLFOXIRI联合抗EGFR药物方案的毒性较大,胃肠道不良反应发生率较高。基于New EPOC试验证实,新辅助化疗联合抗EGFR治疗可能会升高肿瘤复发风险,这可能会引起一些担忧。然而,New EPOC研究是在可切除的CRC寡转移中进行的,其目的并不是探究抗EGFR治疗对RAS野生型左半结肠癌的临床获益。考虑抗EGFR药物+化疗比贝伐珠单抗+化疗在肿瘤降期(RAS野生型左半结肠癌)方面的优势,我们更推荐使用FOLFIRI方案联合抗EGFR药物进行治疗。

(张春泽 辛然 译 张锡朋 校)

参考文献

1. Nordlinger B, Sorbye H, Glimelius B, et al. Perioperative chemotherapy with FOLFOX4 and surgery versus surgery alone for resectable liver metastases from colorectal cancer (EORTC Intergroup trial 40983): a randomised controlled trial. *Lancet*. 2008;371:1007–1016. doi:10.1016/S0140-6736(08)60455-9

2. Nordlinger B, Sorbye H, Glimelius B, et al. Perioperative FOLFOX4 chemotherapy and surgery versus surgery alone for resectable liver metastases from colorectal cancer (EORTC 40983): long-term results of a randomised, controlled, phase 3 trial. *Lancet Oncol*. 2013;14:1208–1215. doi:10.1016/S1470-2045(13)70447-9

3. Ychou M, Rivoire M, Thezenas S, et al. A randomized phase II trial of three intensified chemotherapy regimens in first-line treatment of colorectal cancer patients with initially unresectable or not optimally resectable liver metastases. The METHEP trial. *Ann Surg Oncol*. 2013;20:4289–4297. doi:10.1245/s10434-013-3217-x

4. Kim JY, Kim JS, Baek MJ, et al. Prospective multicenter phase II clinical trial of FOLFIRI chemotherapy as a neoadjuvant treatment for colorectal cancer with multiple liver metastases. *J Korean Surg Soc*. 2013;85:154–160. doi:10.4174/jkss.2013.85.4.154

5. Ychou M, Hohenberger W, Thezenas S, et al. A randomized phase III study comparing adjuvant 5-fluorouracil/folinic acid with FOLFIRI in patients following complete resection of liver metastases from colorectal cancer. *Ann Oncol*. 2009;20:1964–1970. doi:10.1093/annonc/mdp236

6. Saltz LB, Niedzwiecki D, Hollis D, et al. Irinotecan fluorouracil plus leucovorin is not superior to fluorouracil plus leucovorin alone as adjuvant treatment for stage III colon cancer: Results of CALGB 89803. *J Clin Oncol*. 2007;25:3456–3461. doi:10.1200/JCO.2007.11.2144

7. Van Cutsem E, Labianca R, Bodoky G, et al. Randomized phase III trial comparing biweekly infusional fluorouracil/leucovorin alone or with irinotecan in the adjuvant treatment of stage III colon cancer: PETACC-3. *J Clin Oncol*. 2009;27:3117–3125. doi:10.1200/JCO.2008.21.6663

8. Ychou M, Raoul JL, Douillard JY, et al. A phase III randomised trial of LV5FU2 + irinotecan versus LV5FU2 alone in adjuvant high-risk colon cancer (FNCLCC Accord02/FFCD9802). *Ann Oncol*. 2009;20:674–680. doi:10.1093/annonc/mdn680

9. Nasti G, Piccirillo MC, Izzo F, et al. Neoadjuvant FOLFIRI+bevacizumab in patients with resectable liver metastases from colorectal cancer: a phase 2 trial. *Br J Cancer*. 2013;108:1566–1570. doi:10.1038/bjc.2013.140

10. Gruenberger B, Tamandl D, Schueller J, et al. Bevacizumab, capecitabine, and oxaliplatin as neoadjuvant therapy for patients with potentially curable metastatic colorectal cancer. *J Clin Oncol*. 2008;26:1830–1835. doi:10.1200/JCO.2007.13.7679

11. Gruenberger T, Bridgewater J, Chau I, et al. Bevacizumab plus mFOLFOX-6 or FOLFOXIRI in patients with initially unresectable liver metastases from colorectal cancer: the OLIVIA multinational randomised phase II trial. *Ann Oncol*. 2014;26(4): 702-708. doi:10.1093/annonc/mdu580

12. Ribero D, Wang H, Donadon M, et al. Bevacizumab improves pathologic response and protects against hepatic injury in patients treated with oxaliplatin-based chemotherapy for colorectal liver metastases. *Cancer*. 2007;110:2761–2767. doi:10.1002/cncr.23099

13. Gruenberger T, Arnold D, Rubbia-Brandt L. Pathologic response to bevacizumab-containing chemotherapy in patients with colorectal liver metastases and its correlation with survival. *Surg Oncol*. 2012;21:309–315. doi:10.1016/j.suronc.2012.07.003

14. Klinger M, Eipeldauer S, Hacker S, et al. Bevacizumab protects against sinusoidal obstruction syndrome and does not increase response rate in neoadjuvant XELOX/FOLFOX therapy of colorectal cancer liver metastases. *Eur J Surg Oncol*. 2009;35:515–520. doi:10.1016/j.ejso.2008.12.013

15. Overman MJ, Ferrarotto R, Raghav K, et al. The addition of bevacizumab to oxaliplatin-based chemotherapy: impact upon hepatic sinusoidal injury and thrombocytopenia. *J Natl Cancer Inst*. 2018;110(8):888–894. doi:10.1093/jnci/djx288

16. Allegra CJ, Yothers G, O'Connell MJ, et al. Phase III trial assessing bevacizumab in stages II and III carcinoma of the colon: results of NSABP protocol C-08. *J Clin Oncol*. 2011;29:11–16. doi:10.1200/JCO.2010.30.0855

17. de Gramont A, Van Cutsem E, Schmoll HJ, et al. Bevacizumab plus oxaliplatin-based chemotherapy as adjuvant treatment for colon cancer (AVANT): a phase 3 randomised controlled trial. *Lancet Oncol*. 2012:13:1225–1233. doi:10.1016/S1470-2045(12)70509-0

17. de Gramont A, Van Cutsem E, Schmoll HJ, et al. Bevacizumab plus oxaliplatin-based chemotherapy as adjuvant treatment for colon cancer (AVANT): a phase 3 randomised controlled trial. *Lancet Oncol*. 2012;13:1225–1233. doi:10.1016/S1470-2045(12)70509-0

18. Turan N, Benekli M, Koca D, et al. Adjuvant systemic chemotherapy with or without bevacizumab in patients with resected liver metastases from colorectal cancer. *Oncology*. 2013;84:14–21. doi:10.1159/000342429

19. Primrose J, Falk S, Finch-Jones M, et al. Systemic chemotherapy with or without cetuximab in patients with resectable colorectal liver metastasis: the New EPOC randomised controlled trial. *Lancet Oncol*. 2014;15:601–611. doi:10.1016/S1470-2045(14)70105-6

20. Bridgewater J, Pugh S, Moutasim K, et al. Analysis of progression-free survival in the new EPOC study in an "all wild-type" population. *J Clin Oncol*. 2014;32(15_suppl):3566. doi:10.1200/jco.2014.32.15_suppl.3566

21. Nordlinger B, Poston GJ, Goldberg RM. Should the results of the new EPOC trial change practice in the management of patients with resectable metastatic colorectal cancer confined to the liver? *J Clin Oncol*. 2015;33:241–243. doi:10.1200/JCO.2014.58.3989

22. Taieb J, Tabernero J, Mini E, et al. Oxaliplatin, fluorouracil, and leucovorin with or without cetuximab in patients with resected stage III colon cancer (PETACC-8): an open-label, randomised phase 3 trial. *Lancet Oncol*. 2014;15:862–873. doi:10.1016/S1470-2045(14)70227-X

23. Alberts SR, Sargent DJ, Nair S, et al. Effect of oxaliplatin, fluorouracil, and leucovorin with or without cetuximab on survival among patients with resected stage III colon cancer: a randomized trial. *JAMA*. 2012;307:1383–1393. doi:10.1001/jama.2012.385

24. Adam R, Avisar E, Ariche A, et al. Five-year survival following hepatic resection after neoadjuvant therapy for nonresectable colorectal. *Ann Surg Oncol*. 2001;8:347–353. doi:10.1007/s10434-001-0347-3

25. Adam R, Delvart V, Pascal G, et al. Rescue surgery for unresectable colorectal liver metastases downstaged by chemotherapy: a model to predict long-term survival. *Ann Surg*. 2004;240:644–657; discussion 657–658.

26. Folprecht G, Grothey A, Alberts S, et al. Neoadjuvant treatment of unresectable colorectal liver metastases: correlation between tumour response and resection rates. *Ann Oncol*. 2005;16:1311–1319. doi:10.1093/annonc/mdi246

27. Saltz LB, Clarke S, Diaz-Rubio E, et al. Bevacizumab in combination with oxaliplatin-based chemotherapy as first-line therapy in metastatic colorectal cancer: a randomized phase III study. *J Clin Oncol*. 2008;26:2013–2019. doi:10.1200/JCO.2007.14.9930

28. Passardi A, Nanni O, Tassinari D, et al. Effectiveness of bevacizumab added to standard chemotherapy in metastatic colorectal cancer: final results for first-line treatment from the ITACa randomized clinical trial. *Ann Oncol*. 2015;26:1201–1207. doi:10.1093/annonc/mdv130

29. Ye LC, Liu TS, Ren L, et al. Randomized controlled trial of cetuximab plus chemotherapy for patients with KRAS wild-type unresectable colorectal liver-limited metastases. *J Clin Oncol*. 2013;31:1931–1938. doi:10.1200/JCO.2012.44.8308

30. Folprecht G, Gruenberger T, Bechstein WO, et al. Tumour response and secondary resectability of colorectal liver metastases following neoadjuvant chemotherapy with cetuximab: the CELIM randomised phase 2 trial. *Lancet Oncol*. 2010;11:38–47. doi:10.1016/S1470-2045(09)70330-4

31. Folprecht G, Gruenberger T, Bechstein W, et al. Survival of patients with initially unresectable colorectal liver metastases treated with FOLFOX/cetuximab or FOLFIRI/cetuximab in a multidisciplinary concept (CELIM study). *Ann Oncol*. 2014;25:1018–1025. doi:10.1093/annonc/mdu088

32. Carrato A, Abad A, Massuti B, et al. First-line panitumumab plus FOLFOX4 or FOLFIRI in colorectal cancer with multiple or unresectable liver metastases: a randomised, phase II trial (PLANET-TTD). *Eur J Cancer*. 2017;81:191–202. doi:10.1016/j.ejca.2017.04.024

33. Garufi C, Torsello A, Tumolo S, et al. Cetuximab plus chronomodulated irinotecan, 5-fluorouracil, leucovorin and oxaliplatin as neoadjuvant chemotherapy in colorectal liver metastases: POCHER trial. *Br J Cancer*. 2010;103:1542–1547. doi:10.1038/sj.bjc.6605940

34. Venook A, Niedzwiecki D, Lenz H, et al. CALGB/SWOG 80405: analysis of patients undergoing surgery as part of treatment strategy. *Ann Oncol*. 2014;25(5):1–41.

35. Geissler M, Martens U, Knorrenschield R, et al. mFOLFOXIRI + Panitumumab versus FOLFOXIRI as first-line treatment in patients with RAS wild-type metastatic colorectal cancer (mCRC): a randomized phase II trial of the AIO (AIO-KRK-0109) *Ann Oncol*. 2017;28(suppl_5):v158–v208.

36. Falcone A, Ricci S, Brunetti I, et al. Phase III trial of infusional fluorouracil, leucovorin, oxaliplatin, and irinotecan (FOLFOXIRI) compared with infusional fluorouracil, leucovorin, and irinotecan (FOLFIRI) as first-line treatment for metastatic colorectal cancer: the Gruppo Oncologico Nord Ovest. *J Clin Oncol*. 2007;25:1670–1676. doi:10.1200/JCO.2006.09.0928

36. Falcone A, Ricci S, Brunetti I, et al. Phase III trial of infusional fluorouracil, leucovorin, oxaliplatin, and irinotecan (FOLFOXIRI) compared with infusional fluorouracil, leucovorin, and irinotecan (FOLFIRI) as first-line treatment for metastatic colorectal cancer: the Gruppo Oncologico Nord Ovest. *J Clin Oncol*. 2007;25:1670–1676. doi:10.1200/JCO.2006.09.0928

37. Loupakis F, Cremolini C, Masi G, et al. Initial therapy with FOLFOXIRI and bevacizumab for metastatic colorectal cancer. *N Engl J Med*. 2014;371:1609–1618. doi:10.1056/NEJMoa1403108

38. Tejpar S, Stintzing S, Ciardiello F, et al. Prognostic and predictive relevance of primary tumor location in patients with RAS wild-type metastatic colorectal cancer: retrospective analyses of the CRYSTAL and FIRE-3 trials. *JAMA Oncol*. 2016;3(2):194-201. doi:10.1001/jamaoncol.2016.3797

39. Venook AP, Niedzwiecki D, Lenz HJ, et al. Effect of first-line chemotherapy combined with cetuximab or bevacizumab on overall survival in patients with KRAS wild-type advanced or metastatic colorectal cancer: a randomized clinical trial. *JAMA*. 2017;317:2392–2401. doi:10.1001/jama.2017.7105

40. Salah S, Watanabe K, Welter S, et al. Colorectal cancer pulmonary oligometastases: pooled analysis and construction of a clinical lung metastasectomy prognostic model. *Ann Oncol*. 2012;23:2649–2655. doi:10.1093/annonc/mds100

41. Saito Y, Omiya H, Kohno K, et al. Pulmonary metastasectomy for 165 patients with colorectal carcinoma: a prognostic assessment. *J Thorac Cardiovasc Surg*. 2002;124:1007–1013. doi:10.1067/mtc.2002.125165

42. Hawkes EA, Ladas G, Cunningham D, et al. Peri-operative chemotherapy in the management of resectable colorectal cancer pulmonary metastases. *BMC Cancer*. 2012;12:326. doi:10.1186/1471-2407-12-326

43. Onaitis MW, Petersen RP, Haney JC, et al. Prognostic factors for recurrence after pulmonary resection of colorectal cancer metastases. *Ann Thorac Surg*. 2009;87:1684–1688. doi:10.1016/j.athoracsur.2009.03.034

44. Park HS, Jung M, Shin SJ, et al. Benefit of adjuvant chemotherapy after curative resection of lung metastasis in colorectal cancer. *Ann Surg Oncol*. 2016;23:928–935. doi:10.1245/s10434-015-4951-z

45. Neeff H, Horth W, Makowiec F, et al. Outcome after resection of hepatic and pulmonary metastases of colorectal cancer. *J Gastrointest Surg*. 2009;13:1813–1820. doi:10.1007/s11605-009-0960-1

46. Ganesh K, Shah RH, Vakiani E, et al. Clinical and genetic determinants of ovarian metastases from colorectal cancer. *Cancer*. 2017;123:1134–1143. doi:10.1002/cncr.30424

47. Franko J, Shi Q, Goldman CD, et al. Treatment of colorectal peritoneal carcinomatosis with systemic chemotherapy: a pooled analysis of north central cancer treatment group phase III trials N9741 and N9841. *J Clin Oncol*. 2012;30:263–267. doi:10.1200/JCO.2011.37.1039

第 11 章

结直肠癌寡转移的非手术局部治疗

Sadeer Alzubaidi,Alex Wallace,Rahmi Oklu

引言

结直肠癌(CRC)位于美国常见癌症的第三位,是美国癌症死亡的第三大原因[1]。20%~30%的CRC患者在确诊时伴有肝转移,60%的患者在其病程的某一时刻出现肝转移[2]。手术切除转移灶是结直肠癌肝转移(CRLM)的首选治疗方法,却仅适用于10%~25%的患者[2]。可切除的直肠癌肝转移患者的5年OS为39%~58%[3],而不可切除的患者接受肝移植治疗后的5年OS为56%[4],而无法手术者的5年OS仅不到11%[3]。全身化疗可帮助无法手术的患者降低分期以获得切除机会,但能达到手术标准的患者仅有10%~25%[5]。化疗效果不佳的患者可考虑接受局部区域的介入治疗,包括经皮或经动脉介入治疗。经皮治疗结束主要有热消融和非热消融,前者包括射频、微波和冷冻消融,后者包括不可逆电穿孔技术(IRE)。经动脉治疗技术包括肝动脉灌注(HAI)、单纯栓塞、化疗栓塞(TACE)与选择性内放疗(SIRT)。我们将在本章回顾适用于CRLM的非手术局部介入方法。

介入放射学在CRLM中的作用

肿瘤介入治疗(IO)是介入学科中的新兴领域,是癌症治疗专业的前沿。IO主要包括两种技术手段,即经皮消融治疗和经动脉介入治疗。消融是将能量直接注入特定体积的组织中,以清除组织中的肿瘤细胞。与手术、移植相同,消融治疗通常以根治为目的[6],但也可用于姑息减瘤或桥接移植。经动脉治疗是将药物通过动脉输送到肿瘤的血管系统,从而限制药物分布范围,最大限度地降低正常组织损伤。经动脉介入治疗可治疗整个肝叶,也可精准地将治疗范围缩小到单个肝节段。可经动脉输送的药物包括与化疗药物、生物制剂或放射性药物结合的微粒,不同的微粒大小能够阻塞不同直径的血管。通常情况下,CRLM患者的生存预后受到肝脏肿瘤负荷程度的影响,而介入治疗可在不良反应最轻的情况下降低肿瘤负荷。肿瘤介入治疗是一种有效的替代治疗方法,它具有微创性的特点,通常只需单次治疗且恢复时间短,能显著提高患者的生活质量。

在评估结CRLM疗效时,几个临床概念是至关重要的,包括"test-of-time"、"化疗假期"和"无进展生存期(PFS)"。2003年Livraghi等提出test-of-time概念,可有效避免不必要的手术[7]。这一概念源于这个疑问:如果某一个可切除的肝转移病灶接受消融治疗观察一段时间后,没有发现残留,那么该病灶还需要手术切除吗? 在Livraghi等的研究中,88例CRLM患者接受了射频消融(RFA)治疗,其中53例达到病灶完全坏死。在病灶完全坏死的患者中,98%(52/53)的患者未接受手术,未进行手术的原因为43%(23/53)的患者未出现疾病进展,55%(29/

53)的患者发生了全身转移。基于这些发现,我们认为射频消融治疗与手术切除的效果类似。

"化疗假期"概念适用于肝转移灶诱导化疗效果不佳的情况,这种情况下采用介入治疗手段能够减轻患者的化疗负担,为患者争取休养时间,缩短住院时间,降低治疗的费用和副作用,显著提高患者的生活质量。

经皮消融治疗

经皮消融治疗是指在不同条件下使用热或非热技术将能量集中输送到靶体积组织中,从而引起目标组织坏死。根治性消融术的成功与否的标准与外科手术类似。如同手术的目标是R0切除(镜下切缘阴性),根治性消融术力求尽可能地达到足够的消融边缘以实现A0消融(镜下肿瘤完全消除)。治疗实施前需要确定患者是否符合消融适应证:

1.肿瘤数目:病灶通常少于4个。

2.肿瘤大小:通常小于3cm,但小于5cm也是可以接受的。对于3~5cm大小的病变,推荐使用综合治疗方法来达到更好的控制效果。

3.肿瘤位置:为了获得更安全的消融边缘,应依肿瘤位置决定探针数量和方位。如果患者的定位情况和临时器官替代技术不足以确保安全,不应在与重要组织结构邻近的肿瘤中使用热消融。这种情况可考虑使用基于非热能的消融技术(不可逆电穿孔)。

要使用的消融技术由病灶位置及其特征决定。热消融技术包括RFA、微波消融(MWA)和冷冻消融。目前唯一的非热消融技术是IRE,其利用电势能导致细胞死亡。消融前后的影像表现如图11.1所示。

消融治疗

射频消融术

射频消融术是在超声和(或)CT实时引导下在靶区内置入探针,通过发射射频波杀伤目标组织。

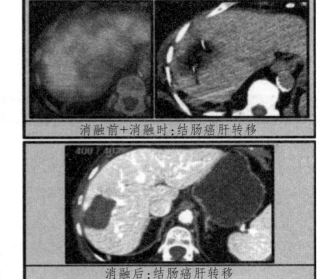

消融前+消融时:结肠癌肝转移

消融后:结肠癌肝转移

图11.1　消融前PET-CT提示肝右叶大块病灶。消融后的强化CT提示治疗成功,无影像学可见的肿瘤残留。

经皮RFA可在门诊或术中进行,射频探针发射的是<900kHz的电磁辐射,这种辐射会加快离子运动、导致局部温度在瞬间升高至50~100℃。在温度达到60℃时会造成组织凝固性坏死,在100℃时组织的碳化(或炭化)会导致组织热传导能力急剧下降,限制消融区进一步扩大。探针上特殊设计的电极能够使用生理盐水降温以减缓消融区炭化,从而扩大消融范围[8]。快速流动的液体(如中、大型血管中的血液)会将热量从消融区域带离从而影响消融效果,这种效应被称为"热沉"。热沉效应是限制射频消融效果的主要因素之一,但在某些情况下也可被合理利用而发挥正面功能。

RFA治疗肝转移的适应证通常为病灶数≤5个且病灶≤3cm。禁忌证包括:

1.无法保护周围重要器官组织,即使使用液体隔离或气囊隔离等措施;

2.未纠正的出血倾向;

3.广泛转移。

为实现A0消融,消融区应至少包括5mm的正常组织边缘,也有研究认为各向边缘扩展至10mm的效果更好[9,10]。在靶区病灶消融完成后,移除探针时应使探针处于激活状态以降低肿瘤沿出入路经播散的可能性。

RFA 治疗转移性结直肠癌（mCRC）尚无明确指南。RFA 也可用于治疗 CRC 肺部分转移。Ferguson 等的研究显示，在 157 例患者的 434 个肺转移病灶中，RFA 治疗后 1 年、3 年和 5 年的无瘤生存率分别为 60.5%、14.4% 和 7%[11]。Ociai 等的研究结果表明，对于肺癌患者，肺 RFA 治疗后的局部控制、安全性和生存预后情况与立体定向放疗（SBRT）相似[12]。表 11.1 列出了 RFA 治疗 CRLM 的研究。

RFA 的常见不良反应有胆道损伤、肝衰竭、难治性胸腔积液和局部复发。最严重的并发症是腹膜后出血。RFA 的局限性包括热沉效应、操作时无法区分正常组织和肿瘤、易损伤热敏感的正常组织和难以彻底消除的大病灶[13]。

微波消融术

微波消融术（MWA）能克服 RFA 的某些局限性（特别是热沉效应和炭化问题）[14]，在过去 10 年间发展迅速。这项技术使用 900MHz~2.4GHz 的高频电磁波振荡水分子，并通过摩擦迅速产生热量，诱导凝固性坏死从而造成组织坏死。与 RFA 相比，MWA 的消融范围更大，瘤内温度更高，治疗次数更少，疼痛等副作用更轻。MWA 的消融区不易受热沉效应的影响[15]，可成功应用于直径达 6cm 的较大肿瘤[8]。

与 RFA 相同，MWA 探针也是在超声或 CT 引导下放置的。高功率的微波放大器（100W 与 45W）使

表 11.1	射频消融治疗 CRLM 的相关研究		
研究者	年份	队列信息	研究结果
Gillams 等	2004	167 例 经皮消融术 平均 4 个病灶 病灶平均最大直径 4cm	中位 OS：38 个月 5 年 OS：25%
Hildebrand 等	2006	88 例/420 个病灶 经皮消融术 平均 3.5 个病灶	3 年 OS：42%
Berber 等	2008	68 例/68 个病灶 腹腔镜手术 全部为孤立性病灶 病灶中位最大直径 3.7cm	5 年 OS：30% 中位 OS：20.5 个月
Sofocleous 等	2011	56 例/71 个病灶 经皮消融术 平均 1.4 个病灶 病灶中位最大直径 1.9cm	3 年 OS：41% 中位 OS：31 个月 手术相关并发症 4%
Hamada 等	2012	84 例/141 个病灶 经皮消融术 平均 1.7 个病灶 病灶平均最大直径 2.3cm±1.4cm	5 年 OS：20.8% 中位 OS：34.9 个月 手术相关并发症 2.2%
Kim 等	2016	费用研究	对于不可切除的 CRLM，与 RFA 相比 SBRT 不具费用优势
Cirocchi 等	2012	60 例 RFA+化疗对 59 例单纯化疗	接受 RFA 组的 PFS 明显更高，无 OS 结果
Lee 等	2015	51 例 RFA 对 102 例肝切除术	RFA 适用于单发≤2cm 的 CRLM 患者
Veltri 等	2012	262 例 CRLM 患者接受 RFA 治疗	影响 RFA 预后的主要因素是最大病灶直径＜3cm

CRLM，结直肠癌肝转移；OS，总生存率；PFS，无进展生存期；SBRT，立体定向放疗；RFA，射频消融。

探针能量更少受到热沉效应影响[16]。MWA不利用电来产生热效应,因此炭化效应的影响较小[17]。

Vietti Violi等在2018年进行的研究比较了MWA与RFA治疗肝细胞癌的疗效[18]。研究结果中MWA组的局部复发率更低,尽管差异没有统计学意义(P=0.27)。此研究队列并发症总体较轻,但出现了2个4级并发症,均为需要栓塞的动脉出血。

表11.2中罗列的研究提示我们MWA是相对安全的,并发症发生率较低。因非电性的特点,MWA不需要像其他类型的消融技术那样连接地垫。MWA在治疗心脏附近的病灶时表现出了令人满意的安全性和有效性[19]。研究使用MWA治疗距心脏平均1.1cm的病灶(包括原发灶和转移灶),将结果与肝周边病灶中的结果进行比较,结果显示,术中及术后均未发生心律失常,局部控制率也非常相似[19]。

MWA的并发症包括疼痛、腹水、发热、胆管损伤和胸腔积液。小于3cm且远离血管的病灶的复发率较低[23]。

冷冻消融术

冷冻消融术通过冻结组织达到破坏目的。该技术在21世纪初普及,是最经典的介入消融术。探针中注射的冷冻剂多为液氩,以前也曾使用过液氧或液氮,解冻过程使用氦或其他方法。治疗中会将组织温度降低至-30℃左右后解冻组织,并根据需要重复这一过程。反复冻融过程中产生的冰晶能破坏消融区域组织的细胞结构。冷冻消融技术具有独特的优势,最有意义的是冷冻过程会产生轮廓清晰的"冰球",在CT上可以很容易地与正常组织区分开,因此可精确判断消融区范围。其他优点包括利于保护蛋白质结构和软组织平面,从而降低对治疗器官和邻近器官的损伤、减少治疗后瘢痕组织产生。表11.3列出了冷冻消融术治疗CRLM的相关研究。

冷冻消融特有的并发症是冷冻休克。在反复

表11.2		微波消融治疗CRLM的相关研究		
研究者	年份	队列信息	研究结果	副作用
Liang 等[20]	2003	74例149个病灶 开腹手术 病灶平均2个,病灶平均最大直径为0.8cm	5年OS:29% 中位OS:20.5个月	4%
Tanaka 等[21]	2006	16例35个病灶 开腹手术 病灶平均2个,病灶平均最大直径为0.8cm	5年OS:17% 中位OS:28个月	19%
Wang 等[22]	2014	115例CRLM患者	局部进展率:11.82% 1、2、3年复发率:27.8%、48.4%、59.3% 1、2、3年OS:98.1%、87.1%、78.7%	
Correa - Gallego 等[23]	2014	134例254个病灶 RFA对MWA	MWA的消融原位复发率较低(6%对20%;P<0.01)	
Song[17]	2017	62例mCRC MWA(28例)对手术切除(34例)	中位随访55个月 研究终点MWA组与手术切除组无差异	MWA组无严重并发症
Vietti Violi 等[18]	2018	144例肝细胞癌患者,71例经MWA治疗,73例经RFA治疗	MWA组局部进展率为6%,RFA组为12%,差异无统计学意义	2个需要栓塞的4级出血,3个3级不良反应

CRLM,结直肠癌肝转移;HCC,肝细胞癌;mCRC,转移性结直肠癌;MWA,微波消融;OS,总生存率;RFA,射频消融。

冻融后,坏死组织成分快速入血,炎症因子迅速增加,可能诱发急性炎症反应导致多器官衰竭。因为缺乏炭化和热凝固效应,出血是冷冻消融的另一个主要并发症,特别是治疗范围较大时。

Bhardwaj 等的研究比较了 RFA、MWA 和冷冻消融对消融灶内肿瘤细胞的杀伤情况,发现 MWA 具有最完全的杀瘤作用[24]。这可能因 MWA 受热沉效应影响相对较小所致。

不可逆电穿孔(IRE)

IRE 是一种较新的消融技术,已经在非临床领域应用了几十年,其原理是高频电磁脉冲诱导细胞膜通透性暂时性增加,细胞膜的高通透使离子穿过细胞壁,产生足够的跨膜电势导致细胞死亡。相比其他消融手段,此技术使用的能量要低得多,不会造成热损伤,有利于保护周围血管、胆道和神经。多项研究结果表明,靠近治疗区域的胆管和血管在 IRE 治疗后仍能结构完好[25]。

表11.3		冷冻消融治疗 CRLM 的相关研究		
研究	年份	队列信息	研究结果	副作用
Zhou 等	2009	124 例原发性肝细胞癌,分为早期、中期、晚期	中位 OS:早期 31.25 个月,中期 17.41 个月,晚期 6.82 个月,82.6% 的患者 AFP 下降,92.3% 的患者病灶减少	
Chen 等	2011	40 例不可切除肝细胞癌,26 例复发肝细胞癌,76 个治疗病灶,病灶平均大小为 2.8cm ± 1.7cm	不可切除组: 1 年、3 年 DFS:67.6%,0.8% 1 年、3 年 OS:81.4%,60.3% 复发组: 1 年、3 年 DFS:53.8%,7.7% 1 年、3 年 OS:70.2%,28.8%	总发生率为 12.1%
Li 等	2013	82 例孤立性肝细胞癌患者,24 例接受冷冻消融治疗,58 例接受手术切除治疗	冷冻消融术后 1、3、5 年 OS 分别为 100%、75%、66% 手术切除术后 1、3、5 年 OS 分别为 100%、78%、71% 冷冻消融术后 1、3、5 年 RFS 为 83%、46% 和 29% 手术切除术后 1、3、5 年 RFS 为 84%、48% 和 33% 差异不显著,无统计学意义	手术切除组副作用和住院天数明显增加
Qian 等	2003	34 例原发或转移性肝细胞癌患者接受 TACE 治疗,术后 1 个月行冷冻消融治疗	15 个月治愈率为 41.1% 15 个月有效率为 44.1%	
Xu 等	2009	420 例不可切除肝细胞癌患者,TACE 序贯冷冻消融 290 例,冷冻消融 130 例	平均随访 42+/−17 个月 序贯消融组和冷冻消融组的 LRR 分别为 11% 和 23%。 总体 1 年、2 年、3 年、4 年、5 年 OS 分别为 72%、57%、47%、39% 和 31% 序贯消融组 4 年、5 年 OS 分别为 49% 和 39% 冷冻消融组 4 年、5 年 OS 分别为 29% 和 23%	总体副作用发生率为 24% 序贯消融组和冷冻消融组分别为 21% 和 26%,差异无统计学意义

(待续)

表11.3		冷冻消融治疗CRLM的相关研究（续）		
研究	年份	队列信息	研究结果	副作用
Glazer 等	2017	186例共299个肝脏病变（转移瘤243个，原发灶56个） 病灶最大直径为0.3~7.8cm，平均2.5cm	OS为98.5% 有效率：病灶<4cm为93.4%、≥4cm为60% 局部进展率：病灶<4cm为18%、≥4cm为63.3%	总不良反应发生率33.8% 主要不良反应发生率为10.6%，大病灶更易出现不良反应（19.5%对8.7%）
Littrup 等	2016	212例（转移瘤176例，原发灶36例），共443个病灶，342次冷冻消融治疗 肿瘤平均直径为2.8cm，平均冷冻探针4~5个 随访24个月	平均随访时间1.8年 肝细胞癌、CRLM和非CRLM的LRR分别为5.5%、11.1%和9.4% 较大与近血管肿瘤无明显预后差异	主要不良反应发生率为5.8%，以血液毒性为主

CRLM，结直肠癌肝转移；AFP，甲胎蛋白；CRC，结直肠癌；HCC，肝细胞癌；OS，总生存率；RFS，无复发生存率；DFS，无病生存率；LRR，局部复发率；TACE，肝动脉化疗栓塞术。

在超声或CT引导下，IRE在靶病灶周围置入至少2个探针头，产生大约90次1500~3000V的电磁脉冲。此技术消融边界清晰，与热消融相比治疗时间通常更短。

IRE的局限性包括：需要全身麻醉和充分神经肌肉阻滞以防止治疗期间肌肉收缩、消融大病灶（通常>5cm）、需要多个探头或重新定位和近心脏病灶可能诱发心律失常。有IRE诱发室性二联律、室性心动过速与心房颤动的报道[25]。这些情况可通过仔细规划探针位置、甄选合适患者、完善心电监护来尽量避免。

经动脉介入治疗

肝动脉灌注（HAI）化疗

HAI化疗在20世纪50年代由Sullivan等发明[26]，实施方法是将导管选择性地插入肝动脉，在设定时间内输送化疗药物后拔除导管。1980年后介入医生开始使用植入式肝动脉灌注泵（HAIP）并得到了令人满意的疗效[27]。应用HAI的前提是肿瘤血供主要来自肝动脉系统，此种情况下才能将化疗药物通过肝动脉选择性地局部给药到转移灶区域。HAI可在降低全身药物总剂量的同时大幅提高治疗区域的药物剂量，用5-氟-2-脱氧尿嘧啶核苷（FUDR）动脉内灌注时，肿瘤内药物浓度可达到全身给药的400倍[28]。然而，胆道系统也由肝动脉供血，因此，同样会经受较高药物剂量的影响。

因门脉梗阻患者缓解率较低，门静脉阻塞为HAI的相对禁忌证。HAI的并发症发生率在12%~41%之间。主要原因包括技术设备缺陷、植入物引起的并发症、血管损伤/血栓形成及化疗造成的胆道损伤。在HAI化疗过程中应密切监控胆道毒性，必要时可通过减少剂量来减轻胆道反应。不使用植入泵可消除植入泵相关并发症，但在治疗时需要重复放置介入导管。

单纯栓塞

单纯栓塞通过肝动脉系统使用临时性或永久性栓塞剂闭塞血管，导致肿瘤缺血与坏死。临时性栓塞剂包括明胶海绵、自体血凝块和可降解微球。永久性试剂包括聚乙烯醇、金属线圈和永久性微球。因肿瘤和周围组织会在缺血期间招募侧支循环，通常情况下需要多次栓塞才能达到预期效果。多次栓塞的目的是阻塞侧支系统以维持足够程度的缺血，从而导致充分坏死。在介入手术中，远端栓塞概念是非常重要的，目的是尽可能闭塞靠近毛细血管的血管以减少肿瘤侧支循环的有效血流量。在这方面碘化油和较小尺寸的微球是有优势的。

化疗栓塞术（TACE）

TACE 由日本山田教授团队在 1983 年发明[29]，此方法是将含有化疗药物的栓塞材料通过肝动脉输送至局部肿瘤血供区域。TACE 可大范围覆盖肝脏两叶，也可选择性地针对各个肝段。目前，TACE 是肝转移 mCRC 全身化疗失败后的二线推荐治疗之一。表 11.4 列出了 TACE 治疗 mCRC 的相关研究。

TACE 的流程是将导管置入肝动脉，识别、选择肿瘤相关血管，注射化疗栓塞药物后取出导管与导丝。栓塞药剂往往根据术者的偏好和期望效果而定，可分为临时性或永久性栓塞剂。临时栓塞剂包括淀粉微球、胶原蛋白和明胶海绵。永久栓塞剂包括聚乙烯醇微球和碘化油。常用的是化疗药物与碘化油的混合物，其中碘化油具有亲脂性，利于化疗药物靶向进入肿瘤细胞。化疗药物注射完成后使用栓塞颗粒栓塞该区域直至出现血流停滞或回流，达到目标区域缺血效果，顺铂和阿霉素是较为常用的注射药物。伊立替康洗脱微球（DEBIRI）是一种新型化疗栓塞剂，它将栓塞微球和伊立替康缓释剂组合从而高浓度局部给药，将全身副作用降至最低（图11.2）。

TACE 的并发症较少，主要有栓塞后综合征与栓塞脱靶。栓塞后综合征主要表现为疼痛、恶心、呕吐与疲劳，这些症状通常是自限性的。术中动脉内注射利多卡因有助于缓解栓塞后疼痛[30,31]，而糖皮质激素可能无益[31]。通常情况下，口服止痛药就足以控制术后疼痛。

肝动脉化疗栓塞术治疗的最大优势是管理便捷。TACE 在门诊便可进行，相较于其他介入治疗术后恢复时间最短，患者很少需要住院观察[32,33]。

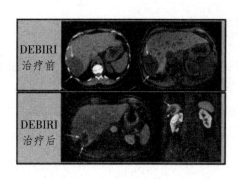

图11.2 一个较大的肝转移灶在 DEBIRI 治疗前后的 CT 和 MRI 图像。

放疗栓塞

选择性体内放疗（SIRT）类似于TACE，不同之处在于使用放射源杀伤肿瘤细胞（图11.3）。放射线的杀伤效应也是局部传递的，可显著降低全身影响。近距离放射源的射线随深度衰减极快，因此患者附近的人或物体受辐射影响很小。SIRT 的另一个好处是能提供非常高的局部效应剂量，从而达到彻底消灭目标区域的目的。表11.5 列出了 SIRT 治疗 mCRC 的相关研究。

SIRT 使用的放射源是钇90（Y-90）。Y-90 发生 β 衰变，半衰期（64.2 小时）、有效辐射距离短（2.4mm）。Y-90 被固定在树脂或玻璃制成的微球上，这些微球比 TACE 中使用的微球要小，但也可以起到一定的栓塞作用。与其他动脉介入疗法不同，SIRT 治疗时应防止靶组织过度缺血，保证肿瘤细胞供氧以增强杀瘤作用。

SIRT 的手术过程应在透视下全程监控，观察有无回流和栓塞/输送脱靶。输送系统应该是闭路的，且应检查有无辐射泄漏或无效输送。放射源输送完成后，应在伽玛相机下进行剂量验证，确保正确给药。治疗后应使用CT或MRI进行复查，以观察目标区域是否完全消除并监控复发，特别是消融边缘区域的复发。此外，应在治疗前评估肝脏的动静脉分流情况，从而减少栓塞或肺放射暴露[34]。

SIRT 的副作用较小，包括发热、恶心、疲劳、疼痛和厌食。栓塞脱靶是较为严重的并发症，尤其是

表11.4		TACE治疗CRLM的相关研究		
研究者	年份	队列信息	研究结果	副作用
Huppert 等	2014	29例全身化疗失败的肝转移mCRC患者，71次介入治疗 SAP微球荷载200mg伊立替康选择性栓塞	3、6、12个月时的PR率（依EASL标准）为72%、32%和0%，SD率为86%、48%和8%（无RECIST标准下的CR与PR），首次TACE后的中位OS为8个月 中位至进展时间为5个月，肝内病灶局限者的中位OS优于肝内病灶广泛者	无严重不良反应
Tellez 等	2000	30例患者采用牛胶原蛋白材料、顺铂、阿霉素、丝裂霉素C化疗栓塞，间隔6~8周重复治疗	有影像学缓解：63% CEA下降：95% 所有缓解都是短暂的，化疗栓塞后中位OS为8.6个月，初次转移后中位OS为29个月	无明显不良反应
Martin 等	2010	55例全身化疗失败的患者，99次伊立替康载药微球治疗（每患者中位2次），86%使用肝叶注射 30%同步化疗	6个月、12个月的缓解率：66%、75% OS：19个月 PFS：11个月	28%出现严重不良反应，术后30天内无死亡事件
Fiorentini 等	2013	74名患者，伊立替康载药微球组36例，FOLFIRI组38例	中位OS：伊立替康载药微球组为22个月，FOLFIRI组为15个月 中位PFS：伊立替康载药微球组的PFS为7个月，FOLFIRI组为4个月 中位肝外进展时间：伊立替康载药微球为13个月，而FOLFIRI为9个月 显著改善OS、PFS和生活质量，有统计学意义	
Gruber-Rouh 等	2014	TACE治疗564例肝转移癌，采用碘油淀粉微球联合丝裂霉素C、吉西他滨、伊立替康、顺铂 共行3384次TACE，平均每患者6次	PR为16.7%，SD为48.2%，PD为16.7% 2年、3年OS：28%和7% 中位OS：14.3个月	
Zacharias 等	2015	荟萃分析，搜集2003—2013年间PubMed收录文章，纳入90项研究，52项HAI、24项RE和14项TACE	中位OS：HAI为21.4个月，RE为29.4个月，TACE为15.2个月 系统治疗失败后的中位OS：HAI为13.2个月，RE为10.7个月，TACE为21.3个月	HAI组、RE组和TACE组的主要不良反应发生率分别为40%、19%和18%，与全身化疗相比均有所增加
Sanz Altamira 等	1997	40例肝转移mCRC患者，TACE，碘化油、5-FU、丝裂霉素C	首次TACE后的中位OS为10个月	

CRLM，结直肠肝转移；5-FU，5-氟尿嘧啶；CEA，癌胚抗原；DEBIRI，伊立替康洗脱珠；HAI，肝动脉灌注化疗；HCC，肝细胞癌；mCRC，转移性结直肠癌；CR，完全缓解；PR，部分缓解；SD，疾病稳定；PD，疾病进展；OS，总生存率；PFS，无进展生存期；RE，放射栓塞；SAP，高吸水性聚合物；TACE，化疗栓塞术。

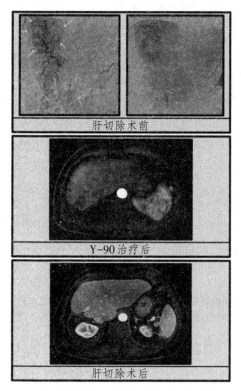

图11.3 Y-90治疗和肝切除术前后肝大肿块的透视和MRI图像。

正常肝组织的过度栓塞或溢出至胃肠道系统。放射性肝病的发生率为4%,表现为腹水、黄疸、肝功能障碍等[36]。胃部受到过量照射可能会引起不同程度的炎症和溃疡,放射性溃疡或放射性胃炎的发生率为5%~10%[37],而胰腺炎和胆囊炎的发生率则要低得多,只有不到1%[37]。尽管非常罕见,过度的肝脏栓塞或严重的栓塞脱靶可能会危及生命。

CRC肺转移的治疗

肺是CRC的第二常见转移部位,可选治疗方案包括外科治疗、内科治疗和SBRT。外科手段可选择肺叶切除术、肺段切除术和胸腔镜切除术(VATS)。手术切除肺转移灶可带来生存获益,研究中报道的中位生存时间为35~50个月,5年OS为36%~67.8%[38-42]。术后再次出现新转移灶后,再手术也能够提高生存预后[43,44]。在楔形切除、肺叶切除和全肺切除的对比中,小范围手术的预后

表11.5		Y-90介入治疗CRLM的相关研究		
研究者	年份	队列信息	研究结果	副作用
Gray 等	2001	74例不可切除的肝转移mCRC接受SIR-Spheres联合化疗对单纯化疗	PR+CR:联合治疗44%,单纯化疗为17.6% 中位TTP:联合治疗为15.9个月,单纯化疗为9.7个月 1、2、3、5年OS: 联合治疗:72%、39%、17%、3.5% 单纯化疗:68%、29%、6.5%、0%	联合治疗不增加主要不良反应,不会降低生活质量
Hazel 等	2004	21例未经治疗的晚期肝转移mCRC SIR-Spheres联合化疗11例,单纯化疗10例	中位TTP:联合治疗18.6个月对单纯化疗3.6个月 中位OS:联合治疗29.4个月对单纯化疗12.8个月 3个月后生活质量无差异	联合治疗组的不良反应更多
Kennedy 等	2006	208例无法切除的肝转移mCRC,既往系统治疗无效,Y-90微球治疗	有效者的中位OS为10.5个月,无效者为4.5个月,PR率为35%,PET缓解率为91%,CEA降低率为70%	无治疗相关死亡事件,无静脉阻塞性肝衰竭
Kosmider 等	2011	19例无法切除的肝转移mCRC,SIRT一线治疗	缓解率:84% 中位PFS:10.4个月 中位OS:29.4个月 与存在肝外病灶的患者相比,局限肝内病灶患者的PFS和OS更好	主要不良反应包括伴发热的中性粒细胞减少、十二指肠溃疡穿孔,1例患者死于严重肝毒性

(待续)

表11.5		Y-90介入治疗CRLM的相关研究(续)		
研究者	年份	队列信息	研究结果	副作用
Cortesi等	2016	回顾性分析,68例mCRC患者采用体表模型进行SIR-Spheres治疗	中位PFS: 一线化疗后SIRT:9个月 二线及以上化疗后SIRT:3个月	未见严重不良反应,较轻微的胃肠道反应、肝胆毒性反应
Janowski等	2017	58例化疗无效的肝转移mCRC树脂Y-90治疗	中位OS为6个月,12个月OS为33%,KRAS野生型患者与KRAS突变型患者生存无显著差异	
Rosenbaum等	2016	42例无法切除的化疗无效的肝转移mCRC,分别于0、1、3、7、30天检测VEGF、HGF和Ang-2水平,在第1个月、第3个月进行影像学随访	中位OS为9.2个月,无应答者第3天、第7天的Ang-2和HGF水平有所增加,应答者的因子水平变化很小甚至没有变化	
Hazel等	2016	530例无化疗肝转移mCRC患者,接受FOLFOX或mFOLFOX6联合SIRT,联合或不联合贝伐珠单抗	中位PFS:对照组10.2个月对SIRT组10.7个月 ORR:对照组68.8%对SIRT组76.7%	主要不良反应发生率: 对照组73.4% SIRT组85.4%
Wasan等	2017	FOXFIRE、SIFLOX和FOXFIRE方案全球性试验的荟萃分析:FOLFOX:549例 FOLFOX+SIRT:554例	组间OS风险比为1.04 中位OS: SIRT:22.6个月 FOLFOX:23.3个月	最常见的不良反应为中性粒细胞减少(FOLFOX 24%,SIRT 37%)主要不良反应发生率:FOLFOX为43%,SIRT为54%
Salem等[35]	2016	179例BCLC A、B期肝细胞癌患者cTACE对Y-90治疗	TTP:Y-90组>26个月,cTACE组为6.8个月 中位OS:Y-90组为18.6个月,cTACE组为17.7个月	与Y-90组相比,cTACE组出现了更多的腹泻与低蛋白血症

CRLM,结直肠癌肝转移;BCLC,巴塞罗那肝细胞癌分期;CEA,癌胚抗原;CRC,结直肠癌;cTACE,经动脉化疗栓塞;GI,胃肠道;HGF,肝细胞生长因子;mCRC,转移性结直肠癌;CR,完全缓解;PR,部分缓解;SD,疾病稳定;PD,疾病进展;ORR,客观缓解率;OS,总生存率;PFS,无进展生存期;SIRT,选择性体内放疗;TTP,进展时间;VEGF,血管内皮生长因子。

与大范围相当。这些结果提示,介入消融等微创技术也许是治疗CRC肺转移灶的理想方法。研究显示,热消融治疗mCRC肺转移的中位生存情况与手术切除类似(33~46个月)[45-47]。相较手术,微创介入技术的费用更低,且能更好地保存正常肺实质,创伤更小,且恢复时间更短,患者的生活质量更高[48,49],治疗后新发或复发灶的再治疗有效率更高。研究表明,与外科手术相比,热消融技术不需要长住院时间和恢复时间,肺功能评分有所改善[49]。由于这些令人满意的结果,接受肺介入消融术的患者数量正在不断增加。

消融治疗

欧洲心血管和介入放射学会(CIRSE)指南中规定的消融适应证为小于3cm的肺转移灶[59]。虽然指南对一次治疗的病灶数量没有明确界定,但大多数中心都限制在一次治疗≤5个病灶[60]。根据指南,应避免使用消融术治疗>3cm的多发病灶。表11.6总结了非小细胞肺癌(NSCLC)患者接受包括射频、冷冻、手术在内的各种治疗后的结果。

肝转移介入治疗中的"test-of-time"、化疗假期和"无进展生存期"概念也适用于肺转移灶介入治疗。应用这些概念可更好地辨析疾病过程,有针对

表11.6	NSCLC患者接受包括射频消融和冷冻消融在内的各种治疗方式后的结果	
治疗方式	5年生存期I期非小细胞肺癌	局部复发(多数在2年内)
肺叶切除术[50]	60%~80%	6.40%
亚叶切除术[50,51]	60%~74%	17.20%
老龄患者肺叶切除术[52]	60%	
射频消融[53,54]	27%~55.7%	22.20%
SBRT[55,56]	41.2%~42%	14%
常规外照射[57]	10%~27%	50%~55%
冷冻消融[58]	67.80%	36.20%

NSCLC,非小细胞肺癌;SBRT,立体定向放疗。

性地实行个体化治疗,从而避免不必要的手术。

肺部消融的禁忌证与肺活量减少、出血、周围结构损伤等并发症有关。FEV正常<500mL的重度肺间质疾病或肺动脉压>40mmHg容易引起严重的肺衰竭,此类患者应慎重使用肺部消融治疗。如同其他部位消融,凝血功能障碍者易发生严重的出血并发症,也应引起重视。治疗前必须准确判断病灶与重要解剖结构(如气管、主支气管、食管或主要血管)的邻近程度。当病灶距这些重要结构<1cm时,如无把握可妥善保护这些结构,应允许进行不完全消融。

肺部热消融的并发症不多,术后发生率为9.8%[61],合理甄选患者可将并发症降至最低。严重的消融并发症包括支气管胸膜瘘、针道播散、膈肌或神经损伤,但这些情况非常罕见,发生率仅为0.3%[62]。其他并发症包括皮肤烧伤、肺炎、肺脓肿、出血和气胸。并发症的危险因素包括肺气肿、血小板减少和既往化疗史,这些因素导致肺炎、出血和胸膜炎[63]。胸部放疗史也与肺炎有关[63]。

此领域中的大部分研究报道的是肺部射频消融治疗的结果。消融研究的生存终点多以1~3年为主,而外科研究则倾向于报道5年的生存情况。虽然消融术后的1~3年OS与手术后的3年OS(46%~59.6%)相似,但5年OS手术更好。这种情况或在一定程度上是患者选择所致:接受消融术治疗的患者多为无法接受手术的患有多种合并症的患者。

冷冻消融在治疗肺转移瘤中也很有前景。ECLIPSE试验在其中期分析里评估了40例肺转移癌患者的60个治疗病灶,其中大多数患者的原发肿瘤是CRC,结果显示1年局部控制率为94.6%[64]。与RFA相比,冷冻消融有着许多优势,如术后疼痛轻、在CT中能形成清晰消融边界、消融范围不受空气的高电阻限制和冰冻范围规律可控。此外,冷冻消融不会破坏消融区域的胶原结构,使得气管、支气管树能被更好保留[65]。

肺部消融术通常在术后2个月内使用CT或PET-CT进行复查。消融产生的局部炎症影像可在消融后1天至1个月内持续存在,一般在3个月内消退[66]。消融术后第1年内建议每隔3个月进行影像复查,此后可每隔12个月复查[60]。消融区域在第一次复查影像中可能会增大,但之后应逐渐缩小。消融范围周围可能会表现出肺不张或伴有空洞的肺纤维化,病灶结节在治疗后很少完全消失[60]。在PET上,消融区域应会显示为一个均匀低浓聚的环,此现象一般在1年后逐渐消失[67]。与其他部位消融一样,复查中出现新发周围结节、实心区域增大、中心PET代谢增强会提示复发。

临床病例 11.1

病例1:见图11.1

患者女,63岁,左侧结肠癌切除+残端吻合术后,随访复查时发现肝右叶转移灶。患者的ECOG评分为0。

实验室检查结果:白蛋白为3.4g/dL,血清肌酐为1.4mg/dL,总胆红素为1.5mg/dL,国际标准化比值(INR)为1.6。

经判定患者肝转移病灶可切除,但患者拒绝手术,选择经皮介入治疗。后患者进行了微波消融术,术后复查影像显示无残留病灶。

病例2:见图11.2

患者男,74岁,经肝活检证实为CRLM,肝活检提示肝VI节段5.4cm×3.8cm转移灶,患者的ECOG评分为0。既往结肠癌切除术2年余,无其他肝外疾病病史。患者肝转移病灶经二线治疗后进展,经评价无手术切除可能。

实验室检查结果:白蛋白为4.1g/dL,血清肌酐为1.1mg/dL,总胆红素1.01mg/dL,胰岛素受体为1.3。

患者接受伊立替康洗脱微球的动脉介入栓塞治疗。复查影像显示肿瘤明显缩小,未及活动性病灶。

(邱鸣寒　曹凤　译　王辉　校)

参考文献

1. American Cancer Society. *Cancer Facts & Figures 2017*. Atlanta: American Cancer Society; 2017.
2. Sasson AR, Sigurdson ER. Surgical treatment of liver metastases. *Semin Oncol*. 2002;29:107–118. doi:10.1053/sonc.2002.31676
3. Valderrama-Treviño AI, Barrera-Mera B, Ceballos-Villalva J, et al. Hepatic metastasis from colorectal cancer. *Euroasian J Hepatogastroenterol*. 2017;7:166–175. doi:10.5005/jp-journals-10018-1241
4. Dueland S, Guren TK, Hagness M, et al. Chemotherapy or liver transplantation for nonresectable liver metastases from colorectal cancer? *Ann Surg*. 2015;261:956–960. doi:10.1097/SLA.0000000000000786
5. Xing M, Kooby DA, El-Rayes BF, et al. Locoregional therapies for metastatic colorectal carcinoma to the liver—an evidence-based review. *J Surg Oncol*. 2014;110:182–196. doi:10.1002/jso.23619
6. Liccioni A, Reig M, Bruix J. Treatment of hepatocellular carcinoma. *Dig Dis*. 2014;32:554–563. doi:10.1159/000360501
7. Livraghi T, Solbiati L, Meloni F, et al. Percutaneous radiofrequency ablation of liver metastases in potential candidates for resection: the "test-of-time" approach. *Cancer*. 2003;97:3027–3035. doi:10.1002/cncr.11426
8. Gruber-Rouh T, Naguib NNN, Eichler K, et al. Transarterial chemoembolization of unresectable systemic chemotherapy-refractory liver metastases from colorectal cancer: long-term results over a 10-year period. *Int J Cancer*. 2014;134:1225–1231. doi:10.1002/ijc.28443
9. Petre EN, Sofocleous C. Thermal ablation in the management of colorectal cancer patients with oligometastatic liver disease. *Visceral Med*. 2017;33:62–68. doi:10.1159/000454697
10. Veltri A, Guarnieri T, Gazzera C, et al. Long-term outcome of radiofrequency thermal ablation (RFA) of liver metastases from colorectal cancer (CRC): size as the leading prognostic factor for survival. *La Radiologia Medica*. 2012;117:1139–1151. doi:10.1007/s11547-012-0803-3
11. Ferguson J, Alzahrani N, Zhao J, et al. Long term results of RFA to lung metastases from colorectal cancer in 157 patients. *Eur J Surg Oncol*. 2015;41:690–695. doi:10.1016/j.ejso.2015.01.024
12. Ochiai S, Yamakado K, Kodama H, et al. Comparison of therapeutic results from radiofrequency ablation and stereotactic body radiotherapy in solitary lung tumors measuring 5 cm or smaller. *Int J Clin Oncol*. 2015;20:499–507. doi:10.1007/s10147-014-0741-z
13. Kunzli BM, Abitabile P, Maurer CA. Radiofrequency ablation of liver tumors: actual limitations and potential solutions in the future. *World J Hepatol*. 2011;3:8–14. doi:10.4254/wjh.v3.i1.8

14. Solbiati L, Ahmed M, Cova L, et al. Small liver colorectal metastases treated with percutaneous radiofrequency ablation: local response rate and long-term survival with up to 10-year follow-up.
15. Pillai K, Akhter J, Chua TC, et al. Heat sink effect on tumor ablation characteristics as observed in monopolar radiofrequency, bipolar radiofrequency, and microwave, using ex vivo calf liver model. *Medicine*. 2015;94:e580. doi:10.1097/MD.0000000000000580
16. Valdix R, Wacker F, Hans-Juergen R, et al. High power microwave ablation of liver tissue – is the heat sink effect negligible? *J Vasc Interv Radiol*. 2015;26:S118. doi:10.1016/j.jvir.2014.12.319
17. Song P, Sheng L, Sun Y, et al. The clinical utility and outcomes of microwave ablation for colorectal cancer liver metastases. *Oncotarget*. 2017;8:51792–51799. doi:10.18632/oncotarget.15244
18. Violi NV, Duran R, Guiu B, et al. Efficacy of microwave ablation versus radiofrequency ablation for the treatment of hepatocellular carcinoma in patients with chronic liver disease: a randomised controlled phase 2 trial. *Lancet Gastroenterol Hepatol*. 2018;3:317–325. doi:10.1016/S2468-1253(18)30029-3
19. Carberry G, Smolock A, Cristescu M, et al. Percutaneous microwave ablation of liver tumors near the heart: safety and efficacy. *J Vasc Interv Radiol*. 2016;27:S80. doi:10.1016/j.jvir.2015.12.214
20. Liang P, Dong B, Yu X, et al. Prognostic factors for percutaneous microwave coagulation therapy of hepatic metastases. *Am J Roentgenol*. 2003;181:1319–1325. doi:10.2214/ajr.181.5.1811319
21. Tanaka K, Shimada H, Nagano Y, et al. Outcome after hepatic resection versus combined resection and microwave ablation for multiple bilobar colorectal metastases to the liver. *Surgery*. 2006;139:263–273. doi:10.1016/j.surg.2005.07.036
22. Wang J, Liang P, Yu J, et al. Clinical outcome of ultrasound-guided percutaneous microwave ablation on colorectal liver metastases. *Oncol Lett*. 2014;8:323–326. doi:10.3892/ol.2014.2106
23. Correa-Gallego C, Fong Y, Gonen M, et al. A retrospective comparison of microwave ablation vs. radiofrequency ablation for colorectal cancer hepatic metastases. *Ann Surg Oncol*. 2014;21:4278–4283. doi:10.1245/s10434-014-3817-0
24. Bhardwaj N, Strickland AD, Ahmad F, et al. A comparative histological evaluation of the ablations produced by microwave, cryotherapy and radiofrequency in the liver. *Pathology*. 2009;41:168–172. doi:10.1080/00313020802579292
25. Lyu T, Wang X, Su Z, et al. Irreversible electroporation in primary and metastatic hepatic malignancies. *Medicine*. 2017;96:1–7. doi:10.1097/md.0000000000006386
26. Sullivan RD, Zurek WZ. Chemotherapy for liver cancer by protracted ambulatory infusion. *JAMA*. 1965;194:481–486. doi:10.1001/jama.1965.03090180005001
27. Buchwald H, Grage TB, Vassilopoulos PP, et al. Intraarterial infusion chemotherapy for hepatic carcinoma using a totally implantable infusion pump. *Cancer*. 1980;45:866–869. doi:10.1002/1097-0142(19800301)45:5<866::AID-CNCR2820450507>3.0.CO;2-3
28. Lewis HL, Bloomston M. Hepatic artery infusional chemotherapy. *Surg Clin North Am*. 2016;96:341–355. doi:10.1016/j.suc.2015.11.002
29. Yamada R, Sato M, Kawabata M, et al. Hepatic artery embolization in 120 patients with unresectable hepatoma. *Radiology*. 1983;148:397–401. doi:10.1148/radiology.148.2.6306721
30. Hartnell GG, Gates J, Stuart K, et al. Hepatic chemoembolization: effect of intraarterial lidocaine on pain and postprocedure recovery. *Cardiovasc Interv Radiol*. 1999;22:293–297. doi:10.1007/s002709900391
31. Romano M, Giojelli A, Tamburrini O, et al. Chemoembolization for hepatocellular carcinoma: effect of intraarterial lidocaine in peri- and post-procedural pain and hospitalization. *Radiol Med*. 2003;105:350–355.
32. Mitchell JW, O'Connell WG, Kisza P, et al. Safety and feasibility of outpatient transcatheter hepatic arterial embolization for hepatocellular carcinoma. *J Vasc Interv Radiol*. 2009;20:203–208. doi:10.1016/j.jvir.2008.10.027
33. Nasser F, Cavalcante RN, Galastri FL, et al. Safety and feasibility of same-day discharge of patients with hepatocellular carcinoma treated with transarterial chemoembolization with drug-eluting beads in a liver transplantation program. *J Vasc Interv Radiol*. 2014;25:1012–1017. doi:10.1016/j.jvir.2014.02.025
34. Murthy R, Nunez R, Szklaruk J, et al. Yttrium-90 microsphere therapy for hepatic malignancy: devices, indications, technical considerations, and potential complications. *RadioGraphics*. 2005;25:S41–S55. doi:10.1148/rg.25si055515
35. Salem R, Gordon AC, Mouli S, et al. Y90 Radioembolization significantly prolongs time to progression compared with chemoembolization in patients with hepatocellular carcinoma. *Gastroenterology*. 2016;151:1155–1163.e1152. doi:10.1053/j.gastro.2016.08.029

34. Murthy R, Nunez R, Szklaruk J, et al. Yttrium-90 microsphere therapy for hepatic malignancy: devices, indications, technical considerations, and potential complications. *RadioGraphics.* 2005;25:S41–S55. doi:10.1148/rg.25si055515

35. Salem R, Gordon AC, Mouli S, et al. Y90 Radioembolization significantly prolongs time to progression compared with chemoembolization in patients with hepatocellular carcinoma. *Gastroenterology.* 2016;151:1155–1163.e1152. doi:10.1053/j.gastro.2016.08.029

38. Meimarakis G, Spelsberg F, Angele M, et al. Resection of pulmonary metastases from colon and rectal cancer: factors to predict survival differ regarding to the origin of the primary tumor. *Ann Surg Oncol.* 2014;21:2563–2572. doi:10.1245/s10434-014-3646-1

39. Zampino MG, Maisonneuve P, Ravenda PS, et al. Lung metastases from colorectal cancer: analysis of prognostic factors in a single institution study. *Ann Thorac Surg.* 2014;98:1238–1245. doi:10.1016/j.athoracsur.2014.05.048

40. Watanabe I, Arai T, Ono M, et al. Prognostic factors in resection of pulmonary metastasis from colorectal cancer. *Br J Surg.* 2003;90:1436–1440. doi:10.1002/bjs.4331

41. Mori M, Tomoda H, Ishida T, et al. Surgical resection of pulmonary metastases from colorectal adenocarcinoma: special reference to repeated pulmonary resections. *Arch Surg.* 1991;126:1297–1302. doi:10.1001/archsurg.1991.01410340139020

42. Saito Y, Omiya H, Kohno K, et al. Pulmonary metastasectomy for 165 patients with colorectal carcinoma: a prognostic assessment. *J Thorac Cardiovasc Surg.* 2002;124:1007–1013. doi:10.1067/mtc.2002.125165

43. Pastorino U. Lung metastasectomy: why, when, how. *Crit Rev Oncol Hematol.* 1997;26:137–145. doi:10.1016/S1040-8428(97)00017-6

44. Casiraghi M, De Pas T, Maisonneuve P, et al. A 10-year single-center experience on 708 lung metastasectomies: the evidence of the "international registry of lung metastases". *J Thorac Oncol.* 2011;6:1373–1378. doi:10.1097/JTO.0b013e3182208e58

45. Yamakado K, Inoue Y, Takao M, et al. Long-term results of radiofrequency ablation in colorectal lung metastases: single center experience. *Oncol Rep.* 2009;22:885–891. doi:10.3892/or_00000513

46. Gillams A, Khan Z, Osborn P, et al. Survival after radiofrequency ablation in 122 patients with inoperable colorectal lung metastases. *Cardiovasc Interv Radiol.* 2013;36:724–730. doi:10.1007/s00270-012-0500-3

47. Yamauchi Y, Izumi Y, Hashimoto K, et al. Percutaneous cryoablation for the treatment of medically inoperable stage I non-small cell lung cancer. *PloS One.* 2012;7:e33223. doi:10.1371/journal.pone.0033223

48. Suh RD, Wallace AB, Sheehan RE, et al. Unresectable pulmonary malignancies: CT-guided percutaneous radiofrequency ablation—preliminary results. *Radiology.* 2003;229:821–829. doi:10.1148/radiol.2293021756

49. Lencioni R, Crocetti L, Cioni R, et al. Response to radiofrequency ablation of pulmonary tumours: a prospective, intention-to-treat, multicentre clinical trial (the RAPTURE study). *Lancet Oncol.* 2008;9:621–628. doi:10.1016/S1470-2045(08)70155-4

50. Mery CM, Pappas AN, Bueno R, et al. Similar long-term survival of elderly patients with non-small cell lung cancer treated with lobectomy or wedge resection within the surveillance, epidemiology, and end results database. *Chest.* 2005;128:237–245. doi:10.1378/chest.128.1.237

51. Ghosh S, Sujendran V, Alexiou C, et al. Long term results of surgery versus continuous hyperfractionated accelerated radiotherapy (CHART) in patients aged >70 years with stage 1 non-small cell lung cancer. *Eur J Cardiothorac Surg.* 2003;24:1002–1007. doi:10.1016/S1010-7940(03)00474-3

52. Dell'Amore A, Monteverde M, Martucci N, et al. Lobar and sub-lobar lung resection in octogenarians with early stage non-small cell lung cancer: factors affecting surgical outcomes and long-term results. *Gen Thorac Cardiovasc Surg.* 2015;63:222–230. doi:10.1007/s11748-014-0493-8

53. Simon CJ, Dupuy DE, DiPetrillo TA, et al. Pulmonary radiofrequency ablation: long-term safety and efficacy in 153 patients. *Radiology.* 2007;243:268–275. doi:10.1148/radiol.2431060088

54. Kodama H, Yamakado K, Takaki H, et al. Lung radiofrequency ablation for the treatment of unresectable recurrent non-small-cell lung cancer after surgical intervention. *Cardiovasc Intervent Radiol.* 2012;35:563–569. doi:10.1007/s00270-011-0220-0

55. Grutters JP, Kessels AGH, Pijls-Johannesma M, et al. Comparison of the effectiveness of radiotherapy with photons, protons and carbon-ions for non-small cell lung cancer: a meta-analysis. *Radiother Oncol.* 2010;95:32–40. doi:10.1016/j.radonc.2009.08.003

56. Zheng X, Schipper M, Kidwell K, et al. Survival outcome after stereotactic body radiation therapy and surgery for stage I non-small cell lung cancer: a meta-analysis. *Int J Radiat Oncol Biol Phys.* 2014;90:603–611. doi:10.1016/j.ijrobp.2014.05.055

56. Zheng X, Schipper M, Kidwell K, et al. Survival outcome after stereotactic body radiation therapy and surgery for stage I non-small cell lung cancer: a meta-analysis. *Int J Radiat Oncol Biol Phys.* 2014;90:603–611. doi:10.1016/j.ijrobp.2014.05.055

57. Gauden S, Ramsay J, Tripcony L. The curative treatment by radiotherapy alone of stage I non-small cell carcinoma of the lung. *Chest.* 1995;108:1278–1282. doi:10.1378/chest.108.5.1278

58. Moore W, Talati R, Bhattacharji P, et al. Five-year survival after cryoablation of stage I non-small cell lung cancer in medically inoperable patients. *J Vasc Interv Radiol.* 2015;26:312–319. doi:10.1016/j.jvir.2014.12.006

59. Pereira PL, Salvatore M. Standards of practice: guidelines for thermal ablation of primary and secondary lung tumors. *Cardiovasc Interv Radiol.* 2012;35:247–254. doi:10.1007/s00270-012-0340-1

60. Ridge CA, Solomon SB. Percutaneous ablation of colorectal lung metastases. *J Gastrointest Oncol.* 2015;6:685–692. doi:10.3978/j.issn.2078-6891.2015.095

61. Carrafiello G, Mangini M, Fontana F, et al. Complications of microwave and radiofrequency lung ablation: personal experience and review of the literature. *La Radiologia Medica.* 2012;117:201–213. doi:10.1007/s11547-011-0741-2

62. Palussière J, Canella M, Cornelis F, et al. Retrospective review of thoracic neural damage during lung ablation — what the interventional radiologist needs to know about neural thoracic anatomy. *Cardiovasc Interv Radiol.* 2013;36:1602–1613. doi:10.1007/s00270-013-0597-z

63. Kashima M, Yamakado K, Takaki H, et al. Complications after 1000 lung radiofrequency ablation sessions in 420 patients: a single center's experiences. *Am J Roentgenol.* 2011;197:W576–W580. doi:10.2214/AJR.11.6408

64. de Baere T, Tselikas L, Woodrum D, et al. Evaluating cryoablation of metastatic lung tumors in patients — safety and efficacy: the ECLIPSE trial — interim analysis at 1-Year. *Cardiol Rev.* 2015;10(10):1468–1474. doi:10.1097/jto.0000000000000632

65. Wang H, Littrup PJ, Duan Y, et al. Thoracic masses treated with percutaneous cryotherapy: initial experience with more than 200 procedures. *Radiology.* 2005;235:289–298. doi:10.1148/radiol.2351030747

66. Deandreis D, Leboulleux S, Dromain C, et al. Role of FDG PET/CT and chest CT in the follow-up of lung lesions treated with radiofrequency ablation. *Radiology.* 2011;258:270–276. doi;10.1148/radiol.10092440

67. Sharma A, Lanuti M, He W, et al. Increase in fluorodeoxyglucose positron emission tomography activity following complete radiofrequency ablation of lung tumors. *J Comput Assist Tomogr.* 2013;37:9–14. doi:10.1097/RCT.0b013e3182732341

第 12 章

结直肠癌寡转移的辅助治疗

Andrea Cercek, Gustavo dos Santos Fernandes

引言

转移性结直肠癌(mCRC)通常可以治疗,但很少能够治愈。然而仅有1个或2个转移累及部位的寡转移结直肠癌(CRC)是个例外。很多学者认为,在寡转移的情况下,完全切除转移灶的患者治愈率高达50%,特别是转移局限于单一器官且转移灶数目<4个时[1]。鉴于这些颇具前景的数据和匮乏的CRC系统治疗新进展,寡转移CRC通常使用手术和其他局部治疗手段来治疗。对于涉及多器官和(或)众多病变的更广泛疾病的患者,全身细胞毒性化疗[2]是首选治疗方法。尽管美国国立综合癌症网络(NCCN)和欧洲肿瘤学会(ESMO)都没有对"寡转移"进行定义,从实际应用来看它主要是由疾病能否接受局部治疗来定义的。因此,不同机构的CRC寡转移的治疗标准差别很大。

辅助化疗的理论和证据

虽然局部治疗是CRC寡转移治疗的基石,但从根治角度来说,进行系统性全身治疗是合乎逻辑的。如同早期CRC,辅助治疗或能够降低患者的复发风险。少量的试验评估了辅助化疗的益处,包括单药氟尿嘧啶及其与奥沙利铂或伊立替康联合使用,但没有显示比单独观察更好的生存率。

单药氟尿嘧啶方案

两项设计类似的随机临床试验(RCT)评估了氟尿嘧啶(5-FU)和亚叶酸钙(LV)辅助化疗,一项在法国,另一项在欧洲和加拿大,但都由于入组患者过少而过早关闭[3-4]。两项试验在转移灶进行完全手术切除后随机分配患者进行术后6个月的5-FU+LV化疗,或仅随访观察。对两项试验共278例患者的联合分析发现,中位无进展生存期(PFS为28个月对19个月,$P=0.058$)和总生存期(OS为62个月对47个月)无显著差异。最近的一项设计相似的日本随机对照临床试验使用了替加氟联合左亚叶酸钙(UFT/LV),在4.76年中位随访时间内发现,UFT/LV辅助化疗显著改善了3年无复发生存率(39%对32%,HR=0.56,95%CI=0.38~0.83)[5]。然而,与之前的试验一样,UFT/LV与对照观察组3年总生存方面并无差异(83%对82%)。

以奥沙利铂为基础的化疗方案

研究发现,与单独使用氟尿嘧啶相比,氟尿嘧啶和奥沙利铂联合化疗可显著降低Ⅱ或Ⅲ期CRC患者的复发风险[6-8]。为了检验联合化疗在治疗显微病灶方面是否更有效,一项欧洲癌症研究和治疗组织(EORTC)开展的随机临床试验在可手术的CRC肝转移患者中评估了手术前后的FOLFOX化疗(术前6个周期和术后6个周期)+手术对比单独手术的疗效[9]。结果显示,在接受了手术的患者中,增加FOLFOX化疗能使3年PFS增加9.2%〔从33.2%到42.4%,HR=0.73(0.55~0.97),P=0.025〕。化疗组151例,其中115例接受了平均6个周期的术后化疗;单独手术组152例。在本试验的最新数据中,化疗组与对照组的5年OS并没有明显改善(52%对48%,HR=0.88,95%CI=0.68~1.14)[10],尽管试验并不是为了评估总生存期差异而进行的FOLF-OX方案,现在被认为是未经治疗的已切除或可切除的mCRC患者的标准辅助治疗方案。

以伊立替康为基础的化疗方案

伊立替康是CRC治疗中的一种非常有效的药物,其联合氟尿嘧啶是mCRC的主要治疗方法之一。尽管如此,对于Ⅱ和Ⅲ期CRC在辅助方案中添加伊立替康并没有被证实有效[11-13]。一项多中心试验入组了321例可切除的CRC限肝转移患者,在短期5-FU+LV(隔周1次,持续24周)的基础上随机联合或不联合伊立替康(每2周180mg/m²)治疗[14]。在中位随访42个月的情况下,添加伊立替康并没有明显的无病生存获益(中位PFS为25个月对22个月)。表12.1总结了寡转移CRC全身辅助化疗的主要临床试验结果。

靶向治疗

靶向治疗被广泛用于治疗mCRC。目前,3个不同类别的6种药物被批准用于治疗可测量的转移性疾病,即贝伐珠单抗、雷莫卢单抗、阿柏西普、西妥昔单抗、帕尼单抗和瑞戈非尼。尽管它们对转移性疾病病灶有效,但没有被证实能够治疗微转移病灶。在大型Ⅲ期临床试验中,在CRC辅助治疗中加入贝伐珠单抗或西妥昔单抗不能提高生存率[16-18]。对雷莫卢单抗、阿柏西普、瑞戈非尼和TAS-102还未进行这方面的研究。

在可切除的Ⅳ期CRC中,只有西妥昔单抗进行了前瞻性的评估。在New EPOC研究中,KRAS 2号外显子野生型的可切除性CRC肝转移患者接受了围术期的奥沙利铂联合氟尿嘧啶化疗,联合或不联合西妥昔单抗靶向治疗(术前12周,术后12周),最终128例患者接受单独化疗,129例患者接受化疗加西妥昔单抗[15]。令人惊讶的是,尽管缓解率较高,但化疗联合靶向治疗组的PFS比单纯化疗组明显缩短(14.1个月对20.5个月,HR=1.48,95%CI=1.04~2.12,P=0.030)。鉴于研究结果,以及西妥昔单抗在Ⅱ、Ⅲ期结肠癌辅助治疗中的无获益数据,我们不推荐在这种情况下使用西妥昔单抗。

表12.1 寡转移CRC全身辅助化疗的主要临床试验

试验	治疗分组	人数	中位OS(月)	P	中位PFS	P
FFCD 9002和ENG[3]	氟尿嘧啶	138	62.2	0.095	27.9	0.058
	手术	140	47.3		18.8	
ORTC 40983[10]	FOLFOX	148	51.2	0.34	20.9	0.035
	手术	152	47.8		12.5	
Ychou等[14]	FOLFIRI	153	未达到	未达到	24.7	0.44
	5-FU/LV	153	未达到		21.6	
New EPOC[15]	FOLFOX+西妥昔单抗	129	未达到	未达到	14.1	0.03
	FOLFOX	128	未达到		20.5	

*,接受化疗和接受切除手术的患者数量。其中,有115例接受了术后化疗。
5-FU,氟尿嘧啶;CRC,结直肠癌;LV,左亚叶酸钙;OS,总生存期;PFS,无进展生存期。

肝动脉灌注(HAI)加全身化疗

尽管手术能够达到治愈的目的,但大多数接受了肝切除的寡转移的CRC患者仍会复发。在大约一半的复发患者中,肝是最早且唯一的复发部位。已有研究证明,可通过肝动脉进行局部区域辅助化疗。HAI化疗的方法是利用手术植入皮下泵,通过胃十二指肠动脉中的导管将大剂量的化疗药物直接送入肝脏。在大多数临床试验中,HAI是与全身化疗联合进行的。

20世纪90年代进行的两项随机对照试验,一项是在纪念斯隆-凯特琳癌症中心(MSKCC)进行,另一项为多中心研究,均发现在切除肝转移病灶的患者中使用5-FU化疗联合HAI氟尿苷(FUDR)是获益的。第一个试验中,HAI使2年OS从72%增加到86%(P=0.03)[19,20],而第二个试验中,联合HAI的无复发生存率(RFS)和肝脏的RFS显著下降,具有统计学意义[21]。然而,另一项多中心研究对比了手术联合HAI 5-FU与单纯手术切除的效果,因在中期分析时没有发现差异导致提前关闭[22]。由于这些试验是在现代系统化疗方案(如奥沙利铂和伊立替康)引入之前进行的,因此一项对1992—2012年在MSKCC治疗的患者的回顾性分析再次验证了在围术期全身化疗加入HAI的影响[23]。研究的中位随访时间为55个月,结果中接受HAI治疗的患者(n=785)的中位总生存期为67个月,而未接受HAI治疗的患者为44个月(n=1583,P=0.001)。尽管HAI组有更多的晚期患者,但在接受现代系统化疗的患者中,两组之间差异相似。倾向评分调整HR后(为控制预后因素)也显示更长的总生存期为0.67(95%CI=0.59~0.76,P=0.001)。

我们认为,对于高复发风险的患者,特别是那些对标准新辅助化疗反应有限的患者,在辅助治疗中加入HAI是一种合理的治疗选择。如果进行化疗的最初目的是为了减少转移瘤的大小或数量,使其可被手术切除,那么可以更广泛地将HAI做转化治疗策略的一部分,或在某些情况下成为姑息性治疗的合理手段,但这些内容并不在本章讨论的范围之内。

ESMO和NCCN指南

ESMO指南建议对明确的可切除疾病进行先期切除[24]。对于预后不明确或预后不好的、技术上可切除的疾病,建议进行围术期联合化疗(FOLFOX或CAPOX)。因围术期治疗的目标为改善预后,因此,可切除性疾病不应使用靶向药物。

对于具有良好肿瘤学和手术(技术)特征的患者,如果未接受围术期化疗,ESMO认为没有足够有力的证据支持使用辅助化疗。对于不符合良好标准的患者如果既往未接受过化疗,建议使用FOLFOX或CAPOX辅助治疗(除非患者最近接受过以奥沙利铂为基础的辅助化疗)。

NCCN指南建议对可切除患者进行先期切除,也建议围术期将FOLFOX或XELOX方案化疗作为选择[25]。对于有经验的机构,HAI联合或不联合全身性化疗是另一种选择。对于以前接受过化疗的患者,NCCN指南建议在切除后进行观察,而不是化疗。

观点

与其他肿瘤类似,随着CRC分子基础知识的发展,治疗正在发生变化。最近抗PD-1药物在错配修复缺失的mCRC患者中的成功,这激起了人们对免疫治疗的极大热情[26,27]。但目前还没有免疫治疗在Ⅱ、Ⅲ期或手术切除后的Ⅳ期疾病的辅助治疗中的疗效的数据。一项临床试验,即Alliance A021502,正在评估在FOLFOX化疗中加入帕博利珠单抗治疗Ⅲ期微卫星高度不稳定(MSI-H)CRC患者。尽管没有针对Ⅳ期疾病,但这个研究将确定PD-L1药物是否可以治疗微转移性疾病。

约有5%的CRC患者携带BRAF V600突变[28],该突变与预后较差和化疗低有效率有关。最近,临床试验表明,将BRAF抑制剂与化疗和抗EGFR疗法结合,可以提高患者的有效率和PFS[29,30],但使用这些药物来减少手术后的复发仍在研究中。

建议和总结

- 对于以前未接受过化疗的CRC寡转移手术切除后的患者,我们建议使用6个月的氟尿嘧啶和奥沙利铂。

- 对于先前接受过化疗的寡转移手术切除后的患者,我们建议观察。

- 涉及转化治疗策略的患者,我们建议观察或完成6个月的化疗。

- 对于局限于肝的可切除的寡转移的患者,我们考虑使用HAI进行肝定向治疗。

总之,CRC寡转移的患者的辅助治疗取决于患者个体的诊断和治疗史。

临床样本12.1

即使是mCRC的这个亚群也可能出现不同临床表现,其中治疗的目标可能是不同的,因为并不是所有患者都有相同的治愈概率。例如,疾病负荷小且分散在多个器官中的患者,尽管很少转移,但并不适合进行手术切除,而是更适合旨在延长生存期的创伤较小的微创方法。另一方面,≤4个可切除的肝或肺转移灶患者的治愈率较高,应进行相应的治疗。CRC寡转移患者的治疗应符合患者特征和临床目标。为了进行讨论,我们选择了两种不同的CRC寡转移的病例:

- 患者女,54岁,未接受辅助治疗伴KRAS突变,病灶为升结肠,分期为T3N0,病理为腺癌,单发肝转移(图12.1)。

- 患者男,70岁,RAS/RAF野生型,分期为T4N1,病理为腺癌,术后1年出现主动脉旁淋巴结和两个肺结节(图12.2和图12.3)。

这两种情况都明显代表了寡转移疾病,但治愈的可能性差别很大,需要采取不同的治疗策略。

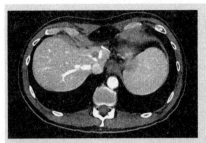

图12.1　单发肝转移。

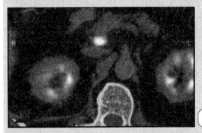

扫码观看高清彩图

图12.2　主动脉旁淋巴结转移。

在第一个病例中,患者相对年轻,最初只在一个器官中出现了一个转移灶,因此是根治性手术的最佳人选。她还接受了氟尿嘧啶和奥沙利铂的联合化疗,联合方案可降低这种情况下的复发率,尽管化疗的理想时机是有争议的。一般来说,术前化疗可更好地了解肿瘤个体化的临床性质和对化疗的敏感性,可为后来的治疗决定提供信息,如切除后是否继续化疗。如果肿瘤复发,这种治疗方案也可成为一个选择。例如,如果患者对FOLFOX没有反应,那么从FOLFIRI开始治疗更好。另一方面,在极少数情况下,化疗的副作用会严重伤害患者,并推迟可行的和有可能治愈的手术。因此,对于肝、肺≤3个明显可切除的病灶的患者,我们建议先切除肿瘤,然后再进行辅助化疗。

第二例患者可以用几种方法来治疗,都是为了达到相同的治疗目标。不同于第一例患者的治愈率约为50%,第二例患者的治愈率不到10%。治疗的目的将是姑息性的,而不是治疗性的。在这种特殊情况下,侵入性较小的局部治疗会比手术更好,如立体定向放疗或放射消融,因为它们能提供很高的局部控制率,且没有手术及恢复期带来的明显的不便。对于这例患者,还有另外两种合理的方法：第一种是全身化疗，化疗能更好地了解该疾病的临床和生物学行为；如果治疗有效果，可随后进行局部治疗；另一个不那么传统但仍然站得住脚的选择是观察随访，因为没有数据表明对那些不太可能治愈的无症状的患者，早开始化疗比晚开始化疗更有利。在这种情况下，重要的是要按照患者的意愿来计划治疗，并且治疗的强度要由患者和医生共同商定。

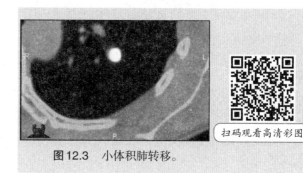

扫码观看高清彩图

图 12.3　小体积肺转移。

（刘艳　乔薇　译　李想　校）

参考文献

1. House MG, Ito H, Gönen M, et al. Survival after hepatic resection for metastatic colorectal cancer: trends in outcomes for 1,600 patients during two decades at a single institution. *J Am Coll Surg*. 2010;210:744–752, 752–745. doi:10.1016/j.jamcollsurg.2009.12.040

2. Fakih MG. Metastatic colorectal cancer: current state and future directions. *J Clin Oncol*. 2015;33:1809–1824. doi:10.1200/jco.2014.59.7633

3. Mitry E, Fields ALA, Bleiberg H, et al. Adjuvant chemotherapy after potentially curative resection of metastases from colorectal cancer: a pooled analysis of two randomized trials. *J Clin Oncol*. 2008;26:4906–4911. doi:10.1200/jco.2008.17.3781

4. Portier G, Elias D, Bouche O, et al. Multicenter randomized trial of adjuvant fluorouracil and folinic acid compared with surgery alone after resection of colorectal liver metastases: FFCD ACHBTH AURC 9002 trial. *J Clin Oncol*. 2006;24:4976–4982. doi:10.1200/jco.2006.06.8353

5. Hasegawa K, Saiura A, Takayama T, et al. Adjuvant oral uracil-tegafur with leucovorin for colorectal cancer liver metastases: a randomized controlled trial. *PLoS One*. 2016;11:e0162400. doi:10.1371/journal.pone.0162400

6. Hong YS, Nam B H, Kim K, et al. Oxaliplatin, fluorouracil, and leucovorin versus fluorouracil and leucovorin as adjuvant chemotherapy for locally advanced rectal cancer after preoperative chemoradiotherapy (ADORE): an open-label, multicentre, phase 2, randomised controlled trial. *Lancet Oncol*. 2014;15:1245–1253. doi:10.1016/s1470-2045(14)70377-8

7. Sobrero A, Lonardi S, Rosati G, et al. FOLFOX or CAPOX in stage II to III colon cancer: efficacy results of the Italian three or six colon adjuvant trial. *J Clin Oncol*. 2018;36:1478–1485. doi:10.1200/jco.2017.76.2187

8. Andre T, Boni C, Navarro M, et al. Improved overall survival with oxaliplatin, fluorouracil, and leucovorin as adjuvant treatment in stage II or III colon cancer in the MOSAIC trial. *J Clin Oncol*. 2009;27:3109–3116. doi:10.1200/jco.2008.20.6771

9. Nordlinger B, Sorbye H, Glimelius B, et al. Perioperative chemotherapy with FOLFOX4 and surgery versus surgery alone for resectable liver metastases from colorectal cancer (EORTC Intergroup trial 40983): a randomised controlled trial. *Lancet*. 2008;371:1007–1016. doi:10.1016/s0140-6736(08)60455-9

10. Nordlinger B, Sorbye H, Glimelius B, et al. Perioperative FOLFOX4 chemotherapy and surgery versus surgery alone for resectable liver metastases from colorectal cancer (EORTC 40983): long-term results of a randomised, controlled, phase 3 trial. *Lancet Oncol*. 2013;14:1208–1215. doi:10.1016/s1470-2045(13)70447-9

11. Saltz LB, Niedzwiecki D, Hollis D, et al. Irinotecan fluorouracil plus leucovorin is not superior to fluorouracil plus leucovorin alone as adjuvant treatment for stage III colon cancer: results of CALGB 89803. *J Clin Oncol*. 2007;25:3456–3461. doi:10.1200/jco.2007.11.2144

12. Van Cutsem E, Labianca R, Bodoky G, et al. Randomized phase III trial comparing biweekly infusional fluorouracil/leucovorin alone or with irinotecan in the adjuvant treatment of stage III colon cancer: PETACC-3. *J Clin Oncol*. 2009;27:3117–3125. doi:10.1200/jco.2008.21.6663

13. Ychou M, Raoul J-L, Douillard J-Y, et al. A phase III randomised trial of LV5FU2 + irinotecan versus LV5FU2 alone in adjuvant high-risk colon cancer (FNCLCC Accord02/FFCD9802). *Ann Oncol.* 2009;20:674–680. doi:10.1093/annonc/mdn680

14. Ychou M, Hohenberger W, Thezenas S, et al. A randomized phase III study comparing adjuvant 5-fluorouracil/folinic acid with FOLFIRI in patients following complete resection of liver metastases from colorectal cancer. *Ann Oncol.* 2009;20:1964–1970. doi:10.1093/annonc/mdp236

15. Primrose J, Falk S, Finch-Jones M, et al. Systemic chemotherapy with or without cetuximab in patients with resectable colorectal liver metastasis: the New EPOC randomised controlled trial. *Lancet Oncol.* 2014;15:601–611. doi:10.1016/s1470-2045(14)70105-6

16. Allegra CJ, Yothers G, O'Connell MJ, et al. Bevacizumab in stage II-III colon cancer: 5-year update of the National Surgical Adjuvant Breast and Bowel Project C-08 trial. *J Clin Oncol.* 2013;31:359–364. doi:10.1200/jco.2012.44.4711

17. de Gramont A, Cutsem EV, Schmoll H-J, et al. Bevacizumab plus oxaliplatin-based chemotherapy as adjuvant treatment for colon cancer (AVANT): a phase 3 randomised controlled trial. *Lancet Oncol.* 2012;13:1225–1233. doi:10.1016/s1470-2045(12)70509-0

18. Taieb J, Balogoun R, Le Malicot K, et al. Adjuvant FOLFOX +/– cetuximab in full RAS and BRAF wildtype stage III colon cancer patients. *Ann Oncol.* 2017;28:824–830. doi:10.1093/annonc/mdw687

19. Kemeny N, Huang Y, Cohen AM, et al. Hepatic arterial infusion of chemotherapy after resection of hepatic metastases from colorectal cancer. *N Engl J Med.* 1999;341:2039–2048. doi:10.1056/nejm199912303412702

20. Kemeny NE, Gonen M. Hepatic arterial infusion after liver resection. *N Engl J Med.* 2005;352:734–735. doi:10.1056/nejm200502173520723

21. Kemeny MM, Adak S, Gray B, et al. Combined-modality treatment for resectable metastatic colorectal carcinoma to the liver: surgical resection of hepatic metastases in combination with continuous infusion of chemotherapy--an intergroup study. *J Clin Oncol.* 2002;20:1499–1505. doi:10.1200/jco.2002.20.6.1499

22. Lorenz M, Müller H-H, Schramm H, et al. Randomized trial of surgery versus surgery followed by adjuvant hepatic arterial infusion with 5-fluorouracil and folinic acid for liver metastases of colorectal cancer. German Cooperative on Liver Metastases (Arbeitsgruppe Lebermetastasen). *Ann Surg.* 1998;228:756–762. doi:10.1097/00000658-199812000-00006

23. Groot Koerkamp B, Sadot E, Kemeny NE, et al. Perioperative hepatic arterial infusion pump chemotherapy is associated with longer survival after resection of colorectal liver metastases: a propensity score analysis. *J Clin Oncol.* 2017;35:1938–1944. doi:10.1200/jco.2016.71.8346

24. Van Cutsem E, Cervantes A, Adam R, et al. ESMO consensus guidelines for the management of patients with metastatic colorectal cancer. *Ann Oncol.* 2016;27:1386–1422. doi:10.1093/annonc/mdw235

25. Benson AB, Venook AP, Panel NG. *NCCN Clinical Practice Guidelines in Oncology: Colon Cancer.* https://www.nccn.org/professionals/physician_gls/pdf/colon.pdf; 2018.

26. Overman MJ, McDermott R, Leach JL, et al. Nivolumab in patients with metastatic DNA mismatch repair-deficient or microsatellite instability-high colorectal cancer (CheckMate 142): an open-label, multicentre, phase 2 study. *Lancet Oncol.* 2017;18:1182–1191. doi:10.1016/s1470-2045(17)30422-9

27. Le DT, Durham JN, Smith KN, et al. Mismatch repair deficiency predicts response of solid tumors to PD-1 blockade. *Science.* 2017;357:409–413. doi:10.1126/science.aan6733

28. Sclafani F, Gullo G, Sheahan K, et al. BRAF mutations in melanoma and colorectal cancer: a single oncogenic mutation with different tumour phenotypes and clinical implications. *Crit Rev Oncol Hematol.* 2013;87:55–68. doi:10.1016/j.critrevonc.2012.11.003

29. Hyman DM, Puzanov I, Subbiah V, et al. Vemurafenib in Multiple Nonmelanoma Cancers with BRAF V600 Mutations. *N Engl J Med.* 2015;373:726–736. doi:10.1056/NEJMoa1502309

30. Yaeger RD, Cercek A, O'Reilly EM, et al. Pilot study of vemurafenib and panitumumab combination therapy in patients with BRAF V600E mutated metastatic colorectal cancer. *J Clin Oncol.* 2015;33:611–611. doi:10.1200/jco.2015.33.3_suppl.611

第 13 章

结直肠癌腹膜转移的减瘤手术与腹腔热灌注化疗

Edward A. Levine

关键词

1.一些临床因素,如年龄、并发症、吸烟、体质和营养状况状态对减少 CRS/HIPEC 术后并发症的发生至关重要。

2.辅助化疗的疗效及影像学和(或)腹腔镜下腹膜病变的范围对选择适合 CRS/HIPEC 的患者至关重要。

3.腹膜癌指数(PCI)≤20适合进行 CRS/HIPEC。

4.PCI 指数、体质状态和切除的完整性是重要的预后因素。

5.大肠癌腹膜转移经积极的手术治疗可获得长期生存。

引言

结直肠癌(CRC)是目前全球第三大常见的恶性肿瘤,约占20%[1]。初诊患者多伴有远处转移[2]。其中约1/5存在孤立的腹膜转移[3]。而腹膜转移是继肝脏、肺脏第三常见的转移部位[4]。在最近的二十余年,随着新型化疗药物和生物靶向制剂的联合应用,mCRC 患者的中位生存期(OS)可延长至20个月以上[5]。同样地,当患者出现孤立的肝转移或肺转移时,手术切除后5年生存率也能达25%~40%,中位 OS 在30至40个月之间,显著改善了患者的预后[6-8]。目前,现代先进的手术技术和重症监护支持

可显著提高肝切除的安全性。因此,对于孤立性肝转移疾病,积极的外科治疗已成为所有肿瘤学家普遍接受的标准治疗方法。孤立性肺转移瘤切除术也可获得长期疗效。但腹膜转移治疗难度较大,成为当前影响 CRC 患者长期生存的主要原因,也是临床治疗中的难题。目前,针对孤立性腹膜转移的切除和综合治疗一直备受关注。

以往腹膜转移被认为是一种疾病的终末状态,缺乏有效的治疗手段,患者通常接受姑息性化疗或进行永久性结肠造口术[9]。由于腹膜转移没有特异性的症状,常发现较晚,预后不佳。随着药物治疗的进展,mCRC 患者的预后有所改善。在初诊 CRC 患者中,有 10%~15% 的患者同时存在腹膜转移[10-14]。除肝转移外,腹膜表面转移(PSD)也是肿瘤根治术后常见的复发部位,发生率高达50%。在 10%~35% 的复发患者中,腹膜表面也是唯一复发位置[11,12]。CRC 患者合并孤立腹膜转移采用传统化疗可延长一定的生存期[5]。新的化疗药物如奥沙利铂、伊立替康,以及靶向药物如西妥昔单抗、帕尼单抗、贝伐珠单抗等的联合应用可使患者存活率增加1倍以上[5,15]。目前还没有关于 CRC 腹膜转移药物治疗的相关临床对比试验。在 NCCTG 9741 和 9841 两项转移性结肠癌的回顾性研究中,通过对转移部位进行分层分析显示,传统化疗对腹膜转移患者的疗效明显更差于肝、肺转移等其他部位的转移(中

位 OS:12.7 对 17.6 个月,*P*<0.001。中位 PFS:5.8 对 7.2 个月,*P*<0.001)[15]。

自 20 世纪 80 年代以来,Spratt 教授针对腹膜转移提出了肿瘤细胞减灭术(CRS)联合腹腔热灌注化疗(HIPEC)的治疗模式,获得了较好的效果[16]。现在这种联合治疗方案的应用和研究越来越广泛。肿瘤细胞减灭术(CRS)基本原理是基于腹膜表面转移器官可以基本完全切除,随后使用 HIPEC 或其他腹腔内药物作为辅助治疗来消灭微小残留病灶[17]。目前一系列单中心、国际多中心回顾性研究及若干前瞻性研究结果均证实,该治疗模式的 5 年生存率可达 25%~40%,显著改善了患者的预后[18-20]。

尽管目前 CRS/HIPEC 治疗腹膜转移已有多项专家共识[21],但关于其有效性、安全性及应用仍有较大争议。与肝转移切除术的广泛应用相比,目前仅只有少数癌症中心在 CRS/HIPEC 治疗上有些经验。CRS/HIPEC 的相关并发症和术后死亡率也是临床重视的问题[9,10,22]。

CRC 腹膜转移的外科治疗

CRS/HIPEC 是一项复杂且重要的外科手术模式,伴随较多的术后并发症甚至死亡。根据美国外科质量改善计划(NSQIP)数据库的分析,接受 CRS 和 HIPEC 的患者平均住院 13 天,再入院率 11%,总并发率>33%,死亡率为 2%[23]。正如 Blake Cady 教授在美国肿瘤外科年会上所言:"在肿瘤外科领域,生物学是国王,病例选择是女王,外科手术的技术细节是王子和公主,他们经常试图推翻强大的国王和女王,虽然取得了一些暂时性的胜利,但通常没有长远获益"。对于 CRC 腹膜转移尤其如此,CRS 能获得较好效果的关键在于患者的筛选及手术适应证的把握。

CRS/HIPEC 如何筛选合适的病例至关重要,特别是对于 CRC 患者。一般来说,全结肠和近端直肠原发肿瘤均可考虑 HIPEC,而远端直肠癌效果较差[24]。虽然阑尾在解剖学上属于结肠的一部分,但与大多数 CRC 不同,阑尾肿瘤多为低度恶性,本章

不予讨论。在具有丰富经验和病例量的医学中心接受 CRS/HIPEC 的患者住院时间较短,发病率和死亡率较低,这表明临床经验对于减少手术并发症非常重要[25,26]。多项研究显示,手术范围广、吸烟史、营养不良、糖尿病、术中输血、功能状态差(ECOG>1)、既往多次手术、腹膜癌病指数(PCI)高、手术时间较长、血象异常、高龄(>70 岁)等因素均与术后并发症增多相关[9-11,27-29]。因此,使用术前因素指导患者选择至关重要。

术前评估通常需包括患者完整的病史、体格检查、既往并发症和体质状态。辅助检查包括活检病理资料、增强 CT 或 MRI 等影像检查,以及实验室检查,如血细胞计数、癌胚抗原(CEA)水平、肝肾功能等。内镜检查和诊断性腹腔镜检查(DL)也是临床上评估 CRS/HIPEC 的可行性的常用方法。

患者个人史应侧重于有无吸烟、饮酒及使用抗焦虑药物使用史,应鼓励患者戒烟[30,31]。Cochrane 系统评价发现,手术前 4~8 周戒烟与术后并发症减少有关,并且由于许多患者在手术前将接受多周期化疗,因此有足够的时间来戒烟。营养状况评估需包括体重指数、近期体重变化、体型及白蛋白水平等。营养不良患者的营养康复与术后并发症、住院时间延长和感染发生有关[32,33]。此外,围术期也需要肠外营养来加强营养储备。

腹膜转移(PSD)体积是选择患者的关键标准目前,临床上评估腹膜肿瘤负荷常采用 PCI,它是基于 13 个腹盆区域中每个区域的疾病数量,而不是基于切除腹盆区内器官或结构的难易程度进行评分分层的,可作为评估手术减瘤可能性的参考工具[34]。多项研究表明,PCI 是 CRC 腹膜转移患者的独立预后因素。此外,PCI 评分也可指导治疗决策。最近,Goere 等的研究报道表明 CRS/HIPEC 不能给 PCI 评分在 17 分以上的患者带来生存获益[34]。其他研究也证明了这一点,并报告 PCI 指数≥17 分的患者的 5 年 OS<10%。

目前认为,PCI>20 或 25 不建议进行 CRS/

HIPEC治疗。

以下是考虑可进行CRS/HIPEC治疗的选择标准：

1. 影像学评估患者对新辅助全身化疗的疗效为稳定或有效；

2. 影像学评估腹膜转移灶是完全可切除的；

3. 无腹膜外转移迹象；

4. 腹膜后或腔静脉周围/主动脉周围淋巴结无明显转移；

5. ECOG体质状态评分≤2；

6. 未合并腹部其他疾病；

7. 3个以下、可切除的肝转移瘤（可切除的肝转移瘤不是CRS/HIPEC的禁忌证）；

8. 未合并胆道梗阻；

9. 未合并输尿管梗阻；

10. 未合并肠梗阻；

11. 小肠受累，但不需2次以上吻合、屈氏韧带以下小肠剩余不小于100cm；

12. 未合并大量腹水。

诊断性腹腔镜检查

腹腔镜检查(DL)是一项侵入性操作，可直接观察腹膜肿瘤负荷并取组织活检进行病理诊断，可为CRS能否实施提供一定参考。DL技术是使用一个视频端口和器械端口对腹腔进行彻底评估，在左上腹用Optiview套管进入，在充分可视化的情况下，外科医生观察图像进行粘连松解，要特别注意小肠浆膜和肝门区，因为这些区域在手术期间特别难以清除。在做腹腔镜检查时也可计算PCI指数，一般认为PCI>20为CRS的相对禁忌证。

近期研究表明，在腹腔镜下接受CRS/HIPEC治疗的患者切除更加彻底，更有可能获得根治[35-37]。然而必须记住，即使是有利的腹腔镜探查也不能保证完整减灭细胞。一项多中心研究报道，92.6%的CRC患者接受腹腔镜二次探查，术后并发症较低，术后短期随访无复发。根据所采用的标准，腹腔镜探查可以甄别约31%肿瘤负荷较重的患者，即使采

用剖腹手术也不能达到根治水平。当然，腹腔镜检查可能存在部分区域探查不充分、二次术后腹腔粘连影响探查等缺点。辅助治疗后疾病进展和合并印戒细胞癌的患者预后较差。对于这些患者，若能实施较为完全的肿瘤减灭术，是可以获得较好生存的，因此这些并不是腹腔镜及CRS/HIPEC治疗的绝对禁忌证[34,40]。对于疾病进展的患者，在重新考虑CRS和HIPEC之前，可采用额外的化疗或免疫治疗以期获得治疗反应。

CRS和HIPEC操作实施

CRS/HIPEC是一项较为复杂的手术，手术范围广、创伤大、时间长、手术风险及并发症较高。术前应与患者及其家属充分沟通该手术对生活质量的影响，包括可能需要结肠或回肠造口，以及对肠道功能、生育功能的影响，某些严重并发症甚至可导致死亡。术前影像学检查提示需要进行脾切除术的患者，应在术前为包裹性器官接种疫苗。术前应进行多学科会诊，包括营养科、麻醉科、肠造口专科（如果预计会有造口）、泌尿外科（需要进行输尿管支架置入术）等。此外，术前准备应包括清洁肠道、预防性抗生素、预防深静脉血栓形成等。围术期凝血功能异常较为常见，若无禁忌证，应在整个期间采用机械或药物预防深静脉血栓的形成。因手术时间过长，多建议患者处于仰卧位，若需要造口，可建议患者处于膀胱截石位。动脉导管监测对大多数患者是有帮助的，硬膜外麻醉用于术后镇痛可作为全身麻醉的补充。对于有复杂骨盆疾病或既往进行广泛骨盆手术的患者，建议先请泌尿科医生会诊进行输尿管外支架治疗。患者通常从胸部中部（如果需要胸腔管造口术）到大腿近端进行准备。常规放置鼻胃管和导尿管。必要时应与麻醉师一起进行食管和（或）膀胱的核心温度监测。

外科手术

与传统姑息性手术不同，肿瘤细胞减灭术

(CRS)需尽可能切除所有肉眼可见的病灶及受累的器官组织,包括大网膜、小网膜、胆囊、阑尾和卵巢,甚至需要合并切除部分小肠、直乙结肠、子宫、肝包膜、脾脏、远侧胃等脏器组织。尽管CRS手术范围较广,但多数患者生活质量在术后6个月可恢复至基线水平[38]。我不建议在没有明显疾病的情况下进行腹膜切除术。对于一些腹膜病变较为局限的患者可以采用腹腔镜,但在大多数情况下,仍然推荐宽大的中线切口开腹手术,切开后部署自持式牵开器,此时必须彻底探查腹部,这需要将所有粘连松解。PCI是最常用的肿瘤体积指标,手术同时应进行确定(范围为0～39)[39]。然后应评估内脏受累程度,以指导残余病灶治疗方案的制定。

小肠是否受累及病变严重程度对于手术至关重要。许多病例应相对保留小肠,这有利于完全切除。部分切除小肠范围应小于100cm,避免术后可能导致的永久性短肠综合征。大多数患者(>90%)如果术前评估正确,应能进行完整的细胞减灭术。

外科专家在评估腹膜转移情况后,制订详细的手术计划,仔细考虑如何切除原发肿瘤(如果以前未切除)及转移灶,并确定必须切除哪些器官,保留哪些器官。腹膜切除程序的决定,应与治疗调队一起商议。

手术开始阶段往往从网膜切除开始,并由此进入胃周网膜。若胃周网膜及网膜动脉有肿瘤播散,应一并切除。然而保留胃网膜血管的切除术可最大限度地减少术后胃排空延迟的发生。如果脾脏包膜存在转移,也应该将脾脏一并切除,因为单纯剥离脾包膜的手术风险较大。脾可以和胃脾韧带及网膜一并切除。尽管CRC通常不会转移至左侧隔膜,但此时可以适当切除部分左侧隔膜。

小肠的探查应从Treitz韧带开始延伸至回盲瓣,在肠系膜和肠浆膜中清除转移灶。对于以黏液性为主的病变,超声手术吸引器可清除微小转移灶,尤其是累及肠系膜时。对于以硬化为主的病变,推荐使用氩气刀或等离子电刀切除。浆膜层转移需要谨慎

处理;如果必须切除肌壁以清除转移灶,则应立即用Lembert缝合线缝合。如果需要切除小肠,应在切除前用Treitz韧带外的残余小肠测量,最好有两个以上的吻合口,然后以类似的方式处理结肠和结肠系膜。网膜腱鞘是腹膜转移的常见部位,如果存在转移应予以切除。在切除网膜外周腱时,要小心不要打开结肠憩室。如果遇到结肠憩室,应该缝合封闭,然后用3-0 Lembert缝合线缝合。

接下来处理骨盆,然后是远端乙状结肠。应该彻底探查盆腔骨盆,因为它是"种植转移"的常见部位。这通常可以在无须切除直肠的情况下从直肠中剥离。如果在直肠前段发现无法切除的转移灶,则应进行直肠切除术以彻底清除病变。修复性吻合是可行的。在直肠吻合术后,常规进行近端分流以减少渗漏的风险。腹股沟内环也应彻底探查有无转移,若存在转移应仔细清除。某些病例可能需要切除性腺血管。盆腔腹膜切除术可以清除盆腔广泛转移,若无明显转移时,可无须进行。如有必要,应从膀胱上部开始剥离腹膜并一直深入骨盆。膀胱肌在穹窿处可能很薄,务必小心避免切开膀胱。若存在肿瘤附着于膀胱的情况,可进行部分膀胱切除术,并用3-0可吸收缝合线两层闭合。腹膜切除术还可以沿着子宫或直肠的尽头进行,也可以沿盆腔侧壁进行。

女性卵巢也是常见的肿瘤转移部位,当发现同侧输卵管或卵巢有明显的病变时,应予以切除。只有在出现不能从子宫表面切除的转移灶时才需要切除子宫。若肿瘤累及未超出宫颈,可进行宫颈上子宫切除术。若肿瘤侵犯子宫颈部或子宫体,则需子宫完整切除。

然后处理上腹部器官,右横膈膜转移较左横膈膜更为常见。若存在小网膜转移,可将小网膜从胃周剥离,同时保留Latarjet的神经。如果小网膜病变需要同时分离Latarjet神经,则应进行幽门肌切开术。肝圆韧带应切除至肝脐裂隙深处,因为它是转移和复发的常见部位。此时小囊广泛暴露,应予以切除。若发现病变与胃部粘连,首选胃部的部分切

除术。目前化疗全胃切除术较少采用，只有当它是手术限制部位时才考虑进行，并且在不需要大量小肠切除的情况下进行 Roux-en-Y 重建。

接下来是右上腹，手术中应仔细检查肝门。无法切除的肝十二指肠韧带病变是灌注的禁忌证，应在初诊时进行评估。肝十二指肠韧带前表面的腹膜是可切除的，同时可保留血管和胆管。如果发现胆囊转移，应切除胆囊。如果发现右侧横膈膜转移，则需分离肝右叶，其中必须包括右三角韧带。右膈腹膜病变可以完全剥离，因为肿瘤会使腹膜变厚、变硬。右膈肌切除术应该从肋骨下方开始，逐步深入腹部。高功率烧灼和合适的牵引有助于手术的实施。Cobb 解剖器在剥离隔膜时也有帮助。如果右侧沟病变明显，可将 Gerota 筋膜前板合并右侧隔膜一并切除。如果在不能剥离的隔膜上发现病变，则需进行膈肌全层切除，并使用不可吸收缝合线闭合。然后在无瘤操作下进行胸腔造口术，以避免癌细胞污染胸腔。

对于肝包膜上的转移灶，如果数量有限，可单个转移瘤依次切除。如果发现大面积病变或合并病变，可将包膜大部分切除，甚至整个包膜剥离。顶叶腹膜剥离后通常难以止血，可采用高功率烧灼或氩束凝固器止血。目前，对于手术时修复吻合还是灌注化疗后修复吻合仍有较大争议。多数研究发现在灌注前进行吻合是比较有利的，这样可以在灌注完成后对其进行检查。虽然从理论上讲，这种方法存在不能将药物灌注到吻合口的风险，但笔者没有发现这种方法在这些部位是失败的。

HIPEC 操作

HIPEC 可采用开放腹腔和闭合腹腔两种技术方式，但目前没有前瞻性的研究比较这两种技术的优劣。开放腹腔技术要求在灌注期间打开腹部并灌注化疗药物，使药物均匀分布于腹腔。但由于开腹操作可伴有化疗药物蒸汽释放，这可能违反职业和健康安全管理规则。为避免这个问题，减少医务人员

接触药物，临床多采用闭合腹腔技术。此技术需要同时放置两套引流管，将药物分别流入和流出腹腔。流入套管，22F，通过腹部小切口放置于骨盆或下腹部。流出套管，34F，通过单独切口穿过皮下组织并放置于上腹部。另外，在流出套管上需要安装弥漫性抽吸装置，以避免过度抽吸损伤肠道。然后用连续缝合线暂时将套管缝合固定于皮肤上。两个流入套管和流出套管均用 Y 型接头连接。用 1/4 英寸的软管与流入套管连接，用 3/8 英寸的软管与流出套管连接，然后将管道连接到热循环泵形成回路。

在流入和流出管道分别装置热敏电阻实时监测药液温度。灌注泵和热交换器可控制灌注液的温度。操作时需轻轻按摩患者腹部将腹腔内的多余气体排出。手术切除快接近尾声时，应与麻醉医师协调停止体温警报装置，使患者体温降至 35℃ 左右。然后将入体药物温度加热到 42℃，并通过控制保持出体温度为 40℃ 左右。

当循环液体回路趋于稳定后，再进行腹腔化疗。目前多数肿瘤中心常采用丝裂霉素 C，在灌注开始时给予 30mg，灌注后 1 小时再给予 10mg，以维持循环中的药物浓度。奥沙利铂在欧洲比较常用，多按照 200mg/m² 的剂量单次给予。灌注化疗时间多控制在 60 至 120 分钟之间，流速至少为 1L/min。在灌注化疗结束时，尽量排出灌注液，拔出套管。再次给予全身抗生素以预防腹腔感染。

二次探查和关腹

灌注化疗结束后，更换腹腔牵引器，移除所有插管，并再次探查腹部，然后确认完全止血。如果进行了结肠或回肠造口术，要再次检查吻合口，确认鼻胃管位于合适位置。通常将鼻空肠饲管放置在空肠近端，以促进术后早期肠内营养吸收。

关腹时，用可吸收 1 号缝合线进行筋膜缝合。如果皮下组织较厚，可在皮肤中线及套管部位处缝合。如果需要造瘘，则瘘口成熟后要用合适的器械进行修整。患者拔管后可转至康复病房，约一半患者需

要在重症监护病房密切监测。所有操作结束后，应及时书写手术记录，包括描述病变区域、腹膜癌变指数、切除的完整性、残留疾病的数量（如果有）。

接受 CRS/HIPEC 治疗的患者术后应在 ICU 观察。手术后当天停用抗生素。鼓励患者在术后第一天起床，第二天下地行走。如果没有尿色异常，通常在术后第一天取下输尿管支架（如果已放置），第二天拔除导尿管。放置鼻空肠饲管的患者在手术后第二天可开始予肠内营养。继续使用低分子肝素预防静脉血栓形成至出院后数周。

临床研究

1998年，第一个关于 CRS/HIPEC 的临床研究在荷兰进行，该研究随机将 105 例 CRC 腹膜转移患者分为两组：CRS/HIPEC 联合全身化疗组和单纯化疗组（18）。随访 8 年结果显示，与单纯化疗组相比，尽管 CRS/HIPEC 组患者围术期死亡率较高（本研究中为 8%），但生存期几乎延长了 1 倍（中位 OS：22.3 个月 对 12.6 个月，$P<0.05$）。此外，对于未能进行完全 CRS 的患者，其生存期与单独化疗患者相似，这些患者显然没有从手术中获益。长期随访显示，CRS/HIPEC 组中达到 R1 切除的患者的中位生存可达 4 年，5 年生存率可达 45%[18,40]。该研究推荐 CRS/HIPEC 治疗模式可作为大肠癌腹膜转移的治疗手段。同时也表明，选择合适的病例、精细规范的手术操作及围术期管理是降低手术并发症和死亡率的保证。此外，瑞典一项Ⅲ期研究也得到相似的结论：对于可切除的孤立性腹膜转移，CRS/HIPEC 优于单纯的姑息性全身化疗（中位 OS：25 个月 对 18 个月，$P<0.05$）。

随后，法国进行的 Prodige 7 研究将 280 例结肠癌腹膜转移的患者进行 CRS 后，随机分为观察组和 HIPEC 组（奥沙利铂，460mg/m²，热灌注 30 分钟，42℃），两组都接受了 6 个月的全身化疗。结果在 2018 年 ASCO 上进行了报道：两组患者生存上无明显差异，中位 OS 分别为 41.7 个月和 41.2 个月。进

一步的亚组分析发现，PCI 为 11～15 分的亚组可以从 HIPEC 治疗中获益，HIPEC 治疗组与观察组患者的中位 OS 分别为 41.6 个月和 32.9 个月（$P<0.05$）。而在 2018 年巴黎国际腹膜肿瘤（PSOGI）会议上，研究者在对再次出现腹膜转移而交叉到 HIPEC 的患者进行分析后发现，HIPEC 在生存上整体是有获益的。此外，Prodige 7 研究的另一个关键结果是 CRS 术后患者 5 年生存率高达 36.7%，这明确表明 CRS 对于腹膜转移瘤的治疗至关重要。但由于高剂量的奥沙利铂和短时间（30 分钟）HIPEC 在法国以外并不普遍使用，因此该研究的实用性受到一定限制。

2018 年 6 月报道的另一项法国试验是 PRO-PHYLOCHIP 研究[41]，该研究对 150 例腹膜转移风险极高的大肠癌患者进行了为期 6 个月的辅助化疗，影像学证实没有肿瘤残留征象的患者随后随机进入随访或二次腹腔探查 HIPEC。在二次腹腔探查的患者中，发现约 52% 的患者存在腹膜转移，PCI 的范围为 0~26，中位为 4。随访组最终发现临床腹膜复发率为 33%，其中 64% 的患者后期接受 CRS/HIPEC。与随访组相比，早期干预组患者 3 年无病生存率（44% 对 51%）和总生存率（80% 对 79%）无明显差异。该研究结果表明了密切随访腹膜转移高危因素的重要性，但未能证实积极的二次腹腔探查 HIPEC 可延长患者远期生存。

法国研究小组的另一项有趣的试验是 Prodige 15 研究，该研究计划对 130 例患者进行评估，入组为"高危"CRC 患者（那些穿孔、卵巢转移或少数腹膜病变与原发病变完全切除的患者）在辅助全身治疗 6 个月后随机分为两组，对患者进行观察或 HIPEC 二次手术。

尽管做出了大量的持续努力，但事实证明，在美国进行随机手术试验是很困难的，而且迄今为止，在西部地区还没有完成 CRS 试验。此外，目前联合试验在北美还没有出现。ICARuS 研究是美国一项正在进行的多中心临床研究，该研究招募 CRC 腹膜转移的患者进行 CRS 术，术后随机分为丝裂霉

素 C 的 HIPEC 或术后氟尿嘧啶(FUDR)腹腔内化疗组,计划入组 212 例患者,于 2019 年完成。

总结

CRS 在大肠癌腹膜疾病中的作用在阑尾癌、卵巢癌和腹膜间皮瘤中已得到明确证实。有数据认为 CRS 联合腹膜转移癌切除的疗效可以与肝转移癌切除术的结果相媲美[42,43]。当肿瘤细胞完全减灭时,长期无病生存是可实现的。因此,用虚无主义治疗所有腹膜转移患者显然不再合适。

尽管有些人认为 CRS 和腹腔化疗可以替代全身化疗,但对于结肠癌的腹膜转移,最好是与全身化疗一起进行,而不是代替化疗。在腹膜癌的评估和手术治疗方面,有经验的肿瘤内科和外科专家之间的密切合作,对于优化 CRC 转移患者的生存率至关重要[44]。根据目前可用的数据,对于孤立性腹膜转移的患者,如果没有其他原因,应考虑手术加腹腔化疗。

临床病例 13.1

病例 1:

患者男,53 岁,在乙状结肠切除术中发现腹膜播散,伴少量腹水。但术前影像学检查未发现腹膜病变。手术中可见腹腔脏器上多发性腹膜转移。病理证实为腺癌伴腹膜转移,分期为 T3N2M1。后转入肿瘤内科,接受贝伐珠单抗联合 FOLFOX 方案治疗 6 个周期后复查 CT,显示腹膜病灶"稳定"。经多学科会诊,建议后续治疗可考虑 CRS/HIPEC。但进行诊断性腹腔镜检查发现患者合并中度腹水,PCI 为 23,无手术适应证。后转回肿瘤内科考虑二线化疗或临床试验。该病例表明,对于 PCI 评分超过 15~20 分的患者,尤其是那些前期化疗无效甚至进展的患者,采用 CRS/HIPEC 治疗预后较差。

病例 2:

患者男,53 岁,因肠镜检查发现乙状结肠腺癌,进行全身 CT 扫描发现腹膜下、网膜转移,无腹水。肿瘤内科医师将患者转诊至外科评估是否可进行 CRS/HIPEC。外科专家先采用贝伐珠单抗联合 FOLFOX 方案化疗 6 个周期。患者耐受性很好,且 CEA 水平从 18.2 降至 7.1。后患者进行 CRS 术,包括左半结肠、网膜、左腹及盆腔腹膜均完全切除(R1 切除术),术后进行含丝裂霉素的 HIPEC(40mg,40℃)。最终病理证实 T3N1M1,化疗反应良好。术后转回肿瘤内科再进行 6 个周期化疗,病情稳定,长期随访。

(宋腾 译 李想 校)

参考文献

1. Parkin DM, Bray F, Ferlay J, et al. Global cancer statistics, 2002. *CA Cancer J Clin*. 2005;55(2):74–108. doi:10.3322/canjclin.55.2.74
2. Howlader N, Noone A, Krapcho M, et al. SEER Cancer Statistics Review, 1975-2014, National Cancer Institute. *Bethesda, MD, based on November 2016 SEER data submission, posted to the SEER web site*. April 2017. https://seer.cancer.gov/data
3. Segelman J, Granath F, Holm T, et al. Incidence, prevalence and risk factors for peritoneal carcinomatosis from colorectal cancer. *Br J Surg*. 2012;99(5):699–705. doi:10.1002/bjs.86794.
4. Goéré D, Sourrouille I, Gelli M, et al. Peritoneal metastases from colorectal cancer: treatment principles and perspectives. *Surg Oncol Clin N Am*. 2018;27:563–583. doi:10.1016/j.soc.2018.02.011
5. Kelly H, Goldberg RM. Systemic therapy for metastatic colorectal cancer: current options, current evidence. *J Clin Oncol*. 2005;23:4553–4560. doi:10.1200/JCO.2005.17.749
6. Rosen CB, Nagorney DM, Taswell HF, et al. Perioperative blood transfusion and determinants of survival after liver resection for metastatic colorectal carcinoma. *Ann Surg*. 1992;216:493–504. doi:10.1097/00000658-199210000-00012

7. Nordlinger B, Guiguet M, Vaillant JC, et al. Surgical resection of colorectal carcinoma metastases to the liver. A prognostic scoring system to improve case selection, based on 1568 patients. Association Française de Chirurgie. *Cancer*. 1996;77:1254–1262. doi:10.1002/(SICI)1097-0142(19960401)77:7<1254::AID-CNCR5>3.0.CO;2-I

8. Fong Y, Fortner J, Sun RL, et al. Clinical score for predicting recurrence after hepatic resection for metastatic colorectal cancer: analysis of 1001 consecutive cases. *Ann Surg*. 1999;230:309–318. doi:10.1097/00000658-199909000-00004

9. Levine EA, Stewart JH, Shen P, et al. Cytoreductive surgery and intraperitoneal hyperthermic chemotherapy for peritoneal surface malignancy: experience with 1,000 patients. *J Am Coll Surg*. 2014;518:573–587. doi:10.1016/j.jamcollsurg.2013.12.013

10. Goere D, Sourroville I, Gelli M, et al. Peritoneal metastases from colorectal cancer: treatment principles and perspectives. *Surg Oncol Clin N Am*. 2018;27:563–583. doi:10.1016/j.soc.2018.02.011

11. Glehen O, Kwiatkowski F, Sugarbaker PH, et al. Cytoreductive surgery combined with perioperative intraperitoneal chemotherapy for the management of peritoneal carcinomatosis from colorectal cancer: a multi-institutional study. *J Clin Oncol*. 2004;22:3284–3292. doi:10.1200/JCO.2004.10.01212.

12. Dawson LE, Russell AH, Tong D, et al. Adenocarcinoma of the sigmoid colon: sites of initial dissemination and clinical patterns of recurrence following surgery alone. *J Surg Oncol*. 1983;22:95–99. doi:10.1002/jso.2930220208

13. Benson AB, Venook AP, Bekaii-Saab T, et al. Rectal Cancer, Version 2.2015. J *Natl Compr Canc Netw*. 2015;13(6):719–728.

14. Chu DZ, Lang NP, Thompson C, et al. Peritoneal carcinomatosis in nongynecologic malignancy. A prospective study of prognostic factors. *Cancer*. 1989;63:364–367. doi:10.1002/1097-0142(19890115)63:2<364::AID-CNCR2820630228>3.0.CO;2-V

15. Franko J, Shi Q, Goldman CD, et al. Treatment of colorectal peritoneal carcinomatosis with systemic chemotherapy: a pooled analysis of North Central Cancer treatment group phase III trials N9741 and 9841. *J Clin Oncol*. 2012;30:263–267. doi:10.1200/JCO.2011.37.1039

16. Spratt JS, Adcock RA, Muskovin M, et al. Clinical delivery system for intraperitoneal hyperthermic chemotherapy. *Cancer Res*. 1980;40(2):260.

17. Lambert LA. Recent advances in understanding and treating peritoneal carcinomatosis. *Cancer J Clin*. 2014;65:283–298. doi:10.3322/caac.21277

18. Verwaal VJ, van Ruth S, de Bree E, et al. Randomized trial of cytoreduction and hyperthermic intraperitoneal chemotherapy versus systemic chemotherapy and palliative surgery in patients with peritoneal carcinomatosis of colorectal cancer. *J Clin Oncol*. 2003;21:3737–3743. doi:10.1200/JCO.2003.04.187

19. Quenet F, Elias D, Roca L, et al. A UNICANCER phase III trial of hyperthermic intraperitoneal chemotherapy (HIPEC) for colorectal peritoneal carcinomatosis: PRODIGE 7. *J Clin Oncol*. 2018;36(18_suppl):LBA5303. doi:10.1200/jco.2018.36.18_suppl.lba3503

20. Cashin PH, Mahteme H, Spang N, et al. Cytoreductive surgery and intraperitoneal chemotherapy versus systemic chemotherapy for colorectal peritoneal metastases: a randomized trial. *Eur J Cancer*. 2016;53:155–162. doi:10.1016/j.ejca.2015.09.017

21. Esquivel J, Sticca R, Sugarbaker P, et al. Cytoreductive surgery and hyperthermic intraperitoneal chemotherapy in the management of peritoneal surface malignancies of colonic origin: a consensus statement. *Ann Surg Oncol*. 2007;14:128–133. doi:10.1245/s10434-006-9185-7

22. Barratti D, Kusamura S, Lusco, D, et al. Postoperative complications after cytoreductive surgery and hyperthermic intraperitoneal chemotherapy affect long-term outcome of patients with peritoneal metastases from colorectal cancer: a two-center study of 101 patients. *Dis Colon Rectum*. 2014;57(7):858–868. doi:10.1097/DCR.0000000000000149

23. Jafari MD, Halabi WJ, Stamos MJ, et al. Surgical outcomes of hyperthermic intraperitoneal chemotherapy: analysis of the American College of Surgeons National Surgical Quality Improvement Program. *JAMA Surg*. 2014;149(2):170–175. doi:10.1001/jamasurg.2013.3640

24. Votanopoulos KI, Aaron Blackham A, Ihemelandu C, et al. Cytoreductive surgery with hyperthermic intraperitoneal chemotherapy in peritoneal carcinomatosis from rectal cancer. *Ann Surg Oncol*. 2013;20(4):1088–1092. doi:10.1245/s10434-012-2787-325.

25. Smeenk RM, Verwaal VJ, Zoetmulder FA. Learning curve of combined modality treatment in peritoneal surface disease. *Br J Surg*. 2007;94(11):1408–1414. doi:10.1002/bjs.5863

26. Polanco PM, Ding Y, Knox JM, et al. Institutional learning curve of cytoreductive surgery and hyperthermic intraperitoneal chemoperfusion for peritoneal malignancies. *Ann Surg Oncol*. 2015;22(5):1673–1679. doi:10.1245/s10434-014-4111-x

27. Ihemelandu CU, McQuellon R, Shen P, et al. Predicting postoperative morbidity following cytore-

ductive surgery with hyperthermic intraperitoneal chemotherapy (CS+HIPEC) with preoperative FACT-C (functional assessment of cancer therapy) and patient-rated performance status. *Ann Surg Oncol.* 2013;20:3519–3526. doi:10.1245/s10434-013-3049-8

28. Votanopoulos KI, Newman NA, Russell G, et al. Outcomes of cytoreductive surgery (CRS) with hyperthermic intraperitoneal chemotherapy (HIPEC) in patients older than 70 years; survival benefit at considerable morbidity and mortality. *Ann Surg Oncol.* 2013;20:3497–3503. doi:10.1245/s10434-013-3053-z29

29. Votanopoulos KI, Swords DS, Swett KR, et al. Obesity and peritoneal surface disease; outcomes following cytoreductive surgery (CRS) with hyperthermic intraperitoneal chemotherapy (HIPEC) for appendiceal and colon primaries. *Ann Surg Oncol.* 2013;20:3899–3904. doi:10.1245/s10434-013-3087-230

30. Tonnesen H, Nielsen PR, Lauritzen JB, et al. Smoking and alcohol intervention before surgery: evidence for best practice. *Br J Anaesth.* 2009;102(3):297–306. doi:10.1093/bja/aen401

31. Thomsen T, Villebro N, Moller AM. Interventions for preoperative smoking cessation. *Cochrane Database Syst Rev.* 2014;(3):CD002294. doi:10.1002/14651858.CD002294.pub4

32. Jie B, Jiang Z-M, Nolan MT, et al. Impact of preoperative nutritional support on clinical outcome in abdominal surgical patients at nutritional risk. *Nutrition.* 2012;28(10):1022–1027. doi:10.1016/j.nut.2012.01.017

33. Dineen SP, Robinson KA, Roland CL, et al. Feeding tube placement during cytoreductive surgery and heated intraperitoneal chemotherapy does not improve postoperative nutrition and is associated with longer length of stay and higher readmission rates. *J Surg Res.* 2016;200(1):158–163. doi:10.1016/j.jss.2015.08.003

34. Goere D, Souadka A, Faron M, et al. Extent of colorectal peritoneal carcinomatosis: attempt to define a threshold above which HIPEC does not offer survival benefit: a comparative study. *Ann Surg Oncol.* 2015;22(9):2958–2964. doi:10.1245/s10434-015-4387-5

35. Jayakrishnan TT, Zacharias AJ, Sharma A, et al. Role of laparoscopy in patients with peritoneal metastases considered for cytoreductive surgery and hyperthermic intraperitoneal chemotherapy (HIPEC). *World J Surg Oncol.* 2014;12:270. doi:10.1186/1477-7819-12-270

36. Tabrizian P, Jayakrishnan TT, Zacharias A, et al. Incorporation of diagnostic laparoscopy in the management algorithm for patients with peritoneal metastases: a multi-institutional analysis. *J Surg Oncol.* 2015;111(8):1035–1040. doi:10.1002/jso.23924

37. Marmor RA, Kelly KJ, Lowy AM, et al. Laparoscopy is safe and accurate to evaluate peritoneal surface metastasis prior to cytoreductive surgery. *Ann Surg Oncol.* 2016;23(5):1461–1467. doi:10.1245/s10434-015-4958-5

38. Levine, EA. Cytoreductive surgery and hyperthermic intraperitoneal chemotherapy for cancers of the appendix and colon in mastery of surgery, 7th edition. In: Fischer JE, ed. *Fischer's Mastery of Surgery.* Lippincott, Williams and Wilkins; 2018:1877-1882.

39. Jacquet P, Sugarbaker PH. Clinical research methodologies in diagnosis and staging of patients with peritoneal carcinomatosis. *Cancer Treat Res.* 1996;82:359–374. doi:10.1007/978-1-4613-1247-5_23

40. Verwaal VJ, Bruin S, Boot H, et al. 8-year follow-up of randomized trial: cytoreduction and hyperthermic intraperitoneal chemotherapy versus systemic chemotherapy in patients with peritoneal carcinomatosis of colorectal cancer. *Ann Surg Oncol.* 2008;15(9):2426–2432. doi:10.1245/s10434-008-9966-2

41. Goere, D, Quenet F, Ducreaux M, et al. Results of a randomized phase 3 study evaluating the potential benefit of a second-look surgery plus HIPEC in patients with high risk of developing colorectal peritoneal metastases (PROPHYLOCHIP-NTC01226384). *J Cin Oncol.* 2018;36(15_suppl):3531.

42. Varban O, Levine EA, Stewart JH, et al. Outcomes associated with cytoreductive surgery and intraperitoneal hyperthermic chemotherapy in colorectal cancer patients with peritoneal surface disease and hepatic metastases. *Cancer.* 2009;115(15):3427–3436. doi:10.1002/cncr.24385

43. Blackham AU, Russell GB, Stewart JH, et al. Metastatic colorectal cancer: survival comparison of hepatic resection versus cytoreductive surgery and hyperthermic chemotherapy. *Ann Surg Oncol.* 2014;21:2667–2674. doi:10.1245/s10434-014-3563-344.

44. Turaga K, Levine E, Barone R, et al. Consensus guidelines from The American Society of Peritoneal Surface Malignancies on Standardizing the Delivery of Hyperthermic Intraperitoneal Chemotherapy (HIPEC) in colorectal cancer patients in the United States. *Ann Surg Oncol.* 2013;21(5):1501-1505. doi:10.1245/s10434-013-3061-z

第 14 章

转移性结直肠癌的化疗与靶向治疗

Satya Das, Kristen K. Ciombor

转移性结直肠癌（mCRC）的预后

在过去的几十年里，mCRC患者的治疗有了显著改善。随着联合化疗的优化、生物制剂的发展、对肿瘤生物学的理解和更好的支持治疗，患者的生存时间更长。mCRC患者中位总生存期（OS）从1990年的14.2个月提高到2006年的29.3个月[1]。在最近报道的FIRE-3和CALGB-80405的研究中，Ⅳ期结直肠癌（CRC）患者的OS超过了29个月[2,3]。虽然改进的外科技术和专业知识有助于这一改善，但大多数的生存获益都是由更有效的系统治疗推动的。

mCRC的联合化疗

在过去的20年里，mCRC患者生存的改善主要来自联合化疗方案的逐步改善。2000年以前，5-氟尿嘧啶（5-FU）联合亚叶酸钙（LV）是mCRC患者的标准治疗。后来的de Gramont方案即每月2次输注5-FU方案为mCRC患者带来了超过10个月的OS[4]。根据Saltz等发表的研究，IFL（伊立替康、LV和团注5-FU）是mCRC中第一个获批的联合方案[5]。在本研究中，IFL组的OS为14.8个月，而团注5-FU联合LV组为12.1个月。这些与Douillard等同年早些时候发表的研究结果相呼应[6]。在本研究中，初治的mCRC患者接受IFL治疗的OS为17.4个月，而输注5-FU联合团注四氢叶酸组治疗的OS为14.1个月。

N9741试验通过对比及IFL确立FOLFOX（输注5-FU、LV和奥沙利铂）为mCRC患者的最佳一线方案。FOLFOX组的OS为20个月，而IFL组的OS为14.1个月[7]。Tournigand证实了FOLFIRI（输注5-FU、LV、伊立替康）与FOLFOX在初治mCRC患者中的等效性[8]。FOLFIRI组的OS为21.4个月，而FOLFOX组的OS为20.6个月（无显著统计学差异）。最近的STEAM研究显示，与FOLFOX联合贝伐珠单抗相比，FOLFOXIRI（输注5-FU、奥沙利铂、LV、伊立替康）联合贝伐珠单抗有提高mCRC患者一线治疗客观缓解率（ORR）的趋势（73%对62%）[9]。TRIBE研究对比了一线治疗中使用FOLFOXIRI+联合贝伐珠单抗和FOLFIRI联合贝伐珠单抗，并达到了主要研究终点，即改善了无进展生存期（PFS）[10]。三药方案的中位PFS和OS分别为12.1个月和29.8个月，而双药方案组分别为7.5个月和25.8个月。对于大多数广泛mCRC和最终无法治愈的患者，其主要化疗方案的选择取决于患者的体力状态、治疗目标和化疗潜在的副作用。

mCRC的抗血管生成治疗

贝伐珠单抗是一种抗血管内皮生长因子（VEGF）-A的单克隆抗体，2003年Kabinavar等报道的一项研究中首次将其添加到5-FU单药治疗中[11]。在这项研究中，添加抗血管生成药物后OS高达21.5

个月。Hurwitz 等在 2005 年首次报道了一项将贝伐珠单抗加入一线化疗的结果[12]。在该研究中,IFL 联合贝伐珠单抗将 OS 从 15.6 个月提高到 20.3 个月。此后不久的 2007 年,东部肿瘤协作组(ECOG)3200号研究证实在一线治疗中使用 IFL 方案进展的患者进行二线治疗时,FOLFOX 联合贝伐珠单抗是获益的[13]。在这项研究中,二线 mCRC 患者接受 FOLF-OX 联合贝伐珠单抗的 OS 为 12.9 个月,而 FOLFOX 组的患者 OS 为 10.8 个月。BICC-C 研究确定 FOL-FIRI 联合贝伐珠单抗治疗一线 mCRC 患者优于 IFL联合贝伐珠单抗,前者中位 OS 为 28 个月,后者为19.3 个月[14]。是否应该在进展后继续使用贝伐珠单抗这个问题,ML18147 研究给出了答案[15]。在这项研究中,820 例在 3 个月内使用一线含贝伐珠单抗治疗失败的 mCRC 患者被随机分配至二线化疗联合贝伐珠单抗组或单纯化疗组。贝伐珠单抗持续治疗组的中位 OS 为 11.1 个月,而单纯化疗组的中位 OS为 9.8 个月,这表明贝伐珠单抗在进展期后继续使用是有益的。

贝伐珠单抗用于治疗 mCRC 患者的成功推动了了其他抗血管生成药物的研究,如阿柏西普和雷莫芦单抗。阿柏西普是一种结合于 VEGF-A、VEGF-B 和胎盘生长因子的诱饵受体。Van Cutsem 等在AFFIRM 研究中将二线 mCRC 患者随机分为阿柏西普联合 FOLFIRI 组及 FOLFIRI 组[16]。联合组的中位PFS 及 OS 分别为 6.9 个月及 13.5 个月,FOLFIRI 组仅为 4.67 个月及 12.06 个月。雷莫芦单抗是一种针对 VEGF 受体 2 胞外区的人源化 IgG1 抗体,Taberne-ro 等在 RAISE 研究中对其进行了评估[17]。在本研究中,FOLFOX 联合贝伐珠单抗治疗失败的 mCRC 患者被随机分为 FOLFIRI 联合雷莫芦单抗组或 FOL-FIRI 组。雷莫芦单抗组的中位 OS 和 PFS 分别为13.3 个月和 5.7 个月,而单独 FOLFIRI 组的中位 OS和 PFS 分别为 11.7 个月和 4.5 个月。实际上,通常由于成本或其他毒性,在 mCRC 患者中阿柏西普和雷莫芦单抗的使用要比贝伐珠单抗少得多。

mCRC 的抗表皮生长因子受体(EGFR)治疗

在临床医生了解 RAS 突变对 mCRC 患者的预测作用之前,EGFR 抑制剂如西妥昔单抗和帕尼单抗就已经被加入一线化疗中。这一发现是通过CRYSTAL、PRIME 和 FIRE-3 研究回顾性确定的[18-20]。CRYSTAL 和 PRIME 研究分别证实了西妥昔单抗及帕尼单抗分别联合 FOLFOX 方案在初治mCRC 患者中的作用。在 CRYSTAL 研究中,KRAS外显子 2 野生型(WT)患者在西妥昔单抗联合FOLFOX 治疗组的 OS 为 23.5 个月,而 FOLFOX 组为20.0 个月。在 PRIME 研究中,KRAS/NRAS 外显子2、3、4 WT 患者在 FOLFOX 联合帕尼单抗组的 OS 为25.8 个月,单纯化疗组为 20.2 个月。FIRE-3 研究在KRAS 外显子 2 WT 的一线 mCRC 患者中对比了FOLFIRI 联合西妥昔单抗和 FOLFIRI 联合贝伐珠单抗。回顾性分析 RAS WT 的定义被扩展到 KRAS/NRAS 外显子 2、3、4 WT。西妥昔单抗联合 FOLFIRI对比贝伐珠单抗联合 FOLFIRI,将生存时间从 25 个月延长至 33.1 个月。

VEGF 联合 EGFR 治疗:并非越多越好

抗 EGFR 联合抗 VEGF 的一线治疗并未发现有益处。CAIRO-2 研究将 736 例 mCRC 患者随机分配至卡培他滨、奥沙利铂联合贝伐珠单抗,加或不加西妥昔单抗[21]。联合组的 PFS(9.4 个月)较卡培他滨、奥沙利铂和贝伐珠单抗组(10.7 个月)短,而 OS在两组之间没有统计学差异。即使 KRAS 野生型患者,PFS 和 OS 在两组间也没有统计学差异。双抗组(81.7%)比化疗联合贝伐珠单抗组(73.2%)观察到更多的 Ⅲ/Ⅳ 级不良反应。

BRAF 突变的 mCRC

8%~12% 的 mCRC 患者中存在 BRAF 突变,其中 V600E 是最常见的突变[22]。作为预后标志物,

BRAF V600E突变的患者比野生型患者预后更差。BRAF对抗EGFR治疗无效的预测作用有争议，一些研究表明，在这类人群中抗EGFR治疗不获益，而其他研究表明，并没有足够的证据来支持这个论断[23]。针对这一组患者的治疗策略仍然是一个挑战，因为在其他肿瘤如黑色素瘤中，单药BRAF抑制剂疗效欠佳。来自TRIBE研究的一项亚组分析表明，FOLFOXIRI联合贝伐珠单抗相比FOLFIRI联合贝伐珠单抗在BRAF V600E突变的mCRC患者中OS和PFS获益更高。而STEAM研究对BRAF V600E突变患者进行的亚组分析却并没有显示出这种获益，两种方案在PFS或OS方面没有差异。

针对RAS/RAF通路中多种成分的策略正在研究中。这些方法包括BRAF抑制剂与MEK和EGFR抑制剂联合，以及BRAF和MEK抑制剂与传统化疗联合。Kopetz等开展的SWOG 1406研究将BRAF V600E突变的mCRC患者随机分至伊立替康联合西妥昔单抗，加或不加维罗非尼[24]。维罗非尼组的中位PFS为4.4个月，另一组的中位PFS为2个月。维罗非尼组的ORR改善趋势无统计学意义（16%对4%）。Hujberts等最近公布了BEACON CRC研究的安全性引入部分的数据[25]。对30例BRAF V600E突变型mCRC患者进行了康奈非尼、比美替尼联合西妥昔单抗治疗，只有7%的患者出现Ⅲ级疲劳，3%的患者出现Ⅲ级腹泻，未报道Ⅳ级不良事件。考虑安全性，患者目前正在接受康奈非尼加西妥昔单抗联合或不联合比美替尼治疗，而不是研究者选择的FOLFIRI或伊立替康联合西妥昔单抗治疗。

BRAF V600E突变往往导致较差的预后，但非V600E BRAF突变的mCRC患者比BRAF V600E突变的患者有更好的预后。Jones等分析了9643例接受二代测序的mCRC患者的结果，2.2%有非BRAF V600E突变[26]。与BRAF V600E突变患者（11.3个月）和BRAF野生型（40.3个月）相比，非V600E BRAF突变患者的中位OS为60.7个月（HR=0.18）[26]。

HER2扩增

4%~7%的RAS WT mCRC中存在HER2扩增[27]。在开放的HERACLES研究中，27例既往多线（74%为4线及以上）治疗的HER2扩增（IHC 3+或IHC 2+且FISH确认）患者接受了拉帕替尼联合曲妥珠单抗治疗[28]。30%的患者对治疗有效，而59%的患者获得了疾病控制（疾病稳定+部分缓解+完全缓解）。HER2拷贝数大于9.45〔由受试者工作特征（ROC）曲线决定〕的患者的中位PFS为29周，而HER2拷贝数<9.45的患者的中位PFS为16周。最新研究结果表明，该研究中患者的疾病控制率为70%[29]。Hurwitz等公布了Ⅱ期MyPathway中mCRC患者HER2队列的中期数据[30]。34例平均既往接受过4线治疗的患者接受了帕妥珠单抗联合曲妥珠单抗治疗。35%的患者治疗有效，44%的患者获得了疾病控制，中位缓解持续时间为11.1个月。

mCRC原发性肿瘤部位与抗EGFR治疗的疗效

O'Dwyer等在E2290研究的分析中提出了原发肿瘤部位对预后有预测作用的早期见解[31]。本研究中mCRC患者单独使用5-FU治疗，左半结肠癌OS为15.8个月，而右半结肠癌OS仅为9个月。Venook等在CALGB/SWOG 80405研究的分析中正式报道了这点[32]。在这项研究中，1137例RAS WT患者被随机分配至一线西妥昔单抗或贝伐珠单抗联合FOLFOX或FOLFIRI。左半结肠癌患者的中位OS为33.3个月，而右半结肠癌患者的中位OS为19.4个月。此外，原发肿瘤部位似乎在对抗EGFR治疗的获益方面发挥了预测作用，左半（从脾曲到降结肠）肿瘤患者的中位OS为36个月，而右半（从盲肠到肝曲）肿瘤患者中位OS为16.7个月。Tejpar等的一项分析再次证实了这些发现，笔者从肿瘤部位的角度对CRYSTAL和FIRE-3的研究结果进行了回顾性分析[33]。在这两项研究中，RAS WT mCRC患者中左半与右半结肠癌相比,PFS和OS均有改善。在CRYSTAL研究中,接受西妥昔单抗联合FOLFIRI治疗的左半结肠癌患者的中位OS为28.7个月,而接受相同联合治疗的右半结肠癌患者的中位OS为18.5个月。在FIRE-3研究中,接受FOLFIRI联合西妥昔单抗治疗的左半结肠癌患者的中位OS为38.3个月,而接受相同药物治疗的右半结肠癌患者的中位OS为18.3个月。与左侧肿瘤相比,右侧肿瘤具有更高的RAS/BRAF V600E突变频率和微卫星不稳定性(MSI)。如基于结肠位置的微生物组变异等其他关键因素导致了此种偏差的原因尚未得到充分解释。

FOLFOX、FOLFIRI、抗VEGF和抗EGFR治疗外,mCRC的系统化疗选择

在接受基于FOLFOX和FOLFIRI的化疗,以及抗VEGF和抗EGFR的治疗后,希望接受进一步治疗且体力状态良好的mCRC患者可选择瑞戈非尼和曲氟尿苷盐酸/替吡嘧啶(TAS-102)作为美国食品药品监督管理局(FDA)批准的方案。在CORRECT研究中,瑞戈非尼作为一种口服VEGFR2和TIE2酪氨酸激酶抑制剂,与安慰剂相比,显示了OS的获益[34]。在Grothey等发表的这项研究中,接受瑞戈非尼治疗的mCRC患者的中位OS为6.4个月,而安慰剂组为5个月。鉴于160mg瑞戈非尼的治疗毒性,Bekaii-Saab等在最近提出的ReDOS研究中探索了一个更理想的给药方案[35]。在这项随机研究中,mCRC患者被随机分为每天160mg的标准剂量组或第一周80mg、第二周120mg、第三周之后每天160mg的递增剂量组。在递增给药组中,43%的患者完成了两个周期的治疗并继续进行第三个周期,而在常规治疗组中只有25%的患者能够完成。在Mayer等发表的一项研究中,TAS-102是一种基于胸腺嘧啶的类似物和一种抑制其降解的药物的组合,与安慰剂相比,其改善了难治性mCRC患者的OS[36]。在本研究中,接受TAS-102治疗的mCRC患者的中位OS为7.1个月,而接受安慰剂的患者中的OS为5.3个月。Xu等发表了TAS-102在难治性亚洲mCRC患者中的经验[37]。在这项研究中,接受TAS-102治疗的患者的中位OS为7.8个月,而安慰剂组为7.1个月。

总结

总的来说,在过去的20年里,mCRC的系统化疗已经显著改善了患者的预后。多种细胞毒性化疗药物和生物制剂的发展,如抗VEGF药物和抗EGFR抗体,是这些改善的主要原因。这些药物的最优组合和治疗顺序仍然存在争议,图14.1中包含了基于CRC分类(基因和原发肿瘤位置)的治疗模式。我们对这种疾病的生物学基础的理解不断发展,希望能最大限度地提高治疗有效率,延长患者生存时间,并将毒性降到最低。下面的病例讨论了肿瘤学家对mCRC患者日常所需的个性化治疗方案的策略和顺序的建议。

临床病例14.1

患者,53岁,既往身体健康,2015年4月出现右上腹持续性疼痛。结肠镜显示盲肠有1个非阻塞性蕈样肿块,活检后经免疫组化(IHC)确定为低分化腺癌,微卫星稳定(MSS),具有印戒特征。患者进行胸腹部强化CT发现盲肠远端有3.4cm×3.8cm肿物及邻近轻度肿大肠系膜淋巴结(图14.2)。2015年5月进行右半结肠切除术,术中发现几个腹膜沉积。他进行了右半结肠切除和活检最明显的腹膜沉积物。最后的病理分期为T3N1M1,活检证实有转移性疾病。术前癌胚抗原(CEA)为1.0。我们在多学科肿瘤委员会会议上讨论了他的病例,考虑他的局限性腹膜转移,如果能够通过化疗实现全身控制,今后可接受腹腔热灌注化疗(HIPEC)。

患者最初接受了4个周期的FOLFOX,然后于2015年9月进行细胞减灭术和HIPEC。患者接受了腹膜结节切除术、大网膜切除术、腹膜边缘切除

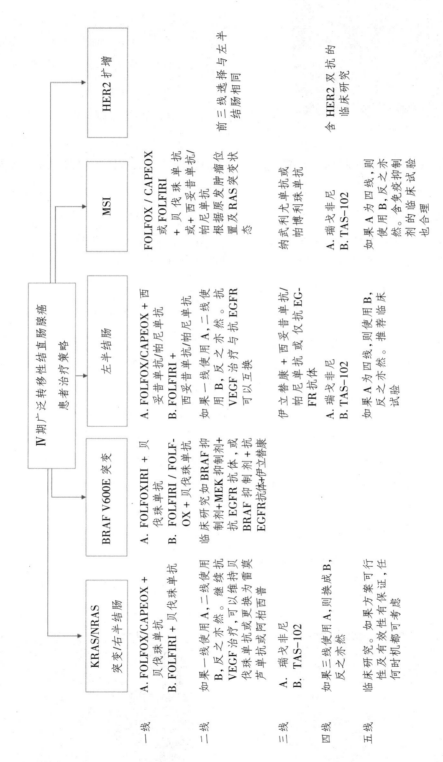

图14.1 基于原发肿瘤位置和基因特征的mCRC患者的治疗流程。说明：根据患者的意愿、资格和试验可行性，临床试验可在任何阶段参与。

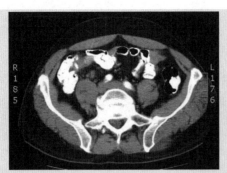

图 14.2　患者首次腹部CT显示盲肠3.4 cm处有不规则肿物。

并腹腔内注射丝裂霉素。盆腔腹膜标本大黏液池中仅发现少量肿瘤细胞,其他地方无其他疾病残留。术后继续进行8个周期FOLFOX,共12个周期。直到2016年8月CT发现一个新的肠系膜结节(图14.3),CEA为1.2。该结节经PET确诊为FDG浓聚,患者于2016年9月进行剖腹探查术。术中发现多个肠系膜结节,其中最大的紧邻肠系膜上静脉(SMV)。活检证实为复发。Foundation One®二代测序(NGS)证明存在SMAD4和TP53突变,患者KRAS、NRAS、HRAS、BRAF和HER2未发生改变。患者的体力状态仍然很好。

　　由于患者体力状态良好,并希望该治疗能使他再次进行减瘤手术和HIPEC,患者随后开始接受FOLFOXIRI和贝伐珠单抗治疗。尽管他的肿瘤是RAS WT状态,但还是接受了贝伐珠单抗治疗,因为他的原发肿瘤位于右侧,使用抗EGFR抗体治疗不获益。2016年11月至2017年3月,他接受了8个周期的FOLFOXIRI联合贝伐珠单抗治疗。随后的扫描显示肠系膜病灶持续存在。不幸的是,

由于靠近SMV而不可切除,在另一个肿瘤委员会讨论后,患者同时接受卡培他滨和XRT 54Gy直接照射病灶,并于2017年5月完成。他在2017年6月的后续扫描显示残存病灶仍靠近SMV,无法手术切除。此时,患者已完全无症状,并要求在密切监视下中断治疗。他的后续监测扫描均未发现进展,直到2018年3月腹膜新发小病变和左侧腹股沟淋巴结病变(图14.4)。他将进行左侧腹股沟最大淋巴结的切除活检。如果结果回报为结直肠腺癌,将重新开始系统治疗。未来的化疗方案还包括瑞戈非尼、TAS-102,并可考虑临床试验。如果腹股沟淋巴结活检并非恶性肿瘤,他的所有疾病仍局限于腹膜,减瘤手术和HIPEC仍可能是他未来的选择。

　　该患者最初根据N741研究结果接受FOLFOX治疗[37]。尽管在诊断时出现转移性疾病,考虑他所有的病灶都被切除,他接受了6个月的围术期FOLFOX治疗[38]。决定继续进行细胞减灭术和HIPEC是基于他的危险因素印戒细胞肿瘤形态和局限的腹膜病灶,尽管有关治疗模式有效性的数据不一致[39,40]。在无法切除的肠系膜部位复发后,根据TRIBE-3和STEAM研究中患者显示的有效率,他接受了FOLFOXIRI联合贝伐珠单抗治疗,以期使他符合手术切除的条件。使用贝伐珠单抗而不是抗EGFR单抗是因为抗EGFR单抗在右半结肠癌中无论RAS状态如何均缺乏获益,CALGB 80405、FIRE-3和CRYSTAL研究的回顾

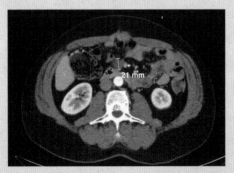

图 14.3　疾病复发时患者腹部CT显示邻近SMV2.1mm处有肠系膜转移。

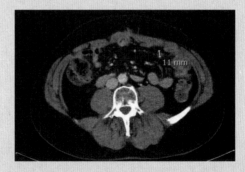

图 14.4　患者最近一次腹部CT显示肠系膜左下象限腹膜进展。

性分析可作为证明。考虑他最近的病情进展，他可能会接受进一步的全身化疗、瑞格非尼、TAS-102或临床试验。

（李想 乔薇 译 邱鸣寒 校）

参考文献

1. Kopetz S, Chang GJ, Overman MJ, et al. Improved survival in metastatic colorectal cancer is associated with adoption of hepatic resection and improved chemotherapy. *J Clin Oncol*. 2009;27(22):3677–3683. doi:10.1200/jco.2008.20.5278
2. Venook AP, Niedzwiecki D, Lenz H-J, et al. CALGB/SWOG 80405: Phase III Trial of Irinotecan/5-FU/Leucovorin (FOLFIRI) or Oxaliplatin/5-FU/Leucovorin (mFOLFOX6) with Bevacizumab (BV) or Cetuximab (CET) for Patients (Pts) with KRAS Wild-Type (Wt) Untreated Metastatic Adenocarcinoma of the Colon or Rectum (MCRC). *J Clin Oncol*. 2014;32(18_suppl):LBA3. doi:10.1200/jco.2014.32.18_suppl.lba3
3. Heinemann V, von Weikersthal LF, Decker T, et al. FOLFIRI plus cetuximab versus FOLFIRI plus bevacizumab as first-line treatment for patients with metastatic colorectal cancer (FIRE-3): a randomised, open-label, phase 3 trial. *Lancet Oncol*. 2014;15(10):1065–1075. doi:10.1016/s1470-2045(14)70330-4
4. De Gramont A, Bosset JF, Milan C, et al. Randomized trial comparing monthly low-dose leucovorin and fluorouracil bolus with bimonthly high-dose leucovorin and fluorouracil bolus plus continuous infusion for advanced colorectal cancer: a French Intergroup Study. *J Clin Oncol*. 1997;15(2):808–815. doi:10.1200/jco.1997.15.2.808
5. Saltz LB, Cox JV, Blanke C, et al. Irinotecan plus fluorouracil and leucovorin for metastatic colorectal cancer. *N Engl J Med*. 2000;343(13):905–914. doi:10.1056/nejm200009283431302
6. Douillard JY, Cunningham D, Roth AD, et al. Irinotecan combined with fluorouracil compared with fluorouracil alone as first-line treatment for metastatic colorectal cancer: a multicentre randomised trial. *Lancet*. 2000;355(9209):1041–1047. doi:10.1016/s0140-6736(00)02034-1
7. Goldberg RM, Sargent DJ, Morton RF, et al. Randomized controlled trial of reduced-dose bolus fluorouracil plus leucovorin and irinotecan or infused fluorouracil plus leucovorin and oxaliplatin in patients with previously untreated metastatic colorectal cancer: a North American Intergroup Trial. *J Clin Oncol*. 2006;24(21):3347–3353. doi:10.1200/jco.2006.06.1317
8. Tournigand C, André T, Achille E, et al. FOLFIRI followed by FOLFOX6 or the reverse sequence in advanced colorectal cancer: a randomized GERCOR study. *J Clin Oncol*. 2004;22(2):229–237. doi:10.1200/jco.2004.05.113
9. Hurwitz H, Tan BH, Reeves JA, et al. Updated efficacy, safety, and biomarker analyses of STEAM, a randomized, open-label, phase II trial of sequential (s) and concurrent (c) FOLFOXIRI-bevacizumab (BV) vs FOLFOX-BV for first-line (1L) treatment (Tx) of patients with metastatic colorectal cancer (MCRC). *J Clin Oncol*. 2017;35(4_suppl):657–657. doi:10.1200/jco.2017.35.4_suppl.657
10. Cremolini C, Loupakis F, Antoniotti C, et al. FOLFOXIRI plus bevacizumab versus FOLFIRI plus bevacizumab as first-line treatment of patients with metastatic colorectal cancer: updated overall survival and molecular subgroup analyses of the open-label, phase 3 TRIBE study. *Lancet Oncol*. 2015;16(13):1306–1315. doi:10.1016/s1470-2045(15)00122-9
11. Kabbinavar F, Hurwitz HI, Fehrenbacher L, et al. Phase II, randomized trial comparing bevacizumab plus fluorouracil (FU)/leucovorin (LV) with FU/LV alone in patients with metastatic colorectal cancer. *J Clin Oncol*. 2003;21(1):60–65. doi:10.1200/jco.2003.10.066
12. Hurwitz H, Fehrenbacher L, Novotny W, et al. Bevacizumab plus irinotecan, fluorouracil, and leucovorin for metastatic colorectal cancer. *N Engl J Med*. 2004;350(23):2335–2342. doi:10.1056/nejmoa032691
13. Giantonio BJ, Catalano PJ, Meropol NJ, et al. Bevacizumab in combination with oxaliplatin, fluorouracil, and leucovorin (FOLFOX4) for previously treated metastatic colorectal cancer: results from the Eastern Cooperative Oncology Group Study E3200. *J Clin Oncol*. 2007;25(12):1539–1544. doi:10.1200/jco.2006.09.6305
14. Fuchs CS, Marshall J, Mitchell E, et al. Randomized, controlled trial of irinotecan plus infusional, bolus, or oral fluoropyrimidines in first-line treatment of metastatic colorectal cancer: results from the BICC-C study. *J Clin Oncol*. 2007;25(30):4779–4786. doi:10.1200/jco.2007.11.3357

15. Bennouna J, Sastre J, Arnold D, et al. Continuation of bevacizumab after first progression in metastatic colorectal cancer (ML18147): a randomised phase 3 trial. *Lancet Oncol*. 2013;14(1):29–37. doi:10.1016/s1470-2045(12)70477-1

16. Van Cutsem E, Tabernero J, Lakomy R, et al. Addition of aflibercept to fluorouracil, leucovorin, and irinotecan improves survival in a phase III randomized trial in patients with metastatic colorectal cancer previously treated with an oxaliplatin-based regimen. *J Clin Oncol*. 2012;30(28):3499–3506. doi:10.1200/JCO.2012.42.8201

17. Tabernero J, Yoshino T, Cohn AL, et al. Ramucirumab versus placebo in combination with second-line FOLFIRI in patients with metastatic colorectal carcinoma that progressed during or after first-line therapy with bevacizumab, oxaliplatin, and a fluoropyrimidine (RAISE): a randomised, double-blind, multicentre, phase 3 study. *Lancet Oncol*. 2015;6(5):499–508. doi:10.1016/S1470-2045(15)70127-0

18. Van Cutsem E, Lenz H-J, Köhne C-H, et al. Fluorouracil, leucovorin, and irinotecan plus cetuximab treatment and RAS mutations in colorectal cancer. *J Clin Oncol*. 2015;33(7):692–700. doi:10.1200/jco.2014.59.4812

19. Douillard J-Y, Siena S, Cassidy J, et al. Randomized, phase III trial of panitumumab with infusional Fluorouracil, Leucovorin, and Oxaliplatin (FOLFOX4) versus FOLFOX4 alone as first-line treatment in patients with previously untreated metastatic colorectal cancer: the PRIME study. *J Clin Oncol*. 2010;28(31):4697–4705. doi:10.1200/jco.2009.27.4860

20. Stintzing S, Modest DP, Rossius L, et al. FOLFIRI plus Cetuximab versus FOLFIRI plus bevacizumab for metastatic colorectal cancer (FIRE-3): a post-hoc analysis of tumour dynamics in the final RAS wild-type subgroup of this randomised open-label phase 3 trial. *Lancet Oncol*. 2016;17(10):1426–1434. doi:10.1016/s1470-2045(16)30269-8

21. Tol J, Koopman M, Cats A, et al. Chemotherapy, bevacizumab, and cetuximab in metastatic colorectal cancer. *N Engl J Med*. 2009;360:563–572. doi:10.1056/NEJMoa0808268

22. Barras D. BRAF mutation in colorectal cancer: an update. *Biomark Cancer*. 2015;7s1:BIC. S25248. doi:10.4137/bic.s25248

23. Rowland A, Dias MM, Wiese MD, et al. Meta-analysis of BRAF mutation as a predictive biomarker of benefit from anti-EGFR monoclonal antibody therapy for RAS wild-type metastatic colorectal cancer. *Br J Cancer*. 2015;112(12):1888–1894. doi:10.1038/bjc.2015.173

24. Kopetz S, McDonough SL, Lenz H-J, et al. Randomized trial of irinotecan and cetuximab with or without vemurafenib in BRAF-mutant metastatic colorectal cancer (SWOG S1406). *J Clin Oncol*. 2017;35(suppl_15):3505–3505. doi:10.1200/JCO.2017.35.15_suppl.3505

25. Huijberts S, Schellens JHM, Elez E, et al. 517P BEACON CRC: Safety lead-in (SLI) for the combination of binimetinib (BINI), encorafenib (ENCO), and cetuximab (CTX) in patients (Pts) with BRAF-V600E metastatic colorectal cancer (MCRC). *Ann Oncol*. 2017;28(suppl_5). doi:10.1093/annonc/mdx393.043

26. Jones JC, Renfro LA, Al-Shamsi HO, et al. Non-V600BRAF mutations define a clinically distinct molecular subtype of metastatic colorectal cancer. *J Clin Oncol*. 2017;35(23):2624–2630. doi:10.1200/jco.2016.71.4394

27. Kavuri SM, Jain N, Galimi F, et al. HER2 activating mutations are targets for colorectal cancer treatment. *Cancer Discov*. 2015;5(8):832–841. doi:10.1158/2159-8290.cd-14-1211

28. Sartore-Bianchi A, Trusolino L, Martino C, et al. Dual-targeted therapy with trastuzumab and lapatinib in treatment-refractory, KRAS codon 12/13 wild-type, HER2-Positive Metastatic Colorectal Cancer (HERACLES): a proof-of-concept, multicentre, open-label, phase 2 trial. *Lancet Oncol*. 2016;17(6):738–746. doi:10.1016/s1470-2045(16)00150-9

29. Siena S, Sartore-Bianchi A, Trusolino L, et al. Abstract CT005: final results of the HERACLES Trial in HER2-amplified colorectal cancer. *Cancer Res*. 2017;77(suppl_13):CT005. doi:10.1158/1538-7445.am2017-ct005

30. Hurwitz H, Raghav KPS, Burris HA, et al. Pertuzumab trastuzumab for HER2-amplified/overexpressed metastatic colorectal cancer (MCRC): interim data from MyPathway. *J Clin Oncol*. 2017;35(4_suppl);676–676. doi:10.1200/jco.2017.35.4_suppl.676

31. O'Dwyer PJ, Manola J, Valone FH, et al. Fluorouracil modulation in colorectal cancer: lack of improvement with N -Phosphonoacetyl- l -aspartic acid or oral leucovorin or interferon, but enhanced therapeutic index with weekly 24-hour infusion schedule. An Eastern Cooperative Oncology Group/Cancer and Leukemia Group B study. *J Clin Oncol*. 2001;19(9):2413–2421. doi:10.1200/jco.2001.19.9.2413

32. Venook A, Ou F-S, Lenz H-J, et al. Primary (1°) tumor location as an independent prognostic marker from molecular features for overall survival (OS) in patients (pts) with metastatic colorectal cancer (mCRC): analysis of CALGB / SWOG 80405 (Alliance). *J Clin Oncol*. 2017;35(15_

suppl):3503. doi:10.1200/JCO.2017.35.15_suppl.3503

33. Tejpar S, Stintzing S, Ciardiello F, et al. Prognostic and predictive relevance of primary tumor location in patients with RAS wild-type metastatic colorectal cancer. *JAMA Oncology*. 2017;3(2):194. doi:10.1001/jamaoncol.2016.3797

34. Grothey A, Van Cutsem E, Sobrero A, et al. Regorafenib monotherapy for previously treated metastatic colorectal cancer (CORRECT): an international, multicentre, randomised, placebo-controlled, phase 3 trial. *Lancet*. 2013;381(9863):303–312. doi:10.1016/S0140-6736(12)61900-X

35. Bekai-Saab T, Ou F-S, Anderson DM, et al. Regorafenib dose optimization study (ReDOS): randomized phase II trial to evaluate dosing strategies for regorafenib in refractory metastatic colorectal cancer (mCRC)—An ACCRU Network study. *J Clin Oncol*. 2018;36(4_suppl):611–611. doi:10.1200/JCO.2018.36.4_suppl.611

36. Mayer R, Van Cutsem E, Falcone A, et al. Randomized trial of TAS-102 for refractory metastatic colorectal cancer. *N Engl J Med*. 2015;372(20):1909–1919. doi:10.1056/NEJMoa1414325

37. Xu J, Kim TW, Shen L, et al. Results of a randomized, double-blind, placebo-controlled, phase III trial of Trifluridine/Tipiracil (TAS-102) monotherapy in Asian patients with previously treated metastatic colorectal cancer: the TERRA study. *J Clin Oncol*. 2018;36(4):350–358. doi:10.1200/JCO.2017.74.3245

38. Andre T, Boni C, Navarro M, et al. Improved overall survival with oxaliplatin, fluorouracil, and leucovorin as adjuvant treatment in stage II or III colon cancer in the MOSAIC trial. *J Clin Oncol*. 2009;27(19):3109–3116. doi:10.1200/JCO.2008.20.6771

39. Elias D, Gilly F, Boutitie F, et al. Peritoneal colorectal carcinomatosis treated with surgery and perioperative intraperitoneal chemotherapy: retrospective analysis of 523 patients from a multicentric French study. *J Clin Oncol*. 2010;28(1):63–68. doi:10.1200/JCO.2009.23.9285

40. Quenet F, Elias D, Roca L, et al. Perioperative outcomes of cytoreductive surgery and hyperthermic intra-peritoneal chemotherapy versus cytoreductive surgery alone for colorectal peritoneal carcinomatosis: PRODIGE 7 randomized trial. *Eur J Surg Oncol*. 2016;42(9):S107. doi:10.1016/j.ejso.2016.06.105

第 15 章

转移性结直肠癌的维持治疗

Sakti Chakrabarti，Joleen M. Hubbard

引言

转移性结直肠癌(mCRC)的一线治疗方案通常包括一对细胞毒性药物，比较常见的是奥沙利铂加5-FU/亚叶酸钙(LV)，称为FOLFOX方案，或卡培他滨和奥沙利铂(CAPOX)，以及一种常见的生物制剂——贝伐珠单抗。然而，在使用含奥沙利铂的方案4~5个月后，大约18%的患者出现3级或更严重的神经毒性。因此，很多患者由于不良反应而停止治疗而非由于疾病进展[1,2]。针对此种现象，我们有两种对策：

1.间歇性治疗(化疗假期)：在初始治疗缓解后完全停止治疗，并在进展时重新给予治疗；

2.维持治疗：停用毒性更大的奥沙利铂/伊立替康，继续使用氟尿嘧啶联合或不联合生物靶向制剂。

间歇性治疗

COIN试验是一项非劣效性研究，研究间歇性治疗与连续治疗[3]的总体生存率(OS)。1630例患者被随机分为两组，其中一组接受6个周期FOLFOX方案化疗后暂停化疗，直至疾病进展；另一组在接受6个周期FOLFOX方案化疗后继续化疗，直到疾病进展、出现不可接受的药物毒性或患者主动决定停止治疗。持续性治疗和间歇性治疗的中位OS值相似：19.6个月对18个月，意向治疗人群的HR=1.084(CI=1.008~1.165)，符合方案人群的HR=1.087(CI=0.986~1.198)。由于CI的上限超过了预定的生存期非劣性界值，因此，间歇治疗策略的非劣性难以建立。

维持治疗

维持治疗的主要目的是以最小或可控的毒性延长疾病控制时间。表15.1列出了研究维持治疗方案的临床试验。OPTIMOX试验为使用氟尿嘧啶作为维持治疗的间歇性奥沙利铂给药策略奠定了基础。贝伐珠单抗被批准后，更多的临床试验相继出现，它们的研究主要以氟尿嘧啶和(或)贝伐珠单抗作为维持治疗药物。

氟尿嘧啶单药维持治疗

OPTIMOX1试验[4]将先前未经治疗的mCRC患者随机分为两组：一组采用FOLFOX4方案持续治疗至疾病进展；另一组采用FOLFOX7方案治疗6个周期，随后给予每2周输注5-FU作为维持治疗，并在疾病进展时重新引入奥沙利铂。持续治疗组和维持治疗组的中位OS相似(分别为19.3和21.2个月，$P=0.49$)。维持治疗中的患者在第6至第18个周期中，发生3级或4级毒性的风险显著降低。

在OPTIMOX2试验中，未经治疗的mCRC患者被随机分为两组：一组接受6个周期的mFOLFOX7方案治疗，然后给予每2周1次的5-FU/LV，直到疾病进展；另一组患者在接受6个周期的mFOLFOX7方案治疗后停止化疗[5]。无论哪一组，在患者出现肿瘤进展后，都将重新引入mFOLFOX7方案治疗。

表15.1	维持治疗临床试验中的主要评估因素				
临床试验	患者数	方案	维持方案	终点(月)	OS(月)
OPTIMOX1[4]	620	FOLFOX4直到疾病进展	mFOLFOX7,6个周期后与氟尿嘧啶直至病情进展	疾病控制时间:9 对 10.6	19.3 对 21.3
OPTIMOX2[5]	202	mFOLFOX7,6个周期后观察直到疾病进展	mFOLFOX7,6个周期后予氟尿嘧啶直至病情进展	疾病控制时间:9.2 对 13.1	19.5 对 23.8
CAIRO3[6]	558	CAPOX+贝伐珠单抗,6个周期后观察:进展后再予CAPOX+贝伐珠单抗	CAPOX+贝伐珠单抗,6个周期后予卡培他滨+贝伐珠单抗,进展后再予CAPOX+贝伐珠单抗	PFS2:8.5对11.7	18.2 对 21.7
PRODIGE9[7]	491	FOLFIRI+贝伐珠单抗,12个周期后观察直到疾病进展	FOLFIRI+贝伐珠单抗,12个周期后予贝伐珠单抗,直到疾病进展	15 对 15	21.7 对 22
CONcePT[8]	139	FOLFOX7+贝伐珠单抗,直到疾病进展	FOLFOX7+贝伐珠单抗,8周期后予氟尿嘧啶+贝伐珠单抗,8个周期	至治疗失败时间:4.2 对 5.7	未报道
AIO KRK 0207[9]	473	FOLFOX7+贝伐珠单抗,观察(A组)	FOLFOX7+贝伐珠单抗,后予贝伐珠单抗(B组)或FOLFOX7+贝伐珠单抗,后予氟尿嘧啶+贝伐珠单抗(C组)	至治疗失败时间:C组比A组好	23.4 (在所有组中等效)
STOP和GO[10]	123	CAPOX+贝伐珠单抗,直到疾病进展	CAPOX+贝伐珠单抗,6个周期后予卡培他滨+贝伐珠单抗,直至疾病进展	PFS:8.3 对 11	20.2 对 23.8

维持组患者疾病控制的中位持续时间为13.1天,而间歇性治疗组患者的疾病控制中位持续时间为9.2个月。两者的疾病控制持续时间具有统计学意义($P=0.046$)。试验结果表明,在治疗过程中完全停药(间歇性治疗)对预后有不良影响。

卡培他滨作为mCRC患者的维持治疗药物,与以奥沙利铂为基础的诱导化疗后观察相比,展现出改善无进展生存期(PFS)方面的优势[11]。基于前面数据讨论的结果,目前对于那些不适合使用贝伐珠单抗的患者,5-FU/LV 或卡培他滨被优先推荐作为维持治疗药物。

氟尿嘧啶+贝伐珠单抗维持治疗

对于那些在接受6个周期包括卡培他滨、奥沙利铂和贝伐珠单抗(CAPOX-B)的诱导化疗后获得疾病稳定(SD)的患者,CAIRO3试验[6]将他们随机分成两组:一组为观察组;另一组使用卡培他滨和贝伐珠单抗作为维持治疗。CAPOX-B方案在第一次发生疾病进展时重新引入作为治疗方案。CAIRO3研究的主要终点是PFS(从患者的随机分组到CAPOX-B方案的重新引入后出现疾病进展,后文简略为PFS2)。这项研究的主要终点已经达到了。观察组的中位PFS2为8.5个月,维持组的中位PFS2为11.7个月(HR=0.67,95%CI=0.56~0.81,$P<0.0001$),尽管在CAPOX-B方案的重新引入方面存在不平衡的现象(观察组60%的患者对维持组47%的患者)并且未被列入统计。对于从分组至肿瘤进展的时间,维持治疗组的数据几乎是观察组的两倍左右(观察组4.1个月对维持组8.5个月,$P<0.0001$)。在维持组和观察组的中位OS方面,似乎有一种延长的趋势(21.6个月对18.1个月),但是这种趋势在统计学上不存在差异($P=0.22$)。

正如表15.1所列,多项临床试验都证实了使用一种氟尿嘧啶加贝伐珠单抗作为维持治疗方案,疾病控制率出现了有效的改善,尽管不同试验的确切研究终点不同。基于上述方案导致的疾病控制率的持续提高,在接受4个周期含贝伐珠单抗方案的一线治疗后至少获得疾病稳定(SD)的患者人群中,采用氟尿嘧啶+贝伐珠单抗作为维持治疗方案逐渐成为临床标准。

贝伐珠单抗单药维持治疗

两个临床试验比较了贝伐珠单抗单药作为维持治疗和无维持治疗两种方案[7,12]。但这两项试验都未能证明贝伐珠单抗相对于无维持治疗在疾病控制方面存在获益。基于上述结果,贝伐珠单抗单药并不推荐作为维持治疗。

厄洛替尼+贝伐珠单抗维持治疗

对于在接受了含贝伐珠单抗方案诱导治疗的mCRC患者人群中,OPTIMOX3[13]和 Nordic ACT试验[14]比较了厄洛替尼+贝伐珠单抗相对于贝伐珠单抗单药作为维持治疗在统计学上的差异。很遗憾,两项试验均未显示联合用药存在PFS获益。然而,在OPTIMOX3试验中,贝伐珠单抗联合厄洛替尼组的OS相较于贝伐珠单抗单药组的OS,有显著的统计学意义(24.9个月对22.1个月,P=0.035),但Nordic ACT试验没有获得同样的结论。所以目前,厄

洛替尼+贝伐珠单抗不推荐作为维持治疗策略。

总结

结合前面讨论的多个临床试验结果,可以得出以下几个结论:

1.间断使用奥沙利铂可以减轻感觉神经病变的症状;

2.与持续使用含奥沙利铂方案直到出现疾病进展的治疗方式相比,采用维持治疗策略不会影响生存期;

3.使用氟尿嘧啶联合/不联合贝伐珠单抗作为维持治疗,与间歇性治疗方案相比,前者改善了患者的PFS;

4.贝伐珠单抗单药或联合厄洛替尼并不建议作为维持治疗方案。

图15.1描述了不能切除的mCRC患者的维持治疗方法。

关于维持治疗与间歇性治疗的对比,存在一个争论,那就是维持治疗并未证实OS获益。这些试验并不能有力地证明在OS方面存在获益,认识到这一观点十分重要。在一线治疗后,有诸多后续的方案选择和不同的治疗模式,这些都可能影响OS的结

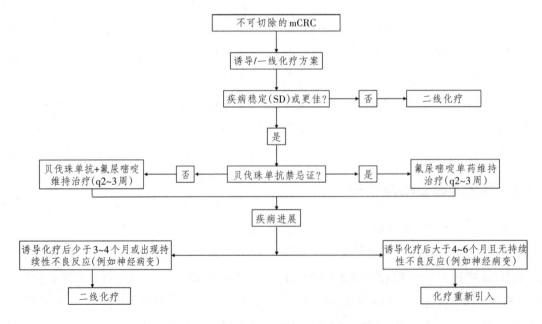

图15.1 不可切除mCRC维持治疗的推荐算法。

果。一项近期的荟萃分析囊括了8项关于持续和间歇性治疗的随机试验，这项荟萃分析表明，相对于持续治疗组，间歇性治疗组并未展示出在OS方面存在短板[15]。在同样的荟萃分析中，关于三项临床试验的其中一个亚组（CAIRO3、OPTIMOX2、COIN，n=2403），包括诱导治疗期，但并不包含维持治疗直到疾病进展。这个亚组的分析结果支持对患者进行持续治疗，尽管结果不多，但可喜的是该结果具有统计学意义（HR=1.10，95%CI=1.00~1.20，P=0.049）。

病例回顾

临床病例15.1中提到的患者，我们建议每2周使用贝伐珠单抗和5-FU/LV输注维持化疗2天，而不使用5-FU静脉快速输注（他已完成了8个周期诱导化疗）。患者每2个月完成1次癌胚抗原（CEA）化验和影像学检查。患者坚持维持治疗方案6个月后发生了疾病进展。再之后，他被重新施以了mFOLFOX7+贝伐珠单抗方案进行治疗。

临床病例15.1

患者男，56岁，身体健康，ECOG评分为1分，有2个月的疲劳和间歇性直肠出血史。结肠镜检查发现部分阻塞性乙状结肠肿块，病理活检证实为中分化腺癌。肿瘤的分子检测显示有KRAS突变。断层CT扫描显示多发性肝转移，多发双侧肺结节，癌胚抗原（CEA）水平升高至97ng/mL。患者最初的治疗方案是改良版FOLFOX7（mFOLFOX7、5-FU、亚叶酸钙和奥沙利铂）加贝伐珠单抗。4个周期后，CT扫描显示部分缓解，CEA降至12ng/mL。此后患者又接受了4个周期上述方案的化疗。此时，患者乏力症状加剧，并且出现了神经症状，限制了他的精细运动能力，由此导致了他生活质量显著下降。复查CT显示转移灶进一步缩小，最明显的是肺部的改变（图15.2）。他的CEA下降至4ng/mL。患者在8个疗程后已出院并进行随访，以制订进一步的诊疗计划。

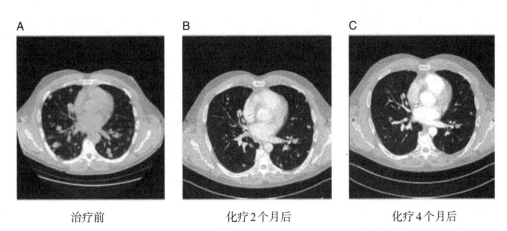

A	B	C
治疗前	化疗2个月后	化疗4个月后

图15.2 CT扫描显示mCRC患者在基线检查时出现的广泛双侧肺转移（A），治疗2个月后病灶部分缓解（B），治疗4个月后病灶进一步消退（C）。

（邹丹丹 乔薇 译 王华庆 校）

参考文献

1. Goldberg RM, Sargent DJ, Morton RF, et al. A randomized controlled trial of fluorouracil plus leucovorin, irinotecan, and oxaliplatin combinations in patients with previously untreated metastatic colorectal cancer. *J Clin Oncol*. 2004;22(1):23–30. doi:10.1200/JCO.2004.09.046

2. Saltz LB, Clarke S, Díaz-Rubio E, et al. Bevacizumab in combination with oxaliplatin-based chemotherapy as first-line therapy in metastatic colorectal cancer: a randomized phase III study. *J Clin Oncol*. 2008;26(12):2013–2019. doi:10.1200/JCO.2007.14.9930

3. Adams RA, Meade AM, Seymour MT, et al. Intermittent versus continuous oxaliplatin and fluoropyrimidine combination chemotherapy for first-line treatment of advanced colorectal cancer: results of the randomised phase 3 MRC COIN trial. *Lancet Oncol*. 2011;12(7):642–653. doi:10.1016/S1470-2045(11)70102-4

4. Tournigand C, Cervantes A, Figer A, et al. OPTIMOX1: a randomized study of FOLFOX4 or FOLFOX7 with oxaliplatin in a stop-and-go fashion in advanced colorectal cancer--a GERCOR study. *J Clin Oncol*. 2006;24(3):394–400. doi:10.1200/JCO.2005.03.0106

5. Chibaudel B, Maindrault-Goebel F, Lledo G, et al. Can chemotherapy be discontinued in unresectable metastatic colorectal cancer? The GERCOR OPTIMOX2 Study. *J Clin Oncol*. 2009;27(34):5727–5733. doi:10.1200/JCO.2009.23.4344

6. Simkens LH, van Tinteren H, May A, et al. Maintenance treatment with capecitabine and bevacizumab in metastatic colorectal cancer (CAIRO3): a phase 3 randomised controlled trial of the Dutch Colorectal Cancer Group. *Lancet*. 2015;385(9980):1843–1852. doi:10.1016/S0140-6736(14)62004-3

7. Aparicio T, Bennouna J, Le Malicot K, et al. Final results of PRODIGE 9, a randomized phase III comparing no treatment to bevacizumab maintenance during chemotherapy-free intervals in metastatic colorectal cancer. *J Clin Oncol*. 2016;34(15_suppl):3531–3531. doi:10.1200/jco.2016.34.15_suppl.3531

8. Hochster HS, Grothey A, Hart L, et al. Improved time to treatment failure with an intermittent oxaliplatin strategy: results of CONcePT. *Ann Oncol*. 2014;25(6):1172–1178. doi:10.1093/annonc/mdu107

9. Hegewisch-Becker S, Graeven U, Lerchenmüller CA, et al. Maintenance strategies after first-line oxaliplatin plus fluoropyrimidine plus bevacizumab for patients with metastatic colorectal cancer (AIO 0207): a randomised, non-inferiority, open-label, phase 3 trial. *Lancet Oncol*. 2015;16(13):1355–1369. doi:10.1016/S1470-2045(15)00042-X

10. Yalcin S, Uslu R, Dane F, et al. Bevacizumab + capecitabine as maintenance therapy after initial bevacizumab + XELOX treatment in previously untreated patients with metastatic colorectal cancer: phase III 'stop and go' study results--a Turkish Oncology Group Trial. *Oncology*. 2013;85(6):328–335. doi:10.1159/000355914

11. Luo HY, Li YH, Wang W, et al. Single-agent capecitabine as maintenance therapy after induction of XELOX (or FOLFOX) in first-line treatment of metastatic colorectal cancer: randomized clinical trial of efficacy and safety. *Ann Oncol*. 2016;27(6):1074–1081. doi:10.1093/annonc/mdw101

12. Koeberle D, Betticher DC, von Moos R, et al. Bevacizumab continuation versus no continuation after first-line chemotherapy plus bevacizumab in patients with metastatic colorectal cancer: a randomized phase III non-inferiority trial (SAKK 41/06). *Ann Oncol*. 2015;26(4):709–714. doi:10.1093/annonc/mdv011

13. Tournigand C, Chibaudel B, Samson B, et al. Bevacizumab with or without erlotinib as maintenance therapy in patients with metastatic colorectal cancer (GERCOR DREAM; OPTIMOX3): a randomised, open-label, phase 3 trial. *Lancet Oncol*. 2015;16(15):1493–1505. doi:10.1016/S1470-2045(15)00216-8

14. Johnsson A, Hagman H, Frödin J-E, et al. A randomized phase III trial on maintenance treatment with bevacizumab alone or in combination with erlotinib after chemotherapy and bevacizumab in metastatic colorectal cancer: the Nordic ACT Trial. *Ann Oncol*. 2013;24(9):2335–2341. doi:10.1093/annonc/mdt236

15. Berry SR, Cosby R, Asmis T, et al. Continuous versus intermittent chemotherapy strategies in metastatic colorectal cancer: a systematic review and meta-analysis. *Ann Oncol*. 2015;26(3):477–485. doi:10.1093/annonc/mdu272

第 16 章

转移性结直肠癌的新兴治疗手段

Niharika B. Mettu，John H. Strickler

引言

结直肠癌（CRC）基因组学表征的新进展使人们认识到了那些参与肿瘤恶性转化、进展和转移的基因和通路[1]。这其中某些基因组改变和分子通路在转移性结直肠癌（mCRC）中频繁出现[2,3]。CRC具有遗传异质性，这种异质性使分子靶向驱动工作复杂化。尽管如此，某些CRC肿瘤仍被发现具有一些对其生长和发展至关重要的基因改变，这些改变很可能对治疗干预敏感。在有些患者中，这些具有潜在治疗可行性的基因改变已经被美国食品药品监督管理局（FDA）批准用于其他类型的肿瘤；在其他患者中，这些基因改变是新型治疗策略中有希望的靶点。本章重点介绍这些分子靶向策略，包括KRAS、NRAS（RAS）、MET、HER2、BRAF、EGFR和其他mCRC靶点。

KRAS

KRAS致癌基因编码MAPK细胞信号通路中位于表皮生长因子受体（EGFR）下游的三磷酸鸟苷（GTP）-磷酸鸟苷（GDP）结合蛋白，40%~50%的mCRC患者存在KRAS突变，这些始动突变导致疾病的发生、增殖和进展[3-5]。KRAS突变发生于第2外显子（第12和13号密码子）、第3外显子（第59和61号密码子）和第4外显子（第117和146密码子），

最常见的突变是第12密码子中甘氨酸被天门冬氨酸的氨基酸置换（G12D）。第2~4外显子以外的其他KRAS突变也被报道，但是其功能和致病性尚未明确[6]。约5%的mCRC患者NRAS突变具有相似的致病性，对抗EGFR治疗也无反应[4,7]。

尽管在mCRC中KRAS和NRAS突变很重要，但是针对RAS信号通路的治疗策略的发展面临许多临床挑战，且多数成功率有限。Ras蛋白需要膜结合才能发挥其活性，对于该过程至关重要的是通过法尼基类异戊二烯进行脂质修饰[8]。一项法尼基转移酶抑制剂（FTI）SCH 66336 Ⅱ期试验未取得客观有效性[9]。此项FTI的失败结果很可能是由于KRAS和NRAS的膜结合是通过其他机制引起的[8]。除了Ras蛋白的膜结合以外，参与Ras蛋白加工的药物可能起到一定作用。靶向Ras伴侣蛋白，例如PDE-δ，已被证明会损伤致癌性KRAS信号传导，这种策略可在mCRC中进一步探索[10]。在合成纳米粒子中应用siRNA靶向KRAS治疗是另一个具有治疗前景的领域，它已被证明在体内可阻止KRAS驱动的肺部肿瘤的生长[11]。通过应用siRNA特异性靶向KRAS来抑制KRAS活性和预防抗EGFR（表皮生长因子受体家族成员之一）耐药的前景还有待进一步研究验证。

MEK位于MAPK信号通路中RAS和RAF的下游，并且一直是某些药物研发工作的重点。在一项

多中心、开放标签研究的Ⅱ期临床试验中,67例乳腺癌、结肠癌、非小细胞肺癌(NSCLC)和胰腺癌患者接受了一代MEK抑制剂CI-1040(PD-184352)治疗。8例患者疾病稳定(SD),中位持续时间为4.4个月,其中只有2例为结肠癌患者。鉴于CI-1040有限的抗肿瘤活性,未进行其在结肠癌中的进一步研究[12]。PD-0325901是二代MEK抑制剂,可进一步靶向MAPK信号通路。PD-0325901是CI-1040的衍生物,具有50倍以上的放大效能和更长的靶向抑制持续时间。PD-0325901的首次人体试验中,35例可评估患者仅有2例黑色素瘤患者表现出部分缓解(PR),8例SD患者中只有1例为CRC患者。随后在一项34例晚期NSCLC患者中进行的Ⅱ期临床试验再次对PD-0325901进行评估,但该研究因缺乏客观反应性和眼毒性、神经毒性而被迫终止[13]。另一种二代MEK抑制剂(AZD6244)司美替尼与卡培他滨单药治疗的69例mCRC患者相比,两治疗组之间的客观缓解率(ORR)无差异,且司美替尼和卡培他滨组的无进展生存期(PFS)分别为81天和88天[14]。鉴于司美替尼和其他MEK抑制剂未能提供对mCRC患者有意义的临床获益,MEK抑制剂作为单药治疗的研究未进一步进行。

尽管单药MEK抑制剂治疗在mCRC的治疗中失败了,但是靶向KRAS或NRAS突变的mCRC联合治疗策略正在研究中。55例KRAS突变的mCRC肿瘤基因表达谱呈现出明确的细胞周期和有丝分裂过程的功能性浓集,包括有丝分裂转录因子FOXM1[15]。CDK 4/6是FOXM1上游调控因子,CDK 4/6和MEK双重抑制可明显减弱KRAS突变的CRC细胞系的细胞生长和集落形成,并抑制KRAS突变患者来源的异种移植物的肿瘤生长[16,17]。CDK 4/6抑制剂哌柏西利联合西妥昔单抗用于mCRC(NCT03446157),以及联合顺铂或卡铂用于晚期实体瘤(NCT02897375)的进一步研究正在进行中。

鉴于KRAS在多种晚期实体瘤中的重要性,其已成为大量药物研发的焦点。早期针对阻断RAS活性的研究因原发或获得性耐药而受阻。耐药往往源于二次突变,这些突变限制了靶向治疗的有效性。此外,RAS抑制剂可能通过阻断对上游信号蛋白表达的反馈性抑制作用而自相矛盾地激活致癌通路[18]。其他关于初始耐药或耐药进展的特征性机制的进一步研究都可能服务于新颖的联合治疗策略以提高RAS靶向疗法的有效性。

MET

受体酪氨酸激酶cMET(间质-上皮转化因子)与肿瘤细胞的侵袭、转移和增殖相关[19]。与唯一已知的配体——肝细胞生长因子(HGF)结合可导致受体同源二聚化,并导致PI3K-AKT、RAS-MAPK、RAP1-FAK和RAC1-CDC42-钙黏蛋白途径的下游激活[20]。cMET的过度表达在CRC中相对常见,且发生于近一半肿瘤中[21]。另一方面,MET基因扩增很少,初治mCRC肿瘤中的发生率不到3%[22]。因为MET扩增驱动抗EGFR耐药,暴露于抗EGFR治疗后,MET扩增的频率趋于增加[23-25]。

在各种MET扩增的晚期实体瘤患者中,MET抑制剂已表现出单药活性。2例伴有高水平MET基因扩增(MET/CEP7>5)的转移性NSCLC患者对MET抑制剂克唑替尼显示出可观的临床效果[26]。此外,包括ABT-700[27]、AMG337[28]和SAR125844[29]在内的多项选择性MET抑制剂的Ⅰ期研究表明,在伴有MET扩增的晚期实体瘤患者中显示出显著的单药治疗效果。尽管MET抑制剂在胃癌、肺癌和卵巢癌中展示了有效趋势,但其在伴MET扩增的mCRC中的活性尚未可知。一项关于卡博替尼(一种口服生物利用的VEGFR2、TIE-2、RET、AXL和cMET抑制剂)的研究正在伴MET扩增的mCRC患者中进行(NCT02008383)。

尽管到目前为止尚无定论,但MET和EGFR受体的双抑制有可能增强治疗效果。在一项联合帕尼单抗与抗HGF单克隆抗体利洛单抗的随机Ⅱ期研究试验(AMG102)中,接受帕尼单抗/利洛单抗联合用药组的患者比接受帕尼单抗/安慰剂组有更高的缓解率(RR)和PFS(RR:31%对21%。PFS:5.2个月对3.7个月)[30]。在cMET过表达或MET扩增的肿瘤患者中帕尼单抗/利洛单抗是否具有更高的临床获益尚未可知。一项评估卡博替尼和帕尼单抗在RAS野生型mCRC患者中临床效果的研究正在进行(NCT02008383)。此外,一项评估MEK抑制剂比美替尼与cMET抑制剂克唑替尼联合用药的研究正在RAS突变和RAS野生型mCRC患者中进行(NCT02510001)。这项研究将进一步评估在cMET过表达、MET突变和伴MET扩增的mCRC患者中联合用药的效果。

HER2

HER2是包括HER1(EGFR)、HER2、HER3和HER4 4个相关的受体酪氨酸激酶家族成员中的一员。HER2由ERBB2基因编码。ERBB2的扩增导致HER2受体过度表达和HER2途径过度活化。在其他ERBB2扩增或HER2蛋白过表达的癌症中,针对HER2阻断的靶向治疗已成为重要的治疗措施[31,32]。

在mCRC患者中,ERBB2扩增的发生率约为3%[1,33]。但在RAS和BRAF野生型mCRC患者中,ERBB2扩增的发生率为5~10%[34,35]。ERBB2扩增可能是抗EGFR耐药的驱动因素[34,36,37]。抗HER2治疗在ERBB2扩增的mCRC患者中是有效的。在一项27例难治性HER2阳性mCRC患者(免疫组化或FISH方法HER2 3+)的单臂Ⅱ期临床试验中,应用拉帕替尼和曲妥珠单抗双重阻断HER2的RR达30%,中位进展时间将近5个月[35]。此外,多中心开放标签的ⅡA期MyPathway多篮研究(NCT02091141)评估了帕妥珠单抗和曲妥珠单抗在37例难治性HER2 + mCRC的患者中的治疗效果。这种双重HER2靶向治疗策略显示出38%的RR(95% CI=23%~55%)。另外,4例患者SD持续时间超过120天,中位缓解期为11个月[38,39]。目前曲妥珠单抗和帕妥珠单抗治疗HER2阳性mCRC患者的进一步研

究——SWOG 1613研究正在进行中。这项研究将对比曲妥珠单抗/帕妥珠单抗与西妥昔单抗/伊立替康的PFS(NCT03365882)。此外,针对HER2 + mCRC的新型抗HER2靶向治疗策略研究目前正在进行中。图卡替尼是一种口服高效、对HER2具有高度特异性的酪氨酸激酶抑制剂。一项图卡替尼联合曲妥珠单抗治疗HER2 + mCRC患者的Ⅱ期开放标签研究正在进行中(NCT03043313)。建议进行HER2检验来支持临床试验募集入组和最大限度地增加治疗的选择。

BRAF

B型RAF激酶V600E(BRAFV600E)突变存在于7%~10%的mCRC患者中,并与侵袭性生物学活性、总生存期(OS)短和标准化疗反应差相关[1,40-43]。BRAF V600E导致MEK1和MEK2组合活化,进而导致MAPK信号级联反应的激活[44,45]。BRAF突变通常与KRAS或NRAS突变互斥[46]。由于BRAF突变的mCRC患者治疗的选择有限,因此,更多的治疗选择需要被继续评估[47]。

BRAF抑制剂对BRAF突变的mCRC的单药活性有限。EGFR介导的RAS-MAPK通路的重新激活阻止了持续的MAPK通路抑制并导致免疫逃逸[48]。在一项维莫非尼治疗BRAF突变的mCRC患者的Ⅱ期临床研究中,接受维莫非尼治疗的21例患者中只有1例PR,7例SD,中位PFS仅为2.1个月[48-51]。除了EGFR介导的RAS-MAPK途径活化,其他BRAF抑制剂耐药机制还包括PI3K和Wnt-β-连环蛋白途径的激活[43,48,50-54]。

对BRAF抑制剂耐药机制的了解有助于确定可能有效的联合治疗策略。在临床前模型中对BRAF和EGFR的双重抑制可导致持续的MAPK信号抑制和对BRAF抑制剂的复敏[55-60]。在随机2期SWOG S1406的研究中,先前曾接受过一种或两种系统化疗方案的BRAF V600E突变的mCRC患者被随机分配至西妥昔单抗/伊立替康组与西妥昔单抗/伊立替

康/维莫非尼组。该研究达到了主要终点,西妥昔单抗/伊立替康/维莫非尼联合用药组PFS(4.3个月对2个月,HR=0.42,P<0.0001)、RR(16%对4%,P=0.09)和疾病控制率(67%对22%,P<0.001)均得到提高[61]。尽管交叉率很高,但西妥昔单抗/伊立替康/维莫非尼联合用药组的生存期更长,尽管差异无统计学意义(9.6个月对5.9个月,HR=0.73,P=0.19)。基于以上结果,西妥昔单抗/伊立替康/维莫非尼联合用药已被添加到BRAF突变的mCRC美国国立综合癌症网络(NCCN)指南中。

其他抗BRAF治疗策略可能对BRAF突变的mCRC有效。体外和临床前研究表明,BRAF抑制剂和EGFR抑制剂联合MEK抑制治疗可提高抗肿瘤活性。在一项Ⅰb/Ⅱ期临床研究中,102例晚期BRAF突变的mCRC患者按1∶1随机分配至康奈非尼/西妥昔单抗组和康奈非尼/西妥昔单抗/阿培利司(PI3Kα抑制剂)组[58]。三联用药组显示出更好的PFS(5.4个月对4.2个月,HR=0.69)和RR(27%对22%)。虽然康奈非尼/西妥昔单抗/阿培利司联合用药显示出更有前景的临床效果,但增加PI3Kα抑制剂会增加额外毒性。BEACON(NCT02928224)研究正在进行以评估联合应用选择性BRAF抑制剂康奈非尼、MEK抑制剂比美替尼及西妥昔单抗在BRAFV600E突变的mCRC患者中的效果。615例患者以1∶1∶1的比例随机分配至康奈非尼/比美替尼/西妥昔单抗组,康奈非尼/西妥昔单抗组或对照组(研究者选择伊立替康/西妥昔单抗或FOLFIRI/西妥昔单抗)。研究的主要终点是比较三联用药组与对照组的OS[62]。前30例患者的安全性导入结果显示,中位PFS为8个月,ORR为48%,3例患者获得完全缓解(CR)[63]。此外,在先前仅接受过一种一线治疗的16例患者中,ORR为62%。由于BRAF V600E突变的mCRC治疗方案的选择上向来有限,故以上这些结果显示了三联用药对患者的潜在益处。

EGFR

EGFR突变在原发性CRC肿瘤组织中很少见,但EGFR胞外域中的体细胞突变(ECD)与抗EGFR获得性耐药相关。无细胞DNA(cfDNA)基因组学表明抗EGFR耐药的患者中约10%存在获得性EGFR ECD突变[64,65]。EGFR ECD突变是包括MM-151和Sym004在内的新型抗EGFR疗法的靶点。MM-151是三种抗体的组合体,可在次纳摩尔亲和力作用下同时占用EGFR ECD上不同的、无重叠的表位[66]。应用MM-151治疗可减少既往已出现抗EGFR耐药的mCRC患者外周血EGFR ECD突变的突变等位基因频率[67]。在MM-151治疗57例难治性实体瘤患者的Ⅰ期临床研究中,2例mCRC患者PR,8例患者疾病稳定时间大于4个月[68]。然而,多项联合MM-151的研究或被终止或被撤回,对M-151的进一步研究未再进行。Sym004是两种单克隆抗体——伏妥昔单抗和莫妥昔单抗的混合体,它们与EGFR ECD Ⅲ的非重叠表位结合,引起高效的受体内化和降解[69,70]。尽管初步数据喜人,但在一项Ⅱ期随机研究中,Sym004与研究者选择治疗相比未能提高生存率[71]。靶向EGFR ECD突变的治疗策略可能因为肿瘤异质性而受限。对42例具有EGFR ECD突变的mCRC患者进行分析,91%的患者存在至少一种同时出现的耐药突变,包括KRAS突变、NRAS突变、MET扩增和ERBB2扩增[72]。肿瘤异质性仍然是分子靶向治疗方案设计的重大挑战,特别是在存在获得性EGFR耐药的背景下[73]。

新兴靶点

在mCRC方面也探索了其他治疗靶点。成纤维细胞生长因子受体(FGFR)是一种可刺激肿瘤生长、转移、耐受凋亡的受体酪氨酸激酶。尽管临床前研究认定了FGFR在mCRC中的作用,但到目前为止所得各种结果仍然喜忧参半[74-77]。瑞戈非尼是包括FGFR在内的多种激酶的抑制剂,可使mCRC

患者生存获益[76]。尼达尼布是一种口服酪氨酸激酶抑制剂，以包括 VEGFR、血小板衍生生长因子（PDGFR）和 FGFR1-4 在内的多种细胞表面受体为靶点。在 LUME-Colon 1 Ⅲ期试验中，尼达尼布较安慰剂提高了疾病控制率，但未提高生存率[78]。FGFR 抑制剂在具有 FGFR 融合基因（如 FGFR-BICC2）的肿瘤患者中作用显著，尽管这些融合在 mCRC 患者中很少见。此外，大约 5% 的 mCRC 患者被观察到存在 FGF9 扩增，并且与抗 EGFR 耐药相关，提示在某些病例中靶向 FGFR 疗法可能有助于克服抗 EGFR 耐药[79]。

ALK、ROS1 和 NTRK 融合基因是存在于 0.2%~2.4%CRC 患者中的罕见的染色体畸变[80]。NTRK1 基因的染色体重排（编码 TRKA 蛋白）导致 TRKA 激酶结构域的组合性激活。筛选涉及 NTRK 的重排可能会识别出可受益于 TRK 抑制剂的患者，包括恩曲替尼和拉罗替尼[81]。其中拉罗替尼已证实对 TRK 融合基因阳性癌症患者具有显著且持久的抗肿瘤应答，其中 7% 为 CRC 患者[82]。

尽管 PIK3CA 突变在 mCRC 患者中相对常见，但靶向 PIK3CA 和 PI3K 治疗策略迄今为止尚未成功。一项随机 Ⅱ 期临床研究显示，西妥昔单抗联合 PX-866（一种不可逆的口服 PI3K 抑制剂）与西妥昔单抗单药组相比不能改善 PFS、ORR 或 OS[83]。此外，另一种 PI3K 抑制剂 BKM120 与 mFOLFOX 联合治疗难治性实体瘤患者临床获益有限[84]。尽管有 PI3K / AKT / mTOR 抑制剂与 RAS / RAF / MEK 抑制剂联合用药的科学依据和临床前数据，但生物标志物驱动的 AKT 1/2/3 抑制剂 MK-2206 联合司美替尼的 2 期研究并未取得临床获益[85]。鉴于目前为止 PI3K 抑制剂的活性有限，因此，新的治疗策略将需要合理的生物标志物驱动方法或新颖的组合治疗策略。

Wnt-β-连环蛋白途径的激活在 CRC 肿瘤中普遍存在，这使其成为一种有吸引力的药物研发靶点。端锚聚合酶（Tankyrase）抑制剂可防止轴蛋白降解，从而导致 β-连环蛋白不稳定并破坏细胞增殖和存活。Tankyrase 抑制剂可减少异种移植模型中 APC 突变型 CRC 肿瘤的生长，但也可阻断缺乏 Apc 小鼠的肿瘤发展[86,87]。进一步说，Tankyrase 抑制剂与靶向药物（包括 AKT 和 PI3K 抑制剂）联合使用在临床前模型中显示出活性[88,89]。膜结合的 O-酰基转移酶（PORCN）是一种对 Wnt 蛋白分泌至关重要的酶，PORCN 抑制剂可破坏 Wnt-β-连环蛋白信号通路。抑制 PORCN 可能对缺乏 Wnt-β-连环蛋白下游活化突变的 Wnt 驱动型癌症尤其有效。独立于 APC 或 CTNNB1 突变、涉及 RSPO2 和 RSPO3 的融合基因是导致 Wnt-β-连环蛋白信号通路活化的遗传学改变原因。PORCN 抑制剂 ETC-1922159 在携带 RSPO 易位的 CRC 患者来源的异种移植物中已显示出功效。PORCN 抑制剂可能在带有编码 Wnt 信号通路负调控因子的 Rnf43 和 Znrf3 突变的肿瘤中也有效[89,90]。Wnt-β-连环蛋白途径靶向治疗策略的进一步研究正在进行中。

总结

近年来，包括肿瘤组织的二代测序（NGS）和血液中 cfDNA 的鉴定新技术的发展增进了对 mCRC 基因组学特征的理解[72,91]。随着对 mCRC 中基因组驱动因子的了解不断加深，出现了靶向特定基因突变的新兴治疗策略。这种对于可操作性突变的识别、治疗、实时追踪肿瘤克隆演变的可能性为实现个体化医疗提供了可能。目前，具有可治疗的分子靶标的患者人数很少。然而，新兴靶向治疗策略将最终为某些具有特定靶标的 mCRC 患者群体提供更好的预后和生活质量。

临床病例 16.1

1 例 62 岁腹痛的女性。CT 显示乙状结肠增厚伴右附件累及。患者接受部分乙状结肠和直肠近端及右侧输卵管和卵巢切除。病理分期为 pT4bN0M1。患者最初应用 FOLFOX-贝伐珠单抗治疗。初次检测未见 KRAS 或 NRAS 突变，因此，在临床进展时,她接受了FOLFIRI-西妥昔单抗的治疗。再次进展后,患者接受了曲氟尿苷/替匹嘧啶+帕尼单抗+瑞戈非尼治疗,患者的ECOG评分持续为1分,甚至在确诊5年后仍然如此。患者后续在第三级医疗服务中心接受了评估并进行肝脏穿刺活检,NGS测序显示KRAS、NRAS和BRAF野生型,pMMR,APC突变,TP53突变,HER2扩增。

(齐霄 吕欢 译 邱鸣寒 校)

参考文献

1. Cancer Genome Atlas Network. Comprehensive molecular characterization of human colon and rectal cancer. *Nature*. 2012;487(7407):330–337. doi:10.1038/nature11252
2. Fearon ER. Molecular genetics of colorectal cancer. *Annu Rev Pathol*. 2011;6:479–507. doi:10.1146/annurev-pathol-011110-130235
3. Mody K, Bekaii-Saab T. Clinical trials and progress in metastatic colon cancer. *Surg Oncol Clin N Am*. 2018;27(2):349–365. doi:10.1016/j.soc.2017.11.008
4. Douillard JY, Oliner KS, Siena S, et al. Panitumumab-FOLFOX4 treatment and RAS mutations in colorectal cancer. *N Engl J Med*. 2013;369(11):1023–1034. doi:10.1056/NEJMoa1305275
5. Van Cutsem E, Kohne CH, Lang I, et al. Cetuximab plus irinotecan, fluorouracil, and leucovorin as first-line treatment for metastatic colorectal cancer: updated analysis of overall survival according to tumor KRAS and BRAF mutation status. *J Clin Oncol*. 2011;29(15):2011–2019. doi:10.1200/JCO.2010.33.5091
6. Zehir A, Benayed R, Shah RH, et al. Mutational landscape of metastatic cancer revealed from prospective clinical sequencing of 10,000 patients. *Nat Med*. 2017;23(6):703–713. doi:10.1038/nm.4333
7. Cercek A, Braghiroli MI, Chou JF, et al. Clinical features and outcomes of patients with colorectal cancers harboring NRAS mutations. *Clin Cancer Res*. 2017;23(16):4753–4760. doi:10.1158/1078-0432.CCR-17-0400
8. Cox AD, Der CJ, Philips MR. Targeting RAS membrane association: back to the future for anti-RAS drug discovery? *Clin Cancer Res*. 2015;21(8):1819–1827. doi:10.1158/1078-0432.CCR-14-3214
9. Sharma S, Kemeny N, Kelsen DP, et al. A phase II trial of farnesyl protein transferase inhibitor SCH 66336, given by twice-daily oral administration, in patients with metastatic colorectal cancer refractory to 5-fluorouracil and irinotecan. *Ann Oncol*. 2002;13(7):1067–1071.
10. Zimmermann G, Papke B, Ismail S, et al. Small molecule inhibition of the KRAS-PDEdelta interaction impairs oncogenic KRAS signalling. *Nature*. 2013;497(7451):638–642. doi:10.1038/nature12205
11. Xue W, Dahlman JE, Tammela T, et al. Small RNA combination therapy for lung cancer. *Proc Natl Acad Sci U S A*. 2014;111(34):E3553–E3561. doi:10.1073/pnas.1412686111
12. Rinehart J, Adjei AA, Lorusso PM, et al. Multicenter phase II study of the oral MEK inhibitor, CI-1040, in patients with advanced non-small-cell lung, breast, colon, and pancreatic cancer. *J Clin Oncol*. 2004;22(22):4456–4462. doi:10.1200/JCO.2004.01.185
13. Haura EB, Ricart AD, Larson TG, et al. A phase II study of PD-0325901, an oral MEK inhibitor, in previously treated patients with advanced non-small cell lung cancer. *Clin Cancer Res*. 2010;16(8):2450–2457. doi:10.1158/1078-0432.CCR-09-1920
14. Bennouna J, Lang I, Valladares-Ayerbes M, et al. A Ppase II, open-label, randomised study to assess the efficacy and safety of the MEK1/2 inhibitor AZD6244 (ARRY-142886) versus capecitabine monotherapy in patients with colorectal cancer who have failed one or two prior chemotherapeutic regimens. *Invest New Drugs*. 2011;29(5):1021–1028. doi:10.1007/s10637-010-9392-8
15. Pek M, Yatim S, Chen Y, et al. Oncogenic KRAS-associated gene signature defines co-targeting of CDK4/6 and MEK as a viable therapeutic strategy in colorectal cancer. *Oncogene*. 2017;36(35):4975–4986. doi:10.1038/onc.2017.120
16. Lee MS, Helms TL, Feng N, et al. Efficacy of the combination of MEK and CDK4/6 inhibitors in vitro and in vivo in KRAS mutant colorectal cancer models. *Oncotarget*. 2016;7(26):39595–39608. doi:10.18632/oncotarget.9153
17. Ziemke EK, Dosch JS, Maust JD, et al. Sensitivity of KRAS-mutant colorectal cancers to combination therapy that cotargets MEK and CDK4/6. *Clin Cancer Res*. 2016;22(2):405–414. doi:10.1158/1078-0432.CCR-15-0829

18. McCormick F. KRAS as a therapeutic target. *Clin Cancer Res.* 2015;21(8):1797–1801. doi:10.1158/1078-0432.CCR-14-2662

19. Gherardi E, Sandin S, Petoukhov MV, et al. Structural basis of hepatocyte growth factor/scatter factor and MET signalling. *Proc Natl Acad Sci U S A.* 2006;103(11):4046–4051. doi:10.1073/pnas.0509040103

20. Gherardi E, Birchmeier W, Birchmeier C, Vande Woude G. (2012). Targeting MET in cancer: rationale and progress. *Nature Rev. Cancer.* 2012;12(2):89–103. doi:10.1038/nrc3205

21. Gatalica Z, Millis S, Chen S, et al. Integrating molecular profiling into cancer treatment decision making: Experience with over 35,000 cases. *J Clin Oncol.* 2013;31(suppl).

22. Palma NA, Palmer GA, Ali SM, et al. Frequency of MET amplification determined by comprehensive next-generation sequencing (NGS) in multiple solid tumors and implications for use of MET inhibitors. *J Clin Oncol.* 2013;31(suppl).

23. Bardelli A, Corso S, Bertotti A, et al. Amplification of the MET receptor drives resistance to anti-EGFR therapies in colorectal cancer. *Cancer Disc.* 2013;3(6):658–673. doi:10.1158/2159-8290.CD-12-0558

24. Engelman JA, Zejnullahu K, Mitsudomi T, et al. MET amplification leads to gefitinib resistance in lung cancer by activating ERBB3 signaling. *Science.* 2007;316(5827):1039–1043. doi:10.1126/science.1141478

25. Turke AB, Zejnullahu K, Wu YL, et al. Preexistence and clonal selection of MET amplification in EGFR mutant NSCLC. *Cancer Cell.* 2010;17(1):77–88. doi:10.1016/j.ccr.2009.11.022

26. Caparica R, Yen CT, Coudry R, et al. Responses to Crizotinib Can Occur in High-Level MET-Amplified Non-Small Cell Lung Cancer Independent of MET Exon 14 Alterations. *J Thorac Oncol.* 2017;12(1):141–144. doi:10.1016/j.jtho.2016.09.116

27. Strickler JH, LoRusso P, Yen C-J, et al. Phase 1, open-label, dose-escalation, and expansion study of ABT-700, an anti-C-met antibody, in patients (pts) with advanced solid tumors. *J Clin Oncol.* 2014;32(15_suppl):2507. doi:10.1200/jco.2014.32.15_suppl.2507

28. Hong DS, LoRusso P, Hamid O, et al. First-in-human study of AMG 337, a highly selective oral inhibitor of MET, in adult patients (pts) with advanced solid tumors. *J Clin Oncol.* 2014;32(15 suppl):2508. doi:10.1200/jco.2014.32.15_suppl.2508

29. Angevin E, Spitaleri G, Hollebecque A, et al. A first-in-human (FIH) phase I study of SAR125844, a novel selective MET kinase inhibitor, in patients (pts) with advanced solid tumors: Dose escalation results. *J Clin Oncol.* 2014;32(15_suppl):2506. doi:10.1200/jco.2014.32.15_suppl.2506

30. Cutsem EV, Eng C, Tabernero J, et al. A randomized, phase I/II trial of AMG 102 or AMG 479 in combination with panitumumab (pmab) compared with pmab alone in patients (pts) with wild-type (WT) KRAS metastatic colorectal cancer (mCRC): safety and efficacy results. *J Clin Oncol.* 2011;29(4_suppl):366. doi:10.1200/jco.2011.29.4_suppl.366

31. Blackwell KL, Burstein HJ, Storniolo AM, et al. Randomized study of Lapatinib alone or in combination with trastuzumab in women with ErbB2-positive, trastuzumab-refractory metastatic breast cancer. *J Clin Oncol.* 2010;28(7):1124–1130. doi:10.1200/JCO.2008.21.4437

32. Blackwell KL, Burstein HJ, Storniolo AM, et al. Overall survival benefit with lapatinib in combination with trastuzumab for patients with human epidermal growth factor receptor 2-positive metastatic breast cancer: final results from the EGF104900 Study. *J Clin Oncol.* 2012;30(21):2585–2592. doi:10.1200/JCO.2011.35.6725

33. Ross JS, Fakih M, Ali SM, et al. Targeting HER2 in colorectal cancer: The landscape of amplification and short variant mutations in ERBB2 and ERBB3. *Cancer.* 2018;124(7):1358–1373. doi:10.1002/cncr.31125

34. Raghav KP, Overman MJ, Yu R, et al. HER2 amplification as a negative predictive biomarker for anti-epidermal growth factor receptor antibody therapy in metastatic colorectal cancer. *J Clin Oncol.* 2016;34(15_suppl):3517.doi:10.1200/jco.2016.34.15_suppl.3517.

35. Sartore-Bianchi A, Trusolino L, Martino C, et al. Dual-targeted therapy with trastuzumab and lapatinib in treatment-refractory, KRAS codon 12/13 wild-type, HER2-positive metastatic colorectal cancer (HERACLES): a proof-of-concept, multicentre, open-label, phase 2 trial. *Lancet Oncol.* 2016;17(6):738–746. doi:10.1016/S1470-2045(16)00150-9

36. Bertotti A, Migliardi G, Galimi F, et al. A molecularly annotated platform of patient-derived xenografts ("xenopatients") identifies HER2 as an effective therapeutic target in cetuximab-resistant colorectal cancer. *Cancer Disc.* 2011;1(6):508–523. doi:10.1158/2159-8290.CD-11-0109

37. Martin V, Landi L, Molinari F, et al. HER2 gene copy number status may influence clinical efficacy to anti-EGFR monoclonal antibodies in metastatic colorectal cancer patients. *Br J Cancer.* 2013;108(3):668–675. doi:10.1038/bjc.2013.4

38. Hainsworth JD, Meric-Bernstam F, Swanton C, et al. Targeted therapy for advanced solid tumors on the basis of molecular profiles: results from mypathway, an open-label, phase IIa multiple basket study. *J Clin Oncol*. 2018;36(6):536–542. doi:10.1200/JCO.2017.75.3780

39. Hurwitz H, Raghav K, Burris HA, et al. Pertuzumab + trastuzumab for HER2-amplified/over-expressed metastatic colorectal cancer (mCRC): Interim data from MyPathway. *J Clin Oncol*. 2017;35(4_suppl):676.

40. Bokemeyer C, Van Cutsem E, Rougier P, et al. Addition of cetuximab to chemotherapy as first-line treatment for KRAS wild-type metastatic colorectal cancer: pooled analysis of the CRYSTAL and OPUS randomised clinical trials. *Eur J Cancer*. 2012;48(10):1466–1475. doi:10.1016/j.ejca.2012.02.057

41. Morris V, Overman MJ, Jiang ZQ, et al. Progression-free survival remains poor over sequential lines of systemic therapy in patients with BRAF-mutated colorectal cancer. *Clin Colorectal Cancer*. 2014;13(3):164–171. doi:10.1016/j.clcc.2014.06.001

42. Scartozzi M, Giampieri R, Aprile G, et al. The distinctive molecular, pathological and clinical characteristics of BRAF-mutant colorectal tumors. *Expert Rev Mol Diagn*. 2015;15(8):979–987. doi:10.1586/14737159.2015.1047346

43. Strickler JH, Wu C, Bekaii-Saab T. Targeting BRAF in metastatic colorectal cancer: Maximizing molecular approaches. *Cancer Treat Rev*. 2017;60:109–119. doi:10.1016/j.ctrv.2017.08.006

44. Davies H, Bignell GR, Cox C, et al. Mutations of the BRAF gene in human cancer. *Nature*. 2002;417(6892):949–954. doi:10.1038/nature00766

45. Dhillon AS, Hagan S, Rath O, et al. MAP kinase signalling pathways in cancer. *Oncogene*. 2007;26(22):3279–3290. doi:10.1038/sj.onc.1210421

46. Tie J, Gibbs P, Lipton L, et al. Optimizing targeted therapeutic development: analysis of a colorectal cancer patient population with the BRAF(V600E) mutation. *Int J Cancer*. 2011;128(9):2075–2084. doi:10.1002/ijc.25555

47. Clarke CN, Kopetz ES. BRAF mutant colorectal cancer as a distinct subset of colorectal cancer: clinical characteristics, clinical behavior, and response to targeted therapies. *J Gastrointest Oncol*. 2015;6(6):660–667. doi:10.3978/j.issn.2078-6891.2015.077

48. Corcoran RB, Ebi H, Turke AB, et al. EGFR-mediated re-activation of MAPK signaling contributes to insensitivity of BRAF mutant colorectal cancers to RAF inhibition with vemurafenib. *Cancer Disc*. 2012;2(3):227–235. doi:10.1158/2159-8290.CD-11-0341

49. Kopetz S, Desai J, Chan E, et al. Phase II pilot study of vemurafenib in patients with metastatic BRAF-mutated colorectal cancer. *J Clin Oncol*. 2015;33(34):4032–4038. doi:10.1200/JCO.2015.63.2497

50. Poulikakos PI, Zhang C, Bollag G, et al. RAF inhibitors transactivate RAF dimers and ERK signalling in cells with wild-type BRAF. *Nature*. 2010;464(7287):427–430. doi:10.1038/nature08902

51. Prahallad A, Sun C, Huang S, et al. Unresponsiveness of colon cancer to BRAF(V600E) inhibition through feedback activation of EGFR. *Nature*. 2012;483(7387):100–103. doi:10.1038/nature10868

52. Ahmed D, Eide PW, Eilertsen IA, et al. Epigenetic and genetic features of 24 colon cancer cell lines. *Oncogenesis*. 2013;2:e71. doi:10.1038/oncsis.2013.35

53. Anastas JN, Kulikauskas RM, Tamir T, et al. WNT5A enhances resistance of melanoma cells to targeted BRAF inhibitors. *J Clin Invest*. 2014;124(7):2877–2890. doi:10.1172/JCI70156

54. Suraweera N, Robinson J, Volikos E, et al. Mutations within Wnt pathway genes in sporadic colorectal cancers and cell lines. *Int J Cancer*. 2006;119(8):1837–1842. doi:10.1002/ijc.22046

55. Corcoran RB, Andre T, Atreya CE, et al. Combined BRAF, EGFR, and MEK Inhibition in Patients with BRAF(V600E)-Mutant Colorectal Cancer. *Cancer Discov*. 2018;8(4):428–443. doi:10.1158/2159-8290.CD-17-1226

56. Desai J, Markman B, Ananda S, et al. A phase I/II trial of combined BRAF and EGFR inhibition in patients (pts) with BRAF V600E mutated (BRAFm) metastatic colorectal (mCRC): the EViCT (Erlotinib and Vemurafenib in Combination Trial) study. *J Clin Oncol*. 2017;35(15_suppl):3557.

57. Hyman DM, Puzanov I, Subbiah V, et al. Vemurafenib in Multiple Nonmelanoma Cancers with BRAF V600 Mutations. *N Engl J Med*. 2015;373(8):726–736. doi:10.1056/NEJMoa1502309

58. Tabernero J, Van Geel R, Guren TK, et al. Phase 2 results: Encorafenib (ENCO) and cetuximab (CETUX) with or without alpelisib (ALP) in patients with advanced BRAF-mutant colorectal cancer (BRAFm CRC). *J Clin Oncol*. 2016;34(15_suppl):3544. doi:10.1200/jco.2016.34.15_suppl.3544

59. van Geel R, Tabernero J, Elez E, et al. A Phase Ib Dose-Escalation Study of Encorafenib and Cetuximab with or without Alpelisib in Metastatic BRAF-Mutant Colorectal Cancer. *Cancer Discov*. 2017;7(6):610–619. doi:10.1158/2159-8290.CD-16-0795

60. Yaeger R, Cercek A, O'Reilly EM, et al. Pilot trial of combined BRAF and EGFR inhibition in BRAF-mutant metastatic colorectal cancer patients. *Clin Cancer Res*. 2015;21(6):1313–1320. doi:10.1158/1078-0432.CCR-14-2779

61. Kopetz S, McDonough SL, Lenz HJ, et al. Randomized trial of irinotecan and cetuximab with or without vemurafenib in BRAF-mutant metastatic colorectal cancer (SWOG S1406). *J Clin Oncol*. 2017;35(15):3505.

62. Huijberts S, Schellens JH, Fakih MG, et al. BEACON CRC (binimetinib [BINI], encorafenib [ENCO], and cetuximab [CTX] combined to treat BRAF-mutant metastatic colorectal cancer [mCRC]): A multicenter, randomized, open-label, three-arm phase III study of ENCO plus CTX plus or minus BINI vs irinotecan (IRI)/CTX or infusional 5-fluorouracil/folinic acid/IRI (FOLFIRI)/CTX with a safety lead-in of ENCO + BINI + CTX in patients (Pts) with BRAFV600E mCRC. *J Clin Oncol*. 2017;35(15_suppl):TPS3622. doi:10.1200/jco.2017.35.15_suppl.tps3622

63. Van Cutsem E, Cuyle P-J, Huijberts S, et al. BEACON CRC study safety lead-in (SLI) in patients with BRAFV600E metastatic colorectal cancer (mCRC): Efficacy and tumor markers. *J Clin Oncol*. 2018;36(4):627.

64. Arena S, Bellosillo B, Siravegna G, et al. Emergence of Multiple EGFR Extracellular Mutations during Cetuximab Treatment in Colorectal Cancer. *Clin Cancer Res*. 2015;21(9):2157–2166. doi:10.1158/1078-0432.CCR-14-2821

65. Morelli MP, Overman MJ, Dasari A, et al. Characterizing the patterns of clonal selection in circulating tumor DNA from patients with colorectal cancer refractory to anti-EGFR treatment. *Ann Oncol*. 2015;26(4):731–736. doi:10.1093/annonc/mdv005

66. Kearns JD, Bukhalid R, Sevecka M, et al. Enhanced Targeting of the EGFR Network with MM-151, an Oligoclonal Anti-EGFR Antibody Therapeutic. *Mol Cancer Ther*. 2015;14(7):1625–1636. doi:10.1158/1535-7163.MCT-14-0772

67. Arena S, Siravegna G, Mussolin B, et al. MM-151 overcomes acquired resistance to cetuximab and panitumumab in colorectal cancers harboring EGFR extracellular domain mutations. *Sci Transl Med*. 2016;8(324):324ra314. doi:10.1126/scitranslmed.aad5640

68. Lieu CH, Harb WA, Beeram M, et al. Phase 1 trial of MM-151, a novel oligoclonal anti-EGFR antibody combination in patients with refractory solid tumors. *J Clin Oncol*. 2014;32(15_suppl):2518. doi:10.1200/jco.2014.32.15_suppl.2518

69. Dienstmann R, Patnaik A, Garcia-Carbonero R, et al. Safety and Activity of the First-in-Class Sym004 Anti-EGFR Antibody Mixture in Patients with Refractory Colorectal Cancer. *Cancer Discov*. 2015;5(6):598–609. doi:10.1158/2159-8290.CD-14-1432

70. Sanchez-Martin FJ, Bellosillo B, Gelabert M, et al. The first-in-class anti-EGFR antibody mixture Sym004 overcomes cetuximab-resistance mediated by EGFR extracellular domain mutations in colorectal cancer. *Clin Cancer Res*. 2016;22(13):3260–3267. doi:10.1158/1078-0432.CCR-15-2400

71. Montagut C, Argiles G, Ciardiello F, et al. Efficacy of Sym004 in patients with metastatic colorectal cancer with acquired resistance to anti-EGFR therapy and molecularly selected by circulating tumor DNA analyses: a phase 2 randomized clinical trial. *JAMA Oncol*. 2018;4(4):e175245. doi:10.1001/jamaoncol.2017.5245

72. Strickler JH, Loree JM, Ahronian LG, et al. Genomic Landscape of Cell-Free DNA in Patients with Colorectal Cancer. *Cancer Disc*. 2018;8(2):164–173. doi:10.1158/2159-8290.CD-17-1009

73. McGranahan N, Swanton C. Clonal heterogeneity and tumor evolution: past, present, and the future. *Cell*. 2017;168(4):613–628. doi:10.1016/j.cell.2017.01.018

74. Knuchel S, Anderle P, Werfelli P, et al. Fibroblast surface-associated FGF-2 promotes contact-dependent colorectal cancer cell migration and invasion through FGFR-SRC signaling and integrin alphavbeta5-mediated adhesion. *Oncotarget*. 2015;6(16):14300–14317. doi:10.18632/oncotarget.3883

75. Lee CK, Lee ME, Lee WS, et al. Dovitinib (TKI258), a multi-target angiokinase inhibitor, is effective regardless of KRAS or BRAF mutation status in colorectal cancer. *Am J Cancer Res*. 2015;5(1):72–86.

76. Grothey A, Van Cutsem E, Sobrero A, et al. Regorafenib monotherapy for previously treated metastatic colorectal cancer (CORRECT): an international, multicentre, randomised, placebo-controlled, phase 3 trial. *Lancet*. 2013;381(9863):303–312. doi:10.1016/S0140-6736(12)61900-X

77. Yao TJ, Zhu JH, Peng DF, et al. AZD-4547 exerts potent cytostatic and cytotoxic activities against fibroblast growth factor receptor (FGFR)-expressing colorectal cancer cells. *Tumour Biol*. 2015;36(7):5641–5648. doi:10.1007/s13277-015-3237-1

78. Lenz HJ, Tabernero J, Yoshino T, et al. LUME-Colon 1: A double-blind, randomized phase III study of nintedanib plus best supportive care (BSC) versus placebo plus BSC in patients with colorectal cancer (CRC) refractory to standard therapies. *J Clin Oncol*. 2015;33(3_suppl):TPS794.

doi:10.1200/jco.2015.33.3_suppl.tps794

79. Mizukami T, Togashi Y, Naruki S, et al. Significance of FGF9 gene in resistance to anti-EGFR therapies targeting colorectal cancer: a subset of colorectal cancer patients with FGF9 upregulation may be resistant to anti-EGFR therapies. *Mol Carcinog*. 2017;56(1):106–117. doi:10.1002/mc.22476

80. Pietrantonio F, Di Nicolantonio F, Schrock AB, et al. ALK, ROS1, and NTRK Rearrangements in Metastatic Colorectal Cancer. *J Natl Cancer Inst*. 2017;109(12). doi:10.1093/jnci/djx089

81. Milione M, Ardini E, Christiansen J, et al. Identification and characterization of a novel SCYL3-NTRK1 rearrangement in a colorectal cancer patient. *Oncotarget*. 2017;8(33):55353–55360. doi:10.18632/oncotarget.19512

82. Drilon A, Laetsch TW, Kummar S, et al. Efficacy of larotrectinib in TRK fusion-positive cancers in adults and children. *N Engl J Med*. 2018;378(8):731–739. doi:10.1056/NEJMoa1714448

83. Bowles DW, Kochenderfer M, Cohn A, et al. A randomized, phase II trial of cetuximab with or without PX-866, an irreversible oral phosphatidylinositol 3-kinase inhibitor, in patients with metastatic colorectal carcinoma. *Clin Colorectal Cancer*. 2016;15(4):337–344.e332. doi:10.1016/j.clcc.2016.03.004

84. McRee AJ, Sanoff HK, Carlson C, et al. A phase I trial of mFOLFOX6 combined with the oral PI3K inhibitor BKM120 in patients with advanced refractory solid tumors. *Invest New Drugs*. 2015;33(6):1225–1231. doi:10.1007/s10637-015-0298-3

85. Do K, Speranza G, Bishop R, et al. Biomarker-driven phase 2 study of MK-2206 and selumetinib (AZD6244, ARRY-142886) in patients with colorectal cancer. *Invest New Drugs*. 2015;33(3):720–728. doi:10.1007/s10637-015-0212-z

86. Lau T, Chan E, Callow M, et al. A novel tankyrase small-molecule inhibitor suppresses APC mutation-driven colorectal tumor growth. *Cancer Res*. 2013;73(10):3132–3144. doi:10.1158/0008-5472.CAN-12-4562

87. Waaler J, Machon O, Tumova L, et al. A novel tankyrase inhibitor decreases canonical Wnt signaling in colon carcinoma cells and reduces tumor growth in conditional APC mutant mice. *Cancer Res*. 2012;72(11):2822–2832. doi:10.1158/0008-5472.CAN-11-3336

88. Arques O, Chicote I, Puig I, et al. Tankyrase inhibition blocks Wnt/beta-catenin pathway and reverts resistance to PI3K and AKT inhibitors in the treatment of colorectal cancer. *Clin Cancer Res*. 2016;22(3):644–656. doi:10.1158/1078-0432.CCR-14-3081

89. Punt CJ, Koopman M, Vermeulen L. From tumour heterogeneity to advances in precision treatment of colorectal cancer. *Nature Rev. Clin Oncol*. 2017;14(4):235–246. doi:10.1038/nrclinonc.2016.171

90. Koo BK, van Es JH, van den Born M, et al. Porcupine inhibitor suppresses paracrine Wnt-driven growth of Rnf43;Znrf3-mutant neoplasia. *Proc Natl Acad Sci U S A*. 2015;112(24):7548–7550. doi:10.1073/pnas.1508113112

91. Bertotti A, Papp E, Jones S, et al. The genomic landscape of response to EGFR blockade in colorectal cancer. *Nature*. 2015;526(7572):263–267. doi:10.1038/nature14969

第 **17** 章

转移性结直肠癌的免疫治疗

Michael lam, shubham pant

在MSI或dMMR转移性结直肠癌(mCRC)中应用纳武利尤单抗和帕博利珠单抗

错配修复基因缺失(dMMR)或微卫星不稳定(MSI)的 mCRC 患者在一线治疗进展后应接受免疫检查点程序性细胞死亡-1(PD-1)抑制剂治疗。在早期的 Keynote 研究和 Checkmate-142 研究中筛选出的 dMMR 或 MSI 的 mCRC 的患者表现出了令人震惊的缓解率。随着随访时间的延长,这些缓解的患者获得了持久的无进展生存期(PFS)和总生存期(OS)。

免疫治疗在未经选择的 mCRC 患者中疗效差[1,2]。然而,dMMR 或 MSI 的 mCRC 与细胞毒性淋巴细胞浸润增加有关,这与多个免疫检查点水平升高有关[3-5]。MSI 检测因其费用昂贵而未广泛应用。MSI 状态可通过肿瘤浸润性淋巴细胞(TIL)来预测。合并遗传性等位基因缺陷如林奇综合征,或有表观遗传学改变如 MutL 同源基因1(MLH1)过度甲基化的 CRC 的 dMMR 的比例更高。dMMR 产生的超突变状态会导致肿瘤抗原增加,理论上增加了免疫系统识别肿瘤的可能性。通常对免疫治疗有应答的肿瘤如黑色素瘤和肺癌,因烟草和紫外线辐射暴露原因而有很高的体细胞突变负荷。通过 mCRC 中的突变情况能够推测 mCRC 对免疫检查点治疗的反应。通过免疫组化(IHC)检测 MMR 蛋白表达或缺失,或测量重复核苷酸在 dMMR 情况下的易发生改变的缩短或延长能够确定肿瘤的 MSI 状态。

在一项2期临床研究中,研究者通过3个队列评估了帕博利珠单抗的疗效。其中两组是难治性 mCRC,分别为 dMMR 组和 pMMR(错配修复基因完整)组[6],共有41例伴或不伴 MMR 的 CRC 患者应用了抗 PD-1 免疫检查点抑制剂治疗。帕博利珠单抗在 dMMR 结直肠癌(CRC)患者、pMMR CRC 患者和 dMMR 非 CRC 患者中使用,剂量为 10mg/(kg·d),14天为1个周期。主要观察终点为免疫相关客观缓解率(ORR)和20周免疫相关 PFS 为并列主要观察终点。

相关研究结果

免疫相关客观缓解率(ORR)和免疫相关 PFS 都是 40%(4/10)。研究的并列主要终点为 ORR 和20周时的免疫相关 PFS。dMMR 组的 ORR 是 40%(中位随访时间为20周),而 pMMR 组的 ORR 是 0%(中位随访时间为36周)。20周免疫相关 PFS 在 dMMR 和 pMMR CRC 中分别为 78% 和 11%。dMMR 的 CRC 组和 dMMR 的其他肿瘤组的主要研究终点结果相似。这些研究结果显示,免疫检查点抑制剂对经选择的 mCRC 是有效的。pMMR 组疗效差提示了 dMMR/MSI 状态是一种预测疗效的生物学标志物。扩大试验的结果与先前一致[7]。在中位随访时间为 8.7个月的情况下,dMMR 组和 pMMR 组的缓解率分别为 50% 和 16%。dMMR 组未达到中位 PFS(mPFS),

121

而 pMMR 组的 mPFS 为 2.4 个月。中位 OS 在 dMMR 组同样未达到,而 pMMR 组为 6 个月(HR=0.247, 95% CI=0.043~0.191, P<0.001)。dMMR 组的疗效是持久的,随着随访时间延长,24 个月的 PFS 率和 OS 率分别为 66% 和 61%。mCRC 经化疗联合靶向的一线标准治疗后的 mPFS 是 8~10 个月,由此可见,这项研究中难治性 mCRC 组的 2 年 PFS 疗效是非常令人满意的。

基于此项研究和其他帕博利珠单抗研究中的相似结果[8],2017 年美国食品药品监督管理局(FDA)批准帕博利珠单抗用于经氟尿嘧啶、奥沙利铂、伊立替康治疗失败的 MSI 或 dMMR mCRC 患者。对于以上这一大类人群,帕博利珠单抗的有效率是 36%。

mCRC 患者中 MSI 或 dMMR 大约占 5%。早期患者的 dMMR 发生率更高,有研究报道 MSI 发生比例在 Ⅱ 期、Ⅲ 期、Ⅳ 期患者中分别是 21%、14%、5%[9,10]。尽管 mCRC 患者 MSI 或 dMMR 的比例相对较低,但是由于这一部分患者有可能从帕博利珠单抗中获得极佳的疗效与生存期延长,所以所有的 mCRC 患者均应检测 MSI 或 MMR 状态。美国国立综合癌症网络(NCCN)指南已在 mCRC 中推荐 MSI 状态筛查,以选择合适的患者接受免疫治疗[11,12]。

另一个 PD-1 抑制剂纳武利尤单抗获得了与帕博利珠单抗相似的研究结果。一项研究正在评估氟尿嘧啶、奥沙利铂或伊立替康治疗后出现进展的 dMMR CRC 患者以非随机方式接受纳武利尤单抗或纳武利尤单抗联合伊匹木单抗(CTLA-4 抑制剂)的 ORR。先前研究报道了帕博利珠单抗治疗 MSI CRC 的 ORR 是 27%。而在少数接受纳武利尤单抗联合伊匹木单抗的非 MSI 患者中,mPFS 为 1.4 个月(1.2~1.9 个月),且无客观缓解的患者,这一结果再次说明了 dMMR 或 MSI 状态是预测 PD-1 抑制剂疗效的生物学标志物[13]。

更多成熟的数据进一步证实了帕博利珠单抗的疗效。一项中位随访 12 个月的研究显示,纳武利尤单抗单药的 ORR 为 31%,74 例患者中有 23 例获得了缓解,疾病控制率(DCR)是 69%,且缓解时间超过 12 周。林奇综合征状态、PD-L1 表达情况(以 1% 为界区分高低),以及 RAS、BRAF 突变状态,均未影响疗效[14]。中位随访 21 个月后的结果显示,纳武利尤单抗单药治疗组的 ORR 为 34%,随访时间越长完全缓解率越高(9%)[15]。中位 PFS 是 6.6 个月,而中位 OS 尚未达到。此外,令人振奋的是 PFS 和 OS 均显示了持久稳定疗效,12 个月和 18 个月的 PFS 分别为 44% 和 44%,12 个月和 18 个月的 OS 分别为 72% 和 67%[15]。纳武利尤单抗的安全性良好,严重不良反应发生率为 20%,其中仅有 7% 的患者因治疗相关毒性而停药。基于这项研究结果,FDA 批准了纳武利尤单抗应用于既往氟尿嘧啶、奥沙利铂、伊立替康治疗后进展的 MSI mCRC 患者[16]。尽管帕博利珠单抗和纳武利尤单抗的疗效和安全性相似,但目前尚缺乏两种药物的头对头的临床研究来证实哪种免疫检查点抑制剂更好。

因此,所有 MSI 或 dMMR 的 mCRC 患者在经伊立替康、氟尿嘧啶和奥沙利铂治疗失败后均可以应用帕博利珠单抗或纳武利尤单抗(图 17.1)。

免疫治疗带来的新挑战

免疫治疗在提高 ORR 和延长缓解时间的同时也带来了新的问题。免疫治疗的疗效评估可能需要其他形式的影像学评估标准。在反应不一致时,可以考虑活检以明确疗效。根据 RECIST 标准评价为免疫治疗后进展的患者在后续的影像学检查中证实仍有缓解,这称为假性进展。假性进展的发生率低于 4%,大部分数据来自黑色素瘤和肺癌,机制尚不清楚[17]。肿瘤细胞通过多种机制产生免疫抑制环境从而实现免疫逃逸,包括破坏有效抗原提呈,降低效应性 T 细胞功能,以及上调促免疫耐受和 T 细胞能量耗尽的 PD-1。前文叙述的 MSI mCRC 应用帕博利珠单抗治疗的研究,有影像学证据的 20 例患者在开始治疗后的 1~5 个月内进行了活检[18]。其中

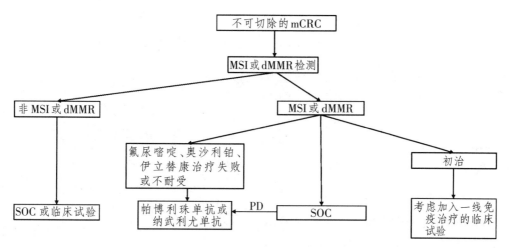

图17.1　mCRC的免疫治疗。dMMR，错配修复缺失；mCRC，转移性结直肠癌；MSI，微卫星不稳定；SOC，标准治疗。

12例活检后未发现肿瘤残存，只有炎性或坏死组织。在本章所述病例中，我们使用手术切除了稳定的残余病灶，病理结果显示无残存肿瘤。在免疫治疗中单个病变的大小或存在与否并不总是与病灶活性有关。虽然病例数量较少，但应考虑将活检作为影像学评估的补充，尤其是在疾病长期控制或发生严重免疫不良反应（继续治疗会带来持续风险）需做出停药决定时。

免疫治疗的最佳疗程也尚未明确。部分研究显示，如果患者应用免疫治疗持续获益且无不良反应，那么持续应用2年后可停药。在帕博利珠单抗的一项研究中，11例获得完全缓解的患者在2年后停药，而7例有残存病灶的患者因为耐受性差或免疫相关不良反应而用药不足2年。这些患者在停药后均未复发[18]。基于这些小样本，对免疫治疗有应答的患者停用免疫治疗后似乎没有影响其长期缓解，当然这需要更长期的随访来证实。

未来方向

免疫治疗在MSI或dMMR mCRC中成功促成了进一步提高疗效的治疗策略。Checkmate-142研究中的1个队列是探索纳武利尤单抗和伊匹木单抗（CTLA-4抑制剂）双免联合治疗的疗效。中位随访13.4个月，ORR是55%（65/119），12周以上的疾病控制率（DCR）是80%[19]。9个月和12个月的PFS率

分别为76%和71%。3级及以上的不良反应发生率是32%，最常见的是转氨酶升高（8%）。尽管双免联合的ORR、DCR、PFS率都高于单药纳武利尤单抗，然而这是以增加可控的不良反应为代价的。考虑该研究的非随机性，其联合与单药之间的直接对比并不具备兼遍性。

免疫治疗在难治性MSI mCRC中的成功结果挑战了现有一线治疗方案。目前针对mCRC的临床研究正在一线治疗中对比FOLFOX/贝伐单抗与纳武利尤单抗或阿替利珠单抗（PD-L1抑制剂）的疗效[20,21]。鉴于先前报道中令人满意的客观反应率和潜在的长期疾病控制，新确诊的MSI mCRC患者应积极参加临床试验。

目前正在研究在微卫星稳定（MSS）的mCRC患者中诱导免疫应答的新方法。增加肿瘤细胞的免疫原性或克服免疫抑制的肿瘤微环境等可能是有效改善抗肿瘤反应的必要途经。临床前证据表明，联合使用时丝裂原活化蛋白激酶（MEK）抑制能够增强细胞毒性T细胞的识别、定位和浸润肿瘤的能力，可协同增强PD-L1抑制剂的效果[22]。在1期临床研究中，阿替利珠单抗和cobimetinib（MEK抑制剂）在MSS、KRAS突变的mCRC中报道了17%的缓解率[23]。然而，在阿替利珠单抗联合cobimetinib研究的最新结果中，缓解率下降到了8%[24]，更早的研究结果显示，在Ⅲ期临床试验中，联合用

药与阿替利珠单抗/瑞戈非尼单药相比 OS 没有差异[25,26]。

提高免疫应答的另一种策略就是寻找新的 CRC 分类系统,从而更好地选择需要免疫治疗的患者。共识分子亚型(CMS)利用基因表达情况将 CRC 分为 4 种生物学亚型[27]。通过分析我们成立了致力于大规模数据共享和分析的国际联盟。通过分析我们提出了 6 个独立的分类系统合并成 4 种亚型(CMS)。4 种亚型中有两种(CMS1 和 CMS4)具有免疫活性,但前者倾向于细胞毒性淋巴细胞信号通路高度活化,而后者偏于炎性、富基质及免疫抑制[28]。CMS1 又被称为 MSI 免疫型,主要为 MSI CRC。目前正在试验一些针对细胞外基质免疫抑制细胞及其关键分子的治疗方法。尽管尚未明确,但 CMS1 和 CMS4,特别是 CMS4,可能是使用新型靶向药物克服免疫抑制肿瘤微环境的合适的 mCRC 人群。例如,同时靶向 PD-1 和转化生长因子 β(TGF-β)的双特异性抗体是一个针对 CMS4 的潜在治疗方法,因为 TGF-β 信号高度活化是 CMS4 的标志性特征之一[29]。在未来,基于 CRC 亚型的选择可能会将免疫治疗的应用范围拓展到 MSI mCRC 之外。

总结

因帕博利珠单抗和纳武利尤单抗在 MSI mCRC 中的高缓解率和持久的临床获益,两药目前已被批准用于一线治疗后进展或一线治疗不耐受的 MSI mCRC 患者。在评估免疫治疗疗效的临床研究中,有效患者大多得到了持久的疾病控制,多数未达到中位 PFS 和中位 OS。这些结果也带来了一些问题,如停药,以及如何在反应不一致或存在长期稳定的影像学病灶时更好地评估疗效。这种情况下可能需要功能成像或活检评估疗效。鉴于令人振奋的疗效,抗 PD-1 或 PD-L1 抑制剂在 MSI mCRC 一线治疗中的临床试验已在进行。对于大部分 MSS

mCRC 通过靶向免疫抑制相关通路及其调控分子从而增强肿瘤免疫原性的治疗方法正在研究中。

临床病例 17.1

患者女,70 岁,既往身体状况良好,有骨关节炎、骨质疏松和高脂血症病史,4 个月内体重下降 13.6kg,并伴有进行性加重的餐后腹胀、疼痛和厌食症状(图 17.2)。CT 显示盲肠肿块伴肠系膜周围淋巴结转移,累及腰大肌和输尿管(图 17.3 和图 17.4)。肠镜显示为非梗阻性病变,病理证实为腺癌且 MLH1 和 PMS2 蛋白表达缺失。她的基线 CEA 水平超过正常值的上限(5.1ng/mL)。由于是局部晚期患者,在手术前讨论先造瘘改道和新辅助化疗。该患者在回肠袢做了造瘘,后续接受 4 个周期 FOLFOX 治疗后腹部症状稍缓解。复查 CT 显示淋巴结病灶进展,且有新发的肝转移,此时 CEA 水平也升高(21.7ng/mL)。分子检测显示 BRAF V600E 突变和 MLH1 甲基化与散发的 MSI 或 dMMR 状态一致。

患者在东部肿瘤协作组(ECOG)体力状况评分 2 分时开始使用纳武利尤单抗治疗。经过 5 次治疗后,她的腹部症状略有缓解。复查影像时原发病灶形状改变,相关淋巴结病变强化程度降低(图 17.3 和图 17.4),此时 CEA 也下降至 9.8ng/mL。继续接受 5 次纳武利尤单抗治疗后,她的 CEA 下降至 5.4ng/mL,而且食欲改善、体重增加、体力恢复。再次复查影像时显示病情稳定(图 17.3 和图 17.4)。由于她的影像学表现和临床症状的改善,本病例在肿瘤届引起了热议。肝转移被认为是局部脂肪浸润,而不是真正的转移。在末次纳武利尤单抗用药 1 个月后她进行了手术治疗。切除部分结肠、关闭肠造瘘处、回肠造瘘还纳,在原发灶及相关淋巴结处均未发现肿瘤残余(ypT0N0)。末次应用纳武利尤单抗 8 个月后,她仍处于体重稳定增加、体力状态恢复、CEA 水平正常的无病状态(图 17.2)。

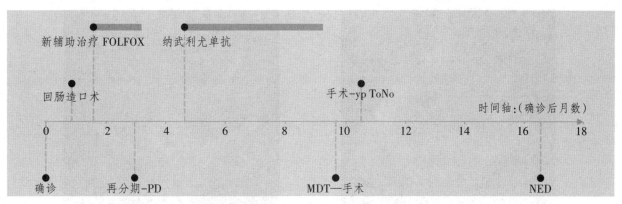

图17.2 病例发展时间线。MDT,多学科综合治疗;NED,无肿瘤存在证据。

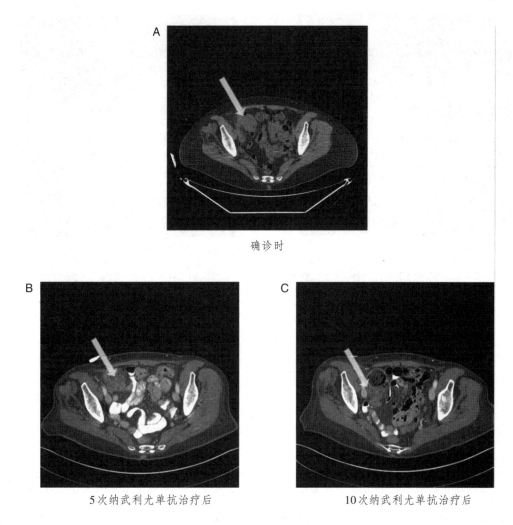

图17.3 原发灶。注:图像不完整,未包括FOLFOX治疗后的原发病灶图像。

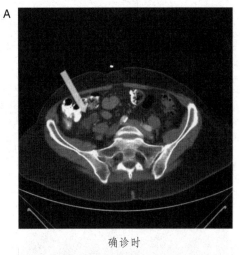

确诊时

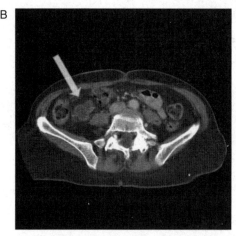

4个周期FOLFOX方案治疗后

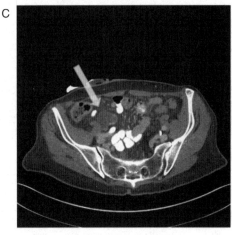

5次纳武利尤单抗治疗后

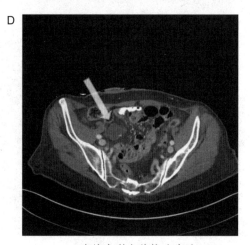

10次纳武利尤单抗治疗后。

图17.4 肠系膜淋巴结病灶。注:由于图像不完整,因此未包括FOLFOX治疗后的原发灶病变图像。

(李书苹 吕欢 译 邱鸣寒 校)

参考文献

1. Brahmer JR, Tykodi SS, Chow LQM, et al. Safety and activity of anti–PD-L1 antibody in patients with advanced cancer. *N Engl J Med*. 2012;366(26):2455–2465. doi:10.1056/NEJMoa1200694

2. Brahmer JR, Drake CG, Wollner I, et al. Phase I study of single-agent anti-programmed death-1 (MDX-1106) in refractory solid tumors: safety, clinical activity, pharmacodynamics, and immuno-logic correlates. *J Clin Oncol*. 2010;28(19):3167–3175. doi:10.1200/JCO.2009.26.7609

3. Smyrk TC, Watson P, Kaul K,et al. Tumor-infiltrating lymphocytes are a marker for microsatel-lite instability in colorectal carcinoma. *Cancer*. 2001;91(12):2417–2422. doi:10.1002/1097-0142(20010615)91

4. Llosa NJ, Cruise M, Tam A, et al. The vigorous immune microenvironment of microsatellite instable colon cancer is balanced by multiple counter-inhibitory checkpoints. *Cancer Discov*. 2015;5(1):43–51. doi:10.1158/2159-8290.CD-14-0863

5. Dolcetti R, Viel A, Doglioni C, et al. High prevalence of activated intraepithelial cytotoxic T lym-phocytes and increased neoplastic cell apoptosis in colorectal carcinomas with microsatellite instability. *Am J Pathol*. 1999;154(6):1805–1813. doi:10.1016/S0002-9440(10)65436-3

6. Le DT, Uram JN, Wang H, et al. PD-1 blockade in tumors with mismatch-repair deficiency. *N Engl J Med*. 2015;372(26):2509–2520. doi:10.1056/NEJMoa1500596

7. Le DT, Uram JN, Wang H, et al. Programmed death-1 blockade in mismatch repair deficient colorectal cancer. *J Clin Oncol*. 2016;34(15_suppl):103. doi:10.1200/JCO.2016.34.15_suppl.103

8. Accelerated approval of pembrolizumab for mCRC. https://www.accessdata.fda.gov/drug-satfda_docs/appletter/2017/125554Orig1s034ltr.pdf; 2017.

9. Bertagnolli MM, Redston M, Compton CC, et al. Microsatellite instability and loss of heterozygosity at chromosomal location 18q: prospective evaluation of biomarkers for stages II and III colon cancer--a study of CALGB 9581 and 89803. *J Clin Oncol*. 2011;29(23):3153–3162. doi:10.1200/JCO.2010.33.0092

10. Venderbosch S, Nagtegaal ID, Maughan TS, et al. Mismatch repair status and BRAF mutation status in metastatic colorectal cancer patients: a pooled analysis of the CAIRO, CAIRO2, COIN, and FOCUS studies. *Clin Cancer Res*. 2014;20(20):5322–5330. doi:10.1158/1078-0432.CCR-14-0332

11. National Comprehensive Cancer Network. Colon Cancer — Version 2.2018. https://www.nccn.org/professionals/physician_gls/pdf/colon.pdf; 2018.

12. National Comprehensive Cancer Network. Rectal Cancer — Version 1.2018. https://www.nccn.org/professionals/physician_gls/pdf/rectal.pdf; 2018.

13. Overman MJ, Kopetz S, McDermott RS, et al. Nivolumab ± ipilimumab in treatment (tx) of patients (pts) with metastatic colorectal cancer (mCRC) with and without high microsatellite instability (MSI-H): checkMate-142 interim results. *J Clin Oncol*. 2016;34(15_suppl):3501. doi:10.1200/JCO.2016.34.15_suppl.3501

14. Overman MJ, Lonardi S, Leone F, et al. Nivolumab in patients with DNA mismatch repair deficient/microsatellite instability high metastatic colorectal cancer: update from CheckMate 142. *J Clin Oncol*. 2017;35(4_suppl):519–519. doi:10.1200/JCO.2017.35.4_suppl.519

15. Overman MJ, Bergamo F, McDermott RS, et al. Nivolumab in patients with DNA mismatch repair-deficient/microsatellite instability-high (dMMR/MSI-H) metastatic colorectal cancer (mCRC): long-term survival according to prior line of treatment from CheckMate-142. *J Clin Oncol*. 2018;36(4_suppl):554. doi:10.1200/JCO.2018.36.4_suppl.554

16. U.S. Food and Drug Administration. Approved Drugs - FDA grants nivolumab accelerated approval for MSI-H or dMMR colorectal cancer. https://www.fda.gov/Drugs/InformationOnDrugs/ApprovedDrugs/ucm569366.htm; 2018.

17. Chiou VL, Burotto M. Pseudoprogression and immune-related response in solid tumors. *J Clin Oncol*. 2015;33(31):3541–3543. doi:10.1200/JCO.2015.61.6870

18. Le DT, Durham JN, Smith KN, et al. Mismatch-repair deficiency predicts response of solid tumors to PD-1 blockade. *Science*. 2017;6733(June):1–11. doi:10.1126/science.aan6733

19. Overman MJ, Lonardi S, Wong KYM, et al. Durable clinical benefit with nivolumab plus ipilimumab in DNA mismatch repair–deficient/microsatellite instability–high metastatic colorectal cancer. *J Clin Oncol*. 2018;36(8):JCO.2017.76.990. doi:10.1200/JCO.2017.76.9901

20. ClinicalTrials.gov Identifier: NCT03414983. An investigational immunotherapy study of nivolumab with standard of care therapy vs standard of care therapy for first-line treatment of colorectal cancer that has spread. https://clinicaltrials.gov/ct2/show/NCT03414983?term=nivolumab&cond=colorectal&rank=4; 2018.

21. ClinicalTrials.gov Identifier: NCT02997228. Combination chemotherapy, bevacizumab, and/or atezolizumab in treating patients with deficient DNA mismatch repair metastatic colorectal cancer. https://clinicaltrials.gov/ct2/show/NCT02997228?term=NCT02997228&rank=1; 2018.

22. Ebert PJR, Cheung J, Yang Y, et al. MAP kinase inhibition promotes T cell and anti-tumor activity in combination with PD-L1 checkpoint blockade. *Immunity*. 2016;44(3):609–621. doi:10.1016/j.immuni.2016.01.024

23. Bendell JC, Kim TW, Goh BC, et al. Clinical activity and safety of cobimetinib (cobi) and atezolizumab in colorectal cancer (CRC). *J Clin Oncol*. 2016;34(15_suppl):3502. doi:10.1200/JCO.2016.34.15_suppl.3502

24. Bendell JC, Bang Y-J, Chee CE, et al. A phase Ib study of safety and clinical activity of atezolizumab (A) and cobimetinib (C) in patients (pts) with metastatic colorectal cancer (mCRC). *J Clin Oncol*. 2018;36(4_suppl):560. doi:10.1200/JCO.2018.36.4_suppl.560

25. ClinicalTrials.gov Identifier: NCT02788279. A study to investigate efficacy and safety of cobimetinib plus atezolizumab and atezolizumab monotherapy versus regorafenib in participants with metastatic colorectal adenocarcinoma (COTEZO IMblaze370). https://clinicaltrials.gov/ct2/show/NCT02788279?term=NCT02788279&rank=1; 2018.

26. Atezolizumab, cobimetinib combo falls short in phase III mCRC trial. https://www.onclive.com/web-exclusives/atezolizumab-cobimetinib-combo-falls-short-in-phase-iii-mcrc-trial; 2018.

27. Guinney J, Dienstmann R, Wang X, et al. The consensus molecular subtypes of colorectal cancer. *Nat Med*. 2015;21(11):1350–1356. doi:10.1038/nm.3967

28. Becht E, de Reyniès A, Giraldo NA, et al. Immune and stromal classification of colorectal cancer is associated with molecular subtypes and relevant for precision immunotherapy. *Clin Cancer Res*. 2016;22(16):4057–4066. doi:10.1158/1078-0432.CCR-15-2879

29. ClinicalTrials.gov Identifier: NCT03436563. M7824 in Consensus Molecular Subtype 4, Treatment-Refractory Metastatic Colorectal Cancer. https://clinicaltrials.gov/ct2/show/NCT03436563?term=CMS4&rank=3; 2018.

第 2 篇
胰腺癌

第 18 章

胰腺癌的流行病学

Mehmet Akce, Alexandra G. Lopez-Aguiar, David A. Kooby,

Field F. Willingham, Gregory B. Lesinski, Shishir K. Maithel

引言

　　胰腺癌(包括导管腺癌及其亚型)是美国癌症相关死亡的第四大常见原因,在 2018 年导致超过44 000 人死亡[1]。2011—2015 年,美国胰腺癌死亡率在男性和女性中分别为 12.6/100 000 和 9.5/100 000[1]。据估计,胰腺癌将在 2030 年成为美国癌症相关死亡的第二大常见原因,而到 2050 年将成为最常见的癌症相关死亡原因[2,3]。全世界每年有 33.1 万人死于胰腺癌,是第七大癌症相关死亡原因[4]。全球胰腺癌年发病率男性为 4.9/100 000,女性为 3.6/100 000[4]。发达国家男性胰腺癌年发病率为 8.6/100 000,欠发达国家为 3.3/100 000;发达国家女性年发病率为 5.9/100 000,欠发达国家为 2.4/100 000。全球发达地区与欠发达地区的胰腺癌发病率和死亡率存在显著差异,可能是由于登记质量、诊断工具、报告体系的差异造成的。胰腺导管腺癌(PDAC)是最常见的类型,约占所有胰腺癌的 90% 以上[5]。胰腺神经内分泌肿瘤是第二大常见胰腺实体肿瘤,占所有胰腺癌的不到 5%[6]。PDAC 的中位诊断年龄为 71 岁,约 90% 的患者发病年龄大于 55 岁,只有不到 3% 的患者在 44 岁之前发病,且多见于男性(发病率高于 30%)[5-8]。相比于其他种族和族裔群体,非裔美国男性和女性的 PDAC 年发病率更高,分别为 17.1/100 000 和 14.4/100 000[5,8]。根据

1974—2013 年监测、流行病学及最终结果美国癌症监测数据库(SEER)的数据分析,在 1992—2013 年期间,美国非西班牙裔白人和西班牙裔男性 PDAC 的发病率明显上升,而非裔美国人和亚裔男性/太平洋岛的发病率(包括 PDAC 在内的所有胰腺癌病理亚型)保持稳定[5]。在同一时期,除非裔美国女性外,其他种族和族裔的女性 PDAC 的发病率都有所上升。2007—2013 年间,在美国所有癌症中,PDAC 的各期生存率均为最低,5 年总生存率(OS)仅为 8%[1]。近年来尽管许多癌症的生存率得到显著提高,但男性 PDAC 的死亡率却每年增加 0.3%[1]。

内外风险因素

　　在 PDAC 的发生、发展中多种可变的外界因素和遗传因素发挥了重要作用。外界危险因素包括吸烟、糖尿病、肥胖、高脂饮食、慢性胰腺炎史、某些感染、腹部手术、职业暴露和环境因素,遗传危险因素包括非裔美国族裔、非 O 血型、男性和遗传风险[9,10],详见表 18.1。在所有危险因素中,吸烟是最容易预防的。

吸烟

　　吸烟是胰腺癌最重要的危险因素,约 25% 的病例可归因于吸烟[11]。欧洲一项大型前瞻性队列研究显示,正在吸烟的人群患 PDAC 的风险升高 71%,而

表18.1	胰腺癌相关危险因素		
职业危险因素	**环境/生活方式危险因素**	**种族/民族危险因素**	**慢性疾病**
二氯甲烷（氯化碳氢化合物）油漆/涂料稀释剂 清漆 溶剂	吸入香烟或烟草	非裔美国人	肝硬化
杀虫剂、除草剂、化肥	重度饮酒	阿什肯纳兹犹太人	糖尿病
接触石棉和铅	高脂高胆固醇饮食	非O血型	慢性胰腺炎
水泥制造业	加工肉制品	高于平均身高（+2.54cm）	肥胖

Source：JarnaginWR，BelghitiJ，Blumgart LH. *Blumgart's surgery of the liver, biliary tract, and pancreas.* 5th ed. Philadelphia, PA：Elsevier Saunders；2012. https://www.clinicalkey.com/dura/browse/bookChapter/3-s2.0-C20111001236

戒烟人群的人风险也升高19%[12]。此外，随着吸烟强度和烟龄的增加，患癌风险也会升高。与不吸烟者相比，被动吸烟者也与PDAC的风险升高有关[12]。最近一项基于200多万普通人群的荟萃分析显示，与不吸烟者相比，正在吸烟者和既往吸烟者患PDAC的风险分别增加66%和40%[3]。胰腺癌的风险在戒烟后可持续10年[13]。此外，吸烟与胰腺癌患者生存期较差有关[14]。人群归因危险因素估计为20%，戒烟对降低胰腺癌相关死亡有显著影响，因此，所有医生都应鼓励患者戒烟[13]。戒烟对已知有如遗传性胰腺炎等危险因素的患者至关重要。

酒精（乙醇）

由于许多研究中饮酒史与吸烟史共存，因此，酒精摄入与胰腺癌发展之间的关系很难明确[15,16]。尽管可能存在其他机制，但饮酒可能通过急性胰腺炎反复发作引起慢性胰腺炎而升高PDAC的患病风险。大量饮酒和每天酒精摄入超过30g与胰腺癌风险中度升高相关[3,16]。在一项纳入12项前瞻性队列研究的合并巢式病例对照研究中，没有观察到适度饮酒与PDAC发展之间存在显著相关性。然而，高水平的乙醇摄入（大于45g/d）与PDAC的风险升高相关。大量饮酒似乎会升高患PDAC的风险。

胰腺炎

胰腺炎是PDAC发展的已知危险因素。不同类型的胰腺炎与不同的风险相关，遗传性胰腺炎与PDAC高风险相关，是普通人群的50~70倍[17]。国际胰腺癌病例控制联盟的汇总分析，胰腺炎与PDAC的发展有很强的相关性。在有胰腺炎病史并在2年内确诊为PDAC的患者中，优势比(OR)高达13.56（95%CI=8.72~21.90）[18]。在同一研究中，人群归因风险为1.3%，表明通过预防胰腺炎可避免小部分PDAC。同样，一项荟萃分析结果显示，慢性胰腺炎患者发生PDAC的风险比为13.3（95% CI=6.1~28.9）[19]。虽然在某些情况下，急性胰腺炎与PDAC的相关性有矛盾的结果，但由于肿瘤引起导管阻塞，急性胰腺炎可能是PDAC的首发症状。

肥胖

肥胖与高PDAC风险、低PDAC发病年龄、预后差相关[20]。尽管确切的病理生理学机制尚不清楚，但慢性炎症和外周胰岛素抵抗可能与PDAC发展的相关风险有关[21]。基线体重指数(BMI)过高与初治时PDAC分期偏晚和远期生存期降低相关，这种相关性在肥胖持续时间较长的患者中变得更强[21]。在另一项针对前瞻性研究人群的分析中显示，无论男性还是女性，BMI≥30均与PDAC死亡风险升高均相关，其相对风险比为1.41。BMI≥40时男性和女性相对危险度分别为1.49和2.76[22]。这些研究结果充分强调了保持一个健康良好的BMI的重要性。

糖尿病

糖尿病是 PDAC 的危险因素之一。然而,新发糖尿病也可能是胰腺癌的首发症状[11]。大型病例对照研究的结果显示,糖尿病患者胰腺癌风险升高 1.8 倍[23]。尽管胰腺癌的风险随着糖尿病病程的延长而降低,但即使是有 15 年糖尿病病史的患者,患胰腺癌的风险仍高达 1.4 倍。当糖尿病诊断与胰腺癌诊断间隔时间较短时,提示我们糖尿病可能是由 PDAC 导致的。

胰腺囊性病变

胰腺囊性肿瘤可能升高 PDAC 的风险。胰腺上皮肿瘤囊性病变包括导管内乳头状黏液性肿瘤(IPMN)、囊性胰岛细胞瘤、实性假乳头状瘤、黏液性囊性瘤和浆液性囊性瘤[24]。IPMN 被认为是癌前病变,其特征是导管上皮呈乳头状生长并产生大量黏蛋白,它可能累及主胰管(MPD)或分支导管,且主胰管 IPMN 发生胰腺癌的风险更高[25]。IPMN 通常位于胰头,多见于 50 岁以后,男女发病率相似。IMPN 需要提高警惕的影像特征包括囊肿≥3cm,囊壁增厚、增强,囊壁内有直径 5mm 以下的强化结节,MPD 直径为 5~9mm,邻近淋巴结肿大,远端胰腺萎缩伴主胰管直径突变,CA19-9 快速升高,囊肿在 2 年之内增大超过 5mm[26]。影像学高风险征象包括囊壁内强化结节≥5mm、MPD≥10mm,以及胰头囊性病变伴梗阻性黄疸。对于合适的病例可采取手术切除处理,对于小于 3cm 且无异常特征的囊肿患者,应予以密切随访监测[26]。

遗传因素

PDAC 也可表现为遗传综合征的一部分,5%~10% 的患者有胰腺癌家族史[27]。表 18.2 列出了与 PDAC 风险升高相关的遗传性疾病。与普通人群相比,这些遗传性疾病使得 PDAC 的风险升高 132 倍[7]。家族性 PDAC 患者的一级亲属患 PDAC 风险升高 9 倍,散发性 PDAC 患者的一级亲属患 PDAC 的风险升高 2 倍[28]。此外,有胰腺癌家族史的患者死于结肠癌、肝细胞癌、胆管癌、前列腺癌、卵巢癌和乳腺癌的风险也相应升高[29]。对于高风险的家族性胰腺癌患者,共识指南推荐以下人群接受磁共振胆管胰造影(MRCP)和(或)超声内镜筛查:①胰腺癌患者的一级亲属,其家族至少有 2 名一级亲属罹患胰腺癌;②Peutz-Jeghers 综合征患者;③有 1 名或多名一级亲属为 BRCA2、p16 突变携带者或患有林奇综合征者[30]。目前尚无筛查间隔或开始、结束筛查的合适年龄的建议。

PDAC 常见的遗传异常包括抑癌基因 CD-KN2A、SMAD4、TP53 和 KRAS[31]。90% 以上的 PDAC 存在致癌基因 KRAS 的体细胞突变,以及抑癌

表18.2	遗传性疾病合并胰管腺癌风险增加			
		基因*	染色体	风险比
家族性乳腺癌和卵巢癌		BRCA2	13	3.5~10
家族性非典型多发痣黑色素瘤综合征		CDKN2A (P16)	9	9~47
黑斑息肉综合征		STK11 (LKB1)	19	132
遗传性胰腺炎		PRSS1,SPINK1	7;5	50~80
林奇综合征		多种	多种	9
家族性胰腺癌		PALB2	16	6
家族性胰腺癌(单等位基因);共济失调毛细血管扩张症(双等位基因)		ATM	11	未知

*,基因别名显示在括号中。

Source：Kamisawa T，Wood LD, Itoi T, Takaori K. Pancreatic cancer. *Lancet*. 2016；388(10039)：73-85.doi：10.1016/s0140-6736(16)00141-0

基因CDKN2A的突变[7]。PDAC的突变状态对靶向治疗的选择有重要影响。

症状与体征

PDAC的症状和体征取决于胰腺肿块的位置,往往出现在晚期,没有事先的迹象或症状。60%~70%的PDAC位于胰腺头部,由胆道梗阻引起的黄疸、向背部放射的腹痛和瘙痒是该部分患者的典型症状[32,33]。另外约有25%的PDAC位于胰腺体部或尾部[33]。腹痛通常是胰体和胰尾肿瘤最常见的症状,这些肿瘤往往出现在晚期[32]。早期PDAC的常见症状包括体重减轻、恶心、呕吐、腹胀、消化不良、腹痛、嗜睡、排便习惯改变、肩痛、黄疸、瘙痒和新发糖尿病[34]。Keane等在病例对照研究中认为,嗜睡、背痛和新发糖尿病是PDAC的独特特征。在晚期PDAC的表现症状中,腹痛和糖尿病是最常见的症状[35]。在某些情况下,胰管阻塞引起的急性胰腺炎可能是PDAC的初始症状。其他不常见的症状和体征包括血栓性静脉炎、脂膜炎、抑郁症和幽门梗阻[9]。

转归

手术切除仍然是PDAC唯一可能治愈的治疗选择,但只有约20%的患者为可切除的肿瘤[9]。胰腺原发病灶与周围血管的关系是决定可切除性的最重要因素。手术切除后的5年总生存率为20%~25%[9]。术后辅助治疗是可切除PDAC的标准治疗方式。约有35%的患者的肿瘤为局部晚期不可切除,50%的患者合并转移病灶[36]。在转移性患者中使用目前标准的全身治疗,患者中位总生存期为8.5~11.1个月[37,38]。在根治性手术切除后,远处转移复发比局部复发更常见,分别为>70%和>20%[9]。标准一线全身化疗失败的患者,可选择的治疗方式有限。虽然早期诊断对预后影响很大,但目前尚无有效的胰腺癌筛查。改善潜在可控的危险因素,如吸烟、糖尿病和肥胖,对胰腺癌的预防至关重要。胰腺癌高风险个体可以从以共识为基础的指南所概述的筛查策略中受益。

(宋鹏 曹磊 译 周培 邱鸣寒 校)

参考文献

1. Siegel RL, Miller KD, Jemal A. Cancer statistics, 2018. *CA Cancer J Clin*. 2018;68(1):7–30. doi:10.3322/caac.21442
2. Rahib L, Smith BD, Aizenberg R, et al. Projecting cancer incidence and deaths to 2030: the unexpected burden of thyroid, liver, and pancreas cancers in the United States. *Cancer Res*. 2014;74(11):2913–2921. doi:10.1158/0008-5472.CAN-14-0155
3. Korc M, Jeon CJ, Edderkaoui M, et al. Tobacco and alcohol as risk factors for pancreatic cancer. *Best Pract Res Clin Gastroenterol*. 2017;31(5):529–536. doi:10.1016/j.bpg.2017.09.001
4. Ferlay J, Soerjomataram I, Dikshit R, et al. Cancer incidence and mortality worldwide: sources, methods and major patterns in GLOBOCAN 2012. *Int J Cancer*. 2015;136(5):E359–E386. doi:10.1002/ijc.29210
5. Gordon-Dseagu VL, Devesa SS, Goggins M, et al. Pancreatic cancer incidence trends: evidence from the Surveillance, Epidemiology and End Results (SEER) population-based data. *Int J Epidemiol*. 2017;47(2):427–439. doi:10.1093/ije/dyx232
6. Ilic M, Ilic I. Epidemiology of pancreatic cancer. *World J Gastroenterol*. 2016;22(44):9694–9705. doi:10.3748/wjg.v22.i44.9694
7. Kamisawa T, Wood LD, Itoi T, et al. Pancreatic cancer. *Lancet*. 2016;388(10039):73–85. doi:10.1016/s0140-6736(16)00141-0
8. Yeo TP. Demographics, epidemiology, and inheritance of pancreatic ductal adenocarcinoma. *Semin Oncol*. 2015;42(1):8–18. doi:10.1053/j.seminoncol.2014.12.002
9. Vincent A, Herman J, Schulick R, et al. Pancreatic cancer. *Lancet*. 2011;378(9791):607–620. doi:10.1016/S0140-6736(10)62307-0

10. Becker AE, Hernandez YG, Frucht H, et al. Pancreatic ductal adenocarcinoma: risk factors, screening, and early detection. *World J Gastroenterol*. 2014;20(32):11182–11198. doi:10.3748/wjg.v20.i32.11182

11. Wolfgang CL, Herman JM, Laheru DA, et al. Recent progress in pancreatic cancer. *CA Cancer J Clin*. 2013;63(5):318–348. doi:10.3322/caac.21190

12. Vrieling A, Bueno-de-Mesquita HB, Boshuizen HC, et al. Cigarette smoking, environmental tobacco smoke exposure and pancreatic cancer risk in the European Prospective Investigation into Cancer and Nutrition. *Int J Cancer*. 2010;126(10):2394–2403. doi:10.1002/ijc.24907

13. Iodice S, Gandini S, Maisonneuve P, et al. Tobacco and the risk of pancreatic cancer: a review and meta-analysis. *Langenbecks Arch Surg*. 2008;393(4):535–545. doi:10.1007/s00423-007-0266-2

14. Yuan C, Morales-Oyarvide V, Babic A, et al. Cigarette smoking and pancreatic cancer survival. *J Clin Oncol*. 2017;35(16):1822–1828. doi:10.1200/JCO.2016.71.2026

15. Michaud DS, Vrieling A, Jiao L, et al. Alcohol intake and pancreatic cancer: a pooled analysis from the pancreatic cancer cohort consortium (PanScan). *Cancer Causes Control*. 2010;21(8):1213–1225. doi:10.1007/s10552-010-9548-z

16. Genkinger JM, Spiegelman D, Anderson KE, et al. Alcohol intake and pancreatic cancer risk: a pooled analysis of fourteen cohort studies. *Cancer Epidemiol Biomarkers Prev*. 2009;18(3):765–776. doi:10.1158/1055-9965.EPI-08-0880

17. Carrera S, Sancho A, Azkona E, et al. Hereditary pancreatic cancer: related syndromes and clinical perspective. *Hered Cancer Clin Pract*. 2017;15:9. doi:10.1186/s13053-017-0069-6

18. Duell EJ, Lucenteforte E, Olson SH, et al. Pancreatitis and pancreatic cancer risk: a pooled analysis in the International Pancreatic Cancer Case-Control Consortium (PanC4). *Ann Oncol*. 2012;23(11):2964–2970. doi:10.1093/annonc/mds140

19. Raimondi S, Lowenfels AB, Morselli-Labate AM, et al. Pancreatic cancer in chronic pancreatitis; aetiology, incidence, and early detection. *Best Pract Res Clin Gastroenterol*. 2010;24(3):349–358. doi:10.1016/j.bpg.2010.02.007

20. Li D, Morris JS, Liu J, et al. Body mass index and risk, age of onset, and survival in patients with pancreatic cancer. *JAMA*. 2009;301(24):2553–2562. doi:10.1001/jama.2009.886

21. Yuan C, Bao Y, Wu C, et al. Prediagnostic body mass index and pancreatic cancer survival. *J Clin Oncol*. 2013;31(33):4229–4234. doi:10.1200/JCO.2013.51.7532

22. Calle EE, Rodriguez C, Walker-Thurmond K, et al. Overweight, obesity, and mortality from cancer in a prospectively studied cohort of U.S. adults. *N Engl J Med*. 2003;348(17):1625–1638. doi:10.1056/NEJMoa021423

23. Li D, Tang H, Hassan MM, et al. Diabetes and risk of pancreatic cancer: a pooled analysis of three large case-control studies. *Cancer Causes Control*. 2011;22(2):189–197. doi:10.1007/s10552-010-9686-3

24. The European Study Group on Cystic Tumours of the Pancreas. European evidence-based guidelines on pancreatic cystic neoplasms. *Gut*. 2018;67(5):789–804. doi:10.1136/gutjnl-2018-316027

25. Pagliari D, Saviano A, Serrichio ML, et al. Uptodate in the assessment and management of intraductal papillary mucinous neoplasms of the pancreas. *Eur Rev Med Pharmacol Sci*. 2017;21(12):2858–2874.

26. Tanaka M, Fernández-del Castillo C, Kamisawa T, et al. Revisions of international consensus Fukuoka guidelines for the management of IPMN of the pancreas. *Pancreatology*. 2017;17(5):738–753. doi:10.1016/j.pan.2017.07.007

27. Chen F, Roberts NJ, Klein AP. Inherited pancreatic cancer. *Chin Clin Oncol*. 2017;6(6):58. doi:10.21037/cco.2017.12.04

28. Klein AP, Brune KA, Petersen GM, et al. Prospective risk of pancreatic cancer in familial pancreatic cancer kindreds. *Cancer Res*. 2004;64(7):2634–2638. doi:10.1158/0008-5472.CAN-03-3823

29. Wang L, Brune KA, Visvanathan K, et al. Elevated cancer mortality in the relatives of patients with pancreatic cancer. *Cancer Epidemiol Biomarkers Prev*. 2009;18(11):2829–2834. doi:10.1158/1055-9965.EPI-09-0557

30. Canto MI, Harinck F, Hruban RH, et al. International Cancer of the Pancreas Screening (CAPS) Consortium summit on the management of patients with increased risk for familial pancreatic cancer. *Gut*. 2013;62(3):339–347. doi:10.1136/gutjnl-2012-303108

31. Sausen M, Phallen J, Adleff V. Clinical implications of genomic alterations in the tumour and circulation of pancreatic cancer patients. *Nat Commun*. 2015;6:7686. doi:10.1038/ncomms8686

32. Modolell I, Guarner L, Malagelada JR. Vagaries of clinical presentation of pancreatic and biliary tract cancer. *Ann Oncol*. 1999;10 Suppl 4:82–84. doi:10.1093/annonc/10.suppl_4.S82

33. Ryan DP, Hong TS, Bardeesy N. Pancreatic adenocarcinoma. *N Engl J Med*. 2014;371(11):1039–1049. doi:10.1056/NEJMra1404198

34. Keane MG, Horsfall L, Rait G, et al. A case-control study comparing the incidence of early symptoms in pancreatic and biliary tract cancer. *BMJ Open*;2014:4(11):e005720. doi:10.1136/bmjopen-2014-005720

35. Sharma C, Eltawil KM, Renfrew PD, et al. Advances in diagnosis, treatment and palliation of pancreatic carcinoma: 1990-2010. *World J Gastroenterol*. 2011;17(7):867–897. doi:10.3748/wjg.v17.i7.867

36. Weledji EP, Enoworock G, Mokake M, et al. How grim is pancreatic cancer? *Oncol Rev*. 2016;10(1):294. doi:10.4081/oncol.2016.294

37. Von Hoff DD, Ervin T, Arena FP, et al. Increased survival in pancreatic cancer with nab-paclitaxel plus gemcitabine. *N Engl J Med*. 2013;369(18):1691–1703. doi:10.1056/NEJMoa1304369

38. Conroy T, Desseigne F, Ychou M, et al. FOLFIRINOX versus gemcitabine for metastatic pancreatic cancer. *N Engl J Med*. 2011;364(19):1817–1825. doi:10.1056/NEJMoa1011923

第 19 章

胰腺癌的分子生物学

Michael Brandon Ware, Mehmet Akce, Alexandra G. Lopez-Aguiar, David A. Kooby, Field F. Willingham, Shishir K. Maithel, Gregory B. Lesinski

引言

胰腺导管腺癌(PDAC)是一种严重的疾病,治疗方法有限。该恶性肿瘤总体5年总生存率(OS)低于9%[1]。目前发表的研究模型预测,到2030年,PDAC将超过乳腺癌和结肠癌成为癌症相关死亡的第二大原因[2]。导致PDAC预后不佳的一个关键因素是其临床症状不明显。通常情况下,只有当肿瘤侵袭周围组织或转移到远处器官时,该肿瘤对人体的影响才会变得明显[3]。多年来,晚期PDAC患者的标准治疗是基于吉西他滨的方案。近年来,吉西他滨联合白蛋白结合型紫杉醇被广泛应用,而对于体能状况良好的患者,可采用更加积极的化疗方案(如FOLFIRINOX)[4]。这些治疗方法可降低肿瘤负荷并进一步筛选可手术的患者。PDAC患者的总体预后较差这一客观事实要求我们在疾病的早期诊断(特别是对高危患者)和改善患者治疗选择方面必须取得重大进展。本章着重于PDAC的生物学特性,突出一些肿瘤细胞的内在特征,包括疾病驱动过程中的关键突变模式。此外,我们强调与胰腺肿瘤相关的基质在影响疾病进程和治疗反应方面的争议性作用。最后,本文描述了肿瘤微环境的独特免疫学特征,并对多细胞组分之间的交叉通路进行了评价。

与胰腺癌相关的关键生物学特性和突变

PDAC具有多种显性遗传特征,但其确切的发病机制仍然极为复杂。近期一项对150个PDAC样本的整合基因组、转录组和蛋白质组学分析显示,KRAS、TP53、CDKN2A、SMAD4、RNF43、ARID1A、TGFbR2、GNAS、RREB1和PBRM1中频繁发生体细胞突变[5]。在KRAS野生型的肿瘤中,存在一些其他致癌驱动基因的改变,包括GNAS、BRAF、CTNNB1和其他RAS通路基因。这些结果提示,PDAC有着极其复杂的分子机制,因此如何筛选靶向这些在多种肿瘤中发生突变的驱动基因的药物更是一项巨大的挑战。同时不幸的是,由于缺乏新抗原,免疫治疗也难以发挥作用。因此,我们不难理解在PDAC中靶向治疗药物和免疫治疗药物的效果有限。KRAS基因中的G12D突变是PDAC的一个特征标志,90%以上的PDAC病例中都发现了这种突变,该突变通过多种下游信号通路调控细胞的生长,包括MAPK、PI3K、RAL-GEF、PLC通路、炎性STAT通路和NF-κB介导的细胞因子产生。近年来的研究显示,其他KRAS突变也可为胰腺癌肿瘤细胞提供生存优势,这证明了该基因及其下游通路在PDAC中的冗余性[6]。PDAC中大多数的KRAS突变仅限于12号密码子(G12D、G12V和G12R),另有少部分KRAS突变发生于61号在密码子[7]。尽管高频率的突变或可成为治疗的切入点,但突变KRAS蛋白的生物学特性决定了其很难成为治疗靶点。研究者们正在努力对KRAS这一关键突变进行干预,但目前的研究方向已经转向了其他靶标,干扰细胞内的其他致癌反馈环路。KRAS G12D突变已被证实可选择性驱动PDAC的早期侵袭和转移[8]。KRAS点突变的早期发生会产生选择性压力,导致携带含突变等位基因扩增和野生型KRAS的减少。在致癌性KRAS G12D扩增的情况下,我们仍然可看到MYC、YAP1、NF-κB等基因的转录增加,这些基因的扩增会导致PDAC肿瘤进展[7]。另有研究在可诱导KRAS G12D突变的基因编辑小鼠模型中建立自发性PDAC,发现PDAC肿瘤细胞可不携带长RAS G12D[9]。研究者分析了这些缺乏KRAS G12D表达的肿瘤转录组信息发现,含有YAP1和抗凋亡基因BIRC2、BIRC3的染色体出现扩增[9]。进一步的研究发现,YAP1和KRAS之间存在冗余性,在这些肿瘤中敲除YAP1会导致KRAS G12D转入基因的表达。在KRAS G12D缺失后YAP1介导癌旁路持续激活,通过转录因子TEAD2和E2F1驱动肿瘤的生长和增殖[9]。在KRAS G12D突变的早期胰腺上皮内瘤变(PanIN)中,YAP1的转录水平增加,并且可激活JAK-STAT通路[10-12]。这些关于YAP1的研究均表明,YAP1与KRAS G12D突变肿瘤的发生、复发高度相关,而PDAC中准间质亚型表现为KRAS非依赖性。

KRAS突变通常伴有编码蛋白质基因的乘客突变,如p53、p16、BRCA、各种受体酪氨酸激酶等[13-15]。涉及PDAC基因工程小鼠模型(GEMM)的研究表明,KRAS突变并不足以驱动PDAC在临床前模型中的发展[16,17]。KRAS突变在被称为胰腺癌癌前病变的胰腺上皮内瘤变(PanIN)中被发现,这一证据支持该突变在恶变过程的很早期已经出现。新的证据表明,KRAS突变在改变肿瘤微环境(TME)、诱导细胞因子产生、导致免疫抑制T调节细胞、骨髓源性抑制细胞(MDSC)浸润增加等方面发挥作用[18-20]。这种由突变KRAS介导的促炎环境有

助于PanIN病变进展为PDAC。在大多数情况下,从癌前病变到PDAC的转变可能是由于肿瘤抑制基因(如PTEN、INK4a、SMAD4或TP53)在KRAS突变细胞中获得了突变[21,22]。利用GEMM的实验数据表明,KRAS突变给癌前细胞带来选择性压力,促使其他肿瘤抑制基因发生突变。研究还表明,仅Ink4ra或TP53的突变并不足以驱动恶性表型。然而,一旦这些肿瘤抑制因子突变发生在KRAS突变的细胞中,PDAC侵袭性的发生就会变得非常迅速[16,17]。

胰腺肿瘤中导致这些突变的遗传不稳定性是可变的,目前人们基于遗传不稳定性将PDAC分成了4种主要的PDAC亚型[15]。对这些亚型进行的研究发现,大多数PDAC病例除了局部染色体重排外,很少出现基因组重排事件。某些基因组的不稳定性可归因于编码蛋白质的基因突变,如参与DNA修复途径的BRCA,甚至有少部分胰腺癌病例(13%~17%)由于错配修复途径的突变而出现错配修复缺陷表型[15,23-26]。高度微卫星不稳定(MSI-H)的PDAC(约1%)对免疫检查点抑制治疗表现出强烈的反应,而大多数PDAC病例对化疗、放疗和目前可用的靶向药物都有耐受性[27,28]。虽然KRAS G12D突变在PDAC病例中非常普遍,但这些研究揭示了胰腺癌复杂的遗传异质性,必须在临床治疗过程中予以考虑。

尽管胰腺癌的原因尚不清楚,但胰腺炎与胰腺癌的风险升高相关,许多潜在的机制在两者之间是共同的。胰腺炎是由胰腺的急性或慢性炎症引起的,特别是累及胰腺的腺泡细胞。由于胰腺炎或其他因素引起的炎症或损伤可导致这些腺泡细胞的分化,并获得癌症相关的突变或基因特征和导管上皮特性[29]。这种分化被称为"腺泡导管化生"(ADM)。有研究认为,ADM与Kruppel样因子5(KLF5)的表达增加有关[30,31]。KLF5的表达先于PanIN的形成,并且由于其在KRAS和MAPK通路下游,在超过70%的PDAC病例中可发现其表达上调[1]。在ADM和PanIN进展的过程中,KLF5已被证

实能诱导 STAT3 磷酸化和导管标志物的表达,同时降低肿瘤抑制因子 N-myc 下调基因 2(NDRG2)的表达[30]。在小鼠体内模型中,KLF5 在 ADM 中同样具有重要作用,并且是 KRAS G12D 诱导 PanIN 向 PDAC 发展过程中不可或缺的转录因子[30,31]。

基质是胰腺癌微环境的独特特征

PDAC 的一个突出组织病理学特征是,肿瘤周围有致密的环绕,并贯穿肿瘤微环境的纤维化基质。这种纤维化模式在胰腺癌中非常突出,并在调节肿瘤转移和增强免疫抑制方面发挥主要作用。胰腺癌的肿瘤微环境具有明显的异质性,包含来自几个谱系的细胞类型。但有意思的是,实际上转化细胞通常只占胰腺肿瘤细胞组分的一小部分。其他成分包括细胞外基质(ECM)因子,如胶原蛋白、免疫细胞和成纤维细胞,据估计占胰腺肿瘤体积的90%[32]。在胰腺癌肿瘤微环境中存在大量被激活的成纤维细胞,称为胰腺星状细胞(PSC),围绕在每个肿瘤周围[32-37]。这些基质细胞本身具有很强的异质性,但同时也有巨大的可塑性,导致了自身复杂的生物学功能。下面将详细讨论这一概念和我们对基质在 PDAC 中作用的理解。

PDAC 肿瘤微环境中的成纤维细胞成分近些年受到广泛关注。PSC 是胰腺内细胞,能对器官内的炎症或损伤刺激做出反应,促进伤口修复。PSC 通常是静止状态的,主要功能是积累维生素 A 和视黄醇棕榈酸酯,储存脂滴,并有助于组织稳态[38]。PSC 主要位于胰腺的外分泌部,紧邻分泌胰酶的腺泡细胞,位于腺泡腔外[39]。在一定炎症刺激下,这些细胞被激活,从而释放维生素 A 和脂质储备,改变其表型,并分泌大量的 ECM 以促进伤口愈合和修复。同时,活化的 PSC 引起细胞因子和趋化因子的持续爆发释放,推断可能是为了将免疫细胞吸引到胰腺炎症部位。PSC 产生的可溶性因子如血小板源生长因子 β(PDGFβ)、转化生长因子 β(TGF-β)、成纤维细胞生长因子 2(FGF2)等可刺激 ECM 组分的产生,导

致 PDAC 中出现典型的纤维化[40]。也有证据表明,PSC 产生的信号通过前馈自分泌环路来维持 PSC 的激活[41-43]。与这些功能一致,PSC 通常在急性或慢性胰腺炎和 PDAC 中表现为激活状态。这些疾病状态通常伴随着器官显著高水平的纤维化,以及局部和全身炎症细胞因子的增加,进而加剧疾病进程。传统上认为,PSC 可通过不同表型标志物进行鉴别,包括 α-平滑肌肌动蛋白(αSMA)或白细胞介素-6(IL-6),部分亚群表达与成纤维细胞表型一致的标志物,包括成纤维细胞激活蛋白 α(FAPα)、成纤维细胞特异性蛋白 1(FSP-1)和 PDGFR-β[44]。

PDAC 环境中 PSC 的表型和功能分类受到大家的关注。事实上,近期的研究已经认识到 PDAC 中 PSC 的异质性,并提出基质可能存在个体分类或亚型。这些分类是基于基质特征(正常与炎症基因型)和肿瘤亚型(经典与基础基因型),并表现出了 PDAC 肿瘤基质和肿瘤亚型的复杂异质性[45]。近期基于肿瘤组织学及器官的研究将 PSC 划分为至少两个不同的功能和表型定义的亚群[46]。该研究基于 αSMA 和 IL-6 的差异表达情况,将 PSC 分为成纤维细胞亚群和炎性亚群[46]。当然,除了这两种表型之外,文献中还存在癌症相关成纤维细胞(CAF)亚型,并在其他癌症中进行了相关研究。由于这种异质性,对于 PDAC 中成纤维细胞群亚型的定义仍存在一些争议。尽管如此,这两个特征非常好的 PSC 亚群之间的功能差异仍值得我们进一步讨论。第一个亚群为成纤维细胞亚群,又称为 myCAF,负责形成腺体周围的成纤维细胞,这些成纤维细胞包围并支持胰腺内的癌细胞[46]。这层薄薄的成纤维细胞为 PDAC 中的腺癌细胞簇提供了一层保护和支持。myCAF 群通常直接与癌细胞相邻,并以 FAP 表达为特征,同时 αSMA 表达水平显著升高[46]。由 myCAF 沉积的胶原和其他 ECM 成分形成的基质将肿瘤细胞与成纤维细胞分离,这种物理细胞屏障被认为是肿瘤对药物的物理阻塞,该屏障限制了化疗药物治疗的可及性,并阻止了血管的生长和功能[47],以及导

致了肿瘤乏氧微环境的形成[48-50]。这种乏氧环境导致治疗抵抗,使放疗效果降低[50]。

第二个亚群是炎性亚群,又称为iCAF,其构成了胰腺肿瘤内的大部分PSC[46]。iCAF亚群的αSMA整体表达水平较低,但IL-6和白血病抑制因子(Lif)水平较高,两者均能发挥肿瘤支持和免疫调节作用[46]。这种具有产生调节性细胞因子的倾向通过动态、三方互作方式影响微环境中的炎性细胞,维持PSC激活,并改变肿瘤本身的特征。研究表明,只有在癌细胞或来自癌细胞的条件培养基存在时,IL-6的升高才与PSC相关,这表明IL-6对肿瘤有支持作用。这些数据同时也表明iCAF可以由胰腺癌细胞自身的信号诱导[51]。值得注意的是,来自PDAC患者活检的PSC已被证实在转录和蛋白水平上均高表达IL-6,因此可在没有癌细胞的情况下维持炎症激活状态[52]。

这两个表型定义的PSC亚群也具有可塑性,这取决于暴露于肿瘤细胞或肿瘤细胞衍生的可溶性因子。这种相互关系的证据来自肿瘤类器官的研究。例如,在没有胰腺癌细胞的情况下,共培养的PSC会失去高αSMA表达状态,并表现出更具炎症亚群特征的表型[46,53]。目前尚不清楚这种可塑性是否仅由于癌细胞与PSC之间的直接相互作用,或是否存在维持不同亚型之间的内稳态平衡的信号通路。myCAF和iCAF代表两个极具特征的PSC亚群,但仍需进一步的研究来充分阐明其在不同人群中的作用及其对肿瘤生长发育的影响。

基质在胰腺疾病发生、发展过程中的争议

基质成分作为促进或抑制PDAC生长及进展的观点已经有了一些争议[32,54,55]。来自多个研究的数据支持PSC,以及它们所处的反应性微环境是PDAC的侵袭性和抗治疗性的关键因素。过去我们认为化疗和其他PDAC的治疗方法会受到这种基质反应的限制,抑制药物传递并促进治疗的耐药性[47]。越来越多的证据支持这一观点,PDAC基质通过向邻近肿瘤细胞分泌生长因子,甚至通过与癌细胞的直接物理相互作用间接地促进肿瘤生长。当然,基质中的PSC可分泌胶原、生长因子和可溶性因子(细胞因子)来调节肿瘤免疫反应、抑制治疗效果。PSC与肿瘤细胞之间是通过生长因子信号传导与接触介导发生相互作用,继而促进肿瘤的生长和转移。

除以上观点,最近有证据表明,PDAC中丰富的基质反应在肿瘤转移方面具有两面性。一方面,有研究认为,基质成纤维细胞能够通过限制肿瘤细胞从局部微环境扩散至全身来保护宿主。在KRAS突变驱动的PDAC小鼠模型中,αSMA+基质细胞的特异性基因敲除加速了肿瘤转移和疾病进展[56]。另一方面,在动物实验中,抗CTLA4免疫治疗对于缺乏αSMA+基质细胞的侵袭性胰腺癌更有效。这些结果表明,虽然具有活性的成纤维细胞可限制肿瘤转移,但它们也会抑制对肿瘤的免疫识别。同样,有研究发现,靶向FAP+细胞可维持基质并抑制抗肿瘤免疫,但该研究未能证明FAP+细胞在调节肿瘤转移中的作用[57-59]。其他文献报道,来源于PDAC基质的PSC能够分泌多种细胞因子或可溶性因子,这些因子可影响肿瘤微环境中的纤维化和免疫细胞组成[52,60]。综上所述,肿瘤的免疫治疗受到基质的限制,靶向基质相关的关键通路或可提高免疫治疗的疗效。

肿瘤微环境中的重要通路

相比于靶向肿瘤微环境中的全部细胞群,识别PDAC基质中的重要通路更有意义。其中一个经典通路为hedgehog通路。研究发现,将hedgehog通路抑制剂应用于PDAC小鼠模型,能够破坏纤维基质屏障,以更好地将药物输送到病灶,增强化疗效果[47]。癌细胞产生hedgehog配体,并可能通过其他基质成分将信号转导至成纤维细胞,表达Gli-1[61],导致成纤维细胞的激活,启动I型胶原蛋白的分泌、纤维化的形成和促结缔组织增生基质的发育[61]。一项早期应用hedgehog抑制剂增强化疗作用的研究发现,hedgehog抑制剂IPI-926能部分恢复血管密度,并增大吉西他滨的肿瘤内浓度[47]。此

外,虽然这些小鼠的肿瘤细胞在体外对吉西他滨敏感,但吉西他滨作为单一药物在体内对肿瘤细胞的生存几乎没有影响[47]。这一结果支持了前面的假说,即癌细胞本身对这些疗法没有抵抗力,优化药物输送途径将对肿瘤负荷和 OS 产生显著影响。虽然这些临床前试验让我们看到了希望,但一项将 hedgehog 抑制剂 saridegib 和吉西他滨联合应用的临床试验(NCT01130142)由于联合组的疾病进展加速而提前终止。对 hedgehog 通路的研究揭示了基质和肿瘤之间的复杂作用,以及 hedgehog 通路在其中的作用[62,63]。

与之相反,靶向透明质酸酶的临床试验获得了令人鼓舞的早期结果。透明质酸(HA)是 PDAC 中的一种上调的细胞外基质成分,由成纤维细胞和癌细胞分泌[64]。这种多糖已被发现定位于 PDAC 的促结缔组织增生区域,并与 PDAC 基质纤维化介导的耐药相关[65]。有临床试验采用阻断 HA 的疗法,其中一种阻断剂是聚乙二醇化形式的重组透明质酸酶[66]。透明质酸酶是解聚透明质酸的酶,被认为可缓解与 PDAC 相关的纤维化,从而改善化疗或其他药物的输送和疗效[67]。一项 Ⅲ 期临床试验使用了 PEGPH20(聚乙二醇化的重组透明质酸酶),发现其对高水平 HA 表达的患者具有临床获益[68]。对于这部分患者,PEGPH20 联合化疗比单独化疗将患者 OS 提高了 4 个月(9.2 个月对 5.2 个月)[58]。但若不考虑 HA 的表达情况,患者 OS 仅增加了几周,说明不同患者之间 HA 的表达存在异质性[49]。

综上所述,人和小鼠对基质的调节存在异质性反应,因此,我们强调在基质、机体和免疫系统的多重背景下理解癌症。将来的研究要注重基质对肿瘤作用存在不同调节机制,反之亦然。研究还应考虑免疫系统在这种相互作用中如何发挥调控作用,因为不同患者的免疫调节存在差异导致治疗效果也不一致。

癌细胞和基质细胞相互作用的其他通路亦影响 PDAC 的进展。例如,IL-6/ JAK-STAT 信号轴参与肿瘤发生、转移和伴随 PDAC 的复杂免疫学变化[69,70]。IL-6 是一种多效性细胞因子,它与含有共同信号转导受体 gp130(糖蛋 130)的膜受体复合物结合[71],从而启动 JAK-STAT、MAPK、PI3K 道路等一系列复杂的信号转导[65,68]。在大多数人 PDAC 标本中,STAT3 通过 Tyr705 的磷酸化被激活,并与活化的 Kras 协同,在小鼠模型中驱动 PDAC 的发生发展[8,72]。IL-6/STAT3 轴可协同刺激骨髓间充质干细胞、T 调节细胞等免疫抑制细胞的扩增。研究表明,这些细胞的增加是晚期胃肠癌患者的不良预后指标[73-75]。以这种方式,IL-6 可以全身性地或在肿瘤微环境中与其他细胞因子共同作用,级联改变患者的免疫反应。KRAS 介导的 PDAC 小鼠模型的研究也表明,IL-6 能促进 PDAC 的进展[69,76]。事实上,即使在致癌基因 KRAS 存在的情况下,IL-6 的缺乏仍可抑制癌症的进展[69]。近期有研究同样强调了 IL-6 在临床 PDAC 患者中的重要性[77]。例如,检测 73 例未经治疗的转移性或不可切除 PDAC 患者的血浆发现,IL-6、IL-10 和 MCP-1 与患者 OS 相关,其中 IL-6 与 OS 呈负相关。进一步的研究证实,大部分 IL-6 位于人类 PDAC 肿瘤的基质区域[46,78]。PDAC 患者的 PSC 分泌丰富的细胞因子,这些细胞因子通过 STAT3 发挥作用,使 MDSC 扩增,而 MDSC 是晚期癌症免疫抑制的关键介质[60]。与这些结束相一致的是一系列体内研究,在 PDAC 的 4 个独立临床前模型中,抗体介导靶向 IL-6 增加了效应 T 细胞的肿瘤浸润,并提高了免疫检查点抑制剂的效果[52]。综上所述,IL-6 通过 JAK-STAT 信号通路参与 PDAC 的进展和免疫抑制。

未来研究将提高我们对胰腺癌生物学行为的理解

胰腺癌领域的研究进展迅速,不断出现的技术创新推动了该领域的发展。特别是建立了更新更复杂的动物模型,如在特定时间点表达 KRAS 突变来调节致癌基因的表达[79]。另外,人源组织模型的建立更好地模拟了肿瘤和基质之间的三维相互作用,并能以高通量的方式进行药物筛选[80-82]。最后,对肿瘤免疫相互作用认识的提高推动了靶向CSF1-R、CCR2、CD40等关键免疫因子的临床试验,这些试验建立在临床前数据的基础上,并有望在未来应用于临床[83-86]。总的来说,对PDAC肿瘤微环境复杂性的持续认识将帮助我们发现更多的治疗靶点,并更好地指导我们联合现有治疗应用于临床。

（宋鹏 李仁涛 译 周培 张诗武 邱鸣寒 校）

参考文献

1. Siegel RL, Miller KD, Jemal A. Cancer statistics, 2018. *CA Cancer J Clin*. 2018;68(1):7–30. doi:10.3322/caac.21442
2. Rahib L, Smith BD, Aizenberg R, et al. Projecting cancer incidence and deaths to 2030: the unexpected burden of thyroid, liver, and pancreas cancers in the United States. *Cancer Res*. 2014;74(11):2913–2921. doi:10.1158/0008-5472.CAN-14-0155
3. Vincent A, Herman J, Schulick R, et al. Pancreatic cancer. *Lancet*. 2011;378(9791):607–620. doi:10.1016/S0140-6736(10)62307-0
4. Al-Hajeili M, Azmi AS, Choi M. Nab-paclitaxel: potential for the treatment of advanced pancreatic cancer. *Onco Targets Ther*. 2014;7:187–192. doi:10.2147/ott.s40705
5. Cancer Genome Atlas Research Network. Electronic address: andrew_aguirre@dfci.harvard.edu; Cancer Genome Atlas Research Network. Integrated Genomic Characterization of Pancreatic Ductal Adenocarcinoma. *Cancer Cell*. 2017;32(2):185–203.e13. doi:10.1016/j.ccell.2017.07.007
6. Zhu Z, Golay HG, Barbie DA. Targeting pathways downstream of KRAS in lung adenocarcinoma. *Pharmacogenomics*. 2014;15(11):1507–1518. doi:10.2217/pgs.14.108
7. Mueller S, Engleitner T, Maresch R, et al. Evolutionary routes and KRAS dosage define pancreatic cancer phenotypes. *Nature*. 2018;554(7690):62–68. doi:10.1038/nature25459
8. Corcoran RB, Contino G, Deshpande V, et al. STAT3 plays a critical role in KRAS-induced pancreatic tumorigenesis. *Cancer Res*. 2011;71(14):5020–5029. doi:10.1158/0008-5472.CAN-11-0908
9. Kapoor A, Yao W, Ying H, et al. Yap1 activation enables bypass of oncogenic Kras addiction in pancreatic cancer. *Cell*. 2014;158(1):185–197. doi:10.1016/j.cell.2014.06.003
10. Gruber R, Panayiotou R, Nye E, et al. YAP1 and TAZ control pancreatic cancer initiation in mice by direct up-regulation of JAK-STAT3 signaling. *Gastroenterology*. 2016;151(3):526–539. doi:10.1053/j.gastro.2016.05.006
11. Taniguchi K, Moroishi T, de Jong PR, et al. YAP-IL-6ST autoregulatory loop activated on APC loss controls colonic tumorigenesis. *Proc Natl Acad Sci U S A*. 2017;114(7):1643–1648. doi:10.1073/pnas.1620290114
12. Zhang W, Nandakumar N, Shi Y, et al. Downstream of mutant KRAS, the transcription regulator YAP is essential for neoplastic progression to pancreatic ductal adenocarcinoma. *Sci Signal*. 2014;7(324):ra42. doi:10.1126/scisignal.2005049
13. Rozenblum E, Schutte M, Goggins M, et al. Tumor-suppressive pathways in pancreatic carcinoma. *Cancer Res*. 1997;57(9):1731–1734.
14. Almoguera C, Shibata D, Forrester K, et al. Most human carcinomas of the exocrine pancreas contain mutant c-K-ras genes. *Cell*. 1988;53(4):549–554. doi:10.1016/0092-8674(88)90571-5
15. Waddell N, Australian Pancreatic Cancer Genome Initiative, Pajic M, et al. Whole genomes redefine the mutational landscape of pancreatic cancer. *Nature*. 2015;518(7540):495–501. doi:10.1038/nature14169
16. Aguirre AJ, Bardeesy N, Sinha M, et al. Activated Kras and Ink4a/Arf deficiency cooperate to produce metastatic pancreatic ductal adenocarcinoma. *Genes Dev*. 2003;17(24):3112–3126. doi:10.1101/gad.1158703
17. Bardeesy N, Cheng K, Berger JH, et al. Smad4 is dispensable for normal pancreas development yet critical in progression and tumor biology of pancreas cancer. *Genes Dev*. 2006;20(22):3130–3146. doi:10.1101/gad.1478706
18. Dias Carvalho P, Guimarães CF, Cardoso AP, et al. KRAS oncogenic signaling extends beyond cancer cells to orchestrate the microenvironment. *Cancer Res*. 2018;78(1):7–14. doi:10.1158/0008-5472.CAN-17-2084

19. Zdanov S, Mandapathil M, Eid RA, et al. Mutant KRAS conversion of conventional T cells into regulatory T cells. *Cancer Immunol Res*. 2016;4(4):354–365. doi:10.1158/2326-6066.CIR-15-0241

20. Busch SE, Hanke ML, Kargl J, et al. Lung cancer subtypes generate unique immune responses. *J Immunol*. 2016;197(11):4493–4503. doi:10.4049/jimmunol.1600576

21. Khan MA, Azim S, Zubair H, et al. Molecular drivers of pancreatic cancer pathogenesis: looking inward to move forward. *Int J Mol Sci*. 2017;18(4):779. doi:10.3390/ijms18040779

22. Ying H, Elpek KG, Vinjamoori A, et al. PTEN is a major tumor suppressor in pancreatic ductal adenocarcinoma and regulates an NF-kappaβ-cytokine network. *Cancer Discov*. 2011;1(2):158–169. doi:10.1158/2159-8290.CD-11-0031

23. Riazy M, Kalloger SE, Sheffield BS, et al. Mismatch repair status may predict response to adjuvant chemotherapy in resectable pancreatic ductal adenocarcinoma. *Mod Pathol*. 2015;28(10):1383–1389. doi:10.1038/modpathol.2015.89

24. Nakata B, Wang YQ, Yashiro M, et al. Prognostic value of microsatellite instability in resectable pancreatic cancer. *Clin Cancer Res*. 2002;8(8):2536–2540.

25. Ottenhof NA, Morsink FHM, ten Kate F, et al. Multivariate analysis of immunohistochemical evaluation of protein expression in pancreatic ductal adenocarcinoma reveals prognostic significance for persistent Smad4 expression only. *Cell Oncol (Dordr)*. 2012;35(2):119–126. doi:10.1007/s13402-012-0072-x

26. Yamamoto H, Itoh F, Nakamura H, et al. Genetic and clinical features of human pancreatic ductal adenocarcinomas with widespread microsatellite instability. *Cancer Res*. 2001;61(7):3139–3144.

27. Humphris JL, Patch A-M, Nones K, et al. Hypermutation in pancreatic cancer. *Gastroenterology*. 2017;152(1):68–74.e2. doi:10.1053/j.gastro.2016.09.060

28. Laghi L, Beghelli S, Spinelli A, et al. Irrelevance of microsatellite instability in the epidemiology of sporadic pancreatic ductal adenocarcinoma. *PLoS One*. 2012;7(9):e46002. doi:10.1371/journal.pone.0046002

29. Strobel O, Dor Y, Alsina J, et al. In vivo lineage tracing defines the role of acinar-to-ductal transdifferentiation in inflammatory ductal metaplasia. *Gastroenterology*. 2007;133(6):1999–2009. doi:10.1053/j.gastro.2007.09.009

30. He P, Yang JW, Yang VW, et al. Kruppel-like factor 5, increased in pancreatic ductal adenocarcinoma, promotes proliferation, acinar-to-ductal metaplasia, pancreatic intraepithelial neoplasia, and tumor growth in mice. *Gastroenterology*. 2018;154(5):1494–1508.e13. doi:10.1053/j.gastro.2017.12.005

31. David CJ, Huang Y-H, Chen M, et al. TGF-beta tumor suppression through a lethal EMT. *Cell*. 2016;164(5):1015–1030. doi:10.1016/j.cell.2016.01.009

32. Neesse A, Michl P, Frese KK, et al. Stromal biology and therapy in pancreatic cancer. *Gut*. 2011;60(6):861–868. doi:10.1136/gut.2010.226092

33. Apte MV, Haber PS, Applegate TL, et al. Periacinar stellate shaped cells in rat pancreas: identification, isolation, and culture. *Gut*. 1998;43(1):128–133. doi:10.1136/gut.43.1.128

34. Krizhanovsky V, Yon M, Dickins RA, et al. Senescence of activated stellate cells limits liver fibrosis. *Cell*. 2008;134(4):657–667. doi:10.1016/j.cell.2008.06.049

35. Lonardo E, Frias-Aldeguer J, Hermann PC, et al. Pancreatic stellate cells form a niche for cancer stem cells and promote their self-renewal and invasiveness. *Cell Cycle*. 2012;11(7):1282–1290. doi:10.4161/cc.19679

36. Waghray M, Yalamanchili M, di Magliano MP, et al. Deciphering the role of stroma in pancreatic cancer. *Curr Opin Gastroenterol*. 2013;29(5):537–543. doi:10.1097/MOG.0b013e328363affe

37. Moffitt RA, Marayati R, Flate EL, et al. Virtual microdissection identifies distinct tumor- and stroma-specific subtypes of pancreatic ductal adenocarcinoma. *Nat Genet*. 2015;47(10):1168–1178. doi:10.1038/ng.3398

38. McCarroll JA, Phillips PA, Santucci N, et al. Vitamin A inhibits pancreatic stellate cell activation: implications for treatment of pancreatic fibrosis. *Gut*. 2006;55(1):79–89. doi:10.1136/gut.2005.064543

39. Omary MB, Lugea A, Lowe AW, et al. The pancreatic stellate cell: a star on the rise in pancreatic diseases. *J Clin Invest*. 2007;117(1):50–59. doi:10.1172/JCI30082

40. Bachem MG, Schünemann M, Ramadani M, et al. Pancreatic carcinoma cells induce fibrosis by stimulating proliferation and matrix synthesis of stellate cells. *Gastroenterology*. 2005;128(4):907–921. doi:10.1053/j.gastro.2004.12.036

41. Ohnishi N, Miyata T, Ohnishi H, et al. Activin A is an autocrine activator of rat pancreatic stellate cells: potential therapeutic role of follistatin for pancreatic fibrosis. *Gut*. 2003;52(10):1487–1493. doi:10.1136/gut.52.10.1487

42. Aoki H, Ohnishi H, Hama K, et al. Existence of autocrine loop between interleukin-6 and transforming growth factor-beta1 in activated rat pancreatic stellate cells. *J Cell Biochem*. 2006;99(1):221–228. doi:10.1002/jcb.20906

43. Shek FW, Benyon RC, Walker FM, et al. Expression of transforming growth factor-beta 1 by pancreatic stellate cells and its implications for matrix secretion and turnover in chronic pancreatitis. *Am J Pathol*. 2002;160(5):1787–1798. doi:10.1016/S0002-9440(10)61125-X

44. Ohlund D, Elyada E, Tuveson D. Fibroblast heterogeneity in the cancer wound. *J Exp Med*. 2014;211(8):1503–1523. doi:10.1084/jem.20140692

45. Moffitt RA, Marayati R, Flate EL, et al. Virtual microdissection identifies distinct tumor- and stroma-specific subtypes of pancreatic ductal adenocarcinoma. *Nat Genet*. 2015;47(10):1168–1178. doi:10.1038/ng.3398

46. Ohlund D, Handly-Santana A, Biffi G, et al. Distinct populations of inflammatory fibroblasts and myofibroblasts in pancreatic cancer. *J Exp Med*. 2017;214(3):579–596. doi:10.1084/jem .20162024

47. Olive KP, Jacobetz MA, Davidson CJ, et al. Inhibition of hedgehog signaling enhances delivery of chemotherapy in a mouse model of pancreatic cancer. *Science*. 2009;324(5933):1457–1461. doi:10.1126/science.1171362

48. Buchler P, Reber HA, Büchler M, et al. Hypoxia-inducible factor 1 regulates vascular endothelial growth factor expression in human pancreatic cancer. *Pancreas*. 2003;26(1):56–64. doi:10.1097/00006676-200301000-00010

49. Shibaji T, Nagao M, Ikeda N, et al. Prognostic significance of HIF-1 alpha overexpression in human pancreatic cancer. *Anticancer Res*. 2003;23(6C):4721–4727.

50. Koong AC, Mehta VK, Le QT, et al. Pancreatic tumors show high levels of hypoxia. *Int J Radiat Oncol Biol Phys*. 2000;48(4):919–922. doi:10.1016/S0360-3016(00)00803-8

51. Zhang Y, Yan W, Collins MA, et al. Interleukin-6 is required for pancreatic cancer progression by promoting MAPK signaling activation and oxidative stress resistance. *Cancer Res*. 2013;73(20):6359–6374. doi:10.1158/0008-5472.CAN-13-1558-T

52. Mace TA, Shakya R, Pitaressi JR, et al. IL-6 and PD-L1 antibody blockade combination therapy reduces tumour progression in murine models of pancreatic cancer. *Gut*. 2016;67(2):320-332. doi: 10.1136/gutjnl-2016-311585

53. Habisch H, Zhou S, Siech M, et al. Interaction of stellate cells with pancreatic carcinoma cells. *Cancers (Basel)*. 2010;2(3):1661–1682. doi:10.3390/cancers2031661

54. Rhim AD, Oberstein PE, Thomas DH, et al. Stromal elements act to restrain, rather than support, pancreatic ductal adenocarcinoma. *Cancer Cell*. 2014;25(6):735–747. doi:10.1016/j. ccr.2014.04.021

55. Lee JJ, Perera RM, Wang H, et al. Stromal response to hedgehog signaling restrains pancreatic cancer progression. *Proc Natl Acad Sci U S A*. 2014;111(30):E3091–E3100. doi:10.1073/ pnas.1411679111

56. Ozdemir BC, Pentcheva-Hoang T, Carstens JL, et al. Depletion of carcinoma-associated fibroblasts and fibrosis induces immunosuppression and accelerates pancreas cancer with reduced survival. *Cancer Cell*. 2014;25(6):719–734. doi:10.1016/j.ccr.2014.04.005

57. Fearon DT. The carcinoma-associated fibroblast expressing fibroblast activation protein and escape from immune surveillance. *Cancer Immunol Res*. 2014;2(3):187–193. doi:10.1158/2326-6066.CIR-14-0002

58. Feig C, Jones JO, Kraman M, et al. Targeting CXCL12 from FAP-expressing carcinoma-associated fibroblasts synergizes with anti-PD-L1 immunotherapy in pancreatic cancer. *Proc Natl Acad Sci U S A*. 2013;110(50):20212–20217. doi:10.1073/pnas.1320318110

59. Lo A, Wang L-CS, Scholler J, et al. Tumor-promoting desmoplasia is disrupted by depleting FAP-expressing stromal cells. *Cancer Res*. 2015;75(14):2800–2810. doi:10.1158/0008-5472. CAN-14-3041

60. Mace TA, Ameen Z, Collins A, et al. Pancreatic cancer-associated stellate cells promote differentiation of myeloid-derived suppressor cells in a STAT3-dependent manner. *Cancer Res*. 2013;73(10):3007–3018. doi:10.1158/0008-5472.CAN-12-4601

61. Bailey JM, Swanson BJ, Hamada T, et al. Sonic hedgehog promotes desmoplasia in pancreatic cancer. *Clin Cancer Res*. 2008;14(19):5995–6004. doi:10.1158/1078-0432.CCR-08-0291

62. Ozdemir BC, Pentcheva-Hoang T, Carstens JL, et al. Depletion of carcinoma-associated fibroblasts and fibrosis induces immunosuppression and accelerates pancreas cancer with reduced survival. *Cancer Cell*. 2014;25(6):719–734. doi:10.1016/j.ccr.2014.04.005

63. Rhim AD, Oberstein PE, Thomas DH, et al. Stromal elements act to restrain, rather than sup-

port, pancreatic ductal adenocarcinoma. *Cancer Cell*. 2014;25(6):735–747. doi:10.1016/j. ccr.2014.04.021

64. Sato N, Cheng X-B, Kohi S, et al. Targeting hyaluronan for the treatment of pancreatic ductal adenocarcinoma. *Acta Pharm Sin B*. 2016;6(2):101–105. doi:10.1016/j.apsb.2016.01.002

65. Scheller J, Chalaris A, Schmidt-Arras D, et al. The pro- and anti-inflammatory properties of the cytokine interleukin-6. *Biochim Biophys Acta*. 2011;1813(5):878–888. doi:10.1016/j. bbamcr.2011.01.034

66. Hingorani SR, Zheng L, Bullock AJ, et al. HALO 202: randomized phase II study of PEGPH20 plus nab-paclitaxel/gemcitabine versus nab-paclitaxel/gemcitabine in patients with untreated, metastatic pancreatic ductal adenocarcinoma. *J Clin Oncol*. 2018;36(4):359–366. doi:10.1200/ JCO.2017.74.9564

67. Infante JR, Korn RL, Rosen LS, et al. Phase 1 trials of PEGylated recombinant human hyaluronidase PH20 in patients with advanced solid tumours. *Br J Cancer*. 2018;118(2):e3. doi:10.1038/ bjc.2017.438

68. Fisher DT, Appenheimer MM, Evans SS. The two faces of IL-6 in the tumor microenvironment. *Semin Immunol*. 2014;26(1):38–47. doi:10.1016/j.smim.2014.01.008

69. Zhang Y, Yan W, Collins MA, et al. Interleukin-6 is required for pancreatic cancer progression by promoting MAPK signaling activation and oxidative stress resistance. *Cancer Res*. 2013;73(20):6359–6374. doi:10.1158/0008-5472.CAN-13-1558-T

70. Lesina M, Kurkowski MU, Ludes K, et al. Stat3/Socs3 activation by IL-6 transsignaling promotes progression of pancreatic intraepithelial neoplasia and development of pancreatic cancer. *Cancer Cell*. 2011;19(4):456–469. doi:10.1016/j.ccr.2011.03.009

71. Rose-John S, Scheller J, Elson G, et al. Interleukin-6 biology is coordinated by membrane-bound and soluble receptors: role in inflammation and cancer. *J Leukoc Biol*. 2006;80(2):227–236. doi:10.1189/jlb.1105674

72. Scholz A, Heinze S, Detjen KM, et al. Activated signal transducer and activator of transcription 3 (STAT3) supports the malignant phenotype of human pancreatic cancer. *Gastroenterology*. 2003;125(3):891–905. doi:10.1016/S0016-5085(03)01064-3

73. Gabitass RF, Annels NE, Stocken DD, et al. Elevated myeloid-derived suppressor cells in pancreatic, esophageal and gastric cancer are an independent prognostic factor and are associated with significant elevation of the Th2 cytokine interleukin-13. *Cancer Immunol Immunother*. 2011;60(10):1419–1430. doi:10.1007/s00262-011-1028-0

74. Markowitz J, Brooks TR, Duggan MC, et al. Patients with pancreatic adenocarcinoma exhibit elevated levels of myeloid-derived suppressor cells upon progression of disease. *Cancer Immunol Immunother*. 2015;64(2):149–159. doi:10.1007/s00262-014-1618-8

75. Mundy-Bosse BL, Young GS, Bauer T, et al. Distinct myeloid suppressor cell subsets correlate with plasma IL-6 and IL-10 and reduced interferon-alpha signaling in CD4(+) T cells from patients with GI malignancy. *Cancer Immunol Immunother*. 2011;60(9):1269–1279. doi:10.1007/ s00262-011-1029-z

76. Goumas FA, Holmer R, Egberts J-H, et al. Inhibition of IL-6 signaling significantly reduces primary tumor growth and recurrencies in orthotopic xenograft models of pancreatic cancer. *Int J Cancer*. 2015;137(5):1035–1046. doi:10.1002/ijc.29445

77. Farren MR, Mace TA, Geyer S, et al. Systemic immune activity predicts overall survival in treatment-naive patients with metastatic pancreatic cancer. *Clin Cancer Res*. 2016;22(10):2565–2574. doi:10.1158/1078-0432.CCR-15-1732

78. Mace TA, Shakya R, Pitarresi JR, et al. IL-6 and PD-L1 antibody blockade combination therapy reduces tumour progression in murine models of pancreatic cancer. *Gut*. 2018;67(2):320–332. doi:10.1136/gutjnl-2016-311585

79. Collins MA, Bednar F, Zhang Y, et al. Oncogenic Kras is required for both the initiation and maintenance of pancreatic cancer in mice. *J Clin Invest*. 2012;122(2):639–653. doi:10.1172/JCI59227

80. Baker LA, Tiriac H, Clevers H, et al. Modeling pancreatic cancer with organoids. *Trends Cancer*. 2016;2(4):176–190. doi:10.1016/j.trecan.2016.03.004

81. Hou S, Tiriac H, Sridharan BP, et al. Advanced development of primary pancreatic organoid tumor models for high-throughput phenotypic drug screening. *SLAS Discov*. 2018;23(6):574–584. doi:10.1177/2472555218766842

82. Tiriac H, Bucobo JC, Tzimas D, et al. Successful creation of pancreatic cancer organoids by means of EUS-guided fine-needle biopsy sampling for personalized cancer treatment. *Gastrointest Endosc*. 2018;87(6):1474–1480. doi:10.1016/j.gie.2017.12.032

83. Beatty GL, Torigian DA, Chiorean EG, et al. A phase I study of an agonist CD40 monoclonal

antibody (CP-870,893) in combination with gemcitabine in patients with advanced pancreatic ductal adenocarcinoma. *Clin Cancer Res*. 2013;19(22):6286–6295. doi:10.1158/1078-0432. CCR-13-1320

84. Cannarile MA, Weisser M, Jacob W, et al. Colony-stimulating factor 1 receptor (CSF1R) inhibitors in cancer therapy. *J Immunother Cancer*. 2017;5(1):53. doi:10.1186/s40425-017-0257-y

85. Nywening TM, Belt BA, Cullinan DR, et al. Targeting both tumour-associated CXCR2(+) neutrophils and CCR2(+) macrophages disrupts myeloid recruitment and improves chemotherapeutic responses in pancreatic ductal adenocarcinoma. *Gut*. 2017;67(6):1112–1123. doi:10.1136/gutjnl-2017-313738

86. Nywening TM, Wang-Gillam A, Sanford DE, et al. Targeting tumour-associated macrophages with CCR2 inhibition in combination with FOLFIRINOX in patients with borderline resectable and locally advanced pancreatic cancer: a single-centre, open-label, dose-finding, non-randomised, phase 1b trial. *Lancet Oncol*. 2016;17(5):651–662. doi:10.1016/S1470-2045(16)00078-4

第20章

胰腺癌的诊断与分期

Ramzi Mulki, Parit Mekaroonkamol, Alexandra G. Lopez-Aguiar, Gregory B. Lesinski, David A. Kooby, Mehmet Akce, Shishir K. Maithel, Field F. Willingham

引言

胰腺癌的诊疗需要包括肿瘤科、放射肿瘤科、胰胆外科、介入内镜科、放射诊断科和病理科的多学科医生团队的共同探讨。本章介绍了可用于胰腺腺癌诊断和分期的方法。

临床表现

胰腺癌的临床表现大多不明显,临床症状取决于疾病的部位,且多在肿瘤进展期才出现。胰头癌和钩突部癌占胰腺癌的60%~70%[1]。症状表现为胆汁淤积,如黄疸、皮肤瘙痒和尿色深。中晚期肿瘤由于外源性压迫或侵入十二指肠,部分患者可出现胃出口梗阻的症状和体征[2]。胰体尾部癌的症状出现晚,疼痛是最常见的临床表现。其他症状包括体重减轻、脂肪泻、急性胰腺炎和新发的糖尿病。最近的研究强调了新发糖尿病和胰腺癌之间的关联,因此,在没有其他危险因素的新发糖尿病患者诊断中要考虑除外胰腺癌的诊断[3,4]。

诊断

仅根据症状不能诊断胰腺癌。对具有胰腺癌发生危险因素的患者,症状和体征可协助早期评估,典型的实验室检查和影像检查亦对胰腺癌诊断有帮助。本章回顾了胰腺癌的诊断与分期。

生物标志物和实验室检查

糖类抗原19-9(CA19-9)是胰腺癌最主要的肿瘤标志物,其敏感性和特异性分别为79%~81%和80%~90%[5]。但CA19-9有其局限性:①其低阳性预测值降低了它在筛查中的适用性[6];②在常见的良性疾病如急性胆管炎、肝硬化和胆汁淤积性疾病中,CA19-9可假性升高;③其不是胰腺癌特有的,在其他恶性肿瘤,如肝胆、胃、卵巢和结直肠癌中也可升高[7];④需要表达Lewis血型抗原(糖基转移酶),5%~10%的人群缺失该抗原,因此,在该特定人群中不可作为肿瘤标志物[8,9]。CA19-9最常用于胰腺癌活动期的辅助诊断与确诊后的随访[10]。2017年美国国立综合癌症网络(NCCN)指南建议在术前、术后即刻、辅助治疗前检测CA19-9,并应用于术后随访[11]。尽管没有非特异性,但胰腺癌患者胆红素、碱性磷酸酶和转氨酶亦可升高。

影像学检查

影像学手段可协助进行初步诊断,以评估症状并处理异常实验室结果。由于腹部超声对3cm以下肿瘤敏感性低,加上肠道气体的干扰致使胰腺肿瘤诊断困难,因此,腹部超声在胰腺癌的评估中价值不大。腹部超声对于胆管扩张和胆囊异常病例具有高敏感性。肿瘤的超声显像最常见的是边缘不规则的低回声低血管性的实性病变[12]。

　　确定肿瘤分期和可切除性需要横断面成像。分期的确定需要胸部、全腹部的影像检查。可切除性的确定需要对胰腺轴切面进行高分辨率成像,以明确淋巴结、动静脉的受累情况。CT 和 MRI 都可以使用,我们将在下面进行讨论。

　　静脉注入对比剂后进行动态薄层增强CT扫描获得门脉期和胰腺实质期图像[13,14]。胰腺实质期胰腺强化明显,肿瘤组织强化不明显,胰腺实质期扫描诊断胰腺癌意义较大(图 20.1)。三期增强 CT 扫描对胰腺癌检测的敏感性和特异性分别为 89%~97% 和 95%[12,15],MRI 的敏感性和特异性分别为 81%~99% 和 70%~93%[16],两者相当。MRI 相对于CT 的优势之一是具有检测细微肝转移的能力。因此,MRI经常被用作不除外肝转移或对比剂过敏患者的辅助检查[17,18]。MRI 的实用性和质量不断发展,CT 和 MRI 之间的选择取决于可用性、专业知识和临床医生对一种检查方式的舒适度。MRI正常胰腺表现为高信号,胰腺癌表现为低信号(图 20.2)。CT 在肿瘤临床分期中更有价值,部分指南推荐胰腺癌首选 CT 检查[11]。腹部放射学协会和美国胰腺协会最近的一项共识提出了一个标准化影像报告模板,以提供准确的影像学分期[19]。简要地说,报告一个胰腺癌的病例要描述肿瘤的形态学特征,与邻近动脉、静脉关系,以及胰腺外扩散或转移情况[11,19]。

　　PET 是一种反映分子代谢的显像,使用 [18]FDG 作为葡萄糖代谢的示踪剂,显示肿瘤组织和非肿瘤组织间不同的代谢活性(图 20.3)。PET-CT 检查结合了 PET 和 CT 的优点,提高了直径 2cm 以下肿瘤的检出率[20,21]。PET-CT 敏感性达 90.1%,明显高于单独PET 显影[22]。目前 PET 尚未得到 NCCN 或欧洲肿瘤学会(ESMO)的正式认可,但当有需要进行额外分期或进行术后监测时,可考虑采用该检查[11,23]。

诊断流程和组织活检

　　多种内镜或手术检查有助于组织诊断[24],包括

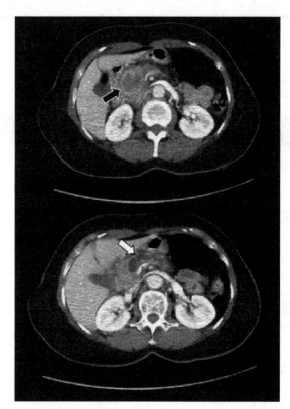

图 20.1　胰腺癌腹部强化 CT:显示胰头癌(黑色箭头)和胰腺导管扩张(白色箭头)。

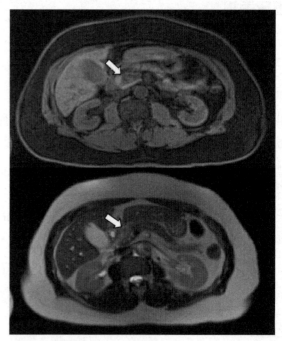

图 20.2　胰腺癌 MRI:T1 显示胰头部 2cm 低信号影,T2 显示胰头部略高信号、轻度增强肿块。

超声内镜(EUS)引导下针吸穿刺活检(FNA)、内镜逆行胰胆管造影(ERCP)、CT 引导下 FNA 和诊断性

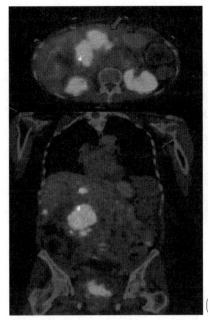

扫码观看高清彩图

图20.3 胰腺癌PET显示胰头区域FDG(氟脱氧葡萄糖)摄取增加。

腹腔镜检查。由于肿瘤位置和大小不同,在细微胰腺病变中获得确凿的组织诊断可能具有一定的挑战性,有时需要重复取样[11]。在肿瘤可切除的情况下,阴性活检结果不改变手术选择,因此,无须取样或重复取样[11]。

EUS使用的是线性回声内镜,是尖端带有超声波探头和活检通道的内镜,能够实时获取超声波图像和组织样本。胰腺癌超声典型表现为胰腺内不规则的低回声肿块,常伴胰腺导管上段扩张(图

20.4)。EUS被认为是胰腺癌最敏感的检测方法,其敏感性为91%~100%。EUS对<2cm的肿瘤也很敏感,但可能无法对一些远处转移病灶和血管受累进行成像,这些情况更适用CT和MRI检查[25]。美国胃肠内镜学会(ASGE)认可EUS对胰腺癌的诊断和分期有意义,而NCCN认为EUS是对CT检查的补充[11,24]。EUS的一个主要优势在于对胰腺成像的同时可获得活组织检查(图20.5)。取材过程有病理学医生参与,现场进行评估并确保获得足够的组织,可提高肿瘤检出率。EUS取材相关的风险包括出血、胰腺炎和肿瘤播散[24]。与经皮活检相比,EUS取材通道为随后手术的切除区域。NCCN指南认为,EUS-FNA法优于CT引导的组织取样,该方法具有更高的诊断率、安全性和更低的肿瘤播散风险[11]。ERCP见胆管和胰管狭窄伴上游导管扩张提示胰头癌。两个导管的扩张被称为"双导管征",出现双导管扩张的患者应考虑胰头占位可能。ERCP主要用于胰胆管支架置入,以缓解肿瘤引起的梗阻,用于姑息性治疗或为后续手术做准备(图20.5)。在ERCP过程中可对导管内胆道狭窄进行刷检细胞学检查。尽管与EUS相比,这些刷检的诊断率较低,但如能获得阳性结果以确诊,则无须其他进一步检查。通过ERCP进行刷检细胞学和活检的特异性接近100%,而敏感性较低,刷检为

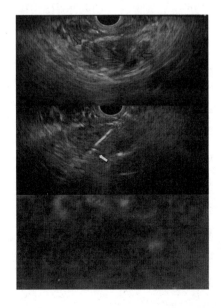

扫码观看高清彩图

图20.4 腔内超声图像显示胰头低回声肿块。针吸穿刺活检(黄色箭头)证实为胰腺癌。

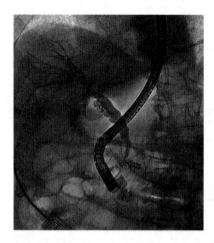
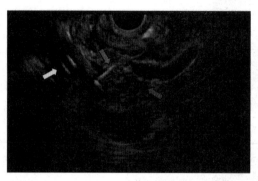

扫码观看高清彩图

图20.5　ERCP显示胰头肿块(红色箭头)引起的胆总管远端狭窄,随后经EUS证实(黄色箭头,胆总管内支架;绿色箭头,超声引导穿刺活检)。

15%~50%,活检为33%~50%[26]。钩突、体尾部肿瘤因较少出现胆道梗阻,多不需ERCP检查。

　　一些小的腹膜和肝转移灶在胰腺CT检查中可能会漏诊。因此,考虑手术切除前准确分期的重要性,某些情况下可选择腹腔镜进行诊断[27]。最近一项科克伦系统综述数据库的回顾性综述证明了将腹腔镜作为CT扫描辅助检查的诊断准确性,发现诊断性腹腔镜的使用可降低对某些胰腺癌和壶腹周围癌非必要开腹手术的发生率[28]。这是因为一些微小的腹膜或肝转移瘤可能在CT上被遗漏。然而,值得注意的是,该综述中大约一半的研究是在20世纪90年代进行的,不太可能使用现代的CT技术及设备。诊断性腹腔镜检查在一些机构中通常用于具有潜在的可切除疾病,但在手术或放化疗前具有更高的风险特征,如CA19-9水平非常高的患者。

分期和可切除性

　　根据美国癌症联合委员会(AJCC)和国际抗癌联盟(UICC)发布的第8版肿瘤TNM分期,胰腺癌患者被分为可切除(Ⅰ期和Ⅱ期)、局部晚期不可切除(Ⅲ期)和转移(Ⅳ期),见表20.1[29]。与先前指南的不同包括T分期定义的变化,并有

明确的尺寸界限。T分期现在着重强调的是肿瘤的范围而不是侵犯深度。有1~3枚区域淋巴结转移而没有动脉受累的被归类为Ⅱ期。腹腔干(CA)、肠系膜上动脉(SMA)和(或)肝总动脉(CHA,T4)的任何受累均被归类为Ⅲ期,无论是否存在淋巴结转移。如表20.1[29,30]所示,任何T期肿瘤伴有N2(转移4枚区域淋巴结)时即为分期被认为是局部晚期(Ⅲ期)。这些变化是由基于肿瘤大小和受累淋巴结数量显示总生存率(OS)差异的数据[31-33]所证实的。

　　在大多数情况下,肿瘤的完整手术切除是胰腺癌唯一可能治愈的方法。即使是在切除术后,大多数患者仍会复发。在手术前进行新辅助化疗可能会使处于肿瘤交界可切除或称潜在可切除的患者受益。2017年NCCN指南中包含了手术可切除性的评判标准,该指南基于美国腹部放射学会/美国胰腺协会的共识[11,19]。手术可切除性的评判标准详情见表20.2。有远处转移的患者无论肿瘤位置如何,均被认为是不可切除的。"可切除"和"交界可切除"的特征主要取决于肿瘤是否累及周围动脉(腹腔干、肠系膜上动脉和肝总动脉)和静脉(肠系膜上静脉、下腔静脉和门静脉)。详细的诊断和分期流程见图20.6。

表20.1	基于 AJCC 标准的胰腺癌 TNM 分期(第 8 版)		
	解剖学分期/预后分组		
分期	原发肿瘤[1](T)	局部淋巴结[2](N)	远处转移[3](M)
0 期	Tis	N0	M0
ⅠA 期	T1	N0	M0
ⅠB 期	T2	N0	M0
ⅡA 期	T3	N0	M0
ⅡB 期	T1	N1	M0
	T2	N1	M0
	T3	N1	M0
Ⅲ期	T1	N2	M0
	T2	N2	M0
	T3	N2	M0
	T4	任何 N	M0
Ⅳ期	任何 T	任何 N	M1

[1]原发肿瘤(T)

TX　原发肿瘤无法评估

T0　未见原发肿瘤

Tis　原位癌

T1　肿瘤最大径<2 cm

T1a　肿瘤最大径≤0.5cm

T1b　肿瘤最大径>0.5cm 并且<1 cm

T1c　肿瘤最大径≥1cm 并且<2 cm

T2　肿瘤最大径>2cm 并且≤4cm

T3　肿瘤最大径>4cm

T4　侵犯腹腔干、肠系膜上动脉和(或)肝总动脉的任何大小的肿瘤

[2]局部淋巴结(N)

NX　区域淋巴结无法评估

N0　无区域淋巴结转移

N1　区域淋巴结转移1~3枚

N2　区域淋巴结转移≥4枚

[3]远处转移(M)

M0　无远处转移

M1　有远处转移

AJCC,美国癌症联合委员会。

Source：From Kamarajah SK，Burns WR，Frankel TL，et al. Validation of the American Joint Commission on Cancer（AJCC）8th edition staging system for patients with pancreatic adenocarcinoma：a Surveillance，Epidemiology and End Results（SEER）analysis. *Ann Surg Oncol.* 2017；24(7)：2023 - 2030.doi：10.1245/s10434-017-5810-x

表20.2	可切除状态的定义标准	
	可切除状态	
血管分类	动脉	静脉
可切除	无动脉肿瘤接触(包括腹腔干、肠系膜上动脉或肝总动脉)	肠系膜上静脉或门静脉无肿瘤接触或接触≤180°,且无静脉外形不规则
交界可切除	胰头/钩突: • 实体肿瘤接触肝总动脉但未侵犯腹腔干或肝动脉分支,允许安全完整地切除并重建 • 实体肿瘤接触肠系膜上动脉但≤180° • 实体肿瘤接触且存在动脉解剖变异(如副肝右动脉、替代肝右动脉、替代肝总动脉和替代动脉,以及副动脉的起源动脉)。如果存在肿瘤接触,其存在与程度应予记录,因为这可能影响手术计划 胰体/尾部: • 实体肿瘤接触腹腔干且≤180° • 实体肿瘤接触腹腔干且>180°,无主动脉受累,胃十二指肠动脉完整无受累,可进行改良Appleby手术	• 实体肿瘤接触肠系膜上静脉或门静脉>180°,或接触≤180°伴静脉外形不规则或存在静脉栓子,但受累部位的近端和远端有合适的血管以保证安全完整地切除和静脉重建 • 实体肿瘤接触下腔静脉
不可切除	远处转移(包括非区域淋巴结转移) 胰头/钩突: • 实体肿瘤接触肠系膜上动脉>180° • 实体肿瘤接触腹腔干>180° • 实体肿瘤接触肠系膜上动脉第一空肠支 胰体和胰尾: • 实体肿瘤接触肠系膜上动脉或腹腔干>180° • 实体肿瘤接触腹腔干,侵犯主动脉	胰头/钩突: • 由于肿瘤侵犯或闭塞(可能由于肿瘤性或非肿瘤性栓子)无法重建肠系膜上静脉/门静脉 • 接触最近端引流空肠支至肠系膜上静脉 胰体和胰尾: • 由于肿瘤侵犯或闭塞(可能由于肿瘤性或非肿瘤性栓子)无法重建肠系膜上静脉/门静脉

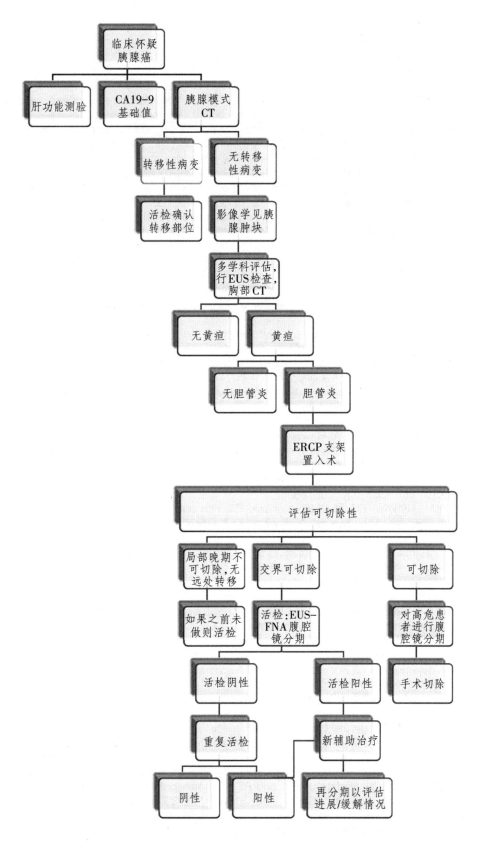

图20.6 诊断/分期流程。EUS,超声内镜;ERCP,内镜逆行胰胆管造影;FNA,针吸穿刺活检。

（曹磊　王娟　译　周培　校）

参考文献

1. Modolell I, Guarner L, Malagelada JR. Vagaries of clinical presentation of pancreatic and biliary tract cancer. *Ann Oncol*. 1999;10 Suppl 4:82–84. doi:10.1093/annonc/10.suppl_4.S82

2. Watanapa P, Williamson RC. Surgical palliation for pancreatic cancer: developments during the past two decades. *Br J Surg*. 1992;79(1):8–20. doi:10.1002/bjs.1800790105

3. Gupta S, Vittinghoff E, Bertenthal D, et al. New-onset diabetes and pancreatic cancer. *Clin Gastroenterol Hepatol*. 2006;4(11):1366–1372; quiz 01. doi:10.1016/j.cgh.2006.06.024

4. Chari ST, Leibson CL, Rabe KG, et al. Probability of pancreatic cancer following diabetes: a population-based study. *Gastroenterology*. 2005;129(2):504–511. doi:10.1016/j.gastro.2005.05.007

5. Huang Z, Liu F. Diagnostic value of serum carbohydrate antigen 19-9 in pancreatic cancer: a meta-analysis. *Tumour Biol*. 2014;35(8):7459–7465. doi:10.1007/s13277-014-1995-9

6. Ballehaninna UK, Chamberlain RS. The clinical utility of serum CA 19-9 in the diagnosis, prognosis and management of pancreatic adenocarcinoma: an evidence based appraisal. *J Gastrointest Oncol*. 2012;3(2):105–119. doi:10.3978/j.issn.2078-6891.2011.021

7. Mann DV, Edwards R, Ho S, et al. Elevated tumour marker CA19-9: clinical interpretation and influence of obstructive jaundice. *Eur J Surg Oncol*. 2000;26(5):474–479. doi:10.1053/ejso.1999.0925

8. Lamerz R. Role of tumour markers, cytogenetics. *Ann Oncol*. 1999;10 Suppl 4:145–149. doi:10.1093/annonc/10.suppl_4.S145

9. Tempero MA, Uchida E, Takasaki H, et al. Relationship of carbohydrate antigen 19-9 and Lewis antigens in pancreatic cancer. *Cancer Res*. 1987;47(20):5501–5503.

10. Berger AC, Garcia M Jr, Hoffman JP, et al. Postresection CA 19-9 predicts overall survival in patients with pancreatic cancer treated with adjuvant chemoradiation: a prospective validation by RTOG 9704. *J Clin Oncol*. 2008;26(36):5918–5922. doi:10.1200/JCO.2008.18.6288

11. Tempero MA, Malafa MP, Al-Hawary M, et al. Pancreatic adenocarcinoma, version 2.2017, NCCN clinical practice guidelines in oncology. *J Natl Compr Canc Netw*. 2017;15(8):1028–1061. doi:10.6004/jnccn.2017.0131

12. Miura F, Takada T, Amano H, et al. Diagnosis of pancreatic cancer. *HPB (Oxford)*. 2006;8(5):337–342. doi:10.1080/13651820500540949

13. Horton KM, Fishman EK. Multidetector row CT with dual-phase CT angiography in the preoperative evaluation of pancreatic cancer. *Crit Rev Comput Tomogr*. 2002;43(5):323–360. doi:10.3109/20024091059189

14. Wong JC, Raman S. Surgical resectability of pancreatic adenocarcinoma: CTA. *Abdom Imaging*. 2010;35(4):471–480. doi:10.1007/s00261-009-9539-2

15. Kanji ZS, Gallinger S. Diagnosis and management of pancreatic cancer. *CMAJ*. 2013;185(14):1219–1226. doi:10.1503/cmaj.121368

16. Birchard KR, Semelka RC, Hyslop WB, et al. Suspected pancreatic cancer: evaluation by dynamic gadolinium-enhanced 3D gradient-echo MRI. *AJR Am J Roentgenol*. 2005;185(3):700–703. doi:10.2214/ajr.185.3.01850700

17. Holzapfel K, Reiser-Erkan C, Fingerle AA, et al. Comparison of diffusion-weighted MR imaging and multidetector-row CT in the detection of liver metastases in patients operated for pancreatic cancer. *Abdom Imaging*. 2011;36(2):179–184. doi:10.1007/s00261-010-9633-5

18. Motosugi U, Ichikawa T, Morisaka H, et al. Detection of pancreatic carcinoma and liver metastases with gadoxetic acid-enhanced MR imaging: comparison with contrast-enhanced multi-detector row CT. *Radiology*. 2011;260(2):446–453. doi:10.1148/radiol.11103548

19. Al-Hawary MM, Francis IR, Chari ST, et al. Pancreatic ductal adenocarcinoma radiology reporting template: consensus statement of the society of abdominal radiology and the American pancreatic association. *Gastroenterology*. 2014;146(1):291–304.e1. doi:10.1053/j.gastro.2013.11.004

20. Delbeke D, Martin WH. Update of PET and PET/CT for hepatobiliary and pancreatic malignancies. *HPB (Oxford)*. 2005;7(3):166–179. doi:10.1080/13651820510028909

21. Sahani DV, Bonaffini PA, Catalano OA, et al. State-of-the-art PET/CT of the pancreas: current role and emerging indications. *Radiographics*. 2012;32(4):1133–1158; discussion 58–60. doi:10.1148/rg.324115143

22. Tang S, Huang G, Liu J, et al. Usefulness of 18F-FDG PET, combined FDG-PET/CT and EUS in diagnosing primary pancreatic carcinoma: a meta-analysis. *Eur J Radiol*. 2011;78(1):142–150. doi:10.1016/j.ejrad.2009.09.026

23. Ducreux M, Cuhna AS, Caramella C, et al. Cancer of the pancreas: ESMO Clinical Practice Guidelines for diagnosis, treatment and follow-up. *Ann Oncol*. 2015;26 Suppl 5:v56–v68. doi:10.1093/annonc/mdv295

24. ASGE Standards of Practice Committee, Eloubeidi MA, Decker GA, et al. The role of endoscopy in the evaluation and management of patients with solid pancreatic neoplasia. *Gastrointest Endosc*. 2016;83(1):17–28. doi:10.1016/j.gie.2015.09.009

25. Dewitt J, Devereaux BM, Lehman GA, et al. Comparison of endoscopic ultrasound and computed tomography for the preoperative evaluation of pancreatic cancer: a systematic review. *Clin Gastroenterol Hepatol*. 2006;4(6):717–725; quiz 664. doi:10.1016/j.cgh.2006.02.020

26. De Bellis M, Sherman S, Fogel EL, et al. Tissue sampling at ERCP in suspected malignant biliary strictures (Part 1). *Gastrointest Endosc*. 2002;56(4):552–561. doi:10.1067/mge.2002.128132

27. Ahmed SI, Bochkarev V, Oleynikov D, et al. Patients with pancreatic adenocarcinoma benefit from staging laparoscopy. *J Laparoendosc Adv Surg Tech*. 2006;16(5):458–463. doi:10.1089/lap.2006.16.458

28. Allen VB, Gurusamy KS, Takwoingi Y, et al. Diagnostic accuracy of laparoscopy following computed tomography (CT) scanning for assessing the resectability with curative intent in pancreatic and periampullary cancer. *Cochrane Database of Syst Rev*. 2013;(11). doi:10.1002/14651858.CD009323.pub2

29. *Amin MB, Edge S, Greene F, et al. AJCC Cancer Staging Manual*. 8th ed. New York, NY; Springer International Publishing; 2017.

30. Amin MB, Edge S, Greene F, et al. The eighth edition AJCC cancer staging manual: continuing to build a bridge from a population-based to a more "personalized" approach to cancer staging. *CA Cancer J Clin*. 2017;67(2):93–99. doi:10.3322/caac.21388

31. Allen PJ, Kuk D, Castillo CF, et al. Multi-institutional validation study of the American joint commission on cancer (8th Edition) changes for T and N staging in patients with pancreatic adenocarcinoma. *Ann Surg*. 2017;265(1):185–191. doi:10.1097/SLA.0000000000001763

32. Kamarajah SK, Burns WR, Frankel TL, et al. Validation of the American Joint Commission on Cancer (AJCC) 8th edition staging system for patients with pancreatic adenocarcinoma: a Surveillance, Epidemiology and End Results (SEER) analysis. *Ann Surg Oncol*. 2017;24(7):2023–2030. doi:10.1245/s10434-017-5810-x

33. Chun YS, Pawlik TM, Vauthey J-N. 8th edition of the AJCC cancer staging manual: pancreas and hepatobiliary cancers. *Ann Surg Oncol*. 2017;25(4):845–847. doi:10.1245/s10434-017-6025-x

第 21 章

胰腺癌的外科治疗

Mark J. Truty

胰腺癌:手术的作用和时机

胰腺导管腺癌(PDAC)的具体治疗建议主要是根据最初的放射学分期确定的,由于大多数患者存在远处转移性疾病,因此大多数病例仅被建议进行姑息性化疗。尽管肿瘤全身转移的发病率很高,但大约50%的PDAC患者在初次进行影像学诊断时会处于未转移状态[1]。在这些未转移的病例中,约有2/3是因为胰腺外的侵犯累及重要血管而被归类为无法手术切除,这些患者通常接受全身化疗和(或)局部放疗的联合治疗。在剩下的少数被认为是"可切除"的局限性肿瘤患者中,我们建议将根治性预切除作为首选的最佳治疗策略,因为手术是唯一已知的可治愈的治疗方式。尽管这种方法几十年来一直走标准治疗策略,且能够带来标准的治疗结果,但从患者的角度来看,这种策略是不够理想的。若想打破这一现状,我们就必须寻找其他治疗顺序策略。

局限性胰腺癌的外科治疗有着悠久的历史,最初的切除手术报道可追溯到19世纪末的第一例胰腺远端切除术,这种手术方式一直持续到20世纪中期,直到Allen Whipple博士提出了一期胰十二指肠切除术,此术式随后成了胰腺癌手术的代名词[2,3]。尽管在技术上取得了初步成功,但围术期的并发症、高手术相关死亡率和低术后生存率,都消减了那个时代对此术式的积极性。从20世纪80年代开始,随着外科专业化程度的提高和对围术期安全性的重视,许多中心的多项报告显示外科手术结果有

了显著改善,手术相关死亡率低于5%,手术作为PDAC的首选治疗方法得以重新引入和推广[4-7]。自此时起,对于可切除的PDAC患者来说,与单纯化疗和(或)放疗相比手术切除的生存率显著提高,手术是这些患者有机会得到治愈和长期生存的唯一治疗方式[8,9]。目前技术上的进一步改进仍在继续,包括腹腔镜手术、机器人手术等PDAC的微创手术技术[10-13]。在外科技术的发展过程中,获得阴性手术切缘的重要性从肿瘤学角度来看是外科对患者预后的主要外科贡献之一[14,15]。因此,随着时间的推移,人们做了越来越多的努力去采用标准化放射学准则来确定边缘风险背景下的"可切除性",这导致了多种包括不同程度的静脉和(或)动脉受累的影像分类系统。随着这些手术的进步,大量针对可切除性PDAC的临床试验也证实了术后全身辅助化疗的重要性,可以改善单纯切除术后极其有限的长期生存率[16-20]。然而,尽管在过去很长的一段时间我们已经做出了最大的努力,大多数患者即使是接受了治疗性的手术还是会在术后发生远处复发。就PDAC的手术治疗而言,我们似乎已到了瓶颈。正如图21.1中所示的约翰·霍普金斯大学40年治疗经验的总结。在这篇开创性的论文中,围术期并发症和手术死亡率随着时间的推移有了显著的改善。然而,在同一时期PDAC的生存率改善却不显著,这表明手术技术改良并不会明显影响肿瘤的生物学行为,想要优化患者的生存需要或许不仅仅是手术[21]。

传统的标准治疗策略主要针对少部分可切除

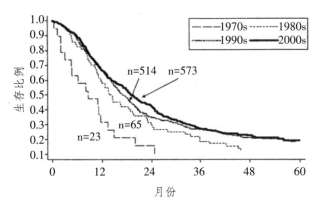

图21.1 约翰·霍普金斯大学胰十二指肠切除术治疗PDAC患者的Kaplan-Meier生存曲线。

Source：From Winter JM, Cameron JL, Campbell KA, et al. 1423 pancreaticoduodenectomies for pancreatic cancer：a single-institution experience. *J Gastrointest Surg.* 2006；10（9）：1199-1210. doi：10.1016/j.gassur.2006.08.018

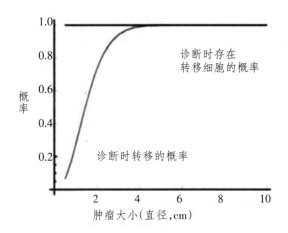

图21.2 诊断时转移概率（灰色曲线）和原发肿瘤中存在具有转移潜能细胞的概率（黑色曲线）与肿瘤大小（cm）的相关性。

Source：From Haeno H, Gonen M, Davis MB, et al. Computational modeling of pancreatic cancer reveals kinetics of metastasis suggesting optimum treatment strategies. *Cell.* 2012；148（1-2）：362-375.doi：10.1016/j.cell.2011.11.060

的PDAC患者，采用先期手术并努力达到阴性切缘，如果可行的话再进行辅助治疗。这种方法最近受到了挑战。笔者对PDAC转移性进展的生物学理解大多来自对该疾病的基因组和突变测序的定量分析，其揭示了胰腺癌进展的潜在遗传特征。对于大多数患者，无论最初的影像的分期如何，在发病初期就可能存在全身转移[22]。最近的计算模型也支持了这一观点，该模型基于经过验证的患者数据，使用突变分析和肿瘤细胞生长指标代表局限期PDAC的转移潜性，结果显示这些指标与原发性肿瘤大小直接相关（图21.2）。此外，该模型还表明，手术优先治疗的方法可能存在实际的生物学缺陷，即完整的局部肿瘤切除虽然消除了99.9%的肿瘤负荷，但可能会留下一小部分隐匿性转移细胞，这部分细胞会在患者的术后恢复期间指数性增殖，这种现象已在大多数患者中观察到[23]。对于可切除的肿瘤来说，先手术的传统治疗策略的问题在于对患者或肿瘤的生物学特点了解甚少，并因此产生了令人失望的生存结果。尽管手术护理有所改良，但随着时间的推移，这种改良对生存预后的效果是微乎其微的，并且几个对术后结果有显著影响的可切除性变量并没有被考

虑。因此，如果我们想要改善PDAC手术切除的既往结果，就需要一个新的治疗策略。这种策略决定了治疗的适用性和顺序，以便在最大比例患者中进行安全且有治愈可能性的手术。为了解决这个问题，我们必须考虑各种术前因素，并对患者进行风险分层，以确定最佳的治疗顺序。

危险分层和临床可切除性分类

可分离与可切除是两个不同的概念。可分离是指通过手术将肿瘤从患者身上分离出来的能力，而可切除是指在各种解剖学、生物学和条件限制下的手术可切除性。这3个因素被用于危险分层，根据以下3个极其重要的问题的答案来确定患者临床可切除性的分类以指导治疗顺序：①能否在切缘阴性可能性很高的情况下成功切除肿瘤？②手术后肿瘤会不会因隐匿转移而很快复发？③患者发生手术并发症和最终无法接受化疗的风险是多少？根据这些问题将患者分为临床可切除、交界可切除和不可切除。交界可切除是Katz等创造的术语，它描述了那些具有局限性疾病的患者，由于肿瘤或患者的特征可能无法立即进行效果良好的手术[24]。交界性仅意味着先手术的

风险更高,是考虑进行新辅助治疗的指标。虽然大多数文献集中于关注剖学交界性(先手术的活阳性切缘较高),但也有边缘交界性(隐匿性转移和术后早期复发的风险较高)和体力状况交界性(围术期并发症和化疗失败的风险较高)的理论。这3个因素相互影响,定义了大多数患者初次确诊时的可切除状态。

交界性可切除的解剖学定义

解剖定义的基础是已知手术切缘阳性对患者术后生存不利。切缘分为R0镜下切除阴性、R1镜下切除阳性和R2肉眼切除阳性。在组织学检查中,切缘阳性的最优评估方法一直存在争议[25-27]。但无论采用何种病理评估技术,阳性的切缘不仅会显著降低手术切除后的生存预后,还会对辅助治疗的效果产生负面影响[28,29]。对PDAC随机对照试验进行的荟萃分析显示,尽管这些对照研究中解剖学的可切除性纳入标准的统一化程度较高,但切缘阳性率却存在很大差异(0~80%不等)[30]。然而,明显一致的是,切缘阳性导致术后生存率降低了50%。无论手术技术多差,仅靠术前影像都无法准确地预测切缘阳性。在显微镜下,PDAC可在离原发肿瘤很远的地方发生浸润,以前的工作表明,即使完成了最佳的肿瘤切除手术,影像学距离也不能很好地预测显微镜下的阳性切缘情况。这一组织学发现解释了为什么尽管术前有高质量的解剖成像,但仍至少有20%的解剖学"可切除"胰腺癌的手术结果是R1切除[31]。作为外科医生,我们在传统上接受了这样的一个事实,即使外科手术也会有一部分患者出现切缘阳性而导致较差的预后结果。然而,与单纯接受姑息手术的患者相比,这种次优的手术的预后也是更好的。因此,在没有更好的治疗方案的情况下,我们允许一定比例的R1切除,一些中心甚至提倡R2切除比姑息手术更有益[32,33]。然而,现今的我们处于一个新的时代,由于非手术治疗方式的发展,PDAC的预后期望有了变化。吉西他滨是第一

个被批准用于治疗晚期胰腺癌的药物,由于反应率低于10%,在将近20年里,吉昔他滨很少能带来任何有意义的好处[34]。然而,随着更有效的现代联合化疗方案(如FOLFIRINOX和吉西他滨联合白蛋白结合型紫杉醇)的出现,以及各种针对局部区域的放化疗优化,如今即使在解剖学上无法手术的PDAC患者,经非手术治疗也能显著改善预后。目前,不可切除的胰腺癌的中位生存期(OS)已接近于之前的可切除胰腺癌的手术队列的结果[35-38]。因此,现在胰腺癌根治性手术对标的不再是姑息性手术,如果我们打算继续认为手术切除能为局限期患者提供显著的生存益处,必须证明其结果优于现代非手术治疗方式。

尽管定义系统多种多样,但Alliance肿瘤学临床试验联盟定义的标准因其分类系统简单而被大多数医疗中心的影像学报告采用,并频繁出现在正在进行或即将进行的外科临床试验中,短时间内其可能是最泛用的解剖学可切除性影像标准[39]。无论哪种解剖可切除性分类都基于两个假设:一是先手术,二是手术基于解剖学屏幕的传统胰腺切除技术,不需要切除整体血管和(或)多脏器。目前认为肿瘤与动脉(肠系膜上动脉、腹腔干、肝动脉)、静脉(门静脉、肠系膜上静脉)界限清晰且无明显影像学侵犯的患者是解剖学可切除的,这些患者有可能但不确定能达到R0切除(图21.3A)。在这些解剖学可切除的患者中,先手术后辅助治疗是标准治疗方案,其预后是评估标准。相反,那些静脉受累更广或肿瘤更毗邻动脉的患者被认为在解剖学上处于交界可切除状态,在没有充分术前治疗并确保整体血管切除的情况下,此类患者若先进行手术将有更高的阳性切缘概率(图21.3B)。最后,局部晚期患者很可能仅获得R2切除,或由于广泛的解剖侵犯不能切除肿瘤,或只能在有经验的中心进行扩大整块切除(图21.3C)。然而,尽管一些患者在解剖学特征上被划分为交界可切除或局部晚期,但这并不意味着不能手术,只意味着这些患者以手术作为初始

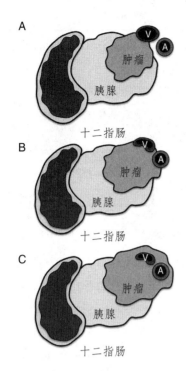

图21.3 基于静脉和（或）动脉侵犯程度的解剖切除性的影像学评估：(A)解剖学可切除；(B)边缘可切除；(C)局部晚期。V，动脉；A，静脉。

治疗时切缘阳性风险更高。因此，切缘阳性风险可通过使用新辅助治疗〔化疗和（或）放化疗〕，或者根据解剖学限制和外科医生的技术技能和经验，明智地应用全血管切除+重建技术来降低。在手术切除前，现代联合诱导化疗和（或）局部放化疗都可实现对肿瘤的降期，从而增加切缘阴性的概率。这两种治疗方式，无论是单独还是联合都已证明能够提高切缘阴性的概率，但通常与血管切除术结合使用。因此，对于无远处转移的交界可切除或局部晚期患者，治疗顺序应是先进行任意一种新辅助治疗，然后再评估肿瘤的可切除情况。治疗的最佳顺序目前是有巨大争议的，其可能是今后所有研究的焦点。然而，无论这些解剖学因素如何，单凭解剖仍然不能很好地预测预后，因为许多早期或明显可切除的肿瘤患者仍会高频率地死于远处转移。因此，我们需要将其他相关因素纳入考虑，从而使我们能更好地对胰腺癌患者进行分类，并确定合适的治疗策略。

交界性可切除的生物学定义

在胰腺癌的所有外科研究中最显著一致的发现之一是整体生存曲线。在这些预后曲线中，存在两个特别的群体，其预后有明显差异——一是大约有25%的患者会在术后早期复发，并在术后12个月死亡；二是存在1个5年以上的长期生存群体（图21.4）[40]。由此可见，有一个亚组患者没有从手术干预中获得任何收益，而另一组亚组患者似乎能被治愈或至少获得了更长的生存期。这一临床现象凸显了采取先手术的治疗方法时仅凭解剖学判断可切除性并不能准确预测肿瘤生物学特性。考虑胰腺癌先期切除术后的全身复发率较高，应有远处转移率更高的患者亚群存在。这已经在一项经常被引用的国家癌症数据库（NCDB）研究中得到了明确证明，该研究着眼于手术在早期胰腺癌中的应用情况[41]。研究发现，只有27%的早期胰腺癌（临床分期为Ⅰ期）患者接受了手术切除，中位生存期为19.1个月，而其余73%的没有手术的患者，中位生存期仅为确诊后8.4个月。本研究的结论是，未能为大多数早期患者提供根治性切除在国家层面上是失败的。然而另一个疑问是，如果这73%的患者真的是"早期阶段"，为什么生存率却如此之差？这些数据强烈提示，除手术干预因素外这些患者可能还存在某些被检测到的肿瘤生物学因素，这样就可以解释解剖学可切除PDAC为什么还会有如此令人沮丧的结果。有几个主要诊断因素可帮助这些患者，包括提示可能有转移性疾病的影像学检查，如难以确定的肝、肺或腹膜小结节（包括少量腹水），可疑或明显累及的淋巴结转移灶和肿瘤标志物升高（CA19-9）。使用这些因素的理由是随着时间的推移，这些不确定的影像学病灶都有可能变为转移灶。而有淋巴结转移则疾病进展，分期更晚（ⅡB）。其先期手术的预后阳性切缘患者相同（<12个月）。此外，CA19-9升高明显的患者在手术切除后预后较差[42-44]。拥有这些生物学特性的患者有近50%可

能发生早期转移,而没有这些因素的患者仅有15%可能发生早期转移[45]。在这些因素中,CA19-9升高可能对预后影响最大,也是衡量肿瘤生物侵袭性的最简单方法。CA19-9是一种Lewis血型抗原,在各种胃肠道恶性肿瘤中均有发现,包括胰腺癌、胆管癌、胃癌等。CA19-9具有一种特异性机制,因为它是内皮细胞选择素的配体。因此,CA19-9水平升高的患者发生血源性转移的风险较高[46]。该肿瘤标志物不是有效的筛查或诊断性生物标志物,因为多达10%的人群不表达合成CA19-9所必需的岩藻糖转移。在这些人群中,CA19-9是无法测量的。并且在患有胆道梗阻、胆管炎或炎症的患者中,CA19-9可能会假性升高。众多研究中心的研究一致证实,CA19-9升高会影响患者手术后的预后,但没有普遍认可的截断值来指导解剖学可切除的肿瘤的手术。在一项简单但意义深远的德国研究中,所有患者在诊断时均按CA19-9水平分层,结果显示无论黄疸水平如何,术后生存率均与CA19-9水平显著相关,术前CA19-9正常的患者生存率最高,CA19-9每增加一个层级都会显著恶化预后(图21.5)[47]。最近一项更大规模的美国国家癌症数据库(NCDB)研究表明,与正常水平或不分泌CA19-9的患者相比,CA19-9升高对可切除的Ⅰ/Ⅱ期肿瘤

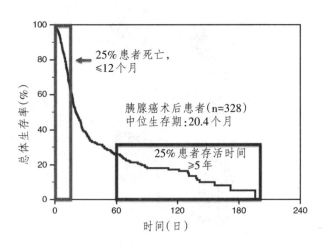

图21.4 胰腺癌根治性手术后的总生存曲线:25%的患者在手术后的12个月内出现复发并死亡,另外25%的患者能够获得长期生存。

Source: Adapted from Katz MH, Wang H, Fleming JB, et al. Long-term survival after multidisciplinary management of re-sected pancreatic adenocarcinoma. *Ann Surg Oncol*. 2009; 16 (4):836 - 847.doi:10.1245/S10434-008-0295-2

影响最大会导致更差的分期生存率[48]。此外,当评论治疗顺序并对其他危险因素(如切缘情况、肿瘤状态等)进行了校正后,研究减轻CA19-9负面影响的最佳治疗顺序是先新辅助治疗后手术,即使分析是在意向治疗的基础上进行的,其结果仍然优于先手术后全身辅助化疗(图21.6)。虽然目前大多数

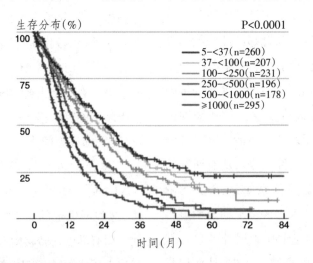

图21.5 术前CA19-9血清水平和生存率。

Source:From Hartwig W, Strobel O, Hinz U, et al. CA 19-9 in potentially resectable pancreatic cancer: perspective to adjust sur-gical and perioperative therapy. *Ann Surg Oncol*. 2013;20(7):2188 - 2196. doi:10.1245/s10434-012-2809-1

扫码观看高清彩图

人认为CA19-9基线水平>1000μ/mL具有重要意义,但对于那些CA19-9升高但<1000μ/mL的患者仍存在争议,特别是肿瘤较大或黄疸的患者。对于黄疸患者,一些学者建议用血清胆红素除以CA19-9来校正CA19-9的水平,尽管没有为此提供科学依据[49]。笔者团队回顾了自己机构的数据(未发表),研究CA19-9中间水平升高(>37但<1000μ/mL)的患者在诊断时的肿瘤大小和(或)胆红素水平,我们发现CA19-9与胆红素水平和(或)肿瘤大小几乎没有相关性(图21.7A,B)。与CA19-9升高相关的唯一因素是较差的术后生存率,即使是中期(1期)疾病(图21.7C)。因此,在缺乏更多的现代肿瘤标志物的情况下,CA19-9升高仍是预测解剖学可切除性肿瘤全身转移的主要因素,因此应谨慎对这些患者进行先期手术切除。尽管CA19-9具有显著的预测术后预后作用,但CA19-9作为新辅助治疗的指征仍明显不足。事实上,近3/4的患者在诊

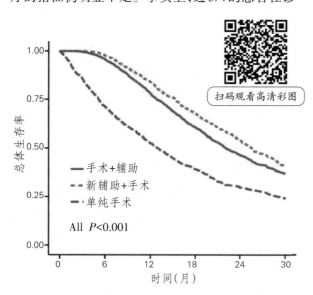

图21.6 不同治疗方案得出的所有CA19-9升高患者的预后。

Source:From Bergquist JR, Puig CA, Shubert CR, et al. Carbohydrate antigen 19-9 elevation in anatomically resectable, early stage pancreatic cancer is independently associated with decreased overall survival and an indication for neoadjuvant therapy: a national cancer database study. *J Am Coll Surg.* 2016;223(1):52-65. doi:10.1016/j.jamcollsurg.2016.02.009

断时没有测量CA19-9,这表明尽管有大量新证据仅凭手术就足够的历史观念仍在左右治疗决策,如果我们想要改善PDAC的未来生存结果,就一定要纠正这种偏见。尽管发现了这些生物学交界性因素,但仍有一小部分先期手术患者(15%)会在没有任何生物学因素的情况下迅速复发。因此,若有治疗意愿,仍需就这一现象和患者进行沟通。我们需要进一步的工作来研究这部分患者的生物学标志物。

交界性可切除的体力状况定义

用于风险分层以确定最佳治疗顺序的最终标准包括患者和手术两方面的因素。尽管随着时间的推移,胰腺切除术在围术期的并发症率和死亡率上有显著改善,但仍会导致患者术后的严重衰弱。然而,有一些因素可在术前帮助确定体力状况方面的高风险患者,包括患者年龄和健康状况、相关的基础疾病、体重下降和营养状况、癌症症状(疼痛、抑郁等)和手术的复杂性。选定这些因素的理由是基于具有上述因素的患者的既往结局数据。

尽管在大多数中心,年龄本身并不是可切除患者根治性切除术的潜在禁忌证,但老年胰腺癌患者的胰腺手术相关风险是非常大的。老年患者的胰腺切除术已被一些大医疗中心证明是可行的,但在这些单中心的报告中,老年人(>80岁)胰腺切除术的手术相关并发症率、死亡率和预后风险可能被低估了,因为大样本人群的研究已证明高龄会升高相关风险[50,51]。此外,超过1/3的80岁以上的患者在胰腺切除术后需要在疗养院继续护理,而在年龄小于70岁的人中这一比例为10%[52]。与同样分期的年轻患者相比,老年患者(>80岁)肿瘤学上的表现更差,看似"早期"的疾病(Ⅰ/Ⅱ期),5年生存率却低于10%[53]。这些糟糕的结果不仅仅由于年龄偏倚,而且那些因非胰腺癌原因接受胰腺切除手术的患者的生存率会显著高于那些因胰腺癌接受胰腺切除手术的患者,因此,这种现象可能是一个生物学上的事实。胰腺癌切除术的术后并发症的发生率远高于其他胃肠道肿瘤手术,至少25%的

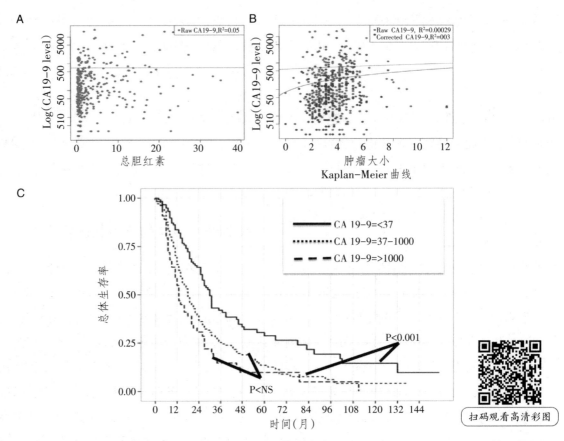

图21.7 1期早期肿瘤切除患者CA19-9水平的相关性:(A)胆红素水平;(B)肿瘤大小与胆红素校正;(C)总体生存率。

患者会出现严重并发症,导致住院时间延长或再次入院,显著降低了接受多模式辅助治疗的可能性[54,55]。此外,存在一些与辅助治疗无关的尚未明确的生理机制,任何严重的病发症都可能导致更糟糕的预后结果[56-59]。最后,相当比例的胰腺癌患者具有多种癌症相关症状,如疼痛、抑郁、体重减轻、恶病质,这些症状通常是隐匿性晚期疾病的标志。笔者团队利用ACS-NSQIP数据评估了胰腺癌切除术患者术后并发症和死亡率的危险因素,发现年龄>80岁是较差围术期预后的独立预测因素,其次是合并症、手术复杂性和营养状况[54]。术后胰瘘(POPF)是术后并发症发生的诱发因素之一。最新的多中心研究表明,有几个不可变的患者因素能够预测患者的临床相关POPF的发生率和严重程度,包括组织学诊断、胰腺质地、胰管直径和手术失血量[60]。除手术失血外,其他因素都可在术前判断出来,以预测发生这种并发症的可能性。有接近1/3接受胰腺切除术的患者是交界可切除的,这些患者术后容易发生严重的所有种类的并发症,且并发症更难被治疗[61]。尽管我们知道接受全身辅助化疗可提高长期生存率,但仍有很大一部分患者没有接受这种推荐的治疗。由于不同的手术类型(Whipple手术与胰体尾腺切除术)和方式(腹腔镜手术与开腹手术)在术后恢复方面存在显著差异,或许手术范围才是患者无法顺利接受辅助治疗的主要影响因素。我们最近专门探讨了这个观点,发现有1/3的先手术PDAC患者没有接受辅助化疗,这种情况在接受胰体尾切除术和接受胰头(Whipple)切除的患者中没有区别,尽管更多的胰体尾切除术是通过微创方法进行的,患者住院时间更短,恢复更快[62]。令人惊讶的是,辅助化疗接受率低的最主要原因竟然是肿瘤医生没有推荐辅助化疗。由此可见,无论是好是坏,对于胰腺癌,肿瘤学界"手术疗效足够理想"的观念是根深蒂固的,并在一定程度上左右了患者的治疗顺序的选择。

　　尽管对长期生存非常必要,但大多数患者单靠手术是不够的。如前所述,使手术获益最大化需要3个关键的生存因素,即切缘阴性、无隐匿性转移和接受了辅助化疗。3个因素都是独立因素,不相互影响。最近笔者团队回顾分析了NCDB数据(未发表),以评估这些因素选择先手术的早期可切除肿瘤(Ⅰ/Ⅱ期)的预测效果。我们建立了一个评分系统,1个获益因素给予1分:

①手术切缘阴性;②术前CA19-9不高(代表隐匿性转移);③接受了辅助化疗。我们根据各种因素的组合情况对患者进行分类评分,总分为0~3分,评估具有这些获益因素的患者比例及其生存结果,并与接受了新辅助化疗的相同分期患者进行对比,以矫正意向性偏倚。尽管我们认为手术的治疗效果最理想,但只有1/5的患者同时具有3个生存获益因素能够获得最佳预后,每缺少1个获益因素的预后都会变得更差(图21.8)。然而,事实上,患者大概率是只

起始治疗	评分规则	患者占比(%)			HR;95%CI;P	中位生存期(月)	
手术切除	ABC,3分	20.2%			对照	31.2	
	仅AC,2分	32.6%		79.8%	1.28;1.18,1.39;<0.001	23.9	23.4
	仅AB,2分	8.5%			1.42;1.26,1.60;<0.001	23.3	
	仅BC,2分	5.9%			1.48;1.30,1.69;<0.001	21.3	
	仅C,1分	11.4%	32.8%		1.74;1.57,1.93;<0.001	17.5	19.6
	仅A,1分	13.9%			2.08;1.88,2.30;<0.001	15.2	14.7
	仅B,1分	2.4%			2.20;1.83,2.65;<0.001	10.4	
	无ABC,0分	5.1%			3.32;2.91,3.78;<0.001	7.9	
新辅助治疗(ITT)	–	100%			1.37;1.25,1.49	24.9	

A,手术切缘阴性;B,术前CA19-9不高;C,接受了辅助化疗。

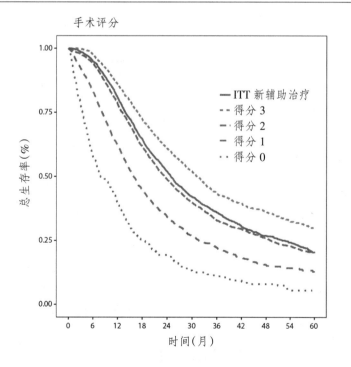

图21.8　与ITT新辅助治疗相比,根据关键生存因素进行前期切除的患者的实际比例和相关预后(未发表的数据)。ITT,意向性治疗分析。

有1个或没有任何获益因素的,此时的术后生存率是非常糟糕的。相反,在意向性治疗分析中接受新辅助化疗的患者的疗效优于近80%的先手术治疗的患者。因此,从统计学上讲,如果考虑这些已被反复证明的生存获益因素,先手术的治疗顺序可能不是最好的而是最坏的。

　　总之,具有任何解剖学、生物学或体力状况交界性定义的患者应被视为高复发风险患者,此时,新辅助治疗应该优先于手术治疗(图21.9)。在没有这些交界性特征的患者中,我们目前没有足够

的高水平数据能够表明新辅助治疗优于先期手术。然而,我们必须牢记,至少有20%的解剖学可切除肿瘤会出现阳性(R1)边缘,这是术前影像无法预测的。多达15%的患者将快速复发,我们目前没有任何可用的预测标志物。另外,无论手术范围如何,接近1/3的患者可能不会接受任何系统性辅助化疗,这可能是由于术后并发症和(或)长的术后恢复期,或是手术医师认为仅手术就已经足够。因此,在胰腺癌患者制定治疗策略时应认识优先手术策略的实际获益概率,而不仅仅是基于既往观念来决定。

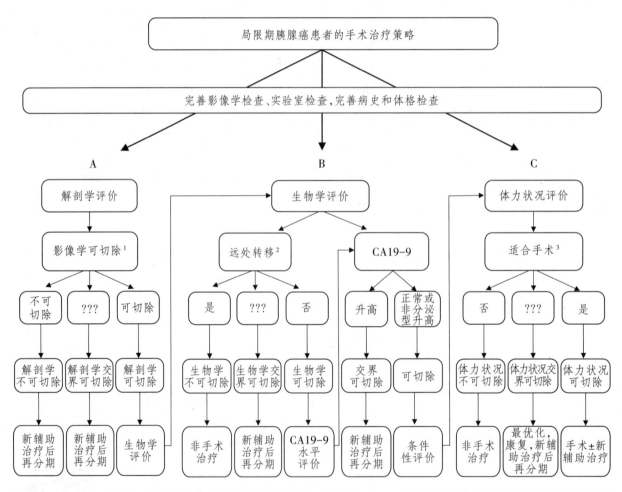

图21.9　基于可切除性临床风险分层的胰腺癌手术治疗策略。[1],基于Alliance标准(或其他);[2],肿瘤影像学不确定或局部淋巴结转移;[3],基于年龄、并发症、体力状况评分、营养情况差/体重减轻、癌症相关症状。

(王娟　张志鹏　译　周培　邱鸣寒　校)

参考文献

1. Cancer Stat Facts: Pancreatic Cancer 2018. www.seer.cancer.gov
2. Griffin JF, Poruk KE, Wolfgang CL. Pancreatic cancer surgery: past, present, and future. *Chin J Cancer Res*. 2015;27(4):332–348.
3. Whipple AO. A reminiscence: pancreaticduodenectomy. *Rev Surg*. 1963;20:221–225.
4. Trede M, Schwall G, Saeger HD. Survival after pancreatoduodenectomy. 118 consecutive resections without an operative mortality. *Ann Surg*. 1990;211(4):447–458. doi:10.1097/00000658-199004000-00011
5. Miedema BW, Sarr MG, van Heerden JA, et al. Complications following pancreaticoduodenectomy. Current management. *Arch Surg*. 1992;127(8):945–949; discussion 949–950. doi:10.1001/archsurg.1992.01420080079012
6. Fernandez-del Castillo C, Rattner DW, Warshaw AL. Standards for pancreatic resection in the 1990s. *Arch Surg*. 1995;130(3):295–299; discussion 299–300. doi:10.1001/archsurg.1995.01430030065013
7. Yeo CJ, Cameron JL, Sohn TA, et al. Six hundred fifty consecutive pancreaticoduodenectomies in the 1990s: pathology, complications, and outcomes. *Ann Surg*. 1997;226(3):248–257; discussion 57–60. doi:10.1097/00000658-199709000-00004
8. Imamura M, Doi R, Imaizumi T, et al. A randomized multicenter trial comparing resection and radiochemotherapy for resectable locally invasive pancreatic cancer. *Surgery*. 2004;136(5):1003–1011. doi:10.1016/j.surg.2004.04.030
9. Doi R, Imamura M, Hosotani R, et al. Surgery versus radiochemotherapy for resectable locally invasive pancreatic cancer: final results of a randomized multi-institutional trial. *Surg Today*. 2008;38(11):1021–1028. doi:10.1007/s00595-007-3745-8
10. Gagner M, Pomp A. Laparoscopic pylorus-preserving pancreatoduodenectomy. *Surg Endosc*. 1994;8(5):408–410. doi:10.1007/BF00642443
11. Giulianotti PC, Sbrana F, Bianco FM, et al. Robot-assisted laparoscopic pancreatic surgery: single-surgeon experience. *Surg Endosc*. 2010;24(7):1646–1657. doi:10.1007/s00464-009-0825-4
12. Croome KP, Farnell MB, Que FG, et al. Total laparoscopic pancreaticoduodenectomy for pancreatic ductal adenocarcinoma: oncologic advantages over open approaches? *Ann Surg*. 2014;260(4):633–638; discussion 638–640. doi:10.1097/SLA.0000000000000937
13. Croome KP, Farnell MB, Que FG, et al. Pancreaticoduodenectomy with major vascular resection: a comparison of laparoscopic versus open approaches. *J Gastrointest Surg*. 2015;19(1):189–194; discussion 194. doi:10.1007/s11605-014-2644-8
14. Allema JH, Reinders ME, van Gulik TM, et al. Prognostic factors for survival after pancreaticoduodenectomy for patients with carcinoma of the pancreatic head region. *Cancer*. 1995;75(8):2069–2076. doi:10.1002/1097-0142(19950415)75:8<2069::AID-CNCR2820750807>3.0.CO;2-7
15. Willett CG, Lewandrowski K, Warshaw AL, et al. Resection margins in carcinoma of the head of the pancreas. Implications for radiation therapy. *Ann Surg*. 1993;217(2):144–148. doi:10.1097/00000658-199302000-00008
16. Kalser MH, Ellenberg SS. Pancreatic cancer. Adjuvant combined radiation and chemotherapy following curative resection. *Arch Surg*. 1985;120(8):899–903. doi:10.1001/archsurg.1985.01390320023003
17. Klinkenbijl JH, Jeekel J, Sahmoud T, et al. Adjuvant radiotherapy and 5-fluorouracil after curative resection of cancer of the pancreas and periampullary region: phase III trial of the EORTC gastrointestinal tract cancer cooperative group. *Ann Surg*. 1999;230(6):776–782; discussion 782–784. doi:10.1097/00000658-199912000-00006
18. Neoptolemos JP, Dunn JA, Stocken DD, et al. Adjuvant chemoradiotherapy and chemotherapy in resectable pancreatic cancer: a randomised controlled trial. *Lancet*. 2001;358(9293):1576–1585. doi:10.1016/S0140-6736(01)06651-X
19. Neoptolemos JP, Stocken DD, Tudur Smith C, et al. Adjuvant 5-fluorouracil and folinic acid vs observation for pancreatic cancer: composite data from the ESPAC-1 and -3(v1) trials. *Br J Cancer*. 2009;100(2):246–250. doi:10.1038/sj.bjc.6604838
20. Oettle H, Post S, Neuhaus P, et al. Adjuvant chemotherapy with gemcitabine vs observation in patients undergoing curative-intent resection of pancreatic cancer: a randomized controlled trial. *JAMA*. 2007;297(3):267–277. doi:10.1001/jama.297.3.267
21. Winter JM, Cameron JL, Campbell KA, et al. 1423 pancreaticoduodenectomies for pancreatic cancer: a single-institution experience. *J Gastrointest Surg*. 2006;10(9):1199–1210; discussion 1210–1211. doi:10.1016/j.gassur.2006.08.018

22. Yachida S, Jones S, Bozic I, et al. Distant metastasis occurs late during the genetic evolution of pancreatic cancer. *Nature*. 2010;467(7319):1114–1117. doi:10.1038/nature09515

23. Haeno H, Gonen M, Davis MB, et al. Computational modeling of pancreatic cancer reveals kinetics of metastasis suggesting optimum treatment strategies. *Cell*. 2012;148(1–2):362–375. doi:10.1016/j.cell.2011.11.060

24. Katz MH, Pisters PW, Evans DB, et al. Borderline resectable pancreatic cancer: the importance of this emerging stage of disease. *J Am Coll Surg*. 2008;206(5):833–846; discussion 846–848. doi:10.1016/j.jamcollsurg.2007.12.020

25. Verbeke CS, Leitch D, Menon KV, et al. Redefining the R1 resection in pancreatic cancer. *Br J Surg*. 2006;93(10):1232–1237. doi:10.1002/bjs.5397

26. Esposito I, Kleeff J, Bergmann F, et al. Most pancreatic cancer resections are R1 resections. *Ann Surg Oncol*. 2008;15(6):1651–1660. doi:10.1245/s10434-008-9839-8

27. Menon KV, Gomez D, Smith AM, et al. Impact of margin status on survival following pancreato-duodenectomy for cancer: the Leeds Pathology Protocol (LEEPP). *HPB (Oxford)*. 2009;11(1):18–24. doi:10.1111/j.1477-2574.2008.00013.x

28. Neoptolemos JP, Stocken DD, Dunn JA, et al. Influence of resection margins on survival for patients with pancreatic cancer treated by adjuvant chemoradiation and/or chemotherapy in the ESPAC-1 randomized controlled trial. *Ann Surg*. 2001;234(6):758–768. doi:10.1097/00000658-200112000-00007

29. Neoptolemos JP, Palmer DH, Ghaneh P, et al. Comparison of adjuvant gemcitabine and capecitabine with gemcitabine monotherapy in patients with resected pancreatic cancer (ESPAC-4): a multicentre, open-label, randomised, phase 3 trial. *Lancet*. 2017;389(10073):1011–1024. doi:10.1016/S0140-6736(16)32409-6

30. Butturini G, Stocken DD, Wente MN, et al. Influence of resection margins and treatment on survival in patients with pancreatic cancer: meta-analysis of randomized controlled trials. *Arch Surg*. 2008;143(1):75–83. doi:10.1001/archsurg.2007.17

31. Katz MH, Wang H, Balachandran A, et al. Effect of neoadjuvant chemoradiation and surgical technique on recurrence of localized pancreatic cancer. *J Gastrointest Surg*. 2012;16(1):68–78.

32. Koninger J, Wente MN, Muller-Stich BP, et al. R2 resection in pancreatic cancer—does it make sense? *Langenbecks Arch Surg*. 2008;393(6):929–934. doi:10.1007/s00423-008-0308-4

33. Wellner UF, Makowiec F, Bausch D, et al. Locally advanced pancreatic head cancer: margin-positive resection or bypass? *ISRN Surg*. 2012;2012:513241. doi: 10.5402/2012/513241

34. Burris HA 3rd, Moore MJ, Andersen J, et al. Improvements in survival and clinical benefit with gemcitabine as first-line therapy for patients with advanced pancreas cancer: a randomized trial. *J Clin Oncol*. 1997;15(6):2403–2413. doi:10.1200/JCO.1997.15.6.2403

35. Conroy T, Desseigne F, Ychou M, et al. FOLFIRINOX versus gemcitabine for metastatic pancreatic cancer. *N Engl J Med*. 2011;364(19):1817–1825. doi:10.1056/NEJMoa1011923

36. Von Hoff DD, Ervin T, Arena FP, et al. Increased survival in pancreatic cancer with nab-paclitaxel plus gemcitabine. *N Engl J Med*. 2013;369(18):1691–1703. doi:10.1056/NEJMoa1304369

37. Kharofa J, Tsai S, Kelly T, et al. Neoadjuvant chemoradiation with IMRT in resectable and borderline resectable pancreatic cancer. *Radiother Oncol*. 2014;113(1):41–46. doi:10.1016/j.radonc.2014.09.010

38. Torgeson A, Lloyd S, Boothe D, et al. Multiagent induction chemotherapy followed by chemoradiation is associated with improved survival in locally advanced pancreatic cancer. *Cancer*. 2017;123(19):3816–3824. doi:10.1002/cncr.30780

39. Katz MH, Shi Q, Ahmad SA, et al. Preoperative modified FOLFIRINOX treatment followed by capecitabine-based chemoradiation for borderline resectable pancreatic cancer: alliance for clinical trials in oncology trial A021101. *JAMA Surg*. 2016;151(8):e161137. doi:10.1001/jamasurg.2016.1137

40. Katz MH, Wang H, Fleming JB, et al. Long-term survival after multidisciplinary management of resected pancreatic adenocarcinoma. *Ann Surg Oncol*. 2009;16(4):836–847. doi:10.1245/s10434-008-0295-2

41. Bilimoria KY, Bentrem DJ, Ko CY, et al. National failure to operate on early stage pancreatic cancer. *Ann Surg*. 2007;246(2):173–180. doi:10.1097/SLA.0b013e3180691579

42. Ferrone CR, Finkelstein DM, Thayer SP, et al. Perioperative CA 19-9 levels can predict stage and survival in patients with resectable pancreatic adenocarcinoma. *J Clin Oncol*. 2006;24(18):2897–2902. doi:10.1200/JCO.2005.05.3934

43. Cameron JL, Crist DW, Sitzmann JV, et al. Factors influencing survival after pancreaticoduodenectomy for pancreatic cancer. *Am J Surg*. 1991;161(1):120–124; discussion 124–125.

doi:10.1016/0002-9610(91)90371-J

44. Bhalla M, Aldakkak M, Kulkarni NM, et al. Characterizing indeterminate liver lesions in patients with localized pancreatic cancer at the time of diagnosis. *Abdom Radiol (NY)*. 2018;43(2):351–363. doi:10.1007/s00261-017-1404-0

45. Tzeng CW, Fleming JB, Lee JE, et al. Defined clinical classifications are associated with outcome of patients with anatomically resectable pancreatic adenocarcinoma treated with neoadjuvant therapy. *Ann Surg Oncol*. 2012;19(6):2045–2053. doi:10.1245/s10434-011-2211-4

46. Kannagi R. Carbohydrate antigen sialyl Lewis a—its pathophysiological significance and induction mechanism in cancer progression. *Chang Gung Med J*. 2007;30(3):189–209.

47. Hartwig W, Strobel O, Hinz U, et al. CA 19-9 in potentially resectable pancreatic cancer: perspective to adjust surgical and perioperative therapy. *Ann Surg Oncol*. 2013;20(7):2188–2196. doi:10.1245/s10434-012-2809-1

48. Bergquist JR, Puig CA, Shubert CR, et al. Carbohydrate antigen 19-9 elevation in anatomically resectable, early stage pancreatic cancer is independently associated with decreased overall survival and an indication for neoadjuvant therapy: a national cancer database study. *J Am Coll Surg*. 2016;223(1):52–65. doi:10.1016/j.jamcollsurg.2016.02.009

49. La Greca G, Sofia M, Lombardo R, et al. Adjusting CA 19-9 values to predict malignancy in obstructive jaundice: influence of bilirubin and C-reactive protein. *World J Gastroenterol*. 2012;18(31):4150–4155. doi:10.3748/wjg.v18.i31.4150

50. Riall TS. What is the effect of age on pancreatic resection? *Adv Surg*. 2009;43:233–249. doi:10.1016/j.yasu.2009.02.004

51. Hardacre JM, Simo K, McGee MF, et al. Pancreatic resection in octogenarians. *J Surg Res*. 2009;156(1):129–132. doi:10.1016/j.jss.2009.03.047

52. Finlayson E, Fan Z, Birkmeyer JD. Outcomes in octogenarians undergoing high-risk cancer operation: a national study. *J Am Coll Surg*. 2007;205(6):729–734. doi:10.1016/j.jamcollsurg.2007.06.307

53. Sener SF, Fremgen A, Menck HR, et al. Pancreatic cancer: a report of treatment and survival trends for 100,313 patients diagnosed from 1985-1995, using the National Cancer Database. *J Am Coll Surg*. 1999;189(1):1–7. doi:10.1016/S1072-7515(99)00075-7

54. Wu W, He J, Cameron JL, et al. The impact of postoperative complications on the administration of adjuvant therapy following pancreaticoduodenectomy for adenocarcinoma. *Ann Surg Oncol*. 2014;21(9):2873–2881. doi:10.1245/s10434-014-3722-6

55. Merkow RP, Bilimoria KY, Tomlinson JS, et al. Postoperative complications reduce adjuvant chemotherapy use in resectable pancreatic cancer. *Ann Surg*. 2014;260(2):372–377. doi:10.1097/SLA.0000000000000378

56. Reddy DM, Townsend CM Jr, Kuo YF, et al. Readmission after pancreatectomy for pancreatic cancer in Medicare patients. *J Gastrointest Surg*. 2009;13(11):1963–1974; discussion 1974–1975.

57. Ahmad SA, Edwards MJ, Sutton JM, et al. Factors influencing readmission after pancreaticoduodenectomy: a multi-institutional study of 1302 patients. *Ann Surg*. 2012;256(3):529–537. doi:10.1097/SLA.0b013e318265ef0b

58. Yermilov I, Bentrem D, Sekeris E, et al. Readmissions following pancreaticoduodenectomy for pancreas cancer: a population-based appraisal. *Ann Surg Oncol*. 2009;16(3):554–561. doi:10.1245/s10434-008-0178-6

59. Le AT, Huang B, Hnoosh D, et al. Effect of complications on oncologic outcomes after pancreaticoduodenectomy for pancreatic cancer. *J Surg Res*. 2017;214:1–8. doi:10.1016/j.jss.2017.02.036

60. Miller BC, Christein JD, Behrman SW, et al. A multi-institutional external validation of the fistula risk score for pancreatoduodenectomy. *J Gastrointest Surg*. 2014;18(1):172–179; discussion 179–180. doi:10.1007/s11605-013-2337-8

61. Tzeng CW, Katz MH, Fleming JB, et al. Morbidity and mortality after pancreaticoduodenectomy in patients with borderline resectable type C clinical classification. *J Gastrointest Surg*. 2014;18(1):146–155; discussion 155–156. doi:10.1007/s11605-013-2371-6

62. Bergquist JR, Ivanics T, Shubert CR, et al. Type of resection (Whipple vs. istal) does not affect the national failure to provide post-resection adjuvant chemotherapy in localized pancreatic cancer. *Ann Surg Oncol*. 2017;24(6):1731–1738. doi:10.1245/s10434-016-5762-6

第 22 章

可切除性胰腺癌的辅助治疗

Philip A. Philip，Mandana Kamgar

引言

胰腺癌是一种全身性疾病，即使是临床与影像学确认局限期患者也有着极高的远处转移概率。对于局限期胰腺癌及可切除性胰腺癌，单纯手术的5年生存率仅为10%[1,2]。辅助化疗能够有效提高胰腺癌患者术后的无病生存率（DFS）和总生存率（OS）。放疗在辅助治疗中的作用尚不明确。

辅助化疗

化疗方案的选择

参与临床试验

辅助化疗仅能使胰腺癌患者术后的5年OS提高不到30%[3]。因此，强烈建议所有局部或局部晚期胰腺癌术后且身体状态良好的患者参加新药临床试验。表22.1概括了正在进行或近期完成的胰腺癌辅助治疗临床试验。

联合化疗与单药化疗

那些身体状态良好但不符合入组条件或不愿参加临床试验的患者应首选进行FOLFIRINOX方案辅助治疗。吉西他滨+卡培他滨是不能耐受FOLFIRI-NOX方案的患者，尤其是存在明显神经病变的患者的备选方案。因Ⅲ期试验尚未完成，暂不推荐使用吉西他滨/白蛋白结合型紫杉醇方案进行辅助治疗。当患者一般情况不良、器官功能储备差（如神经病变、肾衰竭）和（或）术后恢复差而无法耐受联合治疗时，可考虑对患者进行单药化疗。单药可选吉西他滨和氟尿嘧啶类（5-FU或卡培他滨）药物，替吉奥也可作为单药治疗，但是包括美国在内的大多数国家均无法使用。表22.2总结了辅助化疗方案的相关研究。对拒绝静脉化疗的患者，使用卡培他滨单药口服是合理的。

化疗时机

目前暂无探讨胰腺癌辅助化疗最佳时机的随机实验。一般认为，应在术后6~12周内开始辅助化疗，当然前提是术后恢复良好。基于回顾性研究的结果，即使患者术后恢复较差，我们仍倾向于推迟而不是放弃辅助化疗[11-13]。

化疗疗程

暂无前瞻性研究比较胰腺癌辅助化疗的不同疗程。目前公认的最佳疗程为6个月，这是胰腺癌辅助化疗的标志性试验中的疗程长度。

放疗

适应证

局限期或局部晚期胰腺癌术后辅助放疗的争

表22.1	选择正在进行或已完成的胰腺癌辅助治疗临床试验,等待结果				
研究目的	研究设计		分期	所处阶段	NCT编号
辅助化疗	吉西他滨/白蛋白结合型紫杉醇对吉西他滨		Ⅲ	已完成	01964430
	FOLFOX/白蛋白结合型紫杉醇		Ⅱ	已完成	02022033
新辅助治疗后辅助化疗	吉西他滨/白蛋白结合型紫杉醇+/−新辅助治疗		Ⅱ	进行中	02047513
	新辅助吉西他滨对新辅助+辅助 FOLFIRINOX		Ⅱ/Ⅲ	进行中	02172976
	围术期 FOLFIRINOX		预试验	进行中	02782182
			Ⅱ	进行中	02047474
辅助放化疗	吉西他滨或其他联合方案 ± 5−FU 同步放化疗(RTOG−0848)[1]		Ⅲ	进行中	01013649
	T3 或 N1 期、R0 切除患者,吉西他滨 ± SBRT		Ⅱ	进行中	02461836
	R1 切除或 N+患者,吉西他滨 ± S−1 同步放化疗		Ⅱ		02754180

[1],这项研究还对比了厄洛替尼加用吉西他滨的作用。并无统计学意义。

FOLFIRINOX,5−FU+亚叶酸钙+伊立替康+奥沙利铂;FOLFOX,亚叶酸钙+氟尿嘧啶+奥沙利铂;SBRT,立体定向放疗;S−1,替吉奥。

议点在于大多数患者在确诊时就具有微转移。尽管证据有限,但对于高局部复发风险的术后患者(淋巴结阳性或R1切除)是可以考虑进行同步放化疗的。应在治疗前使用多学科诊疗模式探讨对个体的术后放疗的必要性。不推荐对R2切除或远处转移患者进行辅助放疗。需要明确的是,同步放疗不应影响辅助化疗的开始与进行。评估同步放化疗作用的相关试验见表22.2。

表22.2	已完成的胰腺癌辅助治疗相关临床试验						
临床试验	试验分期	研究结果			主要终点	中位生存(月)(95% CI)	预估5年生存率	毒性反应

临床试验	试验分期	分组设计	患者数	主要终点	中位生存(月)(95% CI)	预估5年生存率	毒性反应
PRODIGE 24/CCTGPA.6 [4]	Ⅲ	mFOLFIRINOX	247	DFS	54.4(41.5~ −)	–	75%(3~4级)
		吉西他滨	246		34.8(28.6~43.8)		51%(3~4级)
ESPAC−4 [3]	Ⅲ	吉西他滨+卡培他滨	364	OS	28.0(23.5~31.5)	28.8%(22.9~35.2)	63%(3~4级)[1]
		吉西他滨	366		25.5(22.7~27.9)	16.3%(10.2~23.7)	54%(3~4级)[1]
ESPAC−3 [5]	Ⅲ	吉西他滨	537	OS	23.6(21.4~26.4)	17.5%(14.0~21.2)	SAE[2]:7.5%[3]
		bolus 5− FU/ LV	551		23.0(21.1~25.0)	15.9%(12.7~19.4)	SAE:14%[3]
ESPAC−1 [6][4]	Ⅲ	bolus 5− FU/ LV	238	OS	19.7(16.4~22.4)	21.1%(14.6~28.5)	–
		不化疗	235		14.0(11.9~16.5)	8.0%(3.8~14.1)	
CONKO−001[1,7]	Ⅲ	吉西他滨	179	DFS	22.8(18.5~27.2)	20.7%(14.7~26.6)	SAE:14%
		不化疗	175		20.2(17.7~22.8)	10.4%(5.9~15.0)	SAE:8%
JASPAC−01 [8]5	Ⅲ	吉西他滨	179	OS	25.5(22.5~29.6)	24.4%(18.6~30.8)	–
		替吉奥	175		46.5(37.8~63.7)	44.1%(36.9~51.1)	
RTOG 9704 [9,10]	Ⅲ	吉西他滨[6]	221	OS	20.5[7]	22%(16~29)[7]	79%(3~5级)[3]
		5−FU[6]	230		17.1[7]	18%(13~24)[7]	62%(3~5级)[3]

DFS,无病生存率;OS,总生存率。

[1],差异无统计学意义。

[2],SAE:严重不良反应。

[3],差异有统计学意义。

[4],该试验还评估了放化疗的作用,这里提供的数据比较了化疗组和未化疗组,未考虑放化疗。

[5],此研究仅在日本进行。

[6],5−FU同步放化疗的3周前与12周后。

[7],仅限于胰头癌患者(n=388)。

同步方案

通常在放疗日同步口服卡培他滨化疗,非放疗日(一般是周末)不服用[14]。

放疗时机

暂无放疗最佳时机相关的前瞻性证据。回顾性数据提示,早或晚放化疗的局部或远处复发率没有差异[15]。然而,笔者中心通常会在辅助化疗疗程结束后使用同步放化疗,旨在不中断辅助化疗。这与RTOG 0848研究中的模式相似,在持续6个月辅助化疗后随机进行放化疗或不放化疗。在临床实践中,我们会在辅助化疗结束后对患者进行重新分期,以排除不符合放疗指征的转移性疾病情况。

新辅助治疗后的化疗

在既往接受过新辅助治疗的患者中,辅助化疗的效果是有限的,特别是那些手术中有显著残留的患者。对于接受过2~3个月新辅助化疗的患者,一般建议使用与术前化疗类似的方案继续进行2~3个月的辅助化疗。表22.1中总结了针对此类情况的临床实验。

支持治疗

外分泌功能不全

外分泌功能不全是胰腺癌患者术后的常见并发症,即使患者胰腺没有完全切除[16]。我们会定期寻求营养学专家的帮助来管理胰腺癌术后患者。我们对术后体重减轻和(或)脂肪泻患者进行胰腺外分泌替代治疗的门槛很低,笔者中心会在每顿饭和每一份加餐中使用胰脂肪酶治疗,并根据体重增加和(或)脂肪泻持续时间调整剂量。

内分泌功能不全

虽然糖尿病是胰腺癌的症状之一,但在某些患者中也可以观察到术后新发糖尿病。因此,有必要对这种情况进行充分的随访与治疗。

抑郁症

胰腺癌的高复发风险往往带给患者严重的情感负担。抑郁症在胰腺癌患者中并不少见,应重视患者的情绪管理,确保及时的心理及药物干预,必要时可于精神科转诊。

生物标志物的作用

hENT1

吉西他滨进入胰腺癌细胞的核苷转运体是人平衡核苷转运体1(hENT1)。虽然回顾性数据表明hENT1的表达水平(免疫组织化学)可作为辅助治疗中吉西他滨效果的预测因子[17,18],但CONKO-001前瞻性研究没有证实这一发现[19]。因此,我们不推荐在实践中使用hENT1表达水平作为吉西他滨疗效的预测依据。

SMAD4

回顾性数据表明,SMAD4可以成为胰腺癌生物学行为的预测因子。以远处转移复发的患者更易出现SMAD4缺失,而局部复发的患者大多SMAD4完整[20,21]。因此,SMAD4是一种潜在的生物标志物,尤其对于放疗决策。然而,我们认为SMAD4仍需要进一步的前瞻性数据来支持临床应用。因此,我们不推荐在实验中使用SMAD4预测。

BRCA1/2

BRCA1/2种系突变检测会影响辅助治疗方案中铂类药物的选择。但此方法仍是实验性的,笔者在临床中不会常规检测此突变,也不会利用此突变信息设计辅助治疗方案。

随访

虽然能够证明辅助治疗后随访作用的证据有限,但在临床实践中,我们常参考NCCN指南,在治疗后2年内每3~6个月随访病史与体格检查并进行CA19-9检测,2年后延长至6~12个月。我们倾向于在辅助化疗结束时复查CT,之后6~12个月复查CT,除非有其他临床迹象表明需要更早进行。我们会尽一切努力向患者解释复查CA19-9和影像学检查的预期收益。关键是要告诉患者这种疾病的复发是难以治愈的,且在无症状时早期发现复发不太可能改变总生存率。

CA19-9随访

限制

假阳性

CA19-9可能存在临床误差,因为它在多种非癌性疾病,如胆汁淤积和胰腺/肝胆系统炎症中也会升高[22]。CA19-9在其他肿瘤中也会升高,如胆囊癌、胃癌、结肠癌、子宫癌、卵巢癌和乳腺癌[23]。因此,应谨慎解读CA19-9升高,其不应作为重新开始胰腺癌治疗的唯一原因。如果仅有CA19-9升高,应关注其水平的时间趋势。

假阴性

5%~10%的人缺乏Lewis抗原,CA19-9在此类人群中检测不到[23,24],小肿瘤负荷下CA19-9水平也可能较低。因此,CA19-9不能普遍应用于患者的随访。

检测时间

我们通常在术前、术后、辅助治疗开始前和随访期间(时间如前所述)检测CA19-9。如患者术前CA19-9水平正常或检测不到,我们可能不会做进一步的CA19-9监控。如果辅助治疗期间的临床表现提示疾病复发,可考虑复查CA19-9。

影像学随访

虽然定期的影像学检查可在症状出现之前早期发现胰腺癌[25],但除非单纯的局部复发,早期发现并不会带来更好的生存率[26]。没有证据证明针对局部复发病灶的手术或放疗能够提高生存率,因为胰腺癌局部复发多伴有微转移发生。

临床病例22.1

病例1:患者男,66岁,局限性胰头腺癌Whipple术后7周,术后恢复良好。既往有糖尿病、糖尿病神经病变病史,基线神经病变为Ⅱ级。既往慢性肾病病史,肌酐清除率为25mL/min。既往心力衰竭病史,控制良好,射血分数为50%。ECOG评分为2。

问:建议该患者采用哪种辅助化疗方案?

答:由于存在Ⅱ级周围神经病变,该患者不适合使用FOLFIRINOX方案(含奥沙利铂)。考虑肌酐清除率<30mL/min,该患者也不适合使用卡培他滨。该患者应选用吉西他滨或氟尿嘧啶单药化疗6个月。

病例2:患者女,69岁,局限性胰头腺癌Whipple术后8周,术后腹泻、腹胀,食欲良好但体重不增。腹泻症状在进食后加重,大便秘结,色苍白、油腻。

问:如何控制腹泻症状?

答:该患者因胰腺外分泌不足引起脂肪泻。应考虑使用外分泌替代治疗(胰脂肪酶)与正餐和加餐同服。若应用胰脂肪酶后体重仍持续下降或血糖控制不佳,应除外新发糖尿病的可能。此外,应为患者进行营养咨询。

(邱鸣寒　译　赵永捷　王华庆　校)

参考文献

1. Oettle H, Neuhaus P, Hochhaus A, et al. Adjuvant chemotherapy with gemcitabine and long-term outcomes among patients with resected pancreatic cancer: the CONKO-001 randomized trial. *JAMA*. 2013;310(14):1473–1481. doi:10.1001/jama.2013.279201

2. Neoptolemos JP, Stocken DD, Friess H, et al. A randomized trial of chemoradiotherapy and chemotherapy after resection of pancreatic cancer. *N Engl J Med*. 2004;350(12):1200–1210. doi:10.1056/NEJMoa032295

3. Neoptolemos JP, Palmer DH, Ghaneh P, et al. Comparison of adjuvant gemcitabine and capecitabine with gemcitabine monotherapy in patients with resected pancreatic cancer (ESPAC-4): a multicentre, open-label, randomised, phase 3 trial. *Lancet*. 2017;389(10073):1011–1024. doi:10.1016/S0140-6736(16)32409-6

4. Conroy T, Hammel P, Hebbar M, et al. Unicancer GI PRODIGE 24/CCTG PA.6 trial: A multicenter international randomized phase III trial of adjuvant mFOLFIRINOX versus gemcitabine (gem) in patients with resected pancreatic ductal adenocarcinomas. *J Clin Oncol*. 2018;36(18_suppl):LBA4001. doi:10.1200/JCO.2018.36.18_suppl.LBA4001

5. Neoptolemos JP, Stocken DD, Bassi C, et al. Adjuvant chemotherapy with fluorouracil plus folinic acid vs gemcitabine following pancreatic cancer resection: a randomized controlled trial. *JAMA*. 2010;304(10):1073–1081. doi:10.1001/jama.2010.1275

6. Neoptolemos JP, Dunn JA, Stocken DD, et al. Adjuvant chemoradiotherapy and chemotherapy in resectable pancreatic cancer: a randomised controlled trial. *Lancet*. 2001;358(9293):1576–1585. doi:10.1016/S0140-6736(01)06651-X

7. Oettle H, Post S, Neuhaus P, et al. Adjuvant chemotherapy with gemcitabine vs observation in patients undergoing curative-intent resection of pancreatic cancer: a randomized controlled trial. *JAMA*. 2007;297(3):267–277. doi:10.1001/jama.297.3.267

8. Uesaka K, Boku N, Fukutomi A, et al. Adjuvant chemotherapy of S-1 versus gemcitabine for resected pancreatic cancer: a phase 3, open-label, randomised, non-inferiority trial (JASPAC 01). *Lancet*. 2016;388(10041):248–257. doi:10.1016/S0140-6736(16)30583-9

9. Regine WF, Winter KA, Abrams R, et al. Fluorouracil-based chemoradiation with either gemcitabine or fluorouracil chemotherapy after resection of pancreatic adenocarcinoma: 5-year analysis of the U.S. Intergroup/RTOG 9704 phase III trial. *Ann Surg Oncol*. 2011;18(5):1319–1326. doi:10.1245/s10434-011-1630-6

10. Regine WF, Winter KA, Abrams RA, et al. Fluorouracil vs gemcitabine chemotherapy before and after fluorouracil-based chemoradiation following resection of pancreatic adenocarcinoma: a randomized controlled trial. *JAMA*. 2008;299(9):1019–1026. doi:10.1001/jama.299.9.1019

11. Xia BT, Ahmad SA, Al Humaidi AH, et al. Time to initiation of adjuvant chemotherapy in pancreas cancer: a multi-institutional experience. *Ann Surg Oncol*. 2017;24(9):2770–2776. doi:10.1245/s10434-017-5918-z

12. Valle JW, Palmer D, Jackson R, et al. Optimal duration and timing of adjuvant chemotherapy after definitive surgery for ductal adenocarcinoma of the pancreas: ongoing lessons from the ESPAC-3 study. *J Clin Oncol*. 2014;32(6):504–512. doi:10.1200/JCO.2013.50.7657

13. Mirkin KA, Greenleaf EK, Hollenbeak CS, et a;. Time to the initiation of adjuvant chemotherapy does not impact survival in patients with resected pancreatic cancer. *Cancer*. 2016;122(19):2979–2987. doi:10.1002/cncr.30163

14. Mukherjee S, Hurt CN, Bridgewater J, et al. Gemcitabine-based or capecitabine-based chemoradiotherapy for locally advanced pancreatic cancer (SCALOP): a multicentre, randomised, phase 2 trial. *Lancet Oncol*. 2013;14(4):317–326. doi:10.1016/S1470-2045(13)70021-4

15. Patel AA, Nagarajan S2, Scher ED, et al. Early vs. Late chemoradiation therapy and the postoperative interval to adjuvant therapy do not correspond to local recurrence in resected pancreatic cancer. *Pancreat Disord Ther*. 2015;5(2):151. doi:10.4172/2165-7092.1000151

16. Sikkens EC, Cahen DL, de Wit J, et al. Prospective assessment of the influence of pancreatic cancer resection on exocrine pancreatic function. *Br J Surg*. 2014;101(2):109–113. doi:10.1002/bjs.9342

17. Morinaga S, Nakamura Y, Watanabe T, et al. Immunohistochemical analysis of human equilibrative nucleoside transporter-1 (hENT1) predicts survival in resected pancreatic cancer patients treated with adjuvant gemcitabine monotherapy. *Ann Surg Oncol*. 2012;19 Suppl 3:S558–S564. doi:10.1245/s10434-011-2054-z

18. Greenhalf W, Ghaneh P, Neoptolemos JP, et al. Pancreatic cancer hENT1 expression and survival from gemcitabine in patients from the ESPAC-3 trial. *J Natl Cancer Inst*. 2014;106(1):djt347. doi:10.1093/jnci/djt347

19. Sinn M, Riess H, Sinn BV, et al. Human equilibrative nucleoside transporter 1 expression analysed by the clone SP 120 rabbit antibody is not predictive in patients with pancreatic cancer treated with adjuvant gemcitabine - results from the CONKO-001 trial. *Eur J Cancer*. 2015;51(12):1546–1554. doi:10.1016/j.ejca.2015.05.005

20. Iacobuzio-Donahue CA, Fu B, Yachida S, et al. DPC4 gene status of the primary carcinoma correlates with patterns of failure in patients with pancreatic cancer. *J Clin Oncol*. 2009;27(11):1806–1813. doi:10.1200/JCO.2008.17.7188

21. Crane CH, Varadhachary GR, Yordy JS, et al. Phase II trial of cetuximab, gemcitabine, and oxaliplatin followed by chemoradiation with cetuximab for locally advanced (T4) pancreatic adenocarcinoma: correlation of Smad4(Dpc4) immunostaining with pattern of disease progression. *J Clin Oncol*. 2011;29(22):3037–3043. doi:10.1200/JCO.2010.33.8038

22. Maestranzi S, Przemioslo R, Mitchell H, et al. The effect of benign and malignant liver disease on the tumour markers CA19-9 and CEA. *Ann Clin Biochem*. 1998;35(Pt 1):99–103. doi:10.1177/000456329803500113

23. Lamerz R. Role of tumour markers, cytogenetics. *Ann Oncol*. 1999;10(Suppl 4):145–149. doi:10.1093/annonc/10.suppl_4.S145

24. Tempero MA, Uchida E, Takasaki H, et al. Relationship of carbohydrate antigen 19-9 and Lewis antigens in pancreatic cancer. *Cancer Res*. 1987;47(20):5501–5503.

25. Tzeng CW, Fleming JB, Lee JE, et al. Yield of clinical and radiographic surveillance in patients with resected pancreatic adenocarcinoma following multimodal therapy. *HPB (Oxford)*. 2012;14(6):365–372. doi:10.1111/j.1477-2574.2012.00445.x

26. Witkowski ER, Smith JK, Ragulin-Coyne E, et al. Is it worth looking? Abdominal imaging after pancreatic cancer resection: a national study. *J Gastrointest Surg*. 2012;16(1):121–128. doi:10.1007/s11605-011-1699-z

第 23 章

可切除性胰腺癌的新辅助治疗

Davendra P. S. Sohal

引言

可切除性胰腺癌是指没有侵犯腹腔动脉的非转移性胰腺癌。然而,除此定义之外,美国肝胰胆协会、外科肿瘤学会、MD安德森癌症中心、美国国立综合癌症网络(NCCN)、国家临床试验网络[1-4]等制定的不同的可切除性胰腺癌的分期标准在很大程度上是重叠的,但并不完全一样。所有这些定义都是基于横断面成像的影像学检查,通常是胸部、腹部、盆腔的增强 CT 或增强 MRI 扫描。使用这类影像学检查能在排除其他器官转移或远处淋巴结(即术区外淋巴结)转移后,充分评估胰腺癌原发灶与周围血管的关系。专家共识建议使用肿瘤与血管的几何关系描述词语,反对其他定义中使用的受累、毗邻、侵犯、包裹等模糊的主观性描述语[1]。专家共识将可切除性肿瘤定义如下:

- 肿瘤未侵犯腹腔动脉、肝总动脉和肠系膜上动脉(或肝右动脉);
- 无门静脉和(或)肠系膜上静脉受累,或肿瘤侵犯与血管壁的周径<180°,以及门静脉/脾静脉未闭塞。

值得注意的是,此定义主要适用于评估胰头部肿瘤(70%~75%病例起源于胰头)。少数胰体部肿瘤可能侵犯腹腔干/下腔静脉,胰尾部肿瘤几乎不侵犯。评估胰体及胰尾部肿瘤的可切除性时需评估邻近器官受累情况,如胃或脾脏。根据此定义评估胰腺肿瘤时,所有胰腺癌中有15%~20%属于可切除性疾病。

治疗标准

可切除性胰腺肿瘤的治疗标准仍为手术切除,然后进行辅助治疗。目前的标准辅助治疗方案仍为单药氟尿嘧啶或吉西他滨联合或不联合放疗。在ESPAC-4试验中,吉西他滨联合卡培他滨的辅助治疗方案将患者中位生存期提高至28个月[5]。因此,持续6个月的此联合方案为目前胰腺导管腺癌(PDAC)的标准辅助治疗方案。

新辅助治疗的基本原理

在预后角度,手术后再进行术后辅助治疗的治疗策略仍然仅是第二选择。ESPAC-4试验的长期随访结果尚未公布,但可以预见的是吉西他滨联合卡培他滨方案辅助治疗的5年生存率最多只有25%[5]。作为新的治疗策略,新辅助治疗目前正在胰腺癌领域中广泛研究,其基于这样的认识,胰腺癌初期便是一种全身性疾病而非局部病变[6]。临床前的研究表明,在无任何原发性肿瘤组织病理学证据的前提下,胰腺上皮细胞是持续存在于循环系统中的[7]。针对胰腺癌自然发展史的详细基因组分析表明,成熟的转移灶克隆表型在早期肿瘤原发灶中便有发现,这种现象存在于广泛转移之前[8]。这在临床中也得到了证实。临床和尸检报告表明,胰腺癌患者术后多死于全身性转移,无论是否出现局部复发[9,10]。即使在术后切缘阳性的情况下也是如此,而传统上我们认为局部复发主要缘于切缘阳性[11]。因此,着力于控制早期疾病隐匿性转移的治疗方法可能改善临床治疗效果。限制这种治疗方案的关键点在于:在大多数辅助治疗试验中使用5-FU和吉西他滨单药方案的获益有限[12]。多药联合方案,即FOLFIRINOX(5-FU、伊立替康和奥沙利铂)和吉西他滨/白蛋白结合型紫杉醇的出现其限制才得以克服,胰腺癌转移患者的总生存率提高[13,14]。

新辅助治疗的另一个好处是为后续治疗提供参考。对患者来说,术后的多药联合化疗负担繁重,在ESPAC-4试验中,吉西他滨联合卡培他滨辅助化疗的完成率仅为54%[5]。此外,新辅助治疗能早期识别治疗失败。治疗失败可能源于肿瘤生物学特征(即使使用强效化疗方案仍进展)或患者生理状况(患者不能耐受化疗或化疗后出现严重不良反应)。在此情况下,因为治愈的可能性很低,有选择地避免过度手术治疗是更为谨慎的,此时可以采用其他替代治疗方案。最后,新辅助治疗还可以使用组织或血液标本中的一系列肿瘤标志物进行前瞻性预测。检测的标本主要包括治疗过程中采集的基线诊断性组织标本、手术切除标本和血液标本。

新辅助治疗的证据

暂无随机对照试验证据支持可切除性胰腺癌的新辅助治疗疗效。美国国家癌症数据库(NCDB)的一项回顾性分析表明,新辅助治疗可提高临床治疗效果。在这项对8000多例患者进行的倾向性评分——匹配分析中,新辅助治疗组患者的中位总生存期为26个月,而先手术对照组患者的中位总生存期为21个月(HR=0.72,95%CI=0.68~0.78,$P<0.01$)[15]。此外,对22项研究1600多例患者进行的马尔可夫决策分析表明,新辅助治疗后进行手术切除的生存期为32.2个月,而术后辅助治疗对照组的生存期仅为26.7个月[16]。现有的辅助治疗领域前瞻性研究仅限于小样本量、单中心的Ⅱ期试验(表23.1)。另有两项研究验证在不进行放疗的情况下,吉西他滨联合顺铂的疗效。其中一项纳入50例患者的小样本试验表明,吉西他滨联合顺铂组患者的手术切除率为70%,而吉西他滨单药对照组患者的手术切除率仅为38%,两组中位总生存期OS分别为15.6个月和9.9个月[17]。另一项纳入28例患者的单臂研究:手术可切除率为89%,中位OS为26.5个月[18]。令人意外的是,一项纳入90例患者的研究表明,吉西他滨+顺铂联合放疗的治疗方案的手术切除率竟然更低,仅为58%,中位OS仅为17.4个月[19]。还有一项最新研究表明,吉西他滨+奥沙利铂不联合放疗,手术可切除率为71%,中位OS为27.2个月[20]。

表23.1	选取可切除性胰腺腺癌新辅助疗法的研究*					
作者,年限,参考文献	样本量	治疗方案	主要终点	初步结果	总生存期,如果不是主要级结果
Palmer 2007[17]	50	Gem+Cis	RR	70%	15.6
Heinrich 2008[18]	28	Gem+Cis	RR	89%	26.5
Evans 2008[21]	86	Gem+RT	NS		22.7
Varadhachary 2008[19]	90	Gem+Cis +RT	NS		17.4
Van Buren 2013[22]	59	Gem+Bev +RT	RR	73%	16.8
O'Reilly 2014[20]	38	Gem+Ox	OS		27.2

*,所有生存结果以月为单位。
Bev,贝伐珠单抗;Cis,顺铂;Gem,吉西他滨;NS,未指定;OS,总生存期;Ox,奥沙利铂;RR,手术切除率;RT,放疗。

从这些结果中很难得出一个有意义的结论。导致结果不一致的影响因素包括可切除性的定义不同、评估方法因研究而异、治疗方案的多样性(包括不同的药物种类、剂量、疗程)、是否联合放疗。然而,利用这些研究进行的荟萃分析提供了一些治疗模式上的参考。在可切除性胰腺癌患者中,65%~80%的患者能够在新辅助治疗后进行手术切除,中位 OS 为 23~30 个月[23,24]。远好于这些试验进行时的先手术后单药新辅助化疗或放化疗的临床结果。我们将在下一部分详述新晋新化疗方案的研究进展。

放疗的问题也很多。如前所述,多数新辅助治疗研究联合了放疗,但剂量和分割方式变化多样,且由于放疗多与化疗同步进行、缺少无放疗的对照组等原因,我们很难精确评估放疗的获益效果。不幸的是,没有任何一项随机对照试验能证明放疗可延长胰腺癌患者的 OS。现代放疗技术已被证明具有良好的安全性和疗效[25]。但这些技术的确切疗效仍需在临床试验与实践中进一步验证。

正在进行的新辅助治疗研究

上述种种困难有望通过目前正在进行的可切除性胰腺癌新辅助治疗/围术期治疗的研究(表23.2)。SWOG S1505 研究是 II 期随机对照试验,使用 pick-the-winner 模式研究围术期 FOLFIRINOX 方案对比吉西他滨/白蛋白结合型紫杉醇。NEPAFOX 研究对比围术期 FOLFIRINOX 方案与吉西他滨辅助治疗;NEOPAC 试验研究对比在吉西他滨辅助治疗的基础上增加吉西他滨/奥沙利铂新辅助治疗方案。这些试验主要关注给药方案与给药时机。NEONAX 试验研究对比了围术期与辅助吉西他滨/白蛋白结合型紫杉醇的治疗方案;PACT-15 研究对比围术期与辅助吉西他滨+顺铂/表柔比星+卡培他滨联合治疗方案——这些试验主要探讨强化方案的应用时机。NEOPA 研究评估吉西他滨联合放疗的新辅助治疗+吉西他滨辅助治疗;RTOG0848 研究评估吉西他滨联合或不联合放疗——这些研究将为放疗的作用提供更多依据。

总结

可切除性胰腺癌是治愈这种致命疾病的最佳时机。在此背景下,多个正在进行的新辅助化疗、放化疗的临床研究,或将逐步解答这些关键问题:首选方案是什么? 新辅助治疗疗程如何? 放疗疗效怎样? 有没有预测性的生物标志物? 在新辅助治疗的基础上能否进行免疫治疗和靶向治疗? 表23.2列出了目前正在进行的可切除性胰腺癌新辅助治疗研究。

表23.2　选取正在进行的可切除性胰腺腺癌新辅助疗法的研究

研究名称及注册号	样本量	治疗方案	主要结果
SWOG S1505 NCT02562716	150	围术期 FOLFIRINOX 围术期 Gem/nab-P	2 年 OS
NEPAFOX NCT02172976	126	围术期 FOLFIRINOX Adj GEM	OS
NEOPAC NCT01521702	310	Neoadj GemOx +Adj Gem Adj Gem	PFS
NEONAX NCT02047513	166	围术期 Gem/nab-P Adj Gem/nab-P	18 月 DFS
PACT-15 NCT01150630	370	围术期 Gem/Cis/Epi/Cape Adj Gem/ Cis/Epi/Cape	1 年 DFS
NEOPA NCT01900327	410	Neoadj Gem/RT + Adj Gem Adj Gem	3 年 OS

Adj,辅助治疗;Cape,卡培他滨;Cis,顺铂;DFS,无病生存期;Epi,表柔比星;FOLFIRINOX,5-氟尿嘧啶+伊立替康+奥沙利铂;Gem,吉西他滨;mth,月;nab-P,白蛋白结合型紫杉醇;Neoadj,新辅助治疗;OS,总生存期;Ox,奥沙利铂;Periop,围术期;PFS,无进展生存期;RT,放疗;yr,年。

临床病例23.1

患者男,66岁,既往身体健康,无手术史,被其妻子发现皮肤黄染并建议其就诊。系统性病史回顾和体格检查,除黄疸外无其他异常——无腹部压痛及包块。实验室化验检查除总胆红素为8mg/dL外,全血细胞计数和化学成分指标均正常。右上腹超声检查显示胆总管扩张至20mm,完善腹部CT显示胰头部一直径约3cm的肿物,导致胰管及胆管扩张。

如何制定下一步干预治疗方案?

这是胰头腺癌的典型表现和影像学表现。正如第20章胰腺癌的诊断与分期中论及,超声内镜(EUS)检查和内镜逆行胰胆管造影(ERCP)是胰腺癌的最佳诊疗手段。EUS引导下可穿刺活检胰头肿物,胆道支架可解除梗阻。EUS引导下细针穿刺活检(FNA)可明确诊断。ERCP引导胆道支架植入可解除黄疸。

再下一步干预治疗方案是什么?

胰腺癌分期的最佳检查手段为胰腺造影增强CT扫描,或者增强磁共振。仅凭PET或EUS不足以评估其可切除性。胰腺造影增强CT扫描显示无转移性病灶及淋巴结转移,胰头肿瘤未侵及任何血管。

如何制定治疗方案?

虽是不常见的表现,但对患者来说,幸运的是肿瘤并未侵及血管,具备可切除性。仅15%~20%的胰腺癌表现如此。

患者一般状况良好,因此根治方案更加理想。标准治疗方案应为外科手术治疗(Whipple术,胰十二指肠切除术)后使用吉西他滨和卡培他滨进行辅助治疗。

如前所述,目前有几项试验正在研究新辅助治疗方法。以我们机构的经验,这是首选方案。我们提供了标准治疗方案和可用的新辅助治疗临床试验。优缺点如前所述。新辅助治疗的最大弊端是延迟了手术时机。患者和医生最大的顾虑是新辅助治疗几个月后失去了手术可切除机会。多数新辅助治疗试验为术前进行2~4个月的化疗或放化疗。新辅助治疗结束后还需4~6周的恢复期。然而,更多最新的新辅助治疗研究表明,仅有一小部分(小于10%)患者因不良反应无法耐受手术治疗[20,22]。这些结果为进一步探讨其风险与获益提供了可靠的依据。

(许诗超 王宏志 译 周培 邱鸣寒 校)

参考文献

1. Katz MH, Marsh R, Herman JM, et al. Borderline resectable pancreatic cancer: need for standardization and methods for optimal clinical trial design. *Ann Surg Oncol.* 2013;20(8):2787–2795. doi:10.1245/s10434-013-2886-9
2. Callery MP, Chang KJ, Fishman EK, et al. Pretreatment assessment of resectable and borderline resectable pancreatic cancer: expert consensus statement. *Ann Surg Oncol.* 2009;16(7):1727–1733. doi:10.1245/s10434-009-0408-6
3. Varadhachary GR, Tamm EP, Abbruzzese JL, et al. Borderline resectable pancreatic cancer: definitions, management, and role of preoperative therapy. *Ann Surg Oncol.* 2006;13(8):1035–1046. doi:10.1245/ASO.2006.08.011
4. Tempero MA, Malafa MP, Al-Hawary M, et al. Pancreatic adenocarcinoma, version 2.2017, NCCN Clinical Practice Guidelines in Oncology. *J Natl Compr Cancer Netw.* 2017;15(8):1028–1061. doi:10.6004/jnccn.2017.0131
5. Neoptolemos JP, Palmer DH, Ghaneh P, et al. Comparison of adjuvant gemcitabine and capecitabine with gemcitabine monotherapy in patients with resected pancreatic cancer (ESPAC-4): a multicentre, open-label, randomised, phase 3 trial. *Lancet.* 2017;389(10073):1011–1024. doi:10.1016/S0140-6736(16)32409-6
6. Sohal DP, Walsh RM, Ramanathan RK, et al. Pancreatic adenocarcinoma: treating a systemic

disease with systemic therapy. *J Natl Cancer Inst.* 2014;106(3):dju011. doi:10.1093/jnci/dju011

7. Rhim AD, Mirek ET, Aiello NM, et al. EMT and dissemination precede pancreatic tumor formation. *Cell.* 2012;148(1–2):349–361. doi:10.1016/j.cell.2011.11.025

8. Yachida S, Jones S, Bozic I, et al. Distant metastasis occurs late during the genetic evolution of pancreatic cancer. *Nature.* 2010;467(7319):1114–1117. doi:10.1038/nature09515

9. Iacobuzio-Donahue CA, Fu B, Yachida S, et al. DPC4 gene status of the primary carcinoma correlates with patterns of failure in patients with pancreatic cancer. *J Clin Oncol.* 2009;27(11):1806–1813. doi:10.1200/JCO.2008.17.7188

10. Hishinuma S, Ogata Y, Tomikawa M, et al. Patterns of recurrence after curative resection of pancreatic cancer, based on autopsy findings. *J Gastrointest Surg.* 2006;10(4):511–518. doi:10.1016/j.gassur.2005.09.016

11. Gnerlich JL, Luka SR, Deshpande AD, et al. Microscopic margins and patterns of treatment failure in resected pancreatic adenocarcinoma. *Arch Surg.* 2012;147(8):753–760. doi:10.1001/archsurg.2012.1126

12. Liao WC, Chien KL, Lin YL, et al. Adjuvant treatments for resected pancreatic adenocarcinoma: a systematic review and network meta-analysis. *Lancet Oncol.* 2013;14(11):1095–1103. doi:10.1016/S1470-2045(13)70388-7

13. Conroy T, Desseigne F, Ychou M, et al. FOLFIRINOX versus gemcitabine for metastatic pancreatic cancer. *N Engl J Med.* 2011;364(19):1817–1825. doi:10.1056/NEJMoa1011923

14. Von Hoff DD, Ervin T, Arena FP, et al. Increased survival in pancreatic cancer with nab-paclitaxel plus gemcitabine. *N Engl J Med.* 2013;369(18):1691–1703. doi:10.1056/NEJMoa1304369

15. Mokdad AA, Minter RM, Zhu H, et al. Neoadjuvant therapy followed by resection versus upfront resection for resectable pancreatic cancer: a propensity score matched analysis. *J Clin Oncol.* 2017;35(5):515–522. doi:10.1200/JCO.2016.68.5081

16. de Geus SW, Evans DB, Bliss LA, et al. Neoadjuvant therapy versus upfront surgical strategies in resectable pancreatic cancer: a Markov decision analysis. *Eur J Surg Oncol.* 2016;42(10):1552–1560. doi:10.1016/j.ejso.2016.07.016

17. Palmer DH, Stocken DD, Hewitt H, et al. A randomized phase 2 trial of neoadjuvant chemotherapy in resectable pancreatic cancer: gemcitabine alone versus gemcitabine combined with cisplatin. *Ann Surg Oncol.* 2007;14(7):2088–2096. doi:10.1245/s10434-007-9384-x

18. Heinrich S, Pestalozzi BC, Schafer M, et al. Prospective phase II trial of neoadjuvant chemotherapy with gemcitabine and cisplatin for resectable adenocarcinoma of the pancreatic head. *J Clin Oncol.* 2008;26(15):2526–2531. doi:10.1200/JCO.2007.15.5556

19. Varadhachary GR, Wolff RA, Crane CH, et al. Preoperative gemcitabine and cisplatin followed by gemcitabine-based chemoradiation for resectable adenocarcinoma of the pancreatic head. *J Clin Oncol.* 2008;26(21):3487–3495. doi:10.1200/JCO.2007.15.8642

20. O'Reilly EM, Perelshteyn A, Jarnagin WR, et al. A single-arm, nonrandomized phase II trial of neoadjuvant gemcitabine and oxaliplatin in patients with resectable pancreas adenocarcinoma. *Ann Surg.* 2014;260(1):142–148. doi:10.1097/SLA.0000000000000251

21. Evans DB, Varadhachary GR, Crane CH, et al. Preoperative gemcitabine-based chemoradiation for patients with resectable adenocarcinoma of the pancreatic head. *J Clin Oncol.* 2008;26(21):3496–3502. doi:10.1200/JCO.2007.15.8634

22. Van Buren G 2nd, Ramanathan RK, Krasinskas AM, et al. Phase II study of induction fixed-dose rate gemcitabine and bevacizumab followed by 30 Gy radiotherapy as preoperative treatment for potentially resectable pancreatic adenocarcinoma. *Ann Surg Oncol.* 2013;20(12):3787–3793. doi:10.1245/s10434-013-3161-9

23. Dhir M, Malhotra GK, Sohal DPS, et al. Neoadjuvant treatment of pancreatic adenocarcinoma: a systematic review and meta-analysis of 5520 patients. *World J Surg Oncol.* 2017;15(1):183. doi:10.1186/s12957-017-1240-2

24. Gillen S, Schuster T, Meyer zum Büschenfelde C, et al. Preoperative/neoadjuvant therapy in pancreatic cancer: a systematic review and meta-analysis of response and resection percentages. *PLoS Med.* 2010;7(4):e1000267. doi:10.1371/journal.pmed.1000267

25. Boyle J, Czito B, Willett C, et al. Adjuvant radiation therapy for pancreatic cancer: a review of the old and the new. *J Gastrointest Oncol.* 2015;6(4):436–444.

第 **24** 章

交界可切除性胰腺癌与局部进展期胰腺癌

Hao Xie, Tanios Bekaii-Saab, Wen Wee Ma

引言

即便在早期,胰腺导管腺癌(PDAC)的预后也是极差的。由于胰腺癌患者临床表现不典型,初诊时手术切除率很低,近50%的患者在确诊时处于交界可切除或局部进展状态。交界可切除胰腺癌的治疗宗旨是通过综合治疗手段提高手术切除率,尤其是R0切除率,以改善患者的整体生存。局部进展期胰腺癌则少有患者能够经治疗后降期获得手术机会,治疗以姑息减瘤为主[1]。交界可切除/局部进展期胰腺癌的新辅助治疗多使用转移性胰腺癌中推荐的化疗方案,如FOLFIRINOX(5-FU、亚叶酸、伊立替康和奥沙利铂)、吉西他滨+白蛋白结合型紫杉醇等,联合或不联合放疗。本章会在系统回顾相关临床文献后,为交界可切除和局部进展期胰腺癌提供治疗思路。

交界可切除胰腺癌

胰腺癌能否手术切除取决于癌组织对周围动静脉结构的侵犯、包绕程度和动静脉的闭塞程度。交界可切除胰腺癌是介于可切除与不可切除之间的特殊类型,其基本定义为肠系膜上动脉(SMA)、腹主动脉、下腔静脉(IVC)被肿瘤包绕≤180°,肠系膜上静脉SMV、门静脉(PV)虽受侵但可以完成切除重建。表24.1展示了交界可切除胰腺癌的定义[2-4]。对于交界可切除胰腺癌,目前指南推荐术前进行新辅助治疗,但仍缺少高质量的前瞻性研究证实新辅助治疗对辅助治疗的生存优势。新辅助治疗的治疗模式并未明确,其最佳化疗方案缺乏共识,放疗的作用和位置也存在争议。

回顾性研究显示[5-8],接受FOLFIRINOX方案或吉西他滨+白蛋白结合型紫杉醇方案(伴或不伴放

表24.1	交界可切除胰腺癌与局部进展期胰腺癌的定义	
	交界可切除胰腺癌	**局部进展期胰腺癌**
远处转移	无	有;或不可切除的淋巴结转移
SMA	包绕周径≤180°	肿瘤包绕周径>180°;或侵及空肠分支
CHA	毗邻或包绕,未完全侵犯	
腹腔干	包绕≤180°;或包绕>180°,未侵及主动脉或胃十二指肠动脉	包绕>180°
主动脉	未受侵	受侵
SMV/PV	包绕>180°;或包绕≤180°,静脉受压变形、血管近端(或远端)狭窄梗阻,但可以完成切除重建	受侵无法完成重建;或完全闭塞;或侵及空肠引流分支
IVC	毗邻	

SMA,肠系膜上动脉;CHA,肝总动脉;SMV,肠系膜上静脉;PV,门静脉;IVC,下腔静脉。

疗)新辅助治疗后的可能切除性胰腺癌患者的手术切除率为60%~80%,R0切除率达到80%~90%[9]。新辅助治疗后进行手术切除的患者与直接进行扩大切除术的患者的生存情况相当[10]。

Alliance A021101是美国2013年开展的一项针对可能切除胰腺癌的前瞻性单臂研究,旨在评估术前mFOLFIRINOX方案化疗4个周期后使用卡培他滨同步50.4Gy放疗的效果。研究中患者会在术后继续接受2个周期的吉西他滨辅助化疗。结果显示,新辅助治疗的缓解率(CR+PR)为27%,18个月总生存率(OS)为55%,22例患者中15例完成了手术切除,手术切除率为68%,其中14例(93%)达到R0切除,2例(13%)达到病理学完全缓解[11]。

基于A021101的研究结果,NCI于2016年继续开展了Alliance A021501研究(NCT02839343)。此研究为正在进行的II期随机对照研究,旨在对比8个周期mFOLFIRINOX方案新辅助化疗与7个周期mFOLFIRINOX序贯立体定向放疗(SBRT)的预后情况。患者术后继续接受4个周期mFOLFOX6辅助化疗。其主要研究终点为18个月的OS[12]。

综上所述,经组织学证实的交界可切除胰腺癌患者,如体能状态良好均应考虑能否进行新辅助治疗。常用的化疗方案有FOLFIRINOX、吉西他滨+白蛋白结合型紫杉醇。新辅助放疗和同步放化疗的作用尚有争议,治疗机构各自经验不一。无论如何,可能切除性胰腺癌的新辅助治疗原则是不变的,即通过综合治疗手段,将交界可切除病灶转化

为可切除病灶。在评估新辅助治疗反应时,应注意使用影像学手段对肿瘤进行再分期。对于那些接受了新辅助化疗后仍无法获得手术机会的患者,或可使用同步放化疗(5-FU/吉西他滨)进行补救。在手术时发现的不可切除或进展期病灶应视为局部进展期疾病或转移性疾病进行治疗。对于达到R0切除可能性较大的患者,应强烈建议其进行手术治疗。此外,可考虑利用腹腔镜进行术前再分期以明确肿瘤是否可切除。交界可切除胰腺癌的术后辅助治疗方案与可切除胰腺癌的辅助治疗类似,应综合患者术后恢复情况、选择、对新辅助治疗的反应等考虑是否应用(图24.1)。

局部进展期胰腺癌

局部进展期胰腺癌的定义为无远处转移的不可切除疾病,一般为定义为SMA、腹主动脉、IVC被肿瘤包绕>180°或SMV、PV脉受侵以致无法完成切除重建[2-3](表24.1)。

欧洲的一项III期研究(FFCD-SFRO)随机入组了119例局部进展期胰腺癌患者,比较同步放化疗方案(60Gy+5-FU+DDP)与单药吉西他滨化疗的疗效,研究双臂均在治疗结束后以吉西他滨维持化疗,主要研究终点为OS。研究因同步放化疗组毒性反应过大提前终止。结果显示,与吉西他滨单药化疗相比,同步放化疗没有带来生存获益,中位OS为8.6个月(同步放化疗)对13个月(单药吉西他滨),同步放化疗组具有更多的3~4级不良反应[13]。

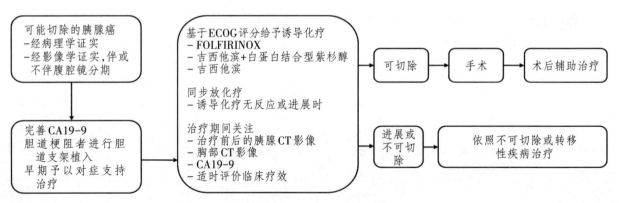

图24.1 交界可切除胰腺癌的治疗策略。

此后，东部肿瘤协作组(ECOG)的E4201研究对比了局部不可切除胰腺癌患者接受较低强度的同步放化疗〔吉西他滨(GEM)+50.4Gy,放疗区域仅包括肿瘤区域〕与单药GEM化疗的效果。因患者入组速度缓慢，原计划的316例患者中仅有74例接受了同步放化疗，其余患者接受了单独GEM化疗。同步放化疗组的中位OS为11.1个月，GEM单药组则为9.2个月，同步放化疗显示出更高的4~5级毒性反应发生率[14]。

LAP07研究进一步探讨了同步放化疗在局部进展期胰腺癌患者中的作用。研究入组的449例局部进展期胰腺癌患者被随机分为GEM单药组与GEM联合厄洛替尼组，4个月后疾病控制良好的269例患者被再次随机分组，进行2个月原方案化疗或同步放化疗(54Gy+卡培他滨)。研究结果显示，单药化疗与同步放化疗的中位生存时间分别为16.5个月与15.2个月，差异无统计学意义。厄洛替尼的加入未能实现生存获益。同步放化疗组的患者有着更好的局部控制率(46%对32%)，而3~4级毒性反应发生率没有显著增加[15]。

多个小样本非随机回顾性研究[6,9,16,17]显示了一线FOLFIRINOX化疗方案在局部进展期胰腺癌患者中的优势，其有效率在Ⅳ期患者中更高[18]。一项荟萃分析研究了11个不同机构的共315例局部进展期胰腺癌患者的研究结果，合并中位生存时间为24.2个月。其中的8项研究里，57%的患者在FOL-FIRINOX化疗后接受了放疗和同步放化疗。合并手术切除率为25.9%,其中74%的患者达到了R0切除。我们或可推断，与GEM单药相比，FOLFIRI-NOX方案能为局部进展期胰腺癌患者带来更多的生存获益[19]。

尚在进行的临床研究包括:评估FOLFIRINOX方案(CONKO-007 NCT01827553)或GEM+白蛋白结合型紫杉醇方案(SCALOP-2 NCT02024009、LA-PACT NCT02301143)诱导化疗后单药化疗与同步放化疗的疗效，立体定向放疗联合mFOLFIRINOX方案的效果(NCT01926197、LAPC-1 NCT02292745)，以及直接比较FOLFIRINOX与GEM在局部进展期PDAC中的作用(NEOPAN NCT02539537)。

综上所述，在局部进展期胰腺癌患者中使用联合化疗、放疗或是同步放化疗应基于患者个体化情况而定(图24.2)。对于一般状况不佳的患者，单药化疗(如单药GEM)或姑息性放疗能有效缓解癌性疼痛、肿瘤出血及梗阻症状。对于ECOG评分为0~1且脏器功能良好的患者，应建议其接受联合化疗、诱导化疗辅以同步放化疗或SBRT,联合化疗方案可考虑使用FOLFIRINOX、GEM+白蛋白结合型紫杉醇等。诱导化疗可持续6~8个月，直至患者达到最佳缓解。氟尿嘧啶或GEM的放化疗方案通常用于诱导化疗后局部进展的患者。LAP07研究显示，与诱导化疗后应用GEM单药维持相比，同步放化疗

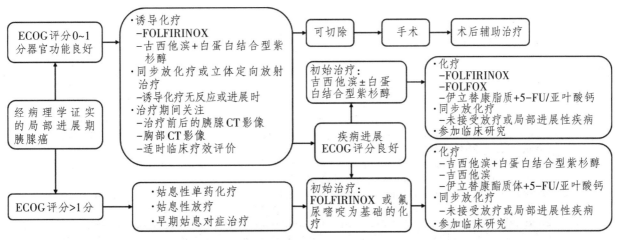

图24.2　局部进展期胰腺癌的治疗策略。

可改善患者的局部控制情况,但未能延长生存期。因此,对于诱导治疗效果较好的患者,在条件允许的情况下应考虑以R0切除为目标的手术治疗。对于治疗反应不佳的患者,可依既往治疗不同应用基于吉西他滨、氟尿嘧啶或脂质体伊立替康的二线化疗方案。同步放化疗也可作为治疗局部进展或缓解患者的备选手段。

由于预后不良,鼓励交界可切除或局部进展期PDAC患者参加临床试验或尝试多模式治疗方法,未来研究应侧重于通过临床试验确定新辅助联合化疗、放疗的作用,以及新疗法如生物标志物、免疫检查点抑制剂、癌症疫苗和过继T细胞疗法的使用。

临床病例24.1

患者男,48岁,主因"腹痛、食欲缺乏、体重下降"就诊。腹部CT显示胰头强化结节,最大径约为3.5cm,完全包绕SMA、腹腔干,向后侵及远端SMV。PV、脾静脉未见受侵。超声内镜显示胰头区界限不清的低回声包块,完全包绕SMA及腹腔干,侵及汇合处,无淋巴结转移及胆道梗阻征象。穿刺病理学活检结果为PDAC。进一步的影像学检查未见淋巴结和远处转移。临床分期为ⅢA T4N0M0期。ECOG评分为1分,确诊时CA19-9为1990U/mL,无明显贫血,器官功能良好。经多学科会诊讨论商议后,考虑患者肿瘤包绕SMA及腹腔干>180°,评价为局部进展期胰腺癌(图24.3A)。图24.3B展示了另一位交界可切除胰腺癌患者的CT影像,表现为肿瘤包绕SMV,但未侵及SMA。考虑相较GEM+白蛋白结合型紫杉醇联合方案,FOLFIRINOX在Ⅳ期患者中具有潜在优势,此患者选用了FOLFIRINOX方案作为初始治疗方案。全身化疗持续至最佳缓解。

LAP07研究表明,诱导化疗后缓解的患者能在后续化疗中获益,同步放化疗可应用于诱导化疗期间出现局部进展的患者。在施行FOLFIRINOX方案治疗1个周期后复查时,患者腹部CT提示原发病灶SD,但CA19-9增高,体重仍呈进行性下降,提示疾病可能进展。此时可更换GEM联合白蛋白结合型紫杉醇方案进行二线治疗。

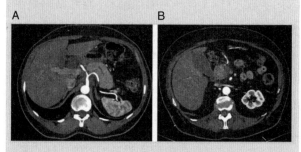

图24.3　(A)不可手术的局部进展期胰腺癌患者的腹部CT影像,肿瘤侵及肝门区,包绕肝总动脉。(B)交界可切除胰腺癌患者的腹部CT影像,肿瘤局限性包绕SMV但未侵及SMA。

(邱鸣寒　吴珊　译　周培　王华庆　校)

参考文献

1. Shaib WL, Ip A, Cardona K, et al. Contemporary management of borderline resectable and locally advanced unresectable pancreatic cancer. *Oncologist*. 2016;21(2):178–187. doi:10.1634/theoncologist.2015-0316
2. National Comprehensive Cancer Network. Pancreatic Adenocarcinoma, Version 3.2017. https://www.nccn.org/professionals/physician_gls/pdf/pancreatic.pdf; 2018.
3. Al-Hawary MM, Francis IR, Chari ST, et al. Pancreatic ductal adenocarcinoma radiology reporting template: consensus statement of the Society of Abdominal Radiology and the American Pancreatic Association. *Radiology*. 2014;270(1):248–260. doi:10.1148/radiol.13131184
4. Katz MHG, Pisters PWT, Evans DB, et al. Borderline resectable pancreatic cancer: the impor-

tance of this emerging stage of disease. *J Am Coll Surg*. 2008;206(5):833–846; discussion 846–848. doi:10.1016/j.jamcollsurg.2007.12.020

5. Hosein PJ, Macintyre J, Kawamura C, et al. A retrospective study of neoadjuvant FOLFIRINOX in unresectable or borderline-resectable locally advanced pancreatic adenocarcinoma. *BMC Cancer*. 2012;12:199. doi:10.1186/1471-2407-12-199

6. Boone BA, Steve J, Krasinskas AM, et al. Outcomes with FOLFIRINOX for borderline resectable and locally unresectable pancreatic cancer. *J Surg Oncol*. 2013;108(4):236–241. doi:10.1002/jso.23392

7. Blazer M, Wu C, Goldberg RM, et al. Neoadjuvant modified (m) FOLFIRINOX for locally advanced unresectable (LAPC) and borderline resectable (BRPC) adenocarcinoma of the pancreas. *Ann Surg Oncol*. 2015;22(4):1153–1159. doi:10.1245/s10434-014-4225-1

8. Paniccia A, Edil BH, Schulick RD, et al. Neoadjuvant FOLFIRINOX application in borderline resectable pancreatic adenocarcinoma: a retrospective cohort study. *Medicine (Baltimore)*. 2014;93(27):e198. doi:10.1097/MD.0000000000000198

9. Coveler AL, Herman JM, Simeone DM, et al. Localized pancreatic cancer: multidisciplinary management. *Am Soc Clin Oncol Educ Book*. 2016;35:e217–e226. doi:10.14694/EDBK_160827

10. Gillen S, Schuster T, Zum Meyer Buschenfelde C, et al. Preoperative/neoadjuvant therapy in pancreatic cancer: a systematic review and meta-analysis of response and resection percentages. *PLoS Med*. 2010;7(4):e1000267. doi:10.1371/journal.pmed.1000267

11. Katz MHG, Shi Q, Ahmad SA, et al. Preoperative modified FOLFIRINOX treatment followed by capecitabine-based chemoradiation for borderline resectable pancreatic cancer: alliance for clinical trials in oncology trial A021101. *JAMA Surg*. 2016;151(8):e161137. doi:10.1001/jamasurg.2016.1137

12. Katz MHG, Ou F-S, Herman JM, et al. Alliance for clinical trials in oncology (ALLIANCE) trial A021501: preoperative extended chemotherapy vs. chemotherapy plus hypofractionated radiation therapy for borderline resectable adenocarcinoma of the head of the pancreas. *BMC Cancer*. 2017;17(1):505. doi:10.1186/s12885-017-3441-z

13. Chauffert B, Mornex F, Bonnetain F, et al. Phase III trial comparing intensive induction chemoradiotherapy (60 Gy, infusional 5-FU and intermittent cisplatin) followed by maintenance gemcitabine with gemcitabine alone for locally advanced unresectable pancreatic cancer. Definitive results of the 2000-01 FFCD/SFRO study. *Ann Oncol*. 2008;19(9):1592–1599. doi:10.1093/annonc/mdn281

14. Loehrer PJ, Feng Y, Cardenes H, et al. Gemcitabine alone versus gemcitabine plus radiotherapy in patients with locally advanced pancreatic cancer: an Eastern Cooperative Oncology Group trial. *J Clin Oncol*. 2011;29(31):4105–4112. doi:10.1200/JCO.2011.34.8904

15. Hammel P, Huguet F, van Laethem J-L, et al. Effect of chemoradiotherapy vs chemotherapy on survival in patients with locally advanced pancreatic cancer controlled after 4 months of gemcitabine with or without erlotinib: the LAP07 randomized clinical trial. *JAMA*. 2016;315(17):1844–1853. doi:10.1001/jama.2016.4324

16. Faris JE, Blaszkowsky LS, McDermott S, et al. FOLFIRINOX in locally advanced pancreatic cancer: the Massachusetts General Hospital Cancer Center experience. *Oncologist*. 2013;18(5):543–548. doi:10.1634/theoncologist.2012-0435

17. Nanda RH, El-Rayes B, Maithel SK, et al. Neoadjuvant modified FOLFIRINOX and chemoradiation therapy for locally advanced pancreatic cancer improves resectability. *J Surg Oncol*. 2015;111(8):1028–1034. doi:10.1002/jso.23921

18. Conroy T, Desseigne F, Ychou M, et al. FOLFIRINOX versus gemcitabine for metastatic pancreatic cancer. *N Engl J Med*. 2011;364(19):1817–1825. doi:10.1056/NEJMoa1011923

19. Suker M, Beumer BR, Sadot E, et al. FOLFIRINOX for locally advanced pancreatic cancer: a systematic review and patient-level meta-analysis. *Lancet Oncol*. 2016;17(6):801–810. doi:10.1016/S1470-2045(16)00172-8

第 **25** 章

转移性胰腺癌的化疗

Benjamin A. Krantz，Eileen M. O'Reilly

引言

胰腺导管腺癌(PDAC)为主要的胰腺癌，患者被诊断时多已晚期。在总体患者中约有30%为局部晚期，50%存在远处转移。尸检结果显示，转移的主要部位为肝(80%)、肺(45%)、腹膜(48%)和腹部淋巴结(约20%)[1-3]。晚期患者多无法手术，其疾病可以治疗但无法治愈。因此，晚期胰腺癌的治疗目标是控制症状与疾病，最大限度地提高患者生活质量、延长生存期。PDAC治疗的主要方法是全身化疗，但考虑疾病的总体生存率不理想，建议符合临床试验条件的患者参与临床试验。本章重点介绍目前已批准的PDAC治疗方法。第26章为如何用新疗法治疗转移性胰腺癌，重点介绍新靶点和新疗法。

初始评估

在确定治疗方案之前的初步评估旨在确认诊断、疾病程度，以及患者对治疗的耐受力。所有患者都需要从最易进行活检的病变部位获得病理或细胞学诊断结果。包括体细胞肿瘤基因组和胚系测序在内的基因分子检测也可进行。胰腺、盆腔和胸部强化CT是首选的影像学检查方法，利用腹盆增强MRI与胸部平扫CT也是诊断并分期的另一种方式。还应检测血清肿瘤标志物癌抗原19-9(CA19-9)和癌胚抗原(CEA)，此二者可辅助影像学检查以确定分期。

在初步评估时，医生应与患者讨论疾病预后，并确定诊疗目标、预期治疗强度，以及与签署预立医疗指示(如生前遗嘱等)、决策支持相关的偏好。我们需要全面评估患者的体力状况、症状和可能出现的并发症，从而衡量患者的生理承受能力，准备姑息治疗措施[4]。

一线治疗

目前，对于初治晚期PDAC的标准治疗方案包括吉西他滨(GEM)联合白蛋白结合型紫杉醇(nab-PTX)与FOLFIRINOX方案(5-FU、亚叶酸钙、伊立替康和奥沙利铂)。两种方案都优于吉西他滨单药治疗，现已成为状态良好患者一线治疗的主要方式[5-7]。

FOLFIRINOX方案基于PRODIGE研究——342例未经治疗的转移性PDAC患者随机分至FOLFIRINOX组与吉西他滨单药组，FOLFIRINOX组方案为：第1天静脉推注5-FU 400mg/m²，而后2400mg/m²，持续46小时静脉泵入，同时在第1天输注CPT-11 180mg/m²、CF 400mg/m²、OXA 85mg/m²，每2周为1个周期，最多12周期。吉西他滨单药组为：GEM 1000mg/m²，在第1、8、15、29、36、43天给药(3周内每周给药1次，然后休息7天)。主要纳入标准包括ECOG评分为0或1、胆红素<1.5倍正常上限(ULN)和年龄范围在18~75岁之间。FOLFIRINOX队列的总生存期(OS)和缓解率有显著改善(11.1个月对6.8个月，HR=0.57，$P<0.001$；31.6%对9.4%；$P<0.001$)。3级或4级不良反应包括中性粒细胞减少症(46%)、发热性中性粒细胞减少症(5%)、疲劳

(24%)、呕吐（15%）、腹泻（13%）和周围神经病变（9%），其中43%的患者使用了粒细胞生长因子[5]。

吉西他滨+白蛋白结合型紫杉醇GEM+nab-PTX方案基于MPACT的结果,研究中比较了一线GEM+nab-PTX（GEM 1000mg/m²,nab-PTX紫杉醇125mg/m²,第1、8、15天给药,28天为1个周期）与GEM单药（1000mg/m²,每周给药,持续7周,然后休息1周,每28天周期中的第1、8和15给药）。纳入标准卡氏评分为70或以上、胆红素低于正常值上限,在年龄方面不设上限。结果中GEM+nab-PTX的中位OS为8.5个月,单药组的OS为6.7个月（HR=0.72,P<0.001）。缓解率为23%对7%（HR=3.19,P<0.01）。3级或4级不良事件包括中性粒细胞减少症（43%）、发热性中性粒细胞减少症（3%）、疲劳（17%）、腹泻（6%）和周围神经病变（17%）,26%的患者使用了粒细胞生长因子[6]。

值得注意的是,与PRODIGE Ⅳ研究相比,MPACT研究纳入了年龄较大的患者（10%为年龄大于75岁的患者）和体力状况较差的患者（有8%的患者ECOG评分为2）。

对于那些无法耐忍受一线联合化疗或希望接受低角度治疗方案的患者,吉西他滨单药方案或吉西他滨联合其他细胞毒性药物的双药组合方案仍然是合理的选择,例如吉西他滨联合卡培他滨。吉西他滨是在1997年获批用于转移性PDAC的,依据是吉西他滨单药能够提高患者的生存质量:与5-FU单药相比,吉西他滨单药能够方案的中位生存率延长了1.2个月（5.65个月对4.41个月）,1年OS也有提高（18%对2%）[8]。

一线治疗的决定因素

决定患者一线治疗策略的4个主要因素:①患者的治疗意愿;②患者的体力状况;③肿瘤存在DNA损伤修复缺陷;④合并症。

对于希望积极治疗的患者,吉西他滨联合白蛋白结合型紫杉醇方案和FOLFIRINOX方案是首选。

这些方案尚无头对头比较,但由于两组研究的对照组结局相当,因此,FOLFIRINOX方案通常被认为是更优的治疗方案。然而,FOLFIRINOX的应用对象是体力状况较好的年轻人群,并且随着对生长因子需求的增加,以及疲劳、骨髓抑制、胃肠道毒性、周围神经病变等不良反应发生率的增加,患者难以耐受FOLFIRINOX方案。因此,相比GEM+nab-PTX FOLFIRINOX通常用于治疗那些体力状况好、器官功能准备佳的患者。美国临床肿瘤学会（ASCO）的临床实践指南中体现了这一个做法,该指南推荐FOLFIRINOX方案用于合并症等情况良好的患者,即ECOG评分为0或1、主要器官功能良好、没有需要持续护理的合并症的患者。ASCO指南推荐应用GEM+nab-PTX方案的人群与FOLFIRINOX方案类似,但允许控制良好的合并症存在[4]。

此外,影响患者一线治疗意愿的常见问题包括吉西他滨所致的脱发（50%）、需要放置中央静脉导管和FOLFIRINOX方案中5-FU持续泵入带来的家中治疗的可能。

如前所述,那些由于其合并症或希望接受低强度治疗的患者不适合使用FOLFIRINOX方案或吉西他滨联合白蛋白结合型紫杉醇方案,此时吉西他滨单药或吉西他滨联合卡培他滨是较为合理的选择。后者基于较低水平证据[9]。

在未经选择的患者中,没有足够的证据能够证明任何一种方案明显优于另一种方案,可根据具体情况考虑一线治疗方案。可选方案包括吉西他滨联合厄洛替尼,此方案已获得美国食品药品管理局（FDA）的批准,因其相对于吉西他滨单药有2周左右的生存获益。其他方案还有吉西他滨+卡培他滨、吉西他滨+顺铂或奥沙利铂、5-FU+奥沙利铂或伊立替康、卡培他滨+奥沙利铂和卡培他滨单药[10]。

合并症可能会限制某些治疗方案,例如,对有潜在冠状动脉疾病风险的患者,使用5-FU可能会引起与氟尿嘧啶相关的血管痉挛。已有明显神经病变的患者慎用白蛋白结合型紫杉醇和奥沙利铂。

肝功能异常或黄疸的患者应避免使用伊立替康和紫杉醇类药物。

特殊人群:DNA损伤修复缺陷型肿瘤

DNA损伤修复缺陷的乳腺癌、卵巢癌和胰腺癌对铂类药物敏感。DNA损伤修复缺陷相关的突变基因包括BRCA1、BRCA2、PALB2和ATM。在615例未经选择的胰腺外分泌肿瘤患者中,8.1%的患者有BRCA1或BRCA2突变,1.8%的患者有ATM突变。在德系犹太人亚组中,BRCA1或BRCA2突变出现率为18%,而非德系犹太人患者为4.9%[11]。乳腺癌、卵巢癌和胰腺癌家族史可能会增加患者对铂类药物的敏感性[12]。美国指南建议对所有德系犹太人后裔、有3种或3种以上癌症个人和(或)家族史、有已知癌症易感基因突变近亲(有2个或2个以上同系亲属患乳腺癌,且其中一人≤50岁、有≤45一级或二级亲属患乳腺癌的胰腺癌)患者进行遗传风险评估[13]。值得注意的是,最新的文献表明,可能有必要对所有PDAC患者进行胚系突变筛查[11]。对有DNA损伤修复缺陷体力状况良好的患者,FOLFIRINOX方案是较积极的治疗方案,越来越多的数据支持吉西他滨+顺铂组合[14]。吉西他滨+奥沙利铂、FOLFOX和卡培他滨+奥沙利铂是可以考虑的其他治疗方案。

二线治疗

PDAC二线治疗的选择取决于与一线治疗相似的因素,同时也取决于一线治疗方案。一般建议5-FU方案与吉西他滨方案相互切换。

对于体力状况良好、合并症情况良好且能良好耐受一线治疗强度的患者,如果一线治疗是吉西他滨+白蛋白结合型紫杉醇可使用FOLFIRINOX进行二线治疗,一线治疗是FOLFIRINOX则可以将吉西他滨+白蛋白结合型紫杉醇作为二线治疗。最近的一项研究评估了在FOLFIRINOX一线治疗出现疾病进展后使用GEM+nab-PTX治疗(以及相反情况)

的结果,研究发现二线治疗的中位OS与一线治疗试验相似。GEM+nab-PTX的中位OS为10.8个月,FOLFIRINOX为10.4个月。但缓解率明显降低,分别只有10.5%和16.6%。从开始接受一线治疗突起,一线为FIRINOX、二线为GEM+nab-PTX的中位OS为20.6个月,一线为GEM+nab-PTX、二线为FOLFIRINOX则为16.5个月。值得注意的是,这些结果可能不具有普遍性,因为在二线治疗开始时,超过80%的患者的ECOG评分为0,这说明相比真实情况,本研究人群的体力状况更好[15]。

NAPOLI-1研究的结果,FDA批准了脂质体伊立替康(nal-IRI)联合5-FU方案。该研究探索脂质体伊立替康单药或联合5-FU/亚叶酸钙(nal-IRI+5-FU/LV)治疗既往基于吉西他滨(GEM)化疗方案失败的转移性PDAC患者。结果显示,与单纯5-FU/LV相比,nal-IRI+5-FU/LV组的中位OS更好,为6.1个月,而5-FU/LV组为4.2个月[16]。而单药nal-IRI与单药5-FU/LV之间的生存率无明显差异。目前尚无头对头试验评估二线纳米脂质体伊立替康联合5-FU/LV与FOLFIRI/FOLFOX方案。最近的两项荟萃分析评估了嘧啶类药物联合奥沙利铂或伊立替康的区别,其中一项荟萃分析显示与含奥沙利铂、伊立替康疗效相似;但另一项发现含伊立替康的治疗方案能明显延长PFS和OS,而含奥沙利铂的方案只有较微的PFS和OS获益[17,18]。如果患者体力状况较差,5-FU或卡培他滨单药治疗,同时给予最佳护理支持,是可以考虑的替代方案。

对于一线接受FOLFIRINOX治疗但不适合使用吉西他滨和白蛋白结合型紫杉醇的患者,可选择含吉西他滨的联合化疗方案,如吉西他滨联合奥沙利铂、卡培他滨或吉西他滨单药。目前还没有对以吉西他滨为基础的二线治疗方案进行系统研究,所以任何药物组合都应根据实际情况而决定。

对于所有符合临床试验条件的患者,一线、二线治疗均首选参与临床试验。

三线治疗

三线治疗暂无推荐。三线治疗应个体化,可使用两药联合方案或单药方案。对于所有符合条件的患者,临床试验是首选方法。体细胞突变和胚系突变检查可能帮助匹配临床试验或寻找超适应证用药机会[19]。

特殊人群:高度微卫星不稳定性(MSI-H)和错配修复基因缺失(dMMR)

MSI-H和dMMR只是PDAC患者的一小部分,但地位非常重要。帕博丽珠单抗已被批准用于化疗失败且无有效治疗方案的MSI-H和dMMR实体肿瘤[20]。dMMR是由MLH1、MSH2、MSH6或PMS2基因的双等位失活引起的,常导致数以千计的基因突变,这些突变很容易在微卫星、短串联重复DNA序列中鉴定出来。dMMR的检测方法包括利用免疫组化分析错配修复蛋白表达是否缺失、使用聚合酶链式反应(PCR)检测微卫星,以及逐渐普及的下一代生物信息学测序分析(如MSISensor、mSING等)[21]。

文献中报道的MSI-H和dMMR胰腺癌的发生率差异很大。但一致的是大量文献均证明胰腺癌中这种肿瘤非常稀有。纪念斯隆-凯特琳癌症中心对PDAC中dMMR肿瘤的研究是大样本研究之一,研究者确定了7例dMMR胰腺癌(0.8%),所有患者都患有林奇综合征[21]。由于PDAC中这种肿瘤的稀有性,预后的数据非常有限。在帕博丽珠单抗治疗的8例MSI-H PDAC患者中,有2例完全缓解(CR),3例部分缓解(PR),1例疾病稳定(SD),2例病灶进行评估[22]。尽管样本少,但其缓解率与KEYNOTE 158研究中的非大肠癌MSI-H队列缓解率相比更好,后者仅有37.7%的缓解率[23]。值得注意的是,帕博丽珠单抗是第一个被批准用于PDAC的基于生物标志物的药物,此药的获批或许是基于生物标志物治疗PDAC时代的开端[24]。

临床病例25.1

病例1:患者男,55岁,既往有非阻塞性冠心疾和2型糖尿病病史,发现胰头、肝、肺肿块。肝活检提示腺癌,考虑胰腺原发来源。患者能步行但活动受限,能做轻体力劳动。患者2个兄弟姐妹有乳腺癌病史,有积极治疗意愿。

病例2:患者女,65岁,已接受一线和二线治疗。既往病史:42岁因Ⅱ期结肠癌接受半结肠切除术,50岁因区段性乳腺癌接受乳房切除术,5年前的影像学复查中未发现任何PDAC和腹膜转移疾病的证据。患者无法工作,但在一天中的大部分时间都状态良好。患者姐姐患结肠癌和肺癌,母亲患结肠癌和肾细胞癌,有积极治疗意愿。

治疗方案

病例1:患者的ECOG评分为1,有积极治疗意愿。因此,一线治疗应考虑FOLFIRINOX方案或吉西他滨联合白蛋白结合型紫杉醇方案。家族史中有2个兄弟姐妹患乳腺癌,因此,应进行BRCA突变检测。他患有冠心病及糖尿病伴神经病变,应谨慎选择氟尿嘧啶或奥沙利铂。若检测到种系或体细胞BRCA突变,在心功能允许的情况下,应考虑顺铂和吉西他滨;若无DNA损伤修复缺陷,吉西他滨和白蛋白结合型紫杉醇将同时是合理的一线治疗方案。

病例2:患者的ECOG评分为2,接受一线和二线治疗后疾病进展(PD),自身及家族成员有多种恶性肿瘤病史。患者目前没有标准治疗可供选择,但她自身与家族成员的恶性肿瘤史可能是遗传性非息肉病性结直肠癌等遗传综合征的信号。患者可接受NGS肿瘤评估,如果确定存在MSI-H或dMMR,可选择使用帕博丽珠单抗;若无MSI-H或dMMR,则可考虑接受单药化疗或寻求临床试验机会。

（吕欢　张苗　译　陈馨蕊　邱鸣寒　校）

参考文献

1. American Cancer Society. *Cancer Facts & Figures: 2018.* Atlanta, GA: American Cancer Society. https://www.cancer.org/research/cancer-facts-statistics/all-cancer-facts-figures/cancer-facts-figures-2018.html2018.

2. Surveillance, Epidemiology, and End Results (SEER) Program (www.seer.cancer.gov). *SEER*Stat Database: Incidence - SEER 18 Regs Research Data + Hurricane Katrina Impacted Louisiana Cases, Nov 2016 Sub (2000–2014).* National Cancer Institute D, Surveillance Research Program, Surveillance Systems Branch.

3. Iacobuzio-Donahue CA, Fu B, Yachida S, et al. DPC4 gene status of the primary carcinoma correlates with patterns of failure in patients with pancreatic cancer. *J Clin Oncol.* 2009;27(11):1806–1813. doi:10.1200/JCO.2008.17.7188

4. Sohal DP, Mangu PB, Khorana AA, et al. Metastatic pancreatic cancer: American Society of Clinical Oncology Clinical Practice Guideline. *J Clin Oncol.* 2016;34(23):2784–2796. doi:10.1200/JCO.2016.67.1412

5. Conroy T, Desseigne F, Ychou M, et al. FOLFIRINOX versus gemcitabine for metastatic pancreatic cancer. *N Engl J Med.* 2011;364(19):1817–1825. doi:10.1056/NEJMoa1011923

6. Von Hoff DD, Ervin T, Arena FP, et al. Increased survival in pancreatic cancer with nab-paclitaxel plus gemcitabine. *N Engl J Med.* 2013;369(18):1691–1703. doi:10.1056/NEJMoa1304369

7. National Comprehensive Cancer Network. NCCN Clinical Practice Guidelines in Oncology: Pancreatic Adenocarcinoma (Version 3.2017). 2017; https://www.nccn.org/professionals/physician_gls/pdf/pancreatic.pdf

8. Burris HA 3rd, Moore MJ, Andersen J, et al. Improvements in survival and clinical benefit with gemcitabine as first-line therapy for patients with advanced pancreas cancer: a randomized trial. *J Clin Oncol.* 1997;15(6):2403–2413. doi:10.1200/JCO.1997.15.6.2403

9. Herrmann R, Bodoky G, Ruhstaller T, et al. Gemcitabine plus capecitabine compared with gemcitabine alone in advanced pancreatic cancer: a randomized, multicenter, phase III trial of the Swiss Group for Clinical Cancer Research and the Central European Cooperative Oncology Group. *J Clin Oncol.* 2007;25(16):2212–2217. doi:10.1200/JCO.2006.09.0886

10. Moore MJ, Goldstein D, Hamm J, et al. Erlotinib plus gemcitabine compared with gemcitabine alone in patients with advanced pancreatic cancer: a phase III trial of the National Cancer Institute of Canada Clinical Trials Group. *J Clin Oncol.* 2007;25(15):1960–1966. doi:10.1200/JCO.2006.07.9525

11. Lowery MA, Wong W, Jordan EJ, et al. Prospective evaluation of germline alterations in patients with exocrine pancreatic neoplasms. *J Natl Cancer Inst.* 2018;110(10):1067–1074. doi:10.1093/jnci/djy024

12. Fogelman D, Sugar EA, Oliver G, et al. Family history as a marker of platinum sensitivity in pancreatic adenocarcinoma. *Cancer Chemother Pharmacol.* 2015;76(3):489–498. doi:10.1007/s00280-015-2788-6

13. National Comprehensive Cancer Network. Genetic/Familial High Risk Assessment: Breast and Ovarian (Version 1.2018). 2018; https://www.nccn.org/professionals/physician_gls/PDF/genetics_screening.pdf

14. O'Reilly EM, Lee JW, Lowery MA, et al. Phase 1 trial evaluating cisplatin, gemcitabine, and veliparib in 2 patient cohorts: germline BRCA mutation carriers and wild-type BRCA pancreatic ductal adenocarcinoma. *Cancer.* 2018;124(7):1374–1382. doi:10.1002/cncr.31218

15. Ozaka M, Sasaki T, Yamada I, et al. Second-line treatment of modified FOLFIRINOX or nab-paclitaxel plus gemcitabine for metastatic pancreatic adenocarcinoma. *J Clin Oncol.* 2018;36(4_suppl):458–458. doi:10.1200/jco.2018.36.4_suppl.458

16. Wang-Gillam A, Li CP, Bodoky G, et al. Nanoliposomal irinotecan with fluorouracil and folinic acid in metastatic pancreatic cancer after previous gemcitabine-based therapy (NAPOLI-1): a global, randomised, open-label, phase 3 trial. *Lancet.* 2016;387(10018):545–557. doi:10.1016/S0140-6736(15)00986-1

17. Petrelli F, Inno A, Ghidini A, et al. Second line with oxaliplatin- or irinotecan-based chemotherapy for gemcitabine-pretreated pancreatic cancer: a systematic review. *Eur J Cancer.* 2017;81:174–182. doi:10.1016/j.ejca.2017.05.025

18. Sonbol MB, Firwana B, Wang Z, et al. Second-line treatment in patients with pancreatic ductal adenocarcinoma: a meta-analysis. *Cancer.* 2017;123(23):4680–4686. doi:10.1002/cncr.30927
19. Lowery MA, Jordan EJ, Basturk O, et al. Real-time genomic profiling of pancreatic ductal adenocarcinoma: potential actionability and correlation with clinical phenotype. *Clin Cancer Res.* 2017;23(20):6094–6100. doi:10.1158/1078-0432.CCR-17-0899
20. FDA approves first cancer treatment for any solid tumor with a specific genetic feature [press release]. 2017; https://www.fda.gov/newsevents/newsroom/pressannouncements/ucm560167.htm; 2017.
21. Hu ZI, Shia J, Stadler ZK, et al. Evaluating mismatch repair deficiency in pancreatic adenocarcinoma: challenges and recommendations. *Clin Cancer Res.* 2018;24(6):1326–1336. doi:10.1158/1078-0432.CCR-17-3099
22. Le DT, Durham JN, Smith KN, et al. Mismatch repair deficiency predicts response of solid tumors to PD-1 blockade. *Science.* 2017;357(6349):409–413. doi:10.1126/science.aan6733
23. Diaz L, Marabelle A, Kim T, et al. Efficacy of pembrolizumab in phase 2 KEYNOTE-164 and KEYNOTE-158 studies of microsatellite instability high cancers. *Ann Oncol.* 2017;28:128–129 (suppl_5). doi:10.1093/annonc/mdx367.020
24. Krantz BA, O'Reilly EM. Biomarker-based therapy in pancreatic ductal adenocarcinoma: an emerging reality? *Clin Cancer Res.* 2017;24(10):2241–2250. doi:10.1158/1078-0432.ccr-16-3169

第 26 章

转移性胰腺癌的新兴治疗手段

Benjamin A. Krantz, Eileen M. O'Reilly

引言

过去10年里,新的三药联合方案带来了更好的疗效[1,2]。转移性胰腺癌(mPDAC)的治疗是十分困难的,具有里程碑意义的MPACT试验(吉西他滨+白蛋白结合型紫杉醇对吉西他滨)与PRODIGE Ⅳ试验(FOLFIRINOX对吉西他滨)显示,吉西他滨+白蛋白结合型紫杉醇治疗的中位OS为8.5个月,经FOLFIRINOX治疗的为11.1个月[3,4]。在NAPOLI-1研究中,5-FU/ LV联合纳米脂质体伊立替康可使后线治疗患者的生存期延长2个月左右[5]。即便如此,转移性PDAC的5年OS仅为2.7%左右[6]。PDAC治疗领域里尚无明显改善预后的革命性的新疗法,因此,建议患者在疾病的任何阶段都尽可能寻求临床试验机会[7]。新兴治疗的探索方向包括肿瘤基质、免疫微环境、代谢组学、免疫疗法、特殊患者的DNA损伤修复机制等。

基质和酶促基质破坏——PEGPH20

胰腺癌的肿瘤基质中多见致密的透明质酸(HA),基质纤维中存在大量免疫抑制性细胞,包括髓源抑制细胞(MDSC)、肿瘤相关巨噬细胞(TAM)、调节性T细胞等[8]。大量的HA增加了肿瘤组织内压力,导致血管塌陷,阻碍血液流动,继而影响抗肿瘤药物进入[9]。因此,基质中的高HA水平与较差预后是相关的[10]。

PEGPH20是一种聚乙二醇重组透明质酸酶,能够分解肿瘤微环境(TME)中的HA,提高肿瘤药物的细胞毒性作用。在Ⅱ期研究中,PEGPH20与吉西他滨、白蛋白结合型紫杉醇联合应用显示出了良好疗效。对于免疫组化判断为高HA水平的患者,相较单用吉西他滨+白蛋白结合型紫杉醇,PEG-PH20+吉西他滨+白蛋白结合型紫杉醇联用的中位无进展生存期(mPFS)和客观缓解率(ORR)更高(mPFS:9.2个月对5.2个月,P=0.048,ORR为45%对31%)。总生存期(OS)有改善的趋势,但是没有统计学意义(中位OS:11.5个月对8.5个月,HR=0.96,95%CI=0.57~1.61)。试验进行至一半时,研究人员发现,PEGPH20会导致血栓增加,于是在研究的后半部分加入预防性低分子肝素以降低血栓风险[11]。目前,已有研究正在验证利伐沙班能否缓和此联合方案的血栓风险。此研究中28例患者仅1例出现血栓形成,疾病控制率为86%,证明了联合用药的安全性和有效性(NCT02921022)[12]。奇怪的是,当与FOLFIRINOX联用时,PEGPH20不能带来获益甚至是有害的。一项评估mFOLFIRINOX方案±PEGPH20的Ⅱ期研究显示,单用mFOLFIRINOX的中位OS为15.1个月,联合PEGPH20则为7.6个月[13]。此研究中mFOLFIRINOX方案组的中位OS是既往mFOLFIRINOX研究中最长的,但即便如此

PEGPH20+mFOLFIRINOX组的OS也低于既往的结果。此外,PEGPH20+mFOLFIRINOX组的毒性反应是较高的。值得注意的是,该试验是在没有评价HA水平下进行的,研究者目前正为组内肿瘤HA水平对临床结果的影响进行回顾性分析。导致上述研究结果的原因仍待解释,但至少吉西他滨+白蛋白结合型紫杉醇+PEGPH20三药联合方案的进一步数据是值得期待的。一项PEGPH20+吉西他滨+白蛋白结合型紫杉醇对比吉西他滨+白蛋白结合型紫杉醇的期前瞻性试验已在进行中(NCT02715804)。

免疫疗法

免疫疗法是利用免疫系统对抗恶性肿瘤的治疗策略,旨在增强肿瘤免疫应答或降低肿瘤免疫抑制水平。增强免疫应答的治疗手段包括肿瘤疫苗、免疫刺激性抗体和过继细胞疗法,而降低免疫抑制水平的方法包括阻断免疫检查点或减少TME中的免疫抑制细胞。

免疫检查点抑制剂

免疫检查点抑制剂先前在黑色素瘤、非小细胞肺癌、肾细胞癌和其他肿瘤中取得了革命性效果,因此,也被广泛研究用于PDAC领域。PD-1和CTLA-4在PDAC微环境中的T细胞表面表达,激活时介导免疫耐受[14]。然而,在早期PDAC研究中,无论是抗PD-1、抗CTLA-4单药,还是它们与吉西他滨联合都没有得到显著的预后提升,联合两种免疫检查点抑制剂也不能带来临床获益[15]。尽管如此,研究人员仍坚信某种正确的免疫、化疗药物组合会带来更好的结果[16,17]。领域内现已开始探索细胞毒性更强的方案组合,如抗PD-1药物纳武利尤单抗(Nivolumab)+吉西他滨+白蛋白结合型紫杉醇(NCT02309177)、帕博利珠单抗(Pembrolizumab)+吉西他滨+白蛋白结合型紫杉醇(NCT02331251)、抗PD-L1抗体阿特珠单抗+吉西他滨+白蛋白结合型紫杉醇(NCT02715531)等。

免疫检查点激动剂

研究数据表明,在肿瘤新抗原刺激下,T细胞扩增越多生存期越长[18]。因此,通过激活免疫刺激性检查点使内源性T细胞扩增、激活可能能够改善PDAC的预后。CD40隶属于肿瘤坏死因子超家族的免疫激活受体,在B细胞、树突状细胞、单核细胞等免疫细胞表面广泛表达。CD40的激活对于抗原加工提呈、抗原提呈细胞释放细胞因子非常重要,因此,CD40是体液免疫与细胞免疫的关键调节因子。部分恶性肿瘤细胞(如25%的胰腺腺癌细胞)会表达CD40配体,配体与CD40结合后会介导细胞凋亡[19]。一些CD40激动性抗体在淋巴瘤和其他实体瘤中进行过研究。在胰腺癌中,一项小规模研究对21例患者使用CP870-893联合吉西他滨进行治疗,治疗后5例患者评价为PR,11例患者评价为SD[20]。免疫检查点激动剂与免疫检查点抑制剂双管齐下可进一步增强免疫系统对肿瘤抗原的识别与应答,并能防止耐药性产生。一项Ⅰ期剂量爬坡研究已在评估CD40激动剂APX005M+纳武利尤单抗+吉西他滨+白蛋白结合型紫杉醇联合方案,其安全性一旦得到证实将进行下一步的Ⅱ期随机临床试验(NCT03214250)。

募集T细胞和双特异性T细胞接头(BiTE)

免疫细胞浸润肿瘤组织是免疫细胞对肿瘤应答的关键环节。靶向T细胞表面CD3及肿瘤表面相关抗原的双特异性抗体可引导与激活肿瘤细胞周围的效应T细胞。目前已有一种双特异性抗体被批准用于癌症治疗。博纳吐单抗是一种CD3/CD19双特异性抗体,用于治疗急性B淋巴细胞白血病,其在胰腺癌中应用还在研究中。RO6958688为CEA/CD3双特异性抗体,能将T细胞定位于表达CEA的细胞,而CEA在至少70%的PDAC患者中表达[21]。RO695868联合阿特珠单抗治疗无法切除的CEA

高表达恶性肿瘤的ⅠB期临床研究(NCT02324257)已在进行。另一种方法是使用双特异性抗体直接武装T细胞,即收集T细胞并于体外扩增,待使用双特异性抗体激活T细胞后回输给患者。一项Ⅰ/Ⅱ期研究正在评估带有EGFR/CD3双特异性抗体的活化T细胞(NCT03269526)的效果。此资料方法不需要对细胞进行遗传修饰,因此,比其他过继细胞疗法的生产时间更快。

过继细胞疗法

过继细胞疗法的实施过程是从患者身上收集细胞,在试验室中扩增并修饰细胞再回输患者体内。嵌合抗原受体修饰T细胞(CART)疗法是迄今最成功的过继细胞疗法,现已有两种获批方案,司利弗明(Tisagenlecleucel)获批用于25岁以下患急性B细胞淋巴细胞白血病的儿童和成人,阿基仑赛获批用于B细胞非霍奇金淋巴瘤患者。

CART表达融合了T细胞受体跨膜结构域和胞内信号结构域的抗体样受体。抗体结合后CART细胞激活,诱导细胞毒性反应。尽管在血液系统恶性肿瘤中取得了显著效果,但在包括PDAC在内的实体瘤中CART的临床数据有限且结果并不理想。一项Ⅰ期试验评估了PDAC患者中靶向间皮素CART的可行性,该试验对6例患者进行CART治疗,其中仅2例患者疗效评价达到SD[22]。有趣的是,有报道显示,1例在接受肝动脉灌注抗CEA CART治疗的PDAC患者在治疗后的第11个月复查显示肝内无病灶残留[23]。

PDAC领域内的临床阶段CART包括靶向间皮素的NCT01583686、靶向表皮生长因子受体(EGFR)的NCT02873390、靶向MUC1的NCT02587689、靶向前列腺干细胞抗原(PSCA)的NCT02744287和靶向NK受体的NCT03018405。针对CA19-9和MUC16的CART仍处于临床前阶段。

肿瘤疫苗

肿瘤疫苗是将抗原传递到免疫系统以期产生对癌细胞共有抗原的免疫应答。研究最广的PDAC疫苗是GVAX,由分泌GM-CSF的外源性PDAC细胞经辐射处理后获得。前期研究显示,GVAX联合伊匹单抗比单用伊匹单抗治疗效果更好,中位OS为5.7个月对3.6个月,1年OS为27%对7%[24]。研究GVAX联合或不联合纳武利尤单抗治疗可切除PDAC患者的Ⅰ/Ⅱ期试验(NCT02451982),以及研究GVAX联合帕博利珠单抗+立体定向放疗治疗局部晚期疾病的Ⅱ期试验正在招募入组(NCT02648282)。

免疫微环境调节

免疫微环境由效应T细胞(CD8+)、辅助T细胞(CD4+)、MDSC、TAM、Treg等组成[25]。癌症相关成纤维细胞(CaF)、PDAC细胞会分泌某些趋化因子(如CXCL1/2/5/12、CCL2),促进免疫抑制细胞迁移至肿瘤微环境,清除肿瘤细胞周围的免疫效应细胞[26]。这些趋化因子的拮抗剂可能抑制免疫抑制细胞迁移、增强免疫效应细胞能力,相关产品正在研发。

CXCR4

CXCR4是在效应T细胞上表达的趋化因子受体。抑制CXCL12与CXCR4结合可促进肿瘤浸润淋巴细胞募集[27]。BL-8040是一种CXCR4抑制剂,NCT03193190正在研究该药与帕博利珠单抗和阿特利珠单抗的联合应用。BL-8040单药治疗的NCT02826486研究公布了治疗第1天、第5天的活检组织和血液生物标志物。结果显示,BL-8040治疗使患者循环Tregs减少且对T细胞、NKT细胞或B细胞亚群无影响,43%的患者肿瘤组织内CD3+和CD8+细胞丰度增加[28]。普乐沙福是另一种CXCR4抑制剂,目前正在进行Ⅰ期剂量爬坡研究(NCT02179970)。尽管BL-8040有令人鼓舞的临床初期结果,但CXCR4靶向治疗的发展仍然是喜忧参半的。比如乌洛鲁单抗,一种靶向CXCR4的阻断性单克隆抗体,其与纳武利尤单抗联合应用的研究因疗效不佳而终止(NCT02472977)。

CCR2

CCR2是巨噬细胞上的促迁移受体,其配体CCL2由PDAC细胞分泌。抑制CCR2能减少MDSC和TAM向肿瘤微环境迁移,目前已有许多CCR2受体拮抗剂进入临床阶段[29,30]。CCX872-B+FOLFORINOX联合治疗不可切除PDAC患者的ORR为30%~37%,12周肿瘤控制率为78%,18个月的OS为29%[31,32]。BMS-813160是CCR2/5双受体拮抗剂,有研究将其联合吉西他滨+白蛋白结合型紫杉醇用于初治患者,以及联合纳武利尤单抗用于经治患者(NCT03184870)。CCR5表达于T细胞、Tregs和PDAC细胞,在免疫耐受和肿瘤转移中发挥作用[33,34]。在CCR5拮抗剂的Ⅰ期研究中,PF04136309联合FOLFIRINOX(ORR为49%)、PF04136309联合吉西他滨+白蛋白结合型紫杉醇(ORR为60%)的疗效被初步证实[30,35]。然而,PF04136309联合吉西他滨+白蛋白结合型紫杉醇的Ⅱ期试验因客观原因提前终止,目前暂无进一步研究。

巨噬细胞集落刺激因子-1(CSF-1)

CSF-1由PDAC细胞分泌,对TAM的存活至关重要。抑制CSF-1受体(CSF1-R)可减少TME中的TAM,导致PD-L1和CTLA-4表达增加[36]。卡比利珠单抗是一种抗CSF1-R6的单克隆抗体,设计用于清除微环境中的TAM。早期研究中,21例接受了高强度治疗的PDAC患者(45%≥3个既往治疗方案)里有3例患者在接受抗CSF1-R6治疗后PR,缓解持续时间分别为293天、275天与168天;1例患者SD,持续时间为182天;1例在疾病进展期接受治疗的患者在247天内目标病灶缩小>40%[37]。正在进行的NCT03336216是一项评估卡比利珠单

抗+纳武利尤单抗±化疗的随机Ⅱ期试验。评估CSF1R抑制剂+免疫检查点抑制剂的几个临床试验正处于入组阶段:AMG820+帕博利珠单抗(NCT02713529)、培西达替尼+度伐利尤单抗(Durvalumab)(NCT02777710)、MCS110+PDR001(NCT02807844)。

黏着斑激酶(FAK)

FAK是一种非受体酪氨酸激酶,其活性在PDAC细胞中上调。FAK能调控某些趋化因子(如CXCL12和CCL5)的表达,是结缔组织增生和抑制性免疫微环境的重要调节因子[38]。临床前研究显示,FAK抑制剂降低了微环境中成纤维细胞激活蛋白(+)的成纤维细胞、MDSC、TAMs、Tregs的浸润情况,并能致敏PDAC的PD-1治疗耐受模型[39]。关于FAK抑制剂现有多项研究正在进行:NCT02428270 Ⅱ期,GSK2256098+MEK抑制剂曲美替尼;NCT02546531 Ⅰ期,Defactinib+吉西他滨+帕博利珠单抗;NCT02758587 Ⅰ/Ⅱ期,Defactinib+帕博利珠单抗。

靶向治疗

尽管人们对EGFR、PDGFR和KRAS/MAPK通路的拮抗剂的研究已进行得十分深入,但在PDAC中,大部分靶向治疗效果并不理想。细胞周期抑制是PDAC靶向治疗领域的一个新热点。细胞周期失调是恶性肿瘤的标志之一,细胞周期关键调节基因TP53和CDKN2是PDAC中最常见的突变基因。TP53和CDKN2突变导致下游p16、p21失活,引起细胞周期蛋白或细胞周期蛋白依赖激酶(CDK)去抑制,导致细胞周期调节失控。CDK抑制剂已在乳腺癌治疗中获批,包括在HER2阴性、激素受体阳性乳腺癌的一线治疗中与内分泌治疗联合应用[40]。在PDAC中,CDK抑制剂已在临床前的异种移植瘤模型中显效,已有几种CDK抑制剂与靶向药物、化疗

药物联合的方案正在进行临床研究[41]，如哌柏西利（Palbociclib）+白蛋白结合型紫杉醇+卡铂或顺铂联合（NCT02897375）。Ribociclib、Abemaciclib 与 MEK 抑制剂、PI3K/AKT/MTOR 抑制剂、TGF-β 拮抗剂（NCT02985125、NCT02703571、NCT02981342）联合正在进行临床研究。

代谢靶点

相较其他，PDAC 的微环境是一个少细胞、少血管的乏氧环境。肿瘤细胞适应这种环境依赖于厌氧代谢、谷氨酸代谢和自噬过程。此外，现已发现 PDAC 细胞缺乏氨基酸合成过程中的某些酶。这些特征提示在 PDAC 中靶向肿瘤代谢治疗是一种可行的手段，且脱靶效应较小。ADI-PEG 20 是一种聚乙二醇化的精氨酸脱亚胺酶，能使缺乏精氨酸琥珀酸合成酶的肿瘤细胞耗尽精氨酸。一项剂量研究对接受 ADI-PEG+吉西他滨+白蛋白结合型紫杉醇的扩展队列进行了安全性评估。研究显示，一线使用 II 期推荐剂量治疗的患者的缓解率为 45.5%（5/11），中位 PFS 为 6.1 个月，中位 OS 为 11.3 个月[42]。ADI-PEG 的下一步研究正在筹备当中。Eryaspase 是一种红细胞封装的左旋门冬酰胺酶，旨在耗尽肿瘤中的天冬酰胺，进而抑制肿瘤蛋白质合成。在一项二线治疗的 II 期研究中 Eryaspase 联合吉西他滨或氟尿嘧啶、亚叶酸钙和化疗奥沙利铂（FOLFOX）进行治疗，结果发现，Eryaspase 治疗组的生存期提高了 7.1 周（26.1 周对 19.0 周；HR=0.57；P=0.03）[43]。CPI-613 靶向三羧酸循环中的丙酮酸脱氢酶和 α-酮戊二酸，导致线粒体输出的合成代谢中间体减少，而这些中间体对于肿瘤细胞耐药性产生和后修复是必不可少的。在一项评估 CPI-613 与 FOLFIRINOX 联合的 I 期剂量爬坡试验中，接受 CPI-613 最大剂量治疗的转移性患者的 ORR 为 61%，其中 17% 出现 CR。中位 OS 未达，但至少为 12.4 个月[44]。

DNA 损伤修复缺陷

约 20% 的 PDAC 携带致病性胚系突变，其中一半发生在同源重组基因 BRCA1/2（8.1%）和 ATM（1.8%）中。然而，该队列中 41.8% 的致病性胚系突变患者不符合当前的胚系检测指南。鉴于这些突变的低诊断性和可行性，或需对 PDAC 进行全胚系筛查[45]。

正如第 25 章讨论的，DNA 损伤修复缺陷特别是同源重组修复缺陷的患者对基于铂类的治疗反应较好。铂类药物能产生 DNA 交联导致 DNA 双链断裂，而这需要通过同源重组进行修复。DNA 单链断裂修复依赖于聚 ADP 核糖聚合酶（PARP），如果不能完成修复，就会进展成为 DNA 双链断裂，此时若存在同源重组缺陷就会导致细胞凋亡[46]。数种 PARP 抑制剂已被批准用于治疗 BRCA 突变型卵巢癌，并正在胰腺癌中进行研究。在一项 II 期研究中，对曾接受过吉西他滨治疗的 23 例 PDAC 患者进行了奥拉帕利单药治疗评估，患者的缓解率为 22%，疾病稳定率为 35%，1 年生存率为 41%[47]。在一项 III 期试验中（POLO 研究，NCT02184195），在接受铂类治疗 16 周后达到疾病稳定的 BRCA 突变患者中奥拉帕利作为维持治疗药物与安慰剂做对比进行评估。奥拉帕利也用于无 BRCA 突变但有 BRCA 相关恶性肿瘤家族史的"BRCAness"患者的评估（NCT02677038）。笔者团队对在一线或二线治疗中进展的胚系 BRCA1/2 或 PALB2 突变患者评估了维利帕尼单药治疗的效果。结果显示，16 例患者的缓解率不高，无 CR 患者出现，SD 率为 25%，导致这种结果可能是铂类治疗史及耐药史的影响[48]。在一项 I 期剂量研究中，维利帕尼与吉西他滨、顺铂联合应用，9 例 BRCA 突变患者中有 7 例达到客观缓解，中位 OS 为 23.3 个月，而 BRCA 野生型患者的中位 OS 为 11 个月[49]。目前 NCT01585805 研究正在评估经治 BRCA 1/2 和 PALB2 突变的患者使用维利帕尼单药或联合吉西他滨/顺铂对比吉西他滨/顺铂的一线治疗效果。NCT02890355研究则在评估非 BRCA 突变患者使用维利帕尼联合 FOLFIRI 对比 FOLFIRI 的二线治疗效果。

临床病例26.1

病例1：患者男，68岁，新诊为 PDAC 肝转移。他没有个人癌症史，但他妹妹患有乳腺癌，母亲患有卵巢癌。他的身体状况良好，没有其他并发症，身体状况良好。他想进行积极的治疗，并对临床研究感兴趣。

病例2：患者女，72岁，PDAC 肝肺转移，在接受一线 5-FU+LV+伊立替康和奥沙利铂（FOLFIRI-NOX）治疗后出现进展。她没有个人或家族的恶性病史，没有并发症，并能继续从事会计工作。她对研究性治疗感兴趣。

治疗方案

病例1：患者身体状况良好，无其他并发症，因此是一线治疗临床试验的合适人选。他的两名家族成员患有 BRCA 相关癌症，因此可对 DNA 损伤修复缺陷（dDDR）进行基因检测。如果 DNA 损伤修复基因（BRCA1/2、ATM、PALB2）发生突变，患者将是铂类药物和 PARP 抑制剂联合治疗的合适人选，该方案目前正在一项前瞻性试验和一项奥拉帕利维持治疗试验中评估。若不是 dDDR 肿瘤，可寻求一线治疗临床试验机会，尝试以细胞毒性药物为主体联合免疫治疗或基质靶向治疗。例如，吉西他滨+白蛋白结合型紫杉醇方案+CCR 2/5 抑制剂 BMS-813160（NCT 03184870），CD40 激动剂 APX005M+纳武利尤单抗+吉西他滨+白蛋白结合型紫杉醇（NCT 03214250），PEGPH20+吉西他滨+白蛋白结合型紫杉醇（NCT02715804）。

病例2：患者的 ECOG 评分为0或1，无其他并发症，在一线 FOLFIRINOX 方案治疗后出现进展。因此，她是二线治疗临床试验的合适人选。许多研究策略可用于在一线治疗中进展的患者，具体参与哪个研究取决于患者偏好和研究可行性。几项相关试验已在前面和表26.1中做了总结，包括检查点抑制剂与细胞毒性药物联用、检查点抑制剂与趋化因子抑制剂、双特异性抗体、过继细胞转移、靶向治疗联合的研究等。

表26.1	正在进行的转移性 PDAC 临床试验				
临床试验/状态	治疗试剂	作用机制	治疗时机	阶段	结局指标
NCT02715804	GN +/- EGPH20	PEGPH20：聚乙二醇重组透明质酸酶	一线	Ⅲ	PFS,OS
NCT02715531	阿特珠单抗和 GN	阿特珠单抗：抗 PD-L1 抗体	一线	Ⅰ	AE
NCT03214250	GN 联合纳武利尤单抗或 APX005M，或三药联用	纳武利尤单抗：抗 PD-1 抗体，APX005M：CD40 激动剂抗体	一线	Ⅰ/Ⅱ	AE,OS
NCT02309177 进行中，未招募	纳武利尤单抗联合白蛋白结合型紫杉醇+/-吉西他滨	纳武利尤单抗：抗 PD-1 抗体	一线和经治	Ⅰ	DLT,AE
NCT03184870	BMS-813160 联合 GN，纳武利尤单抗或单独使用	BMS-813160：CCR2/5 抑制剂	一线联合 GN；二线联合纳武利尤单抗或单用	Ⅰ/Ⅱ	AE,DLT,ORR,PFS
NCT02331251 进行中，未招募	帕博利珠单抗联合 GN	帕博利珠单抗：抗 PD-1 抗体	未接受 GN 治疗	Ⅰ/Ⅱ	Ⅰb期:RP2D Ⅱ期:AE,RR,OS,PFS
NCT03374852 还未招募	CPI-1613 联合 mFOLFIRI-NOX	CPI-1613：丙酮酸脱氢酶和α-酮戊二酸抑制剂	一线	Ⅱ	OS

（待续）

表26.1 正在进行的转移性PDAC临床试验（续）

临床试验/状态	治疗试剂	作用机制	治疗时机	阶段	结局指标
NCT01585805	一线:吉西他滨、顺铂+/-维利帕尼;经治:维利帕尼	维利帕尼:PARP抑制剂	一线联合用药;经治单药	Ⅱ	联合用药:RP2D, ORR;单药:ORR
NCT03193190	干预组:阿特珠单抗联合Cobimetinib、PEGPH20或BL-8040 对照组:GN或FOLFOX	阿特珠单抗:抗PD-L1抗体,Cobimetinib:MEK抑制剂,PEGPH20:聚乙二醇重组人透明质酸酶,BL-8040:CXCR4抑制剂	二线	Ⅰ/Ⅱ	ORR,AE
NCT02890355	mFOLFIRI+Veliparib	维利帕尼PARP抑制剂	二线	Ⅱ	OS
NCT03269526	抗CD3×抗EGFR双特异性抗体激活的T细胞		一次化疗后的任何治疗方案	Ⅰ/Ⅱ	AE,OS
NCT01583686	抗间皮素CART与Aldesleu-kin联合环磷酰胺和氟达拉滨预处理	Aldesleukin:重组人白介素-2	经治	Ⅰ/Ⅱ	安全性
NCT02587689	抗-MUC1 CART		经治	Ⅰ/Ⅱ	Ⅰ期:AE
NCT02826486	BL-8040和帕博利珠单抗	BL-8040:CXCR4抑制剂,帕博利珠单抗:抗PD-L1抗体	经治	Ⅱ	ORR
NCT02179970	普乐沙福	普乐沙福:CXCR4拮抗剂	经治	Ⅰ	AE
NCT03336216	干预组:卡比利珠单抗联合纳武利尤单抗、GN, FOLF-OX,或单用对照组:GN或5-FU/LV/脂质体伊立替康	卡比利珠单抗:CSF1R抑制剂	经治	Ⅱ	PFS
NCT02713529	AMG820和帕博利珠单抗	AMG820:抗CSF1R抗体,帕博利珠单抗:抗PD-1抗体	经治	Ⅰ/Ⅱ	Ⅰ期:AEⅡ期:ORR
NCT02777710	度伐利尤单抗和培西达替尼单抗	度伐利尤单抗:抗PD-L1抗体,培西达替尼单抗:CSF-1受体拮抗剂	经治	Ⅰ	第一阶段:DLT第二阶段:ORR
NCT02807844	MCS110和PDR001	MCS110:抗巨噬细胞CSF单抗,PDR001:抗PD-1抗体	经治	Ⅰ/Ⅱ	Ⅰ期:AEⅡ期:ORR
NCT02703571	Ribociclib联合曲美替尼	Ribociclib:CDK4/6抑制剂	经治	Ⅰ/Ⅱ	DLTs,ORR
NCT02981342	干预组:阿贝西利联合LY3023414或Galunisertib 对照组:吉西他滨或卡培他滨	阿贝西利:CDK4/6抑制剂,LY3023414:PI3K/mTOR双重抑制剂,Galunisertib:TGF-β受体拮抗剂	经治	Ⅱ	第一阶段:DCR第二阶段:PFS
NCT02184195	奥拉帕尼	奥拉帕尼:PARP抑制剂	铂类治疗稳定×16周,胚系基因BRCA突变	Ⅲ	PFS
NCT02677038	奥拉帕尼	奥拉帕尼:PARP抑制剂	经治、"BRCAness"	Ⅱ	ORR
NCT02501902	帕博西尼联合白蛋白结合型紫杉醇	帕博西尼:CDK4/6抑制剂	之前未使用研究性药物	Ⅰ期/扩展队列	DLT
NCT02897375	帕博西尼联合顺铂或卡铂	帕博西尼:CDK4/6抑制剂	4周内未接受其他治疗	Ⅰ期/扩展队列	AE, DLT, RP2D

（待续）

临床试验/状态	治疗试剂	作用机制	治疗时机	阶段	结局指标
表26.1　正在进行的转移性PDAC临床试验（续）					
NCT02546531	Defactinib, 帕博利珠单抗吉西他滨	Defactinib: FAK 抑制剂，帕博利珠单抗: 抗PD-1抗体	Ⅰ:标准治疗失败；扩展队列:二线一线治疗稳定后的维持治疗	Ⅰ/扩展队列	MTD
NCT02324257	RO6958688 +/−Obinutuzumab	RO6958688: CD3/CEA 双特异性抗体, Obinutu-zumab: 抗CD20 抗体	标准治疗失败	Ⅰ	AE, DLT, 药代动力学
NCT02758587	Defactinib 联合帕博利珠单抗	Defactinib:FAK抑制剂，帕博利珠单抗: 抗PD-1抗体	标准治疗失败	Ⅰ/Ⅱ	AE
NCT02985125	Ribociclib 联合 Everolimus	Ribociclib: CDK4/6 抑制剂	含5-FU和吉西他滨方案治疗失败	Ⅰ/Ⅱ	PFS
NCT02744287	BPX-601, Rimiducid	BPX-601: 抗前列腺干细胞抗原CART	标准治疗失败	Ⅰ	MTD, DLT
NCT03018405	NKR-2 细胞	NK 受体 CART	难治性	Ⅰ/Ⅱ	AE

AE, 不良事件；CART, 嵌合抗原受体T细胞；CDK, 细胞周期蛋白依赖性激酶；CSF1R, 巨噬细胞集落刺激因子-1受体；DCR, 疾病控制率；DLT, 剂量限制性毒性；FAK, 黏着斑激酶；FOLFIRI, 氟尿嘧啶、亚叶酸、伊立替康；FOLFIRINOX, 氟尿嘧啶、亚叶酸、伊立替康、奥沙利铂；FOLFOX, 氟尿嘧啶、亚叶酸、奥沙利铂；GN, 吉西他滨、白蛋白结合型紫杉醇；MTD, 最大耐受剂量；ORR, 客观缓解率；OS, 总生存期；PARP, 多聚ADP核糖聚合酶；PDAC, 胰腺导管腺癌；PFS, 无进展生存期；RP2D, Ⅱ期临床研究推荐剂量；SOC, 治疗标准。

（何国平　邱鸣寒　译　周培　梅汉玮　校）

参考文献

1. American Cancer Society. Cancer facts & figures: 2018. Atlanta, GA: American Cancer Society. https://www.cancer.org/research/cancer-facts-statistics/all-cancer-facts-figures/cancer-facts-figures-2018.html2018
2. National Comprehensive Cancer Network. NCCN Clinical Practice Guidelines in Oncology: Pancreatic Adenocarcinoma (Version 3.2017). 2017; https://www.nccn.org/professionals/physician_gls/pdf/pancreatic.pdf
3. Von Hoff DD, Ervin T, Arena FP, et al. Increased survival in pancreatic cancer with nab-paclitaxel plus gemcitabine. *N Engl J Med.* 2013;369(18):1691–1703. doi:10.1056/NEJMoa1304369
4. Conroy T, Desseigne F, Ychou M, et al. FOLFIRINOX versus gemcitabine for metastatic pancreatic cancer. *N Engl J Med.* 2011;364(19):1817–1825. doi:10.1056/NEJMoa1011923
5. Wang-Gillam A, Li CP, Bodoky G, et al. Nanoliposomal irinotecan with fluorouracil and folinic acid in metastatic pancreatic cancer after previous gemcitabine-based therapy (NAPOLI-1): a global, randomised, open-label, phase 3 trial. *Lancet.* 2016;387(10018):545–557. doi:10.1016/S0140-6736(15)00986-1
6. Surveillance, Epidemiology, and End Results (SEER) Program (www.seer.cancer.gov). *SEER*Stat Database: Incidence - SEER 18 Regs Research Data + Hurricane Katrina Impacted Louisiana Cases, Nov 2016 Sub (2000–2014).* National Cancer Institute D, Surveillance Research Program, Surveillance Systems Branch.
7. Sohal DP, Mangu PB, Khorana AA, et al. Metastatic pancreatic cancer: American Society of Clinical Oncology clinical practice guideline. *J Clin Oncol.* 2016;34(23):2784–2796. doi:10.1200/JCO.2016.67.1412
8. Moffitt RA, Marayati R, Flate EL, et al. Virtual microdissection identifies distinct tumor- and stroma-specific subtypes of pancreatic ductal adenocarcinoma. *Nat Genet.* 2015;47(10):1168–1178. doi:10.1038/ng.3398
9. Provenzano PP, Cuevas C, Chang AE, et al. Enzymatic targeting of the stroma ablates physical barriers to treatment of pancreatic ductal adenocarcinoma. *Cancer Cell.* 2012;21(3):418–429. doi:10.1016/j.ccr.2012.01.007

10. Whatcott CJ, Diep CH, Jiang P, et al. Desmoplasia in primary tumors and metastatic lesions of pancreatic cancer. *Clin Cancer Res.* 2015;21(15):3561–3568. doi:10.1158/1078-0432.CCR-14-1051

11. Hingorani SR, Bullock AJ, Seery TE, et al. Randomized phase II study of PEGPH20 plus nab-paclitaxel/gemcitabine (PAG) vs AG in patients (Pts) with untreated, metastatic pancreatic ductal adenocarcinoma (mPDA). *J Clin Oncol.* 2017;35(15_suppl):4008–4008. doi:10.1200/jco.2017.35.15_suppl.4008

12. Yu KH, Mantha S, Tjan C, et al. Pilot study of gemcitabine, nab-paclitaxel, PEGPH20, and rivaroxaban for advanced pancreatic adenocarcinoma: an interim analysis. *J Clin Oncol.* 2018;36(4_suppl):405–405. doi:10.1200/jco.2018.36.4_suppl.405

13. Ramanathan RK, McDonough S, Philip PA, et al. A phase IB/II randomized study of mFOLFIRINOX (mFFOX) + pegylated recombinant human hyaluronidase (PEGPH20) versus mFFOX alone in patients with good performance status metastatic pancreatic adenocarcinoma (mPC): SWOG S1313 (NCT #01959139). *J Clin Oncol.* 2018;36(4_suppl):208–208. doi:10.1200/jco.2018.36.4_suppl.208

14. Loos M, Giese NA, Kleeff J, et al. Clinical significance and regulation of the costimulatory molecule B7-H1 in pancreatic cancer. *Cancer Lett.* 2008;268(1):98–109. doi:10.1016/j.canlet.2008.03.056

15. O'Reilly EM, Oh D-Y, Dhani N, et al. A randomized phase 2 study of durvalumab monotherapy and in combination with tremelimumab in patients with metastatic pancreatic ductal adenocarcinoma (mPDAC): ALPS study. *J Clin Oncol.* 2018;36(4_suppl):217–217. doi:10.1200/jco.2018.36.4_suppl.217

16. Kalyan A, Kircher SM, Mohindra NA, et al. Ipilimumab and gemcitabine for advanced pancreas cancer: A phase Ib study *J Clin Oncol* 2016;34(15_suppl):e15747–e15747. doi:10.1200/jco.2016.34.15_suppl.e15747

17. Aglietta M, Barone C, Sawyer MB, et al. A phase I dose escalation trial of tremelimumab (CP-675,206) in combination with gemcitabine in chemotherapy-naive patients with metastatic pancreatic cancer. *Ann Oncol.* 2014;25(9):1750–1755. doi:10.1093/annonc/mdu205

18. Balachandran VP, Luksza M, Zhao JN, et al. Identification of unique neoantigen qualities in long-term survivors of pancreatic cancer. *Nature.* 2017;551(7681):512–516. doi:10.1038/nature24462

19. Vonderheide RH, Bajor DL, Winograd R, et al. CD40 immunotherapy for pancreatic cancer. *Cancer Immunol Immunother.* 2013;62(5):949–954. doi:10.1007/s00262-013-1427-5

20. Beatty GL, Torigian DA, Chiorean EG, et al. A phase I study of an agonist CD40 monoclonal antibody (CP-870,893) in combination with gemcitabine in patients with advanced pancreatic ductal adenocarcinoma. *Clin Cancer Res.* 2013;19(22):6286–6295. doi:10.1158/1078-0432.CCR-13-1320

21. Heyderman E, Larkin SE, O'Donnell PJ, et al. Epithelial markers in pancreatic carcinoma: immunoperoxidase localisation of DD9, CEA, EMA and CAM 5.2. *J Clin Pathol.* 1990;43(6):448–452. doi:10.1136/jcp.43.6.448

22. Beatty GL, O'Hara MH, Nelson AM, et al. Safety and antitumor activity of chimeric antigen receptor modified T cells in patients with chemotherapy refractory metastatic pancreatic cancer. *J Clin Oncol.* 2015;33(15_suppl):3007–3007.

23. Sorrento Therapeutics Autologous Anti-CEA CAR-T Cell Therapy for Liver Metastases Demonstrates Therapeutic Activity in Stage IV Pancreas Cancer in a Phase 1b HITM-SURE Trial (NCT02850536) [press release]. 2018; http://investors.sorrentotherapeutics.com/news-releases/news-release-details/sorrento-therapeutics-autologous-anti-cea-car-t-cell-therapy

24. Le DT, Lutz E, Uram JN, et al. Evaluation of ipilimumab in combination with allogeneic pancreatic tumor cells transfected with a GM-CSF gene in previously treated pancreatic cancer. *J Immunother.* 2013;36(7):382–389. doi:10.1097/CJI.0b013e31829fb7a2

25. Sanford DE, Belt BA, Panni RZ, et al. Inflammatory monocyte mobilization decreases patient survival in pancreatic cancer: a role for targeting the CCL2/CCR2 axis. *Clin Cancer Res.* 2013;19(13):3404–3415. doi:10.1158/1078-0432.CCR-13-0525

26. Steele CW, Karim SA, Leach JD, et al. CXCR2 Inhibition profoundly suppresses metastases and augments immunotherapy in pancreatic ductal adenocarcinoma. *Cancer Cell.* 2016;29(6):832–845. doi:10.1016/j.ccell.2016.04.014

27. Feig C, Jones JO, Kraman M, et al. Targeting CXCL12 from FAP-expressing carcinoma-associated fibroblasts synergizes with anti-PD-L1 immunotherapy in pancreatic cancer. *Proc Natl Acad Sci U S A.* 2013;110(50):20212–20217. doi:10.1073/pnas.1320318110

28. Hidalgo MM, Epelbaum R, Semenisty V, et al. Evaluation of pharmacodynamic (PD) biomarkers in patients with metastatic pancreatic cancer treated with BL-8040, a novel CXCR4 antagonist. *J Clin Oncol.* 2018;36(4_suppl):276–276. doi:10.1200/jco.2018.36.4_suppl.276

29. Wang-Gillam A, Noel MS, Sleijfer S, et al. The inhibition of CCR2 to modify the microenvironment in pancreatic cancer mouse model and to support the profiling of the CCR2 inhibitor CCX872-B

in patients. *J Clin Oncol.* 2016;34(15_suppl):e15743–e15743. doi:10.1200/jco.2016.34.15_suppl. e15743

30. Nywening TM, Wang-Gillam A, Sanford DE, et al. Targeting tumour-associated macrophages with CCR2 inhibition in combination with FOLFIRINOX in patients with borderline resectable and locally advanced pancreatic cancer: a single-centre, open-label, dose-finding, non-randomised, phase 1b trial. *Lancet Oncol.* 2016;17(5):651–662. doi:10.1016/s1470-2045(16)00078-4

31. Noel MS, Hezel AF, Linehan D, et al. Orally administered CCR2 selective inhibitor CCX872-b clinical trial in pancreatic cancer. *J Clin Oncol* 2017;35(4_suppl):276–276. doi:10.1200/jco.2017 .35.4_suppl.276

32. Linehan D, Noel MS, Hezel AF, et al. Overall survival in a trial of orally administered CCR2 inhibitor CCX872 in locally advanced/metastatic pancreatic cancer: Correlation with blood monocyte counts. *J Clin Oncol.* 2018;36(5_suppl):92–92. doi:10.1200/jco.2018.36.5_suppl.92

33. Singh SK, Banerjee S, Lillard JW, et al. Expression of CCR5 and its ligand CCL5 in pancreatic cancer. *J Immunol.* 2016;196(1 Supplement):51.53–51.53.

34. Ward ST, Li KK, Hepburn E, et al. The effects of CCR5 inhibition on regulatory T-cell recruitment to colorectal cancer. *Br J Cancer.* 2014;112:319. doi:10.1038/bjc.2014.572

35. Noel M, Lowery M, Ryan D, et al. Phase Ib study of PF-04136309 (an oral CCR2 inhibitor) in combination with nab-paclitaxel/gemcitabine in first-line treatment of metastatic pancreatic adenocarcinoma. *Ann Oncol.* 2017;28(suppl_5):257–257. doi:10.1093/annonc/mdx369.132

36. Zhu Y, Knolhoff BL, Meyer MA, et al. CSF1/CSF1R blockade reprograms tumor-infiltrating macrophages and improves response to T-cell checkpoint immunotherapy in pancreatic cancer models. *Cancer Res.* 2014;74(18):5057–5069. doi:10.1158/0008-5472.CAN-13-3723

37. Wainberg Z, Piha-Paul S, Luke J, et al. First-in-human phase 1 dose escalation and expansion of a novel combination, anti–CSF-1 receptor (cabiralizumab) plus anti-PD-1 (nivolumab), in patients with advanced solid tumors. *J Immunother Cancer.* 2017;5(Suppl 3_O42):89.

38. Symeonides SN, Anderton SM, Serrels A. FAK-inhibition opens the door to checkpoint immunotherapy in pancreatic cancer. *J Immunother Cancer.* 2017;5:17. doi:10.1186/s40425-017-0217-6

39. Jiang H, Hegde S, Knolhoff BL, et al. Targeting focal adhesion kinase renders pancreatic cancers responsive to checkpoint immunotherapy. *Nat Med.* 2016;22(8):851–860. doi:10.1038/nm.4123

40. FDA Approves Abemaciclib as Initial Therapy for HR-Positive, HER2-Negative Metastatic Breast Cancer [press release]. 2018; https://www.fda.gov/Drugs/InformationOnDrugs/ApprovedDrugs/ucm598404.htm

41. Feldmann G, Mishra A, Bisht S, et al. Cyclin-dependent kinase inhibitor dinaciclib (SCH727965) inhibits pancreatic cancer growth and progression in murine xenograft models. *Cancer Biol Ther.* 2011;12(7):598–609. doi:10.4161/cbt.12.7.16475

42. Lowery MA, Yu KH, Kelsen DP, et al. A phase 1/1B trial of ADI-PEG 20 plus nab-paclitaxel and gemcitabine in patients with advanced pancreatic adenocarcinoma. *Cancer.* 2017;123(23):4556–4565. doi:10.1002/cncr.30897

43. Hammel P, Bachet J, Portales F, et al. A Phase 2b of eryaspase in combination with gemcitabine or FOLFOX as second-line therapy in patients with metastatic pancreatic adenocarcinoma (NCT02195180). *Ann Oncol.* 2017;28(suppl_5):211-211. doi:10.1093/annonc/mdx369.005

44. Alistar A, Morris BB, Desnoyer R, et al. Safety and tolerability of the first-in-class agent CPI-613 in combination with modified FOLFIRINOX in patients with metastatic pancreatic cancer: a single-centre, open-label, dose-escalation, phase 1 trial. *Lancet Oncol.* 2017;18(6):770–778. doi:10.1016/S1470-2045(17)30314-5

45. Lowery MA, Wong W, Jordan EJ, et al. Prospective evaluation of germline alterations in patients with exocrine pancreatic neoplasms. *J Natl Cancer Inst.* 2018;110(10):1067–1074. doi:10.1093/jnci/djy024

46. Ashworth A. A synthetic lethal therapeutic approach: poly(ADP) ribose polymerase inhibitors for the treatment of cancers deficient in DNA double-strand break repair. *J Clin Oncol.* 2008;26(22):3785–3790. doi:10.1200/JCO.2008.16.0812

47. Kaufman B, Shapira-Frommer R, Schmutzler RK, et al. Olaparib monotherapy in patients with advanced cancer and a germline BRCA1/2 mutation. *J Clin Oncol.* 2015;33(3):244–250. doi:10.1200/JCO.2014.56.2728

48. Lowery MA, Kelsen DP, Capanu M, et al. Phase II trial of veliparib in patients with previously treated BRCA-mutated pancreas ductal adenocarcinoma. *Eur J Cancer.* 2018;89:19–26. doi:10.1016/j.ejca.2017.11.004

49. O'Reilly EM, Lee JW, Lowery MA, et al. Phase 1 trial evaluating cisplatin, gemcitabine, and veliparib in 2 patient cohorts: Germline BRCA mutation carriers and wild-type BRCA pancreatic ductal adenocarcinoma. *Cancer.* 2018;124(7):1374–1382. doi:10.1002/cncr.31218

第 **3** 篇

肝细胞癌

第27章

肝细胞癌的流行病学

Safi Shahda,Bert H. O'Neil

引言

根据国际癌症研究机构的数据,肝细胞癌(HCC)是男性第五大常见癌症,女性第九大常见癌症,这种情况在欠发达地区较为突出[1]。在全球范围内,每年有782 000例新肝细胞癌病例,其中83%发生在欠发达地区。在这部分数字中,男性554 000例(占男性所有癌症病例的7.5%),女性228 000例(占女性所有癌症病例的3.4%)。性别差异在生物学上尚不完全清楚,但可以归因于性激素在肝库普弗细胞介导的白细胞介素6(IL-6)分泌中的作用[2]。

HCC是最常见的原发性肝脏恶性肿瘤,在约80%的病例中,其与慢性乙型或丙型肝炎有关[3]。HCC的病因有地域差异。例如,尽管美国和有些国家的乙型肝炎病毒(HBV)免疫接种已十分完善,但在撒哈拉以南非洲和东亚地区,HBV仍是HCC的主要原因[4]。因接触HBV的时间和感染的年龄存在差异,不同国家的HCC确诊年龄也不同。除了在HBV感染流行区和出生时即感染HBV的人群,HCC很少在40岁前发病。虽然在世界上发病率最高的地区HCC发病呈下降趋势,但在过去的20年里,低发病率地区的HCC却一直上升[5]。西方最常见的HCC病因是与丙型肝炎病毒(HCV)和酒精滥用相关的肝硬化。开发有效且耐受性良好的HCV根治疗法可能会在未来20年改变与HCV相关的HCC发病情况[6]。而肥胖人群的增多导致了更多的非酒精性脂肪性肝病(NAFLD)和非酒精性脂肪性肝炎(NASH)。这些疾病增加了与酒精或病毒性肝炎无关的HCC的发病率。

在美国,HCC的发病从1975年至1977年间的每100 000人中有1.4人增加到2005年至2007年间的每100 000人中有4.8人,其中黑人和西班牙裔人的增幅最大[1]。截至2012年,美国HCC的发病率仍持续上升,且在所有人种和族裔中都观察到了这种增加,55~59岁男性的发病率更高[7]。导致HCC发病率的快速增加一半原因是患有慢性HCV感染的老龄化人群。在美国,HBV感染占HCC病例的10%~15%;不到5%的人同时感染了这两种病毒,30%~35%的人既没有HCV也没有HBV。在此,我们回顾了HCC的危险因素和其在肝细胞癌发生中的作用。

HBV

HBV是嗜肝DNA病毒科的成员,是一种小的、部分双链的DNA,包含了少量已知基因产物,包括逆转录酶/DNA聚合酶、衣壳蛋白、包膜蛋白(L、M和S)和功能不确定的蛋白质,如"X"和"e"。

HBV感染是全球HCC的主要最危险因素,占全球所有病例的50%以上[8]。在流行地区,HBV感染的发病率高且疫苗不易获得,出生时的垂直感染多见,超过90%的HBV暴露婴儿会成为HBV慢性携带者。虽然我们已经知道HBV可以在肝硬化的情况下引起HCC,但大多数(70%~90%)HBV相关的HCC都是发生在肝硬化背景下的。HBV DNA可从患者来源 HCC 和 HCC 细胞系中分离出来,因此 HBV 可能通过将病毒 DNA 整合到正常的肝细胞中直接导致肝细胞癌发生[9]。有几个因素与发病率增加有关,包括人口统计学(男性、亚洲和非洲血统)、病毒特征因素〔较高的 HBV 病毒载量、感染 HCV、HIV 和丁型肝炎病毒(HDV)〕、环境因素(吸烟,大量酒精)摄入量和黄曲霉素暴露。在西方国家,在非活动性携带者中,HBV 感染情况下的 HCC 的发病率估计为 0.02/(百人·年),无肝硬化的慢性携带者则为 0.3/(百人·年),代偿期肝硬化者为 2.2/(百人·年)[3]。

HCV

HCV 属于黄病毒科肝炎病毒属。HCV 感染是一个动态的过程,病毒的半衰期只有几小时。这种高复制活性,加之病毒 RNA 依赖性 RNA 聚合酶(RdRp)缺乏校对功能,是 HCV 遗传变异性较大的原因[10]。HCV 有 6 种主要基因型,核苷酸序列差异在 30%~35% 之间。在美国和西欧,基因型 1a 和 1b 最常见,其次是基因型 2 和 3。其他基因型在这些国家几乎从未被发现过,但在其他地区很常见,例如埃及(基因型 4)、南非(基因型 5)和东南亚(基因型 6)[11]。这为抗 HCV 药物开发和 HCV 治疗耐药模式的探究奠定了基础[12]。

在 20 世纪 90 年代之前(HCV 常规检测变得普遍)HCV 在有吸毒史和接受过血液制品输注的人群中最为常见。该病毒通过性传播途径较少,多与 HIV 感染同时发生。感染 HIV 会增加 HCV 的性传播和母胎传播的风险。患者在急性期通常无症状,慢性感染在发展为肝硬化之前也通常无症状。急性感染和肝硬化之间的间隔时间通常超过 10 年[13]。与 HBV 不同,大多数感染 HCV 的患者会发展为慢性感染,这是因为 HCV 具有免疫逃逸的能力,因此,HCV 病毒很少能被完全清除[14,15]。

HCV 感染的自然进展模型已经确定。80% 的患者会从急性感染发展为慢性感染,其中 20% 的患者会出现肝硬化,从而导致每年 1%~4% 的 HCC 患病风险[16]。同时存在戊型肝炎病毒(HIV)、HBV 或酗酒的患者生会加速肝硬化向癌症发展的进程[17]。

有效的抗 HCV 治疗对 HCC 的影响

由于 HCV 感染、肝硬化和 HCC 的发展之间存在直接相关性,消除 HCV 可使 HCC 发病率降低。然而,在解决这个问题时需要考虑几个因素。已知会导致 HCC 发展的其他风险因素、已经确定的肝硬化和其他医学并发症或危险因素(如肥胖、糖尿病和吸烟),即使在根除 HCV 后也会影响 HCC 的患病风险。不幸的是大多数解决这些问题的研究(并进行了充分随访)都是在干扰素等治疗效果较差的时代完成的。这些较早的研究表明,持续病毒学缓解(SVR)的患者患 HCC 的风险下降。然而,即使在根除 HCV 后,肝硬化患者患 HCC 的风险仍然存在[18-20]。

具有较小不良反应和更高"治愈"率的抗病毒药物(DAA)的开发有望消除 HCV[21]和 HCV 相关的 HCC。不幸的是,最近的小型研究发现了 HCC 发病率不降反升的惊人结果,并且在使用 DAA 成功进行抗 HCV 治疗后,HCC 治愈性切除术后的复发率也有所增加[22-24]。然而,这些研究有几个局限性,包括样本量不足、缺乏对照、回顾性研究和人群异质性。相比之下,一项大型回顾性研究评估了美国退伍军人事务医疗中心接受 DAA 治疗的 22 500 例患者[25]。与没有 SVR 的患者相比,实现 SVR 与较低的 HCC 发生率相关:0.90 对 3.45,每年每 100 人中,调整后的 HR=0.28,95%CI=0.22~0.36。该研究支持对 HCV 的有效治疗可能会最大限度地减少 HCV 相关的 HCC 的发生。因此,筛查有 HCV 风险的人群在发展为 HCV 相关的肝病之前进行治疗和治愈将具有重要价值。

酒精相关的 HCC

HCC 与大量酒精摄入之间的关系也已明确[26]。酒精相关性肝硬化和 HCC 在西方世界和某些亚洲国家更为常见。大量饮酒被定义为每天饮酒超过60~80g。数据表明，与从不饮酒的人相比，即使少量的酒精也会增加HCC的患病风险[27]。然而，当数量>60g/天时，HCC发病率急剧升高。此外，当病毒性肝炎与大量饮酒同时存在时，会产生协同效应，使每种病毒性肝炎（HCV或HBV）的患病率升高了2倍[28]。合理的假设是酒精促进肝硬化的发生，从而促进HCC的发展。但其他机制也被一一提出，包括染色体丢失、氧化应激、类视黄醇转换的调节、DNA甲基化和先天免疫反应的改变[29]。在确定HCV之前，许多研究认为，酒精性肝硬化患者的HCC发病率很高。然而，流行病学研究表明，HCV感染在酗酒者中更为普遍。

非酒精性脂肪性肝炎（NASH）和非酒精性脂肪性肝病（NAFLD）

NASH和NAFLD与肥胖和代谢紊乱有关，鉴于肥胖的普遍发生，NASH和NAFLD两者的发生率都在升高[30]。据报道，近25%的美国人患有NAFLD，其中一部分患者会发展为NASH[31]。在一项针对328例患者的研究中，NAFLD和NASH的患病率分别为46%和12%。糖尿病患者和西班牙裔人患NAFLD和NASH的风险更高[32]。这两种情况的鉴别对于非侵入性检查措施来说是一种挑战。基于人群的研究表明，近6%~8%的美国人口患有NASH，1.5%~2%患有NASH相关肝硬化，是HCV相关肝硬化患者的2倍。伴或不伴肝硬化的NASH是众所周知的HCC危险因素，当与潜在的HCV感染或饮酒相结合时，HCC发病风险会更高[33]。NAFLD诱发HCC的机制复杂。临床前模型显示，NAFLD相关HCC患者的几种调控异常的途径，包括NF-kB、PI3K-AKT-PTEN和调节异常的microRNA[34,35]。

与病毒性肝炎导致的HCC相比，NAFLD相关的HCC具有不同的临床特征，包括高龄、女性和肝硬化程度较轻。此外，与由病毒导致的HCC相比，NAFLD相关HCC中血清甲胎蛋白（AFP）的升高较缓。尽管存在这些差异，NASH相关HCC患者的生存率与其他HCC仍是一致的。

（陈馨蕊 译 邱鸣寒 张诗武 校）

参考文献

1. Mittal S, El-Serag HB. Epidemiology of hepatocellular carcinoma: consider the population. *J Clin Gastroenterol*. 2013;47 Suppl:S2–S6. doi:10.1097/MCG.0b013e3182872f29
2. Naugler WE, Sakurai T, Kim S, et al. Gender disparity in liver cancer due to sex differences in MyD88-dependent IL-6 production. *Science*. 2007;317(5834):121–124. doi:10.1126/science.1140485
3. El-Serag HB. Epidemiology of viral hepatitis and hepatocellular carcinoma. *Gastroenterology*. 2012;142(6):1264–1273.e1. doi:10.1053/j.gastro.2011.12.061
4. Lavanchy D. Hepatitis B virus epidemiology, disease burden, treatment, and current and emerging prevention and control measures. *J Viral Hepat*. 2004;11(2):97–107. doi:10.1046/j.1365-2893.2003.00487.x
5. El-Serag HB, Kanwal F. Epidemiology of hepatocellular carcinoma in the United States: where are we? where do we go? *Hepatology*. 2014;60(5):1767–1775. doi:10.1002/hep.27222
6. Lieberman J, Sarnow P. Micromanaging hepatitis C virus. *N Engl J Med*. 2013;368(18):1741–1743. doi:10.1056/NEJMe1301348
7. White DL, Thrift AP, Kanwal F, et al. Incidence of hepatocellular carcinoma in all 50 United States, from 2000 through 2012. *Gastroenterology*. 2017;152(4):812–820.e5. doi:10.1053/j.gastro.2016.11.020
8. Perz JF, Armstrong GL, Farrington LA, et al. The contributions of hepatitis B virus and hepatitis C virus infections to cirrhosis and primary liver cancer worldwide. *J Hepatol*. 2006;45(4):529–538. doi:10.1016/j.jhep.2006.05.013

9. Brechot C, Pourcel C, Louise A, et al. Presence of integrated hepatitis B virus DNA sequences in cellular DNA of human hepatocellular carcinoma. *Nature*. 1980;286(5772):533–535. doi:10.1038/286533a0

10. Moradpour D, Penin F, Rice CM. Replication of hepatitis C virus. *Nat Rev Microbiol*. 2007;5(6):453–463. doi:10.1038/nrmicro1645

11. Bukh J, Miller RH, Purcell RH. Genetic heterogeneity of hepatitis C virus: quasispecies and genotypes. *Semin Liver Dis*. 1995;15(1):41–63. doi:10.1055/s-2007-1007262

12. Lauer GM, Walker BD. Hepatitis C virus infection. *N Engl J Med*. 2001;345(1):41–52. doi:10.1056/NEJM200107053450107

13. Hajarizadeh B, Grebely J, Dore GJ. Epidemiology and natural history of HCV infection. *Nat Rev Gastroenterol Hepatol*. 2013;10(9):553–562. doi:10.1038/nrgastro.2013.107

14. Gale M Jr, Foy EM. Evasion of intracellular host defence by hepatitis C virus. *Nature*. 2005;436(7053):939–945. doi:10.1038/nature04078

15. Li XD, Sun L, Seth RB, et al. Hepatitis C virus protease NS3/4A cleaves mitochondrial antiviral signaling protein off the mitochondria to evade innate immunity. *Proc Natl Acad Sci U S A*. 2005;102(49):17717–17722. doi:10.1073/pnas.0508531102

16. Kiyosawa K, Sodeyama T, Tanaka E, et al. Interrelationship of blood transfusion, non-A, non-B hepatitis and hepatocellular carcinoma: analysis by detection of antibody to hepatitis C virus. *Hepatology*. 1990;12(4 Pt 1):671–675. doi:10.1002/hep.1840120409

17. Pineda JA, Romero-Gómez M, Díaz-García F, et al. HIV coinfection shortens the survival of patients with hepatitis C virus-related decompensated cirrhosis. *Hepatology*. 2005;41(4):779–789. doi:10.1002/hep.20626

18. Aleman S, Rahbin L, Weiland O, et al. A risk for hepatocellular carcinoma persists long-term after sustained virologic response in patients with hepatitis C-associated liver cirrhosis. *Clin Infect Dis*. 2013;57(2):230–236. doi:10.1093/cid/cit234

19. El-Serag HB, Kanwal F, Richardson P, et al. Risk of hepatocellular carcinoma after sustained virological response in veterans with hepatitis C virus infection. *Hepatology*. 2016;64(1):130–137. doi:10.1002/hep.28535

20. van der Meer AJ, Feld JJ, Hofer H, et al. Risk of cirrhosis-related complications in patients with advanced fibrosis following hepatitis C virus eradication. *J Hepatol*. 2017;66(3):485–493. doi:10.1016/j.jhep.2016.10.017

21. Chung RT, Baumert TF. Curing chronic hepatitis C—the arc of a medical triumph. *N Engl J Med*. 2014;370(17):1576–1578. doi:10.1056/NEJMp1400986

22. Conti F, Buonfiglioli F, Scuteri A, et al. Early occurrence and recurrence of hepatocellular carcinoma in HCV-related cirrhosis treated with direct-acting antivirals. *J Hepatol*. 2016;65(4):727–733. doi:10.1016/j.jhep.2016.06.015

23. Ravi S, Axley P, Jones D, et al. Unusually high rates of hepatocellular carcinoma after treatment with direct-acting antiviral therapy for hepatitis C related cirrhosis. *Gastroenterology*. 2017;152(4):911–912. doi:10.1053/j.gastro.2016.12.021

24. Reig M, Mariño Z, Perelló C, et al. Unexpected high rate of early tumor recurrence in patients with HCV-related HCC undergoing interferon-free therapy. *J Hepatol*. 2016;65(4):719–726. doi:10.1016/j.jhep.2016.04.008

25. Kanwal F, Kramer J, Asch SM, et al. Risk of hepatocellular cancer in HCV patients treated with direct-acting antiviral agents. *Gastroenterology*. 2017;153(4):996–1005.e1. doi:10.1053/j.gastro.2017.06.012

26. Stickel F, Schuppan D, Hahn EG, et al. Cocarcinogenic effects of alcohol in hepatocarcinogenesis. *Gut*. 2002;51(1):132–139. doi:10.1136/gut.51.1.132

27. LoConte NK, Brewster AM, Kaur JS, et al. Alcohol and cancer: a statement of the American Society of Clinical Oncology. *J Clin Oncol*. 2018;36(1):83–93. doi:10.1200/JCO.2017.76.1155

28. Hassan MM, Hwang L-Y, Hatten CJ, et al. Risk factors for hepatocellular carcinoma: synergism of alcohol with viral hepatitis and diabetes mellitus. *Hepatology*. 2002;36(5):1206–1213. doi:10.1053/jhep.2002.36780

29. Seitz HK, Stickel F. Molecular mechanisms of alcohol-mediated carcinogenesis. *Nat Rev Cancer*. 2007;7(8):599–612. doi:10.1038/nrc2191

30. Loomba R, Sanyal AJ. The global NAFLD epidemic. *Nat Rev Gastroenterol Hepatol*. 2013;10(11):686–690. doi:10.1038/nrgastro.2013.171

31. Michelotti GA, Machado MV, Diehl AM. NAFLD, NASH and liver cancer. *Nat Rev Gastroenterol Hepatol*. 2013;10(11):656–665. doi:10.1038/nrgastro.2013.183

32. Williams CD, Stengel J, Asike MI, et al. Prevalence of nonalcoholic fatty liver disease and nonalcoholic steatohepatitis among a largely middle-aged population utilizing ultrasound

and liver biopsy: a prospective study. *Gastroenterology*. 2011;140(1):124–131. doi:10.1053/j.gastro.2010.09.038

33. Ascha MS, Hanouneh IA, Lopez R, et al. The incidence and risk factors of hepatocellular carcinoma in patients with nonalcoholic steatohepatitis. *Hepatology*. 2010;51(6):1972–1978. doi:10.1002/hep.23527

34. Stiles B, Wang Y, Stahl A, et al. Liver-specific deletion of negative regulator Pten results in fatty liver and insulin hypersensitivity [corrected]. *Proc Natl Acad Sci U S A*. 2004;101(7):2082–2087. doi:10.1073/pnas.0308617100

35. Baker RG, Hayden MS, Ghosh S. NF-kappaB, inflammation, and metabolic disease. *Cell Metab*. 2011;13(1):11–22. doi:10.1016/j.cmet.2010.12.008

第 **28** 章

肝细胞癌的诊断与分期

Safi Shahda，Bert H. O'Neil

引言

肝细胞癌（HCC）的诊断主要根据于甲胎蛋白（AFP）、影像学检查和组织学检查综合判断。AFP并不是诊断肝细胞癌的特异性指标，AFP在非恶性肝脏疾病及肝胆管细胞癌（IHCCA）中均可较高。因此，怀疑为肝细胞癌并伴有AFP升高的肝肿块，除非有影像学检查支持，否则不能明确诊断为肝细胞癌。肝细胞癌的影像学检查需要双期或三期动态增强CT或动态增强MRI。肝细胞癌的动态增强的典型表现为"快进快出"，即患者的肝细胞病灶在动脉表现为明显的强化，在静脉期肝细胞癌造影剂快速清除，局部密度明显低于周边肝实质，以此可以鉴别其他肝病。非增强序列也有助于区分肿瘤与蛋白性液体或血液[1]。

当然，肝细胞癌的组织学检查也是很必要的。肝细胞癌的微观形态学特征包括宽小梁、假腺泡结构、小细胞变化、细胞异型性、有丝分裂活性、血管侵犯、Kupffer细胞缺乏和网状蛋白缺失[2]。肝细胞癌的免疫组化标志物包括Glypican3、HSP70和谷氨酰胺合成酶染色阳性，胆管内皮细胞的免疫组化标志物细胞角蛋白-7、细胞角蛋白-19应该呈染色阴性[3]。

在诊断时，75%的肝细胞癌为多灶性病变。诊断需依据病史、体格检查、影像学检查、血清肿瘤标志物（AFP>400ng/mL）。AFP仅在50%~75%的病例中升高，因此，在AFP正常的情况下，超声检查中的恶性不除外病灶均需完善其他影像学检查以进一

步明确诊断[4]。

筛查

建议高危人群进行HCC筛查以实现早期发现并进行有效的治疗（表28.1）。仅有的两项试图以随机、对照模式进行HCC筛查的研究，在研究设计和依从性方面有很大的局限性，且研究中一旦发现肿瘤就立即进行治疗，以致无法得出能够代表真实世界的明确结论[5,6]。由这一点，前瞻性随机临床研究是非常困难的。更重要的是足够大的样本量。再者，控制与HCC相关的其他变量（如肝硬化程度、HCC病因、酗酒、吸烟、地理因素）也是难以实现的。

筛查指南已得到多家协会的认可，包括美国肝病研究协会、美国退伍军人协会、世界胃肠病学协会、欧洲肝脏研究协会和美国国家综合癌症网络[7-9]。筛查指南包括以有规划的方式进行主动监测，识别具高风险行为和危险因素的HCC高风险人群，并在筛查的同时提供咨询服务。对于携带乙型肝炎病毒（HBV）和丙型肝炎病毒（HCV）的个体，建议酌情采取适当的治疗干预措施。应为酗酒者提供心理咨询及酒精康复服务。随着非酒精性脂肪性肝病（NAFLD）发病率的升高，应针对其根本诱因进行积极管理，如肥胖、高脂血症、糖尿病控制不佳或其他可干预的危险因素。

鉴于HBV携带者的高发病率，建议从40岁开始对亚洲男性进行筛查，50岁开始对亚洲女性进行筛查。非裔美国HBV携带者倾向于低龄发生HCC，

表28.1	可能受益于筛查的高危人群
高危人群	**HCC发病率**
40岁以上亚洲男性HBV携带者	0.4%~0.6%/年
50岁以上亚洲女性HBV携带者	0.3%~0.6%/年
有HCC家族史的HBV携带者	未知,高于无家族史者
合并肝硬化的HBV携带者	3%~8%/年
非洲/北美黑人HBV患者	低龄发病
丙型肝炎合并肝硬化患者	3%~5%/年
遗传性血色素沉积症合并肝硬化	未知,可能>1.5%/年
α-1抗胰蛋白酶缺乏症合并肝硬化	未知,可能>1.5%/年

HCC,肝细胞癌;HBV,乙型肝炎病毒。

因此,建议20岁开始筛查。所有合并肝硬化的HBV携带者,无论年龄大小,都应进行HCC筛查。HBV载量与HCC风险高度相关[10]。具HCC家族史的人群中,尽管合适的筛查年龄未定,但一般推荐从40岁以下开始进行筛查。对于无肝硬化和活动性肝炎的高加索人种HBV携带者,因ALT一般长期正常且HBV DNA载量低,HCC的发病率极低,因此可以不进行积极筛查。此外,还应考虑其他危险因素,包括高龄、病毒持续复制、合并丙型肝炎或戊型肝炎,或存在其他基础肝病。此外,即使没有肝硬化,有活动性肝炎的成年高加索患者也有发生HCC的可能,因此也应进行筛查。

慢性丙肝患者发生HCC的风险是最高的,尤其是已有肝硬化者,其肝细胞癌发病率为2%~8%/年。一项大型前瞻性研究表明,抗HCV抗体阳性患者发生肝细胞癌的风险比抗HCV阴性者高出20倍[11]。本研究未评估有无肝硬化的影响,但一般认为无肝硬化的HCV感染者发生肝细胞癌的风险要低得多。基于现有理论,所有肝硬化HCV患者均应接受筛查。

同时感染戊型肝炎病毒(HIV)与HBV或HCV的患者肝病进展更快[12],而当发展为肝硬化时,患肝细胞癌的风险也会更高[13]。MORTAVIC研究表明,在高效抗逆转录病毒疗法(又称鸡尾酒疗法,HAART)时代下,戊型肝炎患者肝病相关死亡的25%由肝细胞癌导致[14]。合并感染者纳入HCC筛查项目的标准与单感染者相同。

与α-1抗胰蛋白酶缺乏症或自身免疫性肝炎相关的HCC发生率未知,目前没有足够的流行病学研究数据来提供筛查建议。

分期

HCC是一种独特的恶性肿瘤,其恶性程度并非其治疗方案的唯一决定因素。常用的体力功能评估量表,如KPS和ECOG评分是非常重要的评估手段。同样重要的是,肝硬化导致了HCC患者常出现肝功能不全。因此出现了多个分期系统试图统合这些变量。在此,我们回顾一下临床常用的分期系统。

TNM分期系统

TNM分期系统主要考虑肿瘤大小与位置(T)、淋巴结(N)及有无远处转移(M)。最近更新的第8版TNM分期较前细化了T分期。详细分列了患者术后肿瘤T分期的差异(T1a、T1b、T2和T3)。然而,该系统没有纳入肝硬化程度与肿瘤组织病理特征。此分期系统是唯一的在肝切除或肝移植术后患者中得到前瞻性验证的系统。

Okuda分期系统

Okuda分期系统回顾性分析了850例患者,基于肿瘤大小和简化的肝功能情况(腹水、胆红素和白蛋白），研究了未经治疗的 HCC 自然发展史。Okuda 分期中Ⅰ期、Ⅱ期、Ⅲ期患者的中位生存期分别为 8.3、2.0 和 0.7 个月。该系统没有考虑血管受累或脏器/淋巴结转移等肝外病灶。因此，它适用于非手术治疗患者，而且是纯粹的临床评分系统[15]。

意大利肝癌计划（CLIP）评分系统

CLIP 评分系统考虑了肿瘤标志物、血管侵犯情况、单一或多发转移灶、肝脏受累程度等肿瘤相关因素。此外，它结合 Child-Pugh 评分和门静脉血栓形成情况来评估肝功能[16]。多项研究表明，与其他评分系统相比，CLIP 评分系统的优势在于评分范围（0~6 分），不同评分的预后差异更加显著（31 天至 2 个月）[17]。

巴塞罗那临床肝细胞癌（BCLC）分期系统

BCLC 分期系统包含 4 个分期，考虑了基础肝疾病、患者体力状况、肝外病灶情况和血管受累情况[18]。系统不同，它不是以患者为中心的分期方法，而是为患者治疗提供指导。评估 HCC 分期系统预后价值的研究表明，BCLC 分期系统对预后的评估最为准确。这主要归功于该系统中全面的评估元素，包括肝脏特征、肿瘤特征和患者特征 3 个维度[19]。

（许诗超　曹磊　译　宋腾　邱鸣寒　张诗武　校）

参考文献

1. Jelic S, Sotiropoulos GC, on behalf of the ESMO Guidelines Working Group. Hepatocellular carcinoma: ESMO clinical practice guidelines for diagnosis, treatment and follow-up. *Ann Oncol*. 2010;21 Suppl 5:59–64. doi:10.1093/annonc/mdq166

2. Schlageter M, Terracciano LM, D'Angelo S, et al. Histopathology of hepatocellular carcinoma. *World J Gastroenterol*. 2014;20(43):15955–15964. doi:10.3748/wjg.v20.i43.15955

3. Libbrecht L, Severi T, Cassiman D, et al. Glypican-3 expression distinguishes small hepatocellular carcinomas from cirrhosis, dysplastic nodules, and focal nodular hyperplasia-like nodules. *Am J Surg Pathol*. 2006;30(11):1405–1411. doi:10.1097/01.pas.0000213323.97294.9a

4. Bruix J, Sherman M, American Association for the Study of Liver Diseases. Management of hepatocellular carcinoma: an update. *Hepatology*. 2011;53(3):1020–1022. doi:10.1002/hep.24199

5. Zhang BH, Yang BH, Tang ZY. Randomized controlled trial of screening for hepatocellular carcinoma. *J Cancer Res Clin Oncol*. 2004;130(7):417–422. doi:10.1007/s00432-004-0552-0

6. Chen JG, Parkin DM, Chen Q-G, et al. Screening for liver cancer: results of a randomised controlled trial in Qidong, China. *J Med Screen*. 2003;10(4):204–209. doi:10.1258/096914103771773320

7. Ferenci P, Fried M, Labrecque D, et al. World Gastroenterology Organisation Guideline. Hepatocellular carcinoma (HCC): a global perspective. *J Gastrointestin Liver Dis*. 2010;19(3):311–317. doi:10.1097/MCG.0b013e3181d46ef2

8. Garcia-Tsao G, Lim JK, Members of the Veterans Affairs Hepatitis C Resource Center Program. Management and treatment of patients with cirrhosis and portal hypertension: recommendations from the Department of Veterans Affairs Hepatitis C Resource Center Program and the National Hepatitis C Program. *Am J Gastroenterol*. 2009;104(7):1802–1829. doi:10.1038/ajg.2009.191

9. European Association for the Study of the Liver, European Organisation for Research and Treatment of Cancer. EASL-EORTC clinical practice guidelines: management of hepatocellular carcinoma. *J Hepatol*. 2012;56(4):908–943. doi:10.1016/j.jhep.2011.12.001

10. Chen CJ, Yang H-I, Su J, et al. Risk of hepatocellular carcinoma across a biological gradient of serum hepatitis B virus DNA level. *JAMA*. 2006;295(1):65–73. doi:10.1001/jama.295.1.65

11. Sun CA, Wu DM, Lin C-C, et al. Incidence and cofactors of hepatitis C virus-related hepatocellular carcinoma: a prospective study of 12,008 men in Taiwan. *Am J Epidemiol*. 2003;157(8):674–682. doi:10.1093/aje/kwg041

12. Bica I, McGovern B, Dhar R, et al. Increasing mortality due to end-stage liver disease in patients with human immunodeficiency virus infection. *Clin Infect Dis*. 2001;32(3):492–497. doi:10.1086/318501

13. Salmon-Ceron D, Lewden C, Morlat P, et al. Liver disease as a major cause of death among HIV infected patients: role of hepatitis C and B viruses and alcohol. *J Hepatol*. 2005;42(6):799–805. doi:10.1016/j.jhep.2005.01.022

14. Lewden C, May T, Rosenthal E, et al. Changes in causes of death among adults infected by HIV between 2000 and 2005: the "Mortalite 2000 and 2005" surveys (ANRS EN19 and Mortavic). *J Acquir Immune Defic Syndr*. 2008;48(5):590–598. doi:10.1097/QAI.0b013e31817efb54

15. Okuda K, Ohtsuki T, Obata H, et al. Natural history of hepatocellular carcinoma and prognosis in relation to treatment. Study of 850 patients. *Cancer*. 1985;56(4):918–928. doi:10.1002/1097-0142(19850815)56:4<918::AID-CNCR2820560437>3.0.CO;2-E

16. The Cancer of the Liver Italian Program (CLIP) Investigators. Prospective validation of the CLIP score: a new prognostic system for patients with cirrhosis and hepatocellular carcinoma. *Hepatology*. 2000;31(4):840–845. doi:10.1053/he.2000.5628

17. Farinati F, Rinaldi M, Gianni S, et al. How should patients with hepatocellular carcinoma be staged? Validation of a new prognostic system. *Cancer*. 2000;89(11):2266–2273. doi:10.1002/1097-0142(20001201)89:11<2266::AID-CNCR15>3.0.CO;2-0

18. Llovet JM, Bru C, Bruix J. Prognosis of hepatocellular carcinoma: the BCLC staging classification. *Semin Liver Dis*. 1999;19(3):329–338. doi:10.1055/s-2007-1007122

19. Marrero JA, Fontana RJ, Barrat A, et al. Prognosis of hepatocellular carcinoma: comparison of 7 staging systems in an American cohort. *Hepatology*. 2005;41(4):707–716. doi:10.1002/hep.20636

第 29 章

肝细胞癌的细胞和分子病理学

Safi Shahda，Bert H. O'Neil

引言

肝细胞癌（HCC）是一种临床异质性疾病，常发生于伴有肝硬化基础的肝脏，在没有基础疾病的肝脏中也偶有发生。HCC的各种病因通过不同机制导致癌症发生，这些机制可能与特定的分子模式有关[1]。当与其邻近的非癌性肝组织相比较时，乙型肝炎病毒（HBV）基因组在HCC组织中更为常见。HBV相关的HCC常与TERT、MLL4、CCNE1等基因突变有关。研究表明，HBV基因组的整合程度会影响疾病的生存率[2]。相比之下，丙型肝炎病毒（HCV）在从肝硬化到不典型增生再到HCC的过程中会导致一系列分子事件发生。微阵列数据的通路分析揭示了肝硬化中存在Notch和Toll样受体通路失调，在随后的早期癌变中存在JAK/STAT通路失调，接着是在癌症早期参与DNA复制、修复和细胞周期的基因的上调[3]。

与病毒性肝炎相关的慢性、活动性炎症和与脂肪浸润、酒精接触相关的慢性炎症都会导致HCC的发生。HCC的形成严重依赖于肿瘤免疫微环境。在接受手术切除的HCC患者中[4]，调节性T细胞（Treg）和细胞毒性T细胞（CTL）之间的平衡可能影响疾病的预后。在一项关于此问题的研究中，肿瘤内高Tregs和低活化CTL患者的5年总生存率（OS）和无病生存率（DFS）仅为24.1%和19.8%，而肿瘤内低Tregs和高活化CTL患者的5年OS和DFS分别为64.0%和59.4%。临床前模型表明，对标准治疗酪氨酸激酶抑制剂（TKI）产生的耐药性与肿瘤免疫逃避有关，这一现象可通过免疫治疗方法逆转[5]。此外，手术切除的HCC患者，程序性死亡配体（PD-L）受体的过度表达与预后更差有关，这表明免疫监视或免疫逃避在治疗后HCC的复发中有着重要作用[6]。

明确HCC的分子通路和基因组改变对HCC个体化治疗的选择有指导作用。然而，HCC的诊断多依赖于放射学和血清学检查，而不需要进行病理组织诊断。而且HCC往往是血管性肿瘤，能否安全取得足够数量的组织用来进行分子层面的分析也是一个挑战。在这种情况下，手术切除的样本虽然有局限性，但却为了解HCC的分子驱动因素提供了资源。

在一项研究中[7]，研究者对243例手术切除的HCC肿瘤样本进行了全密码子测序，这些HCC伴有不同的基础性肝病，即肝硬化（n=118）、肝纤维化（n=46）与非肝纤维化（n=79）。其他危险因素包括酗酒（41%）、HCV感染（26%）、非酒精性脂肪性肝炎（NASH，18%）、HBV感染（14%）、血色素沉着病（7%）和其他（11%）。在这项研究中，共鉴定出28 478个体细胞突变，其中6184个突变发生在一个具有超突变表型的肿瘤样本中。排除这个样本后，研究者鉴定出每个肿瘤样本的中位沉默突变为21,中位非沉默突变为64个(突变总数从1到706个不等),对应于编码序列的平均体细胞突变率为每兆碱基1.3个突变。出现频率>5%的突变类型有11种:端粒维持(60%)、Wnt-B-连环蛋白(54%)、PI3K-AKT-mTOR通路(51%)、p53/细胞周期(49%)、MAPK通路(43%)、肝分化(34%)、表观遗传调节因子(32%)、色素重塑(28%)、氧化应激(12%)、IL-6/JAK-STAT通路(9%)和TGF-β通路(5%)。研究者"顺藤摸瓜",继续探索与HCC发病机制相关的突变特征。在一亚组患者中,同时暴露于酒精和烟草与更高的突变率及β-联蛋白途径改变相关,与肝硬化的发生不相关,这表明基因毒性效应可能是肝细胞癌发生的罪魁祸首。此外,这项分析显示,28%的基因组改变可以被FDA批准的药物靶向,86%的基因改变可被临床试验药物靶向。

癌症基因组图谱网络对HCC进行了全面的综合分析:对363个样本进行了全外显子组测序分析,对一个含有196个样本的子集进行了综合分析,包括DNA甲基化、RNA、miRNA和蛋白质组学分析。共有12 136个基因发生非沉默突变,其中26个基因被MutSigCV算法确定为显著突变基因(SMG)。在这26个基因中,有18个基因先前被报道为SMG,包括TP53、WNT通路和染色质重塑基因。在26个MutSigCV鉴定的SMG中,有8个基因以前不被认为是HCC的驱动因素,包括LZTR1、AZIN1、RP1L1、EEF1A1、GPATCH4、CREB3L3、AHCTF1和HIST1H1C,其中LZTR1基因可编码CUL3 E3连接酶复合物配体,在377例HCC中有10例发生突变(3%)。

突变特征

研究者应用算法分析来丰富突变特征,确定了特定的模式。一个特征与马兜铃酸有关,另一个与黄曲霉素B1(AFB1)暴露有关,后者与TP53基因的R249S点突变有关。与其他TP53突变型或野生型样品相比,复发的TP53-R249S突变型样品具有显著的AFB1信号活性富集。HBV阳性标本的AFB1活性明显高于HBV阴性的HCC,提示AFB1在HCC发展中可能具有协同作用。

比较正常组织和HCC基因组水平的DNA甲基化谱,发现肿瘤中存在大量的低甲基化和高甲基化。CpG位点可显示癌症特异性DNA的高甲基化,使用CPG位点对HCC进行无监督聚类,确定了4个高甲基化簇。有2个簇表现出极高的甲基化水平,其中1个包含了所有具有IDH1/2突变的肿瘤。第三个簇不成比例地富集了CDKN2A表观遗传沉默、TERT启动子突变和CTNNB1突变。对拷贝数变异的分析发现原癌基因(如CCND1、FGF19、MYC、MET、VEGFA、MCL1和TERT)的重复扩增和抑癌基因(如RB1、CDKN2A、ERRFI1和NCOR1)明显缺失。

当将分子研究结果与肝炎病因进行比较时,与HBV阴性的HCC样本相比,HBV阳性的HCC样本发生TP53突变的可能性显著升高,而TERT启动子突变的可能性显著降低。相比之下,HCV相关的HCC样本显示CDKN2A启动子沉默和TERT启动子突变的可能性显著升高。

异质性是癌症进化中早已被认识的概念,最近的一项研究表明,肿瘤内异质性与HCC的基因组和表观遗传变化有关[8]。这项研究强调了HCC发生过程所起的作用,包括早期突变对肝细胞癌后续发展的影响。循环肿瘤细胞侵入性工具可以进一步对HCC相关的循环肿瘤细胞进行定量和定性分析,其也可作为评估治疗的替代标志物[9]。

这些分析强调了HCC病理学的可变驱动因素和分子特征。这可能会影响未来的药物研发,例如根据基因组畸变选择治疗方法,利用液体活检等新技术,为患者匹配相应的治疗方案。

(邹丹丹　高占华　译　邱鸣寒　张诗武　校)

参考文献

1. Thorgeirsson SS, Grisham JW. Molecular pathogenesis of human hepatocellular carcinoma. *Nat Genet*. 2002;31(4):339–346. doi:10.1038/ng0802-339
2. Sung WK, Zheng H, Li S, et al. Genome-wide survey of recurrent HBV integration in hepatocellular carcinoma. *Nat Genet*. 2012;44(7):765–769. doi:10.1038/ng.2295
3. Wurmbach E, Chen Y-b, Khitrov G, et al. Genome-wide molecular profiles of HCV-induced dysplasia and hepatocellular carcinoma. *Hepatology*. 2007;45(4):938–947. doi:10.1002/hep.21622
4. Gao Q, Qiu S-J, Fan J, et al. Intratumoral balance of regulatory and cytotoxic T cells is associated with prognosis of hepatocellular carcinoma after resection. *J Clin Oncol*. 2007;25(18):2586–2593. doi:10.1200/JCO.2006.09.4565
5. Chen YC, Ramjiawan RR, Reiberger T, et al. CXCR4 inhibition in tumor microenvironment facilitates anti-programmed death receptor-1 immunotherapy in sorafenib-treated hepatocellular carcinoma in mice. *Hepatology*. 2015;61(5):1591–1602. doi:10.1002/hep.27665
6. Gao Q, Wang X-Y, Qiu S-J, et al. Overexpression of PD-L1 significantly associates with tumor aggressiveness and postoperative recurrence in human hepatocellular carcinoma. *Clin Cancer Res*. 2009;15(3):971–979. doi:10.1158/1078-0432.CCR-08-1608
7. Schulze K, Imbeaud S, Letouzé E, et al. Exome sequencing of hepatocellular carcinomas identifies new mutational signatures and potential therapeutic targets. *Nat Genet*. 2015;47(5):505–511. doi:10.1038/ng.3252
8. Lin DC, Mayakonda A, Dinh HQ, et al. Genomic and epigenomic heterogeneity of hepatocellular carcinoma. *Cancer Res*. 2017;77(9):2255–2265. doi:10.1158/0008-5472.CAN-16-2822
9. Kalinich M, Bhan I, Kwan TT, et al. An RNA-based signature enables high specificity detection of circulating tumor cells in hepatocellular carcinoma. *Proc Natl Acad Sci U S A*. 2017;114(5):1123–1128. doi:10.1073/pnas.1617032114

第 30 章

早期肝细胞癌的肝移植治疗

Emmanouil Giorgakis，Amit K. Mathur

引言

　　肝细胞癌（HCC）是一种具有高度侵袭性的恶性肿瘤，是世界上最常见的肝脏原发性恶性肿瘤，高发于东亚、东南亚和撒哈拉以南的非洲。在美国，HCC的发病率在过去三十年间增长了近两倍，这似乎与慢性肝病的发生率迅速增长有关[1]。HCC的生存率较低，五年生存率大约为10%~15%，这可能与诊断时患者处于病情晚期有关[2]。

　　HCC治疗的巨大进步应得益于巴塞罗那肝癌（BCLC）临床分期和治疗方案的发展与制订（图30.1）[3,4]。多年来，它一直作为西方国家进行肝细胞癌诊疗的临床指南，开辟了临床试验中对局部和全身治疗的全新研究方向。HCC的根治性方法适用于极早期、早期及中期HCC，包括肝切除、肝移植，以及在切除或移植后进行的消融治疗。HCC伴肝硬化是肝移植的手术适应症，在某些情况下也可以选择肝切除。对于那些由于肿瘤负荷、潜在肝病或器官功能不全而不能进行治愈性切除或移植，也可以将连续或周期的局部和全身治疗作为收尾。尽管HCC的治疗在过去几年中受到了一定的限制，但新的治疗方案已经出现，这将会改善早期和晚期HCC的临床治疗和管理。

肝细胞癌筛查

　　对高危人群进行筛查，意在发现早期HCC患者，可降低癌症相关的死亡率[5]。该筛查广泛推荐应用于肝硬化患者，同时适用于其它慢性肝疾病，包括病毒性肝炎和非酒精性脂肪肝（NAFLD）等[4,6-8]。无论是否有甲胎蛋白（AFP）水平的升高，建议每6个月进行一次超声检查[9]。检测甲胎蛋白水平可提高超声筛查的成效，但其成本–效益却饱受争议[6]。在对患者进行HCC筛查时，目前指南建议如果超声检查结果呈阳性（检出可疑结节直径≥10mm）并且甲胎蛋白水平>100ng/ml，应对该患者进行进一步的断层影像检查，尤其是磁共振成像（MRI）检查[5,10-12]。如果在超声检查中发现不确定的结节（结节<10mm），应在3到6个月内复查超声，视情况复查AFP水平（图30.2）。该指南同样也对大于10mm的病变进行了评估。

　　一旦发现结节并获取了断层影像，有多个标准能够用来进行HCC的影像学诊断[12-14]。对诊断具有特别意义的影像学表现，包括动脉期明显强化、延迟期消退，或假包膜存在时出现的"廓清"（图30.3）[12,15]。在评估慢性肝病患者的可疑肝结节时，MRI为首选的影像学检查方法，对于≥10mm的病变，其敏感性高于CT（80%对68%；$P=0.0023$）[16]；对于<10mm的病变，其敏感性低于其它检查方法。

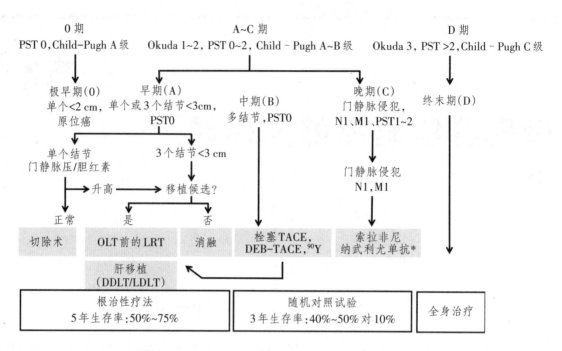

图30.1　目前的巴塞罗那肝癌分期和治疗方案。

BCLC,巴塞罗那肝癌临床分期;DDLT,非活体肝移植;DEB-TACE,药物洗脱微珠状化疗栓塞;HVWP,肝静脉楔压;LDLT,活体肝移植;LRT,局部治疗;OLT,原位肝移植;PST,体能状态评分;RFA,射频消融;TACE,经动脉化学栓塞。

更新的巴塞罗那肝癌临床分期和治疗方法。巴塞罗那肝癌分期包括分期和分级循证治疗策略两部分,被全世界广泛采纳并应用于临床。对于胆红素正常且肝静脉楔压<10mmHg的极早期和早期HCC患者适合进行根治性治疗,例如HCC切除术。肝移植主要用于无法进行肝切除且符合米兰标准的早期HCC患者。最近,大量使用LRT让中期HCC患者成功降期至符合米兰标准的方法已经被用于检测肿瘤治疗反应,同时可以那些既往不适合肝移植治疗的患者有机会接受肝移植。对于符合解剖条件的早期病变,射频消融是首选的局部治疗方案。对于多结节性病变的患者可选择经动脉化学栓塞治疗,并且越来越多人选择其他辅助性经动脉治疗,包括药物洗脱微球化疗栓塞和选择性⁹⁰Y放射栓塞。存在大血管侵犯和肝外扩散的患者接受索拉非尼一线治疗后,3年生存率可达到10%~40%。对索拉非尼治疗失败的HCC患者,还可以从纳武利尤单抗和类似药物的免疫治疗中获益,此法现已投入到HCC多个分期亚组的临床试验中。接受对症和姑息治疗的终末期患者,生存期一般少于3个月。当前临床试验中的新型系统治疗方案,包括检查点抑制剂和其他免疫治疗方案,可能会在未来几年内改变HCC患者的生存期。

MRI的另一个进步是在造影剂中添加了钆塞酸,提高了对高危人群肝细胞癌筛查的敏感性。采用钆塞酸的强化MRI与其他造影剂的强化MRI相比具有更高的敏感性(87%对74%;$P=0.03$)[17]。重要的是,适用于高风险人群的标准,不仅能保持适度的敏感性且具有较高的特异性。对于不符合影像标准的病变需要进一步检查,包括连续成像或活检。

对于符合HCC影像学诊断标准的高危患者,在进行根治性治疗之前无需活检。然而,如果病变高度可疑但不符合HCC影像学诊断标准,或者该个体不是高危个体,或其他诊断也无法明确时,则需进行活检。例如,如果非肝硬化患者的病灶符合影像学诊断标准,或者存在肝内异常结构或异常血管,则需要进行活组织检查,包括心功能不全引发的肝瘀血、多灶性局灶性结节增生(FNH)、巴德-基亚里综合征、遗传性出血性毛细血管扩张症(Osler-Weber-Rendu综合征)。如果患者同时存在癌胚抗原(CEA)、CA19-9升高,可能还提示患有其他恶性疾病,包括肝内胆管癌、混合性肝细胞癌-胆管癌或来源于其他肿瘤的转移性疾病。

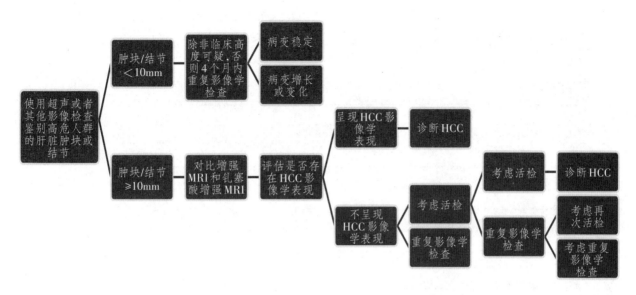

图 30.2 筛查高危人群后建立 HCC 诊断策略流程图。该程序已根据欧洲肝病研究协会和美国肝病研究协会发布的指南进行了改进,并已应用到目前的临床实践中。确诊为肝硬化的个体被认为是肝细胞癌高危人群的成员,强烈建议将其纳入 HCC 筛查计划。其他患有慢性肝病的人群也可以进行筛查,但目前尚不明确 HCC 筛查与死亡率降低之间有无关系。可以在使用或不使用 AFP 作为生物标记物的情况下通过超声进行筛查。基于对 HCC 筛查时发现的结节大小,较大的病灶需做断层成像检查。MRI 是我们经验上选择的影像学检查方式,较 CT 具有更高的敏感性。基于可靠的影像学标准,结合影像我们能够明确 HCC 诊断。在缺乏明确的影像学特点以"界定"HCC 的情况下,我们使用活检来建立组织学诊断。
AFP,甲胎蛋白;HCC,肝细胞癌。

诊断评估与分期

患者一旦确诊则需要进一步影像学检查以进行肝外分期。肝细胞癌常转移到肺、肾上腺、骨骼和淋巴结等。在筛查或诊断时应同时检测甲胎蛋白。胸部强化 CT 有助于评估是否存在肺转移。在对有症状的患者进行初步评估,或等待移植或术后的患者进行疾病随访时,可以选择性地进行骨扫描。肝功能评估对指导治疗方案的制定至关重要,患者需要转诊至肝病专科病房亦有必要。进行血清学检测明确是否存在病毒性肝炎,按 Child-Tur-cotte-Pugh 评分标准对慢性肝病严重程度进行分级(表 30.1)和终末期肝病模型评分(MELD)是必要的[18,19]。肝病的严重程度是影响预后的重要指标,不建议对临终患者进行积极治疗。除外转移性疾病的情况下,临床医生应评估患者的一般状态及是否存在合并症。

极早期和早期肝细胞癌的手术治疗

根据肝脏受累程度巴塞罗那肝癌临床分期(图 30.1)推荐了不同的治疗方案。

极早期(单个结节<2cm)和早期(单个结节或最多 3 个结节直径<3cm)HCC 是可以治愈的。遗憾的是,目前只有 20%~30% 的 HCC 确诊患者处于这一阶段,治疗后其 5 年生存率可达到 50%~70%[20]。除了个别中期 HCC 患者外,我们目前对 HCC 的治疗基本遵循巴塞罗那肝癌临床分期,同时基于临床判断我们亦实行一些个体化治疗方案。

目前,HCC 切除术是无肝硬化患者的首选治疗方法。评估肝储备、是否存在门脉高压和胆汁淤积是鉴别患者是否适合手术治疗的关键。在肝硬化患者中,对那些肝功能未进入失代偿期的患者,手术切除已被证明亦是一种可行的治疗选择[21-23]。我们评估门静脉高压症的方法包括临床评估肝脏储

0级
- 技术不足的影像学检查

1级
- 无HCC的影像学证据

2级
- 呈良性表现的病变或实质异常

3级
- 不确定性病变

4级
- 伴有某些HCC特征的不确定性病变

5A级
- ≥10 mm和<20 mm的晚期动脉或门静脉相影像
- 动脉期增强且延迟期廓清和边缘强化考虑假包膜

5A-g级
- 与5A中体积标准相同,但病变体积增大
- 在6个月的连续CT/MRI影像检查中,动脉期增强,体积增加50%

5B级
- ≥20 mm和≤50 mm
- 动脉期增强,或者①延迟期廓清②延迟期假性包膜③间隔6个月的连续CT/MRI提示体积增长50%或更多④HCC组织学检查呈阳性

5T级
- 以往的OPTN 5或经局部治疗的活检证实病变

5X级
- 体积≥50 mm
- 动脉期增强和延迟期廓清或强化假包膜

图30.3 HCC的OPTN影像学分级标准。在美国为了规范MELD为HCC患者授予例外情况,OPTN根据共识成像解释指南建立了HCC标准。这个标准允许对影像学发现给予标准化报告和为准确判断HCC病程提供临床资料。

OPTN,器官采购和移植网络;HCC,肝细胞癌;MELD,终末期肝病模型评分。

表30.1 慢性肝病严重程度的Child-Turcotte-Pugh评分

临床和实验标准	分值		
	1	2	3
肝性脑病	无	1~2级	3~4级
腹水	无	轻度至中度(利尿剂敏感)	重度(利尿剂抵抗)
胆红素	<2	2~3	>3
白蛋白	>3.5	2.8~3.5	<2.8
凝血酶原时间	<4	4~6	>6
或INR	<1.7	1.7~2.3	>2.3
CTP等级		**1年生存率**	**2年生存率**
A级 = 共5~6分		100%	85%
B级 = 共7~9分		81%	57%
C级 = 共10~15分		45%	35%

CTP,Child-Turcotte-Pugh评分标准;INR,国际标准化比率。

备功能,一般状况、合并症,是否存在蜘蛛痣等慢性肝病的表现,评估肝脏合成功能的实验室检查及选择性的应用肝静脉楔压梯度(门脉高压定义为>10mmHg)。HCC切除术一般适用于肿瘤位置相对较好,残肝的适应性强,病灶单发及预计术后肝功能良好的ChildA级和B级的患者。近期数据还表明,对伴有肝硬化的HCC患者进行肝中央切除术是可行的[24]。基于Couinaud肝分段法的肿瘤解剖结构(图30.4),以及血管、胆道结构的保存和(或)重建是手术主要的考虑因素[25]。

对没有肝病的患者可以安全切除多达75%肝脏。有学者指出对HCC伴有肝硬化的患者仍肝切除术后,其残余肝脏中的持续炎症纤维化和残肝再生可能会导致新癌变的发生[26]。然而,在肝脏供体捐赠不足、缺乏活体供体或达不到移植资格时,如果术后残余肝功能良好,则肝切除是首选治疗方法。当患者符合以下情况时,我们一般推荐肝切

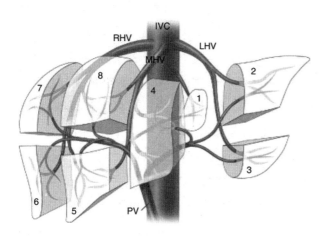

图30.4　依据Couinaud分类对肝脏进行分段解剖。鉴定肝脏中HCC的位置对选择合适的治疗策略至关重要。当评估HCC手术治疗可行性时,一般使用断层扫描,特别是MR和(或)CT分析Couinaud分段解剖来评估血管的流入、流出和相关胆管的解剖。

HCC,肝细胞癌;IVC,下腔静脉;LHV,肝左静脉;MHV,肝中静脉;RHV,肝右静脉。

Source:Reprinted with permission from Brown RS, Jr. Live donors in liver transplantation. *Gastroenterology*. 2008;134(6):1802-1813. doi:10.1053/j.gastro.2008.02.092

除:存在局限性门脉高压且肝功能评估为ChildA级或B级的患者;无大血管侵犯的单发病变;血管和胆管的流入流出量充足;足够的残肝体积(FLR)。

评估和优化FLR对于判断肝细胞癌切除术的可行性至关重要。在美国,评估FLR的主要方法是断层成像。我们把无肝硬化且FLR≥25%和代偿良好的肝硬化且FLR≥40%定义为充足残肝。目前可应用多种技术来诱导残肝增生。在对慢性肝病患者行肝大部分切除术之前,强烈建议采用门静脉栓塞(PVE)和[90]Y放射性栓塞来诱导再生[27,28]。对于那些需要进行肝大部分切除术但又未能成功诱导残肝增生的患者,因术后肝功能不全和死亡风险较高,应谨慎考虑手术治疗。将肝小叶与门静脉结扎(ALPPS)相结合是过去十年中快速发展的另一种诱导残肝增生的方法。分期肝切除术(ALPPS)最初主要用于结直肠癌肝转移的病例,目前逐渐应用于HCC的病例,但后者死亡率更高[29]。我们与肝病、放射学、介入放射学和肿瘤学等专家以多学科的方式共同探讨使用这些诱导残肝再生的方法。

传统认为解剖学切除可能是HCC最理想的治疗方法,但是随着外科手术和影像技术的革新,这种方法也在不断进步。腹腔镜技术已被越来越多地应用于肝胆恶性肿瘤的治疗,并取得了良好的效果。先前不推荐使用腹腔镜行肝切除术的原因是担心因无法直接控制供血血管而导致灾难性的大出血,由于胆管保护不当导致的胆瘘,二氧化碳气体栓塞、手术时间延长、切缘不足等其他未知问题。近期的一些技术进步,例如腔镜吻合器、电凝设施和超声刀等可以安全地实施分离和结扎肝脏血管、肝实质横切、止血和胆道结扎。手持器械通过微创切口可实施组织切除、标本取出,提高重大手术的安全性。最近对总计5889例HCC患者进行腹腔镜与开腹肝切除术的大样本荟萃分析表明,腹腔镜肝切除术在术中出血、输血量、病理切缘、R0切除率和住院时长方面更有优势;在总体生存率和无进展

生存率方面无明显差异[30]。大量单中心研究和近期的一项荟萃分析显示,对伴有肝硬化的HCC患者实施腹腔镜手术,其围术期和远期预后与开腹肝切除术相似[31]。

局部治疗

对于那些不适合根治性手术或目标是降低肿瘤分期的患者,我们把HCC局部治疗作为治愈性治疗(切除或移植)的过渡治疗。局部治疗也被考虑用于一些不可切除的疾病,但这仍具有争议性。这种治疗方法包含多种技术,一般由一些对肝肿瘤治疗感兴趣的介入放射科医生进行操作。值得注意的是,这些快速发展的新技术在理论和实践方式上存在很大差异。

合理的局部疗法往往以多学科发展为基础。目前存在多种局部治疗方法,包括消融、经动脉化疗栓塞、经动脉放射栓塞,以及放射疗法。选择治疗方法时需要考虑诸多因素,包括肿瘤的大小、位置、以前的治疗方案和治疗目标。

消融

消融涵盖了多项技术,包括单极射频消融(RFA)、多极射频消融、微波消融(MWA)、低温消融和不可逆电消融(IRE)。射频消融和肝切除、肝移植一同被认为是伴有肝硬化的HCC患者的主要根治性治疗方式[26]。射频消融可以经皮、经腹腔镜或通过开腹手术来完成,对小于3cm的病变可实行根治性治疗[32]。对于较大的病灶(体积为3~5cm)一般采用消融与动脉介入的联合疗法,以延长患者生存期[33]。RFA通过诱导热效应和电流产热(达到60~100℃)引起热消融和凝固坏死。鉴于热量是从能量源开始传播(离心消融)的,因此选择这种局部肿瘤治疗方式就必须考虑到“散热效应”,这与附近的血运和肿瘤的大小有关,因此离心消融会导致能量源的外周和中心组织坏死程度有所差异。为了降低这个差异和其他并发症,包括多重双极射频消融、MWA和低温消融在内的新型消融技术已逐渐发展起来[26]。消融治疗效果十分出色,通过多极消融技术,小HCC患者的影像学缓解率可达95%,病理学缓解效果率可达90%[34]。在符合米兰标准条件下,实施射频消融后的HCC复发率为10%~30%,但亦可再次接受消融治疗。肿瘤局部复发(LR)可能与肿瘤生物学特点或局部治疗不足有关,因为肿瘤的体积和肿瘤与周围大血管的毗邻关系也是复发的高危因素[26]。STORM试验发现,消融治疗后索拉非尼的辅助全身治疗会增加副作用,而并无明显生存获益[35]。

经动脉介入治疗

HCC的经动脉介入治疗会选择性地向供应肿瘤的肝动脉分支中插入导管,并灌注相应药物。此方案一般适用于中期HCC,虽然有些学者认为少部分该患者也可安全地实行肝切除术。当肝切除术无法实施时,有多种经动脉治疗方法可供选择。这类治疗包括单一的经动脉栓塞(TAE)、化学栓塞(TACE)、附有药物洗脱珠的化学栓塞(DEB-TACE)和附有90钇微球的放射栓塞(TARE)[36-39]。每种栓塞方法可以互补,但是每种方法都必须考虑到技术层面和临床层面的细微差别,因此肝病中心的专业性对于维护患者安全至关重要[40]。大多数HCC患者都适合此类治疗,但也需根据靶向血管解剖结构和肝功能来评估手术可行性。相对禁忌症包括合并胆汁淤积和肝功能失代偿[38,39]。放射性肝叶切除是一种通过选择性经肝动脉注射钇90,使治疗肝叶萎缩同时对侧正常肝叶体积增大以期更好地增加剩余肝实质体积的新治疗技术。这种技术对于巴塞罗那临床肝癌分期B类的患者具有重要的应用前景,可作为患者实施肝切除或移植术的过渡治疗[41,42]。在两项随机对照试验中,索拉非尼辅助或同时治疗未获益[43-45]。我们中心采用的动脉介入疗法是通过多学科合作实施的。

放疗

对于无法切除、无法耐受手术的患者、无法接受消融或动脉介入治疗的中期HCC患者，体外放疗（EBRT）或立体定向放疗（SBRT）也是一种治疗选择。SBRT的优势是可以减少放射引起的副作用和提高治疗准确性。SBRT是其他消融技术的替代方法，因为它可以安全实施大剂量辐射。因此，当其他治疗有禁忌症时应予以考虑[46,47]。我们一般在治疗病灶较少的病例时考虑使用立体定向放疗，目的是最大程度保留未受累的肝脏。最近，质子束疗法已成为治疗HCC的另外一种方法[48]，但受限于技术因素，此技术目前仍无法大规模推广。

早期和中期肝细胞癌的肝移植术

肝移植手术适合因肿瘤位置、慢性肝病导致的功能不足或肿瘤负荷过高而无法实行肝功除治疗的肿瘤患者。理论上说，肝移植作为HCC的治疗方法，其本身就极具魅力——可以治愈潜在的肝硬化，从而消除"肝区缺损"，并提供最大的可控肝区。由于高复发率，早期的临床肝移植手术被视为一种失败的治疗方法。由于缺乏对肝移植适合条件的深入了解，这种情况一直持续到1980年代。1996年，来自意大利米兰的Mazzaferro及其同事最初展示了48例因无法手术切除而接受肝移植的小HCC患者，这些患者的预后极好[49]，这预示着米兰标准作为肝移植术标准的开始。这个标准已在全球范围内被采纳。在美国，器官获取和移植网络（OPTN）作为美国器官移植的决策机构，已经采纳了米兰标准作为HCC肝移植的治疗标准。米兰标准规定了HCC移植的适宜条件，包括2~5cm的单发结节，多发结节≤3个且最大直径≤3cm，以及没有大血管受累或其他肝外疾病。在随后的几年中，米兰标准在多项研究中已经得到证实，并成为大多数现代HCC肝移植临床治疗方案的基础[50~52]。

目前，大量可信临床数据还支持了部分超出米兰标准的HCC患者进行肝移植。例如北美地区由加利福尼亚大学旧金山分校（UCSF）学组[58]和得克萨斯州达拉斯贝勒学组[59,60]共同提出的"超米兰"分期系统，以及最近米兰地区由MetroTicket研究小组修订的"Up-to-Seven"标准[61]。这些新标准的出现是由于米兰标准本身的局限性日益突出，包括缺乏重要的预后数据，如血管浸润、肿瘤分化，以及影像学与移植病理学对HCC患者的错误分类[53~57]。多个研究中心也根据肿瘤的大小和数量提出了分期标准，但几乎都未考虑移植患者的预后信息。Sapisochin等专家提出了纳入范围更大的多伦多标准，该理论不再强调肿瘤的大小和数量，转而强调肿瘤分化、血管浸润、癌症症状和肝脏失代偿这些因素[62]。他们的研究表明，在米兰标准以外，符合这些标准的患者，其5年生存率高达72%，这与米兰标准纳入的患者预后近似。

局部治疗通常作为可移植患者行全肝切除术的过渡治疗，它的成功和进步开创了HCC肝移植的新时代。目前，巴塞罗那肝癌临床分期B期患者已可以被纳入更新的米兰标准中，在移植后具有可观的总体生存率和无进展生存率[63~66]。这些新标准包括设定入选资格标准、集中的局部治疗策略、评估肿瘤生物学的等待期、选择恰当的移植时机，以及治疗失败的后续治疗。目前，作为HCC的权威性治疗方案是采用全肝切除术，然后再采用非活体肝移植（DDLT）或活体肝移植（LDLT），这种治疗范例与其他胃肠道肿瘤的治疗方案有许多相似之处，可以根据肿瘤生物学、患者一般情况、治疗的并发症，以及长期生存的可能性，来制定个性化的治疗方案。

器官分配和供应对发展符合移植资格的HCC患者的治疗方案具有重大影响。目前，美国的HCC患者可以根据初始生物学的终末期肝病模型（MELD）评分在任何时间等待DDLT。T2期HCC患者在进行局部治疗并强制等待6个月后，会进行肿瘤生物学评估，这些患者可能会获得额外的MELD

加分,以使他们能够与非 HCC 患者"竞争"移植肝脏来源。这些额外分值始于 MELD=22,最高为 MELD=34。这些临界值目前仍是国家政策争论的主要内容,争论涉及到了非活体供器官的利用率、局部器官的可用性、HCC 和非 HCC 肝移植等待名单的死亡率,以及基于社会价值分配的稀缺资源分配问题。

为了最大程度提高 HCC 患者及时移植的机会,我们中心采取了机会平等的方法来利用供体肝脏。除了标准的非活体供肝,我们还纳入了濒死患者供肝,例如循环衰竭死亡后供肝(循环衰竭死亡后捐献,DCD))、脂肪变性供肝和老龄供体供肝。代偿良好的肝移植受体(已在移植名单上的典型肝细胞癌患者)可以耐受与 DCD 和其他扩展标准供肝相关的早期异体移植排异反应,且具有相似的肿瘤学结局[67,68]。无论 HCC 是否降期,我们中心还利用肝左、右叶同种异体移植进行活体肝移植来治疗 HCC,相关数据均已记录在案[69,70]。

肝移植技术注意事项

全肝切除和肝脏置换技术已被详细描述和记录[71]。全肝切除是根治肿瘤最彻底的方法。仔细阅读术前影像有助于评估肿瘤负荷,以及规划血管和胆道重建。移植前行腹部检查确保无肝外扩散。探查过程中如意外发现淋巴转移或肝外扩散应放弃移植。评估门静脉和肝静脉中是否存在血栓也很重要。移植物选择包括非活体供体和活体供体。

血管重建是否会影响 HCC 的复发目前尚不明确,但手术医生应充分权衡每种方案的利弊。通常肿瘤位于尾状叶时施行腔静脉置换,但是腔静脉保留技术已被证实具有良好预后,且术后肾功能不全发生率较低。右半肝的病变常毗邻右侧膈穹隆。在这种情况下,应考虑切除整块肝脏和被侵犯的膈肌。除非存在其他与血流有关的问题,否则通常以标准方式进行门静脉重建。先前的经动脉介入治疗也可能会影响到肝动脉重建的质量,因此在评估血管重建方案时应予以充分考虑。胆道重建包括胆总管切断、胆道吻合或胆肠吻合引流。

术后随访和复发评估

移植术后有多种因素影响复发。Mehta 等专家的最新数据促进了梅奥诊所和美国加州大学旧金山分校 RETREAT 预后评分模型的发展,该评分模型对 HCC 复发风险进行建模并对复发风险进行分层[72,73]。术前甲胎蛋白、肿瘤大小和数量,以及微血管浸润是复发的独立危险因素(表 30.1)。RETREAT 模型在验证期间表现良好,且具有良好的区分度(C 检验值=0.82),相较于米兰标准有更好的复发风险分类。该模型也已使用器官共享联合网络(UNOS)的移植病理学进行了验证。这些研究为分期方案提供框架,帮助选择适合的患者接受新辅助治疗,在标准化 HCC 肝移植术后随访方面具有重大前景。

未来展望

HCC 的治疗需要多学科合作,涉及到肿瘤外科学、移植外科学、肝病学、肿瘤内科学、介入放射学、人体放射学、放射肿瘤学等其他学科。近年来治疗的成功带来了"移植肿瘤学"自身领域的发展,以及在 HCC 患者的整个临床肿瘤治疗中临床治疗手段的交叉应用[74]。HCC 治疗的进一步发展前景必须继续基于高水平的多学科交流,以开展有效可靠的研究为患者实现最佳预后。

HCC 治疗未来最有希望的发展方向可能是局部治疗的进一步完善和开发,包括免疫疗法在内的

表 30.1 HCC 肝移植术后复发风险的 RETREAT 标准

HCC 复发相关因素
切除/移植时 AFP 值
肿瘤大小
肿瘤数量
微血管侵犯

AFP,甲胎蛋白;HCC,肝细胞癌

辅助治疗和新辅助治疗。最近,晚期HCC治疗中使用的纳武利尤单抗和类似药物将会应用于早期和中期HCC治疗的临床试验中,这些试验将为改善HCC患者的预后带来希望。

临床病例30.1

病例1:该患者没有明确的慢性肝病病史,在诊断患有肾结石时偶然发现上腹部存在一个直径约9cm的肿块。MRI显示肿块大小为9cm×5cm×4cm,动脉期明显强化,但在延迟期上并没有明显的造影剂廓清或假包膜征,与美国国家器官获取和移植网络(OPTN)4级病变一致。这个病例出现了可疑的肝脏肿块但没有达到HCC影像学诊断标准,可以考虑进行活检,最终活检结果为无微血管侵犯的分化良好的HCC。甲胎蛋白值为400ng/ml。肝功能正常且无门静脉高压,该患者应考虑实施肝肿瘤切除。某些没有明显门脉高压症的肝硬化患者,亦可考虑肝肿瘤切除。

病例2:该患者明确有与非酒精性脂肪肝相关的肝硬化,超声检查发现3处疑似HCC的病变。甲胎蛋白值为75ng/mL。MRI提示存在三个符合OPTN 5B级的可疑病变(均显示动脉期强化,延迟期退散和假包膜征):第1处病变位于第5段,大小为2.5cm×2.5cm×2cm;第2处占位位于第7段,大小为2.2cm×2.1cm×1.9cm;第3处病变大小为1.9cm×2.1cm×1.8cm,与米兰标准中规定的T2期HCC一致。该患者合并有可以经利尿剂控制的腹水、静脉曲张和可以经药物控制的肝性脑病,MELD评分为10分。患者在东部合作肿瘤小组(ECOG)的表现状况为1。他有良好的家庭支持,可以负担所有的治疗费用。该患者推荐实施肝移植手术,术后给予局部治疗。局部治疗和移植评估可以同时进行。经多学科讨论后可考虑行联合消融和血管介入治疗的局部治疗。如果肝移植评估裁定患者不适合移植,亦采取局部治疗的方法,连续的影像学随访可用于评估局部治疗的效果。

病例3:一名肝功能C级的71岁肝硬化患者发现肝右叶单发直径约6cm的占位,并伴有多个卫星结节。MRI提示为原发性病灶和卫星结节,这符合HCC的影像学诊断标准。甲胎蛋白值为1050ng/ml。患者处于肝性脑病失代偿期,大量腹水,一般情况较差,MELD评分为30。尽管一些支持者尝试实施肝移植,但这个患者的肿瘤负荷已超过米兰标准规定,局部治疗的禁忌症(严重的门脉高压)排除了肿瘤降期的可能性,一般状况较差作为HCC独立危险因素也会限制该患者移植的候选资格。因此,不建议该患者行根治性治疗,应考虑行姑息治疗更合适。

(尹伟 李超 译 高占华 邱鸣寒 校)

参考文献

1. De Angelis R, Sant M, Coleman MP, et al. Cancer survival in Europe 1999–2007 by country and age: results of EUROCARE--5-a population-based study. *Lancet Oncol*. 2014;15(1):23–34. doi:10.1016/S1470-2045(13)70546-1
2. Bruix J, Reig M, Sherman M. Evidence-based diagnosis, staging, and treatment of patients with hepatocellular carcinoma. *Gastroenterology*. 2016;150(4):835–853. doi:10.1053/j.gastro.2015.12.041
3. Llovet JM, Fuster J, Bruix J, et al. The Barcelona approach: diagnosis, staging, and treatment of hepatocellular carcinoma. *Liver Transpl*. 2004;10(2 Suppl 1):S115–S120. doi:10.1002/lt.20034
4. Bruix J, Sherman M, Llovet JM, et al. Clinical management of hepatocellular carcinoma. Conclusions of the Barcelona-2000 EASL conference. European Association for the Study of the Liver. *J Hepatol*. 2001;35(3):421–430. doi:10.1016/S0168-8278(01)00130-1

5. Heimbach JK, Kulik LM, Finn RS, et al. AASLD guidelines for the treatment of hepatocellular carcinoma. *Hepatology*. 2018;67(1):358–380. doi:10.1002/hep.29086

6. Bruix J, Llovet JM. Hepatocellular carcinoma: is surveillance cost effective? *Gut*. 2001;48(2):149–150. doi:10.1136/gut.48.2.149

7. Bruix J, Sherman M, American Association for the Study of Liver Diseases. Management of hepatocellular carcinoma: an update. *Hepatology*. 2011;53(3):1020–1022. doi:10.1002/hep.24199

8. Reig M, Gambato M, Man NK, et al. Should patients with NAFLD/NASH be surveyed for HCC? *Transplantation*. 2019;103(1):39–44. doi:10.1097/TP.0000000000002361

9. European Association for the Study of the Liver, European Organisation for Research and Treatment of Cancer. EASL-EORTC clinical practice guidelines: management of hepatocellular carcinoma. *J Hepatol*. 2012;56(4):908–943. doi:10.1016/j.jhep.2011.12.001

10. Galle PR, Forner A, Llovet JM, et al. EASL clinical practice guidelines: management of hepatocellular carcinoma. *J Hepatol*. 2018;69(1):182–236. doi:10.1016/j.jhep.2018.03.019

11. Pomfret EA, Washburn K, Wald C, et al. Report of a national conference on liver allocation in patients with hepatocellular carcinoma in the United States. *Liver Transpl*. 2010;16(3):262–278. doi:10.1002/lt.21999

12. Chernyak V, Fowler KJ, Kamaya A, et al. Liver Imaging Reporting and Data System (LI-RADS) Version 2018: imaging of hepatocellular carcinoma in at-risk patients. *Radiology*. 2018;289(3):816–830. doi:10.1148/radiol.2018181494

13. Abd Alkhalik Basha M, Abd El Aziz El Sammak D, El Sammak AA. Diagnostic efficacy of the Liver Imaging-Reporting and Data System (LI-RADS) with CT imaging in categorising small nodules (10-20 mm) detected in the cirrhotic liver at screening ultrasound. *Clin Radiol*. 2017;72(10):901. e901–901.e911. doi:10.1016/j.crad.2017.05.019

14. Bae JS, Kim JH, Yu MH, et al. Diagnostic accuracy of gadoxetic acid-enhanced MR for small hypervascular hepatocellular carcinoma and the concordance rate of Liver Imaging Reporting and Data System (LI-RADS). *PLoS One*. 2017;12(5):e0178495. doi:10.1371/journal.pone.0178495

15. Wald C, Russo MW, Heimbach JK, et al. New OPTN/UNOS policy for liver transplant allocation: standardization of liver imaging, diagnosis, classification, and reporting of hepatocellular carcinoma. *Radiology*. 2013;266(2):376–382. doi:10.1148/radiol.12121698

16. Fowler KJ, Potretzke TA, Hope TA, et al. LI-RADS M (LR-M): definite or probable malignancy, not specific for hepatocellular carcinoma. *Abdom Radiol*. 2018;43(1):149–157. doi:10.1007/s00261-017-1196-2

17. Kim BR, Lee JM, Lee DH, et al. Diagnostic performance of gadoxetic acid-enhanced liver MR Imaging versus multidetector CT in the detection of dysplastic nodules and early hepatocellular carcinoma. *Radiology*. 2017;285(1):134–146. doi:10.1148/radiol.2017162080

18. Child CG, Turcotte JG. Surgery and portal hypertension. *Major Probl Clin Surg*. 1964;1:1–85.

19. Kamath PS, Wiesner RH, Malinchoc M, et al. A model to predict survival in patients with end-stage liver disease. *Hepatology*. 2001;33(2):464–470. doi:10.1053/jhep.2001.22172

20. Bruix J. Hepatocellular carcinoma: paving the road for further developments. *Semin Liver Dis*. 2014;34(4):361. doi:10.1055/s-0034-1395181

21. Beard RE, Wang Y, Khan S, et al. Laparoscopic liver resection for hepatocellular carcinoma in early and advanced cirrhosis. *HPB (Oxford)*. 2018;20(6):521–529. doi:10.1016/j.hpb.2017.11.011

22. Belghiti J. Resection of hepatocellular carcinoma complicating cirrhosis. *Br J Surg*. 1991;78(3):257–258. doi:10.1002/bjs.1800780302

23. Poon RT, Fan ST, Lo CM, et al. Long-term prognosis after resection of hepatocellular carcinoma associated with hepatitis B-related cirrhosis. *J Clin Oncol*. 2000;18(5):1094–1101. doi:10.1200/JCO.2000.18.5.1094

24. Kim WJ, Kim KH, Kim SH, et al. Laparoscopic versus open liver resection for centrally located hepatocellular carcinoma in patients with cirrhosis: a propensity score-matching Analysis. *Surg Laparosc Endosc Percutan Tech*. 2018;28(6):394–400. doi:10.1097/SLE.0000000000000569

25. Brown RS Jr. Live donors in liver transplantation. *Gastroenterology*. 2008;134(6):1802–1813. doi:10.1053/j.gastro.2008.02.092

26. Nault JC, Sutter O, Nahon P, et al. Percutaneous treatment of hepatocellular carcinoma: State of the art and innovations. *J Hepatol*. 2017;68(4):783–797. doi:10.1016/j.jhep.2017.10.004

27. Sun JH, Zhang YL, Nie CH, et al. Effects of liver cirrhosis on portal vein embolization prior to right hepatectomy in patients with primary liver cancer. *Oncol Lett*. 2018;15(2):1411–1416.

28. Edeline J, Lenoir L, Boudjema K, et al. Volumetric changes after (90)y radioembolization for hepatocellular carcinoma in cirrhosis: an option to portal vein embolization in a preoperative setting? *Ann Surg Oncol*. 2013;20(8):2518–2525. doi:10.1245/s10434-013-2906-9

29. D'Haese JG, Neumann J, Weniger M, et al. Should ALPPS be used for liver resection in inter-

mediate-stage HCC? *Ann Surg Oncol*. 2016;23(4):1335–1343. doi:10.1245/s10434-015-5007-0

30. Jiang B, Yan XF, Zhang JH. Meta-analysis of laparoscopic versus open liver resection for hepatocellular carcinoma. *Hepatol Res*. 2018;48(8):635–663. doi:10.1111/hepr.13061

31. Goh EL, Chidambaram S, Ma S. Laparoscopic vs open hepatectomy for hepatocellular carcinoma in patients with cirrhosis: a meta-analysis of the long-term survival outcomes. *Int J Surg*. 2018;50:35–42. doi:10.1016/j.ijsu.2017.12.021

32. Salati U, Barry A, Chou FY, et al. State of the ablation nation: a review of ablative therapies for cure in the treatment of hepatocellular carcinoma. *Future Oncol*. 2017;13(16):1437–1448. doi:10.2217/fon-2017-0061

33. Peng ZW, Zhang YJ, Liang HH, et al. Recurrent hepatocellular carcinoma treated with sequential transcatheter arterial chemoembolization and RF ablation versus RF ablation alone: a prospective randomized trial. *Radiology*. 2012;262(2):689–700. doi:10.1148/radiol.11110637

34. Cho YK, Kim JK, Kim MY, et al. Systematic review of randomized trials for hepatocellular carcinoma treated with percutaneous ablation therapies. *Hepatology*. 2009;49(2):453–459. doi:10.1002/hep.22648

35. Bruix J, Takayama T, Mazzaferro V, et al. Adjuvant sorafenib for hepatocellular carcinoma after resection or ablation (STORM): a phase 3, randomised, double-blind, placebo-controlled trial. *Lancet Oncol*. 2015;16(13):1344–1354. doi:10.1016/S1470-2045(15)00198-9

36. Llovet JM, Real MI, Montana X, et al. Arterial embolisation or chemoembolisation versus symptomatic treatment in patients with unresectable hepatocellular carcinoma: a randomised controlled trial. *Lancet*. 2002;359(9319):1734–1739. doi:10.1016/S0140-6736(02)08649-X

37. Malagari K, Pomoni M, Kelekis A, et al. Prospective randomized comparison of chemoembolization with doxorubicin-eluting beads and bland embolization with BeadBlock for hepatocellular carcinoma. *Cardiovasc Intervent Radiol*. 2010;33(3):541–551. doi:10.1007/s00270-009-9750-0

38. Kulik LM, Carr BI, Mulcahy MF, et al. Safety and efficacy of 90Y radiotherapy for hepatocellular carcinoma with and without portal vein thrombosis. *Hepatology*. 2008;47(1):71–81. doi:10.1002/hep.21980

39. Salem R, Lewandowski RJ, Mulcahy MF, et al. Radioembolization for hepatocellular carcinoma using Yttrium-90 microspheres: a comprehensive report of long-term outcomes. *Gastroenterology*. 2010;138(1):52–64. doi:10.1053/j.gastro.2009.09.006

40. Sangro B, Salem R. Transarterial chemoembolization and radioembolization. *Semin Liver Dis*. 2014;34(4):435–443. doi:10.1055/s-0034-1394142

41. Gaba RC, Lewandowski RJ, Kulik LM, et al. Radiation lobectomy: preliminary findings of hepatic volumetric response to lobar yttrium-90 radioembolization. *Ann Surg Oncol*. 2009;16(6):1587–1596. doi:10.1245/s10434-009-0454-0

42. Siddiqi NH, Devlin PM. Radiation lobectomy-a minimally invasive treatment model for liver cancer: case report. *J Vasc Interv Radiol*. 2009;20(5):664–669. doi:10.1016/j.jvir.2009.01.023

43. Pawlik TM, Reyes DK, Cosgrove D, et al. Phase II trial of sorafenib combined with concurrent transarterial chemoembolization with drug-eluting beads for hepatocellular carcinoma. *J Clin Oncol*. 2011;29(30):3960–3967. doi:10.1200/JCO.2011.37.1021

44. Kudo M, Imanaka K, Chida N, et al. Phase III study of sorafenib after transarterial chemoembolisation in Japanese and Korean patients with unresectable hepatocellular carcinoma. *Eur J Cancer*. 2011;47(14):2117–2127. doi:10.1016/j.ejca.2011.05.007

45. Lencioni R, Llovet JM, Han G, et al. Sorafenib or placebo plus TACE with doxorubicin-eluting beads for intermediate stage HCC: the SPACE trial. *J Hepatol*. 2016;64(5):1090–1098. doi:10.1016/j.jhep.2016.01.012

46. Hoffe SE, Finkelstein SE, Russell MS, et al. Nonsurgical options for hepatocellular carcinoma: evolving role of external beam radiotherapy. *Cancer Control*. 2010;17(2):100–110. doi:10.1177/107327481001700205

47. Wahl DR, Stenmark MH, Tao Y, et al. Outcomes after stereotactic body radiotherapy or radiofrequency ablation for hepatocellular carcinoma. *J Clin Oncol*. 2016;34(5):452–459. doi:10.1200/JCO.2015.61.4925

48. Yoo GS, Yu JI, Park HC. Proton therapy for hepatocellular carcinoma: current knowledges and future perspectives. *World J Gastroenterol*. 2018;24(28):3090–3100. doi:10.3748/wjg.v24.i28.3090

49. Mazzaferro V, Regalia E, Doci R, et al. Liver transplantation for the treatment of small hepatocellular carcinomas in patients with cirrhosis. *N Engl J Med*. 1996;334(11):693–699. doi:10.1056/NEJM199603143341104

50. Bismuth H, Majno PE, Adam R. Liver transplantation for hepatocellular carcinoma. *Semin Liver*

Dis. 1999;19(3):311–322. doi:10.1055/s-2007-1007120

51. Llovet JM, Fuster J, Bruix J. Intention-to-treat analysis of surgical treatment for early hepatocellular carcinoma: resection versus transplantation. *Hepatology*. 1999;30(6):1434–1440. doi:10.1002/hep.510300629

52. Jonas S, Bechstein WO, Steinmuller T, et al. Vascular invasion and histopathologic grading determine outcome after liver transplantation for hepatocellular carcinoma in cirrhosis. *Hepatology*. 2001;33(5):1080–1086. doi:10.1053/jhep.2001.23561

53. Zavaglia C, De Carlis L, Alberti AB, et al. Predictors of long-term survival after liver transplantation for hepatocellular carcinoma. *Am J Gastroenterol*. 2005;100(12):2708–2716. doi:10.1111/j.1572-0241.2005.00289.x

54. Llovet JM, Bruix J, Fuster J, et al. Liver transplantation for small hepatocellular carcinoma: the tumor-node-metastasis classification does not have prognostic power. *Hepatology*. 1998;27(6):1572–1577. doi:10.1002/hep.510270616

55. Libbrecht L, Bielen D, Verslype C, et al. Focal lesions in cirrhotic explant livers: pathological evaluation and accuracy of pretransplantation imaging examinations. *Liver Transpl*. 2002;8(9):749–761. doi:10.1053/jlts.2002.34922

56. Burrel M, Llovet JM, Ayuso C, et al. MRI angiography is superior to helical CT for detection of HCC prior to liver transplantation: an explant correlation. *Hepatology*. 2003;38(4):1034–1042. doi:10.1002/hep.1840380430

57. Marsh JW, Dvorchik I. Liver organ allocation for hepatocellular carcinoma: are we sure? *Liver Transpl*. 2003;9(7):693–696. doi:10.1053/jlts.2003.50086

58. Yao FY, Ferrell L, Bass NM, et al. Liver transplantation for hepatocellular carcinoma: comparison of the proposed UCSF criteria with the Milan criteria and the Pittsburgh modified TNM criteria. *Liver Transpl*. 2002;8(9):765–774. doi:10.1053/jlts.2002.34892

59. Guiteau JJ, Cotton RT, Washburn WK, et al. An early regional experience with expansion of Milan Criteria for liver transplant recipients. *Am J Transplant*. 2010;10(9):2092–2098. doi:10.1111/j.1600-6143.2010.03222.x

60. Onaca N, Klintmalm GB. Liver transplantation for hepatocellular carcinoma: the Baylor experience. *J Hepatobiliary Pancreat Sci*. 2010;17(5):559–566. doi:10.1007/s00534-009-0163-x

61. Mazzaferro V, Llovet JM, Miceli R, et al. Predicting survival after liver transplantation in patients with hepatocellular carcinoma beyond the Milan criteria: a retrospective, exploratory analysis. *Lancet Oncol*. 2009;10(1):35–43. doi:10.1016/S1470-2045(08)70284-5

62. Sapisochin G, Goldaracena N, Laurence JM, et al. The extended Toronto criteria for liver transplantation in patients with hepatocellular carcinoma: a prospective validation study. *Hepatology*. 2016;64(6):2077–2088. doi:10.1002/hep.28643

63. Yao FY, Fidelman N. Reassessing the boundaries of liver transplantation for hepatocellular carcinoma: where do we stand with tumor down-staging? *Hepatology*. 2016;63(3):1014–1025. doi:10.1002/hep.28139

64. Yao FY, Mehta N, Flemming J, et al. Downstaging of hepatocellular cancer before liver transplant: long-term outcome compared to tumors within Milan criteria. *Hepatology*. 2015;61(6):1968–1977. doi:10.1002/hep.27752

65. Majno PE, Adam R, Bismuth H, et al. Influence of preoperative transarterial lipiodol chemoembolization on resection and transplantation for hepatocellular carcinoma in patients with cirrhosis. *Ann Surg*. 1997;226(6):688–701; discussion 701–683.

66. Yao FY, Breitenstein S, Broelsch CE, et al. Does a patient qualify for liver transplantation after the down-staging of hepatocellular carcinoma? *Liver Transpl*. 2011;17 Suppl 2:S109–S116. doi:10.1002/lt.22335

67. Battula N, Reichman TW, Amiri Y, et al. Outcomes utilizing imported liver grafts for recipients with hepatocellular carcinoma. *Liver Transpl*. 2017;23(3):299–304. doi:10.1002/lt.24709

68. Khorsandi SE, Yip VS, Cortes M, et al. Does donation after cardiac death utilization adversely affect hepatocellular cancer survival? *Transplantation*. 2016;100(9):1916–1924. doi:10.1097/TP.0000000000001150

69. Llovet JM, Pavel M, Rimola J, et al. Pilot study of living donor liver transplantation for patients with hepatocellular carcinoma exceeding Milan Criteria (Barcelona Clinic Liver Cancer extended criteria). *Liver Transpl*. 2018;24(3):369–379. doi:10.1002/lt.24977

70. Azoulay D, Audureau E, Bhangui P, et al. Living or brain-dead donor liver transplantation for hepatocellular carcinoma: a multicenter, western, intent-to-treat cohort study. *Ann Surg*. 2017;266(6):1035–1044. doi:10.1097/SLA.0000000000001986

71. Busuttil RW, Klintmalm GB. *Transplantation of the Liver*. Amsterdam, Elsevier Inc. 2013.

72. Mehta N, Dodge JL, Roberts JP, et al. Validation of the prognostic power of the RETREAT

score for hepatocellular carcinoma recurrence using the UNOS database. *Am J Transplant*. 2018;18(5):1206–1213. doi:10.1111/ajt.14549

73. Mehta N, Heimbach J, Harnois DM, et al. Validation of a Risk Estimation of Tumor Recurrence After Transplant (RETREAT) score for hepatocellular carcinoma recurrence after liver transplant. *JAMA Oncol*. 2017;3(4):493–500. doi:10.1001/jamaoncol.2016.5116

74. Hibi T, Sapisochin G. What is transplant oncology? *Surgery*. 2019;165(2):281–285. doi:10.1016/j.surg.2018.10.024

第31章

早期肝细胞癌的外科治疗

Rachel M. Lee and Kenneth Cardona

引言

肝细胞癌(HCC)是成人最常见的原发性肝恶性肿瘤[1]。此病曾经被认为是一种发生在撒哈拉以南非洲和东亚的疾病,但从1992—2010年其发病率和死亡率在美国大幅上升,从每100 000人中3.1人增加到5.9人[2,3]。2018年美国新发HCC 42 200例,死亡30 200例,原发性HCC成为男性癌症死亡的第五大常见原因,也是美国女性癌症死亡的第八大常见原因[4]。迄今为止,外科手术切除,无论是肝移植还是肝切除,都被认为是HCC的主要治疗方式。外科干预方式主要由肿瘤负荷和潜在肝功能不全的程度来决定[5,6]。从肿瘤学角度,肿瘤大小、肿瘤数量、主要血管浸润和肝外疾病这4个主要预后指标是目前用于HCC预后模型和临床分期的基础[7,8]。虽然在肝移植患者中的预后模型(如米兰标准和UCSF标准)取得了具有可重复性的有效结果,但这些模型或分期系统在肝切除患者中未能得到相似的一致预测结果[9,10]。这种差异主要与以下情况有关:对于外科手术,HCC是一个独特的挑战,因为恶性肿瘤通常与相与多的肝实质性疾病相关,这会显著增加与肝切除相关的风险,因此会更加注重患者的选择问题。在这方面,最近更新的巴塞罗那临床肝癌分期(BCLC)系统是独一无二的,其在预后和指导治疗策略时增加了潜在肝脏疾病和患者一般情况两个维度。为了获得最佳的疗效BCLC系统仅推荐早期肝功能良好的HCC患者中实施肝脏切除术[11]。在本章

的后续章节中,我们将重点讨论早期HCC的肝切除手术,并特别关注患者选择问题。

肝切除术评估:肿瘤和分期特点

对于想要接受HCC切除手术的患者,评估患者的首先要评估患者的肿瘤负担和疾病范围。诊断HCC主要是基于HCC断层影像特征:在三期CT或MRI上可见动脉期强化,门脉期、延迟期去强化[12]。对于大于2cm的病灶,这种"快进快出"特征只要在一种影像学检查诊断增强CT或增强MRI中出现就足以诊断HCC[13]。对于1~2cm之间的病变,需要同时在MRI、CT两种影像学检查下出现典型强化特征才能确定HCC诊断。对于没有典型强化表现的病灶或者只在一种影像中有典型表现的病灶,推荐进行组织活检[13]。在断层成像质量方面,CT扫描比MRI敏感度稍低(68%对81%),但更为特异(93%对85%)。然而,MRI在鉴别肝硬化常见的再生/分化不良结节时比CT更加准确[14,15]。

除了确定HCC的诊断外,腹盆断层影像还可以评估肿瘤负荷、血管侵犯程度、是否存在门脉高压、是否有腹腔内转移等,并可评估患者的术后残肝残体积(FLR)。HCC肝外转移最常见部位是肺、腹部淋巴结和骨骼。因此,HCC分期时应完善胸部CT[16]。除非临床症状提示骨转移,否则无须常规进行骨扫描检查[15]。最后,血清甲胎蛋白(AFP)是筛查和诊断HCC时最常用的生物标志物。AFP>400ng/mL被认为具有HCC诊断意义。然而,AFP

不应该被用来指导治疗决策,因为AFP血清水平在个体间差异很大,在10%~30%的HCC患者的AFP甚至不会升高[17,18]。

肿瘤大小、数量、在肝脏内的位置和是否存在血管侵犯是评估患者肝切除术时需要考虑的重要因素。既往来看,较大的肿瘤(尤其是直径>5cm)在切除过程中存在相当大的技术挑战,大肿块已知与生存率呈负相关,并且被认为是肝内、肝外复发的高危因素[19]。然而,对于大肿块手术切除是唯一可行并可能根治的治疗选择,因为患者肝移植手术对肿瘤大小、数量的限制更为严格(米兰标准:1个病灶<5cm,或最多3个<3 cm病灶)[9,20],且局部消融治疗对此类大肿瘤无效[19]。对此有几个研究组报告过大HCC甚至巨大HCC(>10cm)患者接受肝切除术后的良好结果。然而,值得注意的是,最近的研究已经证明了更大的肿瘤有着更高的血管受侵几率[21-23]。因此,肿瘤体积增大可能与更具侵袭性的肿瘤生物学特征(即血管侵犯)有关,在为患者进行肝切除手术时应考虑到这一情况。

肝内多发病灶是HCC患者的独立预后因素,传统上被视为肝切除术的相对禁忌证,因为与孤立性肿瘤相比,多灶性肝癌患者的预后明显更差[21,24,25]。然而,由于可供移植的器官有限且大量多灶性疾病患者不符合移植标准,对于大部分这种患者肝切除术也是唯一的根治性治疗手段[19]。在经过选择患者中,多灶性肝癌的手术切除预后是令人满意的(1年生存率为74%、5年生存率为39%)。然而,这些患者的5年复发率却超过了70%,因此应考虑增用新辅助化疗或其他术前治疗[26,27]。

肝切除术的绝对禁忌证包括存在肝外疾灶,以及血管流入、流出不足或受损(即侵犯门静脉主干、下腔静脉、肝总动脉)和残肝胆汁引流不佳。然而有报道显示,在经过严格挑选的患者中,肝切除术联合癌栓切除术或腔静脉切除术的患者,虽然早期复发率很高,但围手术期结果可以接受,对预后也有一定帮助。因此,我们还需要对肝脏切除术在大

血管侵犯情况下的应用做进一步研究[28,29]。

手术切除评估:患者和肝脏特征

评估肝切除患者的关键在于评估患者的功能状态、基础肝功能和FLR(图31.1)。目前,有多种量表、工具和模型可用于评估患者的功能状态或虚弱程度。东部肿瘤协作组(ECOG)体能状态评分(从0分"活动能力完全正常,与起病前活动能力无任何差异"至5分"死亡",是各临床专科最常使用的量表)量表是一种被广泛接受并使用的衡量患者功能状态的方法。虽然其最初的目的是记录和评估患者接受临床试验治疗时的体力状态[30],但如今它已被用作术前风险分层工具。一项对加州375例肝切除患者的研究中发现,ECOG评分越差,术后30天内出现并发症、再入院和死亡的风险越高[31]。在另一项对日本7000多例肝切除术病例的研究中,日常生活部分或全部不能自理的患者(对应ECOG评分3分"生活仅能部分自理,日间一半以上时间卧床或坐轮椅"或4分"卧床不起,生活不能自理")术后30天死亡率和90天住院死亡率是显著增加的[30,32]。

肝切除术的主要术后死亡原因是急性肝功能衰竭,因此确定基础肝功能不全的严重程度对于患者的手术评估至关重要[33]。Child-Turcotte-Pugh(Child-Pugh)评分和终末期肝病模型(MELD)评分是两个主要的临床评分系统,可用于基础肝功能不全患者的分类和风险分层。Child评分采用腹水和肝性脑病的体格检查指标,以及总胆红素、国际标准化比值(INR)和血清白蛋白的实验室检查结果,将患者分为A、B、C三个等级。Child A级(评分5~6分)患者一般代偿良好,可耐受高达50%的肝切除术,围手术期发病率和死亡率可接受,因此从肝脏角度来看,通常被认为是肝切除术的合适人选。Child B级(评分7~9分)的患者可以耐受最高25%的肝切除术;但有30%的手术死亡风险。Child C级(评分10分或以上)患者手术相关死亡率高达

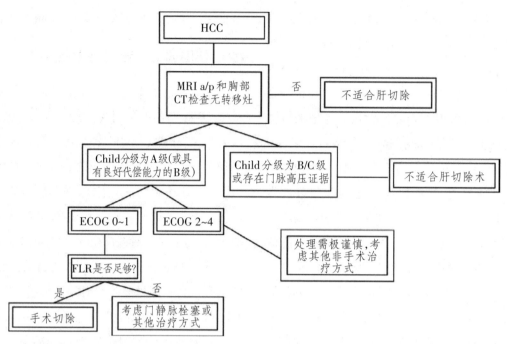

图31.1　早期肝细胞癌诊疗流程图。

ECOG，东部肿瘤协作组评分；FLR，残余肝体积；HCC，肝细胞癌；PVE，门静脉栓塞

80%，被认为是任何程度肝切除术的绝对禁忌证。根据这些数据，大多数Child B级和Child C级患者会转为接受肝移植或其他肝脏局部治疗，如消融或栓塞，而不是肝切除术[15,33]。MELD评分是一个由INR、总胆红素和血清肌酐组成的客观数值，主要用于预测等待肝移植患者的生存率。然而，最近的研究也使用该评分对考虑肝切除的患者进行风险分层。MELD评分≥9分使肝切除术后并发症率和死亡率显著增加，此时的5年生存率为23%，围手术期死亡率为29%，而MELD≥8分的患者则分别为51%和0%[34]。

此外，潜在肝功能障碍的一种间接测量方法是"是否存在门静脉高压"，患者在进行手术前评估时应确定是否存在门静脉高压。既往静脉曲张出血的临床病史（需要食管静脉曲张结扎的上消化道出血）、门静脉高压的影像学证据（脾大、食管胃静脉曲张、腹水）和血小板减少症（<100 000 /mcL）都被用作门脉高压症的替代标记物，并已被证明与肝切除术后发病率和死亡率的增加有关[35-38]。

Child-Pugh评分、MELD评分和门静脉高压症

的证据是肝功能的被动衡量指标，而吲哚青绿（ICG）滞留率则是肝功能的主动衡量指标。虽然该指标在美国没有常规应用，但在亚洲和欧洲已经被广泛研究和使用。吲哚青绿排泄试验使用血浆中的ICG 15分钟滞留率作为肝细胞功能的衡量标准。肝功能正常者，15分钟后血液中只有不到10%的ICG残留。ICG 15分钟滞留率15%~20%提示肝功能受损，>40%提示严重肝功能障碍。研究发现，7.3%±3.4%的ICG 15分钟滞留率相当于肝功能Child A级，13.7%±2.3%相当于Child B级，45.1%±7.5%相当于Child C级[39]。类似15分钟滞留率，ICG清除率被用于预测肝切除术后的结果：清除率低于5mL /min/kg的患者围手术期死亡率显著升高，因此这些患者不应考虑肝切除术[40]。

最后，在考虑进行肝切除术时必须对FLR进行适当的评估，因为过小或功能不足的残余肝脏会增加术后肝功能障碍（衰竭）的风险，并且与更高的术后并发症和死亡率相关[33]。由于肝脏的再生能力可在功能上补偿损失的体积，健康的无肝硬化肝脏最高可耐受80%的切除范围，此时FLR为20%[41]。

但肝硬化患者的肝脏不能耐受如此手术,他们需要至少40%~50%的FLR[42-44]。对FLR的评估有多种方法。CT容积测量法可以通过三维成像估算总肝脏体积(TLV)并推测FLR体积。此方法已被证明是足够准确且具重复性的。此方法已被证明是足够准确且具重复性的。然而,此测量方法在肿瘤较大时可能会错误地增大TLV体积,且并没有考虑基础肝脏疾病或体力状态情况[45-47]。TLV也可以采用基于体表面积的公式计算:TLV(cm³)=−794.41+1267.28×体表面积(m²),这种算法不受肿瘤体积影响,因此是一种标准化的计算方法[48]。两种方法可以结合使用——用体表面积计算TLV和用CT体积测量法计算FLR。

对于那些对FLR大小或质量有顾虑的患者,可以考虑在术前进行门静脉栓塞(PVE)诱导肝脏肥大从而使FLR增大。PVE还能提供关于FLR再生能力的重要信息。PVE后肝脏增大的程度受许多因素影响,包括年龄、既往接受化疗、栓塞后门静脉再通、肝脏脂肪变性及基础的肝功能情况[49-53]。PVE已被证明可以提高原发性肝癌的可切除率。根据一项关于原发性肝癌患者PVE文献的系统回顾报告,术前PVE后的中位切除率是90%(范围为52%~100%)[54]。对PVE的反应可用于指导进一步的治疗。在无基础肝病患者中,FLR在原体积基础上增大5%与低围手术期风险相关。有严重肝功能障碍的患者会出现更大程度的肝脏肥大。此时,FLR需大于原来大小的10%才能有更低的围手术期并发症风险。然而,无论哪类患者,在切除前都必须考虑PVE后的FLR总体积[55]。PVE后肝脏无明显增大,说明肝脏再生能力差或缺失,此为肝切除术的禁忌证[33]。

手术注意事项

决定为HCC患者施行肝切除术后,应考虑的事项包括腹腔镜手术还是开腹手术,解剖性切除还是非解剖性切除术,以及选择合适的手术切缘距离。

使用腹腔镜进行肝切除术已变得越来越普遍。荷兰进行了一项随机临床试验,比较了腹腔镜和开腹手术,但由于入组缓慢而提前中止。此研究在住院时间、再入院、发病率、死亡率方面则没有发现显著差异[56]。大量回顾性研究表明,腹腔镜肝切除术与开放性切除术相比,其术中出血量更少、输血需求降低、住院时间更短,但两者在总生存期、无病生存率(DFS)和复发率方面均无统计学差异[57,58]。经验丰富的外科医生进行的腹腔镜肝脏切除术是安全可靠的。目前没有足够强有力的证据能够证明一种手术方式是优于另一种的,无论是从肿瘤的性质还是预后角度,每个患者都应该结合其自身因素制定个体化的治疗方案。诸如肿瘤位置、患者是否能接受腹腔镜手术,以及外科医生的经验和专业技能水平等因素必须全面考虑。

在切除方式方面,一系列研究表明,解剖性切除(肝段)比非解剖性(楔形)切除术更能改善复发率和总生存率(SOS)[59-61]。然而,患者常合并的基础肝功能不全可能不允许对所有HCC患者进行解剖性切除。因此,对于肝功能障碍比较重的患者,通常会进行非解剖性切除,以减少正常肝实质的切除量,从而最大化FLR[33]。

最佳手术切缘仍有争议。一项前瞻性随机试验比较了窄切缘(1cm)和宽切缘(2cm)的患者,发现宽切缘患者的生存率更高,所有切缘复发均发生在窄切缘患者中[62]。此外,最近的一项比较窄切缘(0.5~1cm)和宽切缘(>1cm)的荟萃分析也显示,宽切缘者的5年无复发生存率和OS较高(窄切缘:OR: 1.69, 95%CI: 1.37~2.08;宽切缘:OR: 1.76, 95%CI: 1.20~2.59)[63]。然而,在另一项荟萃分析中<1cm和>1cm切缘之间的复发或生存却没有差异[64]。基于上述数据,手术的最佳切缘距离仍没有统一的定论,值得进一步研究。

预后

近几十年来,早期HCC肝切除术后的围手术期并发症和死亡率有所下降,这主要是由于患者选择、手术技术、围手术期护理和大医疗中心区域化等方面的改进。肝切除术后的并发症发生率为21~48%,最常见胆漏、腹腔脓肿和手术部位感染。据报道,严重并发症发生率(Clavien-Dindo 分级为3级或更高)为15%~17%。术后肝衰竭的发生率在各研究中差异很大,为0.9%~14%不等[65-67]。最近的研究中围手术期死亡率低于4%[68,69]。此外,近几十年来,HCC 肝切除术后的 OS 也有所提高,最近一系列研究报道的5年 OS 为39%~55%[68,70,71]。然而,术后复发率仍然很高,这在很大程度上是因为在肝硬化背景下,剩余的肝脏仍然具有潜在恶性。肿瘤侵犯大血管、大结节性肝硬化和较大的肿瘤(>5cm)已被证明是较差无复发生存率的独立预测因素,需要在进行肝切除术时予以考虑[72,73]。

总结

随着外科技术和慢性肝病患者围手术期护理的改进,早期 HCC 的外科治疗持续发展。手术切除仍然是治疗早期 HCC 的关键手段,也是根治的唯一选择。患者的选择和治疗方案的制定过程十分复杂,但这些对于治疗预后至关重要。随着技术和治疗方法的改进和发展,患者选择将得到继续完善。

临床病例31.1

Smith 女士,76岁,女性,主诉腹部不适,体重减轻20磅。既往有冠心病、房颤、高血压、糖尿病、甲状腺功能减退、系统性红斑狼疮和肥胖(体重指数为45),腹部 CT 提示单发的肝脏病灶,行肝脏增强 MRI 进一步评估(图31.2)。MRI 显示明显

的肝脏脂肪变性,没有慢性肝病或肝硬化的结节,在肝右叶靠近胆囊处有一个4cm的外生肿块,显示动脉期强化和延迟期消退,符合 HCC 诊断,无盆腔转移证据。胸部 CT 分析显示肺间质性疾病,无肺转移证据。肿瘤标记物甲胎蛋白水平为45 ng/ml。我们对此患者进行 MDT,讨论了手术治疗(移植或切除)、局部治疗和入组临床试验的机会。讨论结果认为她并不适合做肝移植,因此推荐行肝切除术。手术方案为开腹肝切除术,行了第5段和第6段的肝段切除。手术病理显示为边缘阴性、直径4cm的分化良好的 HCC,无淋巴血管或神经周围浸润,伴有脂肪肝。

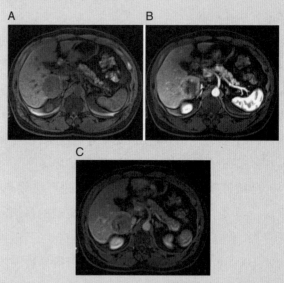

图31.2 腹部 MRI 显示与 HCC 相符的影像学表现(LI-RADS-5)。(A)造影前第6段肿块与肝实质呈轻度低信号;(B)肝动脉晚期图像显示不均质肿块伴动脉期强化;(C)3分钟延迟图像显示肿块相对于邻近肝脏呈"冲刷"或低强化,出现"假包膜"征。

(尹伟 毛磊 译 邱鸣寒 赵永捷 校)

参考文献

1. Wallace MC, Preen D, Jeffrey GP, et al. The evolving epidemiology of hepatocellular carcinoma: a global perspective. *Expert Rev Gastroenterol Hepatol.* 2015;9(6):765–779. doi:10.1586/174741 24.2015.1028363
2. Altekruse SF, Henley SJ, Cucinelli JE, et al. Changing hepatocellular carcinoma incidence and

liver cancer mortality rates in the United States. *Am J Gastroenterol.* 2014;109(4):542–553. doi:10.1038/ajg.2014.11

3. Altekruse SF, McGlynn KA, Reichman ME. Hepatocellular carcinoma incidence, mortality, and survival trends in the United States from 1975 to 2005. *J Clin Oncol.* 2009;27(9):1485–1491. doi:10.1200/JCO.2008.20.7753

4. Siegel RL, Miller KD, Jemal A. Cancer statistics, 2018. *CA Cancer J Clin.* 2018;68(1):7–30. doi:10.3322/caac.21442

5. Forner A, Llovet JM, Bruix J. Hepatocellular carcinoma. *Lancet.* 2012;379(9822):1245–1255. doi:10.1016/S0140-6736(11)61347-0

6. Jarnagin W, Chapman WC, Curley S, et al. Surgical treatment of hepatocellular carcinoma: expert

7. Vauthey JN, Lauwers GY, Esnaola NF, et al. Simplified staging for hepatocellular carcinoma. *J Clin Oncol.* 2002;20(6):1527–1536. doi:10.1200/JCO.2002.20.6.1527

8. American Joint Committee on Cancer. Liver. In: Edge SB, Byrd DR, Compton CC, et al, eds. *AJCC Cancer Staging Manual.* 7th ed. New York, NY: Springer Publishing; 2010:191–194.

9. Mazzaferro V, Regalia E, Doci R, et al. Liver transplantation for the treatment of small hepatocellular carcinomas in patients with cirrhosis. *N Engl J Med.* 1996;334(11):693–699. doi:10.1056/NEJM199603143341104

10. Mazzaferro V, Bhoori S, Sposito C, et al. Milan criteria in liver transplantation for hepatocellular carcinoma: an evidence-based analysis of 15 years of experience. *Liver Transpl.* 2011;17 Suppl 2:S44–S57. doi:10.1002/lt.22365

11. Forner A, Reig M, Bruix J. Hepatocellular carcinoma. *Lancet.* 2018;391(10127):1301–1314. doi:10.1016/S0140-6736(18)30010-2

12. Bruix J, Sherman M, Practice Guidelines Committee AAftSoLD. Management of hepatocellular carcinoma. *Hepatology.* 2005;42(5):1208–1236. doi:10.1002/hep.20933

13. Benson AB 3rd, Abrams TA, Ben-Josef E, et al. NCCN clinical practice guidelines in oncology: hepatobiliary cancers. *J Natl Compr Canc Netw.* 2009;7(4):350–391. doi:10.6004/jnccn.2009.0027

14. Colli A, Fraquelli M, Casazza G, et al. Accuracy of ultrasonography, spiral CT, magnetic resonance, and alpha-fetoprotein in diagnosing hepatocellular carcinoma: a systematic review. *Am J Gastroenterol.* 2006;101(3):513–523. doi:10.1111/j.1572-0241.2006.00467.x

15. Fong ZV, Tanabe KK. The clinical management of hepatocellular carcinoma in the United States, Europe, and Asia: a comprehensive and evidence-based comparison and review. *Cancer.* 2014;120(18):2824–2838. doi:10.1002/cncr.28730

16. Katyal S, Oliver JH 3rd, Peterson MS, et al. Extrahepatic metastases of hepatocellular carcinoma. *Radiology.* 2000;216(3):698–703. doi:10.1148/radiology.216.3.r00se24698

17. Wang K, Bai Y, Chen S, et al. Genetic correction of serum AFP level improved risk prediction of primary hepatocellular carcinoma in the Dongfeng-Tongji cohort study. *Cancer Medicine.* 2018;7(6):2691–2698. doi:10.1002/cam4.1481

18. Jelic S, Sotiropoulos C. Hepatocellular carcinoma: ESMO Clinical Practice Guidelines for diagnosis, treatment, and follow-up. *Ann Oncol.* 2010;21(5):59–64. doi:10.1093/annonc/mdq166

19. Truty MJ, Vauthey JN. Surgical resection of high-risk hepatocellular carcinoma: patient selection, preoperative considerations, and operative technique. *Ann Surg Oncol.* 2010;17(5):1219–1225. doi:10.1245/s10434-010-0976-5

20. Yokoyama I, Todo S, Iwatsuki S, et al. Liver transplantation in the treatment of primary liver cancer. *Hepatogastroenterology.* 1990;37(2):188–193.

21. Pawlik TM, Delman KA, Vauthey JN, et al. Tumor size predicts vascular invasion and histologic grade: implications for selection of surgical treatment for hepatocellular carcinoma. *Liver Transpl.* 2005;11(9):1086–1092. doi:10.1002/lt.20472

22. Pawlik TM, Poon RT, Abdalla EK, et al. Critical appraisal of the clinical and pathologic predictors of survival after resection of large hepatocellular carcinoma. *Arch Surg.* 2005;140(5):450–457; discussion 457–458. doi:10.1001/archsurg.140.5.450

23. Tsai TJ, Chau GY, Lui WY, et al. Clinical significance of microscopic tumor venous invasion in patients with resectable hepatocellular carcinoma. *Surgery.* 2000;127(6):603–608. doi:10.1067/msy.2000.105498

24. Nagasue N, Kohno H, Chang YC, et al. Liver resection for hepatocellular carcinoma. Results of 229 consecutive patients during 11 years. *Ann Surg.* 1993;217(4):375–384. doi:10.1097/00000658-199304000-00009

25. Wang BW, Mok KT, Liu SI, et al. Is hepatectomy beneficial in the treatment of multinodular hepatocellular carcinoma? *J Formos Med Assoc.* 2008;107(8):616–626. doi:10.1016/S0929-6646(08)60179-5

26. Ishizawa T, Hasegawa K, Aoki T, et al. Neither multiple tumors nor portal hypertension are surgical contraindications for hepatocellular carcinoma. *Gastroenterology.* 2008;134(7):1908–1916. doi:10.1053/j.gastro.2008.02.091

27. Ng KK, Vauthey JN, Pawlik TM, et al. Is hepatic resection for large or multinodular hepatocellular carcinoma justified? Results from a multi-institutional database. *Ann Surg Oncol.* 2005;12(5):364–373. doi:10.1245/ASO.2005.06.004

28. Wakayama K, Kamiyama T, Yokoo H, et al. Surgical management of hepatocellular carcinoma with tumor thrombi in the inferior vena cava or right atrium. *World J Surg Oncol.* 2013;5(11):259. doi:10.1186/1477-7819-11-259

29. Jibiki M, Inoue Y, Kudo T, et al. Combined resection of a tumor and the inferior vena cava: report of two cases. *Surg Today.* 2014;44(1):166–170. doi:10.1007/s00595-012-0337-z

30. Oken M, Creech R, Tormey D, et al. Toxicity and response criteria of the Eastern Cooperative Oncology Group. *Am J Clin Oncol (CCT).* 1982;5:649–655. doi:10.1097/00000421-198212000-00014

31. Abbass M, Slezak J, D'iFronzo A. Predictors of early postoperative outcomes in 375 consecutive hepatectomies: a single-institution experience. *Am Surg.* 2013;79:961–967.

32. Kenjo A, Miyata H, Gotoh M, et al. Risk stratification of 7,732 hepatectomy cases in 2011 from the National Clinical Database for Japan. *J Am Coll Surg.* 2013;218(3):412–422. doi:10.1016/j.jamcollsurg.2013.11.007

33. Fonseca A, Cha C. Hepatocellular carcinoma: a comprehensive overview of surgical therapy. *J Surg Oncol.* 2014;110(6):712–719. doi:10.1002/jso.23673

34. Teh S, Christein J, Donohue J. Hepatic resection of hepatocellular carcinoma in patients with cirrhosis: model of end-stage liver disease (MELD) score predicts perioperative mortality. *J Gastrointest Surg.* 2005;9:1207–1215. doi:10.1016/j.gassur.2005.09.008

35. Cucchetti A, Ercolani G, Vivarelli M. Is portal hypertension a contraindication to hepatic resection? *Ann Surg.* 2009;250(6):922–928. doi:10.1097/SLA.0b013e3181b977a5

36. Jarnigin W, Gonen M, Fong Y. Improvement in perioperative outcome after hepatic resection: analysis of 1,803 consecutive cases over the past decade. *Ann Surg.* 2002;236(4):397–406. doi:10.1097/00000658-200210000-00001

37. Poon R, Fan S, Lo C. Improving perioperative outcome expands the role of hepatectomy in management of benign and malignant hepatobiliary diseases: analysis of 1222 consecutive patients from a prospective database. *Ann Surg.* 2004;240(4):698–708.

38. Kaneko K, Shirai Y, Wakai T. Low preoperative platelet counts predict a high mortality after partial hepatectomy in patients with hepatocellular carcinoma. *World J Gastroenterol.* 2005;11(37):5888–5892. doi:10.3748/wjg.v11.i37.5888

39. Sheng Q, Lang R, He Q, et al. Indocyanine green clearance test and model for end-stage liver disease score of patients with liver cirrhosis. *Hepatobilliary Pancreat Dis Int.* 2009;8(1):46–49.

40. Hemming A, Scudamore C, Shackleton C. Indocyanine green clearance as a predictor of successful hepatic resection in cirrhotic patients. *Am J Surg.* 1992;163:515–518. doi:10.1016/0002-9610(92)90400-L

41. Nagasue N, Yukaya H, Ogawa Y. Human liver regeneration after major hepatic resection. *Ann Surg.* 1987;206:30–39. doi:10.1097/00000658-198707000-00005

42. Breitenstein S, Apestegui C, Petrowsky H. "State of the art" in liver resection and living donor transplantation: a worldwide survey of 100 liver centers. *World J Surg.* 2009;33:797–803. doi:10.1007/s00268-008-9878-0

43. Farges O, Malassagne B, Flejou J. Risk of major liver resection in patients with underlying chronic liver disease: a reappraisal. *Ann Surg.* 1999;229:210–215. doi:10.1097/00000658-199902000-00008

44. Shirabe K, Shimada M, Gion T. Postoperative liver failure after major hepatic resection for hepatocellular carcinoma in the modern era with special reference to remnant liver volume. *J Am Coll Surg.* 1999;188(3):304–309. doi:10.1016/S1072-7515(98)00301-9

45. Heymsfield S, Fulenwider T, Nordlinger B. Accurate measurement of liver, kidney, and spleen volume and mass by computerized axial tomography. *Ann Intern Med.* 1979;90(2):185–187. doi:10.7326/0003-4819-90-2-185

46. Saito S, Yamanaka J, Miura K. A novel 3D hepatectomy simulation based on liver circulation: application to liver resection and transplantation. *Hepatology.* 2005;41(6):1297–1304. doi:10.1002/hep.20684

47. Yamanaka J, Saito S, Fujimoto J. Impact of preoperative planning using virtual segmental volumetry on liver resection for hepatocellular carcinoma. *World J Surg.* 2007;31(6):1249–1255. doi:10.1007/s00268-007-9020-8

48. Vauthey J, Abdalla E, D'oherty D, M. I. Body surface area and body weight predict total liver volume in Western adults. *Liver Transpl.* 2002;8(3):233–240. doi:10.1053/jlts.2002.31654

49. Kageyama Y, Kokudo T, Amikura K, et al. Impaired liver function attenuates liver regeneration and hypertrophy after portal vein embolization. *World J Hepatol.* 2016;8:1200–1204. doi:10.4254/wjh.v8.i28.1200

50. Kasai Y, Hatano E, Iguchi K. Prediction of the remnant liver hypertrophy ratio after preoperative portal vein embolization. *Eur Surg Res.* 2013;51:129–137. doi:10.1159/000356297

51. de Baere T, Teriitehau C, Deschamps F. Predictive factors for hypertrophy of the future remnant liver after selective portal vein embolization. *Ann Surg Oncol.* 2010;17:2081–2089. doi:10.1245/s10434-010-0979-2

52. Malinowski M, Stary V, Lock J. Factors influencing hypertrophy of the left lateral liver lobe after portal vein embolization. *Lagenbecks Arch Surg.* 2015;400:237–246. doi:10.1007/s00423-014-1266-7

53. Tanaka K, Kumamoto T, Matsuyama R, et al. Influence of chemotherapy on liver regeneration induced by portal vein embolization or first hepatectomy of a staged procedure for colorectal liver metastases. *J Gastrointest Surg.* 2010;14:359–368. doi:10.1007/s11605-009-1073-6

54. Glantzounis G, Tokidis E, Basourakos S, et al. The role of portal vein embolization in the surgical management of primary hepatobiliary cancers. A systematic review. *Eur J Surg Oncol.* 2017;43(1):32–41. doi:10.1016/j.ejso.2016.05.026

55. Abdalla E. Portal vein embolization (prior to major hepatectomy) effects on regeneration, resectability, and outcome. *J Surg Oncol.* 2010;102(8):960–967. doi:10.1002/jso.21654

56. Wong-Lun-Hing E, van Dam R, van Breukelen G, et al. Randomized clinical trial of open versus laparoscopic left lateral hepatic sectionectomy within an enhanced recovery after surgery programme (ORANGE II study). *Br J Surg.* 2017;104(5):525–535. doi:10.1002/bjs.10438

57. Jiang B, Yan X, Zhang J. Meta-analysis of laparoscopic versus open liver resection for hepatocellular carcinoma. *Hepatol Res.* 2018;48(8):635–663. doi:10.1111/hepr.13061

58. Guro H, Cho J, Han H, et al. Outcomes of major laparoscopic liver resection for hepatocellular carcinoma. *Surg Oncol.* 2018;27(1):31–35. doi:10.1016/j.suronc.2017.11.006

59. Kaibori M, Kon M, Kitawaki T, et al. Comparison of anatomic and non-anatomic hepatic resection for hepatocellular carcinoma. *J Hepatobiliary Pancreat Sci.* 2017;24(11):616–626. doi:10.1002/jhbp.502

60. Cucchetti A, Qiao G, Cescon M, et al. Anatomic versus nonanatomic resection in cirrhotic patients with early hepatocellular carcinoma. *Surgery.* 2014;155(3):512–521. doi:10.1016/j.surg.2013.10.009

61. Cucchetti A, Cescon M, Ercolani G, et al. A comprehensive meta-regression analysis on outcome of anatomic resection versus nonanatomic resection for hepatocellular carcinoma. *Ann Surg Oncol.* 2012;19(12):3697–3705. doi:10.1245/s10434-012-2450-z

62. Shi M, Guo R, Lin X, et al. Partial hepatectomy with wide versus narrow resection margin for solitary hepatocellular carcinoma: a prospective randomized trial. *Ann Surg.* 2007;245(1):36–43. doi:10.1097/01.sla.0000231758.07868.71

63. Zhong F, Zhang Y, Liu Y, et al. Prognostic impact of surgical margin in patients with hepatocellular carcinoma: a meta-analysis. *Medicine (Baltimore).* 2017;96(37):e8043. doi:10.1097/MD.0000000000008043

64. Tang Y, Wen T, Chen X. Resection margin in hepatectomy for hepatocellular carcinoma: a systematic review. *Hepatogastroenterology.* 2012;59(117):1393–1397.

65. Harimoto N, Shirabe K, Ikegami T, et al. Postoperative complications are predictive of poor prognosis in hepatocellular carcinoma. *J Surg Res.* 2015;199:470–477. doi:10.1016/j.jss.2015.06.012

66. Pravisani R, Baccarani U, Isola M, et al. Impact of surgical complications on the risk of hepatocellular carcinoma recurrence after hepatic resection. *Updates Surg.* 2018;70(1):57–66. doi:10.1007/s13304-017-0486-0

67. Tranchart H, Gaillard M, Chirica M, et al. Multivariate analysis of risk factors for postoperative complications after laparoscopic liver resection. *Surg Endosc.* 2015;29(9):2538–2544. doi:10.1007/s00464-014-3965-0

68. Fan S, Mau Lo C, Poon R, et al. Continuous improvement of survival outcomes of resection of hepatocellular carcinoma: a 20 year experience. *Ann Surg.* 2011;253(4):745–758. doi:10.1097/SLA.0b013e3182111195

69. Li G, Speicher P, Lidsky M, et al. Hepatic resection for hepatocellular carcinoma: do contemporary morbidity and mortality rates demand a transition to ablation as first line treatment? *J Am Coll Surg.* 2014;218(4):827–834. doi:10.1016/j.jamcollsurg.2013.12.036

70. Nathan H, Schulick R, Choti M, et al. Predictors of survival after resection of early hepatocellular carcinoma. *Ann Surg.* 2009;249(5):799–805. doi:10.1097/SLA.0b013e3181a38eb5

71. Pandey D, Lee K, Wai C, et al. Long term outcome and prognostic factors for large hepatocellular

carcinoma (10 cm or more) after surgical resection. *Ann Surg Oncol.* 2007;14(10):2817–2823. doi:10.1245/s10434-007-9518-1

72. Gan W, Huang J, Zhang M, et al. New normogram predicts the recurrence of hepatocellular carcinoma in patients with negative preoperative serum AFP subjected to curative resection. *J Surg Oncol.* 2018;117;1540–1547. doi:10.1002/jso.25046
73. You D, Kim D, Sec C, et al. Prognostic factors after curative resection for hepatocellular carcinoma and the surgeon's role. *Ann Surg Treat Res.* 2017;93(5):252–259. doi:10.4174/astr.2017.93.5.252

第 32 章

早期肝细胞癌的介入治疗

Junaid Raja and Hyun S. Kim

局部区域治疗和经导管通路

在过去的 20 年里,肿瘤介入学(IO)提供的局部区域治疗(LRT)重新定义了肝细胞癌(HCC)的治疗方法。继原位肝移植这一金标准疗法之后,局部治疗已经成为寡转移 HCC 患者或拟接受桥接治疗患者的首选治疗。这在很大程度上是由于传统化疗中高毒性药物的应用限制。而且,鉴于 LRT 的微创与良好效果,它已经成为抗肿瘤的主流方法之一,并被纳入国家综合癌症网络(NCCN)指导方案。接下来,我们将讨论 LRT 在 HCC 治疗中的作用,包括四方面内容:LRT 的患者选择、不同类型 LRT 的围手术期注意事项、安全考虑事项,以及关于 LRT 适应证的讨论。

患者的选择

针对 LRT 的评分工具

LRT 患者的选择比许多其他治疗方式更为宽泛。HCC 的 LRT 有许多潜在的选择,主要取决于治疗的目的。局部区域治疗技术可用作初始治疗或辅助治疗,并可作为根治、桥接或姑息治疗。因此,患者治疗方案的选择取决于个体的要求。

LRT 的患者群体之一是因功能或解剖肝脏储备不足、肿瘤分布或并发症问题而不适合手术的患者。此外,为了有效避免二次手术的可能我们更倾向于使用 LRT 治疗恶性程度较低的患者。

目前有超过八种 HCC 预后评分工具,其中应用最广泛的是巴塞罗那肝癌(BCLC)临床分期标准和香港肝癌分期(HKLC),详见表 32.1。几乎所有分期都将肿瘤、淋巴结和转移(TNM)分期,以及 Child-Pugh 肝功能评分纳入预测模型,包括胆红素和转氨酶在内的血清学指标。其中两个分期(HKLC 和 CUPI)已经在 HCC 患者的特定横断面中初步验证,主要是乙型肝炎病毒(HBV)所致的亚洲 HCC,而西方世界大多数 HCC 患者是丙型肝炎病毒(HCV)导致的。

这些预后分期机制的意义不仅在于对疾病严重程度进行分层,更在于提供有据可循的治疗建议(图 32.1)。例如,BCLC 分期对极早期(0)、体积小(<2cm)、单发病灶、Child-Pugh A 级、体能状态良好但不适合肝移植的患者;或早期(A)、≤3 个病灶且直径≤3cm、Child-Pugh A 级、体能状态良好、合并门静脉高压和(或)胆红素升高和(或)相关疾病的患者推荐使用消融类 LRT 治疗(射频、微波、冷冻消融等)。对中期(B 期)、多个/大结节、Child-Pugh B 级以下、体能状态良好且没有肝外转移的患者建议进行经动脉化疗栓塞(TACE)治疗。

HKLC 分期系统的建议范围稍广。HKLC 对 ECOG 0~1 分、Child-Pugh A 或 B 级、≤3 个病灶且最大直径≤5cm(Ⅰ 或 Ⅱa 期)且无肝内静脉或肝外血管转移的早期 HCC 患者推荐消融、肝移植或手术切除治疗。对 ECOG 0~1 分、Child-Pugh B 级、>3 个病灶且最大直径≤5cm 或伴肝内血管侵犯、≤3 个病灶且最大直径>5cm（Ⅲa）且无肝内血管侵犯的Ⅲ期HCC患者推荐进行TACE治疗。对于ECOG 0~1分、Child-Pugh A或B级、无肝外血管侵犯、3个病灶且直径<5cm但伴有局部血管侵犯的局部晚期患者，或>3个病灶且直径>5cm的患者、或伴有肝内转移的患者（Ⅲb期），也推荐进行TACE治疗。

晚期患者常伴有难治性疼痛或因大肿块/周围（薄膜下）转移引起一些列临床症状，尽管这部分患者没有被分期系统明确推荐，但常可以从局部消融治疗或TACE中获益。此外，另一组能够从LRT中获益的患者亚群是那些因肝和HCC破裂需要栓塞治疗以停止腹腔内出血的患者，但目的并不是为了治愈恶性肿瘤。

最后，在没有移植指南的情况下，对HCC LRT评分系统的讨论是不完整的。随着对"桥接"和"降期"部分的阐述，LRT在扩大HCC患者肝移植适应证方面发挥着关键作用。扩大肝移植适应证的影响是巨大的，因为可以使那些本来处于潜在可治疗边缘或不符合潜在根治性条件的患者有机会成功地接受肝移植，而不是只接受姑息支持治疗。

局部和经导管治疗

根治性消融

在HCC中应用最广泛的介入治疗技术是经皮消融术。经皮消融术使用图像引导将探头定位在目标病变中或病变周围，通过热、电或机械机制直接诱导细胞裂解。消融治疗有6种主要类

表32.1	肝细胞癌预后评分系统	
评分制度	缩写	原始参考资料
巴塞罗那肝胞癌临床分期	BCLC	Llovet JM, Brú C, Bruix J. Prognosis of hepatocellular carcinoma: the BCLC staging classification. *Semin Liver Dis*. 1999;19:329-338. doi:10.1055/s-2007-1007122[1]
香港肝癌分期	HKLC	Yau T, Tang VYF, Yao TJ. et al. Development of Hong Kong Liver Cancer Staging System with treatment stratification for patients with hepatocellular carcinoma. *Gastroenterology*. 2014;146:1691-1700.e3. doi:10.1053/j.gastro.2014.02.032[2]
改良日本综合分期	JIS	Ikai I, Takayasu K, Omata M. et al. A modified Japan Integrated Stage score for prognostic assessment in patients with hepatocellular carcinoma. *J Gastroenterol*. 2006; 41: 884-892. doi: 10.1007/s00535-006-1878-y[3]
意大利肝癌计划分期	CLIP	Daniele B, Annunziata M, Barletta, E. et al. Cancer of the Liver Italian Program (CLIP) score for staging hepatocellular carcinoma. *Hepatol Res*. 2007; 37: S206-S209. doi: 10.1111 / j. 1872-034x.2007.00186.x[4]
香港中文大学分期	CUPI	Leung TW, Tang AM, Zee B. et al. Construction of the Chinese University Prognostic Index for hepatocellular carcinoma and comparison with the TNM staging system, the Okuda staging system, and the Cancer of the Liver Italian Program staging system: a study based on 926 patients. *Cancer*. 2002;94:1760-1769.doi:10.1002/cncr.10384[5]
法国 GRETCH 分期	GRETCH	Chevret S, Trinchet JC, Mathieu D, et al. A new prognostic classification for predicting survival in patients with hepatocellular carcinoma. Groupe d'Etude et de Traitement du Carcinome Hépatocellulaire. *J Hepatol*. 1999;31:133-141. doi:10.1016/s0168-8278(99)80173-1[6]
Okuda 分期	Okuda	Okuda K, Ohtsuki T, Obata H, et al. Natural history of hepatocellular carcinoma and prognosis in relation to treatment. Study of 850 patients. *Cancer*. 1985; 56: 918-928. doi: 10.1002 / 1097-0142 (19850815)56:4<918::aid-cncr2820560437>3.0.co;2-e[7]
台北分期	Taipei	Hsu CY, Huang YH, Hsia CY, et al. A new prognos-tic model for hepatocellular carcinoma based on total tumor volume: the Taipei Integrated Scoring System. *J Hepatol*. 2010; 53: 108-117. doi: 10.1016/j. jhep.2010.01.038[8]
BCHP 分期系统	BCHP	Prajapati HJ, Kim HS. Treatment algorithm based on the multivariate survival analyses in patients with advanced hepatocellular carcinoma treated with trans-arterial chemoembolization. *PloS One*. 2017;12(2):e0170750. doi:10.1371/journal.pone.0170750

型：射频消融（RFA）、微波消融（MWA）、冷冻消融、高强度聚焦超声（HIFU）、激光消融和不可逆电穿孔（IRE）。

RFA 是在 HCC 中使用时间最长、报道最详尽的 LRT 手段，其首次使用是在1996年。该技术的物理原理是通过图像引导的探针使用射频电流（100 kHz~500kHz）诱导 60~100℃的局部高温，引起周围组织凝固性坏死。最理想的消融范围应包括瘤周0.5~1cm的正常肝实质，以确保足够充分的治疗边缘（图32.2）。然而，虽然这种方法在特定目标上非常有效，但在获得足够大的消融区方面存在挑战。特别是在射频消融过程中，探针区域的热效应

会引起组织沸腾和碳化，从而抑制了电热传输。这当然有利于限制场效应对过量正常组织的影响，这会导致复杂的地热消融腔，可能需要再治疗或额外放置探针以确保治疗的充分性。此外，这种复杂的几何形状还会因"热沉"效应而进一步复杂化。在"热沉"效应中，肝脏中分散的热能传输到血管中，会因血液从肝脏流出而损失。尽管如此，与继发性肝癌患者相比，原发 HCC 患者更可能从经皮 RFA 中受益，因为纤维化的肝脏，以及假包膜对 HCC 病灶的隔绝效果增加了消融组织中的热贮存，允许消融区域达到更高的温度、接受更长时间的治疗暴露。这种现象我们称之为"烤箱效应"。

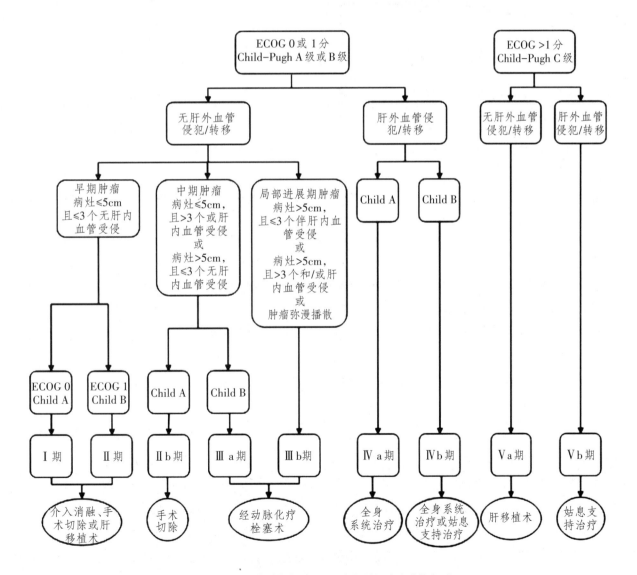

图32.1 肝细胞癌分期标准。（A）香港肝细胞癌分期标准。

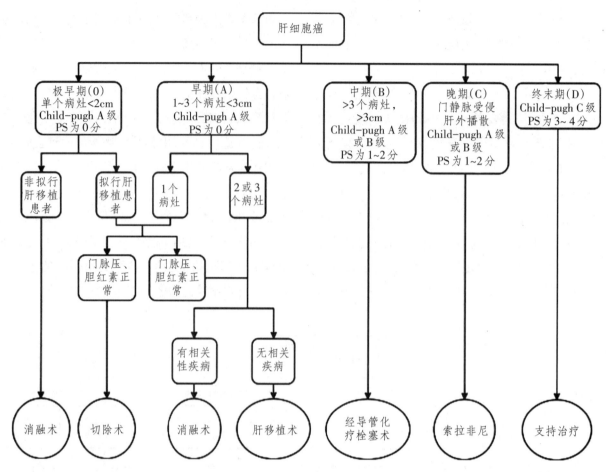

图32.1(续) (B)巴塞罗那肝癌临床分期标准。

ECOG,东部肿瘤协作组。

HCC中第二常用的经皮LRT技术是微波消融（MWA）。MWA已被证明在较小的HCC病灶中同样有效,并且在阻止较大目标病灶的局部进展方面可能更有效。MWA治疗包括在图像引导下放置探针,通过该探针可以传输低频或更常用的高频（2.45 GHz）微波脉冲(图32.3)。这些脉冲会诱导目标区域中包括水在内的极性分子产生热量。考虑到MWA是在短时间内达到高温,现在几乎普遍将冷却装置与探头结合在一起。MWA的治疗结果总体与RFA相似,因为凝固性坏死是由对组织的热效应引起的。然而,与RFA相比,MWA可以产生更大的消融区,因为微波可以穿过烧焦的组织和导电性差或阻抗高的组织,并且受"热沉"效应的影响较小。治疗同时对目标病灶进行多普勒超声可以实时监测MWA的效果。为了确保充足的消融边界,理想上MWA采用了消融至瘤周0.5~1.0cm的正常肝组织。

第三常用的消融LRT是冷冻消融。BFA和MWA使用热效应致死细胞,而冷冻消融术是一种低温技术,低温由探头上的压缩气体(最常见的是氩气,氮气较少使用)实现,通常在CT引导下放置到目标病灶(图32.4)。基于这种方式,探头尖端的温度可以低至-160℃,远远超过-40℃的细胞损伤阈值。热消融3个步骤的第1步通常是10分钟的冷冻。此时细胞外的水结冰导致渗透性液体向细胞外转移引起细胞脱水,破坏细胞的完整性。第2步的8分钟解冻会进一步加剧细胞致死作用,此时体液进入高渗的细胞内使细胞膜破裂。第3步是

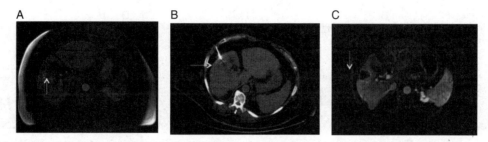

图32.2　射频消融术。(A)HCC术前MRI检查；(B)射频消融术中的CT检查；(C)术后消融腔的MRI检查。

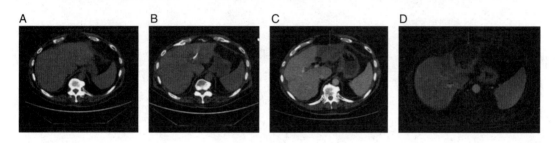

图32.3　微波消融术。(A)HCC的术前CT；(B)微波消融期间的术内CT；(C)合成消融腔的术后CT；(D)合成消融腔的术后MRI成像。

另一个10分钟的冷冻循环以求对冷冻目标造成最大直接细胞损伤。除肿瘤实质损伤外,冷冻消融术通过热诱导的血管收缩、血液淤积血管内皮损伤,在局部实现Vichow三联征增强凝固性坏死。冷冻消融的一个独特属性是梯度消融区(或"冰球")的形成,其中最中心的部分发生了凝固性坏死,邻近组织发生了低温所致的直接细胞损伤,而更多的周围组织发生了凋亡。如下文进一步讨论的,这种效应的重要性是能够增加肿瘤免疫原性,诱发潜在的远隔效应。根据此梯度,一个令人满意的消融腔边界,需要至少包括瘤周1.0cm的正常实质。

不可逆电穿孔(IRE)是一种在介入治疗领域越来越受欢迎的消融技术,尤其是在HCC中。IRE在通过图像引导放置的极性电极之间使用高压直流脉冲诱导沿细胞膜形成足够数量的纳米孔,从而导致细胞凋亡。最典型的方法是使用90个持续100μs的脉冲,在消融目标区域形成3kV电压。与热消融相比,IRE的消融区要精确得多,可以更安全地消融靠近重要结构(包括脉管系统和胆道分支)的目标。此外,冷冻消融能够带来更可控的细胞凋亡,防止纤维化的形成,减少由该过程引起的

局部炎症反应。使用这种技术时,消融区还应包括0.5cm的正常实质,以确保边缘充足。在技术方面,这一方法的主要区别是需要两个平行探头以允许电流极化。这与可以使用单独探针的其他热消融技术形成对比。目前许多关于IRE使用范围的研究仍有待进行。然而,早期的临床证据已经表明,在Child-Pugh B级HCC患者中进行IRE是安全且有效的,其结果与MWA疗效相近。此外,为了减少因电流意外输送到其他组织引起的风险,IRF的一个重大限制是必需要在全身麻醉、肌肉松弛状态和心脏监护下进行。

由于治疗范围有限,包括激光和HIFU在内的其他消融技术较少被使用。简单而言,激光消融使用高强度的单色电磁辐射通过凝固性坏死精确地热消融靶组织。这种治疗模式的主要限制之一是极高的散射吸收,这限制了治疗范围,有效在距离探针尖端最大约2cm处。HIFU使用聚焦到某一目标的声辐射,通过传递压力波使组织扩张/收缩(声空化),以此实现经皮诱导的凝固性坏死。这种技术受到组织穿透性和目标深度的限制。明确的消融边缘特异性也较低。

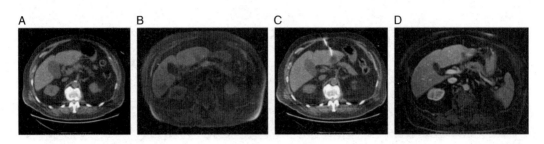

图32.4 冷冻消融术。(A)HCC的术前CT;(B)HCC的术前MRI;(C)冷冻消融过程中的术内CT;(D)消融腔的术后MRI成像。

根治性或姑息性经导管治疗[TACE和经动脉放射栓塞(TARE)]

作为经皮消融技术之外的选择,经动脉化疗和放射性栓塞可用有效靶向和杀死肿瘤细胞。经导管化疗栓塞和放射栓塞的基本原理相似,都是通过导管选择性地对肿瘤血管进行毒性治疗,从而将高剂量的药物递送到靶部位,而不用过多担心系统代谢和(或)相关毒性。当然,任何治疗无论是局部或全身性的,都会存在毒性和不良反应,因此必须采取相应的预防措施。TACE/TARE利用了HCC与正常肝组织的血供区别:肝细胞癌倾向于通过肝动脉供血,而大部分肝实质由门静脉系统供血。

经导管溶瘤治疗的概念起源于20世纪70年代末的日本,当时是将明胶海绵块浸泡在化疗药物中,与造影剂一起注入肝动脉。随后,经过多次迭代完善,经导管治疗形成了一种共通方法,即通过介入手段在超选择性肝动脉分支中注入栓塞剂与化疗药物,从而机械诱导局部缺血并诱导细胞化学损伤。传统经动脉化疗栓塞术(cTACE)使用碘化罂粟籽油(碘油)和化疗药物(如阿霉素或顺铂)。使用碘油的一个好处是,栓塞的血管可以在手术后几周通过CT成像,从而确保有足够的效果。

此外,一种较新的方法包括使用药物洗脱微球和化疗药物的洗脱微球经动脉化疗栓塞(DEB-TACE),以及混合不透射线的水溶性造影剂以进一步增加介入所致的局部缺血程度。药物洗脱微球或微粒的可选大小有40μm、75μm、100μm,具体选择取决于临床病灶。因此,必须在术前进行完善的强化断层成像以便全面确认靶病灶的供养血管,以及有无侧支供血血管、血管变异情况,并以此为依据制定治疗计划(图32.5)。已证明TACE最有效的患者群体是BCLC B期和HKLC Ⅲ期HCC,它们通常是大的或巨块型的病变。最后,在HCC TACE中选择的化疗药物一般是阿霉素,但也使用顺铂。尽管关于使用伊立替康治疗DEB-TACE的研究越来越多,但主要关注的是结直肠肝转移而不是HCC。多柔比星的最大累积剂量为450mg/m²,考虑到超过此剂量的心脏毒性风险,在TACE时这是一个必须去权衡的限制因素。

另一个主要的HCC经导管治疗技术是使用放射性粒子,特别是钇-90(⁹⁰Y)的经动脉放射栓塞术。从基本概念上讲,TARE与TACE相似都是对HCC病灶供血肝动脉分支的超选择治疗。但是,TARE必须采取更多的步骤和注意事项。具体而言,鉴于放射性栓塞的性质和非靶性栓塞的潜在后果,必须进行使用核医学技术⁹⁹ᵐTc-MAASPECT/CT显像评估肝肺分流百分比(图32.6)。肝肺分流小于20%,或剂量测定的肺部治疗剂量小于30Gy,或累积肺部剂量小于50Gy时可以进行治疗。治疗时的步骤简而言之就是将涂有放射性同位素的微球散布至肝动脉血管内从而达到肿瘤毛细血管。⁹⁰Y是一种半衰期为64.2小时的放射源,由于它直接靠近肿瘤,因此能够将肿瘤毒性剂量直接输送到肿瘤。¹⁶⁶Ho和¹⁸⁸Rh也已被研究作为替代放射性核素,尽管两者

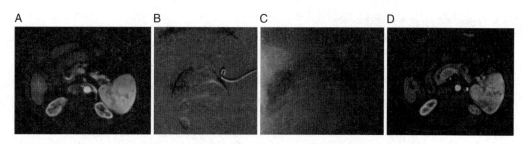

图32.5　经导管动脉放射性栓塞术。(A)HCC的术前MRI检查；(B)诊断性血管造影显示肝细胞癌；(C)化疗栓塞后的术中血管造影；(D)消融腔的术后MRI成像。

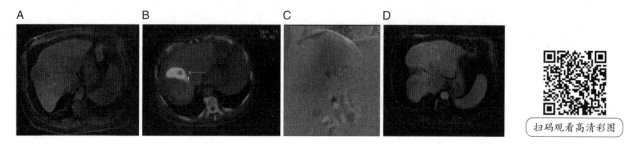

扫码观看高清彩图

图32.6　肝动脉化疗栓塞术。(A)HCC的术前核磁共振成像；(B)术前SPECT/CT证明 ^{99} Tc 大聚集白蛋白在 HCC 内积累；(C)放射栓塞后的术中血管造影；(D)消融腔的术后MRI成像。

SPECT，单光子发射计算机断层扫描。

都尚未获得批准。与TACE相比，该技术具有一些独特的优势，如栓塞后综合征、腹痛和恶心的发生率较低。因此，接受TARE的患者治疗后住院时间更短，需要的治疗次数更少。对于合并肝硬化的HCC患者来说，这种治疗方法的另一个好处是它可以安全地用于有门静脉血栓的患者。与TACE相比，TARE治疗后的无疾病进展时间更长，但总体生存率仍然相当。由于其更好的耐受性，TARE经常用于老年患者和有并发症的患者。此外，试验还表明，在特定人群中，使用索拉非尼联合TARE治疗可能会提高总体生存率，尽管使用索拉非尼联合TACE可改善总体生存率的证据仍存在争议。

桥接和降期治疗

LRT能够使HCC患者受益的一个独特作用是可以作为肝移植前的桥梁或局部治疗，或"降期"治疗，使病灶能够或者适合接受根治性肝移植。为了更好地理解这一作用，了解原位肝移植的预后意义，以及适应证的制定是很重要的。与所有其他实体器官移植一样，供者和受者之间存在着不匹配，需要移植的患者多于可用的器官。此外，器官移植和随后的终身免疫抑制剂，频繁的随访，以及可能发生的并发症或移植物衰竭不管是生理还是心理上都给患者带来了巨大的挑战。然而，对于那些满足肝移植适应证的患者，仍需要筛选移植成功的客观可能性。为了达到这个目的，根据机构对移植适应证的偏好，我们建议采用两个主要标准中的一个（表32.2）。

最经典的工具是米兰标准，米兰标准将能接受肝移植患者的肿瘤特征限制为单个病灶≤5cm或最多3个病灶且单个≤3cm。以此为区别，在符合和不符合米兰标准的患者中，肝移植4年总生存率分别为85%和50%，无复发生存率分别为92%和59%。然而，正如前面提到的，因为供体来源匮乏，原本符合适应证的患者必须等候数月至数年的时间，在此期间他们的疾病可能会进展。因此，在某些情况下，可以对可接受大小或生长上限的肿瘤进行LRT，以保持肝移植资格并帮助"缩短"等候名单上的时间。此

表32.2	肝细胞癌中的肝移植适应证标准	
	米兰标准	旧金山标准
经典的候选项目	• 1个病灶，≤5cm • 3个病灶，每个≤3cm	• 1个病灶，≤6.5cm • 3个病灶，每个≤4.5cm，但累积为≤8cm
正在降级的候选项目	• 1个病灶，≤6cm • 2个病灶，每个≤5cm • 6个病灶，每个≤4cm，但累积≤12cm	• 1个病灶，≤8cm • 3个病灶，每个≤5cm，但累积≤8cm • 5个病灶，每个≤3cm，但累积≤8cm

外，随后的研究评估了LRT的"降期"效果，结果显示在治疗前不符合米兰标准的患者能够在LRT治疗后达到标准。研究发现，治疗前单个病灶≤6cm、2个病灶且每个≤5cm，或最多6个病灶每个≤4cm且累积肿瘤直径≤12cm的HCC患者，在使用LRT桥接治疗后也可以成为原位肝移植的潜在候选者。

允许对单个病灶≤6.5cm，≤3个病灶且每个≤4.5cm但累积直径≤8cm的HCC患者进行肝移植。单个病灶≤8cm，≤3个病灶且每个≤4cm但累积大小≤8cm，≤5个病灶且每个≤3cm但累积大小≤8cm的患者在桥接或降期治疗后也可以进行肝移植。大多数LRT技术都可用于降期治疗，包括病灶大小和位置在内的其他因素通常对选择最佳方法具有指导意义。降期治疗的唯一的禁忌技术可能是TARE，例如钇-90微球栓塞，因为这种技术可能会在开放手术期间不必要地增加手术团队的辐射暴露风险。

最后，在多项研究中，术前行LRT的肝移植患者在随后的生存中显示出非劣效性。事实上，另有研究初步表明，器官共享联合网络(UNOS)中的T2和T3期HCC肝移植患者，若在肝移植前进行LRT更能使生存获益，但此现象仍需进一步的研究来证明。

恢复

与手术相比，LRT的一个明显优势是治疗耐受性好，恢复时间短。事实上，如今我们的介入技术已经非常完善并积累了足够的经验。在我们的医院，绝大多数LRT手术是在门诊进行的，患者不需要过夜观察。尽管如此，麻醉后的监护病房观察依然是必要的，因为大多数LRT手术至少需要适度镇静，而IRE需要全身麻醉。此外，根据医疗机构和介入医生的偏好，可选不同的术后影像学检查以更好地评估消融区域的治疗效果与并发症情况，包括使用胸片排除气胸，以及进行CT断层扫描评估。患者在观察时间足够、血流动力学稳定且无严重不良反应发生后即可出院，交由陪伴人员或家属照顾。

疾病复发与生存的预测因素

少有研究预测LRT后HCC复发的可能性和总生存期。尽管这些研究考虑了多个变量，但LRT后的总生存率(OS)、无病生存率(DFS)的最大预测因子依然是使用Child-Pugh评分、终末期肝病模型(MELD，虽然这不是为HCC患者计算的典型指标)评分或肝脏弹性成像评价的基线肝硬化程度。此外，系统性高血压被认为是接受LRT患者总生存期的预测因素，AFP和向心性肥胖都与较高的疾病复发相关。

注意事项

禁忌证

除了理论上的LRT手术适应证外，还必须从一般的术前角度对个别患者进行评估，有时可能需要排除心脏、肺脏和(或)麻醉学方面的风险。需要进行的额外检查通常取决于患者个人及其并发症情况(例如，充血性心力衰竭、阻塞性肺病、病态肥胖症)。此外，LRT的禁忌指标通常包括血流动力学不稳定、败血症、严重和不可逆的凝血障碍(例如,血小板<30 000、INR>2.0)、正在口服抗凝剂和脑血管疾病。

对于HCC病灶本身,病灶体积>40%的肝脏是LRT禁忌证。高危部位的病灶,例如邻近血管、胆道、横膈膜、心包或肺,也是大多数LRT的相对禁忌证。此时可以考虑增用水夹层或球囊移位等技术。明显的肿瘤动静脉分流和门静脉血栓也是大多数LRT的相对禁忌证。

此外,某些特定的技术也有额外的限制:IRE不适用于全麻的患者,以及有起搏器的患者或容易因高电压传递而产生心律失常的患者。考虑到可能出现的全身分布,大于20%的肺动脉分流是^{90}Y TARE治疗的禁忌证。

考虑到中度镇静或更高的可能性,患者还应在LRT前至少6小时,最好是8小时内禁食(NPO)。出于这个原因,术后出院时应有家属陪伴。患者必须知情并同意介入手术的一般风险(例如,出血、感染、意外穿刺等),患者必须知情和同意。与所有手术一样,应在介入手术前执行检查表,包括确认患者、部位和程序是否正确。应先用无菌技术对穿刺部位进行清洁和铺单,随后进行无毒手术。

可能发生的不良反应与管理

包括LRT在内的所有手术都可能发生的不良反应。介入治疗的一般风险包括感染、血管损伤、非靶治疗或损伤。另外,每一种LRT方式都有自身特有的具体风险。对于所有HCC消融治疗,固有的风险包括对附近结构的损伤。特别是在肝脏,因为周围正常组织除了正常的肝实质,也有门脉系统和胆道系统。某些技术诸如IRE和激光的更易得到规整的消融区域边界,几乎不会超出定位探针的范围,而其他技术,如热消融和冷冻消融,因依赖于特定的剂量和治疗时间,难以完美控制消融区域的大小。在冷冻消融时,冷坏死、诱导细胞凋亡和可逆细胞损伤之间的过度是不精确的,这是冷冻消融与

其他技术相比需要更大消融范围的部分原因。此外,许多局部区域技术,特别是射频消融最易引起栓塞后综合征(PES)。PES包括术后疲劳和腹痛,通常与较大病变的坏死有关。此外,包膜坏死、包膜下血肿、胆汁瘤、胆囊炎、脓肿形成和罕见的自限性腹腔内出血是其他潜在的并发症。对于每一种技术,治疗过程中的严谨操作都可以显著降低并发症发生。对于大多数不良反应,保守治疗和观察是治疗的主要方法,当然在感染的情况下显然还是需要抗生素治疗。

使用LRT热消融技术时发生不良反应的风险先前已在一个非常广泛的范围内进行了描述,目前普遍认为发生不良反应的概率小于10%。最常见的不良反应包括PES(出现嗜睡和腹痛)。这些症状通常是自限性的,患者通常可以在几个小时到一天的时间内观察到。其次最常见的不良反应包括腹部感染、胆道损伤、肝损伤或肺损伤,很少有内脏损伤、心脏损伤,肿瘤播散也比较少见。肿瘤沿消融探针路径播散的可能性仍然有争议,文献报道的散播发生率从小于1%到近12.5%不等,大多数研究倾向于较低的风险百分比。此外,有两个公认的结论是肿瘤播散并不会改变患者的总生存期,以及多次穿刺(如治疗前的活检)会增加播散风险。因此,一些介入医师已经在努力调整自身技术,以最大限度地降低种植转移风险,尽管总体上这并不是一个很大的问题。冷冻消融有一种独特但可能危及生命的并发症——"冷休克"。冷休克表现为全身炎症反应综合征(SIRS)、弥散性血管内凝血病(DIC)或多器官衰竭。这种并发症的高危人群是大病灶患者。冷休克的机制未明,有人提出坏死的肝细胞释放的碎片会被肝脏特异性巨噬细胞(Kupffer细胞)吞噬,从而产生细胞因子和其他引起全身炎症反应的小分子多肽。冷休克风险最高的人群是病变占肝脏1/3以上的患者。

IRE的两个主要的风险来源是手术本身和全身麻醉。IRE的全身麻醉风险与所有LRT及手术相当,但主要区别是IRE需要肌松剂维持肌肉松弛。

使用的主要原因是为了防止电流刺激肌肉组织使用肌松剂引起横纹肌溶解或其他严重的肌肉痉挛损伤。这种对心肌的风险是有心脏病史患者有严格治疗标准的原因。心律失常风险是手术必须在全身麻醉下进行的另一个原因,为了规避此风险,治疗时最好有经验丰富的麻醉师在场。此外,麻醉药本身也有可能引起电解质异常和恶性高热。由于IRE的治疗区域被严格限定在放置的电极之间,因此可以治疗紧邻重要结构的病灶。然而,为了保证充分治疗,导致重要结构损伤的风险仍是很高的。同样,由于电极之间的距离有限,IRE很难治疗直径>5cm的病灶,此时需要通过额外探针或重新定位来完成治疗,这会增加穿刺相关的意外风险。

对于TACE和TARE,最严重的不良事件是非靶性栓塞。一般来说,发生这种情况的两种机制是低选择性栓塞和分流。低选择性栓塞通常是由于微导管系统达到最大长度或遇到物理上不可能导航的选择性分支的结果。在这种情况下,治疗可能会不局限于肿瘤病灶,因此需要监测不良反应情况,如PES、转氨酶升高或肝损伤。另一种机制即分流,最终可引起与PES相同的不良反应,即对正常实质器官的损害和生化异常。然而,这种情况发生的原因是病变区域的一系列附属血管和血管畸形导致了治疗物非靶传递。总体而言,TACE/TARE最常见的不良反应是PES和转氨酶升高。

局部治疗技术的选择

在什么时候使用哪种LRT方式这一核心问题仍在争论更多是依赖专家意见。在许多其他形式的抗肿瘤治疗中,治疗选择和剂量确定都可以遵循严格的算法,而LRT则更为灵活。在某些情况下,某些方法是禁忌的或不太可能是有益的(例如,IRE对于心律失常患者、TARE对于分流患者、激光消融对于大病灶);然而,在许多其他情况下治疗技术的选择更取决于治疗机构的偏好,以及术者自身的经验。

例如,1个或2个≤3~4cm的肝外周实质内病灶

最宜采用消融治疗。由于热消融的经验和研究最多,而MWA受"热沉"效应的限制较少,其可能是大多数人的首选方式(尽管RFA或冷冻消融在医学上也是合理选择)。相比之下,与门脉相邻的病灶也可受益于消融治疗,但是鉴于热消融损伤血管或胆道的风险较高,我们需要更加准确的消融区治疗此位置病灶,此时IRE可能是该类患者更安全、更有效的选择。相比之下,拟接受辅助免疫治疗的患者,如果病灶位置靠近中央可能最适合冷冻治疗。不适合消融治疗的晚期或多灶性肿瘤可能会受益于TACE或TARE。年轻患者和那些合并症少、为肝移植寻求降期或桥接治疗的患者可能会受益于cTACE或DEB-TACE。另一方面,年龄较大、有门静脉血栓或正在考虑索拉非尼辅助治疗的患者可能受益于TARE。

然而,正如之前提到的,LRT的选择有时是一种艺术形式,必须平衡患者需求与手术的个体化风险,且需要考虑到新的姑息性综合疗法。例如,对于晚期且肺肝分流率较高的患者,可以考虑TACE合并或不合并全身化疗。此外,如果上述患者有多个小病灶,而这些病灶的血管太小无法用微导管导通,则可以考虑选择性较低的TACE或TARE,或者采用多探针消融技术。对于不完全符合治疗指证的患者,可以选用个体化的多模式、多阶段治疗方案。也就是说,使用全身性、栓塞性和消融性的方法来控制由肝细胞癌引起的症状,包括包膜疼痛到包块效应引起的血管或胆道损伤等等。对于更大的病灶,将消融分为多个阶段是有益的,更能避免冷休克和PES。

如前所述,为HCC患者最终选择特定的LRT不仅仅取决于组织学亚型。每一种LRT模式在不同人群中都有其独特的优势和劣势,这需要多学科的沟通、合作和深思熟虑的考虑。根据我们的经验,治疗选择的关键因素应该包括病灶的大小和数量、病灶的位置和邻近结构、靶向结果、辅助全身治疗、体能状态和是否符合肝移植适应证(图32.7)。

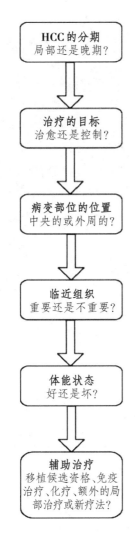

图 32.7　治疗的逻辑流程图。

未来的发展方向

　　肝细胞癌 LRT 最令人兴奋的方面是它的未来。在不断涌现的文献中经常有新的想法和发现，这增加了介入医生提供的治疗产品，其中包括新药、辐射传递平台、免疫疗法的联合治疗，以及理想中的 LRT 远隔效应。

　　一个扩大了目前经导管栓塞治疗范围的概念是创新用于栓塞的微球。早期的证据支持我们将 DEB-TACE 和 TARE 的概念结合起来，制作可以直接靶向肿瘤血管的化疗和放射性同位素包被珠，可以直接接种到肿瘤的血管系统。此外，其他的创新性设计包括生物可降解的栓塞载体、扩大药物或其他化学药物的使用类型，以及靶向细胞表面糖蛋白或其他分子标记以递送肿瘤区域。

　　此外，使用免疫治疗制剂（免疫检查点抑制剂、溶癌病毒等）进行辅助治疗是目前最令人感兴趣、最有潜力的治疗方法之一，它或将引领 HCC 介入治疗的新方向。我们希望 LRT 可以治疗免疫治疗难治的疾病，或是更让人兴奋的，可以增强免疫系统或肿瘤对免疫治疗的治疗反应。任何一种 LRT 技术都可能带来好处，冷冻消融在动物和人类早期研究中显示了令人鼓舞的结果，即能促进肿瘤免疫原性、启动免疫系统对抗肿瘤抗原。有人提出冷冻消融治疗甚至有可能诱发远隔效应。在冷冻消融后，非人灵长类动物和兔模型的血清中都出现了肿瘤特异性抗体。此外，冷冻消融能够诱导促炎细胞因子的高度表达，包括白介素 1、白介素 6、核因子 KB、TNF，以及树突细胞中的抗原聚集。与其他 LRT 模式（如 RFA 和 MWA）相比，冷冻消融还能够诱使更多中性粒细胞、巨噬细胞或肿瘤杀伤 CD8+ 细胞向病灶浸润。相比热消融，冷冻消融已被证明的另一个机制优势是高热会使蛋白质和细胞结构变性，而冷冻更有选择性地破坏质膜。我们认为，免疫细胞能够取样并产生针对胞浆内蛋白质的抗体。然而，冷冻消融也会引起明显的免疫抑制，这一机制尚不清楚，但可能与细胞是死于坏死还是死于凋亡有关。

　　肿瘤病毒 LRT 的概念是介入免疫肿瘤治疗中一个特殊的新兴领域。最近的转化和临床研究显示了不同方法的前景。例如，在一项中国研究中，一项临床试验评估了 TACE 辅助动脉溶瘤人腺病毒 5（H101）治疗 HCC，发现与 TACE 单药治疗相比，无进展和总生存期有所改善。其他的动物模型研究表明，在非 HCC 模型中，病灶内接种可促进肿瘤浸润细胞的募集，并可能提高检查点抑制剂免疫治疗的免疫源性。也许最令人震惊的是，在肿瘤内肿瘤病毒治疗的动物模型中也看到了远隔效应的证据。当然，就 LRT 治疗 HCC 的范围、技术和治疗可能性而言，最好的情况尚未到来。

临床病例32.1

一名新确诊为多灶性HCC的男性，55岁，丙型肝炎肝硬化患者，分期MRI显示1.0cm Ⅵ段、3.0cm Ⅳ段、0.7cm Ⅱ段和6.2cm Ⅷ段动脉强化灶，并伴有HCC征象。患者仅服用药物Lasix和Aldactone，并在6个月前完成了一个疗程的Harvoni，持续病毒应答。他在当地的一家杂货店当过收银员和仓库管理员。他的婚姻也很幸福，有两个孩子，他们都很健康。他5年前就戒烟了，而且从不喝酒。本病例的关键临床问题是局部治疗在该患者中的作用或目标，以及可以提供哪种类型的局部治疗和移植候选资格所需的反应水平。

患者新诊断为寡位HCC，有4个病变，最大直径≤6.2cm，累积为10.9cm。他有良好的体能状态和良好的支持系统。他将成为降期治疗的候选人，其目标是获得移植手术的候选人资格。原则上，他是姑息性经导管治疗的候选人，尽管在这种情况下，他的移植候选障碍是6.2cm的Ⅷ节段病变。因此，至少针对Ⅷ节段病变的热消融治疗，如微波消融（提供肿瘤上缘与膈肌的足够距离）将是首选。只要Ⅷ节段病变的大小至少减少30%，患者就会成为移植的候诊者，尽管预期肿瘤实际上可能对消融显示出完全反应。

（马春华　刘梅　译　邱鸣寒　校）

推荐阅读

Adhoute X, Penaranda G, Castellani P, et al. Recommendations for the use of chemoembolization in patients with hepatocellular carcinoma: usefulness of scoring system? *World J Hepatol*. 2015;7(3):521. doi:10.4254/wjh.v7.i3.521

Bhutiani N, Philips P, Scoggins CR, et al. Evaluation of tolerability and efficacy of irreversible electroporation (IRE) in treatment of Child-Pugh B (7/8) hepatocellular carcinoma (HCC). *HPB*. 2016;18(7):593–599. doi:10.1016/j.hpb.2016.03.609

Blümmel J, Reinhardt S, Schäfer M, et al. Drug-eluting beads in the treatment of hepatocellular carcinoma and colorectal cancer metastases to the liver. *Eur Oncol Haematol*. 2012;3:162–166. doi:10.17925/EOH.2012.08.3.162

Brace CL. Radiofrequency and microwave ablation of the liver, lung, kidney, and bone: what are the differences? *Curr Probl Diagn Radiol*. 2009;38(3):135–143. doi:10.1067/j.cpradiol.2007.10.001

Cannon R, Ellis S, Hayes D, et al. Safety and early efficacy of irreversible electroporation for hepatic tumors in proximity to vital structures. *J Surg Oncol*. 2013;107(5):544–549. doi:10.1002/jso.23280

Cescon M, Cucchetti A, Ravaioli M, et al. Hepatocellular carcinoma locoregional therapies for patients in the waiting list. Impact on transplantability and recurrence rate. *J Hepatol*. 2013;58(3):609–618. doi:10.1016/j.jhep.2012.09.021

Chinnaratha MA, Chuang MA, Fraser RJL, et al. Percutaneous thermal ablation for primary hepatocellular carcinoma: a systematic review and meta-analysis. *J Gastroenterol Hepatol*. 2016;31(2):294–301. doi:10.1111/jgh.13028

Chu KF, Dupuy DE. Thermal ablation of tumours: biological mechanisms and advances in therapy. *Nat Rev Cancer*. 2014;14(3):199. doi:10.1038/nrc3672

de Baère T, Risse O, Kuoch V, et al. Adverse events during radiofrequency treatment of 582 hepatic tumors. *Am J Roentgenol*. 2003;181(3):695–700. doi:10.2214/ajr.181.3.1810695

Dong B, Liang P, Yu X, et al. Percutaneous sonographically guided microwave coagulation therapy for hepatocellular carcinoma: results in 234 patients. *Am J Roentgenol*. 2003;180(6):1547–1555. doi:10.2214/ajr.180.6.1801547

Dong H, Strome SE, Salomao DR, et al. Tumor-associated B7-H1 promotes T-cell apoptosis: a potential mechanism of immune evasion. *Nat Med*. 2002;8(8):793–800. doi:10.1038/nm730

El Fouly A, Ertle J, El Dorry A, et al. In intermediate stage hepatocellular carcinoma: radioembolization with yttrium 90 or chemoembolization? *Liver Int*. 2015;35(2):627–635. doi:10.1111/liv.12637

Facciorusso A, Di Maso N, Muscatiello N. Microwave ablation versus radiofrequency ablation for the treatment of hepatocellular carcinoma: a systematic review and meta-analysis. *Int J Hyperthermia*. 2016;32(3):339–344. doi:10.3109/02656736.2015.1127434

Forner A, Llovet JM, Bruix J. Hepatocellularcarcinoma. *Lancet*. 2012;379(9822):1245. doi:10.1016/S0140-6736(11)61347-0

Gallo G, Carucci P, Veltri A, et al. Predictive factors of tumor recurrence and death in patients with hepatocellular carcinoma treated by locoregional therapies: results of a retrospective cohort study. *J Hepatol*. 2017;66(1):S217. doi:10.1016/S0168-8278(17)30731-6

Ganne-Carrié N, Nault JC, Ziol M, et al. Predicting recurrence following radiofrequency percutaneous ablation for hepatocellular carcinoma. *Hepat Oncol*. 2014;1(4):395–408. doi:10.2217/hep.14.22

Gervais DA, Arellano RS. Percutaneous tumor ablation for hepatocellular carcinoma. *Am J Roentgenol*. 2011;197(4):789–794. doi:10.2214/AJR.11.7656

Gervais DA, Goldberg SN, Brown DB, et al. Society of Interventional Radiology position statement on percutaneous radiofrequency ablation for the treatment of liver tumors. *J Vasc Interv Radiol*. 2009;20(7):S342–S347. doi:10.1016/j.jvir.2009.04.029

Govindarajan N, Froud T, Suthar R, Barbery K. Irreversible electroporation of hepatic malignancy. *Semin Intervent Radiol*. 2013;30(01):067–073. doi:10.1055/s-0033-1333655

Heckman JT, deVera MB, Marsh JW, et al. Bridging locoregional therapy for hepatocellular carcinoma prior to liver transplantation. *Ann Surg Oncol*. 2008;15(11):3169–3177. doi:10.1245/s10434-008-0071-3

Hilgard P, Hamami M, El Fouly A, et al. Radioembolization with yttrium-90 glass microspheres in hepatocellular carcinoma: European experience on safety and long-term survival. *Hepatology*. 2010;52(5):1741–1749. doi:10.1002/hep.23944

Kim H-C. Radioembolization for the treatment of hepatocellular carcinoma. *Clin Mol Hepatol*. 2017;23(2):109. doi:10.3350/cmh.2017.0004

Kudo M, Chung H, Osaki Y. Prognostic staging system for hepatocellular carcinoma (CLIP score): its value and limitations, and a proposal for a new staging system, the Japan Integrated Staging Score (JIS score). *J Gastroenterol*. 2003;38(3):207–215. doi:10.1007/s005350300038

Lee SH, Kim SU, Jang JW, et al. Use of transient elastography to predict de novo recurrence after radiofrequency ablation for hepatocellular carcinoma. *Onco Targets Ther*. 2015;8:347. doi:10.2147/OTT.S75077

Lencioni R, de Baere T, Soulen MC, et al. Lipiodol transarterial chemoembolization for hepatocellular carcinoma: a systematic review of efficacy and safety data. *Hepatology*. 2016;64(1):106–116. doi:10.1002/hep.28453

Lencioni R. Loco-regional treatment of hepatocellular carcinoma. *Hepatology*. 2010;52(2):762–773. doi:10.1002/hep.23725

Lin X-j, Li Q-j, Lao X-m, et al. Transarterial injection of recombinant human type-5 adenovirus H101 in combination with transarterial chemoembolization (TACE) improves overall and progressive-free survival in unresectable hepatocellular carcinoma (HCC). *BMC Cancer*. 2015;15(1):707. doi:10.1186/s12885-015-1715-x

Liu L, Chen H, Wang M, et al. Combination therapy of sorafenib and TACE for unresectable HCC: a systematic review and meta-analysis. *PloS One*. 2014;9(3):e91124. doi:10.1371/journal.pone.0091124

Livraghi T, Goldberg SN, Lazzaroni S, et al. Small hepatocellular carcinoma: treatment with radio-frequency ablation versus ethanol injection. *Radiology*. 1999;210(3):655–661. doi:10.1148/radiology.210.3.r99fe40655

Llovet JM, Vilana R, Brú C, et al. Increased risk of tumor seeding after percutaneous radiofrequency ablation for single hepatocellular carcinoma. *Hepatology*. 2001;33(5):1124–1129. doi:10.1053/jhep.2001.24233

Lu DS, Yu NC, Raman SS, et al. Percutaneous radiofrequency ablation of hepatocellular carcinoma as a bridge to liver transplantation. *Hepatology*. 2005;41(5):1130–1137. doi:10.1002/hep.20688

Lu W, Zhang J, Yang C. Recent Advances in Hepatocellular Cancer. In: *Interventional Techniques to Hepatocellular Carcinoma*. 2016.

Lubner MG, Brace CL, Ziemlewicz TJ, et al. Microwave ablation of hepatic malignancy. *Semin Interv Radiol*. 2013;30(1):56–66. doi:10.1055/s-0033-1333654

Ludwig JM, Xing M, Gai Y, et al. Targeted Yttrium 89-Doxorubicin Drug-Eluting Bead – a safety and feasibility pilot study in a rabbit liver cancer model. *Mol Pharm*. 2017;14(8):2824–2830. doi:10.1021/acs.molpharmaceut.7b00336

Lyu T, Wang X, Su Z, et al. Irreversible electroporation in primary and metastatic hepatic malignancies: a review. *Medicine*. 2017;96(17):e6386. doi:10.1097/MD.0000000000006386

Majno PE, Adam R, Bismuth H, et al. Influence of preoperative transarterial lipiodol chemoembolization on resection and transplantation for hepatocellular carcinoma in patients with cirrhosis. *Ann Surg*. 1997;226(6):688. doi:10.1097/00000658-199712000-00006

Mazzaferro V, Regalia E, Doci R, et al. Liver transplantation for the treatment of small hepatocellular carcinomas in patients with cirrhosis. *N Engl J Med*. 1996;334(11):693–700. doi:10.1056/NEJM199603143341104

Mulier S, Mulier P, Ni Y, et al. Complications of radiofrequency coagulation of liver tumours. *Br J Surg*. 2002;89(10):1206–1222. doi:10.1046/j.1365-2168.2002.02168.x

Prajapati H, Spivey JR, Hanish SI, et al. mRECIST and EASL responses at early time point by contrast-enhanced dynamic MRI predict survival in patients with unresectable hepatocellular carcinoma (HCC) treated by doxorubicin drug-eluting beads transarterial chemoembolization (DEB TACE). *Ann Oncol*. 2012;24(4):965–973. doi:10.1093/annonc/mds605

Prajapati HJ, Kim HS. Treatment algorithm based on the multivariate survival analyses in patients with advanced hepatocellular carcinoma treated with trans-arterial chemoembolization. *PloS One*. 2017;12(2):e0170750. doi:10.1371/journal.pone.0170750

Prajapati HJ, Dhanasekaran R, El-Rayes BF, et al. Safety and efficacy of doxorubicin drug-eluting bead transarterial chemoembolization in patients with advanced hepatocellular carcinoma. *J Vasc Interv Radiol*. 2013;24(3):307–315. doi:10.1016/j.jvir.2012.11.026

Prajapati HJ, Rafi S, El-Rayes BF, et al. Safety and feasibility of same-day discharge of patients with unresectable hepatocellular carcinoma treated with doxorubicin drug-eluting bead transcatheter chemoembolization. *J Vasc Interv Radiol*. 2012;23(10):1286–1293.e1.

Ramanathan M, Shroads M, Choi M, et al. Predictors of intermediate-term survival with destination locoregional therapy of hepatocellular cancer in patients either ineligible or unwilling for liver transplantation. *J Gastrointest Oncol*. 2017;8(5):885. doi:10.21037/jgo.2017.07.05

Ravaioli M, Grazi GL, Piscaglia F, et al. Liver transplantation for hepatocellular carcinoma: results of down-staging in patients initially outside the Milan selection criteria. *Am J Transplant*. 2008;8(12):2547–2557. doi:10.1111/j.1600-6143.2008.02409.x

Russell SJ, Peng K-W, Bell JC. Oncolytic virotherapy. *Nat Biotechnol*. 2012;30(7):658–670. doi:10.1038/nbt.2287

Salem R, Gordon AC, Mouli S, et al. Y90 radioembolization significantly prolongs time to progression compared with chemoembolization in patients with hepatocellular carcinoma. *Gastroenterology*. 2016;151(6):1155–1163.e2. doi:10.1053/j.gastro.2016.08.029

Scheffer HJ, Nielsen K, de Jong MC, et al. Irreversible electroporation for nonthermal tumor ablation in the clinical setting: a systematic review of safety and efficacy. *J Vasc Interv Radiol*. 2014;25(7):997–1011. doi:10.1016/j.jvir.2014.01.028

Sherman M. Staging for hepatocellular carcinoma: complex and confusing. *Gastroenterology*. 2014;146(7):1599–1602. doi:10.1053/j.gastro.2014.04.026

Song JE. Conventional vs drug-eluting beads transarterial chemoembolization for hepatocellular carcinoma. *World J Hepatol*. 2017;9(18):808. doi:10.4254/wjh.v9.i18.808

Vauthey J, Klimstra D, Blumgart L. A simplified staging system for hepatocellular carcinomas. *Gastroenterology*. 1995;108(2):617–618. doi:10.1016/0016-5085(95)90109-4

Violi NV, Duran R, Guiu B, et al. Efficacy of microwave ablation versus radiofrequency ablation for the treatment of hepatocellular carcinoma in patients with chronic liver disease: a randomised controlled phase 2 trial. *Lancet Gastroenterol Hepatol*. 2018;3(5):317–325. doi:10.1016/s2468-1253(18)30029-3

Yamada R, Sato M, Kawabata M, et al. Hepatic artery embolization in 120 patients with unresectable hepatoma. *Radiology*. 1983;148(2):397–401. doi:10.1148/radiology.148.2.6306721

Yao FY, Kerlan RK, Hirose R, et al. Excellent outcome following down-staging of hepatocellular carcinoma prior to liver transplantation: an intention-to-treat analysis. *Hepatology*. 2008;48(3):819–827. doi:10.1002/hep.22412

Yao FY, Kinkhabwala M, LaBerge JM, et al. The impact of pre-operative loco-regional therapy on outcome after liver transplantation for hepatocellular carcinoma. *Am J Transplant*. 2005;5(4):795–804. doi:10.1111/j.1600-6143.2005.00750.x

Yao FY. Expanded criteria for liver transplantation in patients with hepatocellular carcinoma. *Hepatol Res*. 2007;37(s2):S267–S274. doi:10.1111/j.1872-034X.2007.00195.x

Zamarin D, Holmgaard RB, Subudhi SK, et al. Localized oncolytic virotherapy overcomes systemic tumor resistance to immune checkpoint blockade immunotherapy. *Sci Transl Med*. 2014;6(226):226ra32. doi:10.1126/scitranslmed.3008095

Zhang L, Hu P, Chen X, Bie P. Transarterial chemoembolization (TACE) plus sorafenib versus TACE for intermediate or advanced stage hepatocellular carcinoma: a meta-analysis. *PloS One*. 2014;9(6):e100305. doi:10.1371/journal.pone.0100305

参考文献

1. Llovet JM, Brú C, Bruix J. Prognosis of hepatocellular carcinoma: the BCLC staging classification. *Semin Liver Dis*. 1999;19:329–338. doi:10.1055/s-2007-1007122
2. Yau T, Tang VYF, Yao TJ. et al. Development of Hong Kong Liver Cancer Staging System with treatment stratification for patients with hepatocellular carcinoma. *Gastroenterology*. 2014;146:1691–1700.e3. doi:10.1053/j.gastro.2014.02.032
3. Ikai I, Takayasu K, Omata M. et al. A modified Japan Integrated Stage score for prognostic assessment in patients with hepatocellular carcinoma. *J Gastroenterol*. 2006;41:884–892. doi:10.1007/s00535-006-1878-y
4. Daniele B, Annunziata M, Barletta, E. et al. Cancer of the Liver Italian Program (CLIP) score for staging hepatocellular carcinoma. *Hepatol Res*. 2007;37:S206–S209. doi:10.1111/j.1872-034x.2007.00186.x
5. Leung TW, Tang AM, Zee B. et al. Construction of the Chinese University Prognostic Index for hepatocellular carcinoma and comparison with the TNM staging system, the Okuda staging system, and the Cancer of the Liver Italian Program staging system: a study based on 926 patients. *Cancer*. 2002;94:1760–1769. doi:10.1002/cncr.10384
6. Chevret S, Trinchet JC, Mathieu D, et al. A new prognostic classification for predicting survival in patients with hepatocellular carcinoma. Groupe d'Etude et de Traitement du Carcinome Hépatocellulaire. *J Hepatol*. 1999;31:133–141. doi:10.1016/s0168-8278(99)80173-1
7. Okuda K, Ohtsuki T, Obata H, et al. Natural history of hepatocellular carcinoma and prognosis in relation to treatment. Study of 850 patients. *Cancer*.1985;56:918–928. doi:10.1002/1097-0142(19850815)56:4<918::aid-cncr2820560437>3.0.co;2-e
8. Hsu CY, Huang YH, Hsia CY, et al. A new prognostic model for hepatocellular carcinoma based on total tumor volume: the Taipei Integrated Scoring System. *J Hepatol*. 2010;53:108–117. doi:10.1016/j.jhep.2010.01.038

第 **33** 章

早期肝细胞癌的放疗

Jonathan B. Ashman

引言

肝细胞癌（HCC）的治疗往往是一个需要多学科协作的复杂过程。治疗方案的选择取决于原发肿瘤的数量、大小和状态，以及有无血管侵犯、肝外扩散，当患者合并肝硬化时还需特别注意肝功能情况。巴塞罗那肝癌临床分期（BCLC）的出现帮助医生更好地对患者进行分期和治疗，预测患者预后。BCLC 的最新综述探讨了 HCC 的治疗方法，包括手术、肝移植、经皮热消融、经动脉化疗栓塞（TACE）和经动脉放疗栓塞（TARE）等，但全文未提及放疗[1]。虽然 HCC 属于对放射敏感肿瘤，但放疗因剂量安全性限制的原因，既往较少应用于 HCC 治疗。随着新技术的出现，现代图像引导下的光子治疗和带电粒子放疗为 HCC 患者提供了新的可选手段。但是，如何筛选最能获益的患者仍是目前 HCC 放疗的最大挑战。

肝脏的放射耐受性

现代技术依托下的光子治疗和带电粒子放疗因其精准度优势能在肝脏肿瘤治疗中提供更为安全有效的放射剂量分布，弥补了传统放疗技术在 HCC 治疗中的局限性。肝小叶是肝脏的功能亚单位。由于每个小叶是相对独立的，整个器官的功能取决于完整小叶的数量。这种组织结构属于并联组织，因此放射耐受性与受照射体积相关而不与最大剂量相关。全肝的耐受剂量为 30~35Gy，1.8~

2.0Gy/F[2]。Dawson 和他的同事对正常组织不良反应概率（NTCP）进行了建模，证明肝平均剂量 >30Gy 时放疗不良反应风险急剧上升[3]。此外，评估放疗耐受性时还应考虑肝功能储备状况。然而，与转移性病灶相比，原发性 HCC 病灶往往需要更高的放疗剂量以保证局部控制。因此在三维适形放疗（3DCRT）时代前，传统放疗在 HCC 中的作用是有限的。

适形放疗

密歇根大学的剂量递增试验证实，3DCRT 技术可以安全有效地治疗局部 HCC 病灶[4]。一项针对原发性 HCC 患者（128 名患者中 35 名为 HCC）和肝转移癌患者的 I/II 期试验将剂量逐级提高至 90Gy（1.5Gy/F，BID），同步联用 5-FU 肝动脉栓塞化疗。结果显示 HCC 队列的中位生存期为 15 个月，仅 4% 患者出现放射性肝病（RILD）。近来一项日本研究使用了类似的超分割方案，放疗总剂量为 45~75Gy（1.5Gy/F，BID）同步沙利度胺化疗，该研究中患者的 2 年生存率为 45%[5]。法国的另一个 II 期试验使用总剂量为 66Gy（2Gy/F）的适形放疗治疗 HCC 病灶，结果显示 29 个月时的 LCR 为 78%[6]。不良反应方面 Child-Pugh（CP）A 级患者无 4~5 级不良反应发生，但 11 例 Child-Pugh B 级患者中有 3 例发生 4 级不良反应。一项多中心 I 期剂量递增试验在无明确毒性限量情况下，以 2Gy/F 分割最终达到 62Gy 的总放疗剂量，但该试验在治疗 19 名患者后因收效不佳而终止,未达到计划的70Gy最高剂量水平[7]。

立体定向放疗(SBRT)

SBRT在颅内肿瘤中应用较广,多为单次剂量5~20Gy的大分割方案。根据脑部立体定向外科的经验,单次大剂量方案具有明显的放射生物学优势,但也需要高精度的放疗技术来实现。SBRT实施过程中应配备图像引导和运动管理系统以最大限度地减少正常组织暴露。在美国,出于监管目的SBRT被定义为1~5次分割,但在其他地区10次分割剂量方案也可属于SBRT。1995年研究者首次报道了SBRT治疗肝脏肿瘤[8]。2006年一项针对8名原发性HCC和17名肝转移患癌者的Ⅰ~Ⅱ期小型前瞻性试验显示SBRT治疗的局部性制率(LCR)为75%。有1例Child-Pugh B级患者在治疗后1月内死于急性肝毒性反应[9]。来自Princess Margaret医院的Tse等人进行了一项更大型的Ⅰ期临床试验,纳入了41名Child-Pugh A级HCC患者[10]。剂量方案在充分保护正常组织的前提下根据密歇根大学的NTCP模型进行个体化定制,中位处方剂量为36Gy,分割次数为6F。结果显示LCR为65%,1年总生存率(OS)为48%。21例患者中有16例甲胎蛋白(AFP)较放疗前降低,5例患者肝功能从Child-Pugh A级下降至B级,但这似乎与肿瘤体积大、放射剂量不足导致疾病进展有关。研究未提及毒性剂量限制。另一项研究对该试验结果进行了拓展,在扩大Ⅰ/Ⅱ期试验和随后的Ⅱ期试验中共纳入102名患者接受SBRT治疗[11]。分析显示1年LCR为87%,中位生存率为17个月。在毒性方面,治疗可能导致7人死亡,其中5人死于肝功能衰竭,1人死于继发性胆管炎,1人死于再照射后的胃肠道出血。研究者将无明显疾病进展情况下出现的Child-Pugh评分下降定义为肝功能受损,SBRT后3个月内有29%的患者发生肝功能受损,而12个月时仅有6%的患者仍表现为肝功能受损,这显示了急性放射损伤后恢复的可能性。

这些前瞻性试验的结果在一项185名患者(15%为Child-Pugh B级)的大规模回顾性研究中得到验证[12]。研究内患者接受35-40Gy/5f的SBRT放疗后,3年LCR和生存率分别为91%和70%,治疗后10%的患者Child-Pugh评分下降≥2分,但仅2名患者发展为5级肝功能衰竭。法国的一项回顾性研究对77名患者进行了45Gy/3f的SBRT,结果显示2年LCR和生存率分别为99%和56%[13]。2名患者出现3~4级胃溃疡,1名患者出现2级结肠溃疡,仅1名患者出现3级急性放射性肝病(RILD),1名患者出现3级慢性腹水。肝功能完好的患者即使肿瘤很大甚至直径超过10cm也能在SBRT中获益[14]。总而言之,这些前瞻性和回顾性研究明确了SBRT治疗HCC的安全性和有效性,但治疗结果仍受到晚期肝细胞癌群体较差预后的限制。

最近,一项前瞻性Ⅱ期临床试验在肝功能良好且肿瘤直径<4cm的孤立性HCC患者中评估了SBRT的效果[15]。研究使用的处方剂量为35-40Gy/5f,90例患者的中位随访时间为41.7个月,3年LCR为96.3%。局部控制患者的中位生存期为54.7个月,3年生存率为66.7%。仅8例(8.9%)患者和Child-Pugh评分下降≥2分及以上,其中6例在6个月内肝功能基本恢复正常。另一项Ⅱ期试验探索了一种适应性SBRT方法,在第3次分割前后使用吲哚菁绿评估肝功能以调整后2次分割的剂量[16]。纳入的90例患者中有69例(77%)为HCC,1年和2年LCR高达99%和95%,仅有7%的患者Child-Pugh评分下降≥2分及以上的情况。

晚期HCC患者能够接受SBRT治疗,但大多数患者在3个月后会出现Child-Pugh评分下降2分及以上,且生存获益仅限于Child-Pugh B级7分的肝硬化患者[17]。对65例接受48Gy/4f放疗的患者进行的回顾性分析显示,LCR和2年生存率分别为100%和76%[18]。然而23%的患者出现≥3级的毒性反应,Child-Pugh B级患者的不良反应发生率明显更高。美国华盛顿大学的前瞻性Ⅰ~Ⅱ期试验纳入26例患者,其中HCC 12例,肝内胆管细胞癌12例,混合癌2例,放疗的中位处方剂量为55Gy/5f[19]。1年LCR为91%,9例(35%)出现Child-Pugh评分下降,2例死于肝功能衰竭。因此,虽然回顾性和前瞻性研究报道的肿瘤控制率很高,但HCC患者的SBRT仍是需要谨慎的,特别是对于Child-Pugh B级及以上的患者。最近的一项分析证实,Child评分、平均肝脏剂量和700~900cm³肝脏剂量与肝脏毒性、血小板减少、门静脉血栓形成(PVT)显著相关[20]。

目前面临的一个问题是如何将SBRT与其他局部治疗方法(如TACE和经皮消融)联合应用[21]。一项单中心回顾性研究对比了射频消融(RFA)和SBRT两种治疗方法,结果显示对于<2cm的肿瘤,两种方法的局部控制都很好,但对于较大的肿瘤SBRT似乎疗效更佳[22]。但最近一项研究,通过分析美国国家癌症数据库对上述SBRT优于RFA的结论提出了质疑[23]。此外,我们通过使用Markov模型发现,与RFA相比,SBRT作为无法手术的HCC患者的初始治疗是不划算的,SBRT或更应作为RFA后复发的挽救性治疗手段[24]。但SBRT在提高患者生活质量方面有着优势[25]。荟萃分析显示,与单纯接受TACE的患者相比,接受TACE联合SBRT的患者总体生存率更高[26]。无论如何,第7届亚太原发性肝癌专家年会发表的共识声明已认为:SBRT是治疗小肝癌的安全且有效的方法[27]。

门静脉血栓形成(PVT)

HCC患者出现PVT是高危预后指征,这些患者通常无法进行TACE治疗。当PVT存在时,可选用SBRT进行治疗。最近的一项荟萃分析将3DCRT、SBRT、动脉放疗栓塞(SIRT)进行了比较。虽然3种方法的生存率相似,但SBRT的缓解率为71%,显著高于其他治疗方法且毒性反应更低[28]。

质子束放疗(PBT)

带电粒子(如质子等重离子)在组织内的剂量分布明显不同于光子。带电粒子在介质内停下时会释放大量能量,累积成一个狭窄尖锐的能量峰——布拉格峰。通过混合粒子能量可有效扩大布拉格峰以覆盖靶区,同时穿行路径中的其他组织受到剂量较低且没有"出口剂量"。目前的设备采用笔型束扫描技术,在靶区内从深到浅一层层地分布剂量点阵以实现肿瘤区域剂量的精准投射。虽然重粒子射线给治疗计划的制订和实施尤其在器官运动方面带来了额外的不确定性,但质子计划中非靶组织的累积剂量通常是明显小于光子线计划的。对于HCC患者,考虑到应尽可能地保留有功能的肝组织,质子束放疗比光子束放疗在放射物理方面更具临床优势。

PBT治疗HCC的最大规模研究来自日本Tsukuba大学[29]。该回顾性研究纳入318例患者,其中约75%的患者为Child-Pugh A级,25%为Child-Pugh B级。5年生存率为44.6%,Child-Pugh A级患者为55.9%。无4/5级不良反应出现,且无明显肝脏毒性反应出现。该研究组在前瞻性研究中重复了上述结果,研究对51名患者进行了66Gy/10f的质子放疗,LCR和5年OS分别为87.8%和38.7%[30]。

Loma Linda大学的前瞻性研究的初步结果支持PBT在HCC中使用[31]。研究中76例患者接受了63Gy/15f的质子束放疗。该患者队列主要为高危和晚期HCC,54%的患者超出米兰标准,24%的患者为Child-Pugh C级,16%的患者终末期肝病模型评分(MELD)>15,48%的患者的肿瘤直径超过5cm。结果中报告的肝脏毒性很小,接受或未接受肝移植的患者3年生存率分别为70%和10%。

该研究组还公布了一项PBT与TACE比较的前瞻性随机试验的中期结果[32]。中位随访时间为28个月,在局部控制和无进展生存方面没有观察到质子束放疗的显著优势,但接受PBT治疗的患者术后30天内的住院天数明显减少。

一项PBT治疗原发性HCC的多机构Ⅱ期前瞻性试验结果最具参考意义。该研究纳入44例HCC

患者、37例肝内胆管细胞癌患者和2例混合癌患者（33例）。在HCC队列中，72.7%的患者为Child-Pugh A级，29.5%的患者合并血管内血栓。中位处方剂量为58Gy/15f，其中周围型病灶为67.5Gy，肝门周围2cm以内的中央型病灶为58.05Gy。结果显示LCR为94.8%，中位无进展生存期（PFS）为13.9个月，生存率为49个月。队列内未观察到4级、5级毒性反应，仅3例患者在治疗后6个月内从Child-Pugh A级降至Child-Pugh B级。

放疗的选择

虽然暂无研究直接对比质子束与光子束SBRT在HCC中的结果，但大部分情况下无论使用质子还是光子都能很好地控制HCC病灶。对于像我们这样同时拥有两种技术的治疗中心来说，难题是如何在不同情况下选择最优的治疗方案。有研究对10名患者的13个肿瘤进行剂量学分析从而建立RILD风险模型，评估调强放疗（IMRT）和PBT在HCC个体化治疗时的优劣[34]。结果显示，对于大于6cm的肿瘤，IMRT计划的RILD风险比PBT要高得多。另一项研究尝试引入肿瘤大小与位置概念，系统地为肝脏内不同位置、不同大小的球形模拟肿瘤制订计划模型，再对10名患者进行模型验证[35]。该模型显示与光子束相比，PBT在肝脏内任何部位的<3cm病灶、尾状叶、左内叶的任何大小肿瘤中均不具优势。当肿瘤≥3cm且位于肝穹隆部或中叶时，质子束可以提高肝脏保护。

一项荟萃分析比较了适形放疗、SBRT和带电粒子治疗[36]。结果显示SBRT与粒子治疗相比，在总生存期、PFS、LCR和急性毒性方面都无统计学差异，但适形放疗各方面效果均较差。与光子束放疗相比，粒子放疗的晚期毒性更明显。

在实际临床中应对每个病例进行个体化思考。尤其对于有基础肝硬化的患者，PBT更能最大限度地保护功能性肝实质。然而，因为图像引导优势，我们可能会首选光子束SBRT技术。如果

目标运动小于1cm，我们会采用自由呼吸模式对患者进行质子束放疗，对运动超过1cm的患者，我们者采用深吸气屏气技术。但往往肝硬化患者的呼吸模式会改变甚至无法屏气，这些患者可能更适合使用能够实现主动呼吸控制的光子束SBRT治疗。PBT的单次治疗时间通常更长，年龄较大或较虚弱的患者可能更适宜使用那些高剂量率模式的光子束放疗。光子束SBRT也可能是置入过心脏仪器（如起搏器）的患者的首选：即使使用笔型束扫描技术，质子束也会产生散射中子引起起搏器故障[37]。我们在治疗前会仔细评估每一位患者以确定心功能对仪器的依赖程度，并与心脏电生理学的同事密切合作共同评估质子束或光子束放疗的风险和益处。

结论

本章节突出论述了HCC领域的相关问题。在目前的临床实践中，我们认为只有在其他局部治疗方法失败或技术上不可行的情况下才会考虑放疗。尽管如此，放疗的确可以有效地控制HCC，已有大量前瞻性和回顾性数据验证了放疗在HCC治疗中的安全性和有效性。光子束SBRT和PBT都在可选范畴内。在我们中心的经验中，对于肝硬化代偿良好的患者，若肿瘤体积较小，这两种治疗方法均可采用，但PBT可能更适用于肿瘤体积大、位置更靠近中央的病灶和晚期患者。在笔者看来，亟须解决的关键问题并不是PBT与光子束放射治疗孰强孰弱，而是明确放疗与其他局部区域疗法各自在治疗中的地位和作用[38]。应有更多的前瞻性试验来评估放疗在HCC中的作用，无论是对比还是联合TACE或消融技术。此外，作为另一种可供选择的局部治疗新方案，TARE的内部近距离放疗也会发挥越来越重要的作用。与此同时，放射肿瘤医生应加入肝脏肿瘤相关学会，积极参与多学科讨论以治疗HCC这种复杂疾病。

一位75岁女性患者出现了非酒精性脂肪性肝炎(NASH)的相关性肝硬化。MRI显示,在肝脏第Ⅷ段有2cm的肿块,符合HCC。她10多年前曾成功治疗了胃B细胞淋巴瘤,当时使用了利妥昔单抗、环磷酰胺、阿霉素、长春新碱和泼尼松(R-CHOP)化疗联合放疗。其中化疗被认为是最有可能造成肝硬化的病因。该病例在多学科肿瘤委员会进行了讨论。使用药物洗脱微球进行TACE治疗,起初的影像学反应良好。但在随访第10个月时,MRI提示局部复发(LR)和门静脉少量非闭塞性血栓(图33.1)。同时,这些表现与AFP从5.7ng/ml升至9.0 ng/ml相关。患者肝硬化代偿良好,肝功能为Child-Pugh A级,MELD评分为7分。该病例经多学科肿瘤委员会再次讨论后,不建议重复行TACE,且不支持经皮消融。因此,建议采用SBRT。

在进行放疗模拟定位之前,患者需在超声引导下放置金标。金标通常在经皮超声引导下置入,但CT或超声内镜引导技术也是可行的,这取决于肿瘤的位置和当地的技术专长。理想情况下,4个标记物在肿瘤周围不同平面互相间隔(立体定位需要3个标记物,第4个标记物作为后备标记物,以防金标移位)。标记物可以提高治疗计划过程中对运动的评估和放疗过程中图像引导的准确性。然而,由于金属的CT伪影,标记物可能会在目标定位过程中引入额外的不确定性,特别是当标记物放置相距过近时。因此,放射肿瘤学家和介入放射科团队之间有必要就最佳定位进行良好的沟通。金标放置的其他相对或绝对禁忌证包括肿瘤的位置、患者的一般健康状况、患者的肝硬化程度、抗凝状态和当地的技术专长。在我们科室,图像引导的光子SBRT采用锥束CT,当整个肝脏和膈肌可以作为定位替代物时,患者可在自由呼吸状态下接受治疗,不需要植入金标。当采用深吸式屏气或呼吸门控等呼吸运动管理技术进行肝脏光子束SBRT时,金标可显著提高治疗的可信度和效率。

在放置金标后,患者在仰卧、手臂上举,用热塑性体罩固定。进行四维CT扫描后,确定肿瘤在上(下)维度的偏移约为1.5cm。由于这超过了我们部门1cm的活动范围(自由呼吸治疗是可以接受的),所以决定使用呼吸门控。使用围绕呼吸末期的门控窗口,目标运动在所有维度上都被减少到大约0.2cm。治疗计划的CT扫描分别是在使用和不使用静脉注射(Ⅳ)造影剂的情况下进行的。Ⅳ造影剂和使用强化影像对于准确定义SBRT中的HCC至关重要,因为许多这些肿瘤在未使用造影剂时的CT表现与周围肝脏等密度。可将诊断性MRI序列与CT模拟图像融合,提高靶区清晰度。

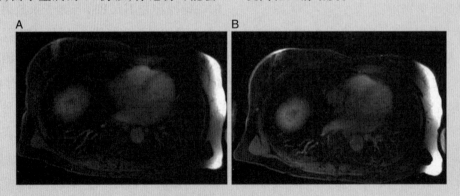

图33.1 轴位强化MRI(Ⅳ)T1加权像:(A)动脉期Ⅷ段病灶血运增多,(B)延迟期消退。

Ⅳ,静脉注射。

在计划阶段,根据增强CT图像和MRI图像来定义肿瘤区(GTV)。避免患者设置错误,GTV外扩呼吸周期中20%~60%的活动范围为内靶区(ITV)。然后再外扩5mm为计划靶区(PTV)。然后采用由弧形容积调强(VMAT)技术设计的IMRT,处方剂量为50Gy/5f(图33.2)。采用机载锥束CT进行图像引导放疗(IGRT)。剂量体积直方图分析用于评估靶区覆盖率和正常危及器官(OARS)的剂量。将接受100%剂量的PTV体积设置为95%。肝脏平均剂量为5.0Gy,未接受15Gy照射的肝脏体积为1209cm³(cc)。心脏平均剂量为3.9Gy,未暴露于超过20Gy的剂量。

患者对SBRT耐受良好,未出现急性副作用。在SBRT后三个月,患者状况仍良好,肝功能未出现下降。监测MRI未发现残留病灶增强或消退,AFP降至4.3ng/ml,直到SBRT后2年,AFP升至421ng/ml,并在MRI上发现位于肝Ⅳ节段的3.9cm×3.7cm×5.3cm的新OPTN5病灶(图33.3)。从肿块向内侧延伸至左侧门静脉也可发现癌栓。肝功能一直维持在Child-Pugh A级,该病例再次

由我们的多学科肿瘤委员会进行讨论。放疗被认为是唯一合适的治疗选择;根据肿瘤的大小、位置和先前的放射暴露,首选PBT。

PBT的模拟定位类似于光子束SBRT,在我们的设备中质子治疗需要基准标记物,因为IGRT是通过使用千伏(kV)X-线成像和匹配的平板探测器来完成的。在我们的质子治疗装置上,通过用锥束CT治疗是不行的。模拟定位时患者仰卧位,双臂上举,用热塑性体罩固定。同前面一样行CT平扫和增强扫描,再与诊断性的MRI融合以确定靶区。仅在0.6cm处测量上下方向和前后或左右方向的最小运动。因此,一种基于ITV技术的放疗可以使患者自由呼吸。采用PBT计划和铅笔束扫描三野单野优化(SFO)技术,剂量为52.5Gy/15f,3.5Gy/F(图33.4)。由于PBT计划和图像引导系统中不确定性的增加,目前15次分割方案比5次分割方案的SBRT更受欢迎。通常,我们的计划利用2~3个照射野来实现提高剂量分布和提高治疗疗效之间的平衡。由于质子比光子更容易受到安装和射程不确定性的影响,多照射野的设计

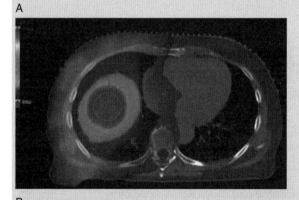

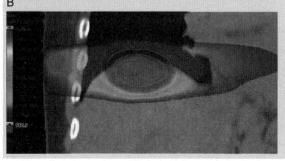

扫码观看高清彩图

图33.2 SBRT在轴位(A)和冠状位(B)两个成像平面上的彩色计划剂量分布,处方剂量为50Gy,采用VMAT和IMRT技术。靶区体积以GTV(红色)、ITV(粉色)、PTV(橙色)表示。

GTV,肿瘤靶区;IMRT,调强放疗;ITV,内靶区;PTV,计划靶区;SBRT,立体定向放疗;VMAT,容积弧形调强放疗。

可以提高质子计划的稳定性。此外,多照射野设计降低了入射剂量,从而降低了潜在的皮肤毒性,并减轻了质子射程结束时可能增加的放射生物学效应。平均肝脏剂量为9.9Gy,<15Gy的肝脏体积为1019cc。两种治疗方法的累计平均肝剂量为21Gy,>15Gy的总肝体积为720cc。质子束放疗期间没有发现急性毒性反应,此后,患者将继续接受随访复查。

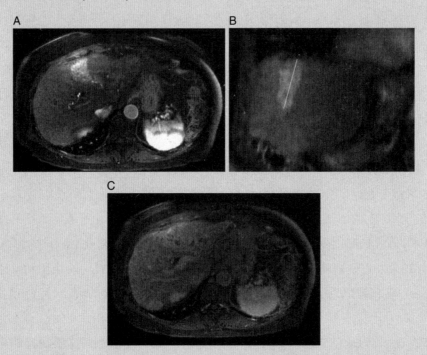

图33.3　随访:轴位(A、C)、冠状位(B)的强化MRI(Ⅳ)T₁加权图像,Ⅳa段和Ⅳb段的病灶呈现动脉期增强(A、B)、延迟期减退(C)。
Ⅳ,静脉注射。

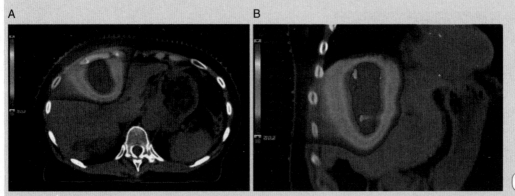

扫码观看高清彩图

图33.4　笔形束扫描的质子放疗计划:处方剂量52.5Gy(RBE),使用三野SFO技术。图示为轴面(A)和冠状面(B)的彩色剂量分布,靶区体积以ITV(红色)表示。
ITV,内靶区;RBE,放射生物学当量;SFO,单野优化。

（邱鸣寒　李小凡　译　王辉　较）

参考文献

1. Forner A, Reig M, Bruix J. Hepatocellular carcinoma. *Lancet*. 2018;391:1301–1314. doi:10.1016/S0140-6736(18)30010-2
2. Lawrence TS, Robertson JM, Anscher MS, et al. Hepatic toxicity resulting from cancer treatment. *Int J Radiat Oncol Biol Phys*. 1995;31(5):1237–1248. doi:10.1016/0360-3016(94)00418-K
3. Dawson LA, Normolle D, Balter JM, et al. Analysis of radiation-induced liver disease using the Lyman NTCP model. *Int J Radiat Oncol Biol Phys*. 2002;53(4):810–821. doi:10.1016/S0360-3016(02)02846-8
4. Ben-Josef E, Normolle D, Ensminger WD, et al. Phase II trial of high-dose conformal radiation therapy with concurrent hepatic artery floxuridine for unresectable intrahepatic malignancies. *J Clin Oncol*. 2005;23(34):8739–8747. doi:10.1200/JCO.2005.01.5354
5. Hsu WC, Chan SC, Ting LL, et al. Results of three-dimensional conformal radiotherapy and thalidomide for advanced hepatocellular carcinoma. *Jpn J Clin Oncol*. 2006;36(2):93–99. doi:10.1093/jjco/hyi242
6. Mornex F, Girard N, Beziat C, et al. Feasibility and efficacy of high-dose three-dimensional-conformal radiotherapy in cirrhotic patients with small-size hepatocellular carcinoma non-eligible for curative therapies—mature results of the French Phase II RTF-1 trial. *Int J Radiat Oncol Biol Phys*. 2006;66(4):1152–1158. doi:10.1016/j.ijrobp.2006.06.015
7. Herrmann E, Naehrig D, Sassowsky M, et al. External beam radiotherapy for unresectable hepatocellular carcinoma, an international multicenter phase I trial, SAKK 77/07 and SASL 26. *Radiat Oncol*. 2017;12(1):12. doi:10.1186/s13014-016-0745-0
8. Blomgren H, Lax I, Naslund I, et al. Stereotactic high dose fraction radiation therapy of extracranial tumors using an accelerator. Clinical experience of the first thirty-one patients. *Acta Oncol*. 1995;34(6):861–870. doi:10.3109/02841869509127197
9. Mendez Romero A, Wunderink W, Hussain SM, et al. Stereotactic body radiation therapy for primary and metastatic liver tumors: a single institution phase i-ii study. *Acta Oncol*. 2006;45(7):831–837. doi:10.1080/02841860600897934
10. Tse RV, Hawkins M, Lockwood G, et al. Phase I study of individualized stereotactic body radiotherapy for hepatocellular carcinoma and intrahepatic cholangiocarcinoma. *J Clin Oncol*. 2008;26(4):657–664. doi:10.1200/JCO.2007.14.3529
11. Bujold A, Massey CA, Kim JJ, et al. Sequential phase I and II trials of stereotactic body radiotherapy for locally advanced hepatocellular carcinoma. *J Clin Oncol*. 2013;31(13):1631–1639. doi:10.1200/JCO.2012.44.1659
12. Sanuki N, Takeda A, Oku Y, et al. Stereotactic body radiotherapy for small hepatocellular carcinoma: a retrospective outcome analysis in 185 patients. *Acta Oncol*. 2014;53(3):399–404. doi:10.3109/0284186X.2013.820342
13. Huertas A, Baumann AS, Saunier-Kubs F, et al. Stereotactic body radiation therapy as an ablative treatment for inoperable hepatocellular carcinoma. *Radiother Oncol*. 2015;115(2):211–216. doi:10.1016/j.radonc.2015.04.006
14. Que JY, Lin LC, Lin KL, et al. The efficacy of stereotactic body radiation therapy on huge hepatocellular carcinoma unsuitable for other local modalities. *Radiat Oncol*. 2014;9:120. doi:10.1186/1748-717X-9-120
15. Takeda A, Sanuki N, Tsurugai Y, et al. Phase 2 study of stereotactic body radiotherapy and optional transarterial chemoembolization for solitary hepatocellular carcinoma not amenable to resection and radiofrequency ablation. *Cancer*. 2016;122(13):2041–2049. doi:10.1002/cncr.30008
16. Feng M, Suresh K, Schipper MJ, et al. Individualized adaptive stereotactic body radiotherapy for liver tumors in patients at high risk for liver damage: a phase 2 clinical trial. *JAMA Oncol*. 2018;4(1):40–47. doi:10.1001/jamaoncol.2017.2303
17. Culleton S, Jiang H, Haddad CR, et al. Outcomes following definitive stereotactic body radiotherapy for patients with Child-Pugh B or C hepatocellular carcinoma. *Radiother Oncol*. 2014;111(3):412–417. doi:10.1016/j.radonc.2014.05.002
18. Kimura T, Aikata H, Takahashi S, et al. Stereotactic body radiotherapy for patients with small hepatocellular carcinoma ineligible for resection or ablation therapies. *Hepatol Res*. 2015;45(4):378–386. doi:10.1111/hepr.12359
19. Weiner AA, Olsen J, Ma D, et al. Stereotactic body radiotherapy for primary hepatic malignancies—report of a phase I/II institutional study. *Radiother Oncol*. 2016;121(1):79–85. doi:10.1016/j.radonc.2016.07.020
20. Velec M, Haddad CR, Craig T, et al. Predictors of liver toxicity following stereotactic body radiation therapy for hepatocellular carcinoma. *Int J Radiat Oncol Biol Phys*. 2017;97(5):939–946.

doi:10.1016/j.ijrobp.2017.01.221

21. Barry A, Knox JJ, Wei AC, et al. Can stereotactic body radiotherapy effectively treat hepatocellular carcinoma? *J Clin Oncol*. 2016;34(5):404–408. doi:10.1200/JCO.2015.64.8097

22. Wahl DR, Stenmark MH, Tao Y, et al. Outcomes after stereotactic body radiotherapy or radiofrequency ablation for hepatocellular carcinoma. *J Clin Oncol*. 2016;34(5):452–459. doi:10.1200/JCO.2015.61.4925

23. Rajyaguru DJ, Borgert AJ, Smith AL, et al. Radiofrequency ablation versus stereotactic body radiotherapy for localized hepatocellular carcinoma in nonsurgically managed patients: analysis of the national cancer database. *J Clin Oncol*. 2018;36(6):600–608. doi:10.1200/JCO.2017.75.3228

24. Pollom EL, Lee K, Durkee BY, et al. Cost-effectiveness of stereotactic body radiation therapy versus radiofrequency ablation for hepatocellular carcinoma: a Markov modeling study. *Radiology*. 2017;283(2):460–468. doi:10.1148/radiol.2016161509

25. Klein J, Dawson LA, Jiang H, et al. Prospective longitudinal assessment of quality of life for liver cancer patients treated with stereotactic body radiation therapy. *Int J Radiat Oncol Biol Phys*. 2015;93(1):16–25. doi:10.1016/j.ijrobp.2015.04.016

26. Huo YR, Eslick GD. Transcatheter arterial chemoembolization plus radiotherapy compared with chemoembolization alone for hepatocellular carcinoma: a systematic review and meta-analysis. *JAMA Oncol*. 2015;1(6):756–765. doi:10.1001/jamaoncol.2015.2189

27. Zeng ZC, Seong J, Yoon SM, et al. Consensus on stereotactic body radiation therapy for small-sized hepatocellular carcinoma at the 7th Asia-Pacific Primary Liver Cancer Expert Meeting. *Liver Cancer*. 2017;6(4):264–274. doi:10.1159/000475768

28. Rim CH, Kim CY, Yang DS, et al. Comparison of radiation therapy modalities for hepatocellular carcinoma with portal vein thrombosis: a meta-analysis and systematic review. *Radiother Oncol*. 2018;129:112–122. doi:10.1016/j.radonc.2017.11.013

29. Nakayama H, Sugahara S, Tokita M, et al. Proton beam therapy for hepatocellular carcinoma: the University of Tsukuba experience. *Cancer*. 2009;115(23):5499–5506. doi:10.1002/cncr.24619

30. Fukumitsu N, Sugahara S, Nakayama H, et al. A prospective study of hypofractionated proton beam therapy for patients with hepatocellular carcinoma. *Int J Radiat Oncol Biol Phys*. 2009;74(3):831–836. doi:10.1016/j.ijrobp.2008.10.073

31. Bush DA, Kayali Z, Grove R, Slater JD. The safety and efficacy of high-dose proton beam radiotherapy for hepatocellular carcinoma: a phase 2 prospective trial. *Cancer*. 2011;117(13):3053–3059. doi:10.1002/cncr.25809

32. Bush DA, Smith JC, Slater JD, et al. Randomized clinical trial comparing proton beam radiation therapy with transarterial chemoembolization for hepatocellular carcinoma: results of an interim analysis. *Int J Radiat Oncol Biol Phys*. 2016;95(1):477–482. doi:10.1016/j.ijrobp.2016.02.027

33. Hong TS, Wo JY, Yeap BY, et al. Multi-institutional phase II study of high-dose hypofractionated proton beam therapy in patients with localized, unresectable hepatocellular carcinoma and intrahepatic cholangiocarcinoma. *J Clin Oncol*. 2016;34(5):460–468. doi:10.1200/JCO.2015.64.2710

34. Toramatsu C, Katoh N, Shimizu S, et al. What is the appropriate size criterion for proton radiotherapy for hepatocellular carcinoma? a dosimetric comparison of spot-scanning proton therapy versus intensity-modulated radiation therapy. *Radiat Oncol*. 2013;8:48. doi:10.1186/1748-717X-8-48

35. Gandhi SJ, Liang X, Ding X, et al. Clinical decision tool for optimal delivery of liver stereotactic body radiation therapy: photons versus protons. *Pract Radiat Oncol*. 2015;5(4):209–218. doi:10.1016/j.prro.2015.01.004

36. Qi WX, Fu S, Zhang Q, et al. Charged particle therapy versus photon therapy for patients with hepatocellular carcinoma: a systematic review and meta-analysis. *Radiother Oncol*. 2015;114(3):289–295. doi:10.1016/j.radonc.2014.11.033

37. Gomez DR, Poenisch F, Pinnix CC, et al. Malfunctions of implantable cardiac devices in patients receiving proton beam therapy: incidence and predictors. *Int J Radiat Oncol Biol Phys*. 2013;87(3):570–575. doi:10.1016/j.ijrobp.2013.07.010

38. Park HC, Yu JI, Cheng JC, et al. Consensus for radiotherapy in hepatocellular carcinoma from the 5th Asia-Pacific Primary Liver Cancer Expert Meeting (APPLE 2014): current practice and future clinical trials. *Liver Cancer*. 2016;5(3):162–174. doi:10.1159/000367766

第 34 章

晚期肝细胞癌的靶向治疗

Kabir Mody，Ghassan K. Abou-Alfa

引言

全世界每年新发肝细胞癌HCC病例超过85万,其中约90%是HCC[1,2]。HCC是一种源于肝细胞的致命性恶性肿瘤。在美国,HCC相关死亡分别占所有女性和男性癌症相关死亡的3%和6%[3],HCC是全球癌症相关死亡的第2大原因,在包括美国在内的大多数国家死亡率明显上升[4,5]。

肝硬化、乙型肝炎病毒(HBV)感染、丙型肝炎病毒(HCV)感染、乙醇滥用和非酒精性脂肪性肝炎(NASH)是该病的危险因素(图34.1)[1]。其他一些众所周知的特征性共通因素,包括摄入黄曲霉毒素B_1和某些代谢性疾病(血色素沉着症)。最新研究表明,感染血清2型腺相关病毒(AAV2)可能是该病的一个新病因,特别是在没有肝硬化的人群中[6]。

HCC初诊时多为晚期,而有效的治疗方法却很有限,5年生存率仅为3%[3]。2007年,索拉非尼的出现成为当时HCC治疗标准中的唯一靶向药物。近年来,随着肿瘤研究的深入,许多晚期HCC患者有了更多的治疗选择,包括另外3种酪氨酸激酶抑制剂(TKI),以及免疫检查点抑制剂。我们将在本章节讨论最近的相关文献并以HCC治疗选择为重点,旨在指导肿瘤内科医生的临床应用。

一线治疗

血管生成是肿瘤生长所需的新血管生成的过程,是HCC发展的关键过程。肿瘤细胞、血管内皮

细胞和周围免疫细胞分泌的大量血管生成因子导致了血管内皮细胞和周围细胞的激活和聚募[7]。事实上,与单纯肝硬化的患者相比,HCC患者血浆中的血管内皮生成因子、血管内皮生长因子(VEGF)、血管生成素-2(Ang2)和血小板生长因子B(PDGF)-B是显著升高的[8]。

由于血管生成在该疾病中发挥着关键的作用,所以针对此过程的靶向药物在该疾病的治疗中起着核心作用。基于这种作用,针对血管生成过程的药物在HCC治疗领域已被广泛研究。

索拉非尼是第一个被证明能够治疗HCC的抗血管生成药物,已获得美国食品药品监督管理局(FDA)批准。这种药物通过抑制RAF1、BRAF、血小板衍生生长因子受体β(PDGFR-β),以及血管内皮生长因子受体(VEGFR)1、2、3等丝/苏氨酸激酶受体的酪氨酸激酶活性发挥作用[9,10]。在一项Ⅲ期多中心双盲安慰剂对照试验中,共纳入602名既往没有接受过全身治疗的晚期HCC患者,所有患者随机分成二组,试验组接受索拉非尼治疗,对照组接受安慰剂治疗[11]。与安慰剂组的7.9个月相比,索拉非尼的中位总生存时间达到了10.7个月(HR:0.69,$P<0.001$)[11]。考虑到一些患者基础肝病的不同病因和经受的HCC危险因素各不相同,索拉非尼在不同患者亚组中的获益问题也得到了探讨。索拉非尼治疗HCC的Ⅱ期和Ⅲ期研究的亚组分析显示,与其他致病原因相比,由HCV诱发的HCC从索拉非尼中的获益更大[12,13]。在亚洲地区进行的另

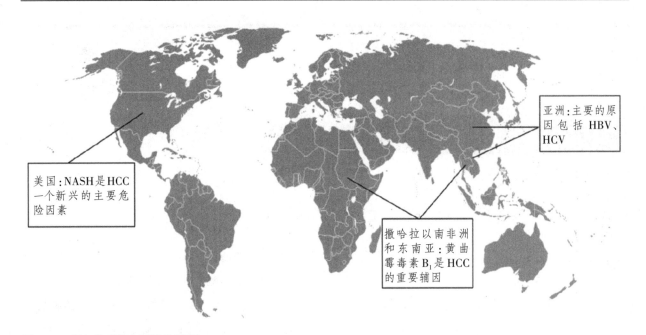

美国：NASH是HCC一个新兴的主要危险因素

亚洲：主要的原因包括 HBV、HCV

撒哈拉以南非洲和东南亚：黄曲霉毒素 B₁ 是 HCC 的重要辅因

图34.1 肝细胞癌的主要诱发因素。

HBV，乙型肝炎病毒；HCC，肝细胞癌；HCV，丙型肝炎病毒；NASH，酒精性脂肪性肝病。

一项索拉非尼对比安慰剂的Ⅲ期试验中患者的HCC主要由HBV引起，结果也显示索拉非尼在统计学上具有显著生存优势。然而，这一优势与SHARP研究中的优势程度不同（6.5个月对4.2个月，$P=0.014$）[14]。对Ⅲ期试验结果的荟萃分析显示，在使用索拉非尼的患者中，HBV阴性和HCV阳性患者的总生存率（OS）有所提高[15]。与其他致病原因引起的HCC相比，在HCV引起的HCC中，索拉非尼与的高治疗活性可能缘于HCV核心蛋白-1驱动的高Raf激酶活性[16]。近十年来在一线水平进行的药物评估试验结果一直不理想，为了在索拉非尼的基础上进一步提高疗效，最近的研究提出了一些可能有效的新方案，且在未来数月到数年内将出现更多的临床研究进一步提高预后标准。

与索拉非尼相比，仑伐替尼的分子靶点不同，它是VEGFR 1-3、FGFR 1-4、PDGFR α的抑制剂。RET和KIT最初在HCC癌患者的Ⅱ期研究中显示出活性[17]。最近报道的一项Ⅲ期开放标签多中心非劣效性试验中比较了仑伐替尼与索拉非尼一线治疗初始不可切除原发性HCC的效果，仑伐替尼方案为体重>60kg患者12mg/天，或体重<60kg患者

8mg/天（表34.1）。在大约2年内时间内，954名符合条件的患者被随机分配到仑伐替尼或索拉非尼组中。其中仑伐替尼组的中位OS为13.6个月，而索拉非尼组中位OS为12.3个月（HR：0.92，95%；Cl：0.79~1.06），符合实验设定的主要非劣效性标准。患者总体耐受良好。仑伐替尼最常见的不良反应为高血压、腹泻、食欲减退、体重减轻、疲劳、恶心、掌跖感觉障碍、发音困难和蛋白尿等。索拉非尼最常见的不良反应是各级别的脱发、手掌感觉障碍、腹泻、高血压、衰弱和疲劳等。根据mRECIST标准评判，仑伐替尼组的总有效率为41%，而索拉非尼组为12%。疾病控制率分别为73%和59%（$P<0.0001$）。仑伐替尼组的中位治疗时间为5.7个月，索拉非尼组的中位治疗时间为3.7个月。亚组分析显示，仑伐替尼组的患者亚组间OS无显著差异。

病例分享

患者治疗方案为索拉非尼400mg每天两次，用药周期为2个月。该患者ECOG评分0分，且对药物的耐受性良好，主要不良反应为轻度疲劳、轻度腹泻，对此使用一些抗腹泻药物进行控制。治疗2

表34.1 一线治疗研究：患者资料与结果			
	索拉非尼(Llvoet等)[11]	索拉非尼(Kudo等)[18]	仑伐替尼
中位年龄	64.9	62	63
男性、女性(%)	87/13	84/16	85/15
全球区域			
西方国家（欧洲、北美洲、澳大利亚）	97	33	33
亚洲	0	67	67
风险因素(%)			
饮酒	26	4	8
乙型肝炎	19	48	53
丙型肝炎	29	26	19
其他/未知	25	21	21
ECOG 评分标准			
0	54	63	64
1	38	37	36
BCLC 分期标准(%)			
B	18	19	22
C	82	81	78
大血管侵犯、肝外转移或两者兼有	70	71	69
门静脉高压	36	23	19
肝外转移	53	61	62
Child-Pugh 分级 (%)	95	99	99
联合系统抗病毒治疗(%)	2	31	34
既往的抗肿瘤治疗/手术	63	72	68
RCIST 标准的疗效评价(%)			
pCR	0	<1	<1
PR	2	6	18
SD	71	53	54
疾病控制率(%)	43	59	73
中位进展时间(月)	5.5	3.7	7.4
中位PFS(月)	NR	3.6	7.3
中位OS(月)	10.7	123	13.6

BCLC,巴塞罗那肝癌临床分期;pCR,病理完全缓解;ECOG,美国东部肿瘤协作组;NR,未达到;OS,总生存率;PFS,无进展生存期;PR,部分缓解;SD,疾病稳定

个月后进行影像学复查评估疗效为SD。治疗4个月后，腹部MRI提示，累及大部分肝右叶的肿块大小约为11.1cm×5.8cm×9.6cm，且肿瘤血栓贯穿右门静脉并延伸至左门静脉。肿块和癌栓表现为动脉期高强化，影像报告显示肿块在延迟图像上有消退现象。肝门有淋巴结影，大约为7.6cm×5.2cm×5cm，未见腹水。骨转移不明显。胸部CT提示未见新发肺结节；但是，之前的肺结节现在仍然存在，最大3cm。

生化检查包括Hgb10.8、白细胞(WBC)5.5、血小板90、白蛋白3.5、总胆红素1.0、碱性磷酸酶140、天门冬氨酸氨基转移酶(AST)76、丙氨酸氨基转移酶(ALT)77、国际标准化比值(INR)1.0。甲胎蛋白(AFP)11393ng/ml，Child-Pugh评分A级，ECOG评分仍为0。

二线治疗

在二线治疗中,近年来使用布立尼布、雷莫芦单抗和依维莫司等药物进行了一系列Ⅲ期随机临床试验。尽管雷莫芦单抗可能在HCC患者的特定亚组中体现出一定疗效,但其他临床试验并未显示出比安慰剂更有效的疗效。在去年,随着RESORCE和CheckMate 040试验数据的公布,这一僵局被打破,纳武利尤单抗和瑞戈非尼最终获得了美国食品和药物管理局的批准[19,20]。

RESORCE试验是一项随机、双盲、全球多中心Ⅲ期临床试验,旨在评估瑞戈非尼(用药方案:160mg/d,1~21d;周期:28d)与安慰剂相比较下的疗效。受试者为接受过索拉非尼治疗(在近28天的治疗中接受至少20天的治疗,用药量>400mg/d)后对索拉非尼产生了耐药,或用药后出现了疾病进展,并且肝功能评分为Child-Pugh A的成人HCC患者[19]。在两年半的时间里,该试验共随机分配573名患者入组。试验数据显示,与安慰剂相比,瑞戈非尼组的OS得到进一步改善,HR为0.63(P<0.0001),试验组和对照组的中位OS分别为10.6个月和7.8个月。中位无进展生存期(PFS)分别为3.1个月和1.5个月。不良反应方面,试验组的患者均出现了不良事件,最常见的临床相关3/4级不良反应与之前瑞戈非尼临床试验出现的不良反应相似:高血压、手足皮肤反应、疲劳和腹泻。

最近,关于二线治疗的报道中,出现了另一个疗效卓越的靶向血管生成药物——雷莫芦单抗。雷莫芦单抗是靶向VEGFR2的药物,REACH研究评估了它与安慰剂组的疗效对比[21]。该研究将565例晚期HCC患者进行随机分配,雷莫芦单抗组的中位OS为9.2个月,安慰剂组为7.6个月(HR:0.87,P=0.14)21。在基线AFP>400ng/mL的亚组中,中位OS分别为7.8个月和4.2个月(HR:0.67,P=0.006)。在此基础上,针对基线AFP>400 ng/mL且在索拉非尼治疗期间或治疗之后出现疾病进展的晚期HCC患者

启动了后续的REACH-2研究。Apress发布报告称该研究是具有建设性的,其是终结果将很快揭晓[22]。

除了靶向血管生成和免疫相关靶点外,其他靶点也显示出不错的治疗价值,相信在未来的几年里,也会对HCC的治疗体现出相应的价值。其中一个靶点就是cMET通路,近年来它一直是HCC的一个重要靶点,并且具有强大的临床前数据支持。cMET活性的增加可以引发、驱动或促进HCC的发生和发展。cMET活性的异常与肿瘤的快速生长、侵袭性疾病和患者预后不良相关[23,24]。大约有50%的HCC患者会发生cMET通路异常,这部分通路异常通常源于基因突变(4%)、基因扩增(24%)、mRNA表达增加(50%)和受体过度表达(28%)引起[25-27]。遗憾的是,最近的临床研究不乏失败案例。

基于先前的第Ⅱ期研究,Ⅲ期MEIV-HCC研究探究了靶向cMET激酶的药物:Tivantinib。在前置Ⅱ期研究中有一个有趣的现象,即cMET过度表达与Tivantinib的高反应率相关,MET高表达患者的中位OS从3.8个月提高到7.2个月(HR0.38,P=0.01)。METIV-HCC研究共入组了340例在接受索拉非尼治疗后cMET增高的HCC患者,这些患者被随机分配到Tivantinib组和安慰剂组。研究结果显示,Tivantinib组的中位OS为8.4个月,安慰剂组为9.1个月(HR:0.97,P=0.81)。中位PFS分别为2.1个月和2个月(HR:0.96,P=0.81)。近期在日本进行的JET-HCC研究也在二线治疗中显示出非常相似的临床疗效,同样没有发现明显的临床获益:Tivantinib组与安慰剂组对比,中位PFS分别为2.8个月对2.3个月(HR:0.72,P=0.065),中位OS为9.9对8.5个月(HR:0.85)[28]。其他评估cMET靶向药物的研究(如foretinib和golvalinib)也失败了。

基于上述失败经验,人们开始对cMET表达的非必要性产生怀疑,另外一项Ⅱ期临床研究应运而生。该研究对41名患者使用了cMET抑制剂卡博替尼。卡博替尼不仅是cMET抑制剂,还对RET、VEGFR2、ML-1和TIE-2具有抑制作用。该研究结

果显示有效率为9%,总体疾病控制率为71%,中位OS为15.1个月,中位PFS为4.4个月[29]。基于这些结果,Ⅲ期CELESTIAL研究随机入组了707例晚期HCC患者,这些患者至少接受过一次卡博替尼或安慰剂的全身治疗[30]。研究结果显示,卡博替尼的疗效与安慰剂的疗效相比,中位OS分别为10.2个月和8个月(HR:0.76,*P*=0.0049),中位PFS为5.2个月和1.9个月(HR:9.44,*P*<0.001)。该药一般耐受性良好,常见的不良反应包括手足皮肤反应、高血压、血压升高、疲劳和腹泻等。

许多评估cMET抑制剂的研究都显示治疗效果不佳,这种现象可由许多因素引起,包括试验设计、缺乏根据肿瘤cMET状态选择的患者,以及药物脱靶的发生率。因此这些研究对cMET抑制剂的作用可能缺乏全面的代表性。另一方面,选择性cMET抑制剂(如tepotinib和capmatinib)可能更好地实现对肿瘤cMET活性的完全抑制[31],初步结果表明,选择性cMET抑制剂在HCC中具有抗肿瘤活性,在肝功能为Child-Pugh A的患者中安全性和耐受性是良好的。目前正在进行的相关试验可能会使选择性cMET抑制剂成为HCC治疗中的重点发展方向。

当然,二线治疗中的其他选择也包括免疫治疗药物。先前的临床前数据表明,一些其他的免疫机制在HCC的发展和进展中发挥着重要的作用,它们解除了肿瘤细胞的免疫逃逸,重新激活免疫细胞杀伤肿瘤细胞[32],该内容将在第35章中有详细介绍。

结论

在晚期HCC的治疗领域,经过9年的探索历程后,索拉非尼不再是唯一选择了。最近FDA批准了两种新药物,瑞戈非尼和纳武利尤单抗。此外,还有两种药物,仑伐替尼和卡博替尼,相关试验已经证明有效,正在等待FDA的审批以获得相应的药物适应证(图34.2)。一线治疗目前有2种药物可供选择;也许具有变革性的第三种药物将在Check Mate-459的结果揭晓后即将出现。二线治疗现在

有很多药物可供选择。尽管这些药物为患者提供了更多的机会,但仍有许多问题亟待解决。最重要的挑战是一线和二线药物的排序使用。为阐明预测性的生物标志物,阐述有证可寻的信号通路仍需要我们进行大量的相关工作。基于对不同药物组合及不同治疗方式的组合在疾病早期和疾病晚期应用的探索,未来将会出现更多的药物选择,以及随之衍生出的更多问题需要被解决。

一线选择

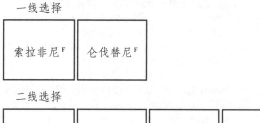

二线选择

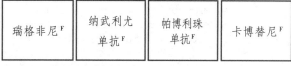

图34.2　目前的HCC治疗药物。

ᶠFDA批准的肝细胞癌治疗药物;FDA,美国食品药品监督管理局;HCC,肝细胞癌。

临床病例34.1

患者为68岁,男性,既往有高脂血症和肝炎病史,3年前成功地接受了抗病毒治疗。既往无食管静脉曲张、消化道出血史、腹水史或肝性脑病病史。患者主诉间歇性腹痛和腹胀,持续2个月,体检并无异样。患者的ECOG评分为0。腹部和骨盆的CT检查提示:肝右叶侧面占位,直径为6.4cm,存有不均匀强化,右侧门静脉可能存在结节,局部不光滑。另外,肝门区有一个4.5cm的肿块,可能是一个聚集性淋巴结。生化检测:全血计数(CBC)为95 000。生化方面,白蛋白为3.8,总胆红素为0.4,碱性磷酸酶为117,AST为74,ALT为54,INR为1.1。甲胎蛋白为8300ng/ml。肝功能为Child-Pugh A级(评分:5)MR检查显示:浸润性肿块,累及大部分右肝叶,大小为9.1cm×5.4cm×8.8cm,癌栓贯穿右侧门静脉并延伸至左侧门静脉。肿块和癌栓表现为动脉期高强化,延迟图像上有消退现象,提示HCC可能性

大。另外还有一个6.6cm×5.6cm×4.4cm的大肝门淋巴结,没有腹水,无骨转移。胸部CT显示有5个肺结节,左肺下叶2个,右肺下叶2个,右肺上叶1个,最大者1.5cm。腋窝、下颈椎、纵隔和脐部无淋巴结病变。心脏大小正常,无心包积液,无胸腔积液,无骨转移。右肺上叶结节的病理活检结果提示为中分化HCC。

(单丽珠 吕欢 译 邱鸣寒 校)

参考文献

1. Llovet JM, Zucman-Rossi J, Pikarsky E, et al. Hepatocellular carcinoma. *Nat Rev Dis Primers*. 2016;2:16018. doi:10.1038/nrdp.2016.18
2. Torre LA, Bray F, Siegel RL, et al. Global cancer statistics, 2012. *CA Cancer J Clin*. 2015;65(2):87–108. doi:10.3322/caac.21262
3. Siegel R, Miller KD, Jemal A. Cancer Statistics, 2018. *CA Cancer J Clin*. 2018;68(1):7–30. doi:10.3322/caac.21442
4. Bertuccio P, Turati F, Carioli G, et al. Global trends and predictions in hepatocellular carcinoma mortality. *J Hepatol*. 2017;67(2);302–309. doi:10.1016/j.jhep.2017.03.011
5. GBD 2013 Mortality and Causes of Death Collaborators. (2015). Global, regional, and national age-sex specific all-cause and cause-specific mortality for 240 causes of death, 1990-2013: a systematic analysis for the Global Burden of Disease Study 2013. *Lancet*. 2015;385(9963), 117–171. doi:10.1016/S0140-6736(14)61682-2
6. Nault JC, Datta S, Imbeaud S, et al. Recurrent AAV2-related insertional mutagenesis in human hepatocellular carcinomas. *Nat Genet*. 2015;47(10):1187–1193. doi:10.1038/ng.3389
7. Zhu AX, Duda DG, Sahani DV, et al. HCC and angiogenesis: possible targets and future directions. *Nat Rev Clin Oncol*. 2011;8(5):292–301. doi:10.1038/nrclinonc.2011.30
8. Mas VR, Maluf DG, Archer KJ, et al. Angiogenesis soluble factors as hepatocellular carcinoma noninvasive markers for monitoring hepatitis C virus cirrhotic patients awaiting liver transplantation. *Transplantation*. 2007;84(10):1262–1271. doi:10.1097/01.tp.0000287596.91520.1a
9. Chang YS, Adnane J, Trail PA, et al. Sorafenib (BAY 43-9006) inhibits tumor growth and vascularization and induces tumor apoptosis and hypoxia in RCC xenograft models. *Cancer Chemother Pharmacol*. 2007;59(5):561–574. doi:10.1007/s00280-006-0393-4
10. Wilhelm SM, Carter C, Tang L, et al. BAY 43-9006 exhibits broad spectrum oral antitumor activity and targets the RAF/MEK/ERK pathway and receptor tyrosine kinases involved in tumor progression and angiogenesis. *Cancer Res*. 2004;64(19):7099–7109. doi:10.1158/0008-5472. CAN-04-1443
11. Llovet JM, Ricci S, Mazzaferro V, et al. Sorafenib in advanced hepatocellular carcinoma. *N Engl J Med*. 2008;359(4):378–390. doi:10.1056/NEJMoa0708857
12. Abou-Alfa GK. Selection of patients with hepatocellular carcinoma for sorafenib. *J Natl Compr Canc Netw*. 2009;7(4):397–403.
13. Abou-Alfa GK, Schwartz L, Ricci S, et al. Phase II study of sorafenib in patients with advanced hepatocellular carcinoma. *J Clin Oncol*. 2006;24(26);4293–4300. doi:10.1200/JCO.2005.01 .3441
14. Cheng AL, Kang YK, Chen Z, et al. Efficacy and safety of sorafenib in patients in the Asia-Pacific region with advanced hepatocellular carcinoma: a phase III randomised, double-blind, placebo-controlled trial. *Lancet Oncol*. 2009;10(1):25–34. doi:10.1016/S1470-2045(08)70285-7
15. Jackson R, Psarelli EE, Berhane S, et al. Impact of viral status on survival in patients receiving sorafenib for advanced hepatocellular cancer: a meta-analysis of randomized phase III trials. *J Clin Oncol*. 2017;35(6):622–628. doi:10.1200/JCO.2016.69.5197
16. Giambartolomei S, Covone F, Levrero M, et al. Sustained activation of the Raf/MEK/Erk pathway in response to EGF in stable cell lines expressing the Hepatitis C Virus (HCV) core protein. *Oncogene*. 2001;20(20), 2606–2610. doi:10.1038/sj.onc.1204372
17. Ikeda K, Kudo M, Kawazoe S, et al. Phase 2 study of lenvatinib in patients with advanced hepatocellular carcinoma. *J Gastroenterol*. 2017;52(4):512–519. doi:10.1007/s00535-016-1263-4
18. Kudo M, Finn RS, Qin S, et al. Lenvatinib versus sorafenib in first-line treatment of patients with unresectable hepatocellular carcinoma: a randomised phase 3 non-inferiority trial. *Lancet*. 2018;391(10126):1163–1173. doi:10.1016/S0140-6736(18)30207-1
19. Bruix J, Qin S, Merle P, et al. Regorafenib for patients with hepatocellular carcinoma who pro-

gressed on sorafenib treatment (RESORCE): a randomised, double-blind, placebo-controlled, phase 3 trial. *Lancet*. 2017;389(10064):56–66. doi:10.1016/S0140-6736(16)32453-9

20. El-Khoueiry AB, Sangro B, Yau T, et al. Nivolumab in patients with advanced hepatocellular carcinoma (CheckMate 040): an open-label, non-comparative, phase 1/2 dose escalation and expansion trial. *Lancet*. 2017;389(10088):2492–2502. doi:10.1016/S0140-6736(17)31046-2

21. Zhu AX, Park JO, Ryoo BY, et al. Ramucirumab versus placebo as second-line treatment in patients with advanced hepatocellular carcinoma following first-line therapy with sorafenib (REACH): a randomised, double-blind, multicentre, phase 3 trial. *Lancet Oncol*. 2015;16(7):859–870. doi:10.1016/S1470-2045(15)00050-9

22. Lilly Announces CYRAMZA® (ramucirumab) Phase 3 REACH-2 Study in Second-Line Hepatocellular Carcinoma Patients Met Overall Survival Endpoint (2018). [Press release]

23. Boccaccio C, Comoglio PM. Invasive growth: a MET-driven genetic programme for cancer and stem cells. *Nat Rev Cancer*. 2006;6(8):637–645. doi:10.1038/nrc1912

24. Kim JH, Kim HS, Kim BJ, et al. Prognostic value of c-Met overexpression in hepatocellular carcinoma: a meta-analysis and review. *Oncotarget*. 2017;8(52):90351–90357. doi:10.18632/oncotarget.20087

25. Cecchi F, Rabe DC, Bottaro DP. Targeting the HGF/Met signaling pathway in cancer therapy. *Expert Opin Ther Targets*. 2012;16(6):553–572. doi:10.1517/14728222.2012.680957

26. Lee SJ, Lee J, Sohn I, et al. A survey of c-MET expression and amplification in 287 patients with hepatocellular carcinoma. *Anticancer Res*. 2013;33(11):5179–5186.

27. Xin Y, Jin D, Eppler S, et al. Population pharmacokinetic analysis from phase I and phase II studies of the humanized monovalent antibody, onartuzumab (MetMAb), in patients with advanced solid tumors. *J Clin Pharmacol*. 2013;53(11):1103–1111. doi:10.1002/jcph.148

28. Kobayashi S, Ueshima K, Moriguchi M, et al. *JET-HCC: A phase 3 randomized, double-blind, placebo-controlled study of tivantinib as a second-line therapy in patients with c-Met high hepatocellular carcinoma*. Paper presented at the ESMO 2017; 2017; Madrid, Spain.

29. Cohn A, Kelley RK, Yang T, et al. Activity of cabozantinib (XL184) in hepatocellular carcinoma patients (pts): results from a phase II randomized discontinuation trial (RDT). *J Clin Oncol*. 2012;30(4_suppl):261. doi:10.1200/jco.2012.30.4_suppl.261

30. Abou-Alfa G, Meyer T, Cheng A-L, et al. Cabozantinib (C) versus placebo (P) in patients (pts) with advanced hepatocellular carcinoma (HCC) who have received prior sorafenib: Results from the randomized phase III CELESTIAL trial. *J Clin Oncol*. 2018;36(4_suppl 4S):207. doi:10.1200/jco.2018.36.4_suppl.207

31. Bouattour M, Raymond E, Qin S, et al. Recent developments of c-Met as a therapeutic target in hepatocellular carcinoma. *Hepatology*. 2018;67(3):1132–1149. doi:10.1002/hep.29496

32. Harding JJ, El Dika I, Abou-Alfa GK. Immunotherapy in hepatocellular carcinoma: Primed to make a difference? *Cancer*. 2016;122(3):367–377. doi:10.1002/cncr.29769

第35章

晚期肝细胞癌的免疫治疗

Olatunji B. Alese，Katerina Zakka

引言

肝细胞癌(HCC)通常被发现时已为晚期,而此时可选择的治疗方案很有限[1]。早期HCC患者可使用手术切除、肝移植等局部治疗手段。对于晚期或肝外转移的HCC全身系统治疗是治疗的中流砥柱。全身系统治疗主要包括分子靶向治疗和刚刚在临床中崭露头角的免疫检查点抑制剂,后者扩展了临床药物治疗的选择范围。正如在其他恶性肿瘤中一样,免疫系统在HCC的治疗中同样扮演了重要的角色。

在HCC发生发展的过程中,患者体内会对其产生独特的应答,进而产生抑制或促进肿瘤的作用。与HCC相关的免疫反应,包括肿瘤相关抗原(TAA)特异性CD8+T细胞应答、局部治疗后的T淋巴细胞浸润、Treg细胞及髓源性抑制细胞的瘤内聚集,这些反应均与疾病进展及不良预后相关[2]。生理条件下,效应T淋巴细胞在肝脏微环境中活化受阻,从而在肝脏中产生免疫耐受。持续暴露于抗原之中的免疫系统不断被激活,而正是上述这种机制能够保护肝脏,使其避免来自免疫系统的攻击。可见免疫耐受在正常肝脏中是具备优势的。然而,这种机制对于HCC患者来说却是不利的,因为针对恶性细胞的免疫应答不能充分产生。此外,肝脏的慢性炎症和在此基础之上发展而成的纤维化、硬化,会进一步恶化HCC患者肝内免疫抑制微环境的作用。其特征表现为不同细胞因子的持续表达

和免疫细胞肝脏募集,通过进一步激活免疫抑制机制促进HCC细胞生长。最终,由于不能产生充分的抗肿瘤免疫应答,疾病最终发生进展[2-4]。

肝脏中的免疫抑制效应受到HCC的影响,大量关于HCC免疫治疗的研究表明了这一点。HCC患者的免疫应答受到了明显的抑制,这使得恶性细胞能够摆脱宿主免疫系统的攻击。本章中我们将了解到,免疫治疗能够恢复患者的免疫状态,通过消除微转移残留病灶发挥抗肿瘤的重要作用,进而降低复发的风险。研究表明,肿瘤组织中的淋巴细胞浸润和较高的CD4+/CD8+比例,与HCC肝移植术后患者较低的肿瘤复发率相关[5]。这项发现表明了T淋巴细胞在调节肿瘤进展过程中发挥的关键作用,并为T细胞免疫治疗HCC提供了有力的依据。免疫检查点抑制剂在晚期HCC患者中发挥的抗肿瘤作用进一步证实了这一点[6,7]。

临床应用中的免疫治疗药物

免疫疗法在包括HCC在内的许多肿瘤中都被证明有效。免疫系统杀伤肿瘤细胞的能力最初被发现是因为17世纪晚期的William Coley发现了灭活细菌疫苗[8]。淋巴细胞的活化过程受一类被称为"免疫检查点"分子的调节,这类分子包括共刺激信号分子和共抑制信号分子,分别属于B7/CD28超家族和TNF/TNFR超家族,二者之间保持着平衡[9]。"免疫检查点抑制剂"的名称即因此而来,是一类能够阻断免疫检查点的化合物。这类化合物可以是

多肽、核酸分子、小分子物质,然而最主要的还是抗体[10]。免疫检查点抑制剂能够促进T淋巴细胞,尤其是肿瘤浸润T淋巴细胞的增殖、迁移、存活,以及细胞毒作用[9]。

目前应用于临床中的免疫检查点抑制剂主要有两类:抗细胞毒T淋巴细胞相关抗原4(CTLA-4)抗体和抗程序性细胞死亡蛋白1通路(PD-1/PD-L1)抗体[11]。例如,CTLA-4抗体(伊匹木单抗、曲美木单抗);PD-1抗体(纳武利尤单抗、帕博利珠单抗);PD-L1抗体(阿特珠单抗、阿维鲁单抗、德瓦鲁单抗)。CTLA-4是T淋巴细胞表面的蛋白受体。CTLA-4抗体阻断CTLA-4分子与抗原呈递细胞(APC)表面的CD80/86分子结合,从而激发T淋巴细胞介导的抗肿瘤免疫应答[12,13]。PD-1是一种表达于T淋巴细胞和前体B淋巴细胞表面上的分子。PD-1通过与其配体分子PD-L1或PD-L2结合抑制T淋巴细胞的活性。当PD-1抗体和PD-L1抗体干扰PD-1与PD-L1/2的结合时,T淋巴细胞会增殖并释放细胞因子杀伤恶性细胞[14]。此外,PD-L1分子的活化会减弱T淋巴细胞对乙肝、丙肝病毒的清除作用。阻断PD-L1/PD-1信号通路可有助于病毒的清除。持续活跃的肝炎和肝纤维化具有多中心致癌作用,进而促进肝脏原位肿瘤的形成,同时HCC能够从原位肿瘤脱离形成转移灶,这使得HCC具有独特的易复发的特性。鉴于此,阻断PD-L1/PD-1信号通路具有重要的意义[15]。

CheckMate 040的研究充分展示了纳武利尤单抗的疗效,因此纳武利尤单抗被批准单药治疗用于索拉非尼后进展的晚期HCC患者[16-19]。这是一项关于纳武利尤单抗剂量递增和扩展的开放标签、非对照1/2期临床试验。该研究纳入了组织学确诊的晚期HCC患者,伴或不伴乙型肝炎、丙型肝炎病毒感染。研究中排除了具有活动状态的自身免疫性疾病、脑转移瘤、肝性脑病病史、腹腔积液、HIV感染、HBV合并HCV或HDV感染的患者。71%受试者具有肝外转移病灶,29%具有肉眼血管浸润,

37%甲胎蛋白(AFP)水平超过400μg/L。该研究的主要终点为客观缓解率(ORR),剂量递增期只纳入肝功能为Child-Pugh A级并且美国东部肿瘤协作组体力状态评分(ECOG评分)为1分及以下的患者。214例入组患者按照3mg/kg的剂量每隔2周服用一次纳武利尤单抗。受试人群被分为4组:未服用或不能耐受索拉非尼且非病毒性肝炎患者(n=56)、索拉非尼使用后进展的非病毒性肝炎患者(n=57)、HCV感染者(n=50)和HBV感染者(n=51)。ORR为20%(95% CI:15~26),其中包括3例完全缓解(pCR)和39例部分缓解(PR)。45%的患者病情稳定,其中57%的患者病情稳定至少持续6个月。疾病控制率(DCR)为64%。约69%的客观缓解病例发生在3个月之内,中位缓解持续时间为9.9个月(95%CI:8.3个月至不可估计)。非病毒性肝炎患者在索拉非尼治疗进展后的9个月总生存率(OS)为63%,而未服用或对索拉非尼不耐受者为89%。很明显,与小分子酪氨酸激酶抑制剂(TKI)相比,使用纳武利尤单抗的患者可以观察到更为持久的反应期和更长的总生存期。最常见(≥20%)的不良反应为疲劳(38%)、肌肉骨骼疼痛(36%)、腹痛(34%)、瘙痒(27%)、腹泻(27%)、皮疹(26%)、咳嗽(23%)和食欲下降(22%)。需要紧急治疗的3/4级天冬氨酸转氨酶(AST)升高占18%,3/4级丙氨酸转氨酶(ALT)升高占11%,3/4级胆红素升高占7%。

在关于帕博利珠单抗治疗索拉非尼使用后患者的Keynote-224试验中,也发现了类似的治疗效果。这项非随机、多中心、开放标签的2期临床试验与CheckMate 040研究纳入的标准相似。受试人群的中位年龄为68岁(年龄范围为43~87岁),大约26%患有HCV,21%患有HBV。肝外病变占63.5%,17%有血管侵犯,9%两者兼有。38%的患者AFP水平≥400μg/L,79.8%的患者使用索拉非尼后出现进展。20%的患者无法耐受索拉非尼,但没有患者既往接受过一次以上的系统治疗(即索拉非尼)。客观反应率为17%(95% CI:11~26),其中有

1 例(1%)获得 pCR,17 例(16%)获得部分缓解。104 例中的 46 例(44%)病情稳定,34 例(33%)出现病情进展。根据不同病因进行分组的亚组分析得到了相似的结果。据估计约 94% 获得治疗应答的患者,都收获了至少 6 个月的持续缓解期。37% 的患者治疗后出现了不良反应,其中 15% 较为严重。CheckMate 459 是一项比较纳武利尤单抗和索拉非尼一线治疗进展期 HCC 的 Ⅲ 期临床试验,其结果正在等待发表[20]。比较帕博利珠单抗和安慰剂作为二线治疗的 Ⅲ 期试验正在进行中。

免疫治疗的适应证和风险评估

由于免疫相关不良反应(irAEs),免疫检查点抑制剂具有独特的风险-收益比。我们可以看到 HCC 患者使用免疫治疗之前、使用期间和终止治疗的基线试验数据。相对和绝对禁忌证包括合并肺脏疾病、炎症性肠病、肝功能障碍、肾功能障碍、未控制的自身免疫性疾病、未控制的甲状腺疾病,以及曾行异体造血干细胞或实体器官移植。尽管对于选择最合适的 HCC 患者进行免疫治疗,尚缺乏一定的临床和实验室的生物标志物,但目前的趋势似乎有别于其他肿瘤(如肺癌),其治疗应答与 PD-L1 表达水平相关。其他无争议的影响因素包括病毒性肝硬化、酒精性肝硬化、索拉非尼治疗史或血清 AFP 水平。

纳武利尤单抗目前已被批准用于曾接受过索拉非尼或对其不能耐受的 HCC 治疗。推荐每 2 周静脉滴注 240mg 或每 4 周滴注 480mg,每次治疗至少持续 30 分钟,直至病情进展或出现不可耐受的毒性。帕博利珠单抗同样被批准用于索拉非尼使用后进展的患者。推荐剂量为每 3 周静脉滴注 200mg,持续 30 分钟,直至疾病进展或出现不可耐受的毒性,对于无疾病进展的患者疗程可达 24 个月。

常见不良反应和管理

由免疫检查点抑制剂引起的 irAE 是由于 T 细胞抑制作用减弱造成免疫系统自我耐受性受损的结果[21]。T 细胞活化引起了免疫反应的增强,其不利影响使正常组织出现潜在的自身免疫性炎症。炎症可波及任何组织,但以胃肠道、皮肤、肝脏和内分泌系统最易受累。这些副作用可以通过免疫调节剂(IMM)来控制,但有时仍然是致命的。对疑似 irAE 事件的空间时间相关性在其管理中尤为重要。在接受纳武利尤单抗治疗患者的汇总分析中,出现皮肤 irAE 的中位时间为 5 周,胃肠道为 7.3 周,肝脏为 7.7 周,肺脏为 8.9 周,内分泌系统为 10.4 周,肾脏为 15.1 周[22]。帕博利珠单抗患者出现中重度毒性反应的中位时间约为第 9 周,而伊匹木单抗约为第 6 周[23]。迟发型 irAE 也可能在治疗完成后很久才发生[24,25]。糖皮质激素是治疗中重度 irAE 的主要药物。此外,尚有其他免疫调节剂可用于激素难治性病例,其中包括抗 TNF-α 抗体英夫利昔单抗、抗代谢药物麦考酚酯、钙调磷酸酶抑制剂他克莫司和环孢霉素[21]。在必要的极少数情况下,可以使用 T 细胞耗竭抗体(如抗胸腺细胞球蛋白)[26]。

腹泻是最常见的 irAE 之一,不同级别的腹泻可发生在 8%~30%PD-1 抗体治疗的患者中。免疫检查点抑制剂相关腹泻和结肠炎的处理取决于症状的严重程度。对于伴有腹痛或者腹泻超过 6 次/日的患者,应该立即使用糖皮质激素,出现中度或 2 级毒性反应的患者应停用免疫治疗药物。如果 48~72 小时后没有得到改善,应考虑使用英夫利昔单抗。其他免疫抑制剂如他克莫司或麦考酚酯曾被用于糖皮质激素和英夫利西单抗耐受的患者[21]。免疫相关肝炎(ALT 或 AST 升高伴或不升高胆红素)通常发生在治疗开始后的 6~14 周[21],出现于 1%~6% 接受抗 PD-1 药物治疗的患者。包括类固醇激素在内的治疗措施通常用于 ALT 或 AST 超过 5 倍正常上限的患者。如果免疫相关肝炎对类固醇激素没有反应,应该添加麦考酚酯。其次常见的胃肠道 irAE 包括胰腺炎[21]、炎症性肠神经病变引发的便秘[27]和食管炎[21]。对于中重度 irAE,类固醇的推荐剂量为泼尼松1~2mg/(kg.d)，或等量的静脉注射剂量。

皮肤毒性通常发生在治疗最初的几周内，包括皮疹、瘙痒和白癜风[22,28]。严重的皮肤毒性（3级和4级）很少见，在联合免疫治疗中发生率最高。大多数病例在使用类固醇激素后会得到改善，一般在治疗后2~6周见效。对于使用免疫检查点抑制剂治疗的HCC患者，肺炎并不是常见的副作用。肺炎可在后续治疗过程中逐渐被发现且通常无症状。症状的进展往往导致免疫治疗的停止，通常此时开始类固醇激素治疗。肾损伤的发生率为0~4%，可表现为血肌酐升高、自身免疫性肾炎、间质性肾炎[23,29-34]。在肌酐水平超过基线值1.5~3倍的时候需采取包含糖皮质激素的干预措施。

甲状腺功能障碍可表现为甲状腺功能减退，常见于抗PD-1抗体治疗中（4%~10%），严重者较为少见[23,31,34]。甲状腺功能亢进者较少见（1%~7%）。使用左甲状腺素进行激素替代治疗是干预甲状腺功能亢进的重要措施。可以使用β受体阻滞剂来治疗甲状腺功能亢进引发的心动过速、震颤等症状。如果患者出现症状，需要开始使用糖皮质激素，而出现类似于Graves病的临床表现时，应该使用甲状腺抑制药物（如卡比马唑）。其他内分泌不良事件包括肾上腺危象，必须及时对静脉给予负荷剂量的糖皮质激素[21]。

尽管神经系统irAE较为罕见，出现在不超过3%的患者[23,29-34]中，但却可能包括重症肌无力和格林-巴利综合征。纳武利尤单抗与多发性神经病变[33]、面神经麻痹、外展神经麻痹、脱髓鞘改变相关[21]。可逆性后部脑白质综合征[35]、神经根神经病[36]、贝尔麻痹[24]和无菌性脑膜炎[37]，在抗CTLA4治疗中更常见。治疗上需大剂量口服泼尼松龙或等量的静脉用药剂量。在类固醇激素的难治性病例中，血浆置换或IVIG在肌无力综合征和格林-巴利综合征的基本治疗中是必需的[21]。风湿性不良事件包括肌炎和关节炎，在患者中的发生率为2%~

12%[23,29-34]，特别是使用抗PD-1抗体治疗的患者。轻微的症状可以使用对乙酰氨基酚等非甾体抗炎药（NSAIDs）治疗，而中重度病例则需要使用糖皮质激素。眼部毒性包括葡萄膜炎、结膜炎、虹膜炎和Graves眼病。处理轻中度且不伴有视力变化的症状包括使用局部点滴糖皮质激素眼药水。一旦出现视力改变，应立即开始口服或静脉注射糖皮质激素。

新兴疗法

目前HCC的治疗效果不佳，因此需要新的治疗策略。尽管抗CTLA-4和抗PD-1/PD-L1药物单独应用各自展现了一定的初步疗效，然而联合用药可能进一步增强HCC的疗效[38]。评估联合应用多个免疫检查点抑制剂，如抗PD-1抗体联合抗CTLA-4抗体（纳武利尤单抗和伊匹木单抗）治疗效果的研究正在进行中。共同使用抗CTLA-4抗体可以增强对B7-CTLA-4通路的抑制作用，促进CD8+ T细胞在淋巴结内增殖并向肿瘤组织浸润，进而发挥抗肿瘤效应[39]。

免疫检查点抑制剂和分子靶向药物的联合治疗也得到了相当大的关注[40,41]。在一项Ib期研究（NCT02715531）中，阿特珠单抗联合贝伐单抗作为一线治疗，显示出了良好的结果[42]。研究中患者接受阿特珠单抗（1200mg）+贝伐单抗治疗（15mg/kg），每3周静脉注射一次，直到疾病进展或出现不可耐受的毒性。21例患者中有13例（62%）达到部分缓解。这与HCC的病原学、发病地区（亚洲或美国）、基线AFP水平或肝外病灶无关。尚有其他研究正在进行中，例如在日本的一项Ib期研究（JapicCTI-173494）中，乐伐替尼联合帕博利珠单抗可作为晚期HCC的一线治疗；另一项试验（NCT03439891）显示索拉非尼联合纳武利尤单抗具有同样的效果。

HCC的其他治疗方法包括联合免疫检查点抑制剂与传统的局部治疗方法[38]。放疗、肝动脉化疗栓塞术(TACE)和射频消融(RFA)可以激活免疫系统并通过诱导局部炎症和暴露肿瘤抗原增强免疫治疗效果[39]。此外,栓塞治疗引起的缺氧状态可调节肿瘤微环境中关键的免疫治疗靶点,如CD137、OX40和PD-L1[43,44]。以此为基础,最近的一项临床研究报道了抗CTLA-4抗体联合局部治疗方法在晚期HCC患者中的疗效[45]。32例患者使用了2种剂量水平的曲美木单抗(3.5和10mg/kg IV),每4周6次,第36天进行了全射频消融术或化学栓塞治疗。后续按原有方案每3个月进行一次治疗,直至因为毒性反应或病情进展终止治疗。中位总生存期为12.3个月,肿瘤进展的中位时间为7.4个月。目前,有很多正在进行的试验评估纳武利尤单抗作为切除或消融后辅助治疗措施的效用[46,47]。除了对CTLA-4和PD-1/PD-L1进行阻断,临床前数据已表明其他免疫抑制检查点(例如,LAG3[48]、TIM-3[49]和KIR[50])和刺激激动剂分子(如CD137[51]和OX40[52])可以在T淋巴细胞介导的肿瘤杀伤机制中发挥治疗作用。

在临床实践中使用的其他免疫靶点包括免疫调节剂〔细胞因子,白细胞介素(IL)和趋化因子〕。所有3种类型的干扰素(IFN-α、IFN-β、IFN-γ)已经被证实能有效抑制HCC,它们通过诱导肿瘤细胞凋亡或自噬抑制发挥作用[53-55]。初步的临床研究已经评估了IL-2或IL-12单独或联合使用的效果,结果令人失望[56,57]。几种趋化因子相关的信号通路,包括CXCR4/CXCL12和CCR6/CCL20轴,也正在被探索,以寻找可能的治疗方案。人们已经探索了大量方法研制针对HCC的肿瘤疫苗。AFP和glypican-3(GPC)是HCC肽基疫苗中常用的两种肿瘤抗原。肿瘤疫苗已被证明在HCC患者中具备一定活性,这类疫苗可以通过APC诱导产生肿瘤抗原特异性细胞毒T淋巴细胞(CTL)[58],激活自然杀伤(NK)细胞,抑制调节性T淋巴细胞。在一项研究中,研究者用自体肿瘤裂解液制备脉冲APC疫苗治疗31例晚期HCC患者。前14例患者每周接受5剂树突状细胞疫苗治疗,而其余17例患者在最初的脉冲治疗之后,每月行强化疫苗治疗。12.9%的患者获得PR,54.8%的患者病情稳定。1年OS约为40%。

使用嵌合抗原受体(CAR)T细胞的过继免疫治疗,能够识别细胞表面抗原,不受肿瘤主要组织相容性复合物(MHC)表达变异的影响,这种表达变异被认为是肿瘤免疫逃逸的普遍机制[59,60]。Gao等人进行的一项临床前研究表明第三代CAR-T细胞,在体内实验中可以清除GPC3阳性的HCC移植瘤[63]。第三代CAR-T细胞通过靶向GPC3分子发挥作用,该分子在HCC中表达,但在正常肝组织中不表达[61,62]。因此,这些细胞可能为HCC的治疗带来希望。此外,像能够减轻脱靶效应的双靶标CAR-T细胞等方案也正在研究中。第一个刺激信号靶点在肿瘤组织中过度表达,而在正常组织中不表达。第二个共刺激信号靶点是一种组织特异性蛋白,在肿瘤组织中高度表达。例如,第一代靶向GPC-3的CAR-T细胞能够对抗同时表达ASGR1和GPC3的HCC细胞,而无唾液酸糖蛋白受体1(ASGR1)是一种广泛表达于肝实质细胞表面的受体,能够增强这种抗肿瘤作用[64]。

总结

在HCC的治疗中,免疫治疗仍然是种令人神往的治疗方法。对免疫检查点抑制剂单药或与各种药物联合治疗反应良好的患者,都展现了较长的生存期[65,66]。将免疫检查点抑制剂与分子靶向药物、细胞毒药物、放疗或局部治疗联合起来也许会为HCC的治疗带来颠覆性的变革。评估治疗HCC的新型免疫疗法的一系列转化研究和临床试验正在热火朝天地进行着。

临床病例35.1

病例1:女,50岁,是一名在慢性丙型肝炎肝硬化后,出现转移性HCC患者,使用一线索拉非尼治疗后出现进展。既往病史包括糖尿病、高血压、高胆固醇血症,均可通过药物和饮食得到控制。患者回忆起青少年时期曾因炎性肠病接受治疗,但在被诊断为癌症之前的20余年里未出现任何症状。她接受120mg/d耐受剂量的索拉非尼治疗,疾病控制期为6个月。通过影像学检查进行再分期时发现,双肺出现了新的病变,左肾上腺出现了转移灶。她对免疫疗法很感兴趣,但听说这是与自身免疫性疾病相悖的。你将如何向她推荐治疗方案呢?

病例2:男性,68岁,晚期不可切除HCC患者,合并门静脉瘤栓形成,开始使用纳武利尤单抗作为二线治疗方案。既往史包括慢性阻塞性肺疾病(COPD)、慢性支气管炎,目前使用支气管扩张剂控制疾病。8年前曾因艰难梭菌胆结肠炎在ICU住院行粪菌群移植治疗。自那以后,他未再复发艰难梭菌腹泻。使用纳武利尤单抗5周后,他来诊室复诊时,躯干和上肢出现了皮疹,使用糖皮质激素药膏后好转。2周后,他出现频繁的腹泻(24

小时内多达8次)、腹痛、便血。他被送到急诊室(ER),开始静脉输液治疗(IVF),并采集艰难梭菌样本送到实验室。作为会诊的肿瘤医生,你对急诊室的工作人员有什么建议?

答案

病例1:既往有炎性肠病或其他自身免疫疾病病史不是检查点抑制剂的禁忌证。她可以选择纳武利尤单抗或帕博利珠单抗中的任何一种,作为她转移性肝细胞癌的二线治疗药物。她应该密切监测irAE的出现(包括腹泻)一旦出现应立即就医。

病例2:停止免疫治疗,启动大剂量糖皮质激素治疗。他过去患有严重的艰难梭菌胆结肠炎,这是不可忽视的。但是应该根据大便样本结果,干预治疗中度免疫相关结肠炎。

(毛宇 译 吕欢 校)

参考文献

1. Finn RS. Emerging targeted strategies in advanced hepatocellular carcinoma. *Semin Liver Dis*. 2013;33(Suppl 1):S11–S19. doi:10.1055/s-0033-1333632
2. Stauffer JK, Scarzello AJ, Jiang Q, et al. Chronic inflammation, immune escape, and oncogenesis in the liver: a unique neighborhood for novel intersections. *Hepatology*. 2012;56(4):1567–1574. doi:10.1002/hep.25674
3. Greten TF, Wang XW, Korangy F. Current concepts of immune based treatments for patients with HCC: from basic science to novel treatment approaches. *Gut*. 2015;64(5):842–848. doi:10.1136/gutjnl-2014-307990
4. Makarova-Rusher OV, Medina-Echeverz J, Duffy AG, et al. The yin and yang of evasion and immune activation in HCC. *J Hepatol*. 2015;62(6):1420–1429. doi:10.1016/j.jhep.2015.02.038
5. Unitt E, Marshall A, Gelson W, et al. Tumour lymphocytic infiltrate and recurrence of hepatocellular carcinoma following liver transplantation. *J Hepatol*. 2006;45(2):246–253. doi:10.1016/j.jhep.2005.12.027
6. Nishida N, Kudo M. Immune checkpoint blockade for the treatment of human hepatocellular carcinoma. *Hepatol Res*. 2018;48(8):622–634. doi:10.1111/hepr.13191
7. Sangro B, Gomez-Martin C, de la Mata M, et al. A clinical trial of CTLA-4 blockade with tremelimumab in patients with hepatocellular carcinoma and chronic hepatitis C. *J Hepatol*. 2013;59(1):81–88. doi:10.1016/j.jhep.2013.02.022
8. Hoption Cann SA, van Netten JP, van Netten C. Dr William Coley and tumour regression: a place in history or in the future. *Postgrad Med J*. 2003;79(938):672–680.
9. Chen L, Flies DB. Molecular mechanisms of T cell co-stimulation and co-inhibition. *Nat Rev Immunol*. 2013;13(4):227–242. doi:10.1038/nri3405
10. Pardoll DM. The blockade of immune checkpoints in cancer immunotherapy. *Nat Rev Cancer*. 2012;12(4):252–264. doi:10.1038/nrc3239
11. Daher S, Massarwa M, Benson AA, et al. Current and future treatment of hepatocellular carcinoma: an updated comprehensive review. *J Clin Transl Hepatol*. 2018;6(1):69–78. doi:10.14218/jcth.2017.00031

12. Grohmann U, Orabona C, Fallarino F, et al. CTLA-4-Ig regulates tryptophan catabolism in vivo. *Nat Immunol*. 2002;3(11):1097–1101. doi:10.1038/ni846

13. Schneider H, Downey J, Smith A, et al. Reversal of the TCR stop signal by CTLA-4. *Science*. 2006;313(5795):1972–1975. doi:10.1126/science.1131078

14. Okazaki T, Maeda A, Nishimura H, et al. PD-1 immunoreceptor inhibits B cell receptor-mediated signaling by recruiting src homology 2-domain-containing tyrosine phosphatase 2 to phosphotyrosine. *Proc Natl Acad Sci U S A*. 2001;98(24):13866–13871. doi:10.1073/pnas.231486598

15. Gao Q, Wang XY, Qiu SJ, et al. Overexpression of PD-L1 significantly associates with tumor aggressiveness and postoperative recurrence in human hepatocellular carcinoma. *Clin Cancer Res*. 2009;15(3):971–979. doi:10.1158/1078-0432.Ccr-08-1608

16. El-Khoueiry AB, Sangro B, Yau T, et al. Nivolumab in patients with advanced hepatocellular carcinoma (CheckMate 040): an open-label, non-comparative, phase 1/2 dose escalation and expansion trial. *Lancet*. 2017;389(10088):2492–2502. doi:10.1016/s0140-6736(17)31046-2

17. Bruix J, Qin S, Merle P, et al. Regorafenib for patients with hepatocellular carcinoma who progressed on sorafenib treatment (RESORCE): a randomised, double-blind, placebo-controlled, phase 3 trial. *Lancet*. 2017;389(10064):56–66. doi:10.1016/s0140-6736(16)32453-9

18. Kudo M, Finn RS, Qin S, et al. Lenvatinib versus sorafenib in first-line treatment of patients with unresectable hepatocellular carcinoma: a randomised phase 3 non-inferiority trial. *Lancet*. 2018;391(10126):1163–1173. doi:10.1016/s0140-6736(18)30207-1

19. Llovet JM, Ricci S, Mazzaferro V, et al. Sorafenib in advanced hepatocellular carcinoma. *N Engl J Med*. 2008;359(4):378–390. doi:10.1056/NEJMoa0708857

20. Vance S, Liu E, Zhao L, et al. Selective radiosensitization of p53 mutant pancreatic cancer cells by combined inhibition of Chk1 and PARP1. *Cell Cycle*. 2011;10(24):4321–4329. doi:10.4161/cc.10.24.18661

21. Spain L, Diem S, Larkin J. Management of toxicities of immune checkpoint inhibitors. *Cancer Treat Rev*. 2016;44:51–60. doi:10.1016/j.ctrv.2016.02.001

22. Weber JS, Hodi FS, Wolchok JD, et al. Safety profile of nivolumab monotherapy: a pooled analysis of patients with advanced melanoma. *J Clin Oncol*. 2017;35(7):785–792. doi:10.1200/jco.2015.66.1389

23. Robert C, Schachter J, Long GV, et al. Pembrolizumab versus ipilimumab in advanced melanoma. *N Engl J Med*. 2015;372(26);2521–2532. doi:10.1056/NEJMoa1503093

24. Johnson DB, Friedman DL, Berry E, et al. Survivorship in immune therapy: assessing chronic immune toxicities, health outcomes, and functional status among long-term ipilimumab survivors at a single referral center. *Cancer Immunol Res*. 2015;3(5):464–469. doi:10.1158/2326-6066.Cir-14-0217

25. Ryder M, Callahan M, Postow MA, et al. Endocrine-related adverse events following ipilimumab in patients with advanced melanoma: a comprehensive retrospective review from a single institution. *Endocr Relat Cancer*. 2014;21(2):371–381. doi:10.1530/erc-13-0499

26. Chmiel KD, Suan D, Liddle C, et al. Resolution of severe ipilimumab-induced hepatitis after antithymocyte globulin therapy. *J Clin Oncol*. 2011;29(9):e237–e240. doi:10.1200/jco.2010.32.2206

27. Bhatia S, Huber BR, Upton MP, et al. Inflammatory enteric neuropathy with severe constipation after ipilimumab treatment for melanoma: a case report. *J Immunother*. 2009;32(2);203–205. doi:10.1097/CJI.0b013e318193a206

28. Weber JS, Kahler KC, Hauschild A. Management of immune-related adverse events and kinetics of response with ipilimumab. *J Clin Oncol*. 2012;30(21):2691–2697. doi:10.1200/jco.2012.41.6750

29. Brahmer J, Reckamp KL, Baas P, et al. Nivolumab versus docetaxel in advanced squamous-cell non-small-cell lung cancer. *N Engl J Med*. 2015;373(2):123–135. doi:10.1056/NEJMoa1504627

30. Garon EB, Rizvi NA, Hui R, et al. Pembrolizumab for the treatment of non-small-cell lung cancer. *N Engl J Med*. 2015;372(21):2018–2028. doi:10.1056/NEJMoa1501824

31. Larkin J, Hodi FS, Wolchok JD. Combined nivolumab and ipilimumab or monotherapy in untreated melanoma. *N Engl J Med*. 2015;373(13):1270–1271. doi:10.1056/NEJMc1509660

32. Motzer RJ, Rini BI, McDermott DF, et al. Nivolumab for metastatic renal cell carcinoma: results of a randomized phase II trial. *J Clin Oncol*. 2015;33(13):1430–1437. doi:10.1200/jco.2014.59.0703

33. Rizvi NA, Mazieres J, Planchard D, et al. Activity and safety of nivolumab, an anti-PD-1 immune checkpoint inhibitor, for patients with advanced, refractory squamous non-small-cell lung cancer (CheckMate 063): a phase 2, single-arm trial. *Lancet Oncol*. 2015;16(3):257–265. doi:10.1016/s1470-2045(15)70054-9

34. Weber JS, D'Angelo SP, Minor D, et al. Nivolumab versus chemotherapy in patients with advanced melanoma who progressed after anti-CTLA-4 treatment (CheckMate 037): a ran-

domised, controlled, open-label, phase 3 trial. *Lancet Oncol.* 2015;16(4):375–384. doi:10.1016/s1470-2045(15)70076-8

35. Maur M, Tomasello C, Frassoldati A, et al. Posterior reversible encephalopathy syndrome during ipilimumab therapy for malignant melanoma. *J Clin Oncol.* 2012;30(6):e76–e78. doi:10.1200/jco.2011.38.7886

36. Manousakis G, Koch J, Sommerville RB, et al. Multifocal radiculoneuropathy during ipilimumab treatment of melanoma. *Muscle Nerve.* 2013;48(3):440–444. doi:10.1002/mus.23830

37. Voskens CJ, Goldinger SM, Loquai C, et al. The price of tumor control: an analysis of rare side effects of anti-CTLA-4 therapy in metastatic melanoma from the ipilimumab network. *PLoS One.* 2013;8(1):e53745. doi:10.1371/journal.pone.0053745

38. Harding JJ, El Dika I, Abou-Alfa GK. Immunotherapy in hepatocellular carcinoma: primed to make a difference? *Cancer.* 2016;122(3):367–377. doi:10.1002/cncr.29769

39. Kudo M. Immuno-oncology in hepatocellular carcinoma: 2017 update. *Oncology.* 2017;93(Suppl 1):147–159. doi:10.1159/000481245

40. Kudo M. Molecular targeted therapy for hepatocellular carcinoma: where are we now? *Liver Cancer.* 2015;4(3):i–vii. doi:10.1159/000367753

41. Zhang B, Finn RS. Personalized clinical trials in hepatocellular carcinoma based on biomarker selection. *Liver Cancer.* 2016;5(3):221–232. doi:10.1159/000367763

42. Stein S, Pishvaian MJ, Lee MS, et al. Safety and clinical activity of 1L atezolizumab + bevacizumab in a phase Ib study in hepatocellular carcinoma (HCC). *J Clin Oncol.* 2018;36(15_suppl):4074–4074. doi:10.1200/JCO.2018.36.15_suppl.4074

43. Labiano S, Palazon A, Melero I. Immune response regulation in the tumor microenvironment by hypoxia. *Semin Oncol.* 2015;42(3):378–386. doi:10.1053/j.seminoncol.2015.02.009

44. Palazon A, Martinez-Forero I, Teijeira A, et al. The HIF-1alpha hypoxia response in tumor-infiltrating T lymphocytes induces functional CD137 (4-1BB) for immunotherapy. *Cancer Discov.* 2012;2(7):608–623. doi:10.1158/2159-8290.Cd-11-0314

45. Duffy AG, Ulahannan SV, Makorova-Rusher O, et al. Tremelimumab in combination with ablation in patients with advanced hepatocellular carcinoma. *J Hepatol.* 2017;66(3):545–551. doi:10.1016/j.jhep.2016.10.029

46. Klempner SJ, Gershenhorn B, Tran P, et al. BRAFV600E mutations in high-grade colorectal neuroendocrine tumors may predict responsiveness to BRAF-MEK combination therapy. *Cancer Discov.* 2016;6(6):594–600. doi:10.1158/2159-8290.CD-15-1192

47. Kudo M, Izumi N, Sakamoto M, et al. Survival analysis over 28 years of 173,378 patients with hepatocellular carcinoma in Japan. *Liver Cancer.* 2016;5(3):190–197. doi:10.1159/000367775

48. Barathan M, Gopal K, Mohamed R, et al. Chronic hepatitis C virus infection triggers spontaneous differential expression of biosignatures associated with T cell exhaustion and apoptosis signaling in peripheral blood mononucleocytes. *Apoptosis.* 2015;20(4):466–480. doi:10.1007/s10495-014-1084-y

49. Li H, Wu K, Tao K, et al. Tim-3/galectin-9 signaling pathway mediates T-cell dysfunction and predicts poor prognosis in patients with hepatitis B virus-associated hepatocellular carcinoma. *Hepatology.* 2012;56(4):1342–1351. doi:10.1002/hep.25777

50. Cariani E, Missale G. KIR/HLA immunogenetic background influences the evolution of hepatocellular carcinoma. *Oncoimmunology.* 2013;2(12):e26622–e26622. doi:10.4161/onci.26622

51. Gauttier V, Judor JP, Le Guen V, et al. Agonistic anti-CD137 antibody treatment leads to antitumor response in mice with liver cancer. *Int J Cancer.* 2014;135(12):2857–2867. doi:10.1002/ijc.28943

52. Morales-Kastresana A, Sanmamed MF, Rodriguez I, et al. Combined immunostimulatory monoclonal antibodies extend survival in an aggressive transgenic hepatocellular carcinoma mouse model. *Clin Cancer Res.* 2013;19(22):6151–6162. doi:10.1158/1078-0432.Ccr-13-1189

53. Herzer K, Hofmann TG, Teufel A, et al. IFN-alpha-induced apoptosis in hepatocellular carcinoma involves promyelocytic leukemia protein and TRAIL independently of p53. *Cancer Res.* 2009;69(3):855–862. doi:10.1158/0008-5472.Can-08-2831

54. Li P, Du Q, Cao Z, et al. Interferon-gamma induces autophagy with growth inhibition and cell death in human hepatocellular carcinoma (HCC) cells through interferon-regulatory factor-1 (IRF-1). *Cancer Lett.* 2012;314(2):213–222. doi:10.1016/j.canlet.2011.09.031

55. Obora A, Shiratori Y, Okuno M, et al. Synergistic induction of apoptosis by acyclic retinoid and interferon-beta in human hepatocellular carcinoma cells. *Hepatology.* 2002;36(5):1115–1124. doi:10.1053/jhep.2002.36369

56. Lygidakis NJ, Kosmidis P, Ziras N, et al. Combined transarterial targeting locoregional immunotherapy-chemotherapy for patients with unresectable hepatocellular carcinoma: a new alternative for an old problem. *J Interferon Cytokine Res.* 1995;15(5):467–472. doi:10.1089/jir.1995.15.467

57. Sangro B, Mazzolini G, Ruiz J, et al. Phase I trial of intratumoral injection of an adenovirus encoding interleukin-12 for advanced digestive tumors. *J Clin Oncol*. 2004;22(8):1389–1397. doi:10.1200/jco.2004.04.059
58. Sun JC, Pan K, Chen MS, et al. Dendritic cells-mediated CTLs targeting hepatocellular carcinoma stem cells. *Cancer Biol Ther*. 2010;10(4):368–375.
59. Gilham DE, Debets R, Pule M, et al. CAR-T cells and solid tumors: tuning T cells to challenge an inveterate foe. *Trends Mol Med*. 2012;18(7):377–384. doi:10.1016/j.molmed.2012.04.009
60. Sadelain M, Brentjens R, Riviere I. The promise and potential pitfalls of chimeric antigen receptors. *Curr Opin Immunol*. 2009;21(2):215–223. doi:10.1016/j.coi.2009.02.009
61. Baumhoer D, Tornillo L, Stadlmann S, et al. Glypican 3 expression in human nonneoplastic, preneoplastic, and neoplastic tissues: a tissue microarray analysis of 4,387 tissue samples. *Am J Clin Pathol*. 2008;129(6):899–906. doi:10.1309/hcqwpwd50xhd2dw6
62. Hass HG, Jobst J, Scheurlen M, et al. Gene expression analysis for evaluation of potential biomarkers in hepatocellular carcinoma. *Anticancer Res*. 2015;35(4):2021–2028.
63. Gao H, Li K, Tu H, et al. Development of T cells redirected to glypican-3 for the treatment of hepatocellular carcinoma. *Clin Cancer Res*. 2014;20(24):6418–6428. doi:10.1158/1078-0432. Ccr-14-1170
64. Chen C, Li K, Jiang H, et al. Development of T cells carrying two complementary chimeric antigen receptors against glypican-3 and asialoglycoprotein receptor 1 for the treatment of hepatocellular carcinoma. *Cancer Immunol Immunother*. 2017;66(4):475–489. doi:10.1007/s00262-016-1949-8
65. Sharma P, Allison JP. The future of immune checkpoint therapy. *Science*. 2015;348(6230):56–61. doi:10.1126/science.aaa8172
66. Sharma P, Allison JP. Immune checkpoint targeting in cancer therapy: toward combination strategies with curative potential. *Cell*. 2015;161(2):205–214. doi:10.1016/j.cell.2015.03.030

第 4 篇
胃癌・食管癌

第 36 章

胃癌、食管癌的流行病学

Mohamad Bassam Sonbol, Daniel H. Ahn

引言

在美国,胃癌和食管癌是导致死亡的主要原因,估计每年胃癌和食管癌的发病人数分别为 26 240 和 17 290 例,年死亡人数为 10 800 和 15 800 例[1]。在世界范围内,胃癌和食管癌是仅次于肺癌的第二大癌症死亡原因,在东亚、中欧和东欧发病率最高[2]。这些差异部分归因于几种危险因素,包括某些饮食模式和传染性病因[3]。

食管癌可分层分为食管腺癌、食管鳞状细胞癌(SCC)和胃食管交界处腺癌(GEJ)。同样,胃癌也可进一步分为胃腺癌肠型和弥漫型[4]。

食管癌中最常见的曾是食管上段和中段的鳞状细胞癌食管癌。但在过去的几十年里,美国和全世界的食管 SCC 的发病率一直在下降,其位置逐渐被急剧增加的食管腺癌和 GEJ 腺癌取代[5]。另一方面,胃癌的整体发病率和死亡率都在迅速下降。这些变化各与各自的风险因素变化有关。

胃癌发病率下降的部分原因有赖于对某些胃癌危险因素的认知加深,如幽门螺杆菌(HP)感染,以及对食品冷藏重要性的理解[6]。幽门螺杆菌感染与发生胃炎和非贲门胃腺癌的风险增加相关。全球大约一半的人口,具有幽门螺杆菌感染情况在亚洲和南美的感染率较高,而在西方感染率较低[7]。过去两项主要由亚洲患者人群研究组成的荟萃分析表明,幽门螺杆菌根治疗法可降低胃癌发生率[7,8]。随后的一项基于人群的瑞典全国性研究支持了这一发现[9]。根据这些信息,美国胃肠病学会(ACG)目前的建议是对胃癌高危人群进行幽门螺杆菌检测[10]。

除了幽门螺杆菌外,营养和环境因素也是胃腺癌的危险因素。与胃癌高发相关的因素有高盐饮食、营养不良(维生素 A 和维生素 C 缺乏)、烟熏食品、食物缺乏冷藏、劣质水与胃癌高发的可能性有关[11]。其他危险因素还包括吸烟、EB 病毒(EBV)感染、遗传和遗传综合征(表 36.1)。

食管 SCC 与直接直接接触致癌物有关,包括吸烟和过量饮酒[16,17]。而食管及胃食管连接部腺癌与肥胖、吸烟和 Barretts 化生有关[18,19]。

表36.1	胃癌高发的部分遗传综合征	
综合征	基因	其他相关疾病
HDGC [12]	CDH1	• 前列腺癌 • 乳腺小叶癌 • 结肠印戒细胞癌
黑斑息肉综合征[13]	STK11	• 结直肠癌 • 胰腺癌 • 乳腺癌 • 女性生殖系统肿瘤 • 睾丸癌 • 肺癌 • 良性的皮肤色素沉着

（待续）

表36.1	胃癌高发的部分遗传综合征（续）		
综合征		基因	其他相关疾病
FAP[14]		APC；MutYH	• 结肠癌 • 胰腺癌 • 甲状腺乳头状癌
青年性多发性息肉症[15]		SMAD 4	• 结肠癌 • 小肠癌 • 胰腺癌 • 遗传性出血性毛细血管扩张症

FAP，家族性腺瘤性息肉病；HDGC，遗传性弥漫性胃癌。

（刘艳 译 吕欢 邱鸣寒 校）

参考文献

1. Siegel RL, Miller KD, Jemal A. Cancer statistics, 2018. *CA Cancer J Clin*. 2018;68(1):7–30. doi:10.3322/caac.21442
2. Torre LA, Siegel RL, Ward EM, et al. Global cancer incidence and mortality rates and trends—an update. *Cancer Epidemiol Biomarkers Prev*. 2016;25(1):16–27. doi:10.1158/1055-9965. EPI-15-0578
3. Torre LA, Bray F, Siegel RL, et al. Global cancer statistics, 2012. *CA Cancer J Clin*. 2015;65(2):87–108. doi:10.3322/caac.21262
4. Lauren P. The two histological main types of gastric carcinoma: diffuse and so-called intestinal-type carcinoma: an attempt at a histo-clinical classification. *Acta Pathol Microbiol Scand*. 1965;64:31–49. doi:10.1111/apm.1965.64.1.31
5. Lagergren J, Lagergren P. Recent developments in esophageal adenocarcinoma. *CA Cancer J Clin*. 2013;63(4):232–248. doi:10.3322/caac.21185
6. Haenszel W. Variation in incidence of and mortality from stomach cancer, with particular reference to the United States. *J Natl Cancer Inst*. 1958;21(2):213–262. doi:10.1093/jnci/21.2.213
7. Peleteiro B, Bastos A, Ferro A, et al. Prevalence of Helicobacter pylori infection worldwide: a systematic review of studies with national coverage. *Dig Dis Sci*. 2014;59(8):1698–1709. doi:10.1007/s10620-014-3063-0
8. Ford AC, Forman D, Hunt RH, et al. Helicobacter pylori eradication therapy to prevent gastric cancer in healthy asymptomatic infected individuals: systematic review and meta-analysis of randomised controlled trials. *BMJ*. 2014;348:g3174. doi:10.1136/bmj.g3174
9. Doorakkers E, Lagergren J, Engstrand L, et al. Helicobacter pylori eradication treatment and the risk of gastric adenocarcinoma in a Western population. *Gut*. 2018;67(12):2092–2096. doi:10.1136/gutjnl-2017-315363
10. Chey WD, Leontiadis GI, Howden CW, et al. ACG clinical guideline: treatment of Helicobacter pylori infection. *Am J Gastroenterol*. 2017;112(2):212–239. doi:10.1038/ajg.2016.563
11. Liu C, Russell RM. Nutrition and gastric cancer risk: an update. *Nutr Rev*. 2008;66(5):237–249. doi:10.1111/j.1753-4887.2008.00029.x
12. van der Post RS, Vogelaar IP, Carneiro F, et al. Hereditary diffuse gastric cancer: updated clinical guidelines with an emphasis on germline CDH1 mutation carriers. *J Med Genet*. 2015;52(6):361–374. doi:10.1136/jmedgenet-2015-103094
13. van Lier MG, Wagner A, Mathus-Vliegen EM, et al. High cancer risk in Peutz-Jeghers syndrome: a systematic review and surveillance recommendations. *Am J Gastroenterol*. 2010;105(6):1258–1264; author reply 65. doi:10.1038/ajg.2009.725
14. Syngal S, Brand RE, Church JM, et al. ACG clinical guideline: genetic testing and management of hereditary gastrointestinal cancer syndromes. *Am J Gastroenterol*. 2015;110(2):223–262; quiz 63. doi:10.1038/ajg.2014.435
15. Latchford AR, Neale K, Phillips RK, et al. Juvenile polyposis syndrome: a study of genotype, phenotype, and long-term outcome. *Dis Colon Rectum*. 2012;55(10):1038–1043. doi:10.1097/DCR.0b013e31826278b3
16. Freedman ND, Abnet CC, Caporaso NE, et al. Impact of changing US cigarette smoking patterns on incident cancer: risks of 20 smoking-related cancers among the women and men of the NIH-AARP cohort. *Int J Epidemiol*. 2016;45(3):846–856. doi:10.1093/ije/dyv175

17. Islami F, Fedirko V, Tramacere I, et al. Alcohol drinking and esophageal squamous cell carcinoma with focus on light-drinkers and never-smokers: a systematic review and meta-analysis. *Int J Cancer*. 2011;129(10):2473–2484. doi:10.1002/ijc.25885
18. Lauby-Secretan B, Scoccianti C, Loomis D, et al. Body fatness and cancer—viewpoint of the IARC working group. *N Engl J Med*. 2016;375(8):794–798. doi:10.1056/NEJMsr1606602
19. Thrift AP, Shaheen NJ, Gammon MD, et al. Obesity and risk of esophageal adenocarcinoma and Barrett's esophagus: a Mendelian randomization study. *J Natl Cancer Inst*. 2014;106(11):dju252. doi:10.1093/jnci/dju252

第 37 章

胃癌、食管癌的诊断与分期

Mohamad Bassam Sonbol ,Daniel H. Ahn

食管癌

肿瘤大小、淋巴结和转移(TNM)分期是分期食管癌和胃食管交界处癌(GEJ)的既定方法,与预后密切相关。发现肿瘤时,需要用内窥镜检查来进行组织活检以进行诊断。此外,为了确定肿瘤穿透深度(肿瘤状态,T)和纵隔淋巴结状态(淋巴结状态,N),内镜超声(EUS)已成为食管癌初步检查和评估的实际标准[1]。在一项对117例PET/CT淋巴结阴性患者的研究中,33%的患者发现了EUS转移性淋巴结阳性,上调肿瘤分期[2]。PET-CT评估区域淋巴结转移的敏感性和特异性分别为57%和85%[1]。因此,PET-CT应与EUS结合使用以可靠地诊断食管癌和GEJ癌的区域淋巴结情况,而因为淋巴结阴性与淋巴结阳性患者的总体生存率有显著差异[2,3]。为了对隆突上的食管癌进行准确分期并确定有无转移,国家综合癌症网络(NCCN)指南推荐支气管镜检查[4]。PET-CT的好处主要是在评估疾病的广泛程度和检测隐匿转移性疾病,特别是在计划手术治疗之前。

胃癌

胃癌也最常通过内窥镜检查进行诊断。像食管癌中的应用一样,美国癌症联合委员会(AJCC)TNM分期是应用最广泛的胃癌分期方法[5]。EUS在评估早期或局部晚期疾病时非常有用,并由NCCN指南推荐使用。平扫和增强CT扫描有助于识别远处转移性疾病。然而,CT扫描在评估腹膜转移时是不可靠的,因为通过腹腔镜分期发现大约20%的CT阴性病例患有腹膜内疾病[6]。同样,PET-CT扫描有助于鉴别远处转移,但排除腹膜受累也不可靠。此外,大多数弥漫性胃癌不是氟代脱氧葡萄糖(FDG)摄取型[7]。因此,分期腹腔镜检查获取细胞学评估是确定腹膜受累的有用工具。腹膜细胞学阳性的患者疾病复发风险增加,并且预后较差[8,9]。NCCN指南建议考虑对T1b或更高分期患者进行腹腔镜检查获取细胞学诊断[5]。然而,诊断性腹腔镜检查并不适用于计划进行姑息性切除术的患者。

(刘艳 译 张诗武 校)

参考文献

1. van Vliet EP, Heijenbrok-Kal MH, Hunink MG, et al. Staging investigations for oesophageal cancer: a meta-analysis. *Br J Cancer*. 2008;98(3):547–557. doi:10.1038/sj.bjc.6604200
2. Foley KG, Lewis WG, Fielding P, et al. N-staging of oesophageal and junctional carcinoma: is there still a role for EUS in patients staged N0 at PET/CT? *Clin Radiol*. 2014;69(9):959–964. doi:10.1016/j.crad.2014.04.023
3. Allum WH, Griffin SM, Watson A, et al. Guidelines for the management of oesophageal and gastric cancer. *Gut*. 2002;50(Suppl 5):v1–v23. doi:10.1136/gut.50.suppl_5.v1
4. NCCN. Esophageal and Esophagogastric Junction Cancers. Version 1.2019-March 14, 2019. https://www.nccn.org/professionals/physician_gls/pdf/esophageal.pdf
5. NCCN. Gastric Cancer. version1.2019-March14, 2019. https://www.nccn.org/professionals/physician_gls/pdf/gastric.pdf
6. Power DG, Schattner MA, Gerdes H, et al. Endoscopic ultrasound can improve the selection for laparoscopy in patients with localized gastric cancer. *J Am Coll Surg*. 2009;208(2):173–178. doi:10.1016/j.jamcollsurg.2008.10.022
7. Mukai K, Ishida Y, Okajima K, et al. Usefulness of preoperative FDG-PET for detection of gastric cancer. *Gastric Cancer*. 2006;9(3):192–196. doi:10.1007/s10120-006-0374-7
8. Bentrem D, Wilton A, Mazumdar M, et al. The value of peritoneal cytology as a preoperative predictor in patients with gastric carcinoma undergoing a curative resection. *Ann Surg Oncol*. 2005;12(5):347–353. doi:10.1245/ASO.2005.03.065
9. De Andrade JP, Mezhir JJ. The critical role of peritoneal cytology in the staging of gastric cancer: an evidence-based review. *J Surg Oncol*. 2014;110(3):291–297. doi:10.1002/jso.23632

第 38 章

胃癌、食管癌的分子诊断

Mohamad Bassam Sonbol, Daniel H. Ahn

分子诊断指南

在获得肿瘤组织并明确诊断后,我们建议对胃、食管癌患者进一步进行分子检测以指导后续治疗。推荐对胃癌、食管癌和胃食管交界处(GEJ)腺癌患者进行人表皮生长因子受体2(HER2)检测。HER2作为表皮生长因子受体(EGFR)细胞外受体家族的一员,与肿瘤生长和凋亡相关[1]。对HER2的检测可通过免疫组化法(IHC)进行,当IHC提示表达不明确(2+)时,可使用荧光原位杂交(FISH)进一步明确检测结果。HER2的阳性率根据肿瘤生长部位和其亚型而各有差异。与胃癌相比,中HER2过表达的发生率相对更高(32%对21%)[2]。此外,对于胃腺癌,肠型的HER2阳性率(33%)高于弥漫型(8%)[3,4]。另一方面,食管腺癌的HER2的阴性率(15%~30%)往往高于食管鳞状细胞癌(5%~13%)[5]。TOGA是一项开放标签、国际性、3期随机对照临床试验,在这项试验中,HER2过度表达的进展期胃癌或胃食管交界处癌(GEJ)患者,在以氟尿嘧啶(5-FU)+铂类化疗方案的基础上,加入曲妥珠单抗(一种靶向HER2的单克隆抗体)可使总生存期从11.1个月提高到13.8个月[6]。随着近期帕博利珠单抗(pembrolizumab)获批,建议对将要使用此PD-1抑制剂的转移性胃腺癌、食管癌和胃食管交界处腺癌患者进行微卫星不稳定性(MSI)和PD-L1检测[7]。在KEYNOTE-059,一项开放标签、单臂、2期临床试验中,难治性PD-L1(+)的难治性进展期胃癌或胃食管交界处癌在帕博利珠单抗治疗后获得了15.5%的客观有效率,基此美国食品药品监督管理局(FDA)于2017年批准了帕博利珠单抗作为PD-L1阳性的肿瘤患者的治疗药物[8]。

胃癌的分子亚型

2014年,癌症基因组图谱项目(TCGA)定义了4种胃癌亚型[9]:EB病毒感染型(EBV,9%)、微卫星不稳定型(MSI,22%)、基因组稳定型(GS,20%)和染色体不稳定型(CIN,50%)(表38.1)。EBV亚型占胃癌的9%,主要发生在胃底或胃体,以男性偏多。肿瘤多变现为频发 PIK3CA 突变、高度DNA甲基化、频发 JAK2、ERBB2 扩增,以及PD-L1和PD-L2扩增。此外,EBV亚型具有更多的肿瘤浸润性CD8+和Foxp3+细胞。和 MSI 亚型一样,EBV型胃癌在免疫检查点抑制剂治疗方面表现更佳[10]。MSI亚型胃癌具有很高的 PIK3CA、ERBB3、ERBB2 突变概率虽然这种关联在结肠癌中已经被证实,但是在MSI-H胃癌中没有观察到 BRAF V600E 突变。CIN亚型胃癌具有高比率的受体酪氨酸激酶致癌基因,如 FGFR2、EGFR、HER2 和 MET。这些亚型之间的差异可能会帮助研究者进一步了解患者对不同治疗方法的个体化反应,有助于在未来的临床试验中更好地完善患者的选择[11]。

表38.1	胃癌的分子亚型	
胃癌亚型	比例	分子和遗传特征
CIN(染色体不稳定型)	50%	RTK–RAS活化;*TP53*突变
GS(基因组稳定型)	20%	*CDH1*和*RHOA*突变
MSI(微卫星不稳定型)	22%	*PIK3CA*、*ERBB3*、*ERBB2*、*EGFR*基因突变;*MLH1*沉默
EBV(EB病毒感染型)	9%	DNA高甲基化;*PIK3CA*;*PD–L1*,*PD–L2*;*JAK2*;*ERBB2*(扩增)

（吕欢　陈馨蕊　译　邱鸣寒　张诗武　校）

参考文献

1. Gravalos C, Jimeno A. HER2 in gastric cancer: a new prognostic factor and a novel therapeutic target. *Ann Oncol*. 2008;19(9):1523–1529. doi:10.1093/annonc/mdn169
2. Van Cutsem E, Bang YJ, Feng-Yi F, et al. HER2 screening data from ToGA: targeting HER2 in gastric and gastroesophageal junction cancer. *Gastric Cancer*. 2015;18(3):476–484. doi:10.1007/s10120-014-0402-y
3. Kunz PL, Mojtahed A, Fisher GA, et al. HER2 expression in gastric and gastroesophageal junction adenocarcinoma in a US population: clinicopathologic analysis with proposed approach to HER2 assessment. *Appl Immunohistochem Mol Morphol*. 2012;20(1):13–24. doi:10.1097/PAI.0b013e31821c821c
4. Tanner M, Hollmen M, Junttila TT, et al. Amplification of HER-2 in gastric carcinoma: association with Topoisomerase IIalpha gene amplification, intestinal type, poor prognosis and sensitivity to trastuzumab. *Ann Oncol*. 2005;16(2):273–278. doi:10.1093/annonc/mdi064
5. Dreilich M, Wanders A, Brattstrom D, et al. HER-2 overexpression (3+) in patients with squamous cell esophageal carcinoma correlates with poorer survival. *Dis Esophagus*. 2006;19(4):224–231. doi:10.1111/j.1442-2050.2006.00570.x
6. Bang YJ, Van Cutsem E, Feyereislova A, et al. Trastuzumab in combination with chemotherapy versus chemotherapy alone for treatment of HER2-positive advanced gastric or gastro-oesophageal junction cancer (ToGA): a phase 3, open-label, randomised controlled trial. *Lancet*. 2010;376(9742):687–697. doi:10.1016/S0140-6736(10)61121-X
7. FDA. FDA grants accelerated approval to pembrolizumab for advanced gastric cancer. 2017.
8. Fuchs CS, Doi T, Jang RW, et al. Safety and efficacy of pembrolizumab monotherapy in patients with previously treated advanced gastric and gastroesophageal junction cancer: phase 2 clinical KEYNOTE-059 trial. *JAMA Oncol*. 2018;4(5):e180013. doi:10.1001/jamaoncol.2018.0013
9. Cancer Genome Atlas Research Network. Comprehensive molecular characterization of gastric adenocarcinoma. *Nature*. 2014;513(7517):202–209. doi:10.1038/nature13480
10. Ma J, Li J, Hao Y, et al. Differentiated tumor immune microenvironment of Epstein-Barr virus-associated and negative gastric cancer: implication in prognosis and immunotherapy. *Oncotarget*. 2017;8(40):67094–67103. doi:10.18632/oncotarget.17945
11. Ahn DH, Bekaii-Saab TS. Genetic Diversity and treatment implications in gastric and gastro-esophageal cancers: one size does not fit all. *J Oncol Pract*. 2018;14(4):227–228. doi:10.1200/JOP.18.00158

第 39 章

早期胃癌、食管癌的新辅助治疗

William A. Stokes and Karyn A. Goodman

证据

外科手术是食管癌、胃食管交界处(GEJ)肿瘤和胃癌的主要治疗手段,所有具有手术指征的患者均应接受外科手术治疗。然而,对于局部晚期的胃癌患者而言(临床病例39.1),更应采用联合治疗模式(CMT)。尽管过去三十年来有多项研究评估了术前同步放化疗(CRT)在食管癌中的应用,但只有最近的研究确立了三联疗法作为局部晚期食管癌和胃食管交界处癌的首选治疗方法。对于胃癌患者而言,围手术期化疗已被广泛采用,但辅助CRT的作用仍存在争议。

肿瘤放疗组(RTOG)8501临床研究证明了CRT组〔放疗(50Gy)同步顺铂+氟尿嘧啶(5-FU)〕的疗效优于单纯放疗(RT)组(64Gy)。该研究具有里程碑意义,使CRT在非手术患者得到了广泛应用[1]。然而目前术前新辅助CRT的疗效颇具争议。因受到诸多限制,如不标准的实验方法学、化疗方案及放疗剂量陈旧的放疗技术、缺乏代表性的腺癌组织学标本和较少的样本量等等,早期的临床试验具有一定局限性。在一项现代研究中,CALGB 97811研究将患者随机分为两组,包括单纯手术组和新辅助CRT组,新辅助CRT组为术前放疗(50.4Gy)联合5-FU+顺铂化疗。虽然这项研究最终因只招募到56名患者而终止(预计入组500人),但CRT组仍显著

延长了总生存期(OS:54个月对21个月)和无进展生存期(PFS:42个月对12个月),并且不会增加术后死亡风险[2]。

最近,一项关于食管癌术前放化疗的开创性Ⅲ期临床研究(CROSS研究)在荷兰开展,该研究克服了CALGB 9781研究的小样本量,以及一些其他的限制。此研究共招募了363名食管癌或GEJ肿瘤患者,临床分期为T1N1M0或T2-3N0-1M0,其中75%的患者病理组织学证实为腺癌,将所有患者随机分为术前新辅助CRT组和单纯手术组,CRT组给予放疗41.4Gy/23 F联合卡铂+紫杉醇(每5周一次)。结果显示术前新辅助CRT显著提高了患者的R0手术切除率(92%对69%)、无进展生存时间(mPFS:38个月对6个月)和总生存时间(mOS:49个月对24个月)[3,4]。

对失败模式的分析表明,接受新辅助CRT的患者手术吻合口、纵隔、腹膜和血源性复发率明显降低[5]。重要的是,各组患者之间的术后并发症类型及发生率未见明显差异,表明患者可从CRT中获益且不会增加术后并发症,也不会影响患者的术后和长期生活质量[4,5,6]。总而言之,CROSS研究证实新辅助CMT能够显著改善患者疾病控制率及患者生存率,基于这一研究,术前新辅助CRT成为了食管癌和GEJ肿瘤的首选治疗方案。

两项大型随机临床试验评估了只接受围术期

或术前化疗而不进行放疗的食管癌患者。inter-group 0113研究和MRC OEO1研究,但它们的结果互相矛盾[8,9]。然而,一项评估了10项临床试验共2062名患者的荟萃分析[10],证明了术前新辅助化疗会显著提高生存率(HR:0.87;95% CI:0.79~0.96)并且为术前新辅助化疗提供了理论依据。

因此,由于单独使用新辅助化疗就能提高上述临床试验中患者的生存率,研究者开始质疑新辅助CRT的作用。对于这个问题,德国POET研究很有启发意义。尽管最初的入组目标为354例患者,但最终只有125例GEJ腺癌患者入组并被随机分为诱导化疗+手术组和诱导化疗序贯CRT+手术组。诱导化疗方案为顺铂+5-FU;CRT为放疗(30 Gy/15次)同步联合顺铂+依托泊苷化疗。这项研究的长期统计结果表明,CRT可改善局部控制并显著提高PFS和总生存率(OS)[11]。尽管证据并不足够有力,但POET研究依旧证明了RT是CMT的重要组成部分,仅接受化学疗法并不足以作为新辅助疗法。

RTOG 1010试验正在评估人表皮生长因子受体2(HER2)靶向药物能否提高术前新辅助治疗效果。该试验将HER2过表达的食管腺癌患者随机分为新辅助CRT(总剂量50.4 Gy,联合卡铂+紫杉醇)+手术联合或不联合曲妥珠单抗两组(NCT01196390)。该试验已经招募完成期待结果公布。

虽然目前已研究出多种新辅助CRT双药联合方案,但最佳同步化疗方案尚未确立。现有同步方案包括CALGB9781研究中的5-FU+顺铂[2],SWOG0356研究中的5-FU+奥沙利铂[12],CROSS研究中的卡铂+紫杉醇[4],PO-ET研究中的顺铂+依托泊苷[11]等。遗憾的是,目前依然缺乏高质量随机对照研究以指导化疗方案选择。因此,目前应根据不同患者的具体体能状况、并发症和意愿偏好进行个体化治疗。值得一提的是,美国国家综合癌症网络(NCCN)仅将卡铂+紫杉醇,5-FU+奥沙利铂和5-FU+顺铂列为"1类"推荐方案,且只有前两种为"首选"方案[13]。

新辅助治疗中放疗的最佳剂量同化疗方案一样也存在争议。CALGB研究中CRT的放疗总剂量为50.4Gy[2],而CROSS研究为41.4Gy,相对较低。试验结果显示两者均可提高食管癌的治疗效果,证明41.4~50.4Gy的放疗总剂量是合理的[13]。值得注意的是,NEOSCOPE研究的放疗总剂量介于两者之间,为45Gy[14]。

食管癌具有很高的全身转移风险,人们试图通过加强化疗(即在CRT前进行诱导化疗)来改善患者预后,因此采用了类似于POET研究[11]中试验组的3步法治疗方案。M.D.安德森癌症中心的Ⅱ期临床试验对比了术前同步放化疗(50.4Gy放疗联合5-FU/奥沙利铂)基础上增加或不增加诱导化疗的效果。在109名可评估的受试者中,病理完全缓解(pCR)未见明显差异,未达到主要研究终点。然而,接受诱导化疗的患者实现pCR的人数大约是未接受诱导化疗患者的两倍(26%对13%),这一趋势接近统计学意义(P=0.09)[15]。另外的几项单臂试验证明了在术前CRT或手术前加入诱导化疗的可行性[16-19]。

这种食管癌的3步法治疗方案在个体化医疗时代十分具有吸引力。目前,新辅助CRT虽然可以提高患者pCR、疾病控制率和生存率,但并不是所有患者都能从CMT中获益,因此识别那些有希望取得次优结果的患者可能会帮助优化治疗方案。在3步法治疗方案(诱导化疗+术前CRT+手术)中,临床医生通过评估肿瘤对诱导化疗的反应来"测试肿瘤生物学特性",从而调整相应的CRT方案,提高之后的手术效果。这种适应性方法需要具备两个前提:①合适的生物标志物和②有效的治疗方案。

[18]F PET已经成为判断食管癌预后的预测指标。在新辅助治疗期间,可通过PET-CT检查通过评估代谢活性的变化精准预测临床效果[20-23]。德国慕尼黑工业大学的研究人员对术前采取顺铂化疗方案的GEJ肿瘤患者进行了回顾性分析,他们发现并证实了在基线和化疗第14天之间,靶病灶的代谢活性

降低≥35%（对应<35%）是相较于肿瘤大小影像学变化、病理缓解、进展时间和生存率更能准确区分"有效者"和"无效者"的临界值，此结果成为支持PET鉴别预后及其应用的有力证据[24,25]。这些振奋人心的结果促使研究人员进行了第一个关于食管和GEJ腺癌个体化新辅助化疗的研究——MUNICON I研究。本研究是Ⅱ期临床试验，所有患者先接受2周以铂类为基础的化疗，化疗有效的患者在术前10周继续接受铂类化疗，而无效者中止化疗并直接进行手术。最终104位患者接受了手术，50位化疗有效的患者的有着更高的OS（中位OS：未达到对26个月）和无进展生存率（中位EFS:30个月对14个月）[26]。

后续的MUNICON Ⅱ研究使用PET代谢活性降低35%以上做为临界值区分以顺铂为基础的14天化疗的"有效"和"无效"。有效者会继续完成共12周的化疗。然而，为了改善无效者的预后，MUNICON Ⅱ研究不像MUNICON I那样立即进行手术，而是先行术前同步CRT，放疗为超分割方案，32Gy/20 F，每天2次，同步联合顺铂化疗。在56名患者中，化疗有效的患者病理缓解率和OS有一定提高，但并不显著。但是，化疗有效者的至进展时间（TTP）明显更长（中位TTP：未达到对15个月）[27]。两项MUNICON试验共同证明了使用检查对诱导化疗无效的患者进行疗效评价后改变其治疗方案是可行的，患者能够重新选择更有效的治疗方案。然而，由于术前CRT应用的不统一，RT计划方案的不规范和受试者规模的限制，MUNICON研究具有一定的局限性。

CALGB 80803随机对照研究建立在以PET指导治疗的MUNICON研究之上。这项研究将分期为T3-4或淋巴结阳性的食管或GEJ腺癌患者随机分为以下两种诱导化疗方案：5-FU+奥沙利铂（2周一个疗程，共3个疗程）或卡铂+紫杉醇（3周一个疗程，共2个疗程）。在36~42天评估治疗效果，以病灶代谢活性比基线降低≥35%作为有效指标。所有患者

均接受剂量为50.4Gy的CRT，有效者在CRT期间继续其对应的化疗，无效者更换CRT中的化疗方案。计划在CRT施行6周后进行手术切除。在240位可评估患者中，约40%患者诱导无效，研究最终达到了主要终点将诱导化疗无效的患者pCR率从5%提高到20%[28]。该研究的中位随访时间为42个月，PET检查判定为有效的患者，中位OS为47个月，而无效患者为29个月[29]。与之前研究中无效患者中位OS未超过18个月相比，该试验中无效患者的中位生存期更长[26,27,30]。结果表明，通过PET-CT评估的早期化疗反应可以作为食管癌和GEJ腺癌患者的预后评价指标，并且有助于这些患者的个体化治疗。虽然这项研究没有对两种诱导方案进行头对头对照研究，但5-FU+奥沙利铂诱导化疗是有效的，并且序贯术前CRT（5-FU+奥沙利铂）的患者中位生存期达到了50个月，鉴于这一令人鼓舞的结果，有必要进一步进行前瞻性研究对两种诱导化疗方案进行评估。

食管癌和GEJ肿瘤试验的代表性结果见表39.1。

到目前为止，我们讨论的治疗方案主要针对GEJ肿瘤的患者，当然也适用于食管腺癌患者。但是，如果表39.1临床试验中患者的肿瘤浸润至胃贲门超过5cm（即Siewert Ⅲ型GEJ肿瘤）或完全来源于胃部，我们建议采用针对胃癌的治疗方案。有两种不同的方法，第1种是由MAGIC研究确立的，该试验将503例GEJ或胃癌患者随机分为手术联合或不联合围手术期化疗两个组，围手术期化疗包括术前和术后各3个周期的表柔比星、顺铂和5-FU联合化疗。结果显示围手术期化疗显著延长了PFS和OS，且两组患者术后并发症发生率、术后死亡率相当[31]。值得注意的是，最近的一项CALGB试验表明，围手术期化疗中不加入表柔比星不会影响预后[32]。第2种公认的方法基于Intergroup 0116研究，该试验将559名患有GEJ或胃癌的患者随机分为手术联合或不联合辅助CRT（45Gy的放疗同步5-FU）两组，结果中CRT显著改善了无复发生存率和总生存率[33]。

表39.1	食管癌和GEJ癌新辅助治疗后的预后结果：部分前瞻性临床试验的总结			
试验（组）	新辅助治疗方案	pCR(%)	中位OS（月）	4年OS(%)
MUNICON I（无效）	FOLFOX（无RT）	0	26	NR
CALGB 9781（新辅助疗法）	基于Cis&5-Fu的CRT	40	54	~56
CROSS（新辅助疗法）	基于C&P的CRT	23	42	45
POET（CRT）	Cis&5-Fu→基于Cis&Etop的CRT	14	31	~40
MUNICON II（无效）	Cis&5-Fu→基于Cis或5-Fu的CRT	4	18	NR
NEOSCOPE（"获益者"）	CapOx→基于C&P的CRT	29	NR	NR
CALGB 80803（C&P无效）	C&P→基于FOLFOX的CRT	17	28	42
CALGB 80803（C&P有效）	C&P→基于C&P的CRT	13	40	45
CALGB 80803（FOLFOX无效）	FOLFOX→基于C&P的CRT	19	31	38
CALGB 80803（FOLFOX有效）	FOLFOX→基于FOLFOX的CRT	38	50	53

注：5-FU，5-氟尿嘧啶；CapOx，卡培他滨+奥沙利铂；Cis，顺铂；C&P，卡铂+紫杉醇；Etop，依托泊苷；FOLFOX，5-FU+奥沙利铂；GEJ，胃食管交界处；NR，未报告；OS：总生存率；pCR：病理完全缓解。

由于MAGIC和intergroup 0116研究的试验组都有化疗参与，RT在后者中的额外获益仍然存在争议。韩国进行的ARTIST试验直接评估了胃癌切除术后辅助化疗联合RT的效果。这项研究将458例手术患者随机分为卡培他滨+顺铂单纯化疗组（最多6个周期）或CRT组（在45Gy放疗之前、期间和之后给予同样的化疗方案）。联合RT治疗不能显著延长受试者的总生存期或无病生存率（DFS），但能降低局部复发率（LR）[34]。有趣的是，计划外的亚组分析表明，淋巴结阳性或组织学肠型的患者可从CRT中获益。ARTIST 2研究专门评估了辅助CRT在淋巴结阳性肿瘤（NCT01761461）中的作用。目前，我们团队关于胃癌患者的临床研究多采用围手术期FOLFOX方案化疗方案。这一方案由CALGB 80101试验中顺铂+5-FU方案演变而来，主要目的是对术后切缘阳性的患者进行辅助CRT，以提高局部控制率。

临床病例39.1

一个60岁男子出现了持续3个月的进行性吞咽困难症状，期间体重减轻了15磅。他长期餐后上腹部疼痛，在过去的一个月里，感觉自己比平常更疲劳，但他作为技术顾问并未削减全职工作时间。他既往有严重的肥胖症和高血压，因此服用了氨氯地平；无相关家族史和手术史。化验结果提示轻度缺铁性贫血，但无代谢紊乱或肝肾功能异常。他接受了上消化道内镜检查，显示近端和中部食管黏膜正常。然而，远端食管胃黏膜呈弥漫的鲑鱼色，溃疡性肿块位于离切牙缘38～42cm处，占食管腔周长的三分之二，并浸润至贲门。其余的胃和十二指肠似乎并无异常。肿块活检为HER2阴性低分化腺癌。内镜超声检查显示远端低回声GEJ肿块穿过固有肌层浸润外膜，但未浸润周围组织器官。此外，在食管下段和胃周发现了4个圆形的1.0～1.4cm的淋巴结。PET/CT扫描显示食管远端软组织增厚浸润至贲门，最大标准化摄取值（SUV）为24.6，此外还有大量食管旁和胃周高代谢淋巴结（图39.1）；在身体的其他部位未见明显病变。经分

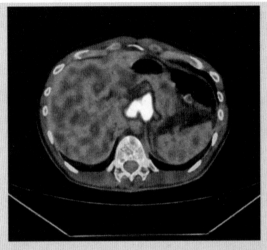

扫码观看高清彩图

图39.1　PET/CT的代表性断层扫描图片,展示了相关远端食管肿块和邻近食管旁淋巴结代谢活性。

期检查和多学科评估,认为患者为Siewert Ⅱ型GEJ肿瘤。根据肿瘤的位置,这个患者的治疗方案包括进行新辅助CRT治疗,随后进行手术的食管癌治疗方案,或者选择胃癌治疗方案,通常需要围手术期化疗。我们对Siewert Ⅱ型GEJ癌的治疗方案为新辅助疗法,包括诱导化疗、CRT,然后计划手术切除。如前所述,对于伴有PET高代谢病灶的患者,根据目前CALGB 80803[29]摘要报告的结果,我们使用FOLFOX诱导化疗。开始化疗后患者最先出现吞咽困难的显著改善,而能够进食的患者往往更易耐受CRT。诱导化疗后,我们直到最近才改用卡铂+紫杉醇作为CRT的化疗方案。然而,随着近期

生存结果的更新,如果有条件的话,我们会尽可能在化疗2个月后进行PET扫描以评估疗效,然后对PET结果显示为化疗有效的患者,继续采用5-FU+奥沙利铂联合RT治疗,对于无效患者改为卡铂+紫杉醇治疗(图39.2)。我们的目标是将CRT放疗剂量控制在50.4Gy,但对于肺功能不全的患者考虑降低剂量(如41.4Gy)。患者在完成CRT后的6~8周接受手术切除。在治疗期间和手术前,会为患者提供预适应计划,包括营养咨询、随访、补充蛋白质、每周2~3次静脉输液、心理监测和每周2次体检,目的是最大限度地提高患者的手术适应能力并减少术后并发症。

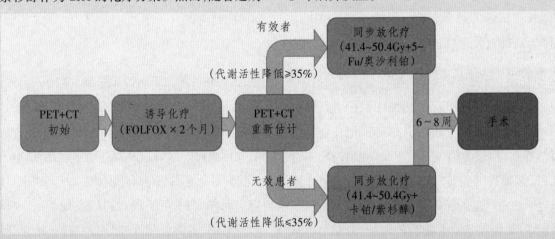

图39.2　PET指导食管癌和GEJ肿瘤新辅助治疗的方法。

注:FOLFOX,5-FU和奥沙利铂;GEJ:胃食管交界处。

(乔薇　吕欢　译　陈馨蕊　邱鸣寒　校)

参考文献

1. Herskovic A, Martz K, al-Sarraf M, et al. Combined chemotherapy and radiotherapy compared with radiotherapy alone in patients with cancer of the esophagus. *N Engl J Med*. 1992;326(24):1593–1598. doi:10.1056/nejm199206113262403

2. Tepper J, Krasna MJ, Niedzwiecki D, et al. Phase III trial of trimodality therapy with cisplatin, fluorouracil, radiotherapy, and surgery compared with surgery alone for esophageal cancer: CALGB 9781. *J Clin Oncol*. 2008;26(7):1086–1092. doi:10.1200/jco.2007.12.9593

3. Shapiro J, van Lanschot JJB, Hulshof M, et al. Neoadjuvant chemoradiotherapy plus surgery versus surgery alone for oesophageal or junctional cancer (CROSS): long-term results of a randomised controlled trial. *Lancet Oncol*. 2015;16(9):1090–1098. doi:10.1016/s1470-2045(15)00040-6

4. van Hagen P, Hulshof MC, van Lanschot JJ, et al. Preoperative chemoradiotherapy for esophageal or junctional cancer. *N Engl J Med*. 2012;366(22):2074–2084. doi:10.1056/NEJMoa1112088

5. Oppedijk V, van der Gaast A, van Lanschot JJ, et al. Patterns of recurrence after surgery alone versus preoperative chemoradiotherapy and surgery in the CROSS trials. *J Clin Oncol*. 2014;32(5):385–391. doi:10.1200/jco.2013.51.2186

6. Noordman BJ, Verdam MGE, Lagarde SM, et al. Effect of neoadjuvant chemoradiotherapy on health-related quality of life in esophageal or junctional cancer: results from the randomized CROSS trial. *J Clin Oncol*. 2018;36(3):268–275. doi:10.1200/jco.2017.73.7718

7. Noordman BJ, Verdam MGE, Lagarde SM, et al. Impact of neoadjuvant chemoradiotherapy on health-related quality of life in long-term survivors of esophageal or junctional cancer: results from the randomized CROSS trial. *Ann Oncol*. 2018;29(2):445–451. doi:10.1093/annonc/mdx726

8. Kelsen DP, Ginsberg R, Pajak TF, et al. Chemotherapy followed by surgery compared with surgery alone for localized esophageal cancer. *N Engl J Med*. 1998;339(27):1979–1984. doi:10.1056/nejm199812313392704

9. MRC. Surgical resection with or without preoperative chemotherapy in oesophageal cancer: a randomised controlled trial. *Lancet*. 2002;359(9319):1727–1733. doi:10.1016/s0140-6736(02)08651-8

10. Sjoquist KM, Burmeister BH, Smithers BM, et al. Survival after neoadjuvant chemotherapy or chemoradiotherapy for resectable oesophageal carcinoma: an updated meta-analysis. *Lancet Oncol*. 2011;12(7):681–692. doi:10.1016/s1470-2045(11)70142-5

11. Stahl M, Walz MK, Riera-Knorrenschild J, et al. Preoperative chemotherapy versus chemoradiotherapy in locally advanced adenocarcinomas of the oesophagogastric junction (POET): long-term results of a controlled randomised trial. *Eur J Cancer*. 2017;81:183–190. doi:10.1016/j.ejca.2017.04.027

12. Leichman LP, Goldman BH, Bohanes PO, et al. S0356: a phase II clinical and prospective molecular trial with oxaliplatin, fluorouracil, and external-beam radiation therapy before surgery for patients with esophageal adenocarcinoma. *J Clin Oncol*. 2011;29(34):4555–4560. doi:10.1200/jco.2011.36.7490

13. Ajani JA, D'Amico TA, Baggstrom M, et al. NCCN Esophageal Cancer Guidelines (Version 2.2018); 2018. https://www.nccn.org/professionals/physician_gls/pdf/esophageal.pdf

14. Mukherjee S, Hurt CN, Gwynne S, et al. NEOSCOPE: a randomised phase II study of induction chemotherapy followed by oxaliplatin/capecitabine or carboplatin/paclitaxel based pre-operative chemoradiation for resectable oesophageal adenocarcinoma. *Eur J Cancer*. 2017;74:38–46. doi:10.1016/j.ejca.2016.11.031

15. Ajani JA, Xiao L, Roth JA, et al. A phase II randomized trial of induction chemotherapy versus no induction chemotherapy followed by preoperative chemoradiation in patients with esophageal cancer. *Ann Oncol*. 2013;24(11):2844–2849. doi:10.1093/annonc/mdt339

16. Henry LR, Goldberg M, Scott W, et al. Induction cisplatin and paclitaxel followed by combination chemoradiotherapy with 5-fluorouracil, cisplatin, and paclitaxel before resection in localized esophageal cancer: a phase II report. *Ann Surg Oncol*. 2006;13(2):214–220. doi:10.1245/aso.2006.01.001

17. Ilson DH, Minsky BD, Ku GY, et al. Phase 2 trial of induction and concurrent chemoradiotherapy with weekly irinotecan and cisplatin followed by surgery for esophageal cancer. *Cancer*. 2012;118(11):2820–2827. doi:10.1002/cncr.26591

18. Rivera F, Galan M, Tabernero J, et al. Phase II trial of preoperative irinotecan-cisplatin followed by concurrent irinotecan-cisplatin and radiotherapy for resectable locally advanced gastric and esophagogastric junction adenocarcinoma. *Int J Radiat Oncol Biol Phys*. 2009;75(5):1430–1436. doi:10.1016/j.ijrobp.2008.12.087

19. Ruhstaller T, Widmer L, Schuller JC, et al. Multicenter phase II trial of preoperative induction chemotherapy followed by chemoradiation with docetaxel and cisplatin for locally advanced esophageal carcinoma (SAKK 75/02). *Ann Oncol*. 2009;20(9):1522–1528. doi:10.1093/annonc/mdp045

20. Downey RJ, Akhurst T, Ilson D, et al. Whole body 18FDG-PET and the response of esophageal cancer to induction therapy: results of a prospective trial. *J Clin Oncol*. 2003;21(3):428–432. doi:10.1200/jco.2003.04.013

21. Duong CP, Hicks RJ, Weih L, et al. FDG-PET status following chemoradiotherapy provides high management impact and powerful prognostic stratification in oesophageal cancer. *Eur J Nucl Med Mol Imaging*. 2006;33(7):770–778. doi:10.1007/s00259-005-0040-z

22. Flamen P, Van Cutsem E, Lerut A, et al. Positron emission tomography for assessment of the response to induction radiochemotherapy in locally advanced oesophageal cancer. *Ann Oncol*. 2002;13(3):361–368.

23. Wieder HA, Brucher BL, Zimmermann F, et al. Time course of tumor metabolic activity during chemoradiotherapy of esophageal squamous cell carcinoma and response to treatment. *J Clin Oncol*. 2004;22(5):900–908. doi:10.1200/jco.2004.07.122

24. Ott K, Weber WA, Lordick F, et al. Metabolic imaging predicts response, survival, and recurrence in adenocarcinomas of the esophagogastric junction. *J Clin Oncol*. 2006;24(29):4692–4698. doi:10.1200/jco.2006.06.7801

25. Weber WA, Ott K, Becker K, et al. Prediction of response to preoperative chemotherapy in adenocarcinomas of the esophagogastric junction by metabolic imaging. *J Clin Oncol*. 2001;19(12):3058–3065. doi:10.1200/jco.2001.19.12.3058

26. Lordick F, Ott K, Krause BJ, et al. PET to assess early metabolic response and to guide treatment of adenocarcinoma of the oesophagogastric junction: the MUNICON phase II trial. *Lancet Oncol*. 2007;8(9):797–805. doi:10.1016/s1470-2045(07)70244-9

27. zum Buschenfelde CM, Herrmann K, Schuster T, et al. (18)F-FDG PET-guided salvage neoadjuvant radiochemotherapy of adenocarcinoma of the esophagogastric junction: the MUNICON II trial. *J Nucl Med*. 2011;52(8):1189–1196. doi:10.2967/jnumed.110.085803

28. Goodman KA, Niedzwiecki D, Hall N, et al. Initial results of CALGB 80803 (Alliance): a randomized phase II trial of PET scan-directed combined modality therapy for esophageal cancer. *J Clin Oncol*. 2017;35(4_suppl):1. doi:10.1200/jco.2017.35.4_suppl.1

29. Goodman KA, Hall N, Bekaii-Saab TS, et al. Survival outcomes from CALGB 80803 (Alliance): a randomized phase II trial of PET scan-directed combined modality therapy for esophageal cancer. *J Clin Oncol*. 2018;36(15_suppl):4012. doi:10.1200/jco.2018.36.15_suppl.4012

30. Ku GY, Kriplani A, Janjigian YY, et al. Change in chemotherapy during concurrent radiation followed by surgery after a suboptimal positron emission tomography response to induction chemotherapy improves outcomes for locally advanced esophageal adenocarcinoma. *Cancer*. 2016;122(13):2083–2090. doi:10.1002/cncr.30028

31. Cunningham D, Allum WH, Stenning SP, et al. Perioperative chemotherapy versus surgery alone for resectable gastroesophageal cancer. *N Engl J Med*. 2006;355(1):11–20. doi:10.1056/NEJMoa055531

32. Fuchs CS, Niedzwiecki D, Mamon HJ, et al. Adjuvant chemoradiotherapy with epirubicin, cisplatin, and fluorouracil compared with adjuvant chemoradiotherapy with fluorouracil and leucovorin after curative resection of gastric cancer: results from CALGB 80101 (Alliance). *J Clin Oncol*. 2017;35(32):3671–3677. doi:10.1200/jco.2017.74.2130

33. Smalley SR, Benedetti JK, Haller DG, et al. Updated analysis of SWOG-directed intergroup study 0116: a phase III trial of adjuvant radiochemotherapy versus observation after curative gastric cancer resection. *J Clin Oncol*. 2012;30(19):2327–2333. doi:10.1200/jco.2011.36.7136

34. Park SH, Sohn TS, Lee J, et al. Phase III trial to compare adjuvant chemotherapy with capecitabine and cisplatin versus concurrent chemoradiotherapy in gastric cancer: final report of the adjuvant chemoradiotherapy in stomach tumors trial, including survival and subset analyses. *J Clin Oncol*. 2015;33(28):3130–3136. doi:10.1200/jco.2014.58.3930

第 40 章

早期胃癌、食管癌的外科治疗

Sajid A. Khan, Vadim Kurbatov, and Mitchell C. Posner

食管癌

食管癌是一个全球健康问题,每年约新发310 440例食道癌的患者,是全球第六大常见癌症死亡病因。在美国,2019年有17 650人确诊患有该病,并且预计将有16 080人死于该病。只有18.8%的患者在确诊后可存活5年[1]。在美国,超过60%的食管癌患者组织学病理诊断为腺癌,最常见的发生于食管远端。常见的危险因素有Barrett食管、肥胖和胃食管返流性疾病,其他危险因素有贲门失弛缓症、腐蚀性损伤、憩室、食管炎和胼胝症。其余病例以鳞状细胞癌(SCC)最常见,多见于食管上段和中段。食管癌的发生和吸烟、饮酒密切相关。尽管在亚洲和南非的高发病率地区人乳头瘤病毒(HPV)可能与鳞状细胞癌的发病率较高相关,但越来越多的证据表明HPV与Barrett食管向腺癌的转化存在存在关联[2,3]。

考虑到疾病的复杂性,在为患者制定治疗或姑息治疗方式之前,应由经验丰富的多学科团队进行病例讨论以确定最佳的治疗方案。早期的食管癌主要通过内镜诊断,最常见的是Barrett食管。对患者的临床检查始于全面的病史和体格检查,包括评估局部侵犯的症状以排除不可以行食管切除术的患者。食管癌的主要症状包括进行性吞咽困难、体重减轻、吞咽痛、厌食和胸骨后疼痛。观察患者是否存在累及喉返神经或气管旁淋巴结的局部侵犯症状,例如喘鸣、声音嘶哑和呛咳。吸入性肺炎病史可能提示气管食管瘘。我们还应该警惕头颈部、颈部和肺脏第二原发性癌症的风险。最后,由于食管癌切除术引起机体的生理应激,因此必须在术前评估患者的一般情况和营养状态,再决定患者是否可以耐受手术治疗。

食管癌的临床分期应根据食管胃十二指肠镜检查(EGD)作出诊断,评估肿瘤中心、肿瘤近端和肿瘤远端相对于门齿的距离,肿瘤近端是否伴有Barrett食管或发育不良,是否延伸到胃部,以及食管梗阻的程度。在美国联合癌症委员会(AJCC)第八版分期中胃食管胃交界处(EGJ)肿瘤的分期已经不再使用Siewert分类。取而代之的是,肿瘤中心位于距离EGJ大于2cm的近端胃部时根据胃癌进行分期,肿瘤中心位于距EGJ小于2cm的近端胃时根据食管癌进行分期[4]。推荐完善超声内镜(EUS)以确定浸润深度(T期)和淋巴结状态(N期)。术前患者通常需要进行胸部/腹部/骨盆CT扫描检查,并根据情况决定是否行静脉造影(IV)和PET-CT扫描[5]。对于EGJ肿瘤,我们经常对患者进行腹腔镜下腹膜冲洗细胞学检查以进行更准确的分期,因为腹膜细胞学阳性等同于M1疾病,是手术的相对禁忌征。术前的肺功能检查有助于评估患者对手术的耐受能力。如果怀疑存在气道侵犯,还应行支气管内超声检查。

高级别上皮内瘤变和肿瘤局限于黏膜(T1a)的

患者发生淋巴结转移的风险极低,因此最好采用内镜下黏膜切除(EMR)和射频消融术(RFA)[6]。在一项回顾性分析中,发现T1a鳞状细胞癌和腺癌患者的淋巴结转移率分别为0~3%和0~2%[7-10]。这些肿瘤接受EMR治疗可获得较好的预后,进而使患者避免食管癌切除术的并发症和手术相当死亡风险。为此,Ell等人进行了一项前瞻性研究,共纳入了100例经EMR治疗的T1a食管腺癌患者,结果显示5年生存率为95%[11]。肿瘤分化良好,无淋巴血管侵犯的T1b肿瘤,可以将内镜下黏膜下层剥离作为分期和诊疗的首选方案。据报道,内镜下黏膜下层剥离对局限于黏膜下层(sm1)的病变有很好的疗效,尽管对一般情况良好的患者进行手术切除仍是标准治疗方案[12]。一般来说,侵犯黏膜以外(≥T1b)且无远处转移证据的肿瘤需要更积极的多模式治疗。

淋巴结阳性、T2、肿瘤较大的患者可能从新辅助治疗中获益。新辅助治疗可以降低疾病分期,根除隐匿性微转移,并提高术后切缘阴性率(R0切除)。术前治疗方案可以使用荷兰CROSS试验中支持的术前放疗方案(卡铂和紫杉醇,41.4Gy)或FLOT4-AIO试验的围手术期化疗[13,14]。CROSS试验表明,新辅助治疗可将患者的中位总生存期从24个月提高到48.6个月。此外,也有一些相反的数据质疑新辅治疗的效果。Mariette等人进行的随机对照试验共纳入195名早期食管腺癌患者,结果显示无论随机分组与否,患者的R0切除率均较高,且生存率也相似[15]。Burmeister等人进行了另一项随机对照试验,纳入了256例患者,并将患者随机分为单纯手术组和新辅助放化疗后手术组,发现两组之间的生存并无差异,但新辅助放化疗组的R0切除率比对照组高21%[16]。

肿瘤组织学是一个重要的考虑因素,因为鳞状细胞癌和腺癌的治疗方法不同,尽管其预后相似。(而译者在此必须要指出的是,不同于西方食管癌以腺癌为主,我国食管癌以鳞状细胞癌为主。)上段及中段食管癌的主要病理类型为鳞状细胞癌,其对放射较敏感,可以将非手术的放化疗作为标准治疗方案,放化疗可以降低手术相关的并发症和死亡风险,提高保留喉部的可能性,且有较高的局控率和获得较好的远期总生存。对治疗无效的患者可以进行抢救性手术治疗[17]。

新辅助治疗后应根据胸部/腹部/盆腔CT和PET-CT对患者进行重新分期,如果没有疾病进展的证据,则进行食管切除术。手术入路的选择,即经胸食管切除术还是经食管裂孔食管切除术,仍然存在争议,其目的是改善肿瘤预后,使手术相关的并发症和死亡风险降至最低。经食管裂孔入路通过腹部和颈部切口切除食道病变,避免了开胸手术导致的剧烈疼痛和后期肺脏并发症,也避免了因胸内吻合口瘘而引起的纵隔感染。文献表明这两种方式治疗肿瘤的效果相同,但是经裂孔的手术方式并发症更少。Orringer等人进行了一项单中心研究,纳入了1525例经裂孔入路手术的患者,结果显示5年总生存率(OS)为29%,其中肿瘤分期为Ⅰ期的患者,其5年生存率为65%。他们在结果中强调,与该入路相关的最常见手术并发症是可控的。吻合口瘘患者(12%)可采用拆除缝线敞开切口引流的方式进行处理,多可将瘘口转化为可控的瘘管。99%的病例(18例)存在暂时性的喉返神经麻痹或损伤(4.5%)[18]。

一项纳入了3项随机临床试验的荟萃分析结果表明,经胸入路手术存在多种术后并发症,其中包括较多的术中出血量,以及较高的术后肺部并发症、乳糜漏和伤口感染的风险[19-21]。但这些并发症对癌症特异性和死亡率的影响很小。Hulscher等人的一项研究纳入220名患者进行前瞻性随机分组,所有患者均未接受化疗或放疗,分别进行经裂孔食管切除术或经胸食管切除术并联合双侧淋巴结清扫,结果报告的5年生存率分别为34%和36%[22]。一篇2008年基于SEER数据库的综述得出了类似的结论,证实经裂孔入路的早期生存率可获益,但5年生存率并没有提高[23]。2011年的一项纳入5905名患者的荟萃分析同样发现,接受经胸入路的患者30天死亡率明显更高,肺脏并发症发生率也更高。

即便如此，我们更加坚信的一点是，外科医生应该通过自身最擅长的手术方式来进行手术。我们倾向于推荐下述的经食管裂孔入路进行手术。在腹腔镜检查排除远处转移后，我们在腹中线上做切口行经裂孔食管切除术。在手术中找到胃网膜右动脉带并小心保护，分离胃短动脉，结扎并切断胃左动脉，分离小网膜，行Kocher操作（切开十二指肠右侧后腹膜，翻转探查降断后方情况），并行幽门环肌纵向切开以减少日后胃管内的胃内容物潴留[24,25]。我们切开膈食管膜充分暴露下纵隔以方便淋巴结清扫和边缘清扫。最后，我们在空肠附近放置一根引流管来完成手术的腹内部分。我们沿着胸锁乳突肌前缘做一个颈部切口，将颈阔肌和肩胛舌骨肌分开，环绕颈段食道并保留喉返神经。通过腹部和颈部切口钝性剥离完成上纵隔剥离。颈段食管被分开，胸段食管通过后纵隔进入腹腔，用线性吻合器多次切割制造管状胃，然后在确认手术切缘阴性后开始重建[26]。我们用EEA吻合器在颈部进行食管胃吻合。颈部和腹部切口以标准方式分层缝合。

需要特别考虑的是在肿瘤根治术中要进行充分的淋巴结清扫，可选择的方法包括标准或扩大淋巴结清扫。根据AJCC第8版指南，对于未接受新辅助治疗的患者，我们至少需要清扫15个淋巴结以达到足够的淋巴结分期，但是接受新辅助治疗的患者仍然缺乏足够的证据指导[4]。为了获得更持久的无病生存率（DFS）和总生存期，更积极的整体切除和淋巴结清扫已经在被评估。Altorki等人回顾性分析了128例食管切除术患者，其中61%的患者接受了扩大淋巴结清扫。结果显示两组的住院死亡率和主要并发症发生率相似，扩大切除组的4年生存率显著提高[27]。然而，考虑到该研究的回顾性和单一机构性质，这可能是由于选择偏倚和分期移动造成的。Lagergren等人发表了606例患者的前瞻性数据，发现扩大淋巴结清扫与总死亡率或疾病特异性死亡率之间没有显著的统计学关联[28]。

另外，微创手术也可以应用于食管癌切除之中，有证据表明这对肿瘤预后没有影响。Luketich等报道了匹兹堡的1011例患者接受三切口微创食管切除术（MIE）或Ivor Lewis MIE（腹腔镜+胸腔镜微创食管癌根治手术）治疗的经验。研究显示微创手术的中位ICU住院时间仅有2天，30天围手术期死亡率低至1.7%且R0切除率高达98%。然而，该研究队列并没有报告长期随访数据。此研究组对连续80例接受MIE治疗的80例的T1病变患者的结果进行了总结，显示其5年OS为62%，3年DFS为80%[29]。Biere等人进行了第一项多中心随机对照试验，将56例患者随机分为MIE组和开放式食管切除术组。结果显示，MIE可以减少术后肺脏感染几率[30]。多中心随机对照的TIME研究纳入115名随机接受MIE治疗或开放式食管切除术的患者，发现MIE治疗可减少肺脏并发症和住院时间。在最新发表的3年随访数据中，开放食管切除术和MIE食管切除术的DFS和3年OS没有差异[31]。Takeuchi等人利用日本国家临床数据库（NCD）回顾性分析了5354例接受MIE或开放食管切除术的患者的预后，也发现使用MIE方法可以显著延长手术时间和减少失血量，但MIE吻合口瘘发生率，以及30天内再手术相对率更高。该研究同样没有评估手术的长期预后[32]。

为了进一步改善预后，我们建议并实施几个策略，其中包括制定戒酒和戒烟的计划来降低术后风险。此外，我们建议患者到大医疗中心就诊，因为有证据支持在权威医疗中心处就诊可以改善患者的预后。Birkmeyer在回顾性分析2003年的医疗保险数据后得出结论：一个医疗机构的患者数量和手术死亡率很大程度上是由该机构的复杂案例手术数量决定的，患者可以通过选择经常做手术的外科医生来大大提高他们的生存机会。这种因素引起的生存率差异并不小。在一所每年手术数目少于5台的医院中，每年进行2台食管癌手术的外科医生，其手术死亡率为21.7%，显著高于每年手术数量大于13例且每年进行6例以上手术的外科医生的8%[33]。此外，Bilimoria等人指出了应将手术交给经验更丰富的外科医生。经验丰富和经验缺乏的外科医生手术后的 5 年生存率分别为 30.4% 和 20.7%[34]。

患者通常会在 ICU 里住上 2 天进行严密的血流动力学监测,空肠营养一般在术后第 1 天开始[35]。在听到肠鸣音提示肠功能恢复后,我们开始给予清流质饮食,一般在术后的 5~7 天,当适应清流质饮食之后,再过渡到胃切除术后的规定饮食。

在食管胃吻合术后可能会出现一些并发症,每天仔细检查颈部切口很重要,可以及时发现有没有吻合口瘘的发生。如果颈部切口有裂开或红肿,应及时打开切口,因为这提示吻合口开裂。通过规范的伤口护理,100%的患者都会痊愈,尽管狭窄的发生率很高。乳糜胸很罕见,一旦发生,可以通过引流、介入栓塞的方法解决,或者早期采用微创开胸手术用胸导管夹夹闭。早期下地活动和化学预防可以大大减少肺炎和下肢静脉血栓等并发症的发生。远期并发症包括吻合口狭窄,需要通过内镜进行吻合口扩张[36]。严格遵循饮食规定可以大大减少迷走神经切断术后引起的腹泻。一般来说,手术患者的术后生活质量都是非常好的[37]。

临床病例 40.1

我们详述一位 51 岁男性患者的手术治疗细节,他的主诉是吞咽困难、吞咽疼痛、上腹痛和体重下降 30 磅(1 磅≈0.45kg)。他有 25 年的吸烟史和 15 年的饮酒史。胃镜提示距门齿 36~39cm 食管胃交界处有一个肿块,经活检证实为浸润性中低分化腺癌(图 40.1)。超声内镜显示远端食管旁及腹腔淋巴结异常,考虑分期 T3N1。分期腹腔镜检查显示腹膜冲洗液是阴性的,于是开始新辅助放化疗。PET-CT 及胃镜复查未见疾病进展(图 40.2)。随后,他接受了经食管裂孔食管癌切除术、管状胃+幽门成形术+空肠造口术。患者术后第 7 天出院,手术分期为 ypT0N0,31 个淋巴结均为阴性,病理组织细胞学反应与治疗效果一致。患者没有接受术后化疗。

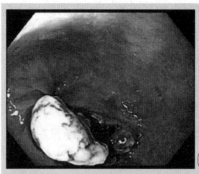

图 40.1 EGD 显示胃食管交界处有红斑溃疡性肿块。EGD,食管胃十二指肠镜检查。

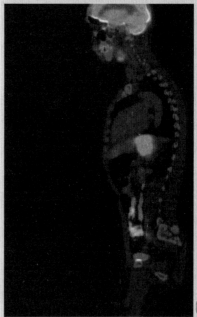

扫码观看高清彩图

图 40.2 PET-CT 显示新辅助放化疗后疾病没有进展。

胃癌

据估计,2019 年美国有 27 510 人被诊断出胃癌,占所有新发癌症病例的 1.7%,有 11 140 人因其死亡[1]。总的来说,其预后优于食管癌,5 年生存率为 31%[38]。尽管在过去 40 年中其发病率从 11.67/100 000 下降到 6.49/100 000,在某种程度上是由于烹饪、饮食和环境的变化,但是从 1976—1994 年,位于贲门和胃食管交界处的肿瘤发病率从 0.7/100 000 稳步上升至 3.2/100 000[38,39]。大多数的胃肿瘤是腺癌,本章的其余部分将重点讨论这一病理类型。

好的手术结果和预后取决于多学科团队提供

的治疗方案,在开始治疗之前最要紧的是完成肿瘤组织学检查。我们常规进行EGD/EUS以获得组织病理并评估T分期,包括其他脏器浸润程度,以及N期。为了确认有无远处转移,我们还会进行腹盆部平扫+强化CT检查和胸部平扫CT检查。为保证临床分期准确,T2以上或任何N+的肿瘤应接受分期腹腔镜检查。

最佳治疗流程最初是基于EUS确定的T分期。侵犯固有层或黏膜肌层(cT1a)且直径<2cm分化良好的肿瘤可直接进行内镜下黏膜切除术(EMR),10年生存期和胃切除术相同,且住院时间要短于胃切除术患者[38,40]。内镜黏膜下剥离术(ESD)是一种越来越多被使用的技术,主要是在亚洲,用于经过挑选的患有早期小胃癌的患者[41]。此技术的优点是可以将直径>2cm的早期病灶整块切除,而EMR很难做到这一点。Chung等人总结了他们治疗1000例ESD患者的经验,87%的患者实现了完整的肿块切除,而其他团队报道了早期胃癌患者接受胃切除术和ESD的长期生存率是相似的[42]。

淋巴结阳性(cN+)和(或)侵犯或超出固有肌层(cT2-4)的无远处转移(MO)患者,应接受围手术期化疗以提高生存率,如MAGIC和FLOT4-AIO随机试验,证实这种多模式方法可提高生存率[14,43]。如果先进行胃切除术,可以参考几个里程碑研究进行术后辅助放化疗。intergroup 116试验将患者随机分为R0切除联合或不联合辅助放化疗,其长期随访数据证实术后辅助放化疗可以带来无复发生存率和OS方面的获益[44]。最近的CALGB 80101研究表明,胃切除术后的辅助放疗可与FU-LV(氟尿嘧啶/亚叶酸钙)或ECF方案化疗同时进行,5年生存期相似[45]。ARTIT试验将458例接受根治性切除术+D2淋巴结清扫的患者随机分为卡培他滨联合顺铂辅助化疗组和卡培他滨辅助放疗组。除了淋巴结阳性的亚组外,放疗并不能改善DFS[46]。正在积极收集患者的ARTIST-Ⅱ试验是有能力确定增加放疗是否能改善淋巴结阳性患者的DFS。最后,

来自韩国研究人员的经典试验显示,与无辅助治疗相比,Ⅱ期和Ⅲ期胃癌D2胃切除术后使用卡培他滨和奥沙利铂进行术后化疗可将5年生存率从69%提高到78%[47]。

我们需要在完整切除原发灶的同时进行D2淋巴结清扫术,具体描述如下。对于远端胃切除术,我们沿着胃大弯切除第4组和第6组胃周围淋巴结;对于全胃切除术,第2组淋巴结会和原发肿瘤一同切除。沿着胃小弯整体切除第1、3和5组周围的所有软组织,同时进行胃切除术,以完成胃周围淋巴结的切除。D1淋巴结清扫将以此方式将完成。然而,由于前面所述的原因,我们更倾向D2淋巴结清扫。通过胃左静脉来定位第7组淋巴结并行切除,然后切除第8组(肝动脉周围)、第9组(腹腔干周围)和第11组(脾动脉周围)淋巴结及周围软组织。对于不涉及脾门且不需要脾切除术的肿瘤,保留第10组淋巴结。

Gotada等人对5265例分化良好的非溃疡性且肿瘤<3cm的早期胃癌患者进行了淋巴结转移率评估。经胃切除术和淋巴结清扫治疗后,1230例高分化且黏膜内肿瘤<3cm的患者均未发现淋巴结转移。然而,淋巴结转移率随着黏膜下浸润和肿瘤大小的增加而显著增加[48]。早期胃癌淋巴结转移的发生率通过一项对1577名美国患者队列的研究得到了很好的说明,其结果显示R0切除术后60%的T2病变存在淋巴结转移[49]。

在肿瘤外科领域,淋巴结清扫范围一直存在争议,特别是目前的AJCC淋巴结分期需要检查超过16个以上的淋巴结以确定是否存在淋巴结转移。支持更广泛的淋巴结清扫的理由是这样做可以提高分期准确度,改善OS并预防局部复发(LR)。Wu等人的一项随机对照试验表明,与D1淋巴结清扫术相比,D3淋巴结清扫提高了生存率[50]。然而,关于D2还是D1淋巴结清扫的争论主要是来自Dutch研究和MRC研究的前瞻性数据[51,52]。两项研究均将患者随机分为D2清扫组和D1清扫组,D2清扫组常规行脾

切除术和远端胰腺切除术。这些研究的结论是D2清扫淋巴结切除并不意味着手术效果更好。此外，更激进的淋巴结清扫术有增加围手术期发病率和死亡率的意外后果。过去学者认为这是由于D2清扫多伴随着胰腺切除术和脾切除术所造成的。然而，Dutch研究的15年随访表明，D2淋巴结清扫术比D1淋巴结切除术具有更低的局部复发率(LR)和更少的胃癌特异性死亡[52]。一些回顾性研究得出的结论是，更广泛的淋巴结清扫术等同于提高生存率。然而，更广泛的淋巴结清扫所得到的分期势必更准，这造成了所谓的"分期移动"，使得我们很难从这些研究中得出明确的结论。例如，德国胃癌研究组研究的1654名患者。研究显示，与标准淋巴结清扫的患者相比，接受D2淋巴结清扫(清扫>25枚淋巴结)的患者生存率有所提高[6]。另一方面，包括日本JCOG 9501随机对照试验(D2与D2加主动脉旁淋巴结剥离)在内的多项研究表明，进行比D2更积极的淋巴结清扫术似乎不会进一步提高长期生存率[53-55]。

D2淋巴结清扫应保留脾脏和胰腺，除非肿瘤直接侵犯这些器官，这时才需要行远端胰腺切除术或脾脏切除术。意大利胃癌研究组的RCT试验对162名患者进行了随机分组，分为D1清扫或D2保留胰腺的淋巴结清扫，结果显示D2组的发病率和死亡率没有增加，此研究所用技术和临床成功率与日本的报道相当[56]。此外，D2组的亚组分析显示，在淋巴结阳性或晚期患者的生存率。这一证据促使我们在进行早期胃癌根治时，采用保留脾脏和胰腺的D2淋巴清扫术进行分期和局部控制。然而，如果肿瘤直接累及胰腺和脾脏，则必须准备进行腹部多脏器切除术。

已有多个研究小组评估了使用吲哚青绿进行前哨淋巴结(SLN)活检的方法。Hiratsuka等人的研究认为结论，SLN活检可以高度准确地预测淋巴结受累情况，其在44例T1期疾病患者中具有100%的敏感性[57]。然而，最近日本的一项初步研究评估了T1期疾病中SLN活检的准确性，由于淋巴结活检假阴性率为46%，该研究提前终止[58]。根据目前的证据，我们认为SLN活检不能替代D2淋巴结清扫术。

胃远端肿瘤多采用远端胃大部切除术治疗，一般原则是在不影响近端切缘5cm的情况下最大程度保留近端胃。这种术式的预后非劣性可以通过几个欧洲前瞻性随机对照试验来验证。这些试验均比较了远端胃癌的全胃切除术和胃大部切除术。每一项都显示了相似的OS，具有相同的手术并发症率和手术相关死亡率，因此支持我们对远端肿瘤行胃大部切除术的术式[59-61]。如果不能达到足够的切缘或肿瘤位置更近，我们仍建议进行全胃切除。在某些罕见的情况下，如高龄患者或有严重合并症的患者，患者可能无法进行全胃切除术，此时我们将考虑近端胃大部切除术，而且并没有发现文献中所描述的胆汁反流并发症这一重大问题。

我们用于远端胃切除术后重建的方式是手工缝合的结肠后Roux-en-Y型胃空肠吻合术。一项2018年的随机对照试验将162名患者随机分为远端胃大部切除后接受B氏Ⅱ型(BⅡ)或Roux-en-Y型胃空肠吻合术(RYGJ)重建。随访1年后两组生存率相似，生活质量指标均相似[62]。目前仍然缺乏长期随访证据表明哪种重建方案更优越。对于全胃切除术，我们偏向于采用结肠后端Roux-en-Y型食管空肠吻合术，并使用25mm环形吻合器进行吻合。所有接受全胃切除术的患者都要同时接受空肠穿刺置管造口术。笔者团队不进行空肠储袋重建，尽管Fein等人在随机接受有无空肠储袋的138例Roux-en-Y型重建患者中，在3年、4年和5年的时间点均显示Roux-en-Y型空肠储袋重建的患者的生活质量更有改善，因此其建议预后良好的患者使用Roux-en-Y型空肠储袋重建[63]。最近的荟萃分析报告，空肠储袋是安全的，可以通过减少倾倒综合征和烧心症状改善生活质量[64-66]。

根治性胃切除术可以通过传统的开放式上腹中线切口进行，或者在不破坏肿瘤学原则的情况下采用微创方法。一项小规模随机对照试验，比较了远端胃癌患者行腹腔镜胃大部切除术与开腹胃大部切除术的长期结果,为这一实践提供了早期证据。经过5年的随访,两组的手术相关并发症和死亡率是相等的,而5年的OS和DFS没有差异。作者得出结论,腹腔镜胃大部切除术是可行的,短期和长期结果与开腹手术相似[67]。来自韩国的研究人员在一项大规模病例对照和病例匹配研究中证明,腹腔镜手术可以减少术后阿片类药物的使用,缩短住院时间[68]。他们分析了2976名接受腹腔镜或开腹胃切除术治疗的患者,中位随访时间为70.8个月。结果显示生存率两组在ⅠA期以外的其他期胃癌中没有差异。对于ⅠA期胃癌,与开放性胃切除术(90.3%的5年生存率;P<0.001)相比,腹腔镜胃切除术提高了生存率(95.3%的5年生存率),其他期胃癌腹腔镜治疗的生存率没有差异。此研究结论说明在早期胃癌患者中使用腹腔镜是有依据的。最近,一项大型前瞻性随机对照试验的初步结果已被报道。KLASS-01研究前瞻性地将1416名临床Ⅰ期胃癌患者随机分配到腹腔镜远端胃切除术(n=705)或开腹胃切除术(n=711),尽管主要腹部并发症和围手术期死亡率相同,但腹腔镜组的淋巴结清扫率和开腹组相当,且伤口并发症的发生率更低。KLASS-01研究的五年结果和JCOG-0912研究将920名ⅠA或ⅠB期早期胃癌患者随机分为腹腔镜组或开放式远端胃切除术组的结果可能会为腹腔镜方法的非劣效性提供了更加确凿的证据,并有可能验证目前逐渐浮现的MIS胃切除术的优势[69-71]。机器人辅助腹腔镜胃切除术也有报道,根据我们的经验,除了能在D2淋巴结清扫术中更好地获得术区外,这种方法没有明显的优势。每一位外科医生都应该使用他们最擅长的方法,这样才能提供更好的手术效果。机器人手术有一个潜在的优势,那就是更自由的活动度和自动滤除人手抖动。短期预后数据表明机器人手术的并发症与传统手术相当,淋巴结清扫也足够充分。此外,长期结果数据显示,接受腹腔镜和开腹胃切除术治疗的患者5年生存率具有可比性[72-74]。

常规术后护理从术后早期活动、术后夜间肺清洁、患者自控麻醉、维持静脉输液开始。如果放置了空肠造口管,则在手术完成后24小时内开始管饲。胃镜检查仅在怀疑渗漏时使用。如果临床怀疑有肠漏,可以通过肠道造影CT来鉴别。术后第1天可以开始吃冰块和硬糖,术后第2天开始小口喝水,在听诊肠鸣音恢复后可以开始清流质饮食,随后开始胃切除术后饮食,包括每天6顿小餐。

临床案例40.2

一个76岁的男子出现贫血症状,通过内窥镜检查在他的胃角发现一个6cm长的菜花样肿块,病理证实为肠型中分化腺癌(图40.3)。EUS显示为T3N1疾病,胸、腹、盆CT未见转移(图40.4)。进行分期腹腔镜检查并进行冲洗,未发现隐匿性转移的迹象。患者完成了4个同期的新辅助化疗周期(多西他赛、奥沙利铂、5-FU),在胸、腹、盆CT均未见疾病进展证据。我们对此患者进行了远端胃大部切除术和D2淋巴结清扫术。

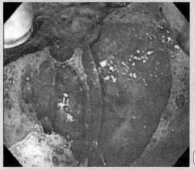

扫码观看高清彩图

图40.3 内窥镜检查发现胃角部有3cm×3cm易碎的菜花样肿块。

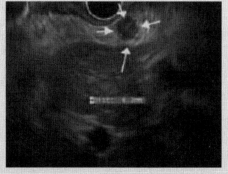

图40.4 EUS检查发现异常淋巴结,提示为T3N1疾病。EUS,内镜超声。

(李超 毛磊 译 曹磊 翟梦婷 邱鸣寒 校)

参考文献

1. Siegel RL, Miller KD, Jemal A. Cancer statistics, 2019. *CA Cancer J Clin*. 2019;69(1):7–34. doi:10.3322/caac.21551
2. El-Serag HB, Hollier JM, Gravitt P, et al. Human papillomavirus and the risk of Barrett's esophagus. *Dis Esophagus*. 2013;26(5):517–521. doi:10.1111/j.1442-2050.2012.01392.x
3. Iyer A, Rajendran V, Adamson CS, et al. Human papillomavirus is detectable in Barrett's esophagus and esophageal carcinoma but is unlikely to be of any etiologic significance. *J Clin Virol*. 2011;50:205–208. doi:10.1016/j.jcv.2010.11.015
4. Amin MB, Edge SB, Greene FL, et al. *AJCC Cancer Staging Manual*. 8th ed. New York, NY: Springer Publishing; 2017.
5. Shimada H, Okazumi S. Japanese Gastric Cancer Association Task Force for Research Promotion : clinical utility of 18 F-fluoro-2-deoxyglucose positron emission tomography in gastric cancer. A systematic review of the literature. *Gastric Cancer*. 2011;14:13. doi:10.1007/s10120-011-0017-5
6. Merkow RP, Bilimoria KY, Keswani RN, et al. Treatment Trends, Risk of Lymph Node Metastasis, and Outcomes for Localized Esophageal Cancer. *J Natl Cancer Inst*. 2014;106(7):dju133. doi:10.1093/jnci/dju133
7. Araki K, Ohno S, Egashira A, et al. Pathologic features of superficial esophageal squamous cell carcinoma with lymph node and distal metastasis. *Cancer. 2002;*94:570–575. doi:10.1002/cncr.10190
8. Endo M, Yoshino K, Kawano T, et al. Clinicopathologic analysis of lymph node metastasis in surgically resected superficial cancer of the thoracic esophagus. *Dis Esophagus. 2000;*13:125–129. doi:10.1046/j.1442-2050.2000.00100.x
9. Westerterp M, Koppert LB, Buskens CJ, et al. Outcome of surgical treatment for early adenocarcinoma of the esophagus or gastro-esophageal junction. *Virchows Arch*. 2005;446:497–504. doi:10.1007/s00428-005-1243-1
10. Leers JM, DeMeester SR, Oezcelik A, et al. The prevalence of lymph node metastases in patients with T1 esophageal adenocarcinoma a retrospective review of esophagectomy specimens. *Ann Surg. 2011;*253:271–278. doi:10.1097/SLA.0b013e3181fbad42
11. Ell C, May A, Pech O, et al. Curative endoscopic resection of early esophageal adenocarcinomas (Barrett's cancer). *Gastrointest Endosc*. 2007;65:3–10. doi:10.1016/j.gie.2006.04.033
12. Manner H, Pech O, Heldmann Y, et al. Efficacy, safety, and long-term results of endoscopic treatment for early stage adenocarcinoma of the esophagus with low-risk sm1 invasion. *Clin Gastroenterol Hepatol*. 2013;11:630–635. doi:10.1016/j.cgh.2012.12.040
13. Shapiro J, Lanschot JB, Van Hulshof MCCM, et al. Neoadjuvant chemoradiotherapy plus surgery versus surgery alone for oesophageal or junctional cancer (CROSS): long-term results of a randomised controlled trial. *Lancet Oncology*. 2015;16(9):1090–1098. doi:10.1016/S1470-2045(15)00040-6
14. Al-Batran SE, Homann N, Schmalenberg H, et al. Perioperative chemotherapy with docetaxel, oxaliplatin, and fluorouracil/leucovorin (FLOT) versus epirubicin, cisplatin, and fluorouracil or capecitabine (ECF/ECX) for resectable gastric or gastroesophageal junction (GEJ) adenocarcinoma (FLOT4-AIO): a multicenter, randomized phase 3 trial. *J Clin Oncol*. 2017;35(15_suppl):4004. doi:10.1200/jco.2017.35.15_suppl.4004
15. Mariette C, Dahan L, Mornex F, et al. Surgery alone versus chemoradiotherapy followed by surgery for stage I and II esophageal cancer: final analysis of randomized controlled phase III trial FFCD 9901. *J Clin Oncol*. 2014;32(23), 2416–2422. doi:10.1200/JCO.2013.53.6532
16. Burmeister BH, Smithers BM, Gebski V, et al. Surgery alone versus chemoradiotherapy followed by surgery for resectable cancer of the oesophagus: a randomised controlled phase III trial. *Lancet Oncol*. 2005;6(9):659–668. doi:10.1016/S1470-2045(05)70288-6
17. Cao CN, Luo JW, Gao L, et al. Primary radiotherapy compared with primary surgery in cervical esophageal cancer. *JAMA Otolaryngol Head Neck Surg. 2014;*140(10):918–926. doi:10.1001/jamaoto.2014.2013
18. Orringer MB, Marshall B, Chang AC, et al. Two thousand transhiatal esophagectomies: changing trends, lessons learned. *Ann Surg*. 2007;246:363–372. doi:10.1097/SLA.0b013e31814697f2
19. Goldminc M, Maddern G, LePrise E, et al. Oesophagectomy by transhiatal approach or tho-

racotomy: a prospective randomized trial. *Br J Surg*. 1993;80:367–370. doi:10.1002/bjs.1800
800335

20. Chu KM, Law SY, Fok M, et al. A prospective randomized comparison of transhiatal and transthoracic resection for lower-third esophageal carcinoma. *Am J Surg*. 1997;174:320–324. doi:10.1016/S0002-9610(97)00105-0

21. Jacobi CA, Zieren HU, Muller M, et al. Surgical therapy of esophageal carcinoma: the influence of surgical approach and esophageal resection on cardiopulmonary function. *Eur J Cardiothorac Surg*. 1997;11:32–37. doi:10.1016/S1010-7940(96)01106-2

22. Hulscher JB, Tijssen JG, Obertop H, et al. Transthoracic versus transhiatal resection for carcinoma of the esophagus: a meta-analysis. Ann Thorac Surg. 2001;72:306–313. doi:10.1016/S0003-4975(00)02570-4

23. Chang AC, Ji J, Birkmeyer NJ, et al. Outcomes after transhiatal and transthoracic esophagectomy for cancer. *Ann Thorac Surg*. 2008;85:424–429. doi:10.1016/j.athoracsur.2007.10.007

24. Fok M, Cheng SW, Wong J. Pyloroplasty versus no drainage in gastric replacement of the esophagus. *Am J Surg*. 1991;162:447–452. doi:10.1016/0002-9610(91)90258-F

25. Urschel JD, Blewett CJ, Young JE, et al. Pyloric drainage (pyloroplasty) or no drainage in gastric reconstruction after esophagectomy: a meta-analysis of randomized controlled trials. *Dig Surg*. 2002;19:160–164. doi:10.1159/000064206

26. Casson AG, Darnton SJ, Subramanian S, et al. What is the optimal distal resection margin for esophageal carcinoma? *Ann Thorac Surg*. 2000;69(1):205–209. doi:10.1016/S0003-4975(99)01262-X

27. Altorki NK, Girardi L, Skinner DB. En bloc esophagectomy improves survival for stage III esophageal cancer. *J Thorac Cardiovasc Surg*. 1997;114:948–955. doi:10.1016/S0022-5223(97)70009-6

28. Lagergren J, Mattsson F, Zylstra J, et al. Extent of lymphadenectomy and prognosis after esophageal cancer surgery. *JAMA Surg*. 2016;151(1):32–39. doi:10.1001/jamasurg.2015.2611

29. Luketich JD, Pennathur A, Awais O. Outcomes after minimally invasive esophagectomy: review of over 1000 patients. *Ann Surg*. 2012;256:95–103. doi:10.1097/SLA.0b013e3182590603

30. Biere SS, Van Berge Henegouwen MI, Maas KW, et al. Minimally invasive versus open oesophagectomy for patients with oesophageal cancer: a multicentre, open-label, randomised controlled trial. *Lancet*. 2012;379(9829):1887–1892. doi:10.1016/S0140-6736(12)60516-9

31. Straatman J, van der Wielen N, Cuesta MA, et al. Minimally invasive versus open esophageal resection: three-year follow-up of the previously reported randomized controlled trial: the TIME trial. *Ann Surg*. 2017;266(2):232–236. doi:10.1097/SLA.0000000000002171

32. Takeuchi H, Miyata H, Gotoh M, et al. A risk model for esophagectomy using data of 5354 patients included in a Japanese nationwide web-based database. *Ann Surg*. 2014;260(2):259–266. doi:10.1097/SLA.0000000000000644

33. Birkmeyer J, Therese S, Siewers A, et al. Surgeon volume and operative mortality in the united states. *N Engl J Med*. 2003;349:2117–2127. doi:10.1056/NEJMsa035205

34. Bilimoria KY, Bentrem, DJ, Feinglass JM, et al. Directing surgical quality improvement initiatives: comparison of perioperative mortality and long-term survival for cancer surgery. *J Clin Oncol*. 2008;26:4626–4633. doi:10.1200/JCO.2007.15.6356

35. Kobayashi K, Koyama Y, Kosugi S, et al. Is early enteral nutrition better for postoperative course in esophageal cancer patients? *Nutrients*. 2013;5(9):3461–3469. doi:10.3390/nu5093461

36. Park JY, Song H, Kim JH, et al. Benign anastomotic strictures after esophagectomy: long-term effectiveness of balloon dilation and factors affecting recurrence in 155 patients. *Am J Roentgenol*. 2012;198(5):1208–1213. doi:10.2214/AJR.11.7608

37. Greene CL, Demeester SR, Worrell SG, et al. Alimentary satisfaction, gastrointestinal symptoms, and quality of life 10 or more years after esophagectomy with gastric pull-up. *J Thorac Cardiovasc Surg*. 2003;147(3):909–914. doi:10.1016/j.jtcvs.2013.11.004

38. Devesa SS, Blot WJ, Fraumeni JF Jr. Changing patterns in the incidence of esophageal and gastric carcinoma in the United States. *Cancer*. 1998;83(10):2049–2053. doi:10.1002/(SICI)1097-0142(19981115)83:10<2049::AID-CNCR1>3.0.CO;2-2

39. Noone AM, Howlader N, Krapcho M, et al. eds. SEER Cancer Statistics Review, 1975-2015; 2017. National Cancer Institute: Bethesda, MD. https://seer.cancer.gov/csr/1975_2015

40. Meng FS, Zhang ZH, Wang YM, et al. Comparison of endoscopic resection and gastrectomy for the treatment of early gastric cancer: a meta-analysis. *Surg Endosc*. 2016;30(9):3673–3683. doi:10.1007/s00464-015-4681-0

41. Japanese Gastric Cancer Association. Japanese gastric cancer treatment guidelines 2010 (ver. 3). *Gastric Cancer*. 2011;14:113–123. doi:10.1007/s10120-011-0042-4

42. Chung IK, Lee JH, Lee SH, et al. Therapeutic outcomes in 1000 cases of endoscopic sub-

mucosal dissection for early gastric neoplasms: Korean ESD Study Group multicenter study. *Gastrointest Endosc*. 2009;69(7):1228–1235. doi:10.1016/j.gie.2008.09.027

43. Cunningham D, Allum, WH, Stenning SP, et al. Perioperative chemotherapy versus surgery alone for resectable gastroesophageal cancer. *N Engl J Med*. 2006;355(1):11–20. doi:10.1056/NEJMoa055531

44. Smalley SR, Benedetti JK, Haller DG, et al. Updated analysis of SWOG-directed intergroup study 0116: a phase III trial of adjuvant radiochemotherapy versus observation after curative gastric cancer resection. *J Clin Oncol*. 2012;30(19):2327–2333. doi:10.1200/JCO.2011.36.7136

45. Fuchs CS, Niedzwiecki D, Mamon HJ, et al. Adjuvant chemoradiotherapy with epirubicin, cisplatin, and fluorouracil compared with adjuvant chemoradiotherapy with fluorouracil and leucovorin after curative resection of gastric cancer: results from CALGB 80101 (Alliance). *J Clin Oncol*. 2017;35(32):3671–3677. doi:10.1200/JCO.2017.74.2130

46. Lee J, Lim DH, Kim S, et al. Phase III trial comparing capecitabine plus cisplatin versus capecitabine plus cisplatin with concurrent capecitabine radiotherapy in completely resected gastric cancer with D2 lymph node dissection: the ARTIST trial. *J Clin Oncol*. 2012;30(3):268–273. doi:10.1200/JCO.2011.39.1953

47. Noh SH, Park SR, Yang H-K, et al. on behalf of the CLASSIC trial investigators. Adjuvant capecitabine plus oxaliplatin for gastric cancer after D2 gastrectomy (CLASSIC): 5-year follow-up of an open-label, randomised phase 3 trial. *Lancet Oncol*. 2014;15(12):1389–1396. doi:10.1016/S1470-2045(14)70473-5

48. Gotoda T, Yanagisawa A, Sasako M, et al. Incidence of lymph node metastasis from early gastric cancer: estimation with a large number of cases at two large centers. *Gastric Cancer*. 2000;3(4):219–225. doi:10.1007/PL00011720

49. D'Angelica M, Gonen M, Brennan MF, et al. Patterns of initial recurrence in completely resected gastric adenocarcinoma. *Ann Surg*. 2004;240:808–816. doi:10.1097/01.sla.0000143245.28656.15

50. Wu CW, Hsiung CA, Lo SS, et al. Nodal dissection for patients with gastric cancer: a randomized controlled trial. *Lancet Oncol*. 2006;7:309–315. doi:10.1016/S1470-2045(06)70623-4

51. Cuschieri A, Weeden S, Fielding J, et al. Patient survival after D1 and D2 resections for gastric cancer: long-term results of the MRC randomized surgical trial. Surgical Co-operative Group. *Br J Cancer*. 1999;79:1522–1530. doi:10.1038/sj.bjc.6690243

52. Songun I, Putter H, Kranenbarg EM, et al. Surgical treatment of gastric cancer: 15-year follow-up results of the randomised nationwide Dutch D1D2 trial. *Lancet Oncol*. 2010;11:439–449. doi:10.1016/S1470-2045(10)70070-X

53. Sano T, Sasako M, Yamamoto S, et al. Gastric cancer surgery: morbidity and mortality results from a prospective randomized controlled trial comparing D2 and extended para-aortic lymphadenectomy—Japan Clinical Oncology Group study 9501. *J Clin Oncol*. 2004;22:2767–2773. doi:10.1200/JCO.2004.10.184

54. Sasako M, Sano T, Yamamoto S, et al. D2 lymphadenectomy alone or with para-aortic nodal dissection for gastric cancer. *N Engl J Med*. 2008;359:453–462. doi:10.1056/NEJMoa0707035

55. Yonemura Y, Wu CC, Fukushima N, et al. Randomized clinical trial of D2 and extended paraaortic lymphadenectomy in patients with gastric cancer. *Int J Clin Oncol*. 2008;13:132–137. doi:10.1007/s10147-007-0727-1

56. Degiuli M, Sasako M, Calgaro M, et al. Morbidity and mortality after D1 and D2 gastrectomy for cancer : interim analysis of the Italian Gastric Cancer Study Group (IGCSG) randomised surgical trial. *Euro J of Surg Onc*. 2004;30(3):303–308. doi:10.1016/j.ejso.2003.11.020

57. Hiratsuka M, Miyashiro I, Ishikawa O, et al. Application of sentinel node biopsy to gastric cancer surgery. *Surgery*. 2001;129(3):335–340. doi:10.1067/msy.2001.111699

58. Miyashiro I, Hiratsuka M, Sasako M, et al. High false-negative proportion of intraoperative histological examination as a serious problem for clinical application of sentinel node biopsy for early gastric cancer: final results of the Japan Clinical Oncology Group multicenter trial JCOG0302. *Gastric Cancer*. 2014;17:316–323. doi:10.1007/s10120-013-0285-3

59. Gouzi JL, Huguier M, Fagniez PL, et al. Total versus subtotal gastrectomy for adenocarcinoma of the gastric antrum. A French prospective controlled study. *Ann Surg*. 1989;209:162–166. doi:10.1097/00000658-198902000-00005

60. Robertson CS, Chung SC, Woods SD, et al. A prospective randomized trial comparing R1 subtotal gastrectomy with R3 total gastrectomy for antral cancer. *Ann Surg*. 1994;220:176–182. doi:10.1097/00000658-199408000-00009

61. Bozzetti F, Marubini E, Bonfanti G, et al. Subtotal versus total gastrectomy for gastric cancer:

five-year survival rates in a multicenter randomized Italian trial. Italian Gastrointestinal Tumor Study Group. *Ann Surg*. 1999;230:170–178. doi:10.1097/00000658-199908000-00006

62. So JBY, Rao J, Wong ASY, et al. Roux-en-Y or Billroth II Reconstruction After Radical Distal Gastrectomy for Gastric Cancer: a Multicenter Randomized Controlled Trial. *Ann Surg*. 2018;267(2):236–242. doi:10.1097/sla.0000000000002229

63. Fein M, Fuchs KH, Thalheimer A, et al. Long-term benefits of Roux-en-Y pouch reconstruction after total gastrectomy: a randomized trial. *Ann Surg*. 2008;247(5):759–765. doi:10.1097/SLA.0b013e318167748c

64. Schomas DA, Quevedo JF, Donahue JM, et al. The prognostic importance of pathologically involved celiac node metastases in node-positive patients with carcinoma of the distal esophagus or gastroesophageal junction: a surgical series from the Mayo Clinic. *Dis Esophagus*. 2010;23(3):232–239. doi:10.1111/j.1442-2050.2009.00990.x

65. Lynch HT, Kaurah P, Wirtzfeld D, et al. Hereditary diffuse gastric cancer: diagnosis, genetic counseling, and prophylactic total gastrectomy. *Cancer*. 2008;112(12):2655–2663. doi:10.1002/cncr.23501

66. Strong VE, Gholami S, Shah MA, et al. Total Gastrectomy for hereditary diffuse gastric cancer at a single center: postsurgical outcomes in 41 patients. *Ann Surg*. 2017;266(6):1006–1012. doi:10.1097/SLA.0000000000002030

67. Huscher CGS, Mingoli A, Sgarzini G, et al. Laparoscopic versus open subtotal gastrectomy for distal gastric cancer: five-year results of a randomized prospective trial. *Ann Surg*. 2005;241(2):232–237. doi:10.1097/01.sla.0000151892.35922.f2

68. Kim H-H, Ahn SH. The current status and future perspectives of laparoscopic surgery for gastric cancer. *J Korean Surg Soc*. 2011;81(3):151–162. doi:10.4174/jkss.2011.81.3.151

69. Kim HH, Han SU, Kim MC, et al. Prospective randomized controlled trial (phase III) to comparing laparoscopic distal gastrectomy with open distal gastrectomy for gastric adenocarcinoma (KLASS 01). *J Korean Surg Soc*. 2013;84:123–130. doi:10.4174/jkss.2013.84.2.123

70. Nakamura K, Katai H, Mizusawa J, et al. A phase III study of laparoscopy-assisted versus open distal gastrectomy with nodal dissection for clinical stage IA/IB gastric cancer (JCOG0912). *Jpn J Clin Oncol*. 2013;43,3:324–327. doi:10.1093/jjco/hys220

71. Kim W, Kim HH, Han SU, et al. Decreased morbidity of laparoscopic distal gastrectomy compared with open distal gastrectomy for stage I gastric cancer: short-term outcomes from a multicenter randomized controlled trial (KLASS-01). *Ann Surg*. 2016;263(1):28–35. doi: 10.1097/SLA.0000000000001346

72. Marano A, Choi YY, Hyung WJ, et al. Robotic versus Laparoscopic versus open gastrectomy: a meta-analysis. *J Gastric Cancer*. 2013;13(3):136–148. doi:10.5230/jgc.2013.13.3.136

73. Kim MC, Heo GU, Jung GJ. Robotic gastrectomy for gastric cancer: surgical techniques and clinical merits. *Surg Endosc*. 2010;24(3):610–615. doi:10.1007/s00464-009-0618-9

74. Kim HH, Han SU, Kim MC, et al. Long-term results of laparoscopic gastrectomy for gastric cancer: a large-scale case-control and case-matched Korean multicenter study. *J Clin Oncol*. 2014;32(7):627–633. doi:10.1200/JCO.2013.48.8551

第 41 章

转移性胃癌、食管癌的化疗和靶向治疗

Mehmet Akce

引言

2019年美国诊断出约45160例胃食管癌[1]。超过三分之一为转移性胃食管癌,其5年生存率仅为5%[1,2]。在西方胃癌和食管癌大多数是腺癌。对于胃食管癌腺癌和鳞状细胞癌的全身化疗方案是相似的。无论是腺癌还是鳞状细胞癌,全身化疗和(或)靶向治疗已被证明可以改善生存率和缓解症状[3-5]。已获批准的靶向治疗方案包括:曲妥珠单抗联合化疗对人表皮生长因子受体2(HER2)阳性的转移性胃癌;食管癌的一线治疗,以及抗血管生成药物雷莫芦单抗对于胃食管腺癌的二线治疗。可以使用的全身化疗药物包括5-FU、顺铂、多西他赛、伊立替康、紫杉醇、表柔比星和阿霉素。在制定个体化治疗方案时,应考虑患者的体能状态、器官功能和个人偏好。

转移性胃癌和食管癌的一线化疗方案

在一线治疗研究中,一些随机临床试验显示转移性胃癌和食管癌患者的生存期有改善,总体缓解率也有所提高(表41.1)。与最佳支持治疗相比,转移性胃癌患者通过全身化疗可以获得大约7个月的生存获益[6]。相比于最好的支持治疗,化疗和(或)靶向治疗可以在不影响生活质量的情况下提高转移性食管癌和胃食管交界处癌的生存率[3]。联合化疗比单药化疗更有效,且与单药化疗相比,生存率可以得到一定程度的提高[6]。化疗方案的使用在全球各不相同,目前的治疗指南推荐以铂类为基础的双联、三联方案或者联合曲妥珠单抗治疗HER2阳性患者[7-10]。

在转移性胃癌和食管癌的一线治疗中,随机临床试验证实了2种和3种药物联合化疗对总生存率(OS)和缓解率均有所提高(表41.1)。但是3种药物联合方案出现更多的毒性反应,因此多西紫杉醇或表柔比星等细胞毒性药物的生存获益受到质疑。V325试验在457例晚期胃癌(转移率为97%)患者中比较了多西紫杉醇/顺铂/5-FU(DCF)和顺铂/5-FU(DCF)的疗效。结果显示DCF三药联合方案提高了缓解率,并在总生存期上延长0.6个月。但不幸的是,三药联合方案确实导致了与治疗相关毒性的显著增加[11],两组3级或4级不良反应发生率分别为69%和59%。DCF组出现更多的3级和4级不良事件,包括中性粒细胞减少、中性粒细胞减少性感染和感染。

一项表柔比星、顺铂和5-FU(ECF)治疗晚期和局部晚期胃食管癌的REAL-2研究,采用2×2的设计[15],比较了表柔比星/顺铂+5-FU(ECF)或卡培他滨方案(ECX)与表柔比星/奥沙利铂+5-FU(EOF)或卡培他滨方案(EOX)。该试验确定了奥沙利铂与顺铂相比的非劣效性,含奥沙利铂组的风险比(HR)

表41.1	在转移性胃癌和食道癌的一线治疗中已建立的化疗方案			
化疗方案	阶段	缓解率(%)	中位PFS(月)	中位OS(月)
多西他赛/顺铂/5-FU[11]	Ⅱ/Ⅲ	37.0	-	9.2
5-FU/奥沙利铂/亚叶酸[12]	Ⅲ	34.8	5.8	10.7
5-FU/顺铂/亚叶酸[12]		24.5	3.9	8.8
顺铂/卡培他滨[13]	Ⅲ	46.0	5.6	10.5
顺铂/S1[14]	Ⅲ	54.0	6.0	13.0
表柔比星/顺铂/5-FU[15]	Ⅲ	40.7	6.2	9.9
表柔比星/顺铂/卡培他滨[15]		46.4	6.7	9.9
表柔比星/奥沙利铂/5-FU[15]		42.4	6.5	9.3
表柔比星/奥沙利铂/卡培他滨[15]		47.9	7.0	11.2
多西他赛/顺铂/5-FU[11]	Ⅲ	37.0	5.6	9.2
曲妥珠单抗加顺铂/卡培他滨或5-FU[16]	Ⅲ	47.0	6.7	13.8
5-FU/伊立替康[17]	Ⅲ	39.2	5.3	9.5

5-FU,氟尿嘧啶；OS,总体生存率；PFS,无进展生存期。

为0.92（95% CI：0.80~1.10）。此外,奥沙利铂组的中性粒细胞减少、脱发、血栓栓塞和肾脏毒性事件报道较少,但与含顺铂组相比,该组的腹泻和神经病变发生率较高。本质上,含奥沙利铂的方案是不逊色的并且毒性更小。一项独立的Ⅲ期随机试验中,将5-FU+顺铂（FLP）方案与5-FU+奥沙利铂（FLO）方案治疗转移性胃食管腺癌的疗效进行比较,结果显示两组OS无差异,但FLO方案在无进展生存期（PFS）上有更好的趋势[12]。肾毒性、血栓栓塞、贫血、恶心、脱发和疲劳的发生率也较低。与FLP方案相比,FLO方案会出现更多的周围神经病变。在同一研究中,对于65岁以上的患者,FLO方案比FLP方案在PFS方面更好（6.0个月对3.1个月,P=0.029）和OS（13.9个月对7.2个月,P=0.83）。

在临床实践中,随机临床试验支持卡培他滨可以替代5-FU。首先,REAL-2研究证明卡培他滨效果不劣于5-FU（HR：0.86；95% CI：0.80~0.99）[13]。再者,在亚洲的一项临床研究中,316名患者被随机分为5-FU/顺铂组与卡培他滨/顺铂组治疗,研究结果证明了卡培他滨与5-FU相比的非劣效性[13]。此外,对这两项试验的荟萃分析显示,含卡培他滨方案的OS要优于5-FU组的方案[18]。

对于不能耐受或不适合铂类药物的患者,5-FU/伊立替康（FOLFIRI）联合用药可能是可行的一线治疗选择[17,19]。一项Ⅲ期随机对照临床试验中,对416例进展期胃癌和胃食管癌患者进行了FOLFIRI方案与ECX方案的比较,结果显示FOLFIRI方案可延长无进展时间（5.1个月对4.2个月,P=0.008）。中位OS、中位PFS和有效率在两组间没有差异,FOLFIRI方案耐受性更好,3级或4级事件发生率更低（69%和84%,P<0.001）。在这一试验中,二线治疗是预先确定的,如果患者在FOLFIRI治疗中进展,则给予ECX方案治疗,反之亦然。相当多的患者进行了二线治疗（101例FOLFIRI方案和81例ECX方案）。

三药联合方案和双药联合方案适用于不同的临床情况。一般来说,由于治疗相关的毒性作用,三药联合方案可以应用于体能状态和器官功能良好的年轻患者。在V325研究发现,三药联合方案与更多的不良事件相关。三药联合方案的更大毒性作用是治疗老年患者时需要特别关注的问题。在一项Ⅱ期随机研究中,143例年龄≥65岁的局部晚期和转移性胃食管交界处癌患者接受了5-FU/亚叶酸/奥沙利铂/多西他赛（FLOT）化疗方案或5-FU/亚叶酸/奥沙利铂（FLO）化疗方案[20]。超过三分之二的试验中患者都有转移性疾病。与FLO方案相比，FLOT方案出现了更多的3级或4级不良事件($P<0.001$)，如中性粒细胞减少（52.8%对12.9%）、白细胞减少（29.2%对5.7%）和恶心（20.8%对7.3%），且会对生活质量产生负面影响。此外，FLOT方案总体3级、4级不良事件的发生率几乎是FLO方案的两倍（81.9%对38.6%，$P<0.001$）。尽管在整个队列和年龄<70岁的患者中，FLOT方案有着更高的有效率，但在两组≥70岁的转移性疾病患者中有效率没有差异。总的来说，两组研究人群中位OS没有差异（FLO方案组14.5个月，FLO方案组17.3个月，$P=0.39$）。而在>75岁患者中，两种方案的中位PFS没有差异（FLO 7.5个月对FLOT 7.6个月，$P=0.65$）。

全球一线化疗方案的选择各不相同，最近的一项网络荟萃分析为治疗选择提供了指导。它纳入了来自前瞻性的Ⅱ期和Ⅲ期随机临床试验的17种不同化疗方案，直接比较了50项研究（10 249例患者）的OS和34项研究（7795例患者）的PFS[21]。本研究表明5-FU与非顺铂两药方案（如5-FU联合奥沙利铂、伊立替康或紫杉烷）较含顺铂两药方案（顺铂联合伊立替康、5-FU、紫杉烷）更有效。此外，含蒽环类的三药联合方案并不优于5-FU两药方案。这一发现和其他早期试验质疑了蒽环类药物的优势[17]。

替吉奥是一种口服5-FU，在东亚和欧洲被批准用于晚期胃癌，但美国却未获批准[14,22]。在日本患者的一线治疗中，它的疗效不低于5-FU[23]。FLAGS试验在1053名非亚洲患者中比较了顺铂/替吉奥和顺铂/5-FU，没有表现出优越性[24]。中位总生存期分别为8.6个月和7.9个月，无统计学意义，但替吉奥组的毒性较小。值得注意的是，替吉奥组用的较低剂量的顺铂（75mg/m² 对 100mg/m²）。一项Ⅱ期研究评估了赫赛汀联合替吉奥/顺铂用于HER 2阳性转移性胃癌，结果显示中位PFS和OS均有改善（16个月对7.8个月）[25]。

一线治疗中的生物靶向药物

曲妥珠单抗和雷莫芦单抗是目前被批准用于治疗转移性胃癌和食管癌的生物靶向药物[26]。胃癌和食管癌的临床相关的关键信号通路包括HER2、血管内皮生长因子（VEGF）、表皮生长因子受体（EGFR）、cMET和mTOR[27]。尽管针对这些途径进行了多项临床试验，但到目前为止，只有针对HER2通路和VEGF通路的一线治疗可以提高生存率。HER2是一种原癌基因，在40%的胃癌和食管癌中过表达[28]。免疫组化（IHC）和荧光原位杂交（FISH）方法检测肿瘤组织中HER2过表达或扩增（见表41.2）[8,9,26,28]。曲妥珠单抗是针对HER2受体细胞外结构域的人源化单克隆抗体。它可以抑制HER2介导的细胞信号传导并导致抗体依赖的细胞毒性。ToGA研究在594例HER2过表达的胃癌和胃食管癌患者中，曲妥珠单抗治疗胃癌（ToGA）试验比较了单纯化疗（顺铂/5-FU或顺铂/卡培他滨）和化疗联合曲妥珠单抗的疗效，报告显示曲妥珠单抗联合治疗显著改善了OS（11.1个月对13.8个月）[16]。两组中绝大多数患者都接受了含卡培他滨的治疗方案；87%的患者采用顺铂/卡培他滨联合曲妥珠单抗方案，86%采用顺铂/卡培他滨方案。心脏毒性在两组之间没有差异（每组6%）。高水平HER2过度表达（定义为IHC 3+或HER2过度表达且IHC 2+ FISH试验阳性）患者的临床获益更高。

如果在化疗方案已经开始后才确定HER2状态，曲妥珠单抗仍可半途加入一线化疗。如果HER2阳性患者在一线未接受曲妥珠单抗治疗，可以将其加入二线治疗方案。该方法得到了日本一项Ⅱ期研究的支持，在该研究中，以前没有接受过曲妥珠单抗治疗的47例HER2阳性转移性胃癌患者接受了曲妥珠单抗和紫杉醇联合治疗，结果显示缓解率为37%，OS为17.1个月[29]。与一线治疗相比，本研究并没有提出新的安全问题。

应用曲妥珠单抗进行进展后治疗及维持治疗尚

表41.2	胃癌和食管癌中HER2免疫组化评分判读指南		
手术标本 - 染色形态	活检标本-染色形态	分值	HER2表达评估
<10％的肿瘤细胞出现细胞膜反应或无反应	所有细胞均无反应或细胞膜反应	0	阴性
≥10％的肿瘤细胞出现微弱或难以察觉的细胞膜反应；细胞的部分细胞膜中有反应	肿瘤细胞簇*具有微弱或难以察觉的细胞膜反应，与肿瘤细胞染色的百分比无关	1+	阴性
≥10％的肿瘤细胞出现微弱至中等强度的完整、基底外侧或侧膜反应	出现微弱至中等强度的完整、基底外侧，或侧膜反应的肿瘤细胞簇*，与肿瘤细胞染色的百分比无关	2+	不确定
≥10％的肿瘤细胞中出现高强度的完整、基底外侧或侧膜反应	出现高强度的完整、基底外侧或侧膜反应的肿瘤细胞簇*，与肿瘤细胞染色的百分比有关	3+	阳性

*肿瘤细胞簇（＞5个肿瘤细胞）

Source：From Bartley AN，Washington MK，Colasacco C，et al. HER2 Testing and Clinical Decision Making in Gastroesophageal Adenocarcinoma：Guideline From the College of American Pathologists，American Society for Clinical Pathology，and the American Society of Clinical Oncology. *J Clin Oncol.* 2017；35：446－464. doi：10.1200/jco.2016.69.4836

无定论,有回顾性研究的数据表明,曲妥珠单抗用于进展后治疗仍有潜在收益,但缺乏随机临床试验数据的支持[30-32]。一项前瞻性Ⅱ期研究用来评估在含铂或5-FU的一线治疗方案中应用曲妥珠单抗进行进展后治疗,但因获益太低而终止(NCT020054484)。M.D.安德森癌症中心的一项回顾性研究,报告了43例HER2阳性转移性胃癌患者疾病进展后的曲妥珠单抗和化疗(主要是5-FU/奥沙利铂方案)二线治疗结果,这些患者最初接受的是曲妥珠单抗治疗联合化疗(主要是5-FU/伊立替康方案)[30],结果显示PFS和中位OS分别为5个月和11个月。法国的一项回顾性研究在104例一线治疗进展后的HER2阳性转移性胃癌和胃食管癌患者中报告了曲妥珠单抗联合化疗与单纯化疗的疗效对比。结果中PFS分别为4.4个月和2.3个月($P=0.002$),OS分别为12.6个月和6.1个月($P=0.001$)[31]。在中国开展的一项多中心前瞻性队列研究中,32例HER2阳性的转移性胃癌和胃食管癌患者接受曲妥珠单抗联合化疗二线治疗,而27例患者仅接受单纯化疗作为二线治疗[32]。结果联合曲妥珠单抗组的PFS2更(从二线治疗开始时计算的PFS)长(3.1个月对2个月,$P=0.008$),然而中位OS并无差异。联合方案没有出现新的安全性问题。尽管回顾性研究表明了紫杉醇+曲妥珠单抗方案的潜在益处,但最近的一项Ⅱ期研究对91例HER2阳性胃癌和胃食管癌患者进行了紫杉醇+曲妥珠单抗和单独紫杉醇的比

较,这些患者均是在曲妥珠单抗联合一线化疗期间出现的进展,研究结果显示PFS或OS没有任何差异[33]。基于目前的证据经验,在病情进展之后继续使用曲妥珠单抗并不是治疗的标准推荐。进行中的Ⅱ期PLATFORM试验(NCT02678182)正在探索一线化疗联合曲妥珠单抗后无进展患者的曲妥珠单抗维持治疗效果。

目前的临床指南不建议曲妥珠单抗联合蒽环类药物,因为可能会增加心脏毒性[8,9]。

随机临床试验中也对其他相关分子靶点进行了研究。在一线治疗中,使用西妥昔单抗或帕尼单抗的EXPAND和REAL-3临床试验的结果均为阴性[33,35]。双酪氨酸激酶抑制剂拉帕替尼针对的靶点是EGFR和HER2。LOGiC试验比较了卡培他滨/奥沙利铂联合或部分联合拉帕替尼在初治HER2阳性转移性胃癌和食管癌患者中的疗效,结果显示与标准治疗相比没有发现生存获益[36]。TyTAN研究比较了拉帕替尼+紫杉醇对单药紫杉醇的二线治疗疗效,在亚洲人群中未观察到生存获益[37]。GATSBY试验比较了恩美曲妥珠单抗(TDM-1,一种抗体偶联药物,将曲妥珠单抗与微管抑制药物DM1偶联),与单药紫杉醇或多西他赛在二线治疗中的情况,但结果并没有显示出任何OS获益[38]。AVAGAST试验以贝伐珠单抗/卡培他滨/顺铂对比卡培他滨/顺铂,以评估联合靶向VEGF-A的一线治疗效果,研究结

果也未观察到OS改善[39]。针对mTOR通路的Gran-ite-1试验,用依维莫司+卡培他滨/顺铂对比卡培他滨/顺铂,也有研究评估了雷莫芦单抗联合卡培他滨/顺铂作为一线治疗方案的效果,结果显示尽管雷莫芦单抗改善了PFS,但并未改善OS[41]。

5-FU、铂类联合曲妥珠单抗是HER2过表达转移性胃癌和食管癌的一线全身化疗选择。尽管还未形成标准[7-9],但在HER2阴性的情况下,5-FU联合铂类是最常用的选择。对于条件合适的年轻患者,可以考虑采用三联疗法。

二线及以上治疗的化疗方案

一线化疗进展后的治疗方案必须个体化。在二线治疗中,几种不同的单药或联合化疗方案已被证明是有效的(表41.3)。免疫治疗PD-1抑制剂帕博利珠单抗是高度微卫星不稳定(MSI-H)的胃癌和食管腺癌患者的二线推荐治疗,而对于PD-L1阳性肿瘤患者则作为三线推荐治疗。免疫治疗的作用将在第42章中进行回顾。

对于接受铂类或5-FU化疗后进展的晚期胃癌和食管癌患者,COUGAR-02试验在168例患者中比较了多西他赛和最佳支持治疗的效果[44]。单药多西他赛改善了中位总生存期(5.2个月对3.6个月),疼痛、恶心、呕吐和吞咽困难等,症状得到了更好的控制。然而,多西他赛更容易引起中性粒细胞减少和发热性中性粒细胞减少。在类似的患者群

体中,一项Ⅲ期随机试验将单药伊立替康与最佳支持治疗进行了比较,但由于入组缓慢被提前终止[45]。试验最终共纳入40例患者,与最佳支持治疗2.4个月相比,单药伊立替康改善了中位OS(4个月)。仅统计了伊立替康组的中位PFS,为2.5个月。该研究未报告客观缓解率情况,但53%的患者在6周内实现疾病稳定,50%的患者症状得到改善。WJOG 4007试验将219名对铂类+5-FU联合治疗耐药的晚期胃癌患者,随机分配使用单药紫杉醇或单药伊立替康治疗。研究结果证明两种药物都是适宜的二线治疗药物[46],两组的中位OS和PFS相似,分别为9.5个月和8.4个月,3.6个月和2.3个月。总有效率为20.9%和13.6%。两组之间3级和4级不良事件的发生率也相似。

二线及以上治疗中的生物靶向药物

VEGF通路在胃癌和食管癌的发生发展中起着作用,在此理论基础上,随机临床试验将其作为治疗靶点进行了一系列研究。在REGARD和RAIN-BOW Ⅲ期随机试验取得阳性结果后,VEGFR-2拮抗剂雷莫芦单抗和紫杉醇联合方案已被确定为标准的二线治疗方案[42,43]。

在REGARD研究中,355例接受一线与5-FU或含铂类药物化疗方案后进展的胃癌和食管腺癌患者以2:1的比例随机分为接受雷莫芦单抗和安慰剂治疗[43]。与安慰剂组相比,雷莫芦单抗治疗的

表41.3	建立的转移性胃癌和食管癌二线治疗及二线以外的化疗方案			
化疗方案	阶段	反应速度(%)	中位PFS(月)	中位OS(月)
雷莫芦单抗/紫杉醇*[42]	Ⅲ	27.9	4.4	9.6
雷莫芦单抗*[43]	Ⅲ	4.0	2.1	5.2
多西他赛[44]	Ⅲ	7.0	–	5.2
伊立替康[45]	Ⅲ	0	2.5	4.0
紫杉醇[46]	Ⅲ	20.9	3.6	9.5
伊立替康[46]		13.6	2.3	8.4
5-FU/伊立替康[17]	Ⅲ	10.1†	–	–

*仅腺癌。
†在试验中接受ECX方案治疗后,按照试验方案接受FOLFIRI作为二线治疗的患者的缓解率。
5-FU,氟尿嘧啶;OS,总生存;PFS,无进展生存。

中位 OS 显著改善,分别为 5.2 个月和 3.8 个月。除了雷莫芦单抗组高血压发生率较高外,其余报道的不良事件相似。

在 RAINBOW 研究中,665 例经化疗(包括 5-FU、铂类或蒽环类药物)后进展的胃腺癌和胃食管腺癌一线治疗耐药患者按 1:1 的比例被随机分为雷莫芦单抗+紫杉醇组和安慰剂+紫杉醇组[42]。研究结果显示,与安慰剂联合组相比雷莫芦单抗联合紫杉醇组的中位 OS 显著改善,为 9.6 个月对 7.4 个月。两药联合组的 3 级或更高级的不良反应发生率更高,包括中性粒细胞减少、高血压、疲劳、贫血和腹痛。

阿帕替尼是一种口服 VEGF2 抑制剂。最近,在中国进行的一项Ⅲ期随机临床试验中,研究人员在 267 例转移性胃癌和胃食管结合部癌患者中对比了阿帕替尼与安慰剂的疗效。结果显示与安慰剂相比,阿帕替尼改善了中位 OS 情况(6.5 个月对 4.7 个月)[47]。目前,阿帕替尼仅在中国被批准为转移性胃癌的三线治疗药物。

案例研究

一名 70 岁男性,有 HER2 阳性转移性胃食管腺癌病史,FOLFOX 和曲妥珠单抗治疗后进展。他的全血计数(CBC)和生化全项(CMP)在可接受范围,体力状况(ECOG)评分为 1 分。患者希望接受进一步的全身治疗。以下哪些选项不应该再提供给该患者使用?

A.FOLFIRI

B.紫杉醇

C.雷莫芦单抗

D.雷莫芦单抗+紫杉醇

E.紫杉醇+曲妥珠单抗

答案:A、B、C、D 可以作为患者的二线治疗选择(表 41.2)。然而,E 不能使用,因为曲妥珠单抗在一线治疗进展之后不是治疗标准推荐,最近的一项Ⅱ期试验没有显示出曲妥珠单抗在进展之后存在任何生存获益。

总结

全身化疗可提高转移性胃癌和食管癌患者的生存率和生活质量。5-FU 和铂类药物联合曲妥珠单抗可作为 HER2 阳性胃癌和食管癌的标准一线治疗(图 41.1)。对于 HER2 阴性的疾病,5-FU 联合铂类药物可作为一线治疗。对于器官功能和体力状态良好的年轻患者,三联用药可作为一种选择。

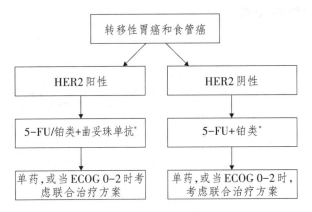

图 41.1 胃癌和食道癌的化疗和生物靶向治疗

ECOG,美国东部肿瘤协作组。

对于体能状态和器官功能良好的一线化疗后进展的转移性胃癌和食管腺癌患者,雷莫芦单抗单药或雷莫芦单抗联合紫杉醇是一种标准的选择。对于二线及以上的治疗,如果患者保持了较好的体能状态与器官功能,且具备继续治疗意愿的话,几种单药和联合治疗方案均是合理的,应结合患者既往情况个体化选择。在如今治疗方法的不断发展变化、对胃癌和食道癌分子发病机理理解加深飞速的情况下,如果可以的话,全线治疗均可考虑尝试临床试验。

临床病例 41.1

一个 69 岁的男性,新诊断为转移性胃腺癌,为求进一步治疗就诊。既往有高血压、高脂血症和胃食管反流性疾病(GERD)病史,吸烟,无癌症家族史。患者的脏器功能正常,ECOG 评分 1。肿瘤组织免疫组化(IHC)检查肿瘤组织显示 HER2 表达为3+。下列哪一项不应作为该患者的一线治疗选择?

A.5-FU/奥沙利铂+曲妥珠单抗

B.卡培他滨/奥沙利铂+曲妥珠单抗

C.5-FU/顺铂+曲妥珠单抗

D.卡培他滨/顺铂+曲妥珠单抗

E.表柔比星/顺铂/5-FU+曲妥珠单抗

答案:根据目前的治疗指南和随机临床试验(表41.1),可以为该患者提供A、B、C或D。但是,由于会增加心脏毒性风险,不推荐联合使用曲妥珠单抗和蒽环类药物联合使用(E)。

(赵轩竹 陈馨蕊 译 张萌 邱鸣寒 校)

参考文献

1. Siegel RL, Miller KD, Jemal A. Cancer statistics, 2019. *CA Cancer J Clin*. 2019;69(1):7–34. doi:10.3322/caac.21551

2. Noone AM, Howlader N, Krapcho M, et al, eds. SEER Cancer Statistics Review, 1975–2015, National Cancer Institute. Bethesda, MD. https://seer.cancer.gov/csr/1975_2015/, based on November 2017 SEER data submission, posted to the SEER web site, April 2018.

3. Janmaat VT, Steyerberg EW, van der Gaast A, et al. Palliative chemotherapy and targeted therapies for esophageal and gastroesophageal junction cancer. *Cochrane Database Syst Rev*. 2017;11:Cd004063. doi:10.1002/14651858.CD004063.pub4

4. Glimelius B, Hoffman K, Haglund U, et al. Initial or delayed chemotherapy with best supportive care in advanced gastric cancer. *Ann Oncol*. 1994;5:189–190. doi:10.1093/oxfordjournals.annonc.a058778

5. Al-Batran SE, Ajani JA. Impact of chemotherapy on quality of life in patients with metastatic esophagogastric cancer. *Cancer*. 2010;116:2511–2518, doi:10.1002/cncr.25064

6. Wagner AD, Syn NLX, Moehler M, et al. Chemotherapy for advanced gastric cancer. *Cochrane Database Syst Rev*. 2017;8:Cd004064. doi:10.1002/14651858.CD004064.pub4

7. Waddell T, Verheij M, Allum W, et al. Gastric cancer: ESMO-ESSO-ESTRO clinical practice guidelines for diagnosis, treatment and follow-up. *Eur J Surg Oncol*. 2014;40:584–591. doi:10.1016/j.ejso.2013.09.020

8. NCCN Clinical Practice Guidelines in Oncology. *Gastric Cancer*. Version 2.2018-May 22, 2018.

9. NCCN Clinical Practice Guidelines in Oncology. *Esophageal and Esophagogastric Junction Cancers*. Version 2.2018-May 22, 2018.

10. Japanese Gastric Cancer Association. Japanese gastric cancer treatment guidelines 2014 (ver. 4). *Gastric Cancer*. 2017;20:1–19. doi:10.1007/s10120-016-0622-4

11. Van Cutsem E, Moiseyenko VM, Tjulandin S, et al. Phase III study of docetaxel and cisplatin plus fluorouracil compared with cisplatin and fluorouracil as first-line therapy for advanced gastric cancer: a report of the V325 Study Group. *J Clin Oncol*. 2006;24:4991–4997. doi:10.1200/jco.2006.06.8429

12. Al-Batran SE, Hartmann JT, Probst S, et al. Phase III trial in metastatic gastroesophageal adenocarcinoma with fluorouracil, leucovorin plus either oxaliplatin or cisplatin: a study of the Arbeitsgemeinschaft Internistische Onkologie. *J Clin Oncol*. 2008;26:1435–1442. doi:10.1200/jco.2007.13.9378

13. Kang YK, Kang WK, Shin DB, et al. Capecitabine/cisplatin versus 5-fluorouracil/cisplatin as first-line therapy in patients with advanced gastric cancer: a randomised phase III noninferiority trial. *Ann Oncol*. 2009;20:666–673. doi:10.1093/annonc/mdn717

14. Koizumi W, Narahara H, Hara T, et al. S-1 plus cisplatin versus S-1 alone for first-line treatment of advanced gastric cancer (SPIRITS trial): a phase III trial. *Lancet Oncol*. 2008;9:215–221. doi:10.1016/s1470-2045(08)70035-4

15. Cunningham D, Starling N, Rao S, et al. Capecitabine and oxaliplatin for advanced esophagogastric cancer. *N Engl J Med*. 2008;358:36–46. doi:10.1056/NEJMoa073149

16. Bang YJ, Van Cutsem E, Feyereislova A, et al. Trastuzumab in combination with chemotherapy versus chemotherapy alone for treatment of HER2-positive advanced gastric or gastro-oesophageal junction cancer (ToGA): a phase 3, open-label, randomised controlled trial. *Lancet*. 2010;376:687–697. doi:10.1016/s0140-6736(10)61121-x

17. Guimbaud R, Louvet C, Ries P, et al. Prospective, randomized, multicenter, phase III study of fluorouracil, leucovorin, and irinotecan versus epirubicin, cisplatin, and capecitabine in advanced gastric adenocarcinoma: a French intergroup (Federation Francophone de Cancerologie Digestive, Federation Nationale des Centres de Lutte Contre le Cancer, and Groupe Cooperateur Multidisciplinaire en Oncologie) study. *J Clin Oncol.* 2014;32:3520–3526. doi:10.1200/jco.2013.54.1011

18. Okines AF, Norman AR, McCloud P, et al. Meta-analysis of the REAL-2 and ML17032 trials: evaluating capecitabine-based combination chemotherapy and infused 5-fluorouracil-based combination chemotherapy for the treatment of advanced oesophago-gastric cancer. *Ann Oncol.* 2009;20:1529–1534. doi:10.1093/annonc/mdp047

19. Dank M, Zaluski J, Barone C, et al. Randomized phase III study comparing irinotecan combined with 5-fluorouracil and folinic acid to cisplatin combined with 5-fluorouracil in chemotherapy naive patients with advanced adenocarcinoma of the stomach or esophagogastric junction. *Ann Oncol.* 2008;19:1450–1457. doi:10.1093/annonc/mdn166

20. Al-Batran SE, Pauligk C, Homann N, et al. The feasibility of triple-drug chemotherapy combination in older adult patients with oesophagogastric cancer: a randomised trial of the Arbeitsgemeinschaft Internistische Onkologie (FLOT65+). *Eur J Cancer.* 2013;49:835–842. doi:10.1016/j.ejca.2012.09.025

21. Ter Veer E, Mohammad NH, van Valkenhoef G, et al. The efficacy and safety of first-line chemotherapy in advanced esophagogastric cancer: a network meta-analysis. *J Natl Cancer Inst.* 2016;108:djw166. doi:10.1093/jnci/djw166

22. Lordick F, Lorenzen S, Yamada Y, et al. Optimal chemotherapy for advanced gastric cancer: is there a global consensus? *Gastric Cancer.* 2014;17:213–225. doi:10.1007/s10120-013-0297-z

23. Boku N, Yamamoto S, Fukuda H, et al. Fluorouracil versus combination of irinotecan plus cisplatin versus S-1 in metastatic gastric cancer: a randomised phase 3 study. *Lancet Oncol.* 2009;10:1063–1069. doi:10.1016/s1470-2045(09)70259-1

24. Ajani JA, Rodriguez W, Bodoky G, et al. Multicenter phase III comparison of cisplatin/S-1 with cisplatin/infusional fluorouracil in advanced gastric or gastroesophageal adenocarcinoma study: the FLAGS trial. *J Clin Oncol.* 2010;28:1547–1553. doi:10.1200/jco.2009.25.4706

25. Kurokawa Y, Sugimoto N, Miwa H, et al. Phase II study of trastuzumab in combination with S-1 plus cisplatin in HER2-positive gastric cancer (HERBIS-1). *Br J Cancer.* 2014;110:1163–1168. doi:10.1038/bjc.2014.18

26. Wong N, Amary F, Butler R, et al. HER2 testing of gastro-oesophageal adenocarcinoma: a commentary and guidance document from the Association of Clinical Pathologists Molecular Pathology and Diagnostics Committee. *J Clin Pathol.* 2018;71:388–394. doi:10.1136/jclinpath-2017-204943

27. Kumar V, Soni P, Garg M, et al. Emerging therapies in the management of advanced-stage gastric cancer. *Front Pharmacol.* 2018;9:404. doi:10.3389/fphar.2018.00404

28. Bartley AN, Washington MK, Colasacco C, et al. HER2 testing and clinical decision making in gastroesophageal adenocarcinoma: guideline grom the College of American Pathologists, American Society for Clinical Pathology, and the American Society of Clinical Oncology. *J Clin Oncol.* 2017;35:446–464. doi:10.1200/jco.2016.69.4836

29. Nishikawa K, Takahashi T, Takaishi H, et al. Phase II study of the effectiveness and safety of trastuzumab and paclitaxel for taxane- and trastuzumab-naive patients with HER2-positive, previously treated, advanced, or recurrent gastric cancer (JFMC45-1102). *Int J Cancer.* 2017;140:188–196. doi:10.1002/ijc.30383

30. Al-Shamsi HO, Fahmawi Y, Dahbour I, et al. Continuation of trastuzumab beyond disease progression in HER2-positive metastatic gastric cancer: the MD Anderson experience. *J Gastrointest Oncol.* 2016;7:499–505. doi:10.21037/jgo.2016.06.16

31. Palle J, Tougeron D, Pozet A, et al. Trastuzumab beyond progression in patients with HER2-positive advanced gastric adenocarcinoma: a multicenter AGEO study. *J Clin Oncol.* 2017;35:94–94. doi:10.1200/JCO.2017.35.4_suppl.94

32. Li Q, Jiang H, Li H, et al. Efficacy of trastuzumab beyond progression in HER2 positive advanced gastric cancer: a multicenter prospective observational cohort study. *Oncotarget.* 2016;7:50656–50665. doi:10.18632/oncotarget.10456

33. Makiyama A, Sagara K, Kawada J, et al. A randomized phase II study of weekly paclitaxel ± trastuzumab in patients with HER2-positive advanced gastric or gastro-esophageal junction cancer refractory to trastuzumab combined with fluoropyrimidine and platinum: WJOG7112G (T-ACT). *J Clin Oncol.* 2018;36:4011–4011. doi:10.1200/JCO.2018.36.15_suppl.4011

34. Lordick F, Kang Y-K, Chung H-C, et al. Capecitabine and cisplatin with or without cetuximab for patients with previously untreated advanced gastric cancer (EXPAND): a randomised, open-label

phase 3 trial. *Lancet Oncol.* 2013;14:490–499. doi:10.1016/s1470-2045(13)70102-5

35. Waddell T, Chau I, Cunningham D, et al. Epirubicin, oxaliplatin, and capecitabine with or without panitumumab for patients with previously untreated advanced oesophagogastric cancer (REAL3): a randomised, open-label phase 3 trial. *Lancet Oncol.* 2013;14:481–489. doi:10.1016/s1470-2045(13)70096-2

36. Hecht JR, Bang Y-J, Qin SK, et al. Lapatinib in combination with capecitabine plus oxaliplatin in human epidermal growth factor receptor 2-positive advanced or metastatic gastric, esophageal, or gastroesophageal adenocarcinoma: TRIO-013/LOGiC--a randomized phase III trial. *J Clin Oncol.* 2016;34:443–451. doi:10.1200/jco.2015.62.6598

37. Satoh T, Xu R-H, Chung HC, et al. Lapatinib plus paclitaxel versus paclitaxel alone in the second-line treatment of HER2-amplified advanced gastric cancer in Asian populations: TyTAN--a randomized, phase III study. *J Clin Oncol.* 2014;32:2039–2049. doi:10.1200/jco.2013.53.6136

38. Thuss-Patience PC, Shah TA, Ohtsu A, et al. Trastuzumab emtansine versus taxane use for previously treated HER2-positive locally advanced or metastatic gastric or gastro-oesophageal junction adenocarcinoma (GATSBY): an international randomised, open-label, adaptive, phase 2/3 study. *Lancet Oncol.* 2017;18:640–653. doi:10.1016/s1470-2045(17)30111-0

39. Van Cutsem E, de Haas S, Kang Y-K, et al. Bevacizumab in combination with chemotherapy as first-line therapy in advanced gastric cancer: a biomarker evaluation from the AVAGAST randomized phase III trial. *J Clin Oncol.* 2012;30:2119–2127. doi:10.1200/jco.2011.39.9824

40. Ohtsu A, Ajani JA, Bai Y-X, et al. Everolimus for previously treated advanced gastric cancer: results of the randomized, double-blind, phase III GRANITE-1 study. *J Clin Oncol.* 2013;31:3935–3943. doi:10.1200/jco.2012.48.3552

41. Fuchs CS, Tabernero J, Al-Batran S, et al. A randomized, double-blind, placebo-controlled phase III study of cisplatin plus a fluoropyrimidine with or without ramucirumab as first-line therapy in patients with metastatic gastric or gastroesophageal junction (GEJ) adenocarcinoma (RAINFALL, NCT02314117). *J Clin Oncol.* 2016;34:TPS178–TPS178, doi:10.1200/jco.2016.34.4_suppl.tps178

42. Wilke H, Muro K, Van Cutsem E, et al. Ramucirumab plus paclitaxel versus placebo plus paclitaxel in patients with previously treated advanced gastric or gastro-oesophageal junction adenocarcinoma (RAINBOW): a double-blind, randomised phase 3 trial. *Lancet Oncol.* 2014;15:1224–1235. doi:10.1016/s1470-2045(14)70420-6

43. Fuchs CS, Tomasek T, Yong CJ, et al. Ramucirumab monotherapy for previously treated advanced gastric or gastro-oesophageal junction adenocarcinoma (REGARD): an international, randomised, multicentre, placebo-controlled, phase 3 trial. *Lancet.* 2014;383:31–39. doi:10.1016/s0140-6736(13)61719-5

44. Ford HE, Marshall A, Bridgewater JA, et al. Docetaxel versus active symptom control for refractory oesophagogastric adenocarcinoma (COUGAR-02): an open-label, phase 3 randomised controlled trial. *Lancet Oncol.* 2014;15:78–86. doi:10.1016/s1470-2045(13)70549-7

45. Thuss-Patience PC, Kretzschmar A, Bichev D, et al. Survival advantage for irinotecan versus best supportive care as second-line chemotherapy in gastric cancer--a randomised phase III study of the Arbeitsgemeinschaft Internistische Onkologie (AIO). *Eur J Cancer.* 2011;47:2306–2314. doi:10.1016/j.ejca.2011.06.002

46. Hironaka S, Ueda S, Yasui H, et al. Randomized, open-label, phase III study comparing irinotecan with paclitaxel in patients with advanced gastric cancer without severe peritoneal metastasis after failure of prior combination chemotherapy using fluoropyrimidine plus platinum: WJOG 4007 trial. *J Clin Oncol.* 2013;31:4438–4444. doi:10.1200/jco.2012.48.5805

47. Li J, Qin S, Xu J, et al. Randomized, double-blind, placebo-controlled phase III trial of apatinib in patients with chemotherapy-refractory advanced or metastatic adenocarcinoma of the stomach or gastroesophageal junction. *J Clin Oncol.* 2016;34:1448–1454. doi:10.1200/jco.2015.63.5995

第 42 章

转移性胃癌、食管癌的免疫治疗

Curtis R. Chong, Yelena Y. Janjigian

引言

癌症统计报告显示,2018年美国共确诊胃癌共确诊 26 240 例,死亡 10 800 例。共确诊食管癌 17290 例,死亡 15850 例[1]。近年来,得益于饮食卫生的改善和幽门螺杆菌的广泛根治,胃癌的总发病率在全球范围内已显著降低,贲门癌、胃食管交界处(GEJ)癌的发病率却较前升高,其原因可能是胃食管反流病和日益突出的肥胖问题[2]。值得注意的是胃癌中弥漫亚型的占比有所增加,相较肠型,此亚型发病年龄更早,预后更差[3]。

大多数胃食管癌患者在确诊时已失去根治性手术机会,对于晚期肿瘤,全身系统治疗尤为重要。转移性胃食管癌的传统治疗手段,包括系统化疗、抗HER2靶向治疗、抗VEGFR2靶向治疗[4,5],一线治疗的客观反应率(ORR)在30%~50%,少有患者能够完全缓解(pCR)。研究显示铂类双药相关的3~4级不良反应发生率高达77%,众多患者因肾毒性或周围神经毒性放弃治疗[6-8]。在肿瘤治疗飞速发展的今日,晚期食管、胃食管交界处癌预后仍是极差的,2016年的数据显示其5年生存率不足10%[9]。欧美国家报道的转移性胃食管癌的中位总生存率(OS)更是仅有8~11个月,亟须寻找新颖且有效的治疗方法[7]。

近年来,美国食品药品监督管理局(FDA)加速批准了帕博利珠单抗用于治疗高度微卫星不稳定

(MSI-H)或错配修复基因缺陷(dMMR)的难治性实体瘤,以及治疗 PDL1≥1% 的难治性晚期胃癌,胃食管部肿瘤迎来了免疫治疗时代。在本章节中,我们将阐释胃食管肿瘤免疫治疗的作用机制,回顾近期重要的临床研究,对转移性胃食管肿瘤治疗的现有手段和未来趋势做出总结。在这里译者需要指出,东西方的胃食管癌特性有着巨大差异,例如中国的食管癌以鳞状细胞癌为主,而西方人群以腺癌为主,鳞状细胞癌仅占20%左右。西方的研究经验能否使中国人群获益还有待更多的研究来进一步验证。

影响胃、食管癌免疫疗效的分子机制

TCGA计划利用全基因组检测将胃癌分为4种分子亚型,其免疫治疗敏感性各不相同[10]:①EBV感染型,多见于胃体、胃底,此亚型与 PI3KCA 突变及 PD-L1/2 过表达密切相关;②基因组稳定(GS)型,多属 Lauren 分型中的弥漫型,好发于胃窦或幽门;③染色体不稳定(CIN)型,好发于胃食管交界处或贲门,多属 Lauren 分型中的肠型,呈显著异倍体性,p53 突变、EGFR 扩增多见;④微卫星不稳定(MSI)型,好发于胃窦或幽门,多见于女性且高发于老年。

食管癌的全基因检测结果显示,食管鳞癌在基因层面与其他部位鳞状细胞癌相似[11]。食管腺癌则与胃腺癌更为接近,表现为高度的染色体不稳定,这提示可能对免疫治疗有更好的反应[12]。值得注意

的一点是在所有癌种中,食管癌的体细胞突变丰度排在第4位,仅列于黑色素瘤、胃癌及膀胱癌之后,而此三者均为免疫治疗敏感肿瘤[13]。

乙醇、香烟、胃食管反流、幽门螺杆菌等导致的慢性炎症刺激是胃食管癌的潜在致病因素[14]。免疫抑制是慢性炎症诱导肿瘤发生的原因之一,慢性炎症下增加的髓系抑制细胞、调节性T细胞和Th17细胞构成了免疫抑制微环境,帮助肿瘤细胞逃避免疫系统的监察[15]。研究显示高达42%的胃腺癌表达PD-L1受体[15]。肿瘤微环境中的免疫检查点受体PD-L1、CTLA-4表达与预后呈负相关[16-18],而肿瘤浸润性淋巴细胞含量与预后呈正相关,提示着免疫环境在肿瘤发生发展过程中具有重要作用[19]。亚洲人群与非亚洲人群的肿瘤微环境也有着潜在差异。来自不同群体的1016例胃癌患者的基因表达图谱显示,非亚洲患者肿瘤中的T细胞相关标记物如CTLA-4表达更高,且免疫抑制标记FOXP3(一种调节性T细胞标记物)表达更少[20]。

胃食管癌的免疫治疗

随着帕博利珠单抗在MSI-H/MMR缺陷实体瘤和PDL1≥1%的晚期胃癌中得到批准,以PD-1抑制剂为代表的免疫检查点药物逐步成为晚期难治性胃食管癌的标准治疗手段。CD28/CTLA-4免疫球蛋白超家族成员PD-1是一种表达于T细胞膜的跨膜受体,通过与配体(PD-L1/PD-L2)结合负向调控T细胞受体(TCR)信号通路,阻止免疫杀伤[21]。帕博利珠单抗和纳武利尤单抗为FDA批准的两种PD-1抑制剂,可竞争性阻断PD-1与PD-L1/PD-L2的相互作用。靶向PD-L1的抑制剂阿替利珠单抗、阿维单抗、德瓦鲁单抗在胃食管癌中也进入了临床试验阶段。

PD-1抑制剂对于MSI-H和(或)dMMR胃食管肿瘤的疗效在Ⅱ期临床实验中得到过证实,显示出53%的ORR和21%的pCR[22,23]。研究回顾了12 019例患者,对32种肿瘤进行了MMR缺陷突变率排序,结果显示胃腺癌处于第二位,而食道/胃食管交界处癌位列倒数第三[22]。在5项帕博利珠单抗单臂研究中,共149名MSI-H/dMMR肿瘤患者(其中6名患者为食管癌)的有效率为39.6%,7%的患者出现pCR。同样靶向PD-1的纳武利尤单抗则显示出在MSI-H/dMMR结直肠癌患者中具有喜人疗效,并因此获得了FDA批准。

2017年9月,依据KEYNOTE-059队列1的结果,FDA加速批准了帕博利珠单抗治疗PDL1≥1%的二线或多线治疗后进展的胃癌/胃食管交界处腺癌。表42.1简述了KYENOTE-059(多队列单臂Ⅱ期临床研究)的结果[24]。

在KEYNOTE-059队列1的259例患者中,51.7%和48.3%的患者使用帕博利珠作为3线与4线治疗,总体的中位至缓解时间(TTR)为2.1个月(1.7~6.6个月)。3线、4线治疗组的客观缓解率(ORR)分别为16.4%和6.4%,7例MSI-H患者中4例达到客观缓解,而157例MSI-L患者中仅有15例达到客观缓解。值得注意的是,ECOG评分0分患者的中位OS为9.9个月,评分1分的患者则为3.8个月。之后的Ⅲ期研究KEYNOTE-061旨在比较帕博利珠单抗对比紫杉醇在一线接受铂类+氟尿嘧啶(5-FU)为基础的化疗后进展的、PD-L1≥1%的晚期胃癌/胃食管交界处(G/GEJ)腺癌中的二线疗效,结

表42.1	Keynote-059的研究结果		
	总体患者	PD-L1≥1%患者	PL-L1阴性患者
中位总生存率(OS)	5.6个月	5.8个月	4.9个月
客观缓解率(ORR) (仅3线治疗患者)	11.6% (16.4%)	15.5% (22.7%)	6.4% (8.6)
完全缓解率(CRR)	2.3%	2%	2.8%
中位缓解持续时间(DOR)	8.4个月	16.3个月	6.9个月

果显示相较紫杉醇帕博利珠单抗似乎能够降低死亡风险,但PFS、OS均未达到统计学意义。

ATTRACTION-2在亚洲人群中评估了纳武利尤单抗对比安慰剂用于晚期G/GEJ癌三线及后线治疗中的有效性与安全性。结果显示纳武利尤单抗组与安慰剂组的中位OS分别为5.3个月与4.1个月,1年OS为26%与11%,缓解率为11%与0%[25]。基于PD-L1表达量的分层分析未显示出统计学意义,其原因可能是研究中仅40%的患者有组织学资料。此外,德瓦鲁单抗、阿维单抗也在临床试验中取了一定疗效[26,27]。

对于抗CTLA-4药物,一线化疗后单独使用伊匹木单抗(CTLA-4单抗)单药维持治疗没有在转移性胃食管癌中显示出生存获益,曲美木单抗tremelimumab单药的疗效也不尽人意,Ⅱ期研究中18例转移性胃食管癌患者仅有1例有效[28]。免疫双药联合(PD-1/PD-L1+CTLA-4)是近年的研究热点,Checkmate-032(Ⅰ/Ⅱ期)研究探索了伊匹木单抗+纳武利尤单抗在多线耐药胃食管癌中的作用,结果显示出令人鼓舞的与PDL1表达量无关的ORR,但OS获益仅出现在PD-L1≥1%的患者中[29](表42.2)。

对比经典一线化疗方案,N1+I3(纳武利尤单抗1mg/kg+伊匹单抗3mg/kg)在PD-L$_1$≥1%的患者中缓解率更高,同时毒性反应更加柔和:免疫联合方案的3/4级不良反应发生率为45%,对比一线联合化疗治疗方案的77%。临床研究已开始探索比较N1+I3方案对纳武利尤单抗+5-FU/铂类方案在Her-2阴性胃食管癌患者中的效果。化疗能够诱导肿瘤突变,激活抗肿瘤免疫系统增强免疫治疗疗效。5-Fu在动物模型中可促进T细胞活化,抑制肿瘤微环境中的髓系抑制细胞,增加肿瘤浸润淋巴细胞的比例。顺也在能临床前模型中诱发免疫原性细胞死亡相关的抗原解放。

日本的一项单臂Ⅱ期研究显示纳武利尤单抗在耐药食管鳞状细胞癌中具有疗效,总缓解率(pCR+PR)为17%,控制率(pCR+PR+SD)为42%,中位PFS为1.5个月、中位OS为10.8个月[30]。基于这些发现,一项对比晚期食管癌纳武利尤单抗对紫杉醇的Ⅲ期临床研究(NCT02569242)已经立项进行。

曲妥珠单抗在HER2过表达食管癌的治疗中起着核心作用。IB期的KNO14-PANACEA试验(NCT02129556)证明了免疫治疗联合曲妥珠单抗的安全性。正在进行的一项Ⅱ期临床试验(NCT02901301)尝试将帕博利珠单抗加入到5-FU+铂类+曲妥珠单抗联合方案中。此研究利用了增强NK细胞杀伤能力的曲妥珠单抗和激活免疫系统的帕博利珠单抗之间的潜在协同作用。

PD-1/PD-L1靶向药物也正在尝试与化疗+放疗联合应用于食管癌根治性治疗,如在可切除的食管/胃食管结合部腺癌中使用德瓦鲁单抗(PDL1靶向药物)联合卡铂+紫杉醇+放疗的术前新辅助的同步放化疗+术后德瓦鲁单抗辅助治疗(NCT02962063)。另一项使用纳武利尤单抗(抗PD-1)的类似食管癌研究同时也在进行(NCT03044613)。

前景展望

尽管PD1抑制剂联合或不联合化疗在一定程度上提高了预后,但转移性胃食管癌的治疗仍是姑息性的。

胃食管癌免疫治疗的未来可能在B7H3/CD276、HHLA2、galecitn-3/9、B76等在免疫微环境中高表达的配体因子上[31,32]。新的体外检测手段,

表42.2	Checkmate-032研究结果		
	纳武利尤单抗3mg/kg q2W(N1)	纳武利尤单抗1mg/kg +伊匹木单抗3mg/kg q3W(N1+I3)	纳武利尤单抗3mg/kg +伊匹木单抗1mg/kg q3W(N3+I1)
PD-L1<1%	12%	24%	0
PD-L1≥1%	19%	40%	23%
	PD-L1≥1%患者的1.5年总生存率		
	13%	50%	15%

如T细胞受体测序、全基因组测序、血清趋化因子因子、细胞因子检测、外周血单核细胞表型、淋巴细胞亚型、细胞表面标记检测等，或能为免疫疗效预测提供帮助。胃肠道与外环境相通，因此肠道菌群等外环境微生物在免疫治疗反应中的作用不可忽视。CAR-T细胞疗法也是晚期胃食管癌治疗的希望之一。晚期胃食管癌的治疗涉及化疗、免疫治疗和（或）靶向治疗等多种治疗手段的联合，肿瘤或免疫标记物指导下的个体化综合治疗方案是未来晚期胃食管诊疗发展的必然趋势。

临床病例42.1

患者男性，47岁，诉既往高脂血症、糖尿病病史，在无明显诱因下出现进行性出现吞咽困难、贫血、黑便。无吸烟史，少量饮酒史。胃镜显示胃底贲门处4cm溃疡；活检回报：低分化浸润性腺癌；IHC：Her2(-)。胸部、腹部CT示贲门、胃底小弯处肿块，大小约为5.8cm×4.9cm，伴腹膜后多发淋巴结转移，大者直径为1.3cm（图42.1A）。诊断性腹腔镜检显示肿瘤侵及浆膜层，腹膜后淋巴结活检回报：腺癌。确诊后此患者接受了FOLFOX方案治疗，在第11周期因为周围神经病变停用奥沙利铂，使用5-FU/LV继续治疗。第13周期时患者复查发现原发灶及腹膜后淋巴结增大，疗效评价PD，转而接受DF（多西他赛+5-Fu）方案化疗，维持PR 9周期后复查出现了新发肝转移。此时行基因检测显示该患者肿瘤携带 KRAS G12D 与 PIK3CA T1052K突变。

PI3KCA 突变在EBV+肿瘤中多见，此患者增做FISH染色发现EBV RNA阳性。2014年此患者入组II期临床实验，接受纳武利尤单抗(3mg/kg)+伊匹木单抗(1mg/kg)治疗4周期，之后使用纳武利尤单抗维持治疗，复查CT发现病灶明显缩小（图42.1B）。截止至2018年7月，该患者维持SD，已接受了83周期纳武利尤单抗维持治疗，未出现任何明显毒性反应。

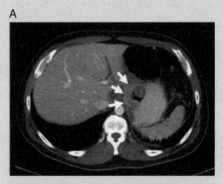

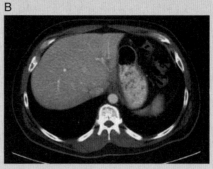

图42.1 （A)患者治疗前的腹部CT提示原发肿瘤侵及肝尾叶（箭头所示）。(B)纳武单抗维持治疗中的腹部CT，肿瘤明显缩小，接近pCR。

（邱鸣寒 译 李书苹 王华庆 校）

参考文献

1. Siegel RL, Miller KD, Jemal A. Cancer statistics, 2018. *CA Cancer J Clin*. 2018;68(1):7–30. doi:10.3322/caac.21442
2. Bertuccio P, Chatenoud L, Levi F, et al. Recent patterns in gastric cancer: a global overview. *Int J Cancer*. 2009;125(3):666–673 doi 10.1002/ijc.24290
3. Ikeda Y, Mori M, Kamakura T, et al. Improvements in diagnosis have changed the incidence of histological types in advanced gastric cancer. *Br J Cancer*. 1995;72(2):424–426. doi:10.1038/bjc.1995.349
4. Ajani JA, D'Amico TA, Almhanna K, et al. Esophageal and esophagogastric junction cancers, version 1.2015. *J Natl Compr Canc Netw*. 2015;13(2):194–227. doi:10.6004/jnccn.2015.0028

5. Ajani JA, D'Amico TA, Almhanna K, et al. Gastric Cancer, Version 3.2016, NCCN Clinical Practice Guidelines in Oncology. *J Natl Compr Canc Netw*. 2016;14(10):1286–1312. doi:10.6004/jnccn.2016.0137

6. Cunningham D, Starling N, Rao S, et al. Capecitabine and oxaliplatin for advanced esophago-gastric cancer. *N Engl J Med*. 2008;358(1):36–46. doi 10.1056/NEJMoa073149

7. Ohtsu A, Shah MA, Van Cutsem E, et al. Bevacizumab in combination with chemotherapy as first-line therapy in advanced gastric cancer: a randomized, double-blind, placebo-controlled phase III study. *J Clin Oncol*. 2011;29(30):3968–3976. doi:10.1200/JCO.2011.36.2236

8. Van Cutsem E, Moiseyenko VM, Tjulandin S, et al. Phase III study of docetaxel and cisplatin plus fluorouracil compared with cisplatin and fluorouracil as first-line therapy for advanced gastric cancer: a report of the V325 Study Group. *J Clin Oncol*. 2006;24(31):4991–4997. doi:10.1200/JCO.2006.06.8429

9. Rice TW, Ishwaran H, Hofstetter WL, et al. Recommendations for pathologic staging (pTNM) of cancer of the esophagus and esophagogastric junction for the 8th edition AJCC/UICC staging manuals. *Dis Esophagus*. 2016;29(8):897–905. doi:10.1111/dote.12533

10. Cancer Genome Atlas Research Network. Comprehensive molecular characterization of gastric adenocarcinoma. *Nature*. 2014;513(7517):202–209. doi:10.1038/nature13480

11. Cancer Genome Atlas Research Network, Analysis Working Group: Asian University, BC Cancer Agency, et al. Integrated genomic characterization of oesophageal carcinoma. *Nature*. 2017;541(7636):169–175. doi:10.1038/nature20805

12. Ajani JA, Lee J, Sano T, et al. Gastric adenocarcinoma. *Nat Rev Dis Primers*. 2017;3:17036. doi:10.1038/nrdp.2017.36

13. Alexandrov LB, Nik-Zainal S, Wedge DC, et al. Signatures of mutational processes in human cancer. *Nature*. 2013;500(7463):415–421. doi:10.1038/nature12477

14. Lin EW, Karakasheva TA, Hicks PD, et al. The tumor microenvironment in esophageal cancer. *Oncogene*. 2016;35(41):5337–5349. doi:10.1038/onc.2016.34

15. Wu C, Zhu Y, Jiang J, et al. Immunohistochemical localization of programmed death-1 ligand-1 (PD-L1) in gastric carcinoma and its clinical significance. *Acta Histochem*. 2006;108(1):19–24. doi:10.1016/j.acthis.2006.01.003

16. Ohigashi Y, Sho M, Yamada Y, et al. Clinical significance of programmed death-1 ligand-1 and programmed death-1 ligand-2 expression in human esophageal cancer. *Clin Cancer Res*. 2005;11(8):2947–2953. doi:10.1158/1078-0432.CCR-04-1469

17. Schlosser HA, Drebber U, Kloth M, et al. Immune checkpoints programmed death 1 ligand 1 and cytotoxic T lymphocyte associated molecule 4 in gastric adenocarcinoma. *Oncoimmunology*. 2016;5(5):e1100789. doi:10.1080/2162402X.2015.1100789

18. Wu P, Wu D, Li L, et al. PD-L1 and Survival in solid tumors: a meta-analysis. *PLoS One*. 2015;10(6):e0131403. doi:10.1371/journal.pone.0131403

19. Jiang W, Liu K, Guo Q, et al. Tumor-infiltrating immune cells and prognosis in gastric cancer: a systematic review and meta-analysis. *Oncotarget*. 2017;8(37):62312–62329. doi:10.18632/oncotarget.17602

20. Lin SJ, Gagnon-Bartsch JA, Tan IB, et al. Signatures of tumour immunity distinguish Asian and non-Asian gastric adenocarcinomas. *Gut*. 2015;64(11):1721–1731. doi:10.1136/gutjnl-2014-308252

21. Freeman GJ, Long AJ, Iwai Y, et al. Engagement of the PD-1 immunoinhibitory receptor by a novel B7 family member leads to negative regulation of lymphocyte activation. *J Exp Med*. 2000;192(7):1027–1034. doi:10.1084/jem.192.7.1027

22. Le DT, Durham JN, Smith KN, et al. Mismatch repair deficiency predicts response of solid tumors to PD-1 blockade. *Science*. 2017;357(6349):409–413. doi:10.1126/science.aan6733

23. Le DT, Uram JN, Wang H, et al. PD-1 blockade in tumors with mismatch-repair deficiency. *N Engl J Med*. 2015;372(26):2509–2520. doi:10.1056/NEJMoa1500596

24. Fuchs CS, Doi T, Jang RW, et al. Safety and efficacy of pembrolizumab monotherapy in patients with previously treated advanced gastric and gastroesophageal junction cancer: phase 2 clinical KEYNOTE-059 trial. *JAMA Oncol*. 2018;4(5):e180013. doi:10.1001/jamaoncol.2018.0013

25. Kang YK, Boku N, Satoh T, et al. Nivolumab in patients with advanced gastric or gastro-oesophageal junction cancer refractory to, or intolerant of, at least two previous chemotherapy regimens (ONO-4538-12, ATTRACTION-2): a randomised, double-blind, placebo-controlled, phase 3 trial. *Lancet*. 2017;390(10111):2461–2471. doi:10.1016/S0140-6736(17)31827-5

26. Segal NH, Hamid O, Hwu W, et al. A Phase I multi-arm dose-expansion study of the anti-programmed cell death-ligand-1 (PD-L1) antibody medi4736: preliminary data. *Ann Oncol*. 2014;25(suppl_4):iv365.

27. Chung HC, Arkenau H-T, Wyrwicz L, et al. Safran Safety, PD-L1 expression, and clinical activ-

ity of avelumab (MSB0010718C), an anti-PD-L1 antibody, in patients with advanced gastric or gastroesophageal junction cancer. *J Clin Oncol*. 2016;34(4_suppl):167. doi:10.1200/jco.2016.34.4_suppl.167

28. Ralph C, Elkord E, Burt DJ, et al. Modulation of lymphocyte regulation for cancer therapy: a phase II trial of tremelimumab in advanced gastric and esophageal adenocarcinoma. *Clin Cancer Res*. 2010;16(5):1662–1672. doi:10.1158/1078-0432.CCR-09-2870

29. Janjigian YY, Ott PA, Calvo E, et al. Nivolumab ± ipilimumab in pts with advanced (adv)/metastatic chemotherapy-refractory (CTx-R) gastric (G), esophageal (E), or gastroesophageal junction (GEJ) cancer: CheckMate 032 study. *J Clin Oncol*. 2017;35(15_suppl):4014. doi:10.1200/jco.2017.35.15_suppl.4014

30. Kudo T, Hamamoto Y, Kato K, et al. Nivolumab treatment for oesophageal squamous-cell carcinoma: an open-label, multicentre, phase 2 trial. *Lancet Oncol*. 2017;18(5):631–639. doi:10.1016/S1470-2045(17)30181-X

31. Janakiram M, Chinai JM, Fineberg S, et al. Expression, clinical significance, and receptor identification of the newest B7 family member HHLA2 protein. *Clin Cancer Res*. 2015;21(10):2359–2366. doi:10.1158/1078-0432.CCR-14-1495

32. Kouo T, Huang L, Pucsek AB, et al. Galectin-3 shapes antitumor immune responses by suppressing CD8+ T Cells via LAG-3 and inhibiting expansion of plasmacytoid dendritic cells. *Cancer Immunol Res*. 2015;3(4):412–423. doi:10.1158/2326-6066.CIR-14-0150

第5篇
胃肠道罕见肿瘤

第 43 章

胆囊癌、胆管癌的分子诊断

Talal Hilal，Mitesh J. Borad

流行病学

胆道系统恶性肿瘤包含一系列不同种类的上皮来源恶性肿瘤，广义上包括胆管癌（CC）和胆囊癌（GBC）。CC是原发性肝癌的一种，发病数量居于第二位，少于肝细胞癌（HCC）。胆管癌解剖上分为肝内胆管细胞癌（IHCCA）和肝外胆管细胞癌（EHCCA）。过去，最常见的CC来源于EHCCA的肝门部胆管癌（50%）和胆总管下端癌（40%）[1]。虽然在总的病例中IHCCA只占少数，但是在过去30年中，IHCCA的发病率逐年增加，而EHCCA发病例数则保持稳定[2]。CC最常见的发病年龄为55~75岁。CC与HCC不同，HCC男性发病率是女性的5~6倍，而CC男性发病率仅比女性稍高。IHCCA男性发病率为0.80（95% Cl：0.75~0.84）；EHCCA男性发病率为0.64（95% Cl：0.61~0.68）[3]。从世界范围看，东南亚GBC发病率最高[4]。

GBC是最常见的胆道系统恶性肿瘤[5,6]。美国的GBC发病率男性为0.9/10 000，女性为0.5/10 000[7]。在不同种族中发病率不同，美洲印第安人、阿拉斯加原住民、亚洲人、太平洋岛民、黑色人种、西班牙族裔的发病率高于非西班牙籍白色人种[8]。GBC确诊的平均年龄为65岁[5]，以女性居多。

危险因素

慢性胆道炎症是CC[9]和GBC[5]的明确的致病危险因素之一[5]。CC还有一些特异的致病危险因素包括原发性硬化性胆管炎（PSC）、肝内胆管炎、寄生虫感染（如华支睾吸虫病和肝吸虫病）。此外慢性乙型肝炎病毒感染、丙型肝炎病毒感染、肥胖、糖尿病、乙醇也是IHCCA的特异危险因素[9]。绝大多数GBC为腺癌，来源于胆囊黏膜上皮癌变，GBC的特异致癌因素包括胆囊结石、胆囊息肉和瓷化胆囊等[5]。

诊断

肿瘤标志物

糖类抗原19-9（CA19-9）是诊断胆道系统和胰腺恶性肿瘤时最广泛使用的检测标志物。CA19-9明显升高对于诊断CC具有77%的灵敏性和87%的特异性[10]。但对于肿瘤诊断，CA19-9具有以下缺点。首先，CA19-9的表达需要Lewis抗原阳性，但7%的人群为Lewis抗原阴性[11]。其次，CA19-9在胰腺癌、胃癌、胆管炎或胆汁淤积疾病中均可升高[12]。在临床病例中，一些特定的族群中的CA19-9还会明显下降。最后，CA19-9不能很好地鉴别硬化性胆管炎患者的中良性狭窄和胆管癌变[13]。

对于胆道系统肿瘤，癌胚抗原（CEA）的敏感性和特异性较差[14]。有小样本量研究在 IHCCA 病例中发现，血清细胞角蛋白 19 片段抗原（CYFRA21-1）的灵敏性为 74%，特异性为 92%[15]。进一步的数据显示，在 CYFRA21-1 和 CA19-9 的对比中，CYFRA21-1≥1.5ng/mL 对于诊断恶性肿瘤的灵敏性为 56%，而 CYFRA21-1>3.0ng/mL 的灵敏性为 30%。但 CYFRA 21-1 的特异性非常高，两个截断值达到了 88% 和 97%。联合使用 CYFRA21-1（>1.5ng/mL）和 CA19-9（>37U/mL）的话，灵敏性为 45% 和、特异性为 96%[16]。基于上述数据，CYFRA21-1 似乎是一个更好的预后判断标志物，而非诊断标志物，尽管鉴于其高特异性，将其作为肿瘤标志物检测（包括 CA19-9）的一部分是合理且有意义的。

免疫组化与原位杂交

IHCCA 和肝转移性腺癌之间的组织病理学差别是微妙的。角蛋白 CK7(+)、CK19(+) 和 CK20(-) 是 CC 的典型免疫组化模式，但也常见于其他转移性腺癌，因此 IHC 结果并不具备特异性。

白蛋白是 IHCCA 潜在的标志物，在肝细胞来源细胞中存在大量且高度特异性的白蛋白 RNA。白蛋白 RNA 原位杂交技术使用分支 DNA 信号扩增法检测白蛋白特异性 RNA，可以作为一种值得信赖的诊断方式用于鉴别肝内转移性腺癌和 IHCCA。Ferrone 等报道白蛋白 RNA 原位杂交对于诊断 IHCCA 有 99% 的灵敏性，对于 HCC 有 100% 灵敏性。但是肝门部胆管癌和远端胆管癌的白蛋白 RNA 检测与转移性恶性肿瘤一样是阴性的。重要的是，白蛋白 RNA 检测成功地将 22% 的未分类肝内恶性肿瘤重新鉴别为 IHCCA[17]。

胆道狭窄和分子标志物

良性胆道狭窄和胆道恶性肿瘤，如肝门部胆管癌和远端胆管癌（肝外胆管癌）的鉴别诊断是困难的。原发性硬化性胆管炎出现胆道良性狭窄是很常见的，相比正常人群这部分患者发生胆道癌变的概率显著增多。此时还需要考虑其他非肿瘤疾病原因，如胆结石、缺血和胰腺炎。常规进行细胞学和胆管内钳夹组织活检，是诊断胆道恶性肿瘤的常用方法。但是，这种方式的灵敏性仅为 20%~65%[18-20]。

异倍体或非整倍体细胞是肿瘤的标志细胞，可以在癌前病变（如结肠息肉腺瘤样病变）中发现。胆道系统中，炎症和细胞增生很少出现异倍体或非整倍体。数字图像分析（DIA）可以量化核内异常 DNA，荧光原位杂交（FISH）可以检测基因片段缺失或增多情况，类似这二者的检测方法可以更准确地帮助鉴别胆道良性狭窄[21]。而约 80% 的胆道系统恶性肿瘤表现为异倍体[22]。基于上述证据，当常规细胞学检查为阴性时，可以考虑使用数字图像分析（DIA）和荧光原位杂交（FISH）检查染色体不稳定情况[23]。

Levy 等的研究提示，DIA 对 PSC 患者的敏感性与常规细胞学检查相当，对非 PSC 患者则高于常规细胞学检查。在全部人群（包括 PSC 和非 PSC）中，FISH 法检测中的 7 号染色体三体（trisomy 7）对良性疾病的灵敏性最高（45%）。数字图像分析（DIA）和荧光原位杂交（FISH）检测的特异性分别可以达到 95% 和 100%。联合应用 DIA 和 FISH 的灵敏性比细胞学检查提高了 1~5 倍。重要的是，数字图像分析（DIA）、荧光原位杂交（FISH）和 DIA/FISH 复合检测的阴性检测诊断价值为 56~70%[21]。Levy 等的研究提示，DIA 对 PSC 患者的敏感性与常规细胞学检查相当，对非 PSC 患者则高于常规细胞学检查。在全部人群（包括 PSC 和非 PSC）中，FISH 法检测中的 7 号染色体三体（trisomy 7）对良性疾病的灵敏性最高（45%）。数字图像分析（DIA）和荧光原位杂交（FISH）检测的特异性分别可以达到 95% 和 100%。联合应用 DIA 和 FISH 的灵敏性比细胞学检查提高了 1~5 倍。重要的是，数字图像分析（DIA）、荧光原位杂交（FISH）和 DIA/FISH 复合检测的阴性检测诊断价值为 56~70%[21]。

另一项 Fritcher 等的大型临床研究表明，在检测胆道系统肿瘤方面,FISH的灵敏度高于常规细胞学检查,FISH能够在常规细胞学检查诊断为非恶性的组织样本中检测出22%(49/227)例胆道系统肿瘤,且特异性同样较高。,但是,如果将trisomy 7作为恶性肿瘤标志,FISH检测的特异性将会大大降低,因为仅有50%的trisomy 7阳性病例在后续检查中确认为恶性肿瘤[24]。

20%~100%的CC中存在KRAS基因突变[14]。为了进一步提高分子标记物的诊断准确性,Kipp等[25]对KRAS突变的检测进行了评估,比较了FISH法与细胞学的KRAS突变检测。此研究包括了胰腺癌与CC样本,结果显示最常见的KRAS突变为12号和13号密码子突变,61号密码子突变较少见。在CC样本中,KRAS突变检测的敏感性为30%,当联合细胞学检测与FISH后,敏感性上升至54%。细胞学KRAS检测与细胞学/FISH联合检测的特异性均为96%。

综合基因组图谱的分子特征

胆道系统恶性肿瘤存在大量的基因变异。其中一些基因有潜力成为治疗靶点,有相应的临床实验正在进行评估[27]。然而在某些情况下,这些基因也可作为诊断的辅助手段。

与EHCCA相比,异柠檬酸脱氢酶(IDH)突变(如IDH1、IDH2等)更常出现在IHCCA中(10%~28%)[28,29]。在IHCCA中,IDH1或IDH2突变与较长的总生存期相关,且是更长的手术至复发时间的独立相关因素[30]。成纤维细胞生长因子受体2(FGFR2)变异见于13%~20%的IHCCA患者,通常表现为FGFR2融合,通常代表了生物学上的低侵袭性,与较高的生存率相关[31]。FGFR基因融合阳性的肿瘤对FGFR抑制剂敏感。表皮生长因子受体(EGFR)下游的KRAS突变常见于8%~54%的IHCC[32],而KRAS突变的IHCCA患者有着更低的总生存率[33]。见于38%的EHCCA,61%的GBC中。在IHCCA中p53过表达较少出现(18%),反而是p53失活更为常见(21%~37%)[34,35]。

结论

分子学检测可以在多种情况下辅助临床诊断、指导疗效评估。其在胆道系统恶性肿瘤中应用颇多,例如可以使用白蛋白RNA原位杂交技术诊断未知的原发性恶性肿瘤(比如IHCCA),也可以应用免疫荧光原位杂交(FISH)检测细胞染色体情况以鉴别胆道狭窄与肝门/远端胆管癌,以及应用综合基因组分析测定临床试验中的试验药物引起的前后改变。

(鲍建亨 邱鸣寒 译 李忠廉 校)

参考文献

1. DeOliveira ML, Cunningham SC, Cameron JL, et al. Cholangiocarcinoma: thirty-one-year experience with 564 patients at a single institution. *Ann Surg*. 2007;245(5):755–762. doi:10.1097/01.sla.0000251366.62632.d3
2. Rizvi S, Gores GJ. Pathogenesis, diagnosis, and management of cholangiocarcinoma. *Gastroenterology*. 2013;145(6):1215–1229. doi:10.1053/j.gastro.2013.10.013
3. Saha SK, Zhu AX, Fuchs CS, et al. Forty-year trends in cholangiocarcinoma incidence in the U.S.: intrahepatic disease on the rise. *Oncologist*. 2016;21(5):594–599. doi:10.1634/theoncologist.2015-0446
4. Weindel M, Zulfiqar M, Bhalla A, et al. Molecular diagnostics in the neoplasms of the pancreas, liver, gall bladder, and extrahepatic biliary tract. *Clin Lab Med*. 2013;33(4):875–880. doi:10.1016/j.cll.2013.08.002
5. Wernberg JA, Lucarelli DD. Gallbladder cancer. *Surg Clin North Am*. 2014;94(2):343–360. doi:10.1016/j.suc.2014.01.009

6. Wistuba, II, Gazdar AF. Gallbladder cancer: lessons from a rare tumour. *Nat Rev Cancer*. 2004;4(9):695–706. doi:10.1038/nrc1429

7. Randi G, Malvezzi M, Levi F, et al. Epidemiology of biliary tract cancers: an update. *Ann Oncol*. 2009;20(1):146–159. doi:10.1093/annonc/mdn533

8. Castro FA, Koshiol J, Hsing AW, et al. Biliary tract cancer incidence in the United States-demographic and temporal variations by anatomic site. *Int J Cancer*. 2013;133(7):1664–1671. doi:10.1002/ijc.28161

9. Krasinskas AM. Cholangiocarcinoma. *Surg Pathol Clin*. 2018;11(2):403–429. doi:10.1016/j.path.2018.02.005

10. Kim HJ, Kim MH, Myung SJ, et al. A new strategy for the application of CA19-9 in the differentiation of pancreaticobiliary cancer: analysis using a receiver operating characteristic curve. *Am J Gastroenterol*. 1999;94(7):1941–1946. doi:10.1111/j.1572-0241.1999.01234.x

11. Locker GY, Hamilton S, Harris J, et al. ASCO 2006 update of recommendations for the use of tumor markers in gastrointestinal cancer. *J Clin Oncol*. 2006;24(33):5313–5327. doi:10.1200/JCO.2006.08.2644

12. Bonney GK, Craven RA, Prasad R, et al. Circulating markers of biliary malignancy: opportunities in proteomics? *Lancet Oncol*. 2008;9(2):149–158. doi:10.1016/S1470-2045(08)70027-5

13. Marrelli D, Caruso S, Pedrazzani C, et al. CA19-9 serum levels in obstructive jaundice: clinical value in benign and malignant conditions. *Am J Surg*. 2009;198(3):333–339. doi:10.1016/j.amjsurg.2008.12.031

14. Nehls O, Gregor M, Klump B. Serum and bile markers for cholangiocarcinoma. *Semin Liver Dis*. 2004;24(2):139–154. doi:10.1055/s-2004-828891

15. Kashihara T, Ohki A, Kobayashi T, et al. Intrahepatic cholangiocarcinoma with increased serum CYFRA 21-1 level. *J Gastroenterol*. 1998;33(3):447–453. doi:10.1007/s005350050112

16. Chapman MH, Sandanayake NS, Andreola F, et al. Circulating CYFRA 21-1 is a specific diagnostic and prognostic biomarker in biliary tract cancer. *J Clin Exp Hepatol*. 2011;1(1):6–12. doi:10.1016/S0973-6883(11)60110-2

17. Ferrone CR, Ting DT, Shahid M, et al. The ability to diagnose intrahepatic cholangiocarcinoma definitively using novel branched DNA-enhanced albumin RNA in situ hybridization technology. *Ann Surg Oncol*. 2016;23(1):290–296. doi:10.1245/s10434-014-4247-8

18. Pugliese V, Conio M, Nicolo G, et al. Endoscopic retrograde forceps biopsy and brush cytology of biliary strictures: a prospective study. *Gastrointest Endosc*. 1995;42(6):520–526. doi:10.1016/S0016-5107(95)70004-8

19. de Bellis M, Sherman S, Fogel EL, et al. Tissue sampling at ERCP in suspected malignant biliary strictures (Part 1). *Gastrointest Endosc*. 2002;56(4):552–561. doi:10.1016/S0016-5107(02)70442-2

20. de Bellis M, Sherman S, Fogel EL, et al. Tissue sampling at ERCP in suspected malignant biliary strictures (Part 2). *Gastrointest Endosc*. 2002;56(5):720–730. doi:10.1016/S0016-5107(02)70123-5

21. Levy MJ, Baron TH, Clayton AC, et al. Prospective evaluation of advanced molecular markers and imaging techniques in patients with indeterminate bile duct strictures. *Am J Gastroenterol*. 2008;103(5):1263–1273. doi:10.1111/j.1572-0241.2007.01776.x

22. Bergquist A, Tribukait B, Glaumann H, et al. Can DNA cytometry be used for evaluation of malignancy and premalignancy in bile duct strictures in primary sclerosing cholangitis? *J Hepatol*. 2000;33(6):873–877. doi:10.1016/S0168-8278(00)80117-8

23. Moreno Luna LE, Kipp B, Halling KC, et al. Advanced cytologic techniques for the detection of malignant pancreatobiliary strictures. *Gastroenterology*. 2006;131(4):1064–1072. doi:10.1053/j.gastro.2006.08.021

24. Fritcher EG, Kipp BR, Halling KC, et al. A multivariable model using advanced cytologic methods for the evaluation of indeterminate pancreatobiliary strictures. *Gastroenterology*. 2009;136(7):2180–2186. doi:10.1053/j.gastro.2009.02.040

25. Kipp BR, Fritcher EG, Clayton AC, et al. Comparison of KRAS mutation analysis and FISH for detecting pancreatobiliary tract cancer in cytology specimens collected during endoscopic retrograde cholangiopancreatography. *J Mol Diagn*. 2010;12(6):780–786. doi:10.2353/jmoldx.2010.100016

26. Kamisawa T, Tsuruta K, Okamoto A, et al. Frequent and significant K-ras mutation in the pancreas, the bile duct, and the gallbladder in autoimmune pancreatitis. *Pancreas*. 2009;38(8):890–895. doi:10.1097/MPA.0b013e3181b65a1c

27. DeLeon TT, Ahn DH, Bogenberger JM, et al. Novel targeted therapy strategies for biliary tract cancers and hepatocellular carcinoma. *Future Oncol*. 2018;14(6):553–566. doi:10.2217/

fon-2017-0451

28. Kipp BR, Voss JS, Kerr SE, et al. Isocitrate dehydrogenase 1 and 2 mutations in cholangiocarcinoma. *Hum Pathol*. 2012;43(10):1552–1558. doi:10.1016/j.humpath.2011.12.007

29. Farshidfar F, Zheng S, Gingras MC, et al. Integrative genomic analysis of cholangiocarcinoma identifies distinct IDH-mutant molecular profiles. *Cell Rep*. 2017;19(13):2878–2880. doi:10.1016/j.celrep.2017.06.008

30. Sia D, Tovar V, Moeini A, et al. Intrahepatic cholangiocarcinoma: pathogenesis and rationale for molecular therapies. *Oncogene*. 2013;32(41):4861–4870. doi:10.1038/onc.2012.617

31. Graham RP, Barr Fritcher EG, Pestova E, et al. Fibroblast growth factor receptor 2 translocations in intrahepatic cholangiocarcinoma. *Hum Pathol*. 2014;45(8):1630–1638. doi:10.1016/j.humpath.2014.03.014

32. Isa T, Tomita S, Nakachi A, et al. Analysis of microsatellite instability, K-ras gene mutation and p53 protein overexpression in intrahepatic cholangiocarcinoma. *Hepatogastroenterology*. 2002;49(45):604–608.

33. Jang S, Chun SM, Hong SM, et al. High throughput molecular profiling reveals differential mutation patterns in intrahepatic cholangiocarcinomas arising in chronic advanced liver diseases. *Mod Pathol*. 2014;27(5):731–739. doi:10.1038/modpathol.2013.194

34. Hsu M, Sasaki M, Igarashi S, et al. KRAS and GNAS mutations and p53 overexpression in biliary intraepithelial neoplasia and intrahepatic cholangiocarcinomas. *Cancer*. 2013;119(9):1669–1674. doi:10.1002/cncr.27955

35. Khan SA, Thomas HC, Toledano MB, et al. p53 Mutations in human cholangiocarcinoma: a review. *Liver Int*. 2005;25(4):704–716. doi:10.1111/j.1478-3231.2005.01106.x

第 44 章

早期胆管癌、胆囊癌的外科治疗

Jordan Cloyd, Charlie Kimbrough, Timothy M. Pawlik

引言

胆道系统恶性肿瘤(BTC)是一种发病率低且异质性较强的恶性肿瘤,它起源于胆管上皮,按来源不同,分为胆管癌(CC)或胆囊癌(GBC)。胆管癌可进一步分为肝内胆管癌(IHCCA)、肝门部胆管癌(pCCA)和远端肝外胆管癌(dCCA)。IHCCA起源于二级及以上胆管,pCCA多发生于左右肝管汇合处,远端胆管癌(dCCA)通常发生于胆囊管与肝胆管交界处远端胆管。在美国BTC发病率相对较低,其中以GBC最为常见,其后依次是pCCA、dCCA和IHC-CA[1]。尽管pCCA、dCCA和IHCCA都被归为BTC,但其解剖、遗传、分子和临床特征各不相同,这种差异具有重要的预后和治疗意义[2]。

尽管pCCA远端肝外胆管癌和IHCCA有很多不同之处。但通常都预后较差。大多数此类患者发现时即为晚期,只有少数早期患者(约35%)能够接受外科手术治疗。手术切缘阴性是这类患者获得长期生存的必要条件,对患者预后具有重要意义[3,4]。事实上,任何类型的BTC患者,如果不能手术其5年总生存率(OS)均要低于5%[5]。虽然开发更有效的全身和靶向治疗方法对于提高BTC的低生存率十分必要,但手术联合或不联合辅助治疗仍是所有局限期BTC患者的首选治疗方法。鉴于BTC独特的解剖和临床特征,本章将重点讨论影响早期

GBC、IHCCA、pCCA和dCCA患者预后的外科考虑因素,以及其相关优化方式。

术前注意事项

诊断

考虑到BTC的异质性,BTC患者的临床表现、诊断评估和分期有很大差异。虽然不是必须,但术前组织病理学检查仍是诊断首选。IHCCA最常见的临床表现是肝肿块,患者常是通过断层影像学检查偶然发现,或是在肝硬化筛查中发现,较少以疼痛为首发症状。MRI或CT上动脉相强化伴CA19-9升高是IHCCA的特征性表现,经皮肝穿刺活检能够明确诊断。应注意区分大体组织学亚型:肿块型、管周浸润型或导管内生长型(图44.1)。

肝外胆管癌(EHCCA)的诊断仍是一个挑战。EHCCA患者最常见的表现是黄疸,产生原因是胆管狭窄或肝胆管汇合部被软组织肿块阻塞。磁共振胰胆管成像(MRCP)和CT检查有助于评估胆道及血管受累程度。经内镜逆行性胰胆管造影(ERCP)是一种评估胆道受累的可选方法,也可用于细胞学诊断和放置胆道支架。随着细胞检测和分子诊断技术的发展,ERCP下胆道细胞学刷检的应用范围和诊断准确率得到了大幅提高[2];超声内镜(EUS)在评估肝门肿块浸润程度和(或)周围淋巴结转移时可发

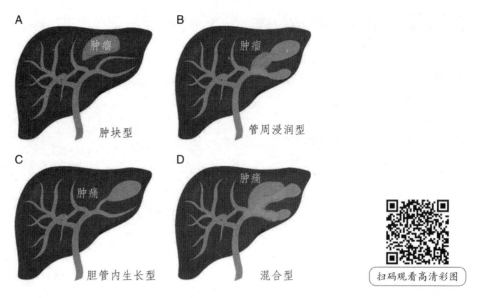

图 44.1 IHCCA 的大体组织学亚型

Source：Used with permission from Brown KM，Geller DA. Surgical Management of Intra-Hepatic Cholangiocarcinoma. In：Herman J, Pawlik T, Thomas T, eds. *Biliary Tract and Gallbladder Cancer*. Medical Radiology. Springer, Berlin, Heidelberg；2014：241 - 252. doi：10.1007/978-3-642-40558-7_15。

挥重要作用，但 EUS 引导下的针吸活检（FNA）存在腹膜播散的隐患[6]。此外，经 ERCP 的直接胆道镜检查（胆道子母镜检查）能够直接观察评估胆道腔内情况并进行组织病理活检。

GBC 是一个明显异于其他 BTC 的肿瘤类型，因此需要专门的诊断方法。GBC 常是在胆囊切除术后的病理检查中偶然发现，也可在胆囊切除术中发现。也有患者是因腹痛或模糊的腹部症状，甚至出现黄疸后进行断层影像检查时发现的胆囊肿物。在这些情况下，通常需要通过经皮经肝穿刺、内窥镜或外科手术进行病理活检。MRI、CT，以及 PET-CT 可帮助鉴别隐匿性转移。

分期

BTC 可使用美国癌症联合委员会（AJCC）第八版分期（表44.1）。分期提供了重要的预后信息，但依赖于细致的检查手术技术、严格的组织病理学检查、密切的长期随访。第八版中[7]进行了一些修改，同时对第八版指南中 CC 的分期[7]进行了一些修改，研究初步显示，虽然仍然不完善，对于某些 BTC 第

八版分期的预后分层更加准确[8]。

可切除性

手术切除是 BTC 患者寻求长期生存的最佳手段，因此评估患者的可切除性对于 BTC 治疗十分重要。一般来说，遴选肝胆胰手术患者应主要从 3 个角度考虑：生理、肿瘤和技术。生理上的可切除性指患者能够安全耐受腹部大手术。严重的合并症、不良的机体功能状态、严重营养不良或合并基础肝病都可能表明患者不能够耐受大手术。肿瘤上的可切除性是指基于肿瘤生物学的可切除指征。其取决于肝外病灶情况、特定的组织病理学特征、肿瘤标记物升高的的程度、对先前治疗的反应（如果有的话），以及越来越重要的肿瘤的分子特征。技术上的可切除性基于高质量断层成像，指的是能在镜下切缘阴性的同时保证血管流入（流出）通畅，以及胆肠引流顺畅，如果需要切除肝脏还要保证足够的残余肝体积（FLR）。

如果预计要进行大面积的肝脏切除，应在术前准确评估 FLR。这点对降低术后肝功能不全（PHI），

表44.1　BTC的TNM分期(美国癌症联合委员会,第八版)

	分期	IHCCA	pCCA	dCCA	GBC
原发肿瘤(T)	T1	孤立单个肿瘤,无血管侵犯	肿瘤局限于胆管,可达基层或纤维组织	肿瘤侵犯胆管壁,侵犯深度<5mm	肿瘤侵犯固有层或肌层
	T1a	≤5cm	–	–	肿瘤侵犯固有层
	T1b	>5cm	–	–	肿瘤侵犯肌层
	T2	• 孤立肿瘤伴血管侵犯 • 多个肿瘤	肿瘤超出胆管壁	肿瘤侵犯胆管壁,侵犯深度5~12mm	肿瘤侵犯腹膜侧肌周结缔组织
	T2a	–	肿瘤到达周围脂肪组织	–	肿瘤尚未穿透浆膜
	T2b	–	肿瘤浸润临近肝实质	–	肿瘤尚未侵及肝脏
	T3	肿瘤穿透脏腹膜	肿瘤侵及PV或HA单侧分支	肿瘤侵犯胆管壁,侵犯深度>12mm	肿瘤穿透浆膜和(或)直接侵犯肝脏和(或)一个临近器官或组织
	T4	肿瘤直接侵犯局部肝外结构	肿瘤侵及PV主干或双侧分支,或肝总动脉,或双侧二级胆管,或单侧二级胆管合并对侧门静脉或肝动脉	肿瘤侵犯腹腔干、SMA和(或)HA	肿瘤侵犯PV主干或HA或两个以上的肝外器官或结构
区域淋巴结(N)	N1	左:膈下淋巴结、肝门淋巴结、肝胃韧带淋巴结 右:肝门淋巴结、十二指肠周围淋巴结、胰周淋巴结	1~3个区域性淋巴结:肝门、胆囊炎、胆总管、肝动脉、胰十二指肠下、门静脉分布的淋巴结	包括沿肝门、胰十二指肠上/下、SMA右侧分布的淋巴结	1~3个区域性淋巴结
	N2	–	≥4个区域性淋巴结	≥4个区域性淋巴结	≥4个区域性淋巴结
远处转移(M)	M1				

TNM分期

T	N	M	分期
1a	0	0	IA
1b	0	0	IB
2	0	0	II
3	0	0	IIIA
4	0	0	IIIB
Any	1	0	IIIB
Any	any	1	IV

T	N	M	分期
1	0	0	I
2	0	0	II
3	0	0	IIIA
4	0	0	IIIB
Any	1	0	IIIC
Any	2	0	IV
Any	any	1	IV

T	N	M	分期
1	0	0	I
1	1	0	IIA
1	2	0	IIIA
2	0	0	IIA
2	1	0	IIB
2	2	0	IIIA
3	0~1	0	IIB
3	2	0	IIIA
4	0~2	0	IIIB
Any	Any	1	IV

T	N	M	分期
1	0	0	I
2a	0	0	IIA
2b	0	0	IIB
3	0	0	IIIA
1~3	1	0	IIIB
4	0~1	0	IVA
Any	2	0	IVB
Any	Any	1	IVB

AJCC,美国癌症联合委员会;BTC,胆道系统恶性肿瘤;dCCA,远端胆管癌;GBC,胆囊癌;HA,肝动脉;IHCCA,肝内胆管癌;pCCA,肝门周肝外胆管癌;PV,门静脉;SMA,肠系膜上动脉;TNM,肿瘤、淋巴结和转移。

以及死亡风险至关重要。由于FLR的体积与功能和PHI风险显著相关,因此对于接受扩大肝切除术或肝功能受损的患者,系统地测定肝脏容量是十分必要的。既往研究确定了FLR的危险阈值,在该阈值以下PHI发生的风险非常高:未化疗患者<20%,化疗后患者<30%,肝硬化患者<40%~50%[9]。对于容积分析显示FLR不足的患者,可以选择进行术前门静脉栓塞(PVE),将门静脉血流及其固有的生长因子优先转移至FLR,通常可以使患者的FLR代偿性肥大30%~40%[10]。

术前胆道减压

BTC术前是否常规行胆道减压仍有争议。pC-CA患者几乎总是伴有高胆红素血症,这通常是围手术期最大的挑战。由于黄疸损害肝功能，许多医生更倾向于常规行术前胆道减压，尤其是对那些低FLR体积、术前合并营养不良或胆管炎的患者。此外，胆道梗阻也会影响肝脏对PVE的反应。因此建议在进行PVE之前，对低FLR容量的患者进行胆道减压，使胆红素至少下降到<5 mg/dL的水平[11]。术前胆道引流的最佳方式仍有争议。虽然，十二指肠镜下胆道支架引流对患者更舒适，但与经皮经肝胆管穿刺引流术相比，其发生胆管炎、支架堵塞和手术相关并发症的风险更高[12]。日本的外科医生常进行内镜下鼻胆管引流术，但这种手段在西方一般不会采用[13]。

黄疸是局部晚期GBC的不良预后因素，也是手术切除的相对禁忌证[14]。这些患者应接受胆道减压和新辅助治疗，对于体能状况良好、肿瘤生物学特性良好的患者可考虑手术切除。对于IHCCA，胆道梗阻是十分少见的，是否行胆道引流需根据具体情况而定。对于dCCA，合并黄疸患者是否进行术前胆道支架治疗的证据，通常是从胰腺导管腺癌（PDAC）的研究中外推而来的。在PDAC人群中进行的随机对照试验并不支持术前常规使用胆道支架[15]，但患者的个人决定应作为综合多学科治疗计划的一部分。

新辅助治疗

BTC经常表现为局部晚期的不可切除性疾病。虽然新辅助治疗还未成为可切除BTC的常规治疗标准，但在临床实践中，我们常会使用新辅助治疗尝试对局部晚期患者进行降期治疗。然而，事实上只有少数患者能够成功降期从而使肿瘤达到可切除标准[16,17]。这或许反映出了目前可用的新辅助治疗方案效果欠佳。当需要进行新辅助治疗时，大多数MDT团队会基于转移性疾病的随机对照试验结果，对患者进行了吉西他滨联合铂类的新辅助治疗[18]。有些团队也曾采用局部治疗来达到降期目的，包括经动脉化疗栓塞术（TACE）、放射性栓塞、利用植入泵的肝动脉灌注治疗等[19]。

根治性手术治疗

肝内胆管细胞癌

IHCCA的根治性手术需要保证切除边缘阴性和充分的淋巴结清扫。肝大部分切除术（通常定义为≥3个肝段）的必要性应取决于术前肿瘤的大小、位置、亚型和数量。术中超声可用于确定肿瘤边界、识别卫星结节，以及定位重要的胆管、血管结构。没有足够的证据支持解剖切除优于非解剖切除。IHCCA往往表现为局部侵袭，并经常累及血管结构。但只要能获得阴性切缘，是否联合血管切除并不会影响长期生存结果[20]。

微创手术越来越多地被用于肝脏良恶性病变的治疗，其在术后疼痛控制、住院时间和总体恢复方面都有明显优势[21]。虽然尚未进行随机对照试验，在把握严格适应证的患者中微创手术与开腹手术有着相似的肿瘤预后。此外，术前腹腔镜检查被一些人吹捧为鉴别隐匿性转移性疾病和减少不必要开腹手术的手段。然而，随着断层成像技术的改进，常规腹腔镜检查的有效性和成本效益受到了质疑[22]。

由于不可切除率很高，原位肝移植（OLT）在IHCCA中的应用受到过广泛关注。尽管最初单中心研究的良好结果点燃了对IHCCA进行OLT的热情[23]，但随着治疗经验的积累，人们逐渐发现这种治疗方式的肿瘤复发率非常高[24,25]。因此目前不建议对IHCCA患者进行OLT，除非是作为特定的多中心临床试验方案的一部分[26]。

肝门部胆管癌

切缘阴性外科切除是pCCA患者最重要的治疗措施，但pCCA位于肝管汇合处且邻近血管结构（图44.2），这使得肿瘤完全切除成为一个极大的挑战。Bismuth-Corlette分型系统有助于手术规划（图44.3）。例如，对于Ⅰ型、Ⅱ型和Ⅲa型，建议进行扩大的右半肝切除术，而对于Ⅲb型，建议进行扩大的左半肝切

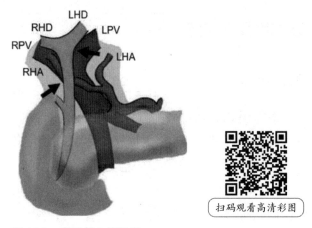

图44.2　肝门部血管解剖。
LHA,左肝动脉;LHD,左肝管;LPV,左门静脉;RHA,右肝动脉;RHD,右肝管;RPV,右门静脉。
Source：Used with permission Shindoh J, Zimmitti G, Vauthey J-N. Surgical techniques for extrahepatic biliary tract cancers. In: Herman J, Pawlik T, Thomas T, eds. *Biliary Tract and Gallbladder Cancer*. Medical Radiology. Springer, Berlin, Heidelberg；2014；253–263. doi：10.1007 / 978–3–642–40558–7_16。

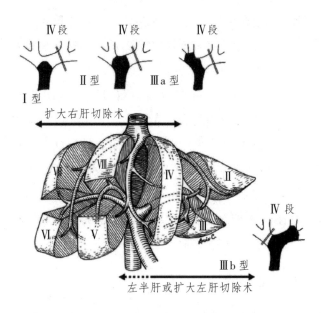

图44.3　根据Bismuth-Corlette分型的肝切除范围。
Source：Used with permission Shindoh J, Zimmitti G, Vauthey J-N. Surgical techniques for extrahepatic biliary tract cancers. In: Herman J, Pawlik T, Thomas T, eds. *Biliary Tract and Gallbladder Cancer*. Medical Radiology. Springer, Berlin, Heidelberg; 2014:253–263. doi:10.1007/978–3–642–40558–7_16

除术。在这两种情况下,肝Ⅳ段必须完全或部分切除,因为pCCA经常侵犯至肝方叶的底部。孤立性胆管切除术或中央肝切除术也偶有进行,但一般不推荐。虽然大多数机构认为Ⅳ型肿瘤不能切除,但一些经验较多的大临床中心学进行极量肝切除术合并动脉和静脉血管重建,联合或不联合胰十二指肠切除术以尝试切除这些具有挑战性的肿瘤[27,28]。对于拟行扩大右半肝切除术的患者术前应仔细评估肝脏体积和功能,以决定是否需要术前门静脉栓塞(PVE)。

由于尾状叶胆管引流至肝管汇合处,在pCCA切除术中,一般推荐常规进行尾状叶切除术。既往研究表明在pCCA中尾状叶(或其胆管分支)的受累率很高[29],常规尾状叶切除术已被证实能够提高切缘阴性率[30]和总生存期(OS)[31]。由于90%的Spiegel叶胆管汇入左肝管,一些研究者认为,在接受扩大的右半肝切除术的Ⅲa型肿瘤中,保留部分尾状叶是可以接受的。

pCCA常累及血管结构,而联合血管切除的作用目前仍然存在争议。尽管血管受累历来是pCCA切除的禁忌证,但在过去的几十年里,手术技术的改进使血管切除术的应用越来越多。一项研究中305例pCCA手术患者15%采用了扩大肝切除联合门静脉切除术(PVR),虽然与单纯肝切除相比,联合PVR的扩大肝切除术的围手术期死亡率有所增加,但两组的长期预后结果相似[32]。最近一项纳入201例pCCA患者的多中心回顾性研究也发现,接受联合肝门部血管切除(包括肝动脉重建)的患者的长期生存效果是相似的[33]。尽管如此,遴选联合血管切除术患者时仍需要高度谨慎,并且必须由经验丰富的外科团队实施[34]。

由于pCCA常侵犯血管结构、两侧远端胆管或肝外结构,故常被认为是不可切除的。对这些患者来说,原位肝移植是一个可行的选择,但必须满足严格的适应证标准。患者应该有不可切除的疾病(根据先前列出的标准),但肿瘤小于3cm且没有远处转移或淋巴结转移。此外,患者还应在医学上适合接受肝脏移植移植,能够耐受全剂量的新辅助放化疗,并且之前没有接受过手术探查或经腹腔活检。对于这些经过严格挑选的患者,根据梅奥方案对不可切除的pCCA进行OLT治疗可以取得良好效果(图44.4)[35]。事实上,考虑到在不能切除的pCCA病例中应用OLT后观察到的乐观结果,一些研究者最近在争论是否应该在可切除pCCA患者中应用OLT[36]。

远端胆管癌

胰十二指肠切除术是dCCA的标准手术方式,因为这对于充分切除整个远端胆管是必要的。事实上,只有10%的dCCA可以单纯行胆总管切除及胆肠吻合术而不行胰十二指肠切除术[37,38]。术中应对近端肝管切缘进行冰冻切片分析。少部分可行单纯胆总管切除术和胆肠吻合的病例仍需要联合肝胰十二指肠切除术来获得阴性切缘,在决定进行此手术前应谨慎评估,因为其手术相关并发症和死亡率都较高。

胆囊癌

GBC的外科治疗取决于其初始表现和病理T分期。对于胆囊切除术后确诊的T1a-GBC,通常不建议额外的手术或辅助治疗。对于T1b及以上病变,如果患者可以耐受大手术的患者中则需要额外的手术干预[39]。手术切除范围包括肝段4b/5切除和肝门淋巴结切除。在最初的胆囊切除术中,如果切缘镜下呈阳性,则应再次切除胆囊管;在显微镜下呈持续阳性的情况下,有时需要切除胆总管。此外,多个报告已经证明了以微创方式进行根治性胆囊切除术的安全性和可行性[40]。

胆囊切除术后意外发现的GBC的复发率和长期生存预后都与T分期直接相关[41]。因此,许多人认为T2-GBC患者最有可能从额外干预中获益。T3/T4 GBC的管理稍有争议。在一小部分精心挑选

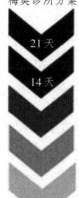

梅奥诊所方案	
	外照射放疗(45 Gy,30次;1.5 Gy,每日两次)5-FU连续输注。
21天	治疗间歇期。
14天	胆道近距离放疗(20 Gy,半径1 cm范围,20~25小时)联合5-FU连续输注。
	口服卡培他滨直至肝移植(围手术期进行分期)。
	腹部探查分期:LDLT前一天或接近预定DOLT。

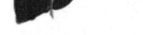

图44.4　无法切除的pCCA的梅奥诊所方案。
Source:Used with permission Jadlowiec CC, Rosen CB. Trans-plantation for hilar cholangiocarcinoma. In: Pawlik T, Weber S, Gamblin T, eds. *Case-Based Lessons in the Management of Complex Hepato-Pancreato-Biliary Surgery*. Springer, Cham; 2017:259-273. doi:10.1007/978-3-319-50868-9_20

的患者中的研究表明,对局部晚期肿瘤进行扩大根治性切除可以使得一些患者获得长期生存。虽然这些患者淋巴结阳性率和隐匿性转移性疾病的发生率很高,但如果可以实现边缘阴性切除,则应考虑进行积极的手术[42]。

早期研究报告指出,腹腔镜GBC根治术的术后端口复发率高,尤其对于存在胆囊穿孔或胆漏的患者。这使得外科医生在进行根治性胆囊切除术的时候多选择常规进行端口部位切除。然而,最近越来越多的临床证据表明,腹腔镜GBC根治术术后的端口复发率比最初认为的要低,其更倾向是腹膜弥漫受累的标志[43]。在缺乏影像学证据的情况下,常规开放性GBC根治术不再鼓励。与IHCCA一样,诊断性腹腔镜检查可用做高质量的CT、MRI和(或)PET的补充,以排除有无腹腔转移性或明确是否可切除。

淋巴结清扫的作用

肝内胆管细胞癌

既往研究一致证明了淋巴结阳性对IHCCA患者预后的重要性[44]。此外，淋巴结状态经常被用来指导辅助治疗决策。因此，在手术切除IHCCA时，通常建议行淋巴结清扫。事实上，美国国家综合癌症网络（NCCN）建议至少对6组淋巴结进行取样，以确保进行充分的淋巴结清扫。但另一方面，只有少数患者能够达到这一标准[45]。这种完整的肝门淋巴结清扫术是一项挑战，需要更多的关注并改进医生的相关培训。

右半肝和左半肝具有不同淋巴引流模式（图44.5）。左侧肿瘤倾向于引流到胃肝韧带和胃小弯或贲门旁淋巴结，而右肝肿瘤则倾向引流到肝十二指肠韧带淋巴结[58]。然而，部分病例会发生交叉引流，所以一般情况下建议对所有IHCCA进行全面系统的淋巴结清扫[46]。最后，术前影像学上出现可疑淋巴结提示预后较差，这可能是全身治疗的一个适应证，但目前并不是手术切除的绝对禁忌证。

肝外胆管癌

推荐在pCCA切除时常规进行肝门淋巴结清扫，因为它提供了重要的预后信息（图44.6）。肝十二指肠韧带以外淋巴结受累等同于Ⅳ期患者，5年生存率为0~12%（47%）。因此，肝十二指肠韧带以外的腹腔干或下腔静脉旁的淋巴结转移通常被认为是切除的禁忌证。充分分期至少需要清扫7个淋巴结[48]。同样，区域淋巴结清扫也应包括在dCCA手术内。一般来说，胰十二指肠切除术很容易获得足够的淋巴结。对于罕见的病例，肝外胆管切除术也可以获得阴性切缘，此情况下仍建议行肝门淋巴结清扫。此前的研究表明要获得最可靠分期结果至少需要清扫10个淋巴结[49]。

胆囊癌

GBC有很强的淋巴结转移倾向，这是决定长期预后的最重要因素之一。淋巴结转移情况与T分期直接相关，T2期GBC淋巴结转移率为20%~40%[50]。GBC的淋巴引流模式为：先引流至胆囊和胆总管周围淋巴结，之后引流至门静脉、肝动脉和胰十二指肠

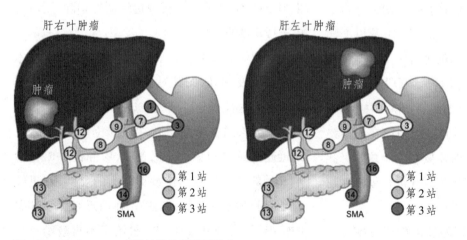

扫码观看高清彩图

图44.5 左右IHCCA癌淋巴扩散的不同模式。
SMA，肠系膜上动脉。

Source：Used with permission Brown KM, Geller DA. Surgical management of intra-hepatic cholangiocarcinoma. In：Herman J, Pawlik T, Thomas T, eds. *Biliary Tract and Gallbladder Cancer*. Medical Radiology. Springer, Berlin, Heidelberg；2014：241-252. doi：10.1007/978-3-642-40558-7_15

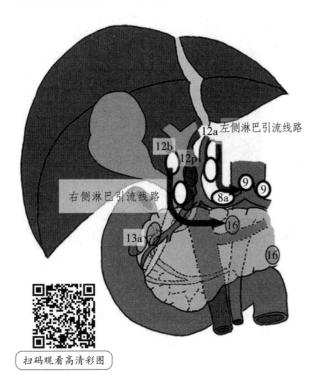

图44.6　肝外胆道系统的淋巴引流。

Source：Used with permission Shindoh J, Zimmitti G, Vauthey J-N. Surgical techniques for extrahepatic biliary tract cancers. In: Herman J, Pawlik T, Thomas T, eds. *Biliary Tract and Gall-bladder Cancer*. Medical Radiology. Springer, Berlin, Heidelberg; 2014:253–263. doi:10.1007/978-3-642-40558-7_16

后上动脉周围淋巴结[51]。鉴于这种扩散模式和许多 GBC 的局部晚期性质，GBC 根治术联合胰十二指肠切除术的比例相当高。然而，胰十二指肠切除术的术后并发症发生率和死亡率是相当高的，尤其是当联合行半肝切除术时。故只有身体一般情况好的患者才能耐受 GBC 根治术联合胰十二指肠切除术。临床术前检查提示淋巴结阴性的 GBC 患者的术中常规淋巴结清扫范围应包括沿胆囊、胆总管周围、肝动脉、门静脉和胰十二指肠后上淋巴结。一些研究者建议常规切除胆总管以保证更完整的淋巴结切除术，其尚未被证明能可靠地改善预后，但已确实会增加术后并发症发生率[52]。

预后结果

大多数胆道系统恶性肿瘤的手术范围较大，有

很高的围手术期并发症发生率和死亡率。幸运的是，基于更加严格和完善的病例选择标准，以及更加细致的手术技术和更加全面的围手术期护理，BTC 术后死亡率已显著下降[53]。BTC 术后的主要并发症包括胆瘘、PHI、感染性并发症、静脉血栓栓塞事件和心肺并发症。小医疗中心和大医疗中心的 BTC 术后并发症发生率和死亡率有显著的差异[54]。

尽管尽了最大努力，局部复发和远处转移仍然是所有 BTC 的巨大治疗重大挑战，其可以根据手术切缘状态、淋巴结状态和组织病理学特征进行可靠的预测。在某些情况下，使用辅助治疗策略可能有助于降低复发风险。远处转移疾病应采用全身化疗，局部复发应及时采用多学科联合的治疗方式，包括全身化疗、经肝动脉栓塞治疗、放疗和少见的二次手术切除治疗[2]。

总结

BTC 的外科治疗仍是一个难题。BTC 是一组高异质性的肿瘤，确诊时常处于晚期。高质量的断层成像对于评估疾病范围，以及规划最佳的手术入路至关重要。要特别要注意患者的术前营养状况、FLR 体积和功能，以及术前胆道减压的必要性。虽然每种类型 BTC 的手术考虑因素不同，但任何手术的目标都是完成区域淋巴结清扫下的切缘阴性切除，手术可以越来越多地以微创的方式进行。尽管最近的证据发现了 BTC 在遗传、分子和临床上的全新异质性，但还需要更多的研究来将这些发现转化为个体化的新辅助治疗和辅助治疗策略。以细致的技术和健全的肿瘤学原则进行安全有效的手术仍然是实现最佳结果的最重要因素。

临床病例44.1

一位 54 岁男性患者因腹痛、大便失禁和新发黄疸而就诊。实验室检查显示肝功能异常，包括总胆红素为 7.5mg/dL。腹部/盆腔 CT 显示肝内外胆管扩张，但无离散性肿块。进一步行内镜逆行

胰胆管造影（ERCP），显示中下段胆总管有1.5cm的狭窄。初次刷检病理为良性，但经胆道镜及直接活检证实为腺癌。磁共振胰胆管成像（MRCP）的进一步显示远端胆管异常强化伴有狭窄（图44.7），未及淋巴结转移或远处转移的迹象。

该患者诊断为远端胆管癌，接受了胰十二指肠切除术。术中见肿瘤与门静脉紧密粘连，联合行节段性门静脉切除+门静脉吻合。术后病理证实为长经1.8cm的中分化腺癌，局部浸润门静脉，胆管切缘阴性，淋巴结阳性（8/28），术后病理分期pT2N2M0。手术术后患者恢复良好，予以卡培他滨辅助化疗。

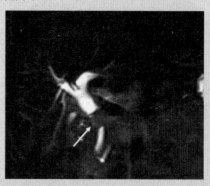

图44.7　远端胆道狭窄患者的MRCP代表性图像（箭头），继发于EHCCA。

MRCP，磁共振胰胆管成像。

（宋仕军　赵可　译　邱鸣謇　李忠廉　校）

参考文献

1. Khan SA, Davidson BR, Goldin RD, et al. Guidelines for the diagnosis and treatment of cholangio-carcinoma: an update. *Gut*. 2012;61(12):1657–1669. doi:10.1136/gutjnl-2011-301748

2. Rizvi S, Khan SA, Hallemeier CL, et al. Cholangiocarcinoma - evolving concepts and therapeutic strategies. *Nat Rev Clin Oncol*. 2018;15(2):95–111. doi:10.1038/nrclinonc.2017.157

3. Endo I, Gonen M, Yopp AC, et al. Intrahepatic cholangiocarcinoma: rising frequency, improved survival, and determinants of outcome after resection. *Ann Surg*. 2008;248(1):84–96. doi:10.1097/SLA.0b013e318176c4d3

4. Nguyen KT, Steel J, Vanounou T, et al. Initial presentation and management of hilar and peripheral cholangiocarcinoma: is a node-positive status or potential margin-positive result a contraindication to resection? *Ann Surg Oncol*. 2009;16(12):3308–3315. doi:10.1245/s10434-009-0701-4

5. Siegel RL, Miller KD, Jemal A. Cancer statistics, 2017. *CA Cancer J Clin*. 2017;67(1):7–30. doi:10.3322/caac.21387

6. Heimbach JK, Sanchez W, Rosen CB, et al. Trans-peritoneal fine needle aspiration biopsy of hilar cholangiocarcinoma is associated with disease dissemination. *HPB*. 2011;13(5):356–360. doi:10.1111/j.1477-2574.2011.00298.x

7. Chun YS, Pawlik TM, Vauthey J-N. 8th Edition of the AJCC Cancer Staging Manual: Pancreas and Hepatobiliary Cancers. *Ann Surg Oncol*. 2018;25(4):845–847. doi:10.1245/s10434-017-6025-x

8. Spolverato G, Bagante F, Weiss M, et al. Comparative performances of the 7th and the 8th editions of the American Joint Committee on Cancer staging systems for intrahepatic cholangiocarcinoma. *J Surg Oncol*. 2017;115(6):696–703. doi:10.1002/jso.24569

9. Zorzi D, Laurent A, Pawlik TM, et al. Chemotherapy-associated hepatotoxicity and surgery for colorectal liver metastases. *Br J Surg*. 2007;94(3):274–286. doi:10.1002/bjs.5719

10. Makuuchi M, Thai BL, Takayasu K, et al. Preoperative portal embolization to increase safety of major hepatectomy for hilar bile duct carcinoma: a preliminary report. *Surgery*. 1990;107(5):521–527.

11. Kennedy TJ, Yopp A, Qin Y, et al. Role of preoperative biliary drainage of liver remnant prior to extended liver resection for hilar cholangiocarcinoma. *HPB*. 2009;11(5):445–451. doi:10.1111/j.1477-2574.2009.00090.x

12. Al Mahjoub A, Menahem B, Fohlen A, et al. Preoperative biliary drainage in patients with resectable perihilar cholangiocarcinoma: is percutaneous transhepatic biliary drainage safer and more effective than endoscopic biliary drainage? a meta-analysis. *J Vasc Interv Radiol JVIR*. 2017;28(4):576–582. doi:10.1016/j.jvir.2016.12.1218

13. Kawashima H, Itoh A, Ohno E, et al. Preoperative endoscopic nasobiliary drainage in 164 consecutive patients with suspected perihilar cholangiocarcinoma: a retrospective study of efficacy and risk factors related to complications. *Ann Surg*. 2013;257(1):121–127. doi:10.1097/

SLA.0b013e318262b2e9

14. Hawkins WG, DeMatteo RP, Jarnagin WR, et al. Jaundice predicts advanced disease and early mortality in patients with gallbladder cancer. *Ann Surg Oncol*. 2004;11(3):310–315. doi:10.1245/aso.2004.03.011

15. van der Gaag NA, Rauws EAJ, van Eijck CHJ, et al. Preoperative biliary drainage for cancer of the head of the pancreas. *N Engl J Med*. 2010;362(2):129–137. doi:10.1056/NEJMoa0903230

16. Grendar J, Grendarova P, Sinha R, et al. Neoadjuvant therapy for downstaging of locally advanced hilar cholangiocarcinoma: a systematic review. *HPB*. 2014;16(4):297–303. doi:10.1111/hpb.12150

17. Kato A, Shimizu H, Ohtsuka M, et al. Surgical resection after downsizing chemotherapy for initially unresectable locally advanced biliary tract cancer: a retrospective single-center study. *Ann Surg Oncol*. 2013;20(1):318–324. doi:10.1245/s10434-012-2312-8

18. Valle JW, Wasan H, Johnson P, et al. Gemcitabine alone or in combination with cisplatin in patients with advanced or metastatic cholangiocarcinomas or other biliary tract tumours: a multicentre randomised phase II study – The UK ABC-01 Study. *Br J Cancer*. 2009;101(4):621–627. doi:10.1038/sj.bjc.6605211

19. Sommer CM, Kauczor HU, Pereira PL. Locoregional therapies of cholangiocarcinoma. *Visc Med*. 2016;32(6):414–420. doi:10.1159/000453010

20. Ali SM, Clark CJ, Zaydfudim VM, et al. Role of major vascular resection in patients with intrahepatic cholangiocarcinoma. *Ann Surg Oncol*. 2013;20(6):2023–2028. doi:10.1245/s10434-012-2808-2

21. Ciria R, Cherqui D, Geller DA, et al. Comparative short-term benefits of laparoscopic liver resection: 9000 cases and climbing. *Ann Surg*. 2016;263(4):761–777. doi:10.1097/SLA.0000000000001413

22. Gaujoux S, Allen PJ. Role of staging laparoscopy in peri-pancreatic and hepatobiliary malignancy. *World J Gastrointest Surg*. 2010;2(9):283–290. doi:10.4240/wjgs.v2.i9.283

23. Iwatsuki S, Starzl TE, Sheahan DG, et al. Hepatic resection versus transplantation for hepatocellular carcinoma. *Ann Surg*. 1991;214(3):221–228; discussion 228–229. doi:10.1097/00000658-199109000-00005

24. Ghali P, Marotta PJ, Yoshida EM, et al. Liver transplantation for incidental cholangiocarcinoma: analysis of the Canadian experience. *Liver Transplant Off Publ Am Assoc Study Liver Dis Int Liver Transplant Soc*. 2005;11(11):1412–1416. doi:10.1002/lt.20512

25. Becker NS, Rodriguez JA, Barshes NR, et al. Outcomes analysis for 280 patients with cholangiocarcinoma treated with liver transplantation over an 18-year period. *J Gastrointest Surg Off J Soc Surg Aliment Tract*. 2008;12(1):117-122. doi:10.1007/s11605-007-0335-4

26. Lunsford KE, Javle M, Heyne K, et al. Liver transplantation for locally advanced intrahepatic cholangiocarcinoma treated with neoadjuvant therapy: a prospective case-series. *Lancet Gastroenterol Hepatol*. 2018;3(5):337–348. doi:10.1016/S2468-1253(18)30045-1

27. Nagino M, Nimura Y, Nishio H, et al. Hepatectomy with simultaneous resection of the portal vein and hepatic artery for advanced perihilar cholangiocarcinoma: an audit of 50 consecutive cases. *Ann Surg*. 2010;252(1):115–123. doi:10.1097/SLA.0b013e3181e463a7

28. Ebata T, Yokoyama Y, Igami T, et al. Hepatopancreatoduodenectomy for cholangiocarcinoma: a single-center review of 85 consecutive patients. *Ann Surg*. 2012;256(2):297–305. doi:10.1097/SLA.0b013e31826029ca

29. Mizumoto R, Kawarada Y, Suzuki H. Surgical treatment of hilar carcinoma of the bile duct. *Surg Gynecol Obstet*. 1986;162(2):153–158.

30. Bhutiani N, Scoggins CR, McMasters KM, et al. The impact of caudate lobe resection on margin status and outcomes in patients with hilar cholangiocarcinoma: a multi-institutional analysis from the US Extrahepatic Biliary Malignancy Consortium. *Surgery*. 2018;163(4):726–731. doi:10.1016/j.surg.2017.10.028

31. Sugiura Y, Nakamura S, Iida S, et al. Extensive resection of the bile ducts combined with liver resection for cancer of the main hepatic duct junction: a cooperative study of the Keio Bile Duct Cancer Study Group. *Surgery*. 1994;115(4):445–451.

32. de Jong MC, Marques H, Clary BM, et al. The impact of portal vein resection on outcomes for hilar cholangiocarcinoma: a multi-institutional analysis of 305 cases. *Cancer*. 2012;118(19):4737–4747. doi:10.1002/cncr.27492

33. Schimizzi GV, Jin LX, Davidson JT, et al. Outcomes after vascular resection during curative-intent resection for hilar cholangiocarcinoma: a multi-institution study from the US extrahepatic biliary malignancy consortium. *HPB*. 2018;20(4):332–339. doi:10.1016/j.hpb.2017.10.003

34. Abbas S, Sandroussi C. Systematic review and meta-analysis of the role of vascular resection in the treatment of hilar cholangiocarcinoma. *HPB*. 2013;15(7):492–503. doi:10.1111/j.

1477-2574.2012.00616.x

35. Darwish Murad S, Kim WR, Harnois DM, et al. Efficacy of neoadjuvant chemoradiation, followed by liver transplantation, for perihilar cholangiocarcinoma at 12 US centers. *Gastroenterology*. 2012;143(1):88–98.e3; quiz e14. doi:10.1053/j.gastro.2012.04.008

36. Ethun CG, Lopez-Aguiar AG, Anderson DJ, et al. Transplantation versus resection for hilar cholangiocarcinoma: an argument for shifting treatment paradigms for resectable disease. *Ann Surg*. 2018;267(5):797–805. doi:10.1097/SLA.0000000000002574

37. Fong Y, Blumgart LH, Lin E, et al. Outcome of treatment for distal bile duct cancer. *Br J Surg*. 1996;83(12):1712–1715. doi:10.1002/bjs.1800831217

38. Wade TP, Prasad CN, Virgo KS, et al. Experience with distal bile duct cancers in U.S. Veterans Affairs hospitals: 1987–1991. *J Surg Oncol*. 1997;64(3):242–245. doi:10.1002/(sici)1096-9098(199703)64:3<242::aid-jso12>3.0.co;2-6

39. Hari Danielle M., Harrison HJ, Leung AM, et al. A 21-year analysis of stage I gallbladder carcinoma: is cholecystectomy alone adequate? *HPB*. 2012;15(1):40–48. doi:10.1111/j.1477-2574.2012.00559.x

40. Zimmitti G, Manzoni A, Guerini F, et al. Current role of minimally invasive radical cholecystectomy for gallbladder cancer. *Gastroenterol Res Pract*. 2016;2016:7684915. doi:10.1155/2016/7684915

41. Ishihara S, Horiguchi A, Miyakawa S, et al. Biliary tract cancer registry in Japan from 2008 to 2013. *J Hepato-Biliary-Pancreat Sci*. 2016;23(3):149–157. doi:10.1002/jhbp.314

42. Onoyama H, Yamamoto M, Tseng A, et al. Extended cholecystectomy for carcinoma of the gallbladder. *World J Surg*. 1995;19(5):758–763. doi:10.1007/bf00295925

43. Maker AV, Butte JM, Oxenberg J, et al. Is port site resection necessary in the surgical management of gallbladder cancer? *Ann Surg Oncol*. 2012;19(2):409–417. doi:10.1245/s10434-011-1850-9

44. de Jong MC, Nathan H, Sotiropoulos GC, et al. Intrahepatic cholangiocarcinoma: an international multi-institutional analysis of prognostic factors and lymph node assessment. *J Clin Oncol Off J Am Soc Clin Oncol*. 2011;29(23):3140–3145. doi:10.1200/JCO.2011.35.6519

45. Zhang X-F, Chen Q, Kimbrough CW, et al. Lymphadenectomy for Intrahepatic Cholangiocarcinoma: Has Nodal Evaluation Been Increasingly Adopted by Surgeons over Time? A National Database Analysis. *J Gastrointest Surg Off J Soc Surg Aliment Tract*. 2018;22(4):668–675. doi:10.1007/s11605-017-3652-2

46. Okami J, Dono K, Sakon M, et al. Patterns of regional lymph node involvement in intrahepatic cholangiocarcinoma of the left lobe. *J Gastrointest Surg Off J Soc Surg Aliment Tract*. 2003;7(7):850–856. doi:10.1016/s1091-255x(03)00140-9

47. Ramos E. Principles of surgical resection in hilar cholangiocarcinoma. *World J Gastrointest Oncol*. 2013;5(7):139–146. doi:10.4251/wjgo.v5.i7.139

48. Ito K, Ito H, Allen PJ, et al. Adequate lymph node assessment for extrahepatic bile duct adenocarcinoma. *Ann Surg*. 2010;251(4):675–681. doi:10.1097/SLA.0b013e3181d3d2b2

49. Schwarz RE, Smith DD. Lymph node dissection impact on staging and survival of extrahepatic cholangiocarcinomas, based on U.S. population data. *J Gastrointest Surg Off J Soc Surg Aliment Tract*. 2007;11(2):158–165. doi:10.1007/s11605-006-0018-6

50. Pugalenthi A, Fong Y. Surgical management of gallbladder cancer. In: Herman J, Pawlik T, & Thomas T. (Eds.), *Biliary Tract and Gallbladder Cancer*. Medical Radiology. Springer, Berlin, Heidelberg; 2014:265–274. doi:10.1007/978-3-642-40558-7_17

51. Shirai Y, Sakata J, Wakai T, et al. "Extended" radical cholecystectomy for gallbladder cancer: long-term outcomes, indications and limitations. *World J Gastroenterol*. 2012;18(34):4736–4743. doi:10.3748/wjg.v18.i34.4736

52. Gani F, Buettner S, Margonis GA, et al. Assessing the impact of common bile duct resection in the surgical management of gallbladder cancer. *J Surg Oncol*. 2016;114(2):176–180. doi:10.1002/jso.24283

53. Kingham TP, Correa-Gallego C, D'Angelica MI, et al. Hepatic parenchymal preservation surgery: decreasing morbidity and mortality rates in 4,152 resections for malignancy. *J Am Coll Surg*. 2015;220(4):471–479. doi:10.1016/j.jamcollsurg.2014.12.026

54. Buettner S, Gani F, Amini N, et al. The relative effect of hospital and surgeon volume on failure to rescue among patients undergoing liver resection for cancer. *Surgery*. 2016;159(4):1004–1012. doi:10.1016/j.surg.2015.10.025

55. Brown KM, Geller DA. Surgical Management of intra-hepatic cholangiocarcinoma. In: Herman J, Pawlik T, Thomas T, eds. *Biliary Tract and Gallbladder Cancer*. Medical Radiology. Berlin, Heidelberg: Springer Publishing; 2014:241–252. doi:10.1007/978-3-642-40558-7_15

56. Shindoh J, Zimmitti G, Vauthey J-N. Surgical techniques for extrahepatic biliary tract cancers. In: Herman J, Pawlik T, Thomas T, eds. *Biliary Tract and Gallbladder Cancer*. Medical Radiology.

Berlin, Heidelberg: Springer Publishing; 2014:253–263. doi:10.1007/978-3-642-40558-7_16

57. Jadlowiec CC, Rosen CB. Transplantation for hilar cholangiocarcinoma. In: Pawlik T, Weber S, Gamblin T, eds. *Case-Based Lessons in the Management of Complex Hepato-Pancreato-Biliary Surgery*. Cham: Springer Publishing; 2017:259–273. doi:10.1007/978-3-319-50868-9_20

58. Shirabe K, Shimada M, Harimoto N, et al. Intrahepatic cholangiocarcinoma: its mode of spreading and therapeutic modalities. *Surgery*. 2002;131(1 Suppl):S159-164.

第 45 章

早期胆囊癌、胆管癌的辅助治疗

Flavio G. Rocha

引言

胆道系统肿瘤(BTC)是一组异质性肿瘤,可发生于肝脏到胰腺的任何部位,包括肝内胆管细胞癌(IHCCA)、胆囊癌(GBC)、肝门部胆管癌和远端胆管癌(图45.1)。尽管它们代表了胆管上皮细胞分化的恶性转化,但从遗传学的角度来看,其多样性令人难以置信[1]。此外,它们的病因、临床表现、生物学行为和肿瘤管理大不相同这取决于疾病的阶段和起源。切缘阴性的完全手术切除仍然是唯一可能根治的治疗策略[2]。然而,只有少数患者:①适合手术;②非局部晚期或转移性疾病;③肿瘤位置的解剖良好,易于切除。此外,包括肝脏和胰腺在内的广泛多脏器手术带来的并发症可能很难处理,有时患者会难以恢复,导致持续的虚弱状态。

在过去的几年中,手术患者选择、手术技术和围手术期护理的改进使胆道系统肿瘤患者受益。然而,胆道系统肿瘤的复发率仍然很高,生存率仍然很低。因此,辅助治疗被认为是进一步改善预后的方法。考虑到此类肿瘤的罕见性,支持BTC任何术前或术后治疗的1级证据相对较少,大多数已发表的相关文献是单一机构的回顾性研究、群体数据库研究或专家共识指南。本章的目的是回顾BTC辅助治疗的历史基础,重点介绍最近的前瞻性临床试验数据,并讨论这类侵袭性癌症多学科治疗的未来方向。

历史观点

由于绝大多数BTC患者确诊时便处于晚期,大部分的胆管癌(CC)治疗证据都是针对全身性疾病的。目前,还没有关于最佳化疗方案的共识。早期的小规模Ⅱ期试验采用了基于吉西他滨的方案,其有效率在10%~30%,中位生存期大多为个位数[3]。Eckel等人在1985—2006年对104项试验、2810名患者进行了综合分析,其中只有三项随机对照试验,两项是Ⅱ期,一项是Ⅲ期[4]。数据表明,与氟尿嘧啶(5-FU)、伊立替康、蒽环类或紫杉醇类药物相比,吉西他滨联合铂类药物(如奥沙利铂或顺铂)可提高晚期CC和GBC的缓解率和肿瘤控制率。一项亚组分析表明,尽管GBC患者的缓解率高于CC患者(34%对20%),但后者的生存期更长(7.2个月对9.3个月)。此后的ABC-02试验在复发或转移性BTC患者中比较了吉西他滨或吉西他滨联合顺铂的疗效,自此吉西他滨联合顺铂方案的生存优势终以前瞻性、随机对照的方式得到了证实(11.7个月对8.1个月,$P<0.001$)[5]。

在辅助治疗领域,由于能在术后接受辅助治疗的患者数量很少,前瞻性试验证据非常有限。尽管如此,一些医疗机构也在试图研究辅助治疗在BTC中的效果。一项来自日本的涵盖了127名CC患者(21名IHCCA患者,50名肝门部胆管癌患者,56名

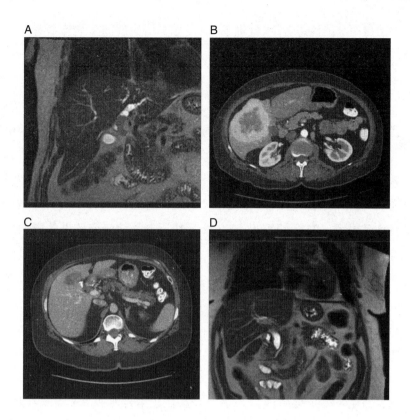

图45.1　不同类型BTC肿瘤的影像学表现。(A) 肝门部胆管癌；(B)IHCCA；(C)GBC；(D)远端胆管癌。BTC,胆道系统肿瘤。

远端胆管癌患者)的大样本研究表明,接受了吉西他滨+替吉奥辅助治疗的患者的5年生存率从36%提高到47%[6]。这种生存获益在切缘阴性患者中更加明显,且在CC组别间没有差异。意大利的一项研究聚焦于72例IHCCA切除患者,其中25例接受了以吉西他滨为主的辅助治疗,患者的5年生存率高达65%,而单纯手术患者为40%[7]。然而,一项来自M.D.安德森癌症中心的纳入157例GBC和CC患者的回顾性研究表明,如果患者手术切缘为阴性,新辅助治疗并不能提高生存率[8]。

最近对大量患者进行的人口数据库研究表明,在特定的BTC队列中,辅助治疗是对结果有所改善的。美国国家癌症数据库(NCDB)对GBC患者进行了两项独立但重叠的分析。结果显示,仅在淋巴结阳性的患者中,单纯化疗[9]或放化疗[10]的辅助治疗与较长的生存期相关。在一项使用倾向评分匹配的NCDB研究中Miura和他的同事也在2751例具有高

风险特征的IHCCA患者中,辅助化疗只在高T分期和淋巴结阳性或切缘阳性的患者中有一定益处[11]。辅助治疗组与非辅助治疗组的N1患者总生存率(OS)为19.8个月对10.7个月,N0患者则为29.4个月对29个月。另一研究对NCDB的肝门部胆管癌患者进行倾向性评分匹配,也发现了类似的结果。在这项1846名患者的研究中,辅助化疗与生存获益显著相关(29.5个月对23.6个月)[12]。这种效应在切缘阳性的患者中更为明显,而放疗对结果的影响微乎其微。

为了便于对现有数据进行解释,有研究者对83项比较研究进行了系统回顾和荟萃分析,选择其中的20项研究进行汇总分析[13]。在非监督分析中,任何方案的辅助治疗均不能带来生存率方面的显著改善(OR: 0.74; 95% CI: 0.55~1.01, P>0.06)。这一趋势对GBC和CC都适用。在敏感性分析中,化疗和放化疗体现了辅助治疗的保护作用,但单纯放疗

却没有。在淋巴结原性和切缘阳性患者中,辅助治疗也有显著的益处。绝大多数N1患者仅接受了化疗,而三分之二的R1患者仅接受了放疗,这暗示了辅助治疗的益处。

前瞻性临床试验

2002年发表的该领域首个Ⅲ期前瞻性试验研究了辅助治疗对经手术切除的胰胆管癌的作用。这项日本的研究将508名患者(173名胰腺癌、139名CC、140名GBC、50名壶腹周围癌)随机分为单独手术组或手术联合辅助化疗组(给予丝裂霉素C和5-FU)[14]。在遵循研究方案分析中,仅GBC的5年OS有统计学差异(26%对14%,$P<0.0367$)。然而,当所有患者在意向性分析基础上进行比较时,这种差异却消失了。

在ESPAC-3试验中,428例壶腹周围癌患者(包括96例CC)被随机分为单纯手术组和手术+5-FU或吉西他滨组[15]。两种化疗方案的生存率无显著差异。然而,接受辅助治疗的患者比仅接受观察的患者生存期更长,但无统计学差异(43.1个月对35.2个月,$P>0.25$)。这种无差异在壶腹周围癌患者中更明显,而在CC亚组中,观察组31例的OS为27.2个月,5-FU组31例的OS为18.3个月,吉西他滨组34例的OS侧为19.5个月。

最近完成并报道了4项重要的BTCS试验:SWOG(西南肿瘤组)S0809,BCAT(CC辅助试验),PRODGE 12-ACCORD 18试验(盐酸吉西他滨和奥沙利铂用于治疗已手术切除的胆道系统肿瘤患者的临床观察),BILCAP(卡培他滨或奥沙利铂治疗胆道系统肿瘤患者的术后观察)(表45.1)。

SWOG S0809研究

SWOG S0809是一项针对GBC或肝外胆管细胞癌(EHCCA)术后患者辅助化疗和同步放化疗的单臂Ⅱ期临床试验,EHCCA为肝门部和远端[16]。患者在术后先接受吉西他滨+卡培他滨化疗4周期,然后接受卡培他滨同步瘤床放疗。在这一具有挑战性的人群中,辅助治疗的耐受性相对较好,86%的患者完成了治疗。2年生存率为65%,中位生存期为35个月。尤其值得注意的是,切缘阳性(R1)患者与切缘阴性(R0)患者的OS相似(R0对R1:34个月对35个月),这进一步证明了辅助治疗有效。与疾病生物学预期相一致,GBC的远处复发率(52%)高于远端胆管癌(42%)或肝门部胆管癌(23%)。缺少对照组限制了该研究结果的影响力[21]。然而,与历史队列相比,该研究中治疗方法的良好可行性和耐受性以及总体有利的生存结果,支持我们在GBC和EHCCA中进一步考虑该方案。

BCAT研究

BCAT是在日本进行的一项随机多中心Ⅲ期试验,比较了吉西他滨或观察在术后EHCCA(肝门部和远端)中的结果[17]。研究最初计划入组300名患者,最终入组225名患者,接受手术为肝胆管切除术或胰十二指肠切除术,但也包括孤立性胆管切除术,以及针对侵犯至胰头的肝门区肿瘤进行的肝胰十二指肠切除术。中期分析时确定了辅助治疗无效,接受吉西他滨辅助治疗组与观察组的OS(主要终点)无统计学差异(62.3个月对63.8个月)。此外,两组之间的无复发生存率也相似(分别为36个月和39.6个月)。尽管该研究没有计划这些比较,作者还进行了亚组分析,包括按淋巴结阳性或切缘阳性进行分层,但结果同样没有差异。

PRODIGE 12-ACCORD 18研究

PRODIGE 12-ACCORD 18是一项随机多中心Ⅲ期临床试验,皆在评估BTC术后吉西他滨和奥沙利铂(GemOx)辅助治疗或单纯观察的疗效[18]。这项研究随机抽取了法国33个中心的196名患者,历时5年,主要终点为无复发生存率(RFS)和生活质量(QOL)。不幸的是,该试验结果为阴性,研究组之间的RFS没有差异。两组患者的生活质量无差异,说

表45.1	胆管癌和胆囊癌前瞻性辅助治疗试验综述			
	SWOG S0809(美国)	BCAT(日本)	PRODIGE 12(法国)	BILCAP(英国)
设计	单臂Ⅱ期	随机、Ⅲ期	随机、Ⅲ期	随机、Ⅲ期
治疗方案	吉西他滨/卡培他滨+卡培他滨/放疗	吉西他滨对观察	吉西他滨/奥沙利铂对观察	卡培他滨对观察
样本量	79	225	196	440
胆道系统肿瘤类型	胆囊 32% 肝门部 48% 肝内 0% 远端 20%	胆囊 0% 肝门部 48% 肝内 0% 远端 52%	胆囊 19% 肝门部 8% 肝内 45% 远端 28%	胆囊 18% 肝门部 28% 肝内 19% 远端 35%
切缘阳性率(%)	32	11	15	38
淋巴结阳性率(%)	N/A	35	37	54
终点与总结	• 2年OS为65% • 治疗耐受性良好 • R0/R1 OS相似,为35个月对34个月	• 治疗组和对照组的OS和RFS相似 • 按切缘和淋巴结分层无差异	• 治疗组和对照组的RFS相似 • 基于QOL的治疗耐受性良好	• ITT中位OS为51个月对36个月(P=0.097) • 遵循研究方案分析:中位OS 53个月对36个月(P=0.028)

BCAT,胆管癌辅助试验;BTC,胆道系统肿瘤;ITT,意向治疗;OS,总体生存期;QOL,生活质量;RFS,无复发生存率;SWOG,西南肿瘤研究小组。

明治疗是可以耐受的。然而,GemOx组中只有33%的患者接受了全部6个周期的计划治疗。按肿瘤类型进行的亚组分组分析并没有显示出任何的有利趋势[21]。

BILCAP研究

BILCAP是一项随机、多中心Ⅲ期临床试验,评估BTC术后患者卡培他滨单药辅助治疗(8个周期)或单纯观察的疗效[19]。这项试验在英国44个中心进行了8年。本研究入组447例患者,主要终点为OS。在意向性分析中,卡培他滨组的平均OS为51个月,而对照组为36个月,但没有发现统计学意义(HR:0.80,95%CI:0.63~1.04;P=0.097)。然而,在遵研究方案分析中,卡培他滨组的平均OS为53个月,而对照组为36个月,P=0.028(HR:0.75,95%CI:0.58~0.97);P=0.028。基于这些发现,研究人员推荐将卡培他滨单药辅助治疗作为BTC术后的标准方案。

未来方向

根据最近报道的BTC辅助治疗的试验,卡培他

滨单药辅助化疗被认为是所有术后BTC患者的新标准治疗。对于切缘阳性的GBC或肝外胆管癌患者,增加同步放化疗可能是有益的,但还需要进一步的研究来继续证实。

目前正在进行的另外两项临床试验可能会为其中一些问题提供答案。日本临床肿瘤学小组正在进行ASCOT试验,计划在440名术后BTC患者中比较替吉奥辅助治疗或观察的疗效。与此同时,欧洲的ACTIC-CA-1研究根据了ABC-02试验令人鼓舞的长期结果,随机分配术后BTC患者接受吉西他滨±卡培他滨辅助治疗。由于GBC和CC的预后和复发方式不同,这些患者队列将分别进行分析。

GBC、CC的区别非常重要,因为所有的BTC辅助治疗试验都未能评估细胞毒性治疗跨肿瘤类型和部位的有效性。希望跨国合作(特别是与BTC发病率更高的亚洲和南美洲医疗中心的合作)能帮助揭示辅助治疗在EHCCA、IHCCA和胆囊癌中的潜在区别。辅助放疗在BTC中的作用还有待研究,对于某些具有不良特征的肿瘤或切缘和淋巴结阳性肿瘤,术后放疗可能会有进一步的益处。然而,术后放疗在术后胰腺癌中的作用是存在争议的,美国

和欧洲的试验结果相互矛盾。

基因组测序的迅速普及,特别是对晚期肿瘤的基因组测序,为靶向治疗提供了新的前景。尽管BTC有几种共同的致癌通路,但某些组织学亚型有其独有的特征。例如,异柠檬酸脱氢酶(IDH)突变和成纤维细胞生长因子(FGF)融合重排已经被确定为实验药物的可操作靶点,初步结果令人振奋[20]。同时,在高达1/5的晚期GBC患者中发现了HER2的过表达。虽然单一靶向治疗的结果令人失望,但与积极的细胞毒治疗方案联合可能会提高存活率。最后,近期爆发的免疫疗法在BTC中尚待深入研究。帕博利珠单抗最近被批准用于任何错配修复(MMR)缺陷实体肿瘤的治疗,无论其组织来源如何。尽管在非林奇综合征MMR缺陷的BTC患者中,符合PD-1治疗条件的比例可能很小,但已有传言说PD-1治疗能够产生显著的效果,且与传统的化疗相比毒性更低,即使在难治性或复发的患者中

也是如此。正在进行的转移后治疗的Ⅱ期试验可能会提供更多的信息,这些信息或可以推广于局限肿瘤的患者。

鉴于这些高肿瘤的高侵袭性和相对较差的预后,即使在解剖上可切除的肿瘤中,新辅助治疗策略仍可能是进一步了解BTC的肿瘤生物学和化疗反应性的最佳途径。大多数BTC患者在就诊时可能存在微转移,而新辅助治疗可以选择最有可能从手术治疗中获益的患者,并通过客观反应(肿瘤标记物水平、形态学改变)和(或)代谢反应来评估特定治疗方案的有效性[21]。在复杂手术前进行有效的治疗可能是最佳的治疗顺序,因为患者术后多难以耐受更多的毒性药物。如果发现有治疗前景,这可能会鼓舞肝胆外科医生进行更广泛的切除,并为更多患有这种毁灭性疾病的患者提供根治性治疗。

(刘军舰 刘茹雪 译 李忠廉 邱鸣寒 校)

参考文献

1. Javle M, Bekaii-Saab T, Jain A, et al. Biliary cancer: utility of next-generation sequencing for clinical management. *Cancer*. 2016;122(24):3838–3847. doi:10.1002/cncr.30254
2. National Comprehensive Cancer Network. Hepatobiliary Cancers Version 1.2016. Vol 2016: National Comprehensive Cancer Network.
3. Prabhu R, Hwang J. Adjuvant therapy in biliary tract and gallbladder carcinomas: a review. *J Gastrointest Oncol*. 2017;8(2):302–313. doi:10.21037/jgo.2017.01.17
4. Eckel F, Schmid RM. Chemotherapy in advanced biliary carcinoma: a pooled analysis of clinical trials. *Br J Cancer*. 2007;96(6):896–902. doi:10.1038/sj.bjc.6603648
5. Valle J, Wasan H, Palmer DH, et al. Cisplatin plus gemcitabine versus gemcitabine for biliary tract cancer. *N Engl J Med*. 2010;362(14):1273–1281. doi:10.1056/NEJMoa0908721
6. Murakami Y, Uemura K, Sudo T, et al. Prognostic factors after surgical resection for intrahepatic, hilar, and distal cholangiocarcinoma. *Ann Surg Oncol*. 2011;18(3):651–658. doi:10.1245/s10434-010-1325-4
7. Ercolani G, Vetrone G, Grazi GL, et al. Intrahepatic cholangiocarcinoma: primary liver resection and aggressive multimodal treatment of recurrence significantly prolong survival. *Ann Surg*. 2010;252(1):107–114. doi:10.1097/SLA.0b013e3181e462e6
8. Glazer ES, Liu P, Abdalla EK, et al. Neither neoadjuvant nor adjuvant therapy increases survival after biliary tract cancer resection with wide negative margins. *J Gastrointest Surg*. 2012;16(9):1666–1671. doi:10.1007/s11605-012-1935-1
9. Bergquist JR, Shah HN, Habermann EB, et al. Adjuvant systemic therapy after resection of node positive gallbladder cancer: time for a well-designed trial? (Results of a US-national retrospective cohort study). *Int J Surg*. 2018;52:171–179. doi:10.1016/j.ijsu.2018.02.052
10. Hoehn RS, Wima K, Ertel AE, et al. Adjuvant therapy for gallbladder cancer: an analysis of the national cancer data base. *J Gastrointest Surg*. 2015;19(10):1794–1801. doi:10.1007/s11605-015-2922-0

11. Miura JT, Johnston FM, Tsai S, et al. Chemotherapy for surgically resected intrahepatic cholangiocarcinoma. *Ann Surg Oncol*. 2015;22(11):3716–3723. doi:10.1245/s10434-015-4501-8

12. Nassour I, Mokdad AA, Porembka MR, et al. Adjuvant therapy is associated with improved survival in resected perihilar cholangiocarcinoma: a propensity matched study. *Ann Surg Oncol*. 2018;25(5):1193–1201. doi:10.1245/s10434-018-6388-7

13. Horgan A, Amir E, Walter T, et al. Adjuvant therapy in the treatment of biliary tract cancer: a systematic review and meta-analysis. *J Clin Oncol*. 2012;30(16):1934–1940. doi:10.1200/JCO.2011.40.5381

14. Takada T, Amano H, Yasuda H, et al. Is postoperative adjuvant chemotherapy useful for gallbladder carcinoma? a phase III multicenter prospective randomized controlled trial in patients with resected pancreaticobiliary carcinoma. *Cancer*. 2002;95(8):1685–1695. doi:10.1002/cncr.10831

15. Neoptolemos JP, Moore MJ, Cox TF, et al. Effect of adjuvant chemotherapy with fluorouracil plus folinic acid or gemcitabine vs observation on survival in patients with resected periampullary adenocarcinoma: the ESPAC-3 periampullary cancer randomized trial. *JAMA*. 2012;308(2):147–156. doi:10.1001/jama.2012.7352

16. Ben-Josef E, Guthrie KA, El-Khoueiry AB, et al. SWOG S0809: a phase II intergroup trial of adjuvant capecitabine and gemcitabine followed by radiotherapy and concurrent capecitabine in extrahepatic cholangiocarcinoma and gallbladder carcinoma. *J Clin Oncol*. 2015;33(24):2617–2622. doi:10.1200/JCO.2014.60.2219

17. Ebata T, Hirano S, Konishi M, et al. Randomized clinical trial of adjuvant gemcitabine chemotherapy versus observation in resected bile duct cancer. *Br J Surg*. 2018;105(3):192–202. doi:10.1002/bjs.10776

18. Edeline J, Bonnetain F, Phelip JM, et al. Gemox versus surveillance following surgery of localized biliary tract cancer: results of the PRODIGE 12-ACCORD 18 (UNICANCER GI) phase III trial [abstract]. *J Clin Oncol*. 2017;35(4 Suppl):225. doi:10.1200/JCO.2017.35.4_suppl.225

19. Primrose JN, Fox R, Palmer DH, et al. Adjuvant capecitabine for biliary tract cancer: the BILCAP randomized study [abstract]. *J Clin Oncol*. 2017;35(15 Suppl):4006. doi:10.1200/JCO.2017.35.15_suppl.4006

20. Valle JW, Lamarca A, Goyal L, et al. New horizons for precision medicine in biliary tract cancers. *Cancer Discov*. 2017;7(9):943–962. doi:10.1158/2159-8290.CD-17-0245

21. Smoot RL, Rocha FG, Boughey JC. Adjuvant Therapies for Biliary Tract Cancers. *Bulletin of the American College of Surgeons*. 2018. http://bulletin.facs.org/2018/04/adjuvant-therapies-for-biliary-tract-cancers

第 46 章

晚期胆囊癌、胆管癌的化疗

Jonathan Whisenant

引言

绝大多数胆管癌（CC）或胆囊癌（GBC）患者会面临癌症的局部晚期、转移和手术切除后复发的风险[1-3]。诚然，CC 和 GBC 是一组具有广泛异质性的疾病，这些疾病转移方式多样，疾病过程差异巨大。例如，肝内胆管癌通常转移到肝脏、腹腔、肺或胸膜；肝门胆管癌（Klatskin 瘤）也经常会发生肝转移或腹腔内转移，但也可能扩散到脑、骨骼等部位；GBC 经常会侵犯肝门部和肝脏，发生局部淋巴结转移或肝脏、腹腔、肺转移。此外，虽然 CC 和 GBC 晚期患者的中位生存期约为 1 年，但许多患者的病程进展迅速甚至很快死亡，而其他患者则可能经历非常缓慢的过程，发生转移后仍然存活很多年。

一线化疗方案

在 2010 年英国 ABC-02 试验发表之前[4]，转移性 CC 或 GBC 患者的治疗方案是基于病例系列研究和小型非随机试验的。研究表明，接受氟尿嘧啶（5-FU）或吉西他滨治疗的患者，客观缓解率（ORR）在 15%~35%，中位总生存率（OS）低于 12 个月。在 20 世纪 90 年代后期，新出现的数据表明，吉西他滨和顺铂联合化疗对于轻移性患者疗效显著且具有可接受的毒性，ORR 约为 20%~40%，OS 为 1年甚至更长[5,6]。

2002 年至 2008 年期间，英国进行了第一项大型的 Ⅲ 期随机试验以评估两种不同的化疗方案[4]。在 ABC-02 试验中，410 名晚期或发生转移的 CC（n=241）、GBC（n=152）和壶腹癌（n=20）患者随机分为两组，第一组每 21 天为一个周期，第 1 天和第 8 天使用顺铂 25mg/m² 和吉西他滨 1000 mg/m²；第二组每 28 天为一个周期，第 1 天、第 8 天和第 15 天使用吉西他滨单药 1000mg/m²。顺铂和吉西他滨联合治疗可显著改善中位 OS（由 8.1 个月提高至 11.7 个月），无进展生存期（PFS，由 5 个月提高至 8 个月）和肿瘤控制率（由 71.8% 提高至 81.4%）。患者治疗耐受性良好，中性粒细胞减少症和贫血的发生率略有增加。该试验确立了顺铂和吉西他滨联合化疗作为转移性或晚期不可切除的 CC、GBC 患者的一线治疗标准方案（图 46.1）。

几项规模较小的 Ⅱ 期试验表明，吉西他滨与奥沙利铂（GEMOX）联合使用时具有类似的治疗效果，并可能毒性更小[7,8]，另外的数据也支持用吉西他滨与卡培他滨（GEMCAP）联合治疗[9,10]。总之，这些以吉西他滨为基础的联合疗法有相似的疗效，即使有差异也是微小的。然而，在没有随机临床试验证明这些方案的疗效与顺铂+吉西他滨联合方案相同甚至更好的情况下，这两种方案都不应被认为是一线治疗的标准方案。如上文的 ABC-02 试验中所述，我们仍支持用顺铂+吉西他滨联合治疗方案作为一线治疗方案。然而，上述提到的其他方案也应作为合理的替代方案，特别是对于顺铂有潜在禁忌证的患者（例如，肾功能不全、听觉损失、神经

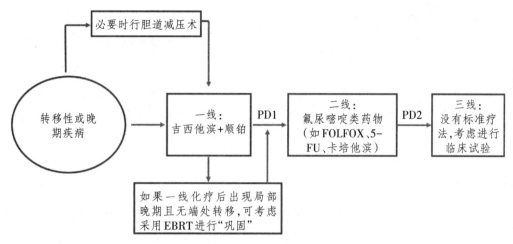

图46.1 局部晚期或不能切除的CC、GBC患者的治疗法则。
EBRT,体外放疗;PD1,第一次进展;PD2,第二次进展。

病变的患者）。

一线治疗的最佳时间并不明确。在ABC-02试验中,患者接受了6个月（8个周期）的治疗,然后接受观察[4]。这种做法在欧洲很常见。虽然没有明确的数据显示,在疾病没有明确进展之前一直用药,与固定治疗一段时间相比效果更好。但如果患者对治疗的耐受性良好并且没有发现疾病进展,许多医生会继续治疗6个月以上。为了提高患者的耐受性,一种常用的方法是:如果在联合治疗6个月后没有证据表明疾病进展,则停用顺铂,单独使用吉西他滨继续治疗。考虑到缺乏数据证明持续治疗6个月以上有显著的益处,如果发现有明显的毒性作用或者治疗对患者的生活质量影响较大,我们需要及时修改或停止治疗方案。

值得注意的是,肝内胆管细胞癌（IHCCA）患者的化疗反应率一般低于肝外胆管细胞癌（EHC-CA）和GBC患者。例如,在ABC-02试验中,GBC患者的ORR为37.7%,而胆管癌患者的ORR为18%。在其他试验和我们的临床实践中也能见到上述现象。

在治疗局部晚期、不能手术切除的患者时,可以考虑将放疗作为"巩固"治疗。有限的临床数据支持这一方法,但放疗仍然存在很大争议。在给患者全身化疗一段时间后,只要没有发现全身转移性疾病的证据,多数医生就会考虑放疗。回顾性研究证明,与单纯接受化疗的患者相比,接受放化疗的患者存活率有所提高。最近的一份研究报告也显示,较高的放射剂量会有更好的疗效[11,12]。这种方法还可以让患者有"化疗假期",这对于预期寿命有限的患者来说,是一个理想目标。因此,可以考虑对选定的患者进行放射巩固治疗,使他们有化疗休息期并获得更好的疗效。经验丰富的放疗专家会在治疗时尽可能避免对健康肝脏和附近结构（包括大肠和小肠）的毒性,以及放疗区域外复发的问题。

二线及以上的化疗方案

由于一般在一线治疗时使用吉西他滨为主的治疗方案,大多数试验都评估的是在抢救或二线治疗时采用基于5-FU的治疗方法。没有在这类患者的群体中进行随机前瞻性试验,所以在抢救时无法达到最佳治疗效果。符合试验条件的患者体能状态较好,并且许多人对一线治疗反应良好,因此可能存在选择偏差。现有数据表明,以5-FU为基础的治疗临床疗效甚佳,包括5-FU、卡培他滨、FOLF-OX(奥沙利铂+亚叶酸钙+5-FU)和CAPOX(卡培他滨+奥沙利铂)等的治疗方案(图46.1)。这类方案的缓解率普遍较低,缓解持续时间通常较短,大部分报告表明 ORR 为 5%~20%，PFS 为 2~3 个月[13,14]。然而，与历史对照相比，接受二线化疗的患者往往寿命更长，而许多患者并不适合二线化疗，因此可能存在选择性偏差。无论如何，对于那些体能状态良好并有意愿进一步全身化疗的患者，在衡量了利弊后可以考虑二线化疗方案。

其他治疗方案

在化疗中添加靶向药物治疗的附加效应仍不明确。有部分研究评估了在化疗中添加抗血管内皮生长因子(VEGF)抗体(贝伐珠单抗、雷莫芦单抗)或抗表皮生长因子受体(EGFR)抗体(西妥昔单抗、帕尼单抗、厄洛替尼)。目前已有的少数试验数据难以确认这些靶向药物的附加效益，但似乎释放出了一些有利的信号，特别是厄洛替尼，无论作为单一药物[15]还是与化疗主干药物[16]联合使用都有一定的效果。然而，因为缺乏提高生存质量的显著证据，我们不会常规地在一线化疗中加入厄洛替尼，但可能会考虑在抢救特定患者时使用厄洛替尼进行试验性治疗。另一方面，人们对部分较新的药物更感兴趣，例如靶向激活异柠檬酸脱氢酶 1(IDH1)、突变或成纤维细胞生长因子受体 2(FGFR2)融合的药物，以及免疫疗法。这些药物正在进行临床试验评估这些药物，并有了比较喜人的早期结果。这些治疗方法在第 47 章"晚期 CC 和 GBC 的新疗法"中进行具体阐述。

特殊治疗方法

由于肿瘤的进展和转移，不能手术切除或发生转移的 CC 和 GBC 患者经常面临严峻的挑战，这在很大程度上与胆道梗阻和(或)肝功能异常有关[17]。在治疗过程中对患者进行评估和制定诊疗计划时，必须考虑这些临床问题。

胆囊癌或肝门胆管癌的患者与肝内患者一样，常常会出现胆道梗阻，这取决于原发肿瘤的位置和扩散方式。当不适合根治性切除时，通常是需要尽早行内镜下或经皮穿刺引流来解除胆道梗阻。这些患者通常还需要置入支架或经皮肝穿刺胆道引流治疗，这两种方式都有发展为胆管炎的风险。医生应该提前对患者进行风险评估，因为这有可能发展为脓毒症甚至危及生命。一般来说，医生通常需要尽早经验性使用抗生素治疗，并评估患者的支架稳定性和(或)保持导管的通畅性并及时更换导管。

同时，在病程的任何阶段出现肝功能异常，特别是以高胆红素血症为主要表现时，胆道梗阻被认为是最可能的原因。对于评估有弥漫性肝损伤的患者来说，这可能是一个挑战，因为通常无法明确患者的胆红素升高是由于胆道梗阻(可能需要胆管减压)引起的，还是由于肝实质的病变导致的肝功能不全。通常需要包括胃肠病学和放射学等多学科方法来评估，使用经内镜逆行胰胆管造影(ER-CP)和(或)磁共振胰胆管成像(MRCP)。这一评估很重要，因为如果没有及时发现而发展为严重胆道梗阻，患者可能不适合姑息疗法，而胆道减压可以显著改善患者症状和生存率。

考虑到化疗药物的肝脏代谢，有些患者出现肝功能异常又不能通过胆道减压纠正，如何解决这个问题是另一个临床挑战。建议轻度至中高度胆红素血症的患者减少吉西他滨的剂量，并密切监测毒性。然而，一些小型试验表明，即使胆红素水平达到正常上限(ULN)的 10 倍[18]，也不需要调整剂量。鉴于这些担忧，在严重肝功能不全的情况下使用 FOLFOX 方案，以及吉西他滨的治疗方案相对于 FOLFOX 的益处尚不清楚，许多医生还是将 FOLFOX 作为严重肝功能不全情况下的一线治疗。

此外，转移性 CC 和 GBC 的患者有很大的风险出现静脉血栓栓塞症(VTE)[19]。除了肺栓塞和四肢血栓外，内脏血栓也是常见的，包括门静脉、肝静脉、脾静脉和肠系膜静脉血栓。与其他癌症一样，转移性 CC 和 GBC 的 VTE 患者与无 VTE 的患者相比存活率较低。当患者出现类似静脉血栓栓塞的症状时,需要高度怀疑并立即开始适当治疗。

总结

大多数 CC 和 GBC 的患者面临着特殊的临床挑战,并最终可能因为自身疾病而面临死亡。与其他癌症一样,当我们讨论姑息化疗的作用时,医生必须考虑疾病的严重程度、患者的体能状态、并发症和患者个人的期望值,包括对风险和预期收益的全面讨论。吉西他滨联合顺铂的标准一线化疗方案患者耐受性良好,且已被证实可以提高生存率。根据临床情况可以考虑包括 GEMOX、GEMCAP、FOLFOX 或单用吉西他滨、5-FU 治疗等方案作为一线治疗的其他选择。二线治疗中最初使用吉西他滨治疗的患者考虑使用以 5-FU 为基础的方案(如 FOLFOX、5-FU、卡培他滨)会有一定益处。对于大多数患者来说,支持二线以上化疗方案的数据很少,但如今不断有新的试验和数据评估新型靶向药物的积极作用。目前这一患者群体的数据匮乏,我们鼓励大家积极参与这一类的临床试验。

临床病例46.1

2016年4月,一名57岁的女性因右上腹疼痛来到急诊。CT检查显示肝圆顶区有一个较大肿块,前外侧有一个较小的肿块,还有恶性的门脉高压和主动脉旁淋巴结肿大(图46.2)。CT引导下的活检结果显示为低分化腺癌,免疫组化结果与肝胆管原发灶一致。糖类抗原19-9(CA19-9)升高(373 U/mL),总胆红素轻度升高(1.4 mg/dL),碱性磷酸酶轻度升高(141 U/L),天冬氨酸转氨酶(AST)和丙氨酸氨基转移酶(ALT)正常。

患者开始接受吉西他滨和顺铂的姑息化疗。治疗耐受性良好,CA19-9变化不大,肝功能异常

得到明显改善。随访影像显示病情总体稳定。经过6个月的一线化疗,CA19-9升高(目前是824U/mL)(图46.3),影像学提示疾病进展,肝内病变的大小和数量的增加,多发淋巴结转移,以及出现了肺转移(图46.4)。

患者开始使用mFOLFOX6方案进行治疗。经过2个周期的治疗后,CA19-9下降,但最终在mFOLFOX6方案治疗3个月后CA19-9明显上升,影像学检查显示疾病明显进展(图46.5和图46.6)。此时,她选择了临终关怀,并于2017年4月,也就是确诊的11个月后去世。

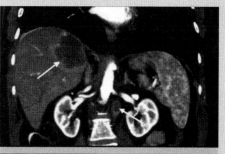
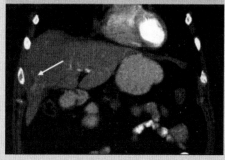

图46.2 影像显示肝内多发病灶和主动脉旁淋巴结肿大。

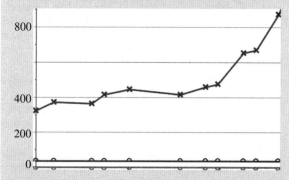

图46.3 2016年6月—11月 CA19-9的变化。CA19-9;糖类抗原19-9。

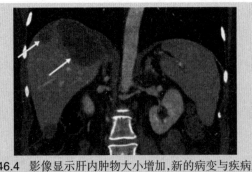

图46.4　影像显示肝内肿物大小增加,新的病变与疾病进展一致。

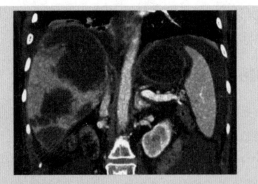

图46.6　影像显示6个周期的mFOLFOX6方案化疗后疾病进展明显。

（郝成飞　译　刘茹雪　李忠廉　校）

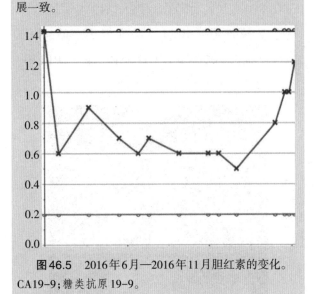

图46.5　2016年6月—2016年11月胆红素的变化。CA19-9;糖类抗原19-9。

参考文献

1. Saha SK, Zhu AX, Fuchs CS, et al. Forty-year trends in cholangiocarcinoma incidence in the U.S.: intrahepatic disease on the rise. *Oncologist*. 2016;21(5):594–599. doi:10.1634/theoncologist.2015-0446

2. Fong Y, Blumgart LH, Lin E, et al. Outcome of treatment for distal bile duct cancer. *Br J Surg*. 1996;83(12):1712–1715. doi:10.1002/bjs.1800831217

3. Klempnauer J, Ridder GJ, von Wasielewski R, et al. Resectional surgery of hilar cholangiocarcinoma: a multivariate analysis of prognostic factors. *J Clin Oncol*. 1997;15(3):947–954. doi:10.1200/JCO.1997.15.3.947

4. Valle J, Wasan H, Palmer DH, et al. Cisplatin plus gemcitabine versus gemcitabine for biliary tract cancer. *N Engl J Med*. 2010;362(14):1273–1281. doi:10.1056/NEJMoa0908721

5. Thongprasert S, Napapan S, Charoentum C, et al. Phase II study of gemcitabine and cisplatin as first-line chemotherapy in inoperable biliary tract carcinoma. *Ann Oncol*. 2005;16(2):279–281. doi:10.1093/annonc/mdi046

6. Giuliani F, Gebbia V, Maiello E, et al. Gemcitabine and cisplatin for inoperable and/or metastatic biliary tree carcinomas: a multicenter phase II study of the Gruppo Oncologico dell'Italia Meridionale (GOIM). *Ann Oncol*. 2006;17(Suppl 7):vii73–vii77. doi:10.1093/annonc/mdl956

7. André T, Tournigand C, Rosmorduc O, et al. Gemcitabine combined with oxaliplatin (GEMOX) in advanced biliary tract adenocarcinoma: a GERCOR study. *Ann Oncol*. 2004;15(9):1339–1343. doi:10.1093/annonc/mdh351

8. Harder J, Riecken B, Kummer O, et al. Outpatient chemotherapy with gemcitabine and oxaliplatin in patients with biliary tract cancer. *Br J Cancer*. 2006;95(7):848–852. doi:10.1038/sj.bjc.6603334

9. Knox JJ, Hedley D, Oza A, et al. Combining gemcitabine and capecitabine in patients with advanced biliary cancer: a phase II trial. *J Clin Oncol*. 2005;23(10):2332–2338. doi:10.1200/JCO.2005.51.008

10. Cho JY, Paik YH, Chang YS, et al. Capecitabine combined with gemcitabine (CapGem) as first-line treatment in patients with advanced/metastatic biliary tract carcinoma. *Cancer*. 2005;104(12):2753–2758. doi:10.1002/cncr.21591

11. Kim YI, Park JW, Kim BH, et al. Outcomes of concurrent chemoradiotherapy versus chemotherapy alone for advanced-stage unresectable intrahepatic cholangiocarcinoma. *Radiat Oncol*. 2013;8:292. doi:10.1186/1748-717X-8-292

12. Tao R, Krishnan S, Bhosale PR, et al. Ablative radiotherapy doses lead to a substantial prolongation of survival in patients with inoperable intrahepatic cholangiocarcinoma: a retrospective dose response analysis. *J Clin Oncol*. 2016;34(3):219–226. doi:10.1200/JCO.2015.61.3778

13. Fornaro L, Vivaldi C, Cereda S, et al. Second-line chemotherapy in advanced biliary cancer progressed to first-line platinum-gemcitabine combination: a multicenter survey and pooled analysis with published data. *J Exp Clin Cancer Res*. 2015;34:156. doi:10.1186/s13046-015-0267-x

14. Lowery MA, Goff LW, Jordan E, et al. Second-line chemotherapy outcomes in advanced biliary cancers: a retrospective multicenter analysis. *J Clin Oncol*. 2016;34:437. doi:10.1200/jco.2016.34.4_suppl.437

15. Philip A, Mahoney MR, Allmer C, et al. Phase II study of erlotinib in patients with advanced biliary cancer. *J Clin Oncol*. 2006;24(19): 3069–3074. doi:10.1200/JCO.2005.05.3579

16. Lee J, Park SH, Chang HM, et al. Gemcitabine and oxaliplatin with or without erlotinib in advanced biliary-tract cancer: a multicenter, open-label, randomized, phase 3 study. *Lancet Oncol*. 2012;13(2):e49. doi:10.1016/S1470-2045(11)70301-1

17. Jarnagin WR, Ruo L, Little SA, et al. Patterns of Initial disease recurrence after resection of gallbladder carcinoma and hilar cholangiocarcinoma. *Cancer*. 2003;98(8):1689–1700. doi:10.1002/cncr.11699

18. Shibata T, Ebata T, Fujita K, et al. Optimal dose of gemcitabine for the treatment of biliary tract or pancreatic cancer in patients with liver dysfunction. *Cancer Sci*. 2016;107(2):168–172. doi:10.1111/cas.12851

19. Jeon HK, Kim DU, Baek DH, et al. Venous thromboembolism in patients with cholangiocarcinoma: focus on risk factors and impact on survival. *Eur J Gastroenterol Hepatol*. 2012;24(4):444–449. doi:10.1097/MEGl0b013e328350f93c

第47章

晚期胆囊癌、胆管癌的新兴治疗手段

Madappa Kundranda，Milind Javle

引言

胆道系统肿瘤(BTC)主要包括肝内胆管癌(IHC-CA)、肝外胆管癌(EHCCA)和胆囊癌(GBC)，是一种来源于胆道上皮细胞的高异质性、高死亡率的恶性肿瘤。BTC的流行病学危险因素具有地域差异，主要包括慢性炎症(源于胆管结石、胆囊结石、肝吸虫病、原发性硬化性胆管炎、病毒性肝炎等)、先天性胆道异常(如囊肿和扩张性疾病)，以及其他内环境或代谢性因素(如糖尿病和吸烟)[1]。这类肿瘤占肝胆肿瘤的10%~20%。IHCCA是全球第二常见的原发性肝癌，全球疾病负担研究预计2013年有139 500人死于BTC，比1990年预计的115 400人次高出22%，且死亡人数还在不断增长。这相当于在这段时间内，年龄标准化死亡率为2.3%~3.4% 110万人年[2]。

在美国，GBC的发病率最高，占病例总数的60%，余下40%是胆管癌(CC)。根据解剖学分类，CC分为源于肝内胆管的IHCCA和源于左右肝管汇合处及以下的EHCCA[3]。无论哪种亚型，多数患者在确诊时便处于疾病晚期，因此分子学分类可能具有更大的临床意义[4]。对于少数能够接受根治性治疗的患者，切缘阴性的手术或肝移植提供了治愈可能。而对于多数的局部晚期或远处转移患者，有效的治疗手段非常有限[5]。系统化疗是目前不可切除性BTC的最主要治疗手段，一项410例针对局部晚期或转移性CC、GBC、壶腹癌的Ⅲ期临床研究表明，应用顺铂(25mg/m²)联合吉西他滨(1 000mg/m²)第1、8、21天给药，每21天为一周期方案，对比单吉西他滨(1000mg/m²)第1、8、15、28天给药，结果表明联合组的中位总生存率(OS)为11.7个月，而单药组的中位OS为8.1个月(HR：0.64；95% CI：0.52~0.80，P<0.001)，因此吉西他滨联合顺铂方案被确立为胆道肿瘤的标准一线治疗方案。此外，联合组对比单药组在不增加用药不良反应的情况下，RR、无进展生存期(PFS)均受益[6]。另一项日本的84例同类型Ⅲ期临床研究得出了相似的结果，联合用药组OS为11.2个月，单药组OS则为7.7个月[7]。但是，目前还没有关于吉西他滨联合顺铂对比吉西他滨联合其他药物的Ⅲ期临床研究。疾病进展后的后续治疗方案尚不明确，可能获益的二线化疗方案正在研究中，例如ABC-06 Ⅲ期临床试验将FOLFOX方案与最佳支持治疗进行比较(NCT01926236)。除此之外，还有很多针对二线治疗方案的Ⅱ期临床试验正在进行，吉西他滨、白蛋白结合型紫杉醇、顺铂、奥沙利铂、氟尿嘧啶(5-FU)等单药或联合用药被尝试用于BTC治疗中。至于疾病的远期预后，即使在少数可手术切除的患者中，疾病的远期预后结果依然不容乐观(5年生存率约为30%)，而晚期患者的结局则更加沮丧，中位OS只有不足1年[8]。

随着BTC全球发病率的不断增长，人类急需找到更加行之有效的治疗方法,目前普遍认为,不同于传统的解剖学分型(肝内、肝外、胆囊),依据基因组学进行的基因分型或将有助于制定更有效的个体化治疗方案。

BCT 的分子亚型

从不典型增生到癌症,胆道肿瘤的发生发展受多种因素影响,主要包括:①胆道结石继发的慢性炎症、肝吸虫病、原发性硬化性胆管炎和病毒性肝炎;②胆道发育异常和胆管囊肿;③环境或代谢性因素,如肥胖、吸烟和糖尿病[9]。这些致病因素的差异解释了癌症发病率的地理分布差异性,东南亚和部分南美洲地区的发病率最高。

起初,Miller 等人发表了一篇关于分子学的报道[10],采用基因表达和比较基因组杂交(CGH)分析评估了 34 例 BTC 手术样本,研究结果中的无监督聚类分析显示,3 种肿瘤亚型(IHCCA、EHCCA 和 GBC)没有单独聚集,这意味着亚组之间的整体基因表达模式没有区别。然而 IHCCA、EHCCA、GBC 中分别有 1633、80、790 个基因出现了特异性突变。他们还发现血管侵犯与参与电子传递和细胞代谢的基因突变有关。比较基因组杂交分析显示,各个肿瘤亚型的 1p、3p、6q、8p、9p 和 14q 染色体短臂均发生基因缺失,而 1q、3q、5p、7p、7q、8q、20q 出现基因扩增。随着肿瘤全基因组分析的发展,通过分子标记技术识别出广泛的突变、扩增、缺失,指导疾病的预后和治疗成为可能。

此外,一些研究发现了许多重要的驱动基因突变,包括表皮生长因子(EGF)通路与表皮生长因子受体(EGFR)、KRAS、BRAF 突变或过度表达、蛋白激酶、PI3K/MTOR 通路,以及 TP53 突变。另外,染色质重塑基因 BAP1(编码细胞核去泛素化酶)、ARID1A(编码染色质重塑复合物 SWI/SNF 的亚基)、PBRM1(编码 ATP 依赖染色质重塑复合物的亚基)的突变率在 10%~25%。同时,我们还发现了在异柠檬酸脱氢酶 1(IDH1)和异柠檬酸脱氢酶 2(IDH2)代谢通路的基因突变,以及 cMET、成纤维细胞生长因子 19(FGF19)、细胞周期蛋白依赖性激酶 6(CDK6)、细胞周期蛋白 D1(cyclinD1)扩增,以及细胞周期依赖性蛋白激酶抑制剂 2A、2B(CDKN2A、CDKN2B)的缺失[11,12]。

随着对 BTC 分子通路的不断认知,将其与肿瘤的解剖位置联系起来以确定全新的靶向治疗是非常重要的。如上文所说,不同位置的肿瘤基因突变存在差异[11]。Nakamura 等人[12]确定了 5 种分子标记,它们在不同的解剖部位表达不同。研究者 38.9% 的 BTC 病例中(93/239)发现了特异性的基因变异。这些特异性靶点是激酶(FGFR1、FGFR2、FGFR3、PIK3CA、ALK、EGFR、ERBB2、BRAF、AKT3)、原癌基因(IDH1、IDH2、CCND1、CCND3、MDM2)、抑癌基因(BRCA1、BRCA2)。重要的是,他们发现了 4 个基因表达的分子亚群,这些亚群与临床预后相关。

亦有报道称靶向治疗有望改善特定患者的预后[13]。一项 321 例患者的研究也证实了上述结论。在此研究中,研究者对 IHCCA 患者分别进行试验性靶向治疗和标准治疗,结果显示靶向治疗组预后优于标准治疗组(241 周对 186 周,$P=0.07$)。此外,在 FGFR 异常表达的患者中,接受对应靶向治疗的 OS 要远高于接受非靶向治疗(25 个月对 80 月,$P=0.006$)。

关键的分子通路及治疗进展

EGFR 信号转导通路

EGFR 家族包含 4 种酪氨酸激酶受体(ERBB1-4),通过配体结合、激活下游 MAPK 通路(Ras-Raf-MEK-ERK)、PI3K/AKT 通路,产生细胞增殖、生长、血管生成、侵袭等多种生理过程[14]。EGFR 通路的异常表达多见于 BTC,且预后不佳[15]。BTC 中最常见的信号通路是 EGFR(ERBB1)、HER2/neu(ERBB2)。其中,EGFR 过度表达在 IHCCA 中发生率为 11~27%,在 EHCCA 中发生率为 5%~19%[16],在 GBC 中发生率为 12%[17],然而 EGFR 突变主要发生在 GBC

（4%~18%），很少在发生在 CCA 中[12,18]。资料显示研究方法不同，EGFR 表达率亦不同（10%~38%），目前并不明确这种差异究竟是地域不同还是 BTC 类型不同导致的，目前并不明确[19,20]。

一项大型的 Ⅲ 期临床研究将吉西他滨、奥沙利铂联合厄洛替尼应用于新发的转移性 BTC 患者中，268 例患者随机接受一线化疗（吉西他滨 $1000mg/m^2$ d1、奥沙利铂 $100mg/m^2$ d2）或化疗联合厄洛替尼（100mg/天）。尽管化疗联合厄洛替尼组的客观有效率明显高于单纯化疗组（40 例对 21 例；$P=0.005$），但两组的中位 OS 相同，单纯化疗组 9.5 个月（95% CI：7.5~11.5），对化疗联合厄洛替尼组的 9.5 月（95% IC：7.6~11.4）；HR：0.93，0.69~1.25；$P=0.611$)[21]。其实证有一些失败的关于厄洛替尼、西妥昔单抗、帕尼单抗的 Ⅱ 期临床试验（表 47.1）。因此基于上述试验，我们尚不能将 EGFR 靶向治疗联合化疗作为可靠的治疗方案。然而，这些研究纳入的患者并未考虑 EGFR 的状态和突变情况。像厄洛替尼这样的单药已经展示了它的有效性，其可能是 EGFR 突变或扩增患者的新治疗线索。

HER2/neu 扩增

HER2/neu（ERBB2）是肿瘤发生的驱动基因，通过激活下游的 MAPK/ERK 通路、PI3K/AKT 通路来转导信号。其过度表达常发生在乳腺癌、非小细胞肺癌、结直肠癌等多种肿瘤中。采用美国病理学家学会/美国临床肿瘤学会（CAP/ASCO）标准，研究者记录了 187 例 GBC 患者的 HER2/neu 蛋白表达情况，免疫靶向治疗中，13% 的患者出现了 HER2/neu 过度表达阳性 3+[30]，而 HER2/neu 阳性率在 IHCCA 和 EHCCA 中仅为 0.9%[15] 和 8%[19]。目前 HER2/neu 阳性用于 BTC 患者的预后评估尚不完善，有几个关于预后更好或更差的报告相互矛盾[13]。多个 Ⅱ 期临床研究表明，单药拉帕替尼（EGFR、HER2/neu 双靶点）治疗 BTC 患者的临床有效性尚不明确[31,32]。一项正在进行的研究初步表明，帕妥珠单抗+曲妥珠单抗联合用药在治疗 HER2 扩增/过表达/突变的胆道肿瘤中发挥了治疗作用[33]。

BRAF 突变

BRAF 参与 RAS/RAF/MEK/ERK 分子信号通路，在 IHCCA 中突变率约 5%[11]。考虑到其对黑色素瘤患者的显著疗效，研究者对一名 BRAF V600 突变的 IHCCA 患者应用达拉非尼（BRAF 抑制剂）和曲美替尼（MEK1 和 MEK2 抑制剂）进行治疗，其疗效维持 PR[34]。我们的实验也得出了类似的结果（图 47.1）。目前有多个试验正在进行中[35]。

FGFR 信号通路

FGF 通路和 FGFR 基因参与多种生物学作用，

研究设计	研究分期	患者数	缓解率(%)	中位生存期(月)
吉西他滨+西妥昔单抗[22]	Ⅱ	44	20.4	13.5
GEMOX+西妥昔单抗[23]	Ⅱ	30	63	15.2
GEMCAP+西妥昔单抗[24]	Ⅱ	34	17.6	15.7
GEMOX+帕尼单抗[25]	Ⅱ	31	45	20.3
GEMOX–CAP+帕尼单抗[26]	Ⅱ	46	33	10
GEM–IRI+帕尼单抗[27]	Ⅱ	35	39	12.9
GEM–CIS–帕尼单抗对 GEM–CIS[28]	Ⅱ	93	45 对 39	12.8 对 21.4
厄洛替尼[29]	Ⅱ	42	8	7.5
GEMOX–厄洛替尼对 GEMOX[21]	Ⅲ	268	30 对 16	9.5 对 9.5

表 47.1　已完成胆道系统肿瘤靶向治疗的相关临床试验

GEMOX：吉西他滨+奥沙利铂；GEMCAP：吉西他滨+卡培他滨；CAP：卡培他滨；IRI：伊立替康；CIS：顺铂。

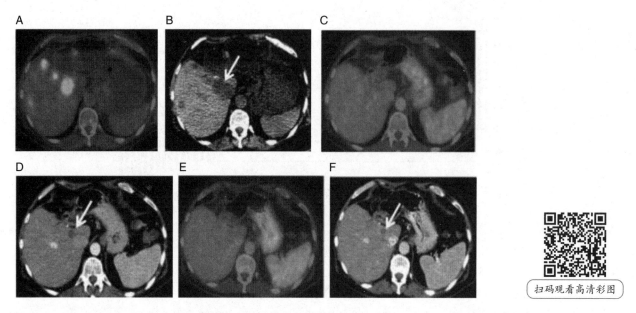

图47.1 *BRAF V600E* 突变的 IHCCA 患者对于 RAF 激酶受抑制的反应。

一例 BRAF V600E 突变的转移性 IHCCA 患者应用 RAF 激酶抑制剂。图 A(PET-CT)、图 B(平扫 CT):多发肝转移患者的 PET-CT 中,FDG 高摄取。治疗 8 周后,图 C(PET-CT)、图 D(增强 CT):FDG 摄取缺乏,肝转移灶缩小。治疗 16 周后,图 E(PET-CT)、图 F(增强 CT):FDG 摄取缺乏,肝转移灶进一步缩少。箭头所示为 3.7cm 缩小至 1.3cm。

FDG,氟代脱氧葡萄糖;IHCCA,肝内胆管癌。

如细胞分化、血管生成、组织修复、胚胎发育等等[36]。FGFR 家族由 4 种跨膜受体(FGFR1~4)、22 个 FGFR 配体,以及一个稳定和隔离 FGF 的硫酸乙酰肝素蛋白多糖(HSPG)组成[34]。FGFR 的主要下游信号通路受 Ras-Raf-MAPK、PI3K 和 AKT 调控。常见的 FGFR 的通路异常是 FGFR 基因突变、易位、扩增、过度表达和调控基因的改变,如 FGF 配体扩增。

虽然在 BTC 中很少出现 *FGFR* 基因扩增,但是 *FGF* 突变及融合在 IHCCA 中发生率很高(约为 16%),因此为靶向治疗提供了更多可能。一些临床前试验证实携带 *FGFR* 融合基因的细胞对 FGFR 抑制剂敏感[38,39]。FGF 通路拮抗剂(如小分子酪氨酸激酶抑制剂)通过作用于受体水平来抑制原癌基因[40]。作为一个预后指标现有数据显示,伴有 FGF2 GA 的 BTC 患者疾病进展更加缓慢[16]。

FGFR2 抑制剂的临床疗效尚不确切,生物标记物驱动的临床试验正在对携带 FGFR2 通路突变的患者进行研究。泛 FGFR 抑制剂 BGJ398 对 FGFR1-3 敏感,目前正在研究其对携带 FGFR 突变的晚期 CCA 患者的疗效。一项 Ⅱ 期临床研究中,纳入 61 例携带 FGFR 基因变异的患者(FGFR2 融合=48,突变=8,扩增=3)患者,客观缓解率(ORR)为 14.8%(其中 FGFR2 融合者占 18.8%),疾病控制率为 75.4%(FGFR 融合者占 83.3%),预计中位 PFS 为 5.8 个月(95% CI:4.3~7.6 个月)。图 47.2 的瀑布图展示了应用 BGJ398 后的影像学疗效评价。其最常见的不良反应是高磷血症(72.1%)、乏力(36.1%)、口腔炎(29.5%)和脱发(26.2%)[41]。此外,一名携带 *FGFR2 - KCTD1* 的难治性患者,应用 BGJ398 治疗前后对比如图 47.3 所示。目前,多个 Ⅱ 期临床研究正在对 TAS-120(NCT02052778)、帕纳替尼(NCT02272998)、INCB054828(NCT02924376)、厄达替尼(NCT 02699606)和 ARQ087(NCT01752920)进行研究。

IDH1 和 IDH2 突变

IDH 家族包括 3 种同工酶(IDH1-3),通过催化异柠檬酸氧化脱羧产生 α 酮戊二酸。IDH2 和 IDH3

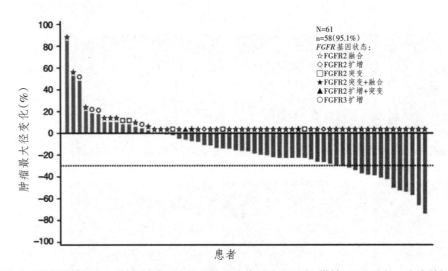

图47.2 BGJ398治疗后的影像学评价。纵轴:肿瘤最大长径较基线值的改变程度;横轴:至少进行一次疗效评估的患者。FGFR,成纤维生长因子受体;N,至少接受一次标准方案治疗的患者例数;n,至少进行一次疗效评估的患者例数。

Source:Javle M,Lowery M,Shroff RT, et al.Phase II study of BGJ398 in patients with FGFR-altered advanced cholangiocarcinoma.*J Clin Oncol.*2018;36(3):276 - 282. doi:10.1200/JCO.2017.75.5009.Reprinted with permission. Copyright© 2017 American Society of Clinical Oncology. All right reserve.

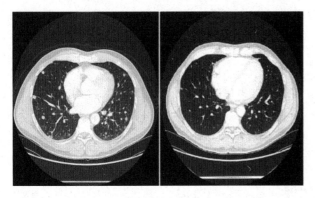

图47.3 *FGFR2-KCTD1*融合的IHCCA患者对BGJ398的治疗反应。图示为转移性IHCCA患者,CT描述了BGJ398对典型的肺转移灶患者治疗的前后比对。患者达到了为期7个月的PR。

IHCCA,肝内胆管癌。

定位于线粒体中,而IDH1定位于细胞质和过氧化物酶体中。IDH1和IDH2是同源二聚体,NADP+为其辅因子。NAD+依赖的IDH3同工酶是一种异四聚体结构,包括2个α、1个β、1个γ亚单位,在三羧酸循环中扮演重要角色,是细胞有氧呼吸的最终代谢途径。IDH-3对NAD+的利用对于生成NADH以产生机体能量具有重要意义。因此,IDH在关键代谢物交换以及线粒体和胞质中的电子穿梭中起着

关键作用[42]。

IDH突变能够与其他突变相结合,在血液肿瘤和实体瘤激活并驱动原癌基因导致肿瘤发生。高水平的2-HG累积,通过表观遗传调控,使得DNA和组蛋白去甲基化,进而抑制α酮戊二酸依赖性双加氧酶,最终导致肿瘤形成[43]。除此之外,研究发现2-HG的IDH突变可影响染色质结构进而促进肿瘤形成,且在IDH突变型肿瘤出现了CpG岛甲基化表型。此外,LuC等发现IDH突变酶的过度表达能够诱导DNA和组蛋白的高甲基化,也能够阻断细胞分化[44]。有趣的是,这能够被小分子抑制剂逆转[45]。总之,上述数据表明IDH突变相关的肿瘤可以通过表观遗传调控阻断细胞分化,进而导致肿瘤的发生发展,为肿瘤的临床评价提供了理论基础。

研究发现BTC中存在*IDH1*和*IDH2*突变。IHCCA中约20%发生IDH1突变,5%发生IDH2突变,而这些突变通常不见于EHCCA或GBC[16]。2013年,一种IDH2相关的小分子抑制剂恩西地平(AG-221)首次进入临床试验,被应用于晚期恶性骨髓瘤中。我们发现该药总体上耐受性良好,在之前的急性髓系白血病治疗失败的患者中能达到血液学缓解,ORR:

40.3%,mOS:9.3个月。艾伏尼布(AG-120)是一种IDH1突变的选择性小分子抑制剂,被应用于包括BTC的实体瘤治疗中。73例患者入选胆管癌剂量递增和扩张队列中,有效病例72个,PR:6%(n=4),SD:56%(n=40),6个月PFS:40%,8例患者接受AG-120治疗≥1年[46]。随后,ClarIDHy牵头的关于IDH1突变的晚期胆管癌患者应用AG-120对比安慰剂的多中心、随机对照、双盲的Ⅲ期临床研究正在进行[47]。目前亦有多个关于IDH抑制剂,如AG-881(NCT02481154)和IDH305(NCT02381886)的临床试验正在进行。

DNA修复突变

DNA错配修复(MMR)是生物通路的安全保障,在维持基因组稳定性方面起着关键作用。我们发现MMR表达缺失(dMMR)导致的微卫星不稳定性(MSI)是一种特殊的致癌途径。Lynch综合征的遗传学基础是MMR种系突变,最常见的突变是MMR基因(*MLH1*、*MSH2*、*MSH6*和*PMS2*)或*EPCAM*基因。MSI常发生在结直肠癌、子宫内膜癌和其他类型的肿瘤中[13]。

研究表明,不同亚型的BTC出现了不同的DNA修复突变,即突变类型随疾病的病因而改变[48]。MSI的结果也可能受研究方法的影响而不同。一项采用美国国家癌症研究所(NCI)标准的研究报道显示,纳入的37例IHCCA患者均未出现MSI-H[49]。在后续研究中,通过进一步评估,17.24%的病例显示出MLH1或MSH2缺失,MMR总缺失率为17%[51]。这种差异再次说明研究方法不同,突变率不同。研究者使用7个标准位点来观察38例EHCCA患者的MSI-H状态,记录到5例(13%)在1或2个位点上出现不稳定,均不涉及单核苷酸位点,且不满足MSI-H标准(≥40%位点不稳定)[52]。另一项研究指出,2/28(7%)的肿瘤出现MSI-H,即6个位点中40%的单核苷酸位点出现不稳定[53]。

因此,对BTC患者的dMMR缺陷进行精确统一

的评估极具挑战性,目前主要通过聚合酶链式反应(PCR)或免疫组化法(IHC)来检测。此外,样本量小、研究人群不同、标记位点不同、MSI标准不同、抗体面板不同和免疫组化解读方式不同都是不利因素。尽管如此,在目前这个二代测序(NGS)时代,可以预见的是,大规模的基因组分析将为各类胆道肿瘤的分子学改变提供一个更完整的视图。我们对321例BTC患者进行突变分析,13%的IHCCA、26%的EHCCA和6%的GBC患者出现DNA修复突变(*MSH6*、*BRCA1*、*BRCA2*、*ATM*、*MLH1*、*MSH2*基因)[13]。尽管上述研究中BTC的MSI-H和dMMR的发生率各有差异,且NGS检测的MSI-H和dMMR发生率非常低(1%~2%),但是不影响免疫检查点抑制剂被批准应用于治疗MSI-H的BTC患者。况且我们发现携带其他DNA修复突变(*BRCA1/2*、*ATM*、*ATR*、*RAD51*、*POLe*和*FANC*家族基因)的非MSI-H患者可能从针对这些途径的特定疗法中受益,包括PARP抑制剂和(或)免疫治疗。

免疫治疗

研究表明,在肿瘤发展的最初阶段,宿主免疫系统能够对其进行检测和控制。但随着时间的推移,肿瘤细胞不断进化,对宿主免疫系统产生免疫甚至能够抑制宿主的免疫反应[54,55]。然而,有一小部分免疫细胞能够识别并侵袭肿瘤,这种免疫渗透的特性可能对包括BTC的多种恶性肿瘤的治疗具有潜在价值[56]。

利用先天性免疫系统(固有免疫系统)和获得性免疫系统(适应性免疫系统)是研究包括BTC在内的实体瘤免疫治疗的基本原则之一。先天性免疫系统是由补体系统、自然杀伤(NK)细胞、粒细胞和吞噬细胞组成的非特异性免疫系统,是机体对抗病原体和恶性肿瘤的第一道防线。先天免疫细胞成分浸润实体肿瘤的比率各不相同。胆道肿瘤中有半数以下被NK细胞或肥大细胞浸润[57,58],而大多数被巨噬细胞浸润[57]。此外,先天性免疫系统对BTC浸润的临

床意义有限,肥大细胞和 NK 细胞也与预后无关[58]。然而,随着肿瘤的产生、发展、转移,巨噬细胞的密集程度会增大[57]。尽管原理尚不明确,但据推测,这是由于活化的巨噬细胞释放炎症因子和血管生成素(如肿瘤坏死因子-α、血管内皮生长因子 A 和粒细胞巨噬细胞集落刺激因子)加速了肿瘤的生长[59]。

获得性免疫是指抗原提呈细胞(APC)如树突细胞对外来物质(包括癌细胞)进行吞噬、抗原提呈并转运至淋巴结,进而诱导抗原特异性淋巴细胞增殖,分化出 CD4+ Th 细胞,活化的 CD4+细胞释放细胞因子,诱导 B 淋巴细胞分化成浆细胞释放抗体或活化 CD8+细胞毒性 T 淋巴细胞(CTL)来完成应答。当抗原被破坏后,CD4+、CD8+ T 细胞分化为记忆 T 细胞,使得免疫系统再次接触相同抗原时能够更为迅速地启动二次免疫应答。

与先天性免疫系统一样,获得性免疫细胞在肿瘤细胞中的浸润频率各不相同。尽管在 BTC 肿瘤细胞中树突状细胞确切比例尚不清楚,但大约 30%~50% 的 BTC 被 CD4+或 CD8+ T 淋巴细胞浸润[57]。此外,获得性免疫细胞浸润的 BTC 预后较好。树突状细胞、CD4+ T 细胞、CD8+ T 细胞、浆细胞的存在使胆道肿瘤得到了良好的 OS[57,60]。这一良好预后在其他实体肿瘤表现一致,为 BTC 更有效的治疗提供了强有力的临床前理论基础。

目前有以下几种方法来调节免疫系统:①肽疫苗和个体化肽疫苗;②树突状细胞疫苗;③过继性免疫治疗;④免疫刺激细胞因子;⑤检查点抑制剂。下面将讨论适合 BTC 的最有前途的技术。

肽疫苗

肽疫苗通常包含一个或多个在恶性细胞中高表达的抗原,在弗氏佐剂的乳化下增加免疫原性。免疫的主要作用是促进记忆淋巴细胞的大量生产,进而对具有特异性抗原的癌细胞进行强烈的二次免疫反应。由于 BTC 存在异质性,任何单一肽疫苗的效果都是有限的。研究发现,在胆道肿瘤中至少有两种中高表达的肿瘤相关抗原:WT1 和 MUC1[61]。

在一项针对 25 名患者的 I 期研究中,对无法切除的 BTC 和胰腺癌患者应用抗 WT1 疫苗和吉西他滨,2 个月时疾病控制率为 50%,BTC 患者中位 OS 为 288 天。虽然客观的临床疗效并不明显,但该研究证实了 WT1 疫苗联合 GEM 治疗的安全性[62]。在另一项对 9 例晚期胆管癌或胰腺腺癌患者的 I 期试验中,MUC1 疫苗单药治疗产生了稳定疾病的效果[54]。目前,一种包含蛋白 1(NUF2)、钙黏蛋白 3(CDH3)和驱动蛋白家族成员 20A 的三肽疫苗正在探索中,通过抑制细胞分裂周期来治疗晚期 BCT 患者。一项对 9 名患者的 I 期研究显示,其药物毒性最小,中位 PFS:3.4 个月,OS:9.7 个月。此外,所有患者都出现了特异性 T 细胞应答[63]。

树突状细胞疫苗

树突状细胞疫苗通过将免疫系统暴露于抗原,刺激记忆淋巴细胞形成,进而产生类似于肽疫苗的强烈二次免疫反应。然而,这些疫苗并不是简单地插入一种多肽进行加工并呈递给获得性免疫系统,而是含有已经装载了抗原的树突状细胞。虽然理论上树突状细胞疫苗能够产生更大的抗肿瘤效应,但也可能带来自身免疫的风险。

在一项 I/II 期概念验证研究中,12 例 BTC 和胰腺癌患者在佐剂环境中接受了抗 MUC1 树突状细胞疫苗,观察到中位 OS:26 月,33% 的患者生存期>50 月。这是一项有限的研究,并不是为了区分接种疫苗引起和接受手术切除引起的持续效果[64]。

这两种治疗方法在未来都有很大的潜力。然而,免疫反应的程度和抗原的分布需要进一步优化。

过继性免疫治疗

过继免疫疗法是对患者自身的肿瘤浸润淋巴细胞进行分离,在体外进行修饰、扩增后,再将这些肿瘤特异性免疫细胞重新输入体内,进而引起肿瘤特异性细胞死亡。在一项 36 例 IHCCA 患者的研究中,随机分为单纯手术组和手术联合过继免疫治疗组(肿瘤裂解液脉冲树突状细胞和活化 T 细胞转移)[65],

联合组的中位 PFS 和 OS 分别为 18.3 个月和 31.9 个月,单纯手术组为 7.7 个月和 17.4 个月。有趣的是,16 例注射部位反应最强烈的患者中位 OS 为 95.5 个月。过继免疫治疗是复杂的,在 BTC 治疗中处在新兴阶段,但潜力是无限的。在一些个案报道中也出现了类似的戏剧性结果,这些研究仍在进行中[66]。

免疫检查点抑制剂

T 细胞的活化是 T 细胞介导的肿瘤细胞死亡的重要步骤。T 细胞激活依赖于 T 细胞受体(TCR)和肽之间相互作用。在 CD8 或 CD4 T 细胞中,由 APC(例如树突状细胞)分别通过主要组织相容性复合体(MHC)I 类或 II 类分子呈现树突状细胞。然而,T 细胞的激活也需要适当的细胞因子环境和"第二信号"才能有效。在 T 细胞激活过程中,受体抑制剂(如 CTLA-4、PD-1、Lag-3、Tim-3、Tigit 和 Vista)与抗原相遇后也会抑制机体免疫的过度刺激,使其恢复到静息状态来阻止自身免疫发生。下面介绍的新型受体抑制剂能够增加免疫介导的肿瘤特异性细胞死亡。

PD-1 是免疫球蛋白超家族的成员,可在活化的 T 细胞、B 细胞和 NK 细胞上检测到。PD-1 与程序性死亡配体 1 和 2 结合,PD-L1 与 CD80 相互作用,PD-L2 与排斥性引导分子 B(RGMb)相互作用[67]。PD-L1 通过肿瘤细胞和免疫细胞表达,而 PD-L2 仅在正常组织的树突状细胞上表达。所有这些相互作用传递一个抑制信号。通过结合,PD-1 与 TCR 聚集,并通过免疫受体酪氨酸转换基序招募 SHP2(Src 同源结构域,含酪氨酸磷酸酶 2),从而诱导近端 TCR 信号分子去磷酸化并抑制 T 细胞活化[68]。

为了评估检查点抑制剂在 BTC 中的作用,研究者进行了一项帕博利珠单抗应用于晚期胆道肿瘤患者中的试验,在 KEYNOTE-028 试验中,89 例 BTC 患者筛选出 PD-L1 表达,其中 37 例(42%)为 PD-L1 阳性肿瘤。在中期分析中,ORR 为 17%(95% CI: 5%~39%)。8 名患者(34%)治疗有效或病情稳定持续 40 周以上[69]。目前,许多 BTC 患者的免疫治疗相关研究正在进行,包括纳武利尤单抗(NCT 02829918),伊匹木单抗+帕博利珠单抗(NCT 02923934),以及雷莫芦单抗+帕博利珠单抗(NCT 02443324)。此外,免疫检查点抑制剂治疗已被批准用于 MSI-H BTC 患者的治疗。

结论

BTC 是一种复杂的异质性的疾病,预后不佳。从历史上看,这些癌症一直被作为单一实体进行研究,但某些亚群的研究结果比其他亚群更好。随着新技术的不断发展,全面的基因组分析发现 BTC 含有多个不同的突变类型,比如 IHCCA 中就检测出多种突变。这些特定类型的肿瘤已经成功地通过免疫疗法和靶向疗法进行治疗。此外,生物标记物驱动疗法的出现,可能改变这类疾病的预后,尤其是在疾病早期阶段应用和(或)联合手术及放疗时。

(杨鑫 宋腾 译 刘茹雪 王华庆 校)

参考文献

1. Jemal A, Bray F, Center MM, et al. Global cancer statistics. *CA Cancer J Clin*. 2011;61(2):69–90. doi:10.3322/caac.20107
2. GBD 2013 Mortality and Causes of Death Collaborators. Global, regional, and national age-sex specific all-cause and cause-specific mortality for 240 causes of death, 1990-2013: a systematic analysis for the Global Burden of Disease Study 2013. *Lancet*. 2015;385(9963):117–171. doi:10.1016/S0140-6736(14)61682-2
3. Miller G, Jarnagin WR. Gallbladder carcinoma. *Eur J Surg Oncol*. 2008;34(3):306–312. doi:10.1016/j.ejso.2007.07.206
4. Jarnagin WR, Ruo L, Little SA, et al. Patterns of initial disease recurrence after resection of

gallbladder carcinoma and hilar cholangiocarcinoma: implications for adjuvant therapeutic strategies. *Cancer*. 2003;98(8):1689–1700. doi:10.1002/cncr.11699

5. Hezel AF, Deshpande V, Zhu AX. Genetics of biliary tract cancers and emerging targeted therapies. *J Clin Oncol*. 2010;28(21):3531–3540. doi:10.1200/jco.2009.27.4787

6. Valle J, Wasan H, Palmer DH, et al. Cisplatin plus gemcitabine versus gemcitabine for biliary tract cancer. *N Engl J Med*. 2010;362(14):1273–1281. doi:10.1056/NEJMoa0908721

7. Okusaka T, Nakachi K, Fukutomi A, et al. Gemcitabine alone or in combination with cisplatin in patients with biliary tract cancer: a comparative multicentre study in Japan. *Br J Cancer*. 2010;103(4):469–474. doi:10.1038/sj.bjc.6605779

8. Siebenhuner AR, Seifert H, Bachmann H, et al. Adjuvant treatment of resectable biliary tract cancer with cisplatin plus gemcitabine: a prospective single center phase II study. *BMC Cancer*. 2018;18(1):72. doi:10.1186/s12885-017-3967-0

9. Rustagi T, Dasanu CA. Risk factors for gallbladder cancer and cholangiocarcinoma: similarities, differences and updates. *J Gastrointest Cancer*. 2012;43(2):137–147. doi:10.1007/s12029-011-9284-y

10. Miller G, Socci ND, Dhall D, et al. Genome wide analysis and clinical correlation of chromosomal and transcriptional mutations in cancers of the biliary tract. *J Exp Clin Cancer Res*. 2009;28:62. doi:10.1186/1756-9966-28-62

11. Jain A, Javle M. Molecular profiling of biliary tract cancer: a target rich disease. *J Gastrointest Oncol*. 2016;7(5):797–803. doi:10.21037/jgo.2016.09.01

12. Nakamura H, Arai Y, Totoki Y, et al. Genomic spectra of biliary tract cancer. *Nat Genet*. 2015;47(9):1003–1010. doi:10.1038/ng.3375

13. Javle M, Bekaii-Saab T, Jain A, et al. Biliary cancer: utility of next-generation sequencing for clinical management. *Cancer*. 2016;122(24):3838–3847. doi:10.1002/cncr.30254

14. Scaltriti M, Baselga J. The epidermal growth factor receptor pathway: a model for targeted therapy. *Clin Cancer Res*. 2006;12(18):5268–5272. doi:10.1158/1078-0432.CCR-05-1554

15. Yoshikawa D, Ojima H, Iwasaki M, et al. Clinicopathological and prognostic significance of EGFR, VEGF, and HER2 expression in cholangiocarcinoma. *Br J Cancer*. 2008;98(2):418–425. doi:10.1038/sj.bjc.6604129

16. Churi CR, Shroff R, Wang Y, et al. Mutation profiling in cholangiocarcinoma: prognostic and therapeutic implications. *PLoS One*. 2014;9(12):e115383. doi:10.1371/journal.pone.0115383

17. Javle M, Rashid A, Churi C, et al. Molecular characterization of gallbladder cancer using somatic mutation profiling. *Hum Pathol*. 2014;45(4):701–708. doi:10.1016/j.humpath.2013.11.001

18. Li M, Zhang Z, Li X, et al. Whole-exome and targeted gene sequencing of gallbladder carcinoma identifies recurrent mutations in the ErbB pathway. *Nat Genet*. 2014;46(8):872–876. doi:10.1038/ng.3030

19. Javle M, Churi C, Kang HC, et al. HER2/neu-directed therapy for biliary tract cancer. *J Hematol Oncol*. 2015;8:58. doi:10.1186/s13045-015-0155-z

20. Pignochino Y, Sarotto I, Peraldo-Neia C, et al. Targeting EGFR/HER2 pathways enhances the antiproliferative effect of gemcitabine in biliary tract and gallbladder carcinomas. *BMC Cancer*. 2010;10:631. doi:10.1186/1471-2407-10-631

21. Lee J, Park SH, Chang HM, et al. Gemcitabine and oxaliplatin with or without erlotinib in advanced biliary-tract cancer: a multicentre, open-label, randomised, phase 3 study. *Lancet Oncol*. 2012;13(2):181–188. doi:10.1016/S1470-2045(11)70301-1

22. Borbath I, Ceratti A, Verslype C, et al. Combination of gemcitabine and cetuximab in patients with advanced cholangiocarcinoma: a phase II study of the Belgian Group of Digestive Oncology. *Ann Oncol*. 2013;24(11):2824–2829. doi:10.1093/annonc/mdt337

23. Gruenberger B, Schueller J, Heubrandtner U, et al. Cetuximab, gemcitabine, and oxaliplatin in patients with unresectable advanced or metastatic biliary tract cancer: a phase 2 study. *Lancet Oncol*. 2010;11(12):1142–1148. doi:10.1016/S1470-2045(10)70247-3

24. Rubovszky G, Lang I, Ganofszky E, et al. Cetuximab, gemcitabine and capecitabine in patients with inoperable biliary tract cancer: a phase 2 study. *Eur J Cancer*. 2013;49(18):3806–3812. doi:10.1016/j.ejca.2013.07.143

25. Hezel AF, Noel MS, Allen JN, et al. Phase II study of gemcitabine, oxaliplatin in combination with panitumumab in KRAS wild-type unresectable or metastatic biliary tract and gallbladder cancer. *Br J Cancer*. 2014;111(3):430–436. doi:10.1038/bjc.2014.343

26. Jensen LH, Lindebjerg J, Ploen J, et al. Phase II marker-driven trial of panitumumab and chemotherapy in KRAS wild-type biliary tract cancer. *Ann Oncol*. 2012;23(9):2341–2346. doi:10.1093/annonc/mds008

27. Sohal DP, Mykulowycz K, Uehara T, et al. A phase II trial of gemcitabine, irinotecan and pani-

tumumab in advanced cholangiocarcinoma. *Ann Oncol*. 2013;24(12):3061–3065. doi:10.1093/annonc/mdt416

28. Vogel A, Kasper S, Weichert W, et al. Panitumumab in combination with gemcitabine/cisplatin (GemCis) for patients with advanced kRAS WT biliary tract cancer: a randomized phase II trial of the Arbeitsgemeinschaft Internistische Onkologie (AIO). *J Clin Oncol*. 2015;33(15_suppl):4082–4082. doi:10.1200/jco.2015.33.15_suppl.4082

29. Philip PA, Mahoney MR, Allmer C, et al. Phase II study of erlotinib in patients with advanced biliary cancer. *J Clin Oncol*. 2006;24(19):3069–3074. doi:10.1200/JCO.2005.05.3579

30. Roa I, de Toro G, Schalper K, et al. Overexpression of the HER2/neu gene: a new therapeutic possibility for patients with advanced gallbladder cancer. *Gastrointest Cancer Res*. 2014;7(2):42–48.

31. Peck J, Wei L, Zalupski M, et al. HER2/neu may not be an interesting target in biliary cancers: results of an early phase II study with lapatinib. *Oncology*. 2012;82(3):175–179. doi:10.1159/000336488

32. Ramanathan RK, Belani CP, Singh DA, et al. A phase II study of lapatinib in patients with advanced biliary tree and hepatocellular cancer. *Cancer Chemother Pharmacol*. 2009;64(4):777–783. doi:10.1007/s00280-009-0927-7

33. Javle MM, Hainsworth JD, Swanton C, et al. Pertuzumab + trastuzumab for HER2-positive metastatic biliary cancer: preliminary data from MyPathway. *J Clin Oncol*. 2017;35(4_suppl):402–402. doi:10.1200/JCO.2017.35.4_suppl.402

34. Loaiza-Bonilla A, Clayton E, Furth E, et al. Dramatic response to dabrafenib and trametinib combination in a BRAF V600E-mutated cholangiocarcinoma: implementation of a molecular tumour board and next-generation sequencing for personalized medicine. *Ecancermedicalscience*. 2014;8:479. doi:10.3332/ecancer.2014.479

35. Goldstein D, Lemech C, Valle J. New molecular and immunotherapeutic approaches in biliary cancer. *ESMO Open*. 2017;2(Suppl 1):e000152. doi:10.1136/esmoopen-2016-000152

36. Chan E, Berlin J. Biliary tract cancers: understudied and poorly understood. *J Clin Oncol*. 2015;33(16):1845–1848. doi:10.1200/JCO.2014.59.7591

37. Beenken A, Mohammadi M. The FGF family: biology, pathophysiology and therapy. *Nat Rev Drug Discov*. 2009;8(3):235–253. doi:10.1038/nrd2792

38. Ross JS, Wang K, Gay L, et al. New routes to targeted therapy of intrahepatic cholangiocarcinomas revealed by next-generation sequencing. *Oncologist*. 2014;19(3):235–242. doi:10.1634/theoncologist.2013-0352

39. Wu YM, Su F, Kalyana-Sundaram S, et al. Identification of targetable FGFR gene fusions in diverse cancers. *Cancer Discov*. 2013;3(6):636–647. doi:10.1158/2159-8290.CD-13-0050

40. Arai Y, Totoki Y, Hosoda F, et al. Fibroblast growth factor receptor 2 tyrosine kinase fusions define a unique molecular subtype of cholangiocarcinoma. *Hepatology*. 2014;59(4):1427–1434. doi:10.1002/hep.26890

41. Javle M, Lowery M, Shroff RT, et al. Phase II study of BGJ398 in patients with FGFR-altered advanced cholangiocarcinoma. *J Clin Oncol*. 2018;36(3):276–282. doi:10.1200/JCO.2017.75.5009

42. Cohen AL, Holmen SL, Colman H. IDH1 and IDH2 mutations in gliomas. *Curr Neurol Neurosci Rep*. 2013;13(5):345. doi:10.1007/s11910-013-0345-4

43. Dang L, Yen K, Attar EC. IDH mutations in cancer and progress toward development of targeted therapeutics. *Ann Oncol*. 2016;27(4):599–608. doi:10.1093/annonc/mdw013

44. Lu C, Ward PS, Kapoor GS, et al. IDH mutation impairs histone demethylation and results in a block to cell differentiation. *Nature*. 2012;483(7390):474–478. doi:10.1038/nature10860

45. Kernytsky A, Wang F, Hansen E, et al. IDH2 mutation-induced histone and DNA hypermethylation is progressively reversed by small-molecule inhibition. *Blood*. 2015;125(2):296–303. doi:10.1182/blood-2013-10-533604

46. Lowery MA, Abou-Alfa GK, Burris HA, et al. Phase I study of AG-120, an IDH1 mutant enzyme inhibitor: results from the cholangiocarcinoma dose escalation and expansion cohorts. *J Clin Oncol*. 2017;35(15_suppl):4015–4015. doi:10.1200/JCO.2017.35.15_suppl.4015

47. Lowery MA, Abou-Alfa GK, Valle JW, et al. ClarIDHy: a phase 3, multicenter, randomized, double-blind study of AG-120 vs placebo in patients with an advanced cholangiocarcinoma with an IDH1 mutation. *J Clin Oncol*. 2017;35(15_suppl):TPS4142–TPS4142. doi:10.1200/JCO.2017.35.15_suppl.TPS4142

48. Hughes T, O'Connor T, Techasen A, et al. Opisthorchiasis and cholangiocarcinoma in Southeast Asia: an unresolved problem. *Int J Gen Med*. 2017;10:227–237. doi:10.2147/IJGM.S133292

49. Liengswangwong U, Nitta T, Kashiwagi H, et al. Infrequent microsatellite instability in liver fluke infection-associated intrahepatic cholangiocarcinomas from Thailand. *Int J Cancer*.

2003;107(3):375–380. doi:10.1002/ijc.11380

50. Boland CR, Thibodeau SN, Hamilton SR, et al. A National Cancer Institute Workshop on Microsatellite Instability for cancer detection and familial predisposition: development of international criteria for the determination of microsatellite instability in colorectal cancer. *Cancer Res*. 1998;58(22):5248–5257.

51. Liengswangwong U, Karalak A, Morishita Y, et al. Immunohistochemical expression of mismatch repair genes: a screening tool for predicting mutator phenotype in liver fluke infection-associated intrahepatic cholangiocarcinoma. *World J Gastroenterol*. 2006;12(23):3740–3745. doi:10.3748/wjg.v12.i23.3740

52. Suto T, Habano W, Sugai T, et al. Infrequent microsatellite instability in biliary tract cancer. *J Surg Oncol*. 2001;76(2):121–126. doi:10.1002/1096-9098(200102)76:2<121::aid-jso1022>3.0.co;2-7

53. Kim SG, Chan AO, Wu TT, et al. Epigenetic and genetic alterations in duodenal carcinomas are distinct from biliary and ampullary carcinomas. *Gastroenterology*. 2003;124(5):1300–1310. doi:10.1016/s0016-5085(03)00278-6

54. Gubin MM, Zhang X, Schuster H, et al. Checkpoint blockade cancer immunotherapy targets tumour-specific mutant antigens. *Nature*. 2014;515(7528):577–581. doi:10.1038/nature13988

55. Tumeh PC, Harview CL, Yearley JH, et al. PD-1 blockade induces responses by inhibiting adaptive immune resistance. *Nature*. 2014;515(7528):568–571. doi:10.1038/nature13954

56. Takahashi R, Yoshitomi M, Yutani S, et al. Current status of immunotherapy for the treatment of biliary tract cancer. *Hum Vaccin Immunother*. 2013;9(5):1069–1072. doi:10.4161/hv.23844

57. Goeppert B, Frauenschuh L, Zucknick M, et al. Prognostic impact of tumour-infiltrating immune cells on biliary tract cancer. *Br J Cancer*. 2013;109(10):2665–2674. doi:10.1038/bjc.2013.610

58. Nakakubo Y, Miyamoto M, Cho Y, et al. Clinical significance of immune cell infiltration within gallbladder cancer. *Br J Cancer*. 2003;89(9):1736–1742. doi:10.1038/sj.bjc.6601331

59. Pollard JW. Tumour-educated macrophages promote tumour progression and metastasis. *Nat Rev Cancer*. 2004;4(1):71–78. doi:10.1038/nrc1256

60. Oshikiri T, Miyamoto M, Shichinohe T, et al. Prognostic value of intratumoral CD8+ T lymphocyte in extrahepatic bile duct carcinoma as essential immune response. *J Surg Oncol*. 2003;84(4):224–228. doi:10.1002/jso.10321

61. Pauff JM, Goff LW. Current progress in immunotherapy for the treatment of biliary cancers. *J Gastrointest Cancer*. 2016;47(4):351–357. doi:10.1007/s12029-016-9867-8

62. Kaida M, Morita-Hoshi Y, Soeda A, et al. Phase 1 trial of Wilms tumor 1 (WT1) peptide vaccine and gemcitabine combination therapy in patients with advanced pancreatic or biliary tract cancer. *J Immunother*. 2011;34(1):92–99. doi:10.1097/CJI.0b013e3181fb65b9

63. Aruga A, Takeshita N, Kotera Y, et al. Phase I clinical trial of multiple-peptide vaccination for patients with advanced biliary tract cancer. *J Transl Med*. 2014;12:61. doi:10.1186/1479-5876-12-61

64. Lepisto AJ, Moser AJ, Zeh H, et al. A phase I/II study of a MUC1 peptide pulsed autologous dendritic cell vaccine as adjuvant therapy in patients with resected pancreatic and biliary tumors. *Cancer Ther*. 2008;6(B):955–964.

65. Shimizu K, Kotera Y, Aruga A, et al. Clinical utilization of postoperative dendritic cell vaccine plus activated T-cell transfer in patients with intrahepatic cholangiocarcinoma. *J Hepatobiliary Pancreat Sci*. 2012;19(2):171–178. doi:10.1007/s00534-011-0437-y

66. Marks EI, Yee NS. Immunotherapeutic approaches in biliary tract carcinoma: current status and emerging strategies. *World J Gastrointest Oncol*. 2015;7(11):338–346. doi:10.4251/wjgo.v7.i11.338

67. Xiao Y, Yu S, Zhu B, et al. RGMb is a novel binding partner for PD-L2 and its engagement with PD-L2 promotes respiratory tolerance. *J Exp Med*. 2014;211(5):943–959. doi:10.1084/jem.20130790

68. Yokosuka T, Takamatsu M, Kobayashi-Imanishi W, et al. Programmed cell death 1 forms negative costimulatory microclusters that directly inhibit T cell receptor signaling by recruiting phosphatase SHP2. *J Exp Med*. 2012;209(6):1201–1217. doi:10.1084/jem.20112741

69. Bang YJ, Doi T, Braud FD, et al. 525 Safety and efficacy of pembrolizumab (MK-3475) in patients (pts) with advanced biliary tract cancer: interim results of KEYNOTE-028. *Eur J Cancer*. 2015;51:S112. doi:10.1016/S0959-8049(16)30326-4

第 48 章

神经内分泌肿瘤

Jonathan Strosberg

引言

胃肠胰神经内分泌肿瘤(GEP-NET)包括胃肠道神经内分泌肿瘤(又称类癌)和胰腺神经内分泌肿瘤。它们的特点是能够合成、分泌各种激素和其他血管活性物质。近年来,由于影像和内窥镜检查的增加,GEP-NET的诊断率显著增加[1]。传统的GEP-NET分类方法是基于胚胎起源来区分的,主要分为前肠(胃十二指肠和胰腺)、中肠(空肠、回肠和盲肠)和后肠(远端结肠和直肠)肿瘤[2]。一般来说,中肠神经内分泌肿瘤(NET)与典型的类癌综合征(皮肤潮红和腹泻)有关,而后肠肿瘤往往激素分泌不活跃。

肿瘤分级和分化程度是肿瘤的重要预后因素。肿瘤分化程度指肿瘤和对应正常组织形态学上的相似度。而肿瘤分级是由细胞增殖标志物(Ki-67指数、核分裂象)量化的分级系统:低级别肿瘤为0-1/10HPF(即每10个高倍镜视野下观察到0-1个核分裂象)或Ki-67指数0~2%;中级别肿瘤为2-20/10HPF或Ki-67指数3%~20%;高级别肿瘤为>20/10HPF或Ki-67>20%[3]。几乎所有低分化肿瘤都是高级别的,表现为Ki-67>50%。但某些高级别肿瘤特别是胰腺神经内分泌肿瘤分化相对更好,其Ki-67多介于20%~50%之间[4]。需要注意的是同一病人体内的不同肿瘤的增殖活性可能存在显著的异质性,其病理分级会随病程而改变。

小肠(中肠)神经内分泌肿瘤

小肠NET大多起源于远端回肠[6],大约25%的患者为多灶性肿瘤。虽然生长缓慢,但中肠NET具有较高的恶性潜能,无论肿瘤大小,几乎所有病例都可观察到淋巴结转移或远端转移。肠系膜根部转移比较常见,可引起促结缔组织增生性纤维化,导致肠梗阻或缺血[7]。

大多数晚期中肠NET会产生5-羟色胺和其他激素类物质,从而导致类癌综合症的发生[8]。腹泻是由5-羟色胺直接引起的,而皮肤潮红是由前列腺素和速激肽和其他血管活性物质引起的[9-11]。类癌心脏病(CHD)通常发生在循环中5-羟色胺水平较高的患者,这会导致右侧心脏瓣膜肥大,导致三尖瓣反流和肺动脉瓣狭窄[12]。

几乎所有的中肠NET分化良好,增殖活性低。尽管中肠NET有很高的转移倾向,但即使是在Ⅳ期的患者中,中肠NET也具有相对良好的长期预后。在大型机构数据库中,转移性肿瘤患者的5年生存率超过70%[13]。

胃神经内分泌肿瘤

三种胃NET各有其独特的病理生理机制和不同的治疗方法。

1型胃NET是最常见的亚型,多见于慢性萎缩性胃炎患者[14-16]。在这种情况下,慢性胃酸缺乏导致胃窦G细胞分泌过量的血清胃泌素。高胃泌素血症刺激胃神经内分泌细胞增生发展为多灶性NET。这些肿瘤通常表现为良性,不适合积极治疗。大多数指南建议每6~12个月进行一次内镜监测,同时行肿瘤圈套息肉切除术[17,18]。诊断检查从血清胃泌素升高开始,其他支持诊断的征象包括胃组织活检显示萎缩性胃炎的证据,以及胃液pH值升高。

2型胃NET由潜在胃泌素瘤背景下的高胃泌素血症引起[19]。就像1型一样,肿瘤往往是多灶性的,并且相对不具侵袭性。通常有胃泌素瘤的临床或放射学证据,血清胃泌素水平升高。值得注意的是,质子泵抑制剂(PPI)会导致胃泌素升高,因此准确的胃泌素测量需要停止PPI治疗。

3型胃NET是散发性的,与胃泌素水平升高无关。此型比1型或2型肿瘤更具侵袭性。大多数情况下推荐手术治疗(通常是根治性胃切除术)。然而,有时较小的、表浅的病灶可以通过楔形手术甚至内窥镜切除来处理[20]。

阑尾神经内分泌肿瘤

大约300例阑尾切除标本中可发现1例阑尾NET,大多数情况是偶然发现[21,22]。肿瘤大小是影响转移最重要的预后因素。在一项研究中,127例肿瘤直径小于2 cm的患者未观察到转移[21]。因此,对于肿瘤直径小于2cm的患者,简单的阑尾切除术是比较适宜的治疗方法,而对于较大的肿瘤,则建议完全切除右半结肠。近年来,有报道称直径为1~2cm的肿瘤患者可发生局部或远处转移[23]。这种大小范围内的肿瘤的不良预后特征,包括肿瘤位于阑尾底部(而不是末端)、淋巴血管侵犯或广泛侵犯阑尾系膜[24]。

结直肠神经内分泌肿瘤

大多数直肠NET是在内窥镜检查时偶然发现的,而且往往很小且位于黏膜下[25]。它们很少与激素综合征相关。低级别、肿瘤直径<1cm的直肠NETs很少发生转移,通常可经内窥镜或经肛门切

除,而肿瘤直径>2 cm者多为恶性肿瘤[26,27]。中等大小肿瘤的转移潜能与浸润深度有关。

位于盲肠远端的结肠NET往往具有侵袭性,且分化较差[28]。一旦转移,结直肠NET比中肠NET更具有侵袭性[29]。

胰腺神经内分泌肿瘤

胰腺NET是一种异质性肿瘤,可分泌多种肽类激素,包括胰岛素、胃泌素、胰高血糖素和血管活性肠肽(VIP),超过75%的肿瘤表现为激素功能不全[30,31]。胰岛素瘤是功能性胰腺NET最常见的亚型,发病率约为0.5/100 000[32]。绝大多数胰岛素瘤的直径小于2cm,尽管手术后可能会复发,但仍被认为是相对良性的[33]。患者通常出现低血糖症状,包括神志不清、头晕、复视和出汗,通过进食或给予葡萄糖治疗可缓解[33]。

促胃泌素瘤起源于胰腺或十二指肠[34-36]。Zollinger-Ellison综合征(ZES)是由于胃泌素分泌引起的以消化性溃疡、胃灼热和腹泻为特征[37]。胃泌素可刺激产生过量的胃酸,腹泻可能是由过量的胃酸进入小肠而引起的[38],较高剂量的PPI可以有效缓解ZES症状[39]。舒血管肠肽瘤分泌血管活性肠肽,刺激肠道分泌,抑制电解质和水的吸收。此综合征的特点是大量水样腹泻和电解质异常,包括低钾血症[40-42]。胰高血糖素瘤会导致高血糖、体重减轻、静脉血栓和一种被称为坏死松解性迁移性红斑(NME)[43,44]的罕见的皮疹。

分泌激素的肿瘤可通过激素综合征来进行诊断,而非功能性肿瘤则是由肿瘤生长相关的症状或偶然事件被诊断出来的。

肿瘤生物学及遗传学综合征

一些遗传综合征的发生与GEP-NET相关,尤其是胰腺起源的GEP-NET。1型多发性内分泌瘤(MEN1)是一种常染色体显性遗传综合征,由染色体11q13染色体突变引起,以垂体前叶、甲状旁腺和

胰腺的神经内分泌肿瘤为特征[45]。*MEN1*编码me-nin蛋白,这是一种核蛋白,通过染色质重塑来调节基因转录[46]。MEN1的胰NET类型呈典型的多灶性。因此,通常只推荐对有症状或直径大于2cm的肿瘤进行手术切除。

Von Hippel-Lindau综合征(VHL)是由位于染色体3p25上的*VHL*基因突变引起的一种常染色体显性遗传性综合征[49]。VHL综合征与几种不同的肿瘤有关,包括肾细胞癌、血管母细胞瘤、嗜铬细胞瘤和胰腺NET,仅有10%的病例发生于胰腺NET[50]。

大多数散发的、分化良好的NET体细胞突变率较低。在散发的胰腺NET中发现了几个反复出现的体细胞突变,包括*MEN1*基因突变、*DAXX*突变、*ATRX*(编码染色质重塑复合体亚基的基因)突变,以及mTOR通路基因突变[51,52]。人们对中肠NET的遗传背景知之甚少,突变也非常罕见[53]。NET发病的重要原因是表观遗传学的改变[54]。

诊断方法

神经内分泌标记物突触素和嗜铬粒蛋白A(CgA)的免疫组化染色有助于NET的病理诊断。高分化的GEP-NET倾向于同时表达突触素和CgA,而低分化的肿瘤通常保持突触素的表达,同时丢失CgA的表达。通过有丝分裂比率和Ki-67指数测量肿瘤增殖是病理学检查的一个重要组成部分,应该在肿瘤最活跃的有丝分裂活跃区域进行测量[55]。出现慢性腹泻和(或)皮肤潮红的患者应该接受5-羟吲哚乙酸(5-HIAA)的检测,5-HIAA是5-羟色胺的代谢物[56]。出现其他疑似激素综合征的患者应接受相应激素水平的检测。如果升高,这些激素水平可以随着时间的推移而被跟踪,并用来帮助确定进展或反应。嗜铬粒蛋白A(CgA)是一种非激素循环的肿瘤标志物,在NET中有一定的实用价值。使用PPI时CgA的假性升高是很常见的。假阳性检测的其他原因包括肾功能不全和炎症性肠病。其他肿瘤标志物包括神经元特异性烯醇化酶(NSE)、胰多肽和胰抑素。然而,它们在患者常规评估中的作用仍然存在争议[57]。在Ⅲ期研究中,CgA和NSE升高对无进展生存期(PFS)和总生存期有预测意义,两种血清生物标记物的降低对放射学反应有预测作用[58]。目前,还没有充分的数据可以选择一种特定的肿瘤标志物作为金标准。

影像学诊断

GEP-NET的放射学评估依赖于CT和MRI扫描的横断面成像,以及主要基于生长抑素受体(SSTR)表达的功能成像研究。为了对肝转移进行最佳评估,指南推荐进行三期CT扫描,包括平扫序列、动脉期序列(大约在对比剂注射后20秒)和门静脉期序列(大约在对比剂注射后70秒)[59]。多期CT扫描对小胰腺肿瘤的识别也具有一定作用[60]。肠系膜肿块周围伴有促结缔组织增生性纤维瘤是小肠原发性病变的典型表现。

MRI扫描特别是使用加多西汀对比剂,对检测小的肝转移有更高的灵敏度[61,62]。

大多数分化良好的NET表达高水平的SSTR。以往使用铟-111(^{111}In)生长抑素受体闪烁成像(SRS)进行SSTR成像。近年来,镓-68(^{68}Ga)-Dotatate PET/CT已经成为SSTR成像的首选方式,因为它大大提高了灵敏度,减少了辐射暴露,并能为患者提供更多便利(一次扫描而不是多次扫描)。在一项对已知或怀疑患有NET患者的研究中,^{68}Ga-Dotatate PET/CT发现了95%的病变,而横断面成像和SRS的检出率分别为45%和31%[63]。^{68}Ga-Dotatate PET/CT显像可用于全身基线分期、小淋巴结或骨转移灶的检测、原发灶(隐匿性原发灶)的确定和SSTR表达的定性。SSTR的高水平表达可预测肽受体放射性核素治疗(PRRT)有效[64]。

局限性肿瘤的治疗

外科治疗通常用于局限性肿瘤患者。然而,也有例外。对于小的(肿瘤直径<2cm)、低级别、偶然

发现的胰腺NET治疗方法是有争议的：一些人主张根据可能的恶性行为风险对所有适合外科手术的患者进行手术治疗，而另一些人则主张监测，因为随着时间的推移，肿瘤进展的可能性很小，而"观察和等待"方法的结果很好[65]。胰腺NET>2cm或中高级别者，几乎所有病例均应行手术切除治疗。

几乎所有的中肠NET都会表现出恶化，尽管它们的生长速度相对较慢，仍需要手术切除并切除相关的肠系膜[24]。鉴于多灶性肿瘤的高发病率（约占病例的25%），应该对整个肠道进行触诊，以排除其他原发肿瘤。

阑尾NET在生物学特性上是独一无二的。它们几乎总是在阑尾切除术中因为无关的原因被偶然发现，通常位于阑尾的顶端。150例阑尾NET的长期随访分析显示，当肿瘤直径<2cm时不易复发。因此，传统上只推荐对>2cm的肿瘤行右半结肠全切除术[21]。近几年来，有几例病例报道了肿瘤直径为1~2cm的肿瘤存在淋巴结受累。基于这一数据，一些肿瘤直径为1~2cm同时伴有其他高危特征，如位于阑尾底部或广泛侵犯阑尾系膜的患者可以建议行右半结肠切除术[23]。<1cm的低级别肿瘤在单纯阑尾切除术后几乎不会复发。

大多数直肠NET是偶然发现的小的黏膜下肿瘤。小于1cm的T1期直肠NET常采用内镜切除（29例）。在一些研究中，内镜或经肛门切除T1期肿瘤的病例均未出现复发[66,67]。

更大或更具侵袭性的直肠NET，特别是大于2cm的直肠NET，通常要接受正规手术，如低位前切除术（LAR）和淋巴结采样[29,68,69]。

胃NET治疗方案相对复杂。1型胃NET一般来说恶性潜能较低，通常采用内镜监测而非手术治疗。对于肿瘤增大或增殖相对较快的多灶性肿瘤患者，可以考虑行胃窦切除以去除胃泌素刺激。3型散发型胃NET通常采用胃部分切除和区域淋巴结清扫治疗，但对于某些小的、低级别的T1期肿瘤，也可以考虑内镜下切除[20]。

系统性治疗

生长抑素类似物（SSA）

人生长抑素类似物首先被发现可以缓解与NET相关的激素症状。奥曲肽和兰瑞肽都是人工合成的八肽，具有相似的SSTR亲和力，能与SSTR2亚型密切结合[70]。奥曲肽的首次临床试验对25例类癌综合征患者进行了评估，结果显示70%以上的患者在皮肤潮红和腹泻方面有明显改善[71]。随后的研究表明，与胰腺NET相关的激素综合征的发生率很高，特别是VIP瘤和胰高血糖素瘤[72]。

奥曲肽和兰瑞肽的长效制剂现已面市，可以每4周使用一次[73]。两种药物的耐受性均良好，副作用较轻，主要包括腹胀和脂肪泻，以及长期用药导致的胆石症。以标准剂量或频率给予SSA有时可以缓解未得到理想控制的激素相关症状，这些症状是需要次优控制的[74]。

在过去的十年中，两个Ⅲ期试验表明，尽管客观缓解率（ORR）较低（约1%），SSA仍能显著抑制NET的进展。第一个证明这种抗增殖作用的试验是PROMID研究，该研究将转移性中肠NET患者随机分为两组，每4周给予长效奥曲肽30mg治疗，对照组为安慰剂[75]。肿瘤进展时间从安慰剂组的6个月增加到长效奥曲肽组的14.3个月（P=0.000 072）。随后，CLARINET研究对比了每4周一次的兰瑞肽120mg和安慰剂在SSTR阳性的非功能性肠胰岛NET的患者中的作用[76]。这项研究达到了它的主要终点，PFS提高了53%（PFS；P=0.0 002）。基于这些研究，SSA通常被用作控制激素综合征和肿瘤生长的一线药物。一般认为奥曲肽和兰瑞肽两种药物治疗效果相当[18]。

依维莫司

在NET中mTOR通路在NET中经常上调，在大约15%的胰腺NET中观察到mTOR通路基因的突变[52,77]。口服mTOR抑制剂依维莫司已经在三个Ⅲ期研究中进行了评估,这些研究调查了不同的NET人群。在RADIANT 2研究中,429名有激素功能的NET(主要是中肠)的患者被随机分成两组,分别接受依维莫司10mg联合奥曲肽和安慰剂联合奥曲肽治疗,在肿瘤进展时安慰剂组允许交叉到依维莫司组[78]。中位PFS从安慰剂组的11.3个月延长至依维莫司组的16.4个月(HR:0.77,P=0.026)。这一结果没有达到预设的P值<0.246。没有证据表明依维莫司组可以提高总生存期[79]。

RADIANT 3试验随机将410名低级别和中级别胰腺NET患者分成两组,分别使用依维莫司10mg和安慰剂进行治疗[80]。这项研究显示,PFS在临床和统计学上均有显著改善,中位PFS从安慰剂组的4.6个月增加到依维莫司组的11个月(HR:0.35,P<0.001),总生存率(OS)也有改善的趋势[81]。

RADIANT 4研究纳入了302例胃肠道和肺脏的非功能性NET患者,比较依维莫司和安慰剂的疗效[82]。在本研究中,禁止同时应用奥曲肽。中位PFS从安慰剂组的3.9个月增加到依维莫司组的11.0个月(HR:0.48,P<0.000 001),初步分析显示OS有明显改善的趋势。

值得注意的是,在RADIANT 2研究中依维莫司组生存获益最小,该研究主要招募了生长缓慢的中肠NET患者。可以推断,缓慢进展的中肠NET的患者应用依维莫司有可能获益不大。一般来说,无论激素水平如何,临床上有明显疾病进展的患者可考虑应用依维莫司。

依维莫司的副作用包括皮疹、肺炎、腹泻、高血糖、口疮、血细胞减少和非典型感染。虽然许多毒性作用都很轻微,但慢性副作用可能会对患者的生活质量产生不利影响。客观反应率基本低于10%。

舒尼替尼

NET血管活性很高,循环中血管内皮生长因子(VEGF)水平升高与肿瘤进展相关[83]。酸氨酸激酶抑制剂(TK1)舒尼替尼靶向VEGF 1、2和3。基于Ⅱ期研究[84]在胰腺NET中取得相对令人振奋的结果,Ⅲ期试验将低级别和中级别胰腺NET的患者随机分配到每日服用舒尼替尼37.5mg/天组与安慰剂对照组。研究表明,安慰剂组的中位PFS从5.5个月提高到舒尼替尼组的11.1个月,具有显著的统计学差异(HR:0.42;P<0.001)[85]。与舒尼替尼相关的客观有效率为9%。舒尼替尼的副作用包括恶心、腹泻、乏力、血细胞减少、手足综合征和高血压。目前,还没有Ⅲ期研究证实血管内皮生长因子抑制药物对非胰腺NET具有疗效。

化疗

细胞毒性药物是治疗低分化神经内分泌癌患者治疗的基石。这种侵袭性的恶性肿瘤通常用铂类和依托泊苷为主的方案治疗,如用于小细胞肺癌。几项评估顺铂和依托泊苷治疗低分化胃肠道神经内分泌癌的研究显示,客观有效率在42%~67%[86,87]。一项在该人群中进行的大规模回顾性研究表明,卡铂与顺铂的疗效相当,但毒性更低[88]。尽管该方案早期有一定疗效,但复发通常发生在治疗后约8个月内,中位数OS仍低于2年。已知的有效二线疗法很少,小型研究表明5-氟尿嘧啶(5-FU)方案(如FOLFIRI或FOLFIRINOX)有一定的疗效[89,90]。

在分化良好的NET中,胰腺NET似乎对替莫唑胺或链脲霉素为主的方案特别敏感,通常与氟尿嘧啶类药物(如5-FU或卡培他滨)联合使用。一项回顾性研究报告了84例胰腺NET中链脲酶素、5-氟尿嘧啶和阿霉素联合应用的有效率为39%[91]。

最近,基于替莫唑胺的研究显示,胰腺NET患者的客观有效率为33%~70%[92-96]。替莫唑胺和卡培他滨联合治疗的有效率最高。一项比较替莫唑胺单药与卡培他滨联合替莫唑胺治疗的随机Ⅱ期试验目前已经完成。

非胰腺NET的化疗敏感性普遍较低[92,93,97]。然而,化疗的敏感性可能存在一定的异质性,中肠

NET的有效率最低。肺NET可能有较高的有效率，但试验数据有限[98]。目前尚不清楚其他临床和生物学因素，如肿瘤分级或DNA修复酶甲基鸟嘌呤甲基转移酶（MGMT）的表达是否可以预测疗效[96,99,100]。

放射性标记的SSA

大多数分化良好的NET表达高水平的生长抑素受体，因此可以用放射性标记的SSA进行靶向治疗，这种治疗形式也被称为肽受体介导的放射性核素治疗（PRRT）。放射性标记的SSA由放射性核素、SSA和结合它们的螯合剂组成。

大多数放射性标记SSA的临床试验采用了Y-90（^{90}Y），一种具有长粒子射程的发射β粒射线的同位素；或者Lu-177（^{177}Lu），一种具有中等粒子射程发射β和γ粒子的同位素。^{90}Y-PRRT研究中，客观有效率有很大差异，可能是由患者群体和有效标准的异质性引起的[101]。与^{90}Y相关的毒性包括肾功能不全，即使在接受预防性氨基酸输注的患者中也可能发生，因为预防性输液氨基酸可以减少肾小球对放射性标记多肽的摄取[102]。^{177}Lu-PRRT治疗具有相似或更高的客观有效率，并且肾毒性的风险大大降低。在一个大型的前瞻性机构数据库中，客观有效率从小肠NET的31%到胰腺NET的55%不等，其中结直肠和胃十二指肠NET的客观有效率处于中等水平[103]。临床上肾毒性发生率仅为0.3%。

所有形式的PRRT都会发生骨髓毒性。3级或4级中性粒细胞减少和血小板减少的发生率约为2~5%。淋巴细胞减少更常见，但没有临床意义。长期的骨髓毒性，如骨髓增生异常综合征（MDS）或急性白血病大约在2%~3%的病例中发生，是与这种疗法相关的最显著的毒性[103,104]。

NETER-1试验是第一个评估放射性标记SSA的随机、前瞻性Ⅲ期研究。229例生长抑素受体阳性的中肠NET患者，采用标准剂量奥曲肽治疗后，随机分为两组，实验组每8周应用^{177}Lu联合每4周一次奥曲肽30mg治疗，对照组应用大剂量奥曲肽（60mg/4周）治疗[105]。结果表明，使用^{177}Lu后，PFS改善了79%（$P<0.00\ 001$）。对照组中位PFS为8个月，实验组中位PF为达到。该试验提示总生存期有显著提升，HR为0.4（$P=0.004$）。研究的实验组的客观有效率为18%，对照组为3%。在接受^{177}Lu治疗的患者中，3级或4级中性粒细胞减少和血小板减少的发生率分别为1%和2%。NETTER-1研究的结果与单臂研究的数据相结合，使得^{177}Lu被批准用于治疗有SSTR表达成像证据的晚期GEP-NET。患者必须同时接受氨基酸输注治疗，以降低肾毒性的风险：只含有精氨酸-赖氨酸的溶液比含有20个氨基酸的复合氨基酸溶液更容易耐受，后者大约含有20个氨基酸。

^{177}Lu的标准疗程为每8周一次，共4个周期。有证据表明，患者获益后出现病情进展可再次接受治疗，最多可接受约8个周期的治疗[106]。

特罗司他

特罗司他是色氨酸羟化酶的口服抑制剂，色氨酸羟化酶是一种参与色氨酸转化为5-羟色胺的酶。通过降低循环中的5-羟色胺水平，特罗司他已被证明可以减少与类癌综合征相关腹泻的发生。TELE-STAR研究在有类癌综合征病史且接受SSA治疗后仍每天至少排便4次的患者中，将两种剂量的特罗司他（250mg和500mg，每天3次）与安慰剂进行了比较[107]。在试验期间，SSA治疗继续联合特罗司他使用。主要终点是每日排便次数减少，以12周数据的平均值为准。250mg剂量组和500mg剂量组每天的排便减少次数分别为0.81次和0.69次（$P<.01$）。接受250 mg治疗剂量的患者中，78%的患者尿中5-HIAA水平明显降低（>30%），接受500mg治疗剂量的患者中，87%的患者尿中5-HIAA水平明显降低（>30%）。特罗司他的安全性良好。

根据TELESTAR试验，特罗司他被批准用于治疗与类癌综合征相关的顽固性腹泻，剂量为250mg，每日3次。在评估特罗司他的候选药物时，要注意

NET患者的腹泻可能是多因素的,可能的致病因素包括胆汁吸收不良、短肠综合征和SSA引起的胰腺外分泌功能不足。理想情况下,应根据潜在的病理生理学指定治疗方案。

没有明确的证据表明特罗司他可以治疗皮肤潮红,这种潮红被认为是由5-羟色胺以外的血管活性物质引起的。从理论上讲,特罗司他应该可以抑制冠心病的发展或恶化。然而,目前还没有令人信服的临床数据证明这一效果。

肝脏局部治疗

因为肝脏是GEP-NET中转移的主要部位,所以肝脏局部治疗通常用于缩小肿瘤体积、控制生长和缓解症状。治疗方案包括对可切除疾病患者进行肝脏分切除术,对不能切除肿瘤患者进行肝栓塞治疗,以及对经过筛选病受局限于肝脏的不可切除肿瘤患者进行肝移植。几乎所有关于肝局部治疗的研究都是回顾性的,没有随机试验的数据来证实疗效。

如果至少90%的肿瘤可以切除,通常推荐进行肿瘤细胞减灭手术[108,109]。经皮消融手术也是可选择的[110,111]。尽管目前还不确定患者的选择与手术干预在多大程度上相关,与其他治疗方法相比手术治疗的长期生存时间更长。

肝动脉栓塞术在NET中也是有效的,部分原因是NET肿瘤血管丰富。栓塞通常用于临床上或放射上晚期且不能切除的肝转移瘤患者。治疗整个肝脏通常需要两到三次肝叶栓塞[112,113]。栓塞后综合征包括腹痛、恶心、发热和疲劳。栓塞术通常只使用闭塞颗粒(普通栓塞)或联合化疗(化疗栓塞),没有明确的证据表明哪一种治疗方式更优。大多数机构报告的ORR平均约为50%,症状缓解率约为75%[111]。一项比较普通栓塞、化疗栓塞和药物洗脱微珠的三臂随机临床试验目前正在招募患者。

放射栓塞术是一种较新的肝脏导向治疗方法,可将^{90}Y粒子嵌入玻璃微球或树脂微球,再经动脉给药。疾病缓解率似乎与普通栓塞或化疗栓塞相当[114,115]。虽然短期毒性作用较低,但长期的肝功能不全被认为是放射性栓塞术的并发症[116]。

肝移植仅仅应用在经过严格筛选的,病灶局限于肝脏的患者。研究表明,肿瘤负担和分级低的患者复发率最低[117,118]。在一项非随机研究中,将符合严格移植标准并随后接受肝移植的患者与那些接受筛查但选择放弃移植的患者进行了比较,移植组的生存结果得到了显著改善[119]。

总结

在过去的十年中,晚期NET患者的治疗方法有了显著的进展。多项3期临床试验已经达到了主要终点,这些肿瘤和症状控制的新疗法因此获得批准。下一个十年的挑战将是学习如何对这些治疗进行适当的排序,在合适的时间为合适的患者选择最佳的治疗方法。

(孟宪洋 译 宋腾 邱鸣寒 刘茹雪 校)

参考文献

1. Dasari A, Shen C, Halperin D, et al. Trends in the incidence, prevalence, and survival outcomes in patients with neuroendocrine tumors in the United States. *JAMA Oncol.* 2017;3:1335–1342. doi:10.1001/jamaoncol.2017.0589
2. Williams ED, Sandler M. The classification of carcinoid tum ours. *Lancet.* 1963;1:238–239. doi:10.1016/S0140-6736(63)90951-6
3. Klimstra DS, Modlin IR, Coppola D, et al. The pathologic classification of neuroendocrine tumors: a review of nomenclature, grading, and staging systems. *Pancreas.* 2010;39:707–712. doi:10.1097/MPA.0b013e3181ec124e
4. Velayoudom-Cephise FL, Duvillard P, Foucan L, et al. Are G3 ENETS neuroendocrine neoplasms

heterogeneous? *Endocr Relat Cancer.* 2013;20:649–657. doi:10.1530/ERC-13-0027

5. Yang Z, Tang LH, Klimstra DS. Effect of tumor heterogeneity on the assessment of Ki67 labeling index in well-differentiated neuroendocrine tumors metastatic to the liver: implications for prognostic stratification. *Am J Surg Pathol.* 2011;35:853–860. doi:10.1097/PAS.0b013e31821a0696

6. Moertel CG. Karnofsky memorial lecture. An odyssey in the land of small tumors. *J Clin Oncol.* 1987;5:1502–1522. doi:10.1200/JCO.1987.5.10.1502

7. Eckhauser FE, Argenta LC, Strodel WE, et al. Mesenteric angiopathy, intestinal gangrene, and midgut carcinoids. *Surgery.* 1981;90:720–728.

8. Thorson A, Biorck G, Bjorkman G, et al. Malignant carcinoid of the small intestine with metastases to the liver, valvular disease of the right side of the heart (pulmonary stenosis and tricuspid regurgitation without septal defects), peripheral vasomotor symptoms, bronchoconstriction, and an unusual type of cyanosis; a clinical and pathologic syndrome. *Am Heart J.* 1954;47:795–817. doi:10.1016/0002-8703(54)90152-0

9. Cunningham JL, Janson ET, Agarwal S, et al. Tachykinins in endocrine tumors and the carcinoid syndrome. *Eur J Endocrinol.* 2008;159:275–282. doi:10.1530/EJE-08-0196

10. Smith AG, Greaves MW. Blood prostaglandin activity associated with noradrenaline-provoked flush in the carcinoid syndrome. *Br J Dermatol.* 1974;90:547–551. doi:10.1111/j.1365-2133.1974.tb06451.x

11. Matuchansky C, Launay JM. Serotonin, catecholamines, and spontaneous midgut carcinoid flush: plasma studies from flushing and nonflushing sites. *Gastroenterology.* 1995;108:743–751. doi:10.1016/0016-5085(95)90447-6

12. Pellikka PA, Tajik AJ, Khandheria BK, et al. Carcinoid heart disease. Clinical and echocardiographic spectrum in 74 patients. *Circulation.* 1993;87:1188–1196. doi:10.1161/01.CIR.87.4.1188

13. Strosberg JR, Weber JM, Feldman M, et al. Prognostic validity of the American Joint Committee on Cancer staging classification for midgut neuroendocrine tumors. *J Clin Oncol.* 2013;31:420–425. doi:10.1200/JCO.2012.44.5924

14. Modlin IM, Gilligan CJ, Lawton GP, et al. Gastric carcinoids. The Yale Experience. *Arch Surg.* 1995;130:250–255; discussion 255–256. doi:10.1001/archsurg.1995.01430030020003

15. Thomas RM, Baybick JH, Elsayed AM, et al. Gastric carcinoids. An immunohistochemical and clinicopathologic study of 104 patients. *Cancer.* 1994;73:2053–2058. doi:10.1002/1097-0142(19940415)73:8<2053::AID-CNCR2820730807>3.0.CO;2-0

16. Moses RE, Frank BB, Leavitt M, et al. The syndrome of type A chronic atrophic gastritis, pernicious anemia, and multiple gastric carcinoids. *J Clin Gastroenterol.* 1986;8:61–65. doi:10.1097/00004836-198602000-00013

17. Ahlman H, Kolby L, Lundell L, et al. Clinical management of gastric carcinoid tumors. *Digestion.* 1994;55 Suppl 3:77–85. doi:10.1159/000201206

18. Kulke MH, Shah MH, Benson AB 3rd, et al. Neuroendocrine tumors, version 1.2015. *J Natl Compr Canc Netw.* 2015;13:78–108. doi:10.6004/jnccn.2015.0011

19. Delle Fave G, Capurso G, Milione M, et al. Endocrine tumours of the stomach. *Best Pract Res Clin Gastroenterol.* 2005;19:659–673. doi:10.1016/j.bpg.2005.05.002

20. Saund MS, Al Natour RH, Sharma AM, et al. Tumor size and depth predict rate of lymph node metastasis and utilization of lymph node sampling in surgically managed gastric carcinoids. *Ann Surg Oncol.* 2011;18:2826–2832. doi:10.1245/s10434-011-1652-0

21. Moertel CG, Weiland LH, Nagorney DM, et al. Carcinoid tumor of the appendix: treatment and prognosis. *N Engl J Med.* 1987;317:1699–1701. doi:10.1056/NEJM198712313172704

22. Shaw PA. Carcinoid tumours of the appendix are different. *J Pathol.* 1990;162:189–190. doi:10.1002/path.1711620303

23. Grozinsky-Glasberg S, Alexandraki KI, Barak D, et al. Current size criteria for the management of neuroendocrine tumors of the appendix: are they valid? Clinical experience and review of the literature. *Neuroendocrinology.* 2013;98:31–37. doi:10.1159/000343801

24. Pape UF, Perren A, Niederle B, et al. ENETS Consensus Guidelines for the management of patients with neuroendocrine neoplasms from the jejuno-ileum and the appendix including goblet cell carcinomas. *Neuroendocrinology.* 2012;95:135–156. doi:10.1159/000335629

25. Jetmore AB, Ray JE, Gathright JB Jr, et al. Rectal carcinoids: the most frequent carcinoid tumor. *Dis Colon Rectum.* 1992;35:717–725. doi:10.1007/BF02050318

26. Naunheim KS, Zeitels J, Kaplan EL, et al. Rectal carcinoid tumors--treatment and prognosis. *Surgery.* 1983;94:670–676.

27. Fahy BN, Tang LH, Klimstra D, et al. Carcinoid of the Rectum Risk Stratification (CaRRs): a strategy for preoperative outcome assessment. *Ann Surg Oncol.* 2007;14:1735–1743. doi:10.1245/s10434-006-9311-6

28. Federspiel BH, Burke AP, Sobin LH, et al. Rectal and colonic carcinoids. A clinicopathologic study of 84 cases. *Cancer*. 1990;65:135–140. doi:10.1002/1097-0142(19900101) 65:1<135::AID-CNCR2820650127>3.0.CO;2-A

29. Anthony LB, Strosberg JR, Klimstra DS, et al. The NANETS consensus guidelines for the diagnosis and management of gastrointestinal neuroendocrine tumors (nets): well-differentiated nets of the distal colon and rectum. *Pancreas*. 2010;39:767–774. doi:10.1097/MPA.0b013e3181 ec1261

30. Strosberg JR, Cheema A, Weber J, et al. Prognostic validity of a novel American Joint Committee on Cancer Staging Classification for pancreatic neuroendocrine tumors. *J Clin Oncol*. 2011;29:3044–3049. doi:10.1200/JCO.2011.35.1817

31. Halfdanarson TR, Rubin J, Farnell MB, et al. Pancreatic endocrine neoplasms: epidemiology and prognosis of pancreatic endocrine tumors. *Endocr Relat Cancer*. 2008;15:409–427. doi:10.1677/ ERC-07-0221

32. Service FJ, McMahon MM, O'Brien PC, et al. Functioning insulinoma--incidence, recurrence, and long-term survival of patients: a 60-year study. *Mayo Clin Proc*. 1991;66:711–719. doi:10.1016/ S0025-6196(12)62083-7

33. Whipple AO. Islet cell tumors of the pancreas. *Can Med Assoc J*. 1952;66:334–342.

34. Jensen RT. Gastrinomas: advances in diagnosis and management. *Neuroendocrinology*. 2004;80 Suppl 1:23–27. doi:10.1159/000080736

35. Gibril F, Jensen RT. Advances in evaluation and management of gastrinoma in patients with Zollinger-Ellison syndrome. *Curr Gastroenterol Rep*. 2005;7:114–121. doi:10.1007/s11894-005-0049-2

36. Wolfe MM, Jensen RT. Zollinger-Ellison syndrome. Current concepts in diagnosis and management. *N Engl J Med*. 1987;317:1200–1209. doi:10.1056/NEJM198711053171907

37. Zollinger RM, Ellison EH. Primary peptic ulcerations of the jejunum associated with islet cell tumors of the pancreas. *Ann Surg*. 1955;142:709–723; discussion, 724–728. doi:10.1097/00000658-195510000-00015

38. Zollinger RM, Ellison EC, Fabri PJ, et al. Primary peptic ulcerations of the jejunum associated with islet cell tumors. Twenty-five-year appraisal. *Ann Surg*. 1980;192:422–430. doi:10.1097/00000658-198009000-00018

39. Metz DC, Strader DB, Orbuch M, et al. Use of omeprazole in Zollinger-Ellison syndrome: a prospective nine-year study of efficacy and safety. *Aliment Pharmacol Ther*. 1993;7:597–610. doi:10.1111/j.1365-2036.1993.tb00140.x

40. Verner JV, Morrison AB. Islet cell tumor and a syndrome of refractory watery diarrhea and hypokalemia. *Am J Med*. 1958;25:374–380. doi:10.1016/0002-9343(58)90075-5

41. Bloom SR, Polak JM, Pearse AG. Vasoactive intestinal peptide and watery-diarrhoea syndrome. *Lancet*. 1973;2:14–16. doi:10.1016/S0140-6736(73)91947-8

42. Grier JF. WDHA (watery diarrhea, hypokalemia, achlorhydria) syndrome: clinical features, diagnosis, and treatment. *South Med J*. 1995;88:22–24. doi:10.1097/00007611-199501000-00002

43. McGavran MH, Unger RH, Recant L, et al. A glucagon-secreting alpha-cell carcinoma of the pancreas. *N Engl J Med*. 1966;274:1408–1413. doi:10.1056/NEJM196606232742503

44. Wermers RA, Fatourechi V, Wynne AG, et al. The glucagonoma syndrome. Clinical and pathologic features in 21 patients. *Medicine (Baltimore)*. 1996;75:53–63. doi:10.1097/00005792-199603000-00002

45. Wermer P. Genetic aspects of adenomatosis of endocrine glands. *Am J Med*. 1954;16:363–371. doi:10.1016/0002-9343(54)90353-8

46. Agarwal SK, Lee Burns A, Sukhodolets KE, et al. Molecular pathology of the MEN1 gene. *Ann N Y Acad Sci*. 2004;1014:189–198. doi:10.1196/annals.1294.020

47. Thompson NW. Current concepts in the surgical management of multiple endocrine neoplasia type 1 pancreatic-duodenal disease. Results in the treatment of 40 patients with Zollinger-Ellison syndrome, hypoglycaemia or both. *J Intern Med*. 1998;243:495–500. doi:10.1046/j.1365-2796.1998.00307.x

48. Norton JA, Fraker DL, Alexander HR, et al. Surgery to cure the Zollinger-Ellison syndrome. *N Engl J Med*. 1999;341:635–644. doi:10.1056/NEJM199908263410902

49. Richards FM, Maher ER, Latif F, et al. Detailed genetic mapping of the von Hippel-Lindau disease tumour suppressor gene. *J Med Genet*. 1993;30:104–107. doi:10.1136/jmg.30.2.104

50. Hammel PR, Vilgrain V, Terris B, et al. Pancreatic involvement in von Hippel-Lindau disease. The Groupe Francophone d'Etude de la Maladie de von Hippel-Lindau. *Gastroenterology*. 2000;119:1087–1095. doi:10.1053/gast.2000.18143

51. Gortz B, Roth J, Krahenmann A, et al. Mutations and allelic deletions of the MEN1 gene are associated with a subset of sporadic endocrine pancreatic and neuroendocrine tumors

and not restricted to foregut neoplasms. *Am J Pathol*. 1999;154:429–436. doi:10.1016/S0002-9440(10)65289-3

52. Jiao Y, Shi C, Edil BH, et al. DAXX/ATRX, MEN1, and mTOR pathway genes are frequently altered in pancreatic neuroendocrine tumors. *Science*. 2011;331:1199–1203. doi:10.1126/science.1200609

53. Banck MS, Kanwar R, Kulkarni AA, et al. The genomic landscape of small intestine neuroendocrine tumors. *J Clin Invest*. 2013;123:2502–2508. doi:10.1172/JCI67963

54. Karpathakis A, Dibra H, Thirlwell C. Neuroendocrine tumours: cracking the epigenetic code. *Endocr Relat Cancer*. 2013;20:R65–R82. doi:10.1530/ERC-12-0338

55. Strosberg J, Nasir A, Coppola D, et al. Correlation between grade and prognosis in metastatic gastroenteropancreatic neuroendocrine tumors. *Hum Pathol*. 2009;40:1262–1268. doi:10.1016/j.humpath.2009.01.010

56. O'Toole D, Grossman A, Gross D, et al. ENETS Consensus Guidelines for the Standards of Care in Neuroendocrine Tumors: biochemical markers. *Neuroendocrinology*. 2009;90:194–202. doi:10.1159/000225948

57. Bajetta E, Ferrari L, Martinetti A, et al. Chromogranin A, neuron specific enolase, carcinoembryonic antigen, and hydroxyindole acetic acid evaluation in patients with neuroendocrine tumors. *Cancer*. 1999;86:858–865. doi:10.1002/(SICI)1097-0142(19990901)86:5<858::AID-CNCR23>3.0.CO;2-8

58. Yao JC, Pavel M, Phan AT, et al. Chromogranin A and neuron-specific enolase as prognostic markers in patients with advanced pNET treated with everolimus. *J Clin Endocrinol Metab*. 2011;96:3741–3749. doi:10.1210/jc.2011-0666

59. Paulson EK, McDermott VG, Keogan MT, et al. Carcinoid metastases to the liver: role of triple-phase helical CT. *Radiology*. 1998;206:143–150. doi:10.1148/radiology.206.1.9423664

60. Legmann P, Vignaux O, Dousset B, et al. Pancreatic tumors: comparison of dual-phase helical CT and endoscopic sonography. *AJR Am J Roentgenol*. 1998;170:1315–1322. doi:10.2214/ajr.170.5.9574609

61. Dromain C, de Baere T, Baudin E, et al. MR imaging of hepatic metastases caused by neuroendocrine tumors: comparing four techniques. *AJR Am J Roentgenol*. 2003;180:121–128. doi:10.2214/ajr.180.1.1800121

62. Morse B, Jeong D, Thomas K, et al. Magnetic resonance imaging of neuroendocrine tumor hepatic metastases: does hepatobiliary phase imaging improve lesion conspicuity and interobserver agreement of lesion measurements? *Pancreas*. 2017;46:1219–1224. doi:10.1097/MPA.0000000000000920

63. Sadowski SM, Neychev V, Millo C, et al. Prospective study of 68Ga-DOTATATE positron emission tomography/computed tomography for detecting gastro-entero-pancreatic neuroendocrine tumors and unknown primary sites. *J Clin Oncol*. 2016;34:588–596. doi:10.1200/JCO.2015.64.0987

64. Kratochwil C, Stefanova M, Mavriopoulou E, et al. SUV of [68Ga]DOTATOC-PET/CT Predicts Response Probability of PRRT in Neuroendocrine Tumors. *Mol Imaging Biol*. 2015;17:313–318. doi:10.1007/s11307-014-0795-3

65. Sadot E, Reidy-Lagunes DL, Tang LH, et al. Observation versus resection for small asymptomatic pancreatic neuroendocrine tumors: a matched case-control study. *Ann Surg Oncol*. 2016;23:1361–1370. doi:10.1245/s10434-015-4986-1

66. Onozato Y, Kakizaki S, Iizuka H, et al. Endoscopic treatment of rectal carcinoid tumors. *Dis Colon Rectum*. 2010;53:169–176. doi:10.1007/DCR.0b013e3181b9db7b

67. Murray SE, Sippel RS, Lloyd R, et al. Surveillance of small rectal carcinoid tumors in the absence of metastatic disease. *Ann Surg Oncol*. 2017;19:3486–3490. doi:10.1245/s10434-012-2442-z

68. Schindl M, Niederle B, Hafner M, et al. Stage-dependent therapy of rectal carcinoid tumors. *World J Surg*. 1998;22:628–633; discussion 634. doi:10.1007/s002689900445

69. Caplin M, Sundin A, Nillson O, et al. ENETS Consensus Guidelines for the management of patients with digestive neuroendocrine neoplasms: colorectal neuroendocrine neoplasms. *Neuroendocrinology*. 2012;95:88–97. doi:10.1159/000335594

70. Maurer R, Reubi JC. Somatostatin receptors. *JAMA*. 1985;253:2741. doi:10.1001/jama.1985.03350420155035

71. Kvols LK, Moertel CG, O'Connell MJ, et al. Treatment of the malignant carcinoid syndrome. Evaluation of a long-acting somatostatin analogue. *N Engl J Med*. 1986;315:663–666. doi:10.1056/NEJM198609113151102

72. Maton PN. Use of octreotide acetate for control of symptoms in patients with islet cell tumors. *World J Surg*. 1993;17:504–510. doi:10.1007/BF01655110

73. Rubin J, Ajani J, Schirmer W, et al. Octreotide acetate long-acting formulation versus open-label subcutaneous octreotide acetate in malignant carcinoid syndrome. *J Clin Oncol*. 1999;17:600–

606. doi:10.1200/JCO.1999.17.2.600

74. Strosberg J, Weber J, Feldman M, et al. Above-label doses of octreotide-LAR in patients with metastatic small intestinal carcinoid tumors. *Gastrointest Cancer Res*. 2013;6:81–85.

75. Rinke A, Muller HH, Schade-Brittinger C, et al. Placebo-controlled, double-blind, prospective, randomized study on the effect of octreotide LAR in the control of tumor growth in patients with metastatic neuroendocrine midgut tumors: a report from the PROMID Study Group. *J Clin Oncol*. 2009;27:4656–4663. doi:10.1200/JCO.2009.22.8510

76. Caplin ME, Pavel M, Ćwikła JB, et al. Lanreotide in metastatic enterpancreatic neuroendocrine tumors. *N Engl J Med*. 2014;371(3):224–233. doi:10.1056/nejmoa1316158

77. Qian ZR, Ter-Minassian M, Chan JA, et al. Prognostic significance of MTOR pathway component expression in neuroendocrine tumors. *J Clin Oncol*. 2013;31:3418–3425. doi:10.1200/JCO.2012.46.6946

78. Pavel ME, Hainsworth JD, Baudin E, et al. Everolimus plus octreotide long-acting repeatable for the treatment of advanced neuroendocrine tumours associated with carcinoid syndrome (RADIANT-2): a randomised, placebo-controlled, phase 3 study. *Lancet*. 2011;378:2005–2012. doi:10.1016/S0140-6736(11)61742-X

79. Pavel ME, Baudin E, Oberg KE, et al. Efficacy of everolimus plus octreotide LAR in patients with advanced neuroendocrine tumor and carcinoid syndrome: final overall survival from the randomized, placebo-controlled phase 3 RADIANT-2 study. *Ann Oncol*. 2017;28:1569–1575. doi:10.1093/annonc/mdx193

80. Yao JC, Shah MH, Ito T, et al. Everolimus for advanced pancreatic neuroendocrine tumors. *N Engl J Med*. 2011;364:514–523. doi:10.1056/NEJMoa1009290

81. Yao JC, Pavel M, Lombard-Bohas C, et al. Everolimus for the treatment of advanced pancreatic neuroendocrine tumors: overall survival and circulating biomarkers from the randomized, phase III RADIANT-3 study. *J Clin Oncol*. 2016;34:3906–3913. doi:10.1200/JCO.2016.68.0702

82. Yao JC, Fazio N, Singh S, et al. Everolimus for the treatment of advanced, non-functional neuroendocrine tumours of the lung or gastrointestinal tract (RADIANT-4): a randomised, placebo-controlled, phase 3 study. *Lancet*. 2016;387:968–977. doi:10.1016/S0140-6736(15)00817-X

83. Yao JC, Phan A, Hoff PM, et al. Targeting vascular endothelial growth factor in advanced carcinoid tumor: a random assignment phase II study of depot octreotide with bevacizumab and pegylated interferon alpha-2b. *J Clin Oncol*. 2008;26:1316–1323. doi:10.1200/JCO.2007.13.6374

84. Kulke MH, Lenz HJ, Meropol NJ, et al. Activity of sunitinib in patients with advanced neuroendocrine tumors. *J Clin Oncol*. 2008;26:3403–3410. doi:10.1200/JCO.2007.15.9020

85. Raymond E, Dahan L, Raoul JL, et al. Sunitinib malate for the treatment of pancreatic neuroendocrine tumors. *N Engl J Med*. 2011;364:501–513. doi:10.1056/NEJMoa1003825

第 49 章

早期肛门区癌

Clayton A. Smith, Nitesh Rana, Lisa A. Kachnic

引言

肛门区癌(简称为肛门癌)是一种罕见的胃肠道恶性肿瘤。多为鳞状细胞癌(SCC),与人乳头状瘤病毒(HPV)感染有关。由结直肠外科医生、肿瘤内科医生和放射肿瘤学医生组成的多学科团队是诊断、管理和监测肛门癌的关键。SCC是最常见的病理类型,通常需要同步放化疗治疗,而腺癌和黑色素瘤等较为罕见的组织学类型治疗较为困难。本章主要关注肛门区鳞状细胞癌的诊断和治疗,对少见组织学类型肛门癌的治疗只做简要概述。

解剖学

肛门区由肛周皮肤(或肛缘)和肛管组成。解剖学上,肛缘的定义是从鳞状皮肤黏膜交界处呈放射状延伸5cm的肛周皮肤。肛管是位于肛缘下方和肛直肠环上方的黏膜区域,长度约为4cm。肛直肠环又称为肛门直肠肌束,是直肠和肛管连接处可触到的肌束,由耻骨直肠肌悬带、外括约肌和内括约肌组成。

组织学上,肛缘以角化鳞状上皮(表皮)为特征,肛管主要以非角化的鳞状上皮(黏膜)为特征。肛缘是肛缘表皮与肛管黏膜之间的过渡区域。肛管近端为柱状上皮,远端为非角化的层状鳞状上皮。肛管内柱状上皮和鳞状上皮之间的过渡区域称作齿状线。齿状线是重要的解剖标志,因为这条线上下的淋巴引流不同。发生在齿状线上方的肿瘤引流至直肠系膜淋巴结和髂内淋巴结,而发生在齿状线下方的肿瘤则引流至腹股沟淋巴结和髂外淋巴结。

流行病学

肛门癌是较为少见的恶性肿瘤,据估算2018年美国有新发病例8580例,死亡病例1160例[1]。在美国,肛门癌占所有新发癌症病例的0.5%,在常见癌症中排名第27位[2]。肛门癌的中位确诊年龄为61岁,约48%为局限期患者,32%发生局部淋巴结转移,13%发生远处转移。过去十年中,此类肿瘤的发病率以每年2.2%的平均速度稳步上升,这可能与增多的HPV感染有关[2]。

发病机制与癌症生物学

肛门鳞癌发病的危险因素包括HPV感染、免疫抑制(如HIV感染、器官移植等)与吸烟。HPV与肛门癌的关系最为密切,特别是高危亚型HPV16、HPV18。尽管在肛门/生殖道中存在很多的HPV亚型,HPV16仍是最常见的亚型,也是肛门鳞癌最具预测价值的亚型[3]。肛门鳞状上皮中HPV介导的致癌变化与宫颈癌中相似。HPV病毒蛋白的E6和E7可与宿主蛋白结合,导致细胞周期阻滞与凋亡抑制。DNA错误随时间推移逐渐累积,受累上皮细胞从良性湿疣转变为高级别上皮内瘤变,继而发展为具有侵袭性的鳞状细胞癌。慢性免疫抑制与鳞状上皮异型增生。肛门癌发病相关,HIV阳性患者的肛门癌发病率更高,其原因是由于HPV清除能力的下降。一项分析汇总了高效抗逆转录病毒治疗(HAART)时代北美1996—2007年间的13项研究,比较了超过34 000例HIV阳性患者与超过114 000例HIV阴性的正常个体,发现具有同性性行为的HIV阳性男性患肛门癌的概率比HIV阴性的男性高出80倍[4]。与正常人群相比,其他HIV阳性群体的肛门癌风险也有所增加。然而,尽管发病率增加,与HIV阴性者相比HIV阳性患者的肿瘤特异性生存率并没有明显下降[5]。此外,肾移植患者患肛门癌的风险比一般人群高出了10倍[6]。最后,吸烟也会增加肛门鳞癌风险但其机制尚不清楚[3]。宫颈癌的危险因素中也有HPV感染和吸烟[7]。有人提出作为一种共致癌物,吸烟与HPV阳性女性患者体内HPV病毒负载增加有关[8,9]。

诊断与分期

肛门癌最常见的症状是直肠出血、疼痛和肿块感。直肠出血通常被认为是由痔疮引起的,可能导致延误诊断。其他症状包括瘙痒、管径狭窄、里急后重、排便异常和腹股沟淋巴结增大。

体格检查时,应详细注意腹部、腹股沟区、肛门和直肠的检查。肉眼检查肛门时,如果原发肿瘤位于肛门边缘或远处,则可以直接看到。也应仔细检查肛周皮肤是否受累。如果有组织累及肛门上皮内瘤变(AIN),应注意累及的程度。区分肛管和肛周皮肤的原发病变是很重要的,因为治疗方法可能会根据位置的不同而有所不同。在直肠指诊(DRE)中,应评估肛门张力,还应注意原发性肿瘤的范围和位置。应进行腹股沟检查以评估腹股沟淋巴结。还应进行内镜检查,充分显示出原发病灶,确定T分期的大小,肿物与齿状线的关系。所有女性都应该进行妇科检查,评估外阴或阴道受累情况,并接受宫颈癌筛查。如果艾滋病毒状况不明,则进行艾滋病毒检测。

诊断通过组织学活检来确定,其结果会直接指导治疗。此外,任何可疑的腹股沟淋巴结病应接受细针穿刺,以确定是否有累及。组织学上,绝大多数肛门癌为鳞状细胞癌[10,11]。其他组织学类型包括腺癌、黑素瘤、神经内分泌肿瘤、卡波西肉瘤、淋巴瘤、基底细胞癌、原位鳞状细胞癌或乳腺外Paget病。考虑到与HPV感染的相关性,所有肛门鳞状细胞癌标本应进行免疫组化,以检测p16情况。

诊断肛管鳞状细胞癌后,应行影像学检查以评估疾病的程度,包括静脉注射或者口腔造影剂进行胸部、腹部和盆腔的增强CT扫描,静脉注射或者口腔造影剂。也应进行从颅底到大腿中部的PET/CT扫描。需要注意的是,PET/CT不能替代诊断性CT成像。骨盆造影MRI也可以提供肿瘤范围、括约肌受累和邻近器官受累的信息,因为这些特征在CT或PET上可能难以确定。

肛门鳞癌的分期按照美国癌症联合委员会(AJCC)第8版进行,基于临床检查和影像资料对肿瘤大小(T)、淋巴结(N)和远处转移(M)进行评估[12]。T分期与第7版相同,根据肿瘤大小(T1:≤2cm;T2:2–5cm;T3:>5cm)与侵犯程度(T4:侵犯阴道、尿道、膀胱等邻近器官)进行分层。第8版分期将N分期更新为淋巴结阴性(N0)或淋巴结阳性(N1),并按转移部位将N1分层(N1a:腹股沟淋巴结、直肠系膜淋巴结或髂内淋巴结转移;N1b:髂外淋巴结转移;N1c:髂外淋巴结+N1a淋巴结)。预后分组也进行了修订以对应N期变化。

治疗

20世纪70年代以前,肛门鳞癌的主要治疗方法是经腹部会阴联合切除术(APR)+永久性结肠造口术,5年总生存率(OS)为50%[13,14]。由于单纯根治性手术的预后不佳,1974年Nigro等首次报道了3例接受新辅助放疗同步氟尿嘧啶(5–FU)和丝裂霉素(MMC)化疗的患者的治疗结果,所有患者在手术时均达到了病理完全缓解(pCR)[15]。这篇报道引起了广泛关注,因为根治性同步放化疗有利用保留括约肌功能从而避免对患者进行永久性结肠造口。虽然从未有前瞻性研究将同步放化疗与单纯APR直接对比，但后续的一系列研究表明同步放化疗具有令人满意的pCR，因此放化疗很快成为肛门区鳞癌的首选根治性治疗方法[16,17]。图49.1展示了局限期肛门区癌的大致治疗流程。

一般认为肛周区域的小鳞状细胞癌（<2cm）是一种皮肤癌，局部扩大切除术（WLE）是首选治疗方法，治疗后5年生存率高达88%[18]。推荐的无瘤切缘为1cm[19]。仅累及肛周皮肤而未侵及肛管的肿瘤主要引流至腹股沟淋巴结。对于T1型病变由于淋巴转移的风险非常低，仅原发部位的WLE就足以控制疾病。对于T2~T4病变或T1病变需要APR才能完全切除的患者，根治性放化疗是首选方法，因其可以保留括约肌且能预防性治疗高危淋巴引流区而减少局部复发（LR）。

对于无转移的肛管鳞癌或T2~T4肛周鳞癌，推荐的治疗方法是根治性放化疗，放疗多采用调强放疗技术（IMRT），化疗方案为持续注射5-FU（第1~4天、第29~32天1000mg/m²）联合MMC（第1天、第29天MMC 12mg/m²）。对于cT2、cN1肛管鳞癌中，原发肿瘤的剂量为54Gy，<3cm淋巴结转移灶的剂量为50.4Gy，选择性照射的淋巴引流区剂量为45Gy。治疗原则是达到根治的同时尽可能地保留肛门括约肌功能。

综合治疗优于单纯放疗

两项随机对照试验对比了同步放化疗和单纯放疗的疗效。英国癌症研究调查委员会（UKCCCR）的ACT-I研究入组了585例患者，随机接受前后野对穿放疗（45 Gy/20-25F）或放疗联合化疗（5-Fu 1000mg/m²，第1~4天或750mg/m²，第1~5天；MMC 12mg/m²，第1天），在放疗后的最后一周给予额外一周期5-Fu治疗。初始治疗完成6周后进行疗效评估，肿瘤缓解<50%的患者会进行手术切除，缓解>50%的患者会接受15Gy/6F的肿瘤区域外照射补量或25Gy/2~3天的后装放疗补量。研究结果显示放疗组与放化疗组相比，肿瘤缓解>50%的患者数量没有差异（两组均为92%）[20]。放化疗组的血液学、皮肤、胃肠道、生殖泌尿道毒性要高于单纯放疗组（48%对39%，$P=0.03$）。长达13年的随访结果显示同步放化疗组的5年局部失败率（32%对57%；$P<0.001$）、5年肿瘤特异性生存率（70%对58%；$P=0.004$）、5年无造口生存率（47%对37%；$P=0.004$）均优于单纯放疗组[21]。在OS（58%对53%；$P=0.12$）、晚期毒性反应方面两组间未及差异。

另一项样本较小的研究来自欧洲癌症治疗研究组（EORTC），试验将110例患者随机分为单纯骨盆放疗组（45Gy）与骨盆放疗联合化疗组（45Gy；5-Fu 750mg/m²，第1~5天，第29~33天；MMC 15mg/m²，第1天）[22]。试验结果显示联合治疗组的pCR

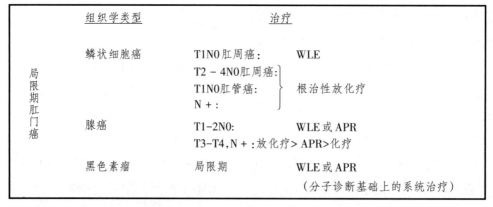

图49.1 组织学类型指导下的肛门癌治疗流程。

APR，经腹会阴联合切除术；WLE，局部扩大切除术；N+，淋巴结阳性。

明显高于单纯放疗组(80%对54%),5年随访结果发现,联合治疗将局部控制率提高了18%且降低了结肠造口率。两组患者急性不良反应(如皮肤反应、腹泻)方面无统计学差异。综上所述,基于现有研究结果,对于能够耐受治疗的患者同步放化疗是优于单纯放疗的。

化疗方案与化疗时机

由于MMC具有明显的血液系统毒性,RTOG 8704/ECOG 1289试验评估了能否将MMC从同步放化疗方案中剔除[23]。化疗方案为5-FU±MMC(5-FU 1000mg/m² 持续静滴,d1-4、d29-32±MMC 10mg/m² 静推,d1、d29),放疗方案为45~50.4Gy/24~28F(在30.6Gy后缩野)。评估方法与ACT-I研究相同,在放疗完成后4~6周评估以确定肿瘤缓解情况。若评估时患者仍存在触诊可及的腹股沟淋巴结或经病理学证明的残留病灶,将在5-FU+顺铂100mg/m² 化疗联合下给予9Gy补量照射。5-FU+MMC引起了更多的4级急性毒性反应(23%对7%)。研究的4年随访结果显示,相比单纯5-FU同步放化疗,MMC+5-FU同步放化疗降低了结肠造口率(9%对22%;P=0.002)并增加了无造口生存率(71%对59%;P=0.014)与无病生存率(DFS)(73%对51%;P=0.0003)[23]。基于此项试验结果我们不推荐单药方案的同步放化疗,除非患者无法耐受足量和/(或)减低剂量的联合化疗。

两项临床研究或能告诉我们同步放化疗中是否可用顺铂(DDP)替代MMC,尽管这些试验的设计不是直接将两药进行比较。RTOG 9811研究共入组644名患者,DDP组治疗方案为5-FU/DDP诱导化疗+5-FU/DDP同步放化疗(化疗:5-FU 1000mg/m²,d1-4、d29-32、d57-60、d85-88,DDP 75mg/m²,d1、d29、d57、d85;放疗:d57开始),MMC组则使用与上文RTOG 8704相同的同步放化疗[24]。与前述的实验不同,本实验不再进行二程补量放疗,放疗方案为45Gy/25F的前后野对穿照射(在30.6Gy时缩野),在45Gy完成后对有残留的T2、T3-T4或腹股沟淋巴结受累的肿瘤给予10~14Gy/2F的加量照射[24]。DDP、MMC两组的短期随访结果相似,但长期随访中DDP组的结果更差[25]:与5-FU/DDP诱导+5-FU/DDP同步放化疗相比,5-FU/MMC同步方案有着更好的5年DFS(68%对58%;P=0.006)、5年OS(78%对71%;P=0.026)与5年无造口生存率(72%对65%;P=0.05)。并且,两组的晚期3~4级毒性反应并无差异(13% MMC组对11%顺铂组,P=0.35)。

UKCCCR的ACT-II研究则评估了5-FU/MMC与5-FU/DDP同步放化疗以及是否需要维持化疗[26]。研究采用2×2交叉设计,所有患者被随机分为4组:①5-FU/DDP同步放化疗;②5-FU/DDP同步放化疗+5-FU/DDP维持化疗;③5-FU/MMC同步放化疗;④5-FU/MMC同步放化疗+5-FU/DDP维持化疗。化疗方案为5-FU 1000mg/m²,d1-4、d29-32,联合DDP 75mg/m²,d1、d29 或 MMC 12mg/m²,d1。维持化疗方案为2周期的5-FU/DDP(5-FU:d71、d74、d92、d95;DDP:d71、d92)。放疗方案为30.6Gy后缩野、总剂量50.4Gy/28F的前后野对穿照射,无二程增量计划。5-FU/MMC组与5-FU/DDP组比较患者的5年无造瘘生存率(68%对67%)、5年OS(79%对77%)并无差异,而维持化疗的加入未能增加患者的无进展生存率(74%对77%)。MMC组与顺铂组的3~4级急性毒性反应情况相似(71%对72%),但MMC组的血液学毒性事件更多(26%对16%,P<0.001)。

综上所述,研究结果显示5-FU/DDP同步放化疗方案、放化疗后维持化疗未显示出明显的疗效优势,我们认为基于5-FU/MMC方案的同步放化疗仍是局限期肛门区肿瘤的标准治疗。基于ACT-II研究的5-FU/DDP方案的非劣性结果,对于不能耐受MMC治疗的患者可以更换基于DDP的同步方案进行治疗。

放疗计划的设计与执行

前述临床实验中的放疗多采用前后野对穿照射或3D适形放疗(3D-CRT)技术,膀胱、骨髓、皮肤等危及器官的受量较大。IMRT在3D-CRT基础上利用逆向计划及动态多叶光栅技术使靶区剂量更加精确、均匀,从而更好地控制靶区周围正常器官的受照剂量(图49.2)。RTOG 0529为Ⅱ期临床研究,旨在评估标准5-FU/MMC同步方案下IMRT的急性毒性反应情况。根据肿瘤分期不同患者接受的放疗剂量最高达54Gy[27]。研究者将IMRT的毒性与RTOG 9811进行比较,结果显示IMRT治疗显著降低了≥2级的血液学(73%对85%;$P=0.032$)、≥3级胃肠道(21%对36%;$P=0.0082$)以及≥3级皮肤(23%对49%;$P<0.0\ 001$)急性毒性反应。基于RTOG 0529结果,调强适形放疗(IMRT)已成为肛门癌的标准推荐技术。

在CT模拟定位时,通常使用能够CT显影的标记物(如铅丝)标记突出于肛缘外的肿瘤范围。靶区包括肿瘤区(GTV)、临床靶区(CTV)、计划靶区(PTV)。GTV应综合体检、内镜、CT、PET/CT、MRI等检查信息进行勾画,既包括原发肿瘤,也包含腹股沟或盆腔的淋巴结转移灶。CTV为GTV各向外扩1.5~2cm并包括全部肛管。可选的CTV区域有双侧腹股沟、髂内、髂外、直肠系膜淋巴结引流区[28,29]。

PTV为摆位误差,通常在GTV/CTV基础上外扩0.5~0.7cm以形成PGTV/PTV。此外还应勾画小肠、股骨头、膀胱、外生殖器、骨盆、骨髓、大肠等危及器官(OAR)的轮廓范围。

通过剂量分布勾画技术对靶区给予剂量。对于肿瘤较小的T1~T2N0患者,选择性淋巴结引流区的PTV处方剂量为42Gy/28F,PGTV处方剂量为50.4Gy同步加量。对于T3~T4患者,PGTV的处方剂量推荐为54Gy/30F,而受累淋巴结的PGTV根据小于或大于3cm给予50.4Gy或54Gy剂量,选择性淋巴结区域给予45Gy剂量。PTV剂量覆盖及OAR限量可参照RTOG 0529的试验手册。

HIV阳性患者在治疗时会面临血液学毒性的问题。对于正在接受HAART且CD4+细胞计数>200的HIV阳性患者,我们推荐使用标准剂量方案的5-FU/MMC同步放化疗。对于未在接受HAART且CD4+细胞计数<200的患者,我们建议在同步放化疗前先进行HAART治疗,因为同步放化疗可能导致CD4+细胞数量降低。制定放疗计划时,应优先减少骨髓受量以降低骨髓抑制风险。此外,可以考虑使用DDP代替MMC来进一步降低血液毒性。治疗过程中出现的中性粒细胞减少需要使用集落粒细胞刺激因子(CSF)进行治疗。不建议在CSF治疗期间进行放疗或化疗,因其可能会加重骨髓抑制并对治疗效果造成不利影响[30]。

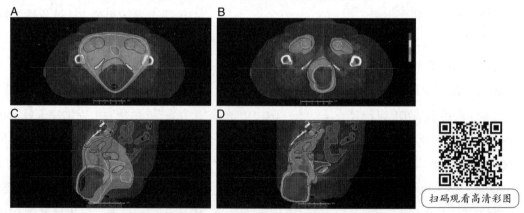

扫码观看高清彩图

图49.2 一名T2N1aM0 ⅢA期的肛管鳞癌女患者由于身体状况原因使用仰卧定位。本图展示了不同放疗技术下的剂量分布情况。(A)和(B)为轴位,(C)和(D)为矢状位。相较IMRT计划(B)、(D),传统3D-CRT计划(A)、(C)的肠道、骨髓受量明显增加。

肛门腺癌约占肛门区癌的5%~10%[10,31]。相较肛门鳞癌或直肠腺癌,肛门腺癌的预后明显更差,中位OS为33个月(肛门鳞癌为118个月、直肠腺癌为68个月)(HR:0.68,95%CI:0.61~0.77,P<0.01)[32]。由于发病率极低,肛门腺癌缺乏能够指导治疗的询证医学证据。许多病例易被认为是由直肠病灶延伸至肛管引起,因此很难确定肿瘤的确切来源部位。鉴于直肠腺癌的大量指导性资料,目前肛门腺癌暂时采用直肠腺癌的治疗方法。病灶小、分化好的T1肿瘤如切缘阴性可仅接受经肛门局部切除。对于较大的肿瘤推荐进行ARP手术,因为研究显示ARP手术的生存率最佳[32,33]。对于局部晚期肿瘤(cT3~T4或N+),治疗一般参考局部进展期直肠癌的研究结果,可采用50.4-54Gy/28-30F的长疗程外照射放疗并同步基于5-Fu或卡培他滨的化疗方案[34,35]。直肠癌在过去常使用3D-CRT技术进行治疗,对于肛门腺癌,我们仍然推荐使用IMRT技术,因其能在覆盖更多风险淋巴引流区的同时更好地限制OARs的受量。

肛门区黏膜黑色素瘤(简称为肛门黑色素瘤)占肛门区肿瘤的1%~2%。其发病率随年龄升高,确诊平均年龄为69岁[10,36]。肛门黑色素瘤在女性、白种人中更为常见。常见的临床症状包括肛门疼痛、肛门不适、瘙痒、出血、肛门肿块、腹股沟肿块。AJCC未对肛门黑色素瘤进行分期,回顾性研究通常将患者分为局限性、区域性(淋巴转移)或转移性疾病。在确诊时约40%的患者属于局限性、35%属于区域性,25%具有远处转移[36]。

局限性或区域性肛门黑色素瘤的一线治疗手段是手术切除。初次手术可采用WLE或APR。几项回顾性分析比较了不同切术方式的预后,结果显示与局部切除相比,APR没有显著的生存优势[36-38]。因此以提高生存为目的时,能够达到切缘阴性的WLE手术是更为推荐的。

辅助放疗的效果未经前瞻性试验证实。Kelly等[40]的回顾性研究统计了54例肛门黑色素瘤患者,5年局部失败率为18%,96%的患者接受了WLE和大分割放疗的保肛治疗。大部分患者接受的放疗方案为30-36Gy/5-6F、2次/周。与单独原发灶照射相比,覆盖选择性淋巴引流区的照射方案未能显著改善预后结果。尽管术后放疗改善了原发灶区域的局部控制,但由于高远处转移率的问题其5年OS仍处于30%的较低水平。不推荐将辅助放疗设所有患者的标准治疗方案,因为迄今没有证据能够证明辅助放疗增加肛门黑色素瘤患者的生存预后,应在面对高LR风险患者时考虑辅助放疗。

辅助性全身治疗的效果暂不明确。不同于皮肤黑色素瘤,肛门黑色素瘤仅约6%患者携带BRAF突变,而36%的患者具有c-kit突变[41,42]。现有文献仅是个案报告或个案分析,因此我们难以对全身性治疗提出建议。

毒性反应的表现与治疗

根治性同步放化疗的急性不良反应包括皮肤反应(皮炎、脱屑等)、血细胞减少、感染、腹泻、恶心、呕吐、里急后重、大便失禁、便秘、尿频、排尿困难等等。晚期不良反应包括阴道狭窄、女性性交困难、阴道干燥、男性勃起功能障碍、不育、血尿、血便、瘘管形成、肛门直肠功能紊乱、骨密度减低可能导致骶骨或股骨头骨折。

放疗过程中的急性皮肤反应可能引起治疗中断,对治疗效果不利。使用IMRT技术能有效地限制皮肤不良反应风险。皮肤不良反应发生后,可使用皮肤乳液、坐浴、局部利多卡因混合剂、磺胺嘧啶银类药物、硝酸铝浸泡等等来缓解症状。急性胃肠道反应引起的腹泻通常可以使用洛哌丁胺或阿托品/地芬诺酯控制。严重里急后重患者可以使用Procto-foam一种由氢化可的松、普莫卡因组成的药膏治疗。低脂、低渣饮食可以降低直肠不良反应风险与严重程度。尿频可以使用解痉药控制,而排尿困难患者通常可以使用非那吡啶缓解。发生严重骨髓毒性反应时必须终止化疗与放疗。我们一般推荐在使用升血药物使血象回升至正常时再恢复治疗。

同步放化疗的晚期毒性反应可能更难治疗,部分可发展为慢性疾病。晚期反应中的毛细血管扩张症状可导致直肠出血。此时应使用内镜检查进行评估,可以使用柳氮磺吡啶进行治疗。严重情况下可以考虑氩激光凝固术治疗。同步放化疗可能使肛门直肠功能紊乱,可以通过饮食调整、注射膨化剂、盆底运动来保守治疗,严重病例可以考虑括约肌修复术或姑息性结肠造口。我们会为接受盆腔放疗的女性患者提供阴道扩张器,每月扩张阴道以预防阴道狭窄。局部雌激素治疗也有助于控制阴道狭窄与阴道干燥。对于出现勃起功能障碍的男性患者,我们推荐使用磷酸二酯酶抑制剂口服。考虑到骨盆放疗后骨折风险的增加,我们建议患者尤其是绝经后女性规律口服维生素D与钙剂。

随访与复查

NCCN指南对肛门鳞癌的随访策略做出了建议[43]。指南建议在治疗后8~12周进行视诊复查与直肠指诊。对于pCR患者,5年内建议每3~6个月进行一次直肠指诊与腹股沟淋巴结触诊检查,3年内每6~12月进行一次肠镜检查;对于T3~T4或淋巴结阳性患者,建议3年内每6~12月进行一次胸部、腹部、盆腔CT检查。虽然指南中未提及,梅奥诊所通常会在治疗后3个月进行PET/CT复查,因为PET pCR可以预测患者的肿瘤特异性生存率[44]。对于初次评估PR或SD的患者,建议在26周内重复进行临床评估。此建议基于ACT-Ⅱ研究的后续分析,该试验要求患者在治疗后11周、18周、26周进行临床评估,观察显示64%的患者在11周的评估中获得pCR,而85%的患者在第26周的最终评估中获得pCR[45]。最终评估所得的临床完全缓解(CCR)情况是重要的预后预测因素。不建议患者在放疗6个月内进行组织学活检检查,除非患者被证实出现了疾病进展。因为活检可能会增加放射性坏死的风险。

根治性放化疗后出现进展的患者,如果疾病仍处于局限期应考虑进行手术切除。应采用PET/CT和MRI进行全面检查,确定疾病的分期程度以及是否适合手术切除(ARP或盆腔清扫术),术后的5年生存率为50%~60%[46-48]。对于不适合手术或者难以达到R0切除的患者,研究显示在肛门癌和直肠癌中39Gy、1.5Gy/BID的加速超分割模式的再程放疗是可以耐受的[49,50]。

结论

肛门癌的治疗需要结直肠外科医生、肿瘤内科医生、肿瘤放疗医生的多学科综合会诊。肿瘤的组织学分型与临床分期能够指导治疗,保留肛门括约肌的根治性放化疗对大部分肛门鳞癌患者有效。肛门腺癌对放化疗的反应较差,因此推荐首选接受与远端直肠癌相似的手术切除联合/不联合新辅助放化疗。肛门黑色素瘤极其罕见,发生远处转移的风险很高,因此首推患者接受切缘阴性的WLE手术,并可考虑使用基于基因检测的全身辅助治疗。严格按照标准进行疗后随访复查是极其重要的,更早地发现LR利于争取更多的挽救性手术机会。

临床病例49.1

病例1:肛缘鳞状细胞癌。47岁女性,有HPV感染和外阴/肛周鳞状上皮发育不良病史,表现为疼痛和瘙痒,伴1.5cm溃疡性病变,边缘发红,离肛缘约2cm。穿刺活检显示侵袭性高分化鳞状细胞癌。

病例2:肛管鳞状细胞癌。51岁女性,结肠镜检查发现肛管距齿状线远端边缘0~3.5cm处有一3.5cm的半周病变。活检显示中分化鳞状细胞癌。腹股沟淋巴结检查见右侧腹股沟区肿大淋巴结,淋巴结固定,大约2cm。PET/CT显示肛管病灶、双侧腹股沟淋巴结摄取增加,淋巴结最大者直径为2cm。右腹股沟淋巴结穿刺活检为恶性。

病例3：HIV阳性肛门癌。42岁男性，有HIV感染史、肛周尖锐湿疣切除史，现存直径6cm溃疡，肛缘可及烂菜花样突出物。触诊可及双侧腹股沟淋巴结肿大。CD4+细胞数为74。进一步问诊未诉抗HIV药物服用史。

病例4：肛门腺癌。61岁男性，近6月的无明显诱因下出现肛门疼痛、出血、大便变细，于胃肠科就诊。结肠镜检查发现肛管内3cm的外生型肿物，质脆。病理活检显示为中分化腺癌。

病例5：肛门黑色素瘤。67岁白种女性，诉进行性加重的持续性肛门瘙痒与肛周不适，自觉痔疮就诊于结直肠外科。体检显示一充血的溃疡病变，累及肛缘。病理活检显示黑色素细胞间可见黏膜黑色素瘤成分。

（齐瑞丽 邱鸣寒 译 赵轩竹 张萌 校）

参考文献

1. Siegel RL, Miller KD, Jemal A. Cancer statistics, 2018. *CA Cancer J Clin*. 2018;68(1):7–30. doi:10.3322/caac.21442

2. National Cancer Institute. Anal Cancer - Cancer Stat Facts. 2018; https://seer.cancer.gov/statfacts/html/anus.html

3. Daling JR, Madeleine MM, Johnson LG, et al. Human papillomavirus, smoking, and sexual practices in the etiology of anal cancer. *Cancer*. 2004;101(2):270–280. doi:10.1002/cncr.20365

4. Silverberg MJ, Lau B, Justice AC, et al. Risk of anal cancer in HIV-infected and HIV-uninfected individuals in North America. *Clin Infect Dis*. 2012;54(7):1026–1034. doi:10.1093/cid/cir1012

5. Coghill AE, Shiels MS, Suneja G, et al. Elevated cancer-specific mortality among HIV-infected patients in the United States. *J Clin Oncol*. 2015;33(21):2376–2383. doi:10.1200/JCO.2014.59.5967

6. Patel HS, Silver ARJ, Northover JMA. Anal cancer in renal transplant patients. *Int J Colorectal Dis*. 2006;22(1):1–5. doi:10.1007/s00384-005-0023-3

7. International Collaboration of Epidemiological Studies of Cervical Cancer, Appleby P, Beral V, et al. Carcinoma of the cervix and tobacco smoking: collaborative reanalysis of individual data on 13,541 women with carcinoma of the cervix and 23,017 women without carcinoma of the cervix from 23 epidemiological studies. *Int J Cancer*. 2006;118(6):1481–1495. doi:10.1002/ijc.21493

8. Xi LF, Koutsky LA, Castle PE, et al. Relationship between cigarette smoking and human papilloma virus types 16 and 18 DNA load. *Cancer Epidemiol Biomarkers Prev*. 2009;18(12):3490–3496. doi:10.1158/1055-9965.EPI-09-0763

9. Haverkos HW, Haverkos GP, O'Mara M. Co-carcinogenesis: human papillomaviruses, coal tar derivatives, and squamous cell cervical cancer. *Front Microbiol*. 2017;8:2253. doi:10.3389/fmicb.2017.02253

10. Shiels MS, Kreimer AR, Coghill AE, et al. Anal cancer incidence in the United States, 1977-2011: distinct patterns by histology and behavior. *Cancer Epidemiol Biomarkers Prev*. 2015;24(10):1548–1556. doi:10.1158/1055-9965.EPI-15-0044

11. Shiels MS, Pfeiffer RM, Chaturvedi AK, et al. Impact of the HIV epidemic on the incidence rates of anal cancer in the United States. *J Natl Cancer Inst*. 2012;104(20):1591–1598. doi:10.1093/jnci/djs371

12. Amin MB, Edge SB, American Joint Committee on Cancer. *AJCC Cancer Staging Manual*. 2018; https://www.springer.com/us/book/9783319406176

13. Pintor MP, Northover JM, Nicholls RJ. Squamous cell carcinoma of the anus at one hospital from 1948 to 1984. *Br J Surg*. 1989;76(8):806–810. http://www.ncbi.nlm.nih.gov/pubmed/2765832

14. Brown DK, Oglesby AB, Scott DH, et al. Squamous cell carcinoma of the anus: a twenty-five year retrospective. *Am Surg*. 1988;54(6):337–342. http://www.ncbi.nlm.nih.gov/pubmed/2454044

15. Nigro ND, Vaitkevicius VK, Considine B. Combined therapy for cancer of the anal canal: a preliminary report. *Dis Colon Rectum*. 1974;17(3):354–356. http://www.ncbi.nlm.nih.gov/pubmed/4830803

16. Nigro ND, Seydel HG, Considine B, et al. Combined preoperative radiation and chemotherapy

for squamous cell carcinoma of the anal canal. *Cancer*. 1983;51(10):1826–1829. http://www.ncbi.nlm.nih.gov/pubmed/6831348

17. Leichman L, Nigro N, Vaitkevicius VK, et al. Cancer of the anal canal. Model for preoperative adjuvant combined modality therapy. *Am J Med*. 1985;78(2):211–215. http://www.ncbi.nlm.nih.gov/pubmed/3918441

18. Greenall MJ, Quan SH, Stearns MW, et al. Epidermoid cancer of the anal margin. Pathologic features, treatment, and clinical results. *Am J Surg*. 1985;149(1):95–101. http://www.ncbi.nlm.nih.gov/pubmed/3966647

19. Steele SR, Varma MG, Melton GB, et al. Practice parameters for anal squamous neoplasms. *Dis Colon Rectum*. 2012;55(7):735–749. doi:10.1097/DCR.0b013e318255815e

20. Northover JMA, Arnott SJ, Cunningham D, et al. Epidermoid anal cancer: results from the UKCCCR randomised trial of radiotherapy alone versus radiotherapy, 5-fluorouracil, and mitomycin. *Lancet*. 1996;348(9034):1049–1054. doi:10.1016/S0140-6736(96)03409-5

21. Northover J, Glynne-Jones R, Sebag-Montefiore D, et al. Chemoradiation for the treatment of epidermoid anal cancer: 13-year follow-up of the first randomised UKCCCR Anal Cancer Trial (ACT I). *Br J Cancer*. 2010;102(7):1123–1128. doi:10.1038/sj.bjc.6605605

22. Bartelink H, Roelofsen F, Eschwege F, et al. Concomitant radiotherapy and chemotherapy is superior to radiotherapy alone in the treatment of locally advanced anal cancer: results of a phase III randomized trial of the European Organization for Research and Treatment of Cancer Radiotherapy and Gastrointestinal Cooperative Groups. *J Clin Oncol*. 1997;15(5):2040–2049.

23. Flam M, John M, Pajak TF, et al. Role of mitomycin in combination with fluorouracil and radiotherapy, and of salvage chemoradiation in the definitive nonsurgical treatment of epidermoid carcinoma of the anal canal: results of a phase III randomized intergroup study. *J Clin Oncol*. 1996;14(9):2527–2539. doi:10.1200/JCO.1996.14.9.2527

24. Ajani JA. Fluorouracil, mitomycin, and radiotherapy vs fluorouracil, cisplatin, and radiotherapy for carcinoma of the anal canal. *JAMA*. 2008;299(16):1914. doi:10.1001/jama.299.16.1914

25. Gunderson LL, Winter KA, Ajani JA, et al. Long-term update of US GI intergroup RTOG 98-11 Phase III trial for anal carcinoma: survival, relapse, and colostomy failure with concurrent chemoradiation involving fluorouracil/mitomycin versus fluorouracil/cisplatin. *J Clin Oncol*. 2012;30(35):4344–4351. doi:10.1200/JCO.2012.43.8085

26. James RD, Glynne-Jones R, Meadows HM, et al. Mitomycin or cisplatin chemoradiation with or without maintenance chemotherapy for treatment of squamous-cell carcinoma of the anus (ACT II): a randomised, phase 3, open-label, 2×2 factorial trial. *Lancet Oncol*. 2013;14(6):516–524. doi:10.1016/S1470-2045(13)70086-X

27. Kachnic LA, Winter K, Myerson RJ, et al. RTOG 0529: a phase 2 evaluation of dose-painted intensity modulated radiation therapy in combination with 5-fluorouracil and mitomycin-C for the reduction of acute morbidity in carcinoma of the anal canal. *Int J Radiat Oncol Biol Phys*. 2013;86(1):27–33. doi:10.1016/j.ijrobp.2012.09.023

28. Myerson RJ, Garofalo MC, El Naqa I, et al. Elective clinical target volumes for conformal therapy in anorectal cancer: a Radiation Therapy Oncology Group consensus panel contouring atlas. *Int J Radiat Oncol*. 2009;74(3):824–830. doi:10.1016/j.ijrobp.2008.08.070

29. Ng M, Leong T, Chander S, et al. Australasian Gastrointestinal Trials Group (AGITG) contouring atlas and planning guidelines for intensity-modulated radiotherapy in anal cancer. *Int J Radiat Oncol*. 2012;83(5):1455–1462. doi:10.1016/j.ijrobp.2011.12.058

30. Bunn PA, Crowley J, Kelly K, et al. Chemoradiotherapy with or without granulocyte-macrophage colony-stimulating factor in the treatment of limited-stage small-cell lung cancer: a prospective phase III randomized study of the Southwest Oncology Group. *J Clin Oncol*. 1995;13(7):1632–1641. doi:10.1200/JCO.1995.13.7.1632

31. Nelson RA, Levine AM, Bernstein L, et al. Changing patterns of anal canal carcinoma in the United States. *J Clin Oncol*. 2013;31(12):1569–1575. doi:10.1200/JCO.2012.45.2524

32. Franklin RA, Giri S, Valasareddy P, et al. Comparative survival of patients with anal adenocarcinoma, squamous cell carcinoma of the anus, and rectal adenocarcinoma. *Clin Colorectal Cancer*. 2016;15(1):47–53. doi:10.1016/j.clcc.2015.07.007

33. Kounalakis N, Artinyan A, Smith D, et al. Abdominal perineal resection improves survival for nonmetastatic adenocarcinoma of the anal canal. *Ann Surg Oncol*. 2009;16(5):1310–1315. doi:10.1245/s10434-009-0392-x

34. Sauer R, Becker H, Hohenberger W, et al. Preoperative versus postoperative chemoradiotherapy for rectal cancer. *N Engl J Med*. 2004;351(17):1731–1740. doi:10.1056/NEJMoa040694

35. Sauer R, Liersch T, Merkel S, et al. Preoperative versus postoperative chemoradiotherapy for locally advanced rectal cancer: results of the German CAO/ARO/AIO-94 randomized phase III

trial after a median follow-up of 11 years. *J Clin Oncol*. 2012;30(16):1926–1933. doi:10.1200/JCO.2011.40.1836

36. Chen H, Cai Y, Liu Y, et al. Incidence, Surgical Treatment, and Prognosis of Anorectal Melanoma From 1973 to 2011: A Population-Based SEER Analysis. *Medicine (Baltimore)*. 2016;95(7):e2770. doi:10.1097/MD.0000000000002770

37. Kiran RP, Rottoli M, Pokala N, et al. Long-term outcomes after local excision and radical surgery for anal melanoma: data from a population database. *Dis Colon Rectum*. 2010;53(4):402–408. doi:10.1007/DCR.0b013e3181b71228

38. Matsuda A, Miyashita M, Matsumoto S, et al. Abdominoperineal resection provides better local control but equivalent overall survival to local excision of anorectal malignant melanoma: a systematic review. *Ann Surg*. 2015;261(4):670–677. doi:10.1097/SLA.0000000000000862

39. Nilsson PJ, Ragnarsson-Olding BK. Importance of clear resection margins in anorectal malignant melanoma. *Br J Surg*. 2010;97(1):98–103. doi:10.1002/bjs.6784

40. Kelly P, Zagars GK, Cormier JN, et al. Sphincter-sparing local excision and hypofractionated radiation therapy for anorectal melanoma: a 20-year experience. *Cancer*. 2011;117(20):4747–4755. doi:10.1002/cncr.26088

41. Heppt MV, Roesch A, Weide B, et al. Prognostic factors and treatment outcomes in 444 patients with mucosal melanoma. *Eur J Cancer*. 2017;81:36-44. doi:10.1016/j.ejca.2017.05.014

42. Santi R, Simi L, Fucci R, et al. KIT genetic alterations in anorectal melanomas. *J Clin Pathol*. 2015;68(2):130–134. doi:10.1136/jclinpath-2014-202572

43. Deborah Freedman-Cass N, Gregory KM, Al Benson OB, et al. NCCN Guidelines Version 1.2018 Anal Carcinoma. 2018; https://www.nccn.org/professionals/physician_gls/pdf/anal.pdf

44. Schwarz JK, Siegel BA, Dehdashti F, et al. Tumor response and survival predicted by post-therapy FDG-PET/CT in anal cancer. *Int J Radiat Oncol*. 2008;71(1):180–186. doi:10.1016/j.ijrobp.2007.09.005

45. Glynne-Jones R, Sebag-Montefiore D, Meadows HM, et al. Best time to assess complete clinical response after chemoradiotherapy in squamous cell carcinoma of the anus (ACT II): a post-hoc analysis of randomised controlled phase 3 trial. *Lancet Oncol*. 2017;18(3):347–356. doi:10.1016/S1470-2045(17)30071-2

46. Mariani P, Ghanneme A, De la Rochefordière A, et al. Abdominoperineal resection for anal cancer. *Dis Colon Rectum*. 2008;51(10):1495–1501. doi:10.1007/s10350-008-9361-x

47. Lefèvre JH, Corte H, Tiret E, et al. Abdominoperineal resection for squamous cell anal carcinoma: survival and risk factors for recurrence. *Ann Surg Oncol*. 2012;19(13):4186–4192. doi:10.1245/s10434-012-2485-1

48. Guerra GR, Kong JC, Bernardi M-P, et al. Salvage surgery for locoregional failure in anal squamous cell carcinoma. *Dis Colon Rectum*. 2018;61(2):179–186. doi:10.1097/DCR.0000000000001010

49. Osborne EM, Eng C, Skibber JM, et al. Hyperfractionated accelerated reirradiation for patients with recurrent anal cancer previously treated with definitive chemoradiation. *Am J Clin Oncol*. 2018;41(7):632–637. doi:10.1097/COC.0000000000000338

50. Tao R, Tsai CJ, Jensen G, et al. Hyperfractionated accelerated reirradiation for rectal cancer: an analysis of outcomes and toxicity. *Radiother Oncol*. 2017;122(1):146–151. doi:10.1016/J.RADONC.2016.12.015

第 50 章

转移性肛门区癌

Saivaishnavi Kamatham，Faisal Shahjehan，Pashtoon M. Kasi

引言

在美国，肛门癌占全部消化系统肿瘤的 2.7%[1]。然而，其发病率在过去数十年中持续升高。根据美国癌症协会的预测，2018 年全美肛管癌的新发病例和死亡病例数分别为 8580 和 1160[1]。根据 SEER 数据库数据（2014—2018 年），13% 的患者在初始确诊时即为转移性肛门癌，其五年生存率为 29.8%[2]。虽然同步放化疗为大部分患者提供了根治性的治疗，其中也包括了部分需要挽救性手术切除残留病灶的患者，但部分患者最终会发展为转移性病例。对于这些患者的治疗主要为系统性治疗，其治疗的本质是姑息性治疗。我们将在这里回顾转移性肛门癌的当今治疗标准和最新进展。

如前文所述，这里所谈及的肛管癌的主要组织病理类型为鳞状细胞癌[3]。65%~89% 的患者与 HPV 感染相关，其中 HPV-16 为首位的病毒类型，其次为 HPV-18[4]。其风险因素包括性伴侣数量、性行为、同性恋、吸烟、种族和年龄。因此，HIV 检测同样极为重要。

肛门癌常被延误诊断或误诊，由于肛门便血、肿块和排便习惯改变，这些症状常与痔疮等疾病混淆。肛门癌常出现转移的部位包括肺、肝、骨。无论原发肿瘤大小，根据 TNM 分期，一旦出现远处转移即为 M1 期。根据第 7 版 AJCC 分期，转移性肛门癌为 Ⅵ 期。局部晚期和转移性肛门癌需要区分的是单/双侧腹股沟区淋巴结和（或）髂内淋巴结转移为 N2 或 N3，而非 M1。

转移性肛门癌的治疗

转移性肛门癌的治疗主要为系统性治疗，包括以下两类：

- 化疗；
- 免疫治疗。

放疗常在疾病早期或晚期转移灶出现症状时使用。因此系统性化疗或免疫治疗是转移性肛门癌的主要治疗方式。我们将在这里介绍常用并且推荐的方案和最新进展。

化疗

化疗为转移性肛门癌的主要一线治疗方式。NCCN 指南 2018 年第 2 版列入了众多联合化疗方案作为前线或后线治疗方案，我们简单地将其分为 3 类（表 50.1）：

1. 氟尿嘧啶类（5-FU、卡培他滨）
2. 铂类药物（顺铂、卡铂、奥沙利铂）
3. 紫杉类（紫杉醇、多西他赛）

Eng 等也已证实化疗和多学科管理在转移性肛门癌治疗中的重要性。在该研究中共纳入 77 例患者，42 例接受 5-FU 联合顺铂治疗；24 例接受卡铂联合紫杉醇治疗；11 例接受交替方案治疗。所有患者的无进展生存期（PFS）为 7 个月，总生存率（OS）为 22 个月。33 例接受多学科治疗的患者，PFS 为 16 个月，OS 为 53 个月[5]。

表50.1	肛管癌的系统性治疗			
一线治疗	铂类药物	紫杉类	氟尿嘧啶类	免疫治疗
卡铂/紫杉醇（推荐）*	卡铂	紫杉醇		
5-FU/顺铂	顺铂		5-FU	
mFOLFOX6	奥沙利铂		5-FU	
改良的DCF方案对DCF方案+	顺铂	多西他赛	5-FU	
单药紫杉醇		紫杉醇		
二线治疗				
免疫治疗 免疫检查点抑制剂（抗PD-1药物）				Nivolumab 或 pembrolizumab
化疗方案	二线或后线化疗方案取决于先前的药物使用情况 （临床研究始终被推荐而不考虑治疗线数）			

* 2018年的ESMO年会曾报道一项最新研究,采用卡铂(AUC 5)联合周方案紫杉醇治疗,这是基于卵巢癌剂量密集方案的外推。然而,每周方案或3周方案的重复均是可接受的,后者对于距离肿瘤中心较远的患者是有益的。
+ 由于更好的耐受性,改良的DCF方案较经典方案优先推荐(剂量和细节详见三联化疗方案)。
5-FU,氟尿嘧啶;DCF,多西他赛、顺铂和氟尿嘧啶。

氟尿嘧啶类和铂类药物方案

双药方案

数个研究已经证实5-FU和顺铂的联合方案对转移性肛门癌的有效性[6-8]。该方案的常见药物不良反应包括恶心、呕吐、厌食、黏膜炎、骨髓抑制。铂类药物特异性的不良反应为周围神经损伤、肾损伤(急性和累积性)、听力减退和损伤耳蜗毛细胞导致的耳鸣。每3周和4周方案有着不同的剂量推荐[9]。一些中心同样存在双周方案。

与结直肠癌相似,奥沙利铂作为铂类药物的重要基石而被众多中心所采用,双周方案具有良好的耐受性,代表性的方案为mFOLFOX6[10]。在不同的研究中,口服药物卡培他滨展示出了对静脉用5-FU替代的可行性(包括联合奥沙利铂和顺铂)。由于其更高的毒性而没有被广泛采用。然而,由于近期在结直肠癌中的更多应用,卡培他滨也是一种值得考虑的选择。

直到最近,以氟尿嘧啶和铂类为基础的方案仍作为一线方案而使用。2018年ESMO年会上,Eng和他的同事报道了一项对比5-FU联合顺铂与卡铂联合紫杉醇方案的随机对照研究结果(表50.1)[11]。后者表现出了更好的耐受性和有效性,也代表了新的一线标准治疗方案。在紫杉醇章节见具体内容——"interAACT"研究:一项国际多中心开放标签随机Ⅱ期对比5-FU联合顺铂与卡铂联合周方案紫杉醇在局部不可切除或转移性肛门癌的临床研究[11]。

三药方案

三药方案(如DCF方案)由于更高的毒性而较少使用(表50.1)。然而,2018年7月法国工作组在 *Lancet Oncology* 杂志报道了一项结果,改良的DCF方案采用了不同剂量和双周的给药方式,较经典3周方案有着更为可控的毒性反应(在紫杉类部分详注)[27]。无论是完成治疗的病例数、部分缓解病例的疗效程度和持久度均令人兴奋。对于一个体力状态良好的患者,若追求更好的疗效,改良的DCF方案也是一种选择。

紫杉类

单药方案

根据Abbas等一项病例报道,7例转移性和复发性肛门癌在5-FU联合顺铂方案治疗进展后接受单药紫杉醇周方案治疗。4例患者出现影像学客观缓解，1例患者疾病稳定。OS上获得12~14个月的改善[13]。常见不良反应包括血细胞减少、脱发、关节痛、肌痛和周围神经病变。这对于无法耐受双药和三药方案的患者是一个可选项，当然这也取决于患者先前接受的治疗（表50.1）。

双药方案

Kim等开展了一项研究，12例转移性肛门鳞癌患者接受一线卡铂联合紫杉醇方案治疗。其治疗有效率为53%，中位OS为12.19个月[14]。近期NCCN指南2018年第2版推荐卡铂（AUC 5）联合紫杉醇（175mg/m²）静脉第1天应用，每21天重复1次。

InterAACT，一项开放标签、多中心、随机Ⅱ期国际研究，旨在对比卡铂联合周方案紫杉醇与5-FU联合顺铂方案的有效性。该研究入组了包括英国、挪威、美国、澳大利亚四国91例不可切除的局部复发（LR）或转移性肛门癌患者。卡铂/紫杉醇组有效率为59%，5-FU/顺铂组为57.1%[11]。结果显示，卡铂/紫杉醇组OS为20个月，5-FU/顺铂组为12.3个月。卡铂/紫杉醇组毒性更低，71%患者出现3级及以上的毒性反应，而5-FU/顺铂组为76%。卡铂/紫杉醇组SAE出现频率为36%，5-FU/顺铂组为62%[11]。这项研究成果在2018年ESMO年会上发表，由于卡铂/紫杉醇组较5-FU/顺铂组更有效且耐受性更佳，故推荐卡铂联合紫杉醇作为局部晚期/转移性肛管癌的一线治疗方案。该变化也代表了治疗标准的进步。如前文所述，3周方案的紫杉醇剂量同样也可在实践中考虑采用。

三药方案

由于三药方案的毒性问题，其未被经常使用。

此前，Hainsworth等开展的一项Ⅱ期研究评价了紫杉醇、卡铂与持续5-FU输注方案的有效性。尽管其总有效率高达90%，但包括白细胞减少、黏膜炎等在内的3~4级不良反应极为常见[15]。

如前文所述，近期（表50.1）Kim等报道了一项Ⅰ期多中心临床研究（NCT02402842），该研究证实了DCF方案对转移性或不可切除的LR肛门癌的作用。在66例患者中，36例接受了标准DCF方案，30位接受了剂量调整的DCF方案（多西他赛40mg/m² d1、顺铂40mg/m² d1、5-FU2400mg/m² 46h持续输注，每2周1次）。改良DCF方案组的3~4级不良反应（中性粒细胞减少、腹泻、气喘、贫血、淋巴结肿大、呕吐和黏膜炎）更不常见且更易管理。令人印象深刻的是患者的有效率（44%CR；86%PR）[12]。尽管两药方案是标准治疗，但改良DCF方案对于体力状态良好且追求有效性的患者来说，是一种值得考虑的选择。

其他方案

Golub等人研究了TIP方案（紫杉醇、异环磷酰胺、铂类）在复发性、转移性肛门癌患者中具有重度有效性。3例接受5-FU/顺铂方案治疗进展的复发患者接受了TIP方案。在3~4个周期的治疗后根据CT/PET结果依据RECIST标准评价疗效，均达到病理完全缓解（pCR）。毒性包括脱发、贫血、血小板减少和周围神经病变。

Jhawer等开展的研究入组了20例对放疗和手术治疗无效的局部晚期肛门癌患者。他们接受了丝裂霉素、阿霉素、顺铂（MAP）和博来霉素的治疗。PR率达60%。中位生存时间为15个月。毒性包括呕吐、呼吸衰竭、腿痉挛和血液系统不良反应[17]。

然而，由于存在更易耐受的方案，这些方案并未取得更佳的有效性，从而并未被采用。

免疫治疗（免疫检查点抑制剂—抗PD-1药物）

免疫检查点抑制剂作为免疫治疗，常在转移性肛门癌患者出现难治情况下使用。他们是程序性细胞死亡蛋白1抗体，纳武利尤单抗和帕博利珠单抗。尽管它取得了一定的效果并在难治性情况下获得了推荐(表50.1),但免疫治疗并未获得最初设想的有效性和持久性。

纳武利尤单抗

由 Morris 等通过美国国家癌症研究会试验性治疗临床研究工作组(ETCTN)在全美10个中心开展的一项 II 期研究(NCI9673),奠定了免疫治疗对于转移性肛门癌治疗有效性的基础。这是一项针对进展的转移性或局部晚期、组织学证实为肛门鳞癌患者的单臂研究,以用来评估纳武利尤单抗的有效性。每2周通过静脉输注 3mg/kg 剂量的纳武利尤单抗。37例患者接受了中位6剂次的纳武利尤单抗治疗,中位随访时间为10.1个月。结果显示纳武利尤单抗单药治疗客观有效率为24%(根据 RECIST1.1 评价为部分或全部缓解),疾病控制率为72%,中位 PFS 为4.1个月,6个月的 PFS 为38%,中位 OS 为11.5个月,1年 OS 为48%。最常见的药物不良反应为贫血(70%)、乏力(68%)、皮疹(30%),如表50.2[18]。目前指南推荐剂量为240mg每2周或3mg/kg每2周[9]。

帕博利珠单抗

Otta 等开展了 KEYNOTE-028 研究,这是一项多中心、多队列、Ib 期研究,为了评估人源化抗 PD-1 抗体、帕博利珠单抗在 PD-L1 阳性(≥1%)的晚期实体瘤患者中的安全性和有效性(表50.2)。来自欧洲和美国的 PD-L1 阳性晚期肛门癌患者也纳入其中。他们每2周接受 10mg/kg 的帕博利珠单抗静脉输注。中位治疗持续时间为92天(1~449天),中位随访时间为10.6个月(0.3~15个月)。免疫相关不良反应(如甲状腺功能减退等)与先前报道的其他肿瘤类型相似并进行同样处理。抗肿瘤活性可以解释为17%的总有效率,42%的患者病情稳定,中位有效时间为3.6个月。中位 OS、1年生存率和其他研究类似,分别为9.3个月和47.6%。目前,帕博利珠单抗的推荐剂量为每3周200mg或每3周2mg/kg。

正在进行的和未来的研究

由于基于免疫检查点抑制剂的抗 PD-1 疗法并未达到预期的效果,目前和未来的研究正在尝试免疫治疗联合方案(抗 PD-1+抗 CTLA-4)、化疗+免疫治疗联合方案和(或)免疫修饰方案(如基于疫苗的方法)。考虑到肛门癌相对少见,参加这些研究是非常重要的,包括以下案例。

- NCT02314169。正在进行的一项多中心、II 期研究,纳武利尤单抗或纳武利尤单抗联合伊匹木单抗治疗难治性转移性肛管鳞癌患者研究。纳武利尤单抗每4周使用一次,伊匹木单抗每8周使用一次。PFS 为主要研究终点,OS 和 SAE 发生率为次要终点[20]。

- NCT02919969。多中心、II 期临床研究,在难治性转移性肛管癌中探索帕博利珠单抗的安全性和有效性。帕博利珠单抗为 200mg 在 30min 内静脉输注每3周重复一次。总有效率为主要研究终点。PD-L1 阳性有效率、OS、PFS、SAE 发生率为次要研究终点。

- NCT03519295。SCARCE 研究是一项 2:1 随机化 II 期研究,评价化疗联合免疫治疗(多西他赛、顺铂、5-FU 联合阿替利珠单抗)对于转移性或不可切除的局部晚期鳞状细胞肛门癌患者的 PFS。

其他治疗/研究

抗表皮生长因子受体药物

Rogers 等开展的一项研究,抗 EGFR 药物(如西妥昔单抗或帕尼单抗等)联合化疗,在17例转移性肛门癌患者中,缓解率为35%,疾病稳定率为24%,PFS 为7.3个月,OS 为24.7个月[23]。

T 细胞受体(TCR)基因治疗/肿瘤浸润淋巴细胞治疗

Draper 等研究了1例转移性肛门癌患者 HLA*02:01 的 TIL 特征,该患者在接受了门静脉淋巴结转

表50.2	使用抗PD-1免疫检查点的研究汇总		
研究	免疫治疗(抗PD-1)	结果	评价/AE
Morris 等 (NCI9673)[18] N=37	纳武利尤单抗	• 客观缓解率(根据RECIST1.1, 部分或完全的放射学反应) • 疾病控制率:72% • 中位PFS时间:4.1个月 • 6个月PFS:38% • 中位OS:11.5个月 • 1年OS:48%	无SAE 2例3级贫血 1例皮疹 1例甲状腺功能减退 1例乏力 为其他副作用
Otta 等 (KEYNOTE-028)[19] N=43 32例(74%)PD-L1阳性 24例肛管鳞状细胞癌	帕博利珠单抗 条件:PD-L1肿瘤阳性≥1%	• 总缓解率:17% • 疾病稳定率:42% • 疾病控制率:58% • 6个月PFS:31.6% • 12个月PFS:19.7% • 中位OS:9.3个月 • 6个月OS:64.5% • 12个月OS:47.6%	3级AE相似且可控

AE,不良反应事件;OS,总生存率;PFS,无进展生存期;RECIST:实体瘤治疗反应评价标准

移灶切除术后获得了较长的无病生存率(DFS)。研究者发现肿瘤组织中HPV-16 E6 T细胞是外周血的400倍。而且,表达TCR的基因修饰T细胞能够识别HPV-16+宫颈和头颈部肿瘤,也代表E6 TCR拥有抗肿瘤能力[24]。Hinrichs等开展了一项Ⅰ/Ⅱ期临床研究(NCT02280811)来证明抗HPV E6 T细胞在HPV+肿瘤(如宫颈、肛门、口咽和阴道来源)的安全性和有效性。E6 TCR T细胞每次应用的量为2×10[11]。4例中的2例肛门癌患者出现了肿瘤部分缓解,并在治疗结束后持续缓解了3~6个月。在一例应答6个月的患者中,1个肿瘤灶pCR,2个肿瘤灶部分缓解并在进展后切除。在治疗后获得了22个月的无病生存。TCR治疗的有效率为45%~51%且提示E6 TCR T细胞的记忆水平更高(30%~46%患者在治疗后循环T细胞持续1个月)[25]。

ADXS11-001基于李斯特菌的免疫治疗

ADXS11-001免疫治疗是一种生物工程改造的减毒的李斯特单核细菌,它可以表达肿瘤抗原。特异T细胞可识别HPV-16的E7多肽。Eng等开展了首项研究(NCT02399813)评价ADXS-001对转移性肛门癌的有效性和安全性。组织学为鳞状细胞癌的晚期肛门癌患者在前期治疗进展后,接受1×10⁹

单位ADXS单药静脉治疗每3周1次直至满2年。初步1阶段结果显示效果良好,疾病控制率为28%,6个月PFS率为22%。不良反应为输注相关反应而加强监护风险安全可控[26]。

放疗

放疗常在疾病早期及晚期转移灶出现症状时使用[27]。对于转移性肛门癌患者,除了临床研究和(或)对症治疗,放疗常与化疗和(或)免疫治疗联合使用。对于寡转移患者,在系统性化疗之外,为了巩固疗效和局部控制情况,放疗是值得考虑的方法。

HIV阳性肛门癌患者的治疗

即使是接受抗逆转录病毒治疗的HIV患者,其肛门癌发生率仍是在升高的。同时,一些研究也证实HIV患者在放化疗后会出现更多的毒性反应和SAE[29,30]。对于此类患者并不推荐必须调整剂量的方案,在一些研究中报道的不良反应是相似的。然而,在实践中,这些患者通常不符合试验的要求,而化疗的不良反应通常也比较高。考虑到转移性患者姑息性治疗的目的性,密切监护和剂量下调是恰当的。对于转移性病例的放化疗剂量需要根据免疫状态分级(治疗前CD4细胞数目)、体力状态和是

否存在机会感染情况而调整[31]。密切且持续地跟踪HIV治疗是非常重要的。同时在高强度抗逆转录病毒治疗的患者中需要考虑到药物间的相互作用。

预后

根据美国癌症协会的数据,转移性肛门鳞癌患者的5年生存率为15%。近年来预后的提高源于治疗策略的进步。然而,对于患者个体,预后取决于组织学类型、肿瘤负荷、合并症(HIV等)、体力状态和整体健康状况。其他健康相关的差异也起到了作用。患者的社会经济情况也影响了肛门癌患者的预后。这可能与设备缺乏、诊断延误和受教育程度低有关。近期有研究报道,家庭收入较低的肛门鳞癌患者较收入高者的肿瘤特异性生存和总体生存差[32]。然而,这个研究中只有6.1%的Ⅳ期肛门鳞癌患者,主要为Ⅱ期及Ⅲ期患者。相似的,非裔美国人较白种人的生存状况更差[33]。随着免疫治疗和系列临床研究的进展,这些健康相关的差异也是需要考虑的。

(李晓宇 译 李书萍 瞿梦婷 校)

参考文献

1. Siegel RL, Miller KD, Jemal A. Cancer statistics, 2018. *CA Cancer J Clin*. 2018;68(1):7–30. doi:10.3322/caac.21442
2. National Institutes of Health National Cancer Institute - Surveillance, Epidemiology, and End Results Program, Cancer Stat Facts: Anal Cancer. https://seer.cancer.gov/statfacts/html/anus.html
3. Flejou JF. An update on anal neoplasia. *Histopathology*. 2015;66(1):147–160. doi:10.1111/his.12574
4. Frisch M, Fenger C, van den Brule AJ, et al. Variants of squamous cell carcinoma of the anal canal and perianal skin and their relation to human papillomaviruses. *Cancer Res*. 1999;59(3):753–757.
5. Eng C, Chang GJ, You YN, et al. The role of systemic chemotherapy and multidisciplinary management in improving the overall survival of patients with metastatic squamous cell carcinoma of the anal canal. *Oncotarget*. 2014;5(22):11133–11142. doi:10.18632/oncotarget.2563
6. Tanum G. Treatment of relapsing anal carcinoma. *Acta Oncol*. 1993;32(1):33–35. doi:10.3109/02841869309083882
7. Faivre C, Rougier P, Ducreux M, et al. [5-fluorouracile and cisplatinum combination chemotherapy for metastatic squamous-cell anal cancer]. *Bull Cancer*. 1999;86(10):861–865.
8. Ajani JA, Carrasco CH, Jackson DE, et al. Combination of cisplatin plus fluoropyrimidine chemotherapy effective against liver metastases from carcinoma of the anal canal. *Am J Med*. 1989;87(2):221–224. doi:10.1016/S0002-9343(89)80702-8
9. National Comprehensive Cancer Network. *NCCN Guidelines Version 2.2018 Anal Carcinoma*. 2018.
10. Matsunaga M, Miwa K, Oka Y, et al. Successful treatment of metastatic anal canal adenocarcinoma with mFOLFOX6 + Bevacizumab. *Case Rep Oncol*. 2016;9(1):249–254. doi:10.1159/000446107
11. ESMO, European Society For Medical Oncology. Carboplatin Plus Paclitaxel Represents a New Standard of Care for Patients with Squamous Cell Carcinoma of the Anal Canal. 2018; https://www.esmo.org/Oncology-News/InterAACT-inoperable-locally-recurrent-metastatic-anal-cancer-Rao
12. Kim S, François E, André T, et al. Docetaxel, cisplatin, and fluorouracil chemotherapy for metastatic or unresectable locally recurrent anal squamous cell carcinoma (Epitopes-HPV02): a multicentre, single-arm, phase 2 study. *Lancet Oncol*. 2018;19(8):1094–1106. doi:10.1016/S1470-2045(18)30321-8
13. Abbas A, Nehme E, Fakih M. Single-agent paclitaxel in advanced anal cancer after failure of cisplatin and 5-fluorouracil chemotherapy. *Anticancer Res*. 2011;31(12):4637–4640.
14. Kim R, Byer J, Fulp WJ, et al. Carboplatin and paclitaxel treatment is effective in advanced anal cancer. *Oncology*. 2014;87(2):125–132. doi:10.1159/000361051
15. Hainsworth JD, Burris HA, Meluch AA, et al. Paclitaxel, carboplatin, and long-term continuous infusion of 5-fluorouracil in the treatment of advanced squamous and other selected carcinomas: results of a phase II trial. *Cancer*. 2001;92(3):642–649. doi:10.1002/1097-0142(20010801)92:3<642::AID-CNCR1365>3.0.CO;2-Z

16. Golub DV, Civelek AC, Sharma VR. A regimen of taxol, Ifosfamide, and platinum for recurrent advanced squamous cell cancer of the anal canal. *Chemother Res Pract*. 2011;2011:163736. doi:10.1155/2011/163736

17. Jhawer M, Mani S, Lefkopoulou M, et al. Phase II study of mitomycin-C, adriamycin, cisplatin (MAP) and Bleomycin-CCNU in patients with advanced cancer of the anal canal: an eastern cooperative oncology group study E7282. *Invest New Drugs*. 2006;24(5):447–454. doi:10.1007/s10637-006-7667-x

18. Morris VK, Salem ME, Nimeiri H, et al. Nivolumab for previously treated unresectable metastatic anal cancer (NCI9673): a multicentre, single-arm, phase 2 study. *Lancet Oncol*. 2017;18(4):446–453. doi:10.1016/S1470-2045(17)30104-3

19. Ott PA, Piha-Paul SA, Munster P, et al. Safety and antitumor activity of the anti-PD-1 antibody pembrolizumab in patients with recurrent carcinoma of the anal canal. *Ann Oncol*. 2017;28(5):1036–1041. doi:10.1093/annonc/mdx029

20. National Institutes of Health U.S. National Library of Medicine. Nivolumab With or Without Ipilimumab in Treating Patients With Refractory Metastatic Anal Canal Cancer. ClinicalTrials.gov Identifier: NCT02314169. https://clinicaltrials.gov/ct2/show/NCT02314169

21. National Institutes of Health U.S. National Library of Medicine. Pembrolizumab in Refractory Metastatic Anal Cancer. ClinicalTrials.gov Identifier: NCT02919969. https://clinicaltrials.gov/ct2/show/NCT02919969

22. National Institutes of Health U.S. National Library of Medicine. A Study of mDCF in Combination or Not With Atezolizumab in Advanced Squamous Cell Anal Carcinoma (SCARCE). ClinicalTrials.gov Identifier: NCT03519295. https://clinicaltrials.gov/ct2/show/NCT03519295

23. Rogers JE, Ohinata A, Silva NN, et al. Epidermal growth factor receptor inhibition in metastatic anal cancer. *Anticancer Drugs*. 2016;27(8):804–808. doi:10.1097/CAD.0000000000000383

24. Draper LM, Kwong MLM, Gros A, et al. Targeting of HPV-16+ Epithelial Cancer Cells by TCR Gene Engineered T Cells Directed against E6. *Clin Cancer Res*. 2015;21(19):4431–4439. doi:10.1158/1078-0432.CCR-14-3341

25. Hinrichs CS, Doran SL, Stevanovic S, et al. A phase I/II clinical trial of E6 T-cell receptor gene therapy for human papillomavirus (HPV)-associated epithelial cancers. *J Clin Oncol*. 2017;35(15_suppl):3009–3009. doi:10.1200/jco.2017.35.15_suppl.3009

26. Eng C, Fakih M, Amin M, et al. 537PP2 study of ADXS11-001 Immunotherapy in patients with persistent/recurrent, surgically unresectable locoregional, or metastatic squamous cell anal cancer. *Ann Oncol*. 2017. 28(suppl_5):mdx393.063–mdx393.063. doi:10.1093/annonc/mdx393.063

27. Heinze C, Omari J, Othmer M, et al. Image-guided interstitial brachytherapy in the management of metastasized anal squamous cell carcinoma. *Anticancer Res*. 2018;38(9):5401–5407. doi:10.21873/anticanres.12870

28. Piketty C, Selinger-Leneman H, Grabar S, et al. Marked increase in the incidence of invasive anal cancer among HIV-infected patients despite treatment with combination antiretroviral therapy. *Aids*. 2008;22(10):1203–1211. doi:10.1097/QAD.0b013e3283023f78

29. Chadha M, Rosenblatt EA, Malamud S, et al. Squamous-cell carcinoma of the anus in HIV-positive patients. *Dis Colon Rectum*. 1994;37(9):861–865. doi:10.1007/BF02052589

30. Holland JM, Swift PS. Tolerance of patients with human immunodeficiency virus and anal carcinoma to treatment with combined chemotherapy and radiation therapy. *Radiology*. 1994;193(1):251–254. doi:10.1148/radiology.193.1.8090901

31. Hoffman R, Welton ML, Klencke B, et al. The significance of pretreatment CD4 count on the outcome and treatment tolerance of HIV-positive patients with anal cancer. *Int J Radiat Oncol Biol Phys*. 1999;44(1):127–131. doi:10.1016/S0360-3016(98)00528-8

32. Lin D, Gold HT, Schreiber D, et al. Impact of socioeconomic status on survival for patients with anal cancer. *Cancer*. 2018;124(8):1791–1797. doi:10.1002/cncr.31186

33. Bojko MM, Kucejko RJ, Poggio JL. Racial disparities and the effect of county level income on the incidence and survival of young men with anal cancer. *Health Equity*. 2018;2(1):193–198. doi:10.1089/heq.2018.0018

第 51 章

胃肠道间质瘤

Kantha Ratnam Kolla，Mahesh Seetharam

引言

胃肠道间质瘤（GIST）是胃肠道最常见的间质性肿瘤，由卡氏间质细胞分化产生。GIST最常发生的原因是KIT或血小板生长因子受体α（PDGFRA）的激活性突变，而BRAF基因和琥珀酸脱氢酶（SDH）基因的突变不常发生。对于小病灶的GIST手术，切除是首选且常可治愈的。对于晚期或转移的GIST，应用酪氨酸激酶抑制剂（TKI）是标准治疗方法，即一线伊马替尼后用舒尼替尼和瑞戈非尼作为后续治疗。目前研究的新型靶向治疗药物包括二代KIT/PDGFR抑制剂，以及靶向丝裂原活化蛋白激酶（MAP）、BRAF、胰岛素生长因子1受体、PI3K、哺乳动物雷帕霉素蛋白（mTOR）、热休克蛋白90、免疫检查点、血管内皮生长因子受体（VEGFR）等药物。本章我们将总结GIST的病理生理特征、诊断要点、突变检测的意义，以及已批准和正在研究的GIST治疗方法。

流行病学

间质肿瘤约占原发胃肠道肿瘤的1%。GIST是最常见的非上皮来源肿瘤，发病率为每百万人中14~20例。

GIST是胃肠道最常见的间充质肿瘤。GIST常发生于胃和近端小肠，但也发生于消化道任意位置，如大网膜，肠系膜和腹膜[1-3]。脂肪瘤、脂肪肉瘤、平滑肌肉瘤、纤维瘤、神经鞘细胞肿瘤和末梢神经鞘瘤也

有发生，但要比GIST少见得多。

GIST多由于*KIT*或*PDGFRA*基因突变导致，而*BRAF*基因、琥珀酸脱氢酶基因突变则不太常见。

对SEER数据库中经组织学证实的GIST的分析结果显示，在2001—2011年间，GIST每年确诊数量为6142例，发生率为0.68/10万人年[3]。尸检数据显示小GIST（<1mm~1cm）占22.5%~35%。只有少数的微小肿瘤能继续增殖并获得恶性转化潜能，这可能是临床GIST发生率非常低的原因。微小GIST（GISTlets）的转化或进展与进行性获得的基因异常有关，具体描述见图51.1。

GIST常见于老年人群（中位年龄为60~65岁），男性发病率较女性低。GIST来源于Cajal间质细胞，这种细胞呈梭形，是肠道节律的起搏器。诊断GIST最常用的影像学检查是CT、MRI和PET。85%的GIST可检出*KIT*基因或*RTK-PDGFRA*基因突变，称作Ⅰ型GIST[4]。10%~15%的无*KIT*和*PDGFRA*突变的GIST称作野生型GIST，一般对伊马替尼治疗反应较差。据报道，在无*KIT/PDGFRA*突变的GIST中，有7%存在BRAF V600E突变。与多发性神经纤维瘤易感基因（NF1）相关的GIST占总GIST的1.5%。琥珀酸脱氢酶（SDH）复合物缺陷或突变占野生型GIST的40%，称为Ⅱ型GIST（图51.2）[5,6]。

伊马替尼最初于2001年被批准用于慢性粒细胞性白血病。2002年，美国食品药品监督管理局（FDA）批准伊马替尼用于GIST[7]。2006年，舒尼替尼被批准用于伊马替尼难治性不耐受的GIST。

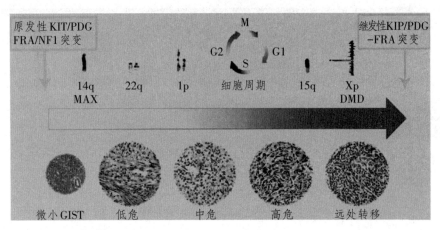

扫码观看高清彩图

图 51.1 GIST 基因的演化进程。

GIST，胃肠道间质瘤。

Source: Reproduced with permission from Schaefer IM, Mariño-Enríquez A, Fletcher JA. What is new in gas-trointestinal stromal tumor? *Adv Anat Pathol.* 2017;24(5):259-267. doi:10.1097/ pap.0000000000000158 Licensed under the terms and conditions of the Creative Commons Attribution license (http://creative-commons.org/licenses/by/3.0/).

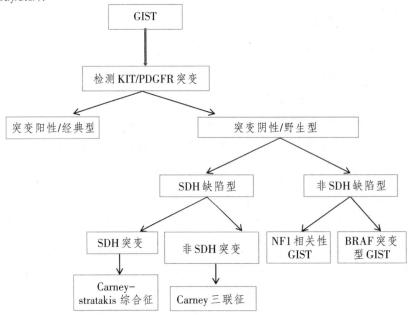

图 51.2 GIST 的分类。

GIST，胃肠道间质瘤。

Source: From Shi E, Chmielecki J, Tang CM, et al. FGFR1 and NTRK3 actionable alterations in "Wild-Type" gastrointestinal stromal tumors. *J Transl Med.* 2016;14(1):339.

2013 年，口服多激酶抑制剂瑞戈非尼被批准用于晚期 GIST。此外，舒尼替尼和瑞戈非尼也被批准用于 GIST 的二线及以上治疗[8]。

GIST 的风险分层

对于 GIST，是否进行术后辅助治疗取决于患者的预后因素和复发风险。尽管 GIST 分期常用美国癌症联合委员会（AJCC）的 TNM 分类，但由于其他因素的差异，一些不同的风险分层标准已被开发使用。TNM 外最常用的分层标准有美国国立卫生研究院（NIH）共识标准、武装部队病理研究所（AFIP）标准和改良 NIH 标准。这些标准有助于选择合适

表51.1		GIST 的风险分层			
肿瘤参数		疾病进展风险(%)			
有丝分裂率	大小	胃	十二指肠	空回肠	结肠
≤5 / 5 mm²	≤2cm	无(0%)	无(0%)	无(0%)	无(0%)
	2.1~5cm	非常低(1.9%)	低(8.3%)	低(4.3%)	低(8.5%)
	5.1~10cm	低(3.6%)	数据不充分	中等(24%)	数据不充分
	>10cm	中等(10%)	高(34%)	高(52%)	高(57%)
>5 / 5 mm²	≤2cm	无	数据不充分	高	高(54%)
	2.1~5cm	中等(16%)	高(50%)	高(73%)	高(52%)
	5.1~10cm	高(55%)	数据不充分	高(85%)	数据不充分
	>10cm	高(86%)	高(86%)	高(90%)	高(71%)

GIST,胃肠道间质瘤

治疗的患者,避免对仅手术治疗即可治愈的早期或低危患者进行过度治疗。

表51.1根据肿瘤的大小、位置和有丝分裂率总结了局部GIST复发的风险。

GIST的分子特征

GIST 主要是由受体酪氨酸激酶基因 KIT 或 PDGFRA 的激活性突变引起。酪氨酸激酶基因上的突变位置在GIST生物学行为中起了重要作用,决定了GIST风险分层、临床结果和对药物的反应。

KIT / PDGFRA 野生型的 GIST 中可出现如 KRAS、BRAF 等RAS信号通路突变。NF1突变的患者发生GIST的风险更高。SDH异四聚体的异常DNA甲基化、突变或过表达也会促进GIST的发生和发展。我们将无KIT、PDGFRA、RAS信号通路基因、SDH家族基因突变的GIST定义为真正的野生型GIST。

DOG1又称为TMEM16A或ANO1,是GIST的新型诊断标志物,通常在约95%的GIST中阳性表达。因此一般认为DOG1和KIT阳性可诊断为GIST,此种染色是cajal间质细胞的表型特征。此外,与其他软组织肿瘤相比,GIST中还会出现蛋白激酶Cθ(PKCθ)上调。

野生型GIST的特点是CALCRL/COL22A1、酪氨酸激酶NTRK2、细胞周期蛋白依赖性激酶CDK6,以及ETS转录因子家族成员ERG过表达[9]。

野生型GIST中,存在一个表现为TP53、MEN1或MAX突变的亚群[10]。KIT属于Ⅲ型受体酪氨酸激酶K家族,编码145KDa的受体酪氨酸激酶c-kit。通过激酶结构域的自抑制,通常情况下KIT会保持在非活性形式。干细胞因子(SCF)是KIT的配体。SCF-KIT信号通路介导激活的下游信号包括:① MAPK信号通路,导致MYC、ELK、CREB、FOS等转录因子上调;②PI3K/AKT信号通路,导致细胞周期去抑制,以及促进抗凋亡作用。

在 GIST 中,KIT 基因的突变可见于 9、11、13、14、17 和 18 号外显子上(图51.3)。70%的 KIT 突变出现在 11 号外显子,5%~10% 在 9 号外显子。KIT 的 11 号外显子突变会消除KIT膜旁结构域的自抑制功能,导致KIT持续激活[11]。

存在13和17号KIT外显子突变见于1%-2%的GIST。8号外显子突变很少见,其特征表现为胃外和远处转移瘤[12]。

GIST 中的 PDGFR 突变

在10%~15%的GIST中可以观察到PDGFRA突变。PDGFRA突变会激活MAPK、AKT、STAT 1和STAT等信号转导通路[13]。PDGFRA突变中有60%~65%为外显子18上的D842V突变[14]。在所有GIST中

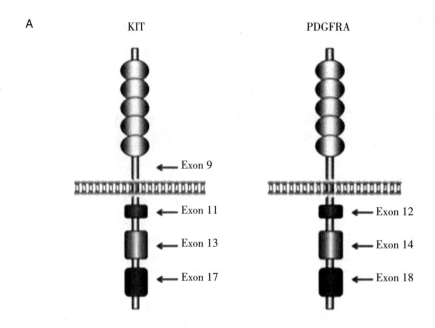

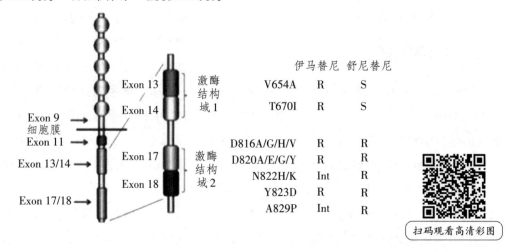

图 51.3 GIST 中的 KIT 突变。

GIST，胃肠道间质瘤；Int，中等；R，抵抗；S，敏感。

Source：Reproduced with permission from Li K, Cheng H, Li Z, et al. Genetic progression in gastrointestinal stromal tumors：mechanisms and molecular interventions. *Oncotarget*. 2017；8（36）：60589－60604. doi：10.18632/oncotarget.16014 Licensed under the terms and conditions of the Creative Commons Attribution license（http://creativecommons.org/licenses/by/3.0/）。

约有 1% 可以看到 *PDGFR* 外显子 14 突变。

家族性 GIST

家族性 GIST 由 *KIT* 或 *PDGFRA* 的胚系突变引起。家族性 GIST 表现为多发 GIST、色素沉着、肥大细胞瘤，以及 ICC 增生相关的吞咽困难，通常发生在

中年，肿瘤可有与散发性 GIST 相似的组织学特征。

SDH 缺陷型 GIST

SDH 缺失是野生型 KIT / PDGFRA GIST 中最常见的分子改变。SDH 缺陷与副神经节瘤、GIST、肾细胞癌、垂体腺瘤等多种肿瘤疾病相关[15]。SDH 缺陷

型 GIST 可是 Carney 三联症相关性或 Carney-Stratakis 综合征相关性。Carney 三联征包括胃间质肉瘤、副神经节瘤和肺软骨瘤。Carney-Stratakis 综合征包括胃 GIST 和副神经节瘤。

GIST 中的 *RAS* 基因突变

在 GIST 的亚组中,突变发生在 *RAS* 基因家族和 *BRAF* 中。在 Miranda 等人的研究中[16],在密码子 12 和(或)13(G12D、G13D 和 G12A / G13D)处检测到 *KRAS* 突变。在携带 *G12D* 和 *G12A / G13D* 突变的肿瘤中检测到 KIT 第 11 外显子的缺失(Δ570~576 和 Δ579),而在具有 G13D 突变的肿瘤中发现外显子 18 的 *PDGFRA* 突变(*D842V*)。在野生型 KIT / PDGFRA 的 GIST 中发现 *BRAFV600E* 突变[17]。

GIST 中的其他基因突变

在不到 1% 的 GIST 中发现了 *EGFR* 突变。在女性中,胃部病灶更常见这种突变,并且通常复发率较低。

在野生型 GIST 中发现的其他突变包括基因 *ARIDIB、ATR、FGFRI、LTK、SUFU、PARK2* 和 *ZNF217*[18]。在 18% 的 GIST 中发现了 PP2R1A 的突变[19]。

GIST 中的肿瘤抑制基因

神经纤维瘤蛋白负调控 RAS 信号传导。有 *NF1* 突变的患者发生 GIST 的风险高。NF1 相关的 GIST 多发于年轻患者中,其特点是多发小肿瘤,临床病程缓慢,常累及小肠和十二指肠。肌营养不良蛋白(DMD)通过抑制侵袭、迁移、锚定和侵袭性而起着抑癌作用。肌营养不良蛋白的基因内缺失在转移性 GIST 中很常见[2]。

诊断要点

胃肠道出血、贫血、早饱、腹部饱胀、腹胀和不适是 GIST 的常见症状。根据形态学和免疫组化对 GIST 进行病理诊断。在开始应用 TKI 治疗前,建议检测 *KIT* 或 *PDGFRA* 基因的情况,辅助选择恰当的治疗方案。

诊断 GIST 的常用成像技术是 CT、MRI 和 PET。除不能耐受静脉造影剂的患者,CT 是首选的初步对 GIST 进行筛查和分期的影像学检查方法。 PET / CT 有助于评估肿瘤的代谢活性,病灶摄取的减少有助于早期发现治疗的反应性。尽管 CT 通常用于评估反应,但有时由于酪氨酸激酶抑制剂可能会出现假性进展,因此并不完全可靠。

其他检测和确认 GIST 的诊断方法包括内窥镜检查、内窥镜超声(EUS)和 EUS 引导的细针穿刺活检(EUS-FNA)[20]。

肿瘤分期

GIST 是根据表 51.2 和表 51.3 中概述的常规

表51.2	胃和网膜 GIST 分期(i)				
分期					肿瘤核分裂像
Ⅰ A	T1 或 T2	N0	M0		低
Ⅰ B	T3	N0	M0		低
Ⅱ	T1	N0	M0		高
	T2	N0	M0		高
	T4	N0	M0		低
Ⅲ A	T3	N0	M0		高
Ⅲ B	T4	N0	M0		高
Ⅳ	任何 T	N1	M0		任何
	任何 T	任何 N	M1		任何

GIST,胃肠道间质瘤。

表51.3	GIST分期（ii）			
小肠、食管、结直肠、肠系膜、腹膜分期				
Ⅰ	T1 或 T2	N0	M0	低
Ⅱ	T3	N0	M0	低
ⅢA	T1	N0	M0	高
	T4	N0	M0	低
ⅢB	T2	N0	M0	高
	T3	N0	M0	高
	T4	N0	M0	高
Ⅳ	任何 T	N1	M0	任何
	任何 T	任何 N	M1	任何

GIST，胃肠道间质瘤。

TNM 分类进行分期的，基于来源略有所不同。

GIST 的治疗

局限期 GIST

局限期 GIST 的主要治疗方法是手术切除[21]。

局部晚期 GIST 的新辅助治疗

先手术无法完全切除或交界可切除的局限期 GIST，可以考虑接受 TKI 新辅助治疗以降低肿瘤分期。术前治疗的目的是缩小肿瘤体积以实现完全切除。在治疗前明确肿瘤的基因分型非常重要，这有助于选择最有效的治疗方法：肿瘤携带 KIT 基因 9 号外显子突变应考虑使用较高剂量（每天 800mg）的伊马替尼。肿瘤携带 PDGFR D842V 突变或为野生型则提示现有 TKI 药物无效，此情况下手术是最好的首选治疗方法。伊马替尼新辅助治疗对直肠 GIST 患者也是有益的，因其可以最大限度地缩小手术范围、保留器官功能。尽管新辅助治疗具有使患者获益的潜能，但由于难以确定核分裂像，新辅助治疗后的肿瘤复发风险难以被准确评估。

前瞻性的 RTOG 0132 / ACRIN6665 研究纳入 52 例患者，在接受至少 16 周术前伊马替尼治疗并达到部分缓解（PR）的患者中观察到获益，且影像学缓解出现在治疗 3~9 个月后[22]。在该试验中，中位随访时间 5 年时，无进展生存率（PFS）为 57%，疾病特异

性生存率为 77%。因此，了解肿瘤的基因型非常重要，能够排除伊马替尼不敏感的肿瘤，其中包括 KIT 野生型、SDH 和神经纤维瘤病相关的 *GIST*、*PDGFR D842V* 突变的肿瘤，因为它们不会对伊马替尼产生反应。在接受伊马替尼新辅助治疗的患者中，建议术前和术后总共进行为期 3 年的伊马替尼辅助治疗。

切除 GIST 的辅助治疗

Ⅲ期临床试验中证实了高危 GIST 接受辅助治疗的益处。

1. 伊马替尼对安慰剂

对接受局部 GIST 完全切除的患者进行了一项随机双盲Ⅲ期临床试验，以评估伊马替尼的疗效（400 mg /天，持续 1 年）。结果显示，伊马替尼和安慰剂组的无复发生存率（RFS）分别为 98% 和 83%（HR：0.35，$P<0.0001$）。在伊马替尼组的 3 个肿瘤大小类别中均观察到 RFS（肿瘤大小≥3 且<6 cm：HR：0.23，$P=0.011$；肿瘤大小≥6 且 10 cm，HR：0.5，$P=0.041$；≥10 cm：HR：0.29，$P<0.001$）[23]。

2. 伊马替尼 1 年对 3 年

一项Ⅲ期研究评估了伊马替尼在 GIST 复发风险高的患者术后辅助治疗的疗效。患者在术后 12 周内开始应用 400 mg /天的伊马替尼治疗到 12 个月或 36 个月。结果发现，接受伊马替尼治疗 36 个月和 12 个月的患者 5 年 RFS 分别为 65.6% 和 47.9%，总生存

率(OS)分别为92%和81.7%(P<0.001,95%CI)[24]。

转移性GIST的管理

FDA批准的3种用于转移性GIST的药物是伊马替尼、舒尼替尼和瑞戈非尼。这些药物的作用机制是抑制c-kit和PDGFRA的分子活性。此外,舒尼替尼对VEGFR 1、2和3也具有抑制活性,而瑞戈非尼对RET和FGFR 1和3具有抑制活性。表51.4中概述了相关临床试验和结果,表51.5中的数据概述了尼罗替尼的数据,该数据显示,尼罗替尼可改善有意向治疗的患者的PFS和伊马替尼及舒尼替尼作为一线治疗患者的OS,但对总体患者生存结果无统计学意义。

1. 伊马替尼

对转移性/难治性GIST的患者进行了Ⅲ期研究,以评估伊马替尼的疗效。结果发现,中位OS为49个月,中位PFS为20个月。水肿、恶心、疲劳和皮疹是常见的不良事件。

2. 舒尼替尼

在伊马替尼耐药GIST的患者中,舒尼替尼的Ⅰ/Ⅱ期试验显示,具有KIT外显子9和11突变的患者的中位OS分别为26.9个月和12.3个月。KIT外显子9突变和11突变的患者的中位PFS分别为19个月和5个月。常见不良事件是疲劳、腹泻、恶心和厌食[25]。

表51.4	临床试验		
药物	研究分期	患者分组	结果
纳武利尤单抗	Ⅱ期	晚期/转移伊马替尼耐药的GIST患者	单药纳武单抗gp:3/7—SD,CBR—42.8%,PFS—8周 纳武利尤单抗+伊马替尼:PR—20%,1/5—SD,CBR—40%,PFS—8.43周
马赛替尼	Ⅱ期	伊马替尼耐药的GIST患者	CR—3.3%,PR—50%,SD—43.3%,PFS在第2和第3年为59.7%和55.4%,OS第1和3年是89.9%
多韦替尼	Ⅱ期(DOVI-GIST研究)	伊马替尼和舒尼替尼耐的药GIST患者	DCR在24周为13%,PR—3%,PFS—3.6个月(95%CI),中位OS—9.7个月(95%CI)
BIIB021(Hsp90抑制剂)	Ⅱ期	23例伊马替尼和舒尼替尼耐药的GIST患者	PR—5例,OS—22%,DOR:25~138天
伊马替尼+onalespib(AT13387,非祥霉素Hsp90抑制剂)	Ⅱ期	TKI耐药的GIST患者	DCR在4个月—19%,中位PFS—112天
奥拉妥珠单抗(抗PDGFα单克隆抗体)	Ⅱ期	转移性GIST有PDGFRA突变	SD—50%,12周临床获益(CR、PR、SD)—50%
林西替尼(OSI-906,IGF1R抑制剂)	Ⅱ期	KIT/PDGFRA野生型GIST	PR和稳定FDG代谢反应—35%,CBR(CR、PR、SD)在9个月—45%;PFS—52%,OS在9个月—80%
索拉非尼	Ⅱ期	伊马替尼或伊马替尼/舒尼替尼耐药的GIST患者	PR—13%;SD—55%,DCR(SD+PR)—68%;PFS—5.2个月(95%CI),中位OS—11.6个月(95%CI)
达沙替尼	Ⅱ期	TKI初治GIST患者	FDG-PET反应率(CR+PR)在4周—67%;中位PFS—11.1个月
瓦他拉尼	Ⅱ期	伊马替尼或舒尼替尼耐药GIST患者	临床获益—45%;PR—4.4%;SD—35.6%;中位疾病进展时间—3.2个月(95%CI)
普纳替尼	Ⅱ期	KIT外显子11突变的晚期GIST患者	CBR≥16周—55%;客观缓解率—8%

CBR,临床获益率;CI,置信区间;CR,完全缓解;DCR,疾病控制率;FDG,氟脱氧葡萄糖;GIST,胃间质细胞瘤;OS,总生存率;PFS,无进展生存期;PR,部分缓解;SD,疾病稳定;TKI,酪氨酸激酶抑制剂。

药物	I期临床研究	患者分组	结果
BLU-285	I 期	不可切除 GIST 患者	17 例 PDGFR-α D842V 患者:7 例获得 PR;10 例 SD 在 11 例 *KIT* 突变患者:2 例达到 PR;5 例达到 SD
DCC-2618	I 期	GIST 患者	部分代谢反应—78%
利他霉素(IPI-504)	I 期	转移性和(或)不可切除的 GIST 患者	SD—70%,PR—38%
卡博替尼(MET 抑制剂)	I 期	4 例患者分别接受伊马替尼和舒尼替尼预处理	SD 持续 6~20 个月
伊马替尼+帕比司他(组蛋白去乙酰化酶抑制剂)	I 期	伊马替尼和舒尼替尼耐药 GIST 患者	PR—1/11;SD—7/11

GIST,胃肠道间质瘤;PDGFR,血小板源生长因子受体;PR,部分缓解;SD,疾病稳定。

表51.5　已批准的酪氯酸微酶抑制剂的关键试验和结果

药物	临床研究	患者人群	中位OS	中位PFS	其他结果	不良反应
伊马替尼	III 期	转移性/难治性 GIST 患者	49 个月	20 个月		水肿、恶心、疲劳、皮疹
舒尼替尼	I/II 期	伊马替尼耐药的 GIST 患者	*KIT* 外显子 9 突变:26.9 个月	*KIT* 外显子 9 突变/*PDGFRA* 突变:19 个月		
			KIT 外显子 11 个月:12.3 个月	*KIT* 外显子 11 突变:5 个月		疲劳、腹泻、恶心、厌食
瑞戈非尼	III 期 (GRID)	伊马替尼和舒尼替尼耐药 GIST 患者	两组 17.4 个月(病例交叉研究)	瑞戈非尼:4.8 个月安慰剂:0.9 个月($P<0.0001$)	DCR:58%在瑞戈非尼组对 20% 安慰剂组	高血压、手足皮肤反应、黄斑丘疹

GIST,胃肠道间质瘤;OS,总生存率;PFS,无进展生存。

3. 瑞戈非尼

GRID III 期研究评估了瑞戈非尼对伊马替尼和舒尼替尼耐药的 GIST 患者的疗效。瑞戈非尼组的疾病控制率为 58%,而安慰剂组为 20%。最常见的不良事件是高血压、手足综合征和斑丘疹[26]。

4. 尼罗替尼

尼罗替尼是一种选择性 TKI,对 KIT、PDGFR 和 BCR-ABL 具有抑制作用。III 期开放标签试验比较了接受尼罗替尼或安慰剂治疗的伊马替尼和舒尼替尼进展的患者。亚组分析的结果显示,基于中心放射学检查(CRR),在意向性治疗患者群中,尼洛替尼组中位 OS>4 个月,统计学存在显著差异(405 天对 280 天;$P=0.02$)。但 PFS 无显著差异。

中风险 GIST 的治疗

辅助应用 TKI 已在随机临床试验中证实可改善预后。美国和欧洲监管机构以及 NCCN 认可应用伊马替尼辅助治疗 36 个月用于治疗高风险 GIST。由于复发的可能性较低,因此低风险 GIST 不需要辅助治疗。

欧洲癌症研究与治疗组(EORTC)62024 试验将 908 名高更新和中风险患者(根据 NIH2002 分类)给予伊马替尼辅助治疗 2 年。结果显示,中风险 GIST 患者结果与低风险 GIST 相似,不能从伊马替尼辅助治疗中获益[27]。根据修改后的 NIH 风险分层对患者进行再治疗,两组结果仍然相似。

另一项研究入组了 44 例中风险患者接受伊马替尼治疗。结果显示,治疗 1 年、1~3 年和>3 年无复发获益三组患者无统计学差异[28]。

有趣的是,在 Quek 等人的研究中。在 105 例 KIT 异常患者中,有 60 例 KIT 11 外显子缺失,根据传统的风险分层标准,将 60 例中的 25 例归为中风险 GIST。多因素分析显示 KIT 外显子 11 缺失是无复发生存的独立不良预后特征[29]。

在所有 GIST 病例中，23%~28% 的 GIST 存在 KIT 外显子 11 缺失，继而影响 557-558 密码子。已有文献表明，这种基因组异常可能与肿瘤侵袭性、转移趋势增加、预后不良有关。即使在根据改良的 N1H 标准归类为中风险且原发于胃部的肿瘤，KIT 外显子 11 缺失也是预后的不利因素[30]。

从本质上讲，对中风险 GIST 治疗的认识正在不断发展。尽管传统可根据风险分层确定治疗方法，但基于上述研究的基因组信息也可能帮助我们识别高复发风险的中风险患者的人群，使这类患者能从辅助治疗中获益。在此之前，对于中风险 GIST 患者而言是否应用辅助治疗是基于基因组信息和临床及患者特征决定的。

相关临床试验

Ⅱ期临床试验

1. 纳武利尤单抗

对晚期/转移性 GIST 伊马替尼耐药的患者进行了Ⅱ期研究，以评估纳武单抗的疗效。对伊马替尼耐药的晚期/转移性 GIST 患者被随机分组接受纳武单抗或纳武单抗联合伊马替尼。结果发现，纳武利尤单抗组的疾病稳定性、临床获益率（CBR）和 PFS 分别为 3/7、42.8% 和 8 周，而纳武单抗加伊马替尼组为 1/5、40% 和 8.43 周。疲劳和腹泻是常见的不良事件[31]。

2. 马赛替尼

对未接受过伊马替尼治疗的晚期 GIST 患者进行了Ⅱ期研究，以评估马赛替尼的疗效。结果显示，患者 CR 为 3.3%，PR 为 50% 和 SD 为 43.3%。根据实体瘤反应评估标准（RECIST），2 个月反应率为 20%。根据 FDG-PET 反应标准，反应率为 86%。在第 2 年和第 3 年时，PFS 分别为 59.7% 和 55.4%；第 2 年和第 3 年的 OS 稳定在 89.9%（71.8;96.6）。皮疹（10%）和中性粒细胞减少（7%）是最常见的 3~4 不良事件。因此，马赛替尼是晚期 GIST 的有效的一线治疗选择[32]。

3. 多韦替尼

一项针对转移和（或）不可切除的 GIST（伊马替尼和舒尼替尼治疗失败）的患者进行的前瞻性Ⅱ期研究，评估了多韦替尼的疗效。结果显示 24 周疾病控制率为 13%，PR 率为 3%。中位 PFS 为 3.6 个月（95% CI：3.5~3.7 个月）；中位 OS 为 9.7 个月（95% CI：6~13.4 个月）。乏力（20%）、中性粒细胞减少（13%）和血小板减少（10%）是常见的不良事件。

4. HSP90 抑制剂（BIIB021）

通过蛋白酶体降解激活 KIT 抑制 HSP90 对 GIST 有抑制作用。Ⅱ期研究招募 23 名伊马替尼和舒尼替尼难治 GIST 患者，以评估 HSP90 抑制剂 BI-IB021 的疗效。结果显示，5 名患者达到 PR，总缓解率为 22%，反应时间为 25~138 天。不良事件主要为轻度至中度不良事件。结果发现 BIIB021 治疗可使难治性 GIST 达到客观缓解，并且该研究达到了主要终点，因此，对 GIST 患者应用 BIIB021 治疗效果有待进一步评估。

5. Onalespib（*AT 13387*）

用伊马替尼治疗的 GIST 可能使受体酪氨酸激酶 *KIT* 或 *PDGFRA* 中产生其他突变，并对伊马替尼产生抗药性。为了维持稳定性和活性，突变的 *KIT* 需要分子伴侣热休克蛋白90（Hsp 90）。Onalespib（AT 13387）作为有效的非祥霉素 Hsp 90 抑制剂。Wagner 等人进行了剂量递增Ⅱ期研究，以评估 onalespib 和伊马替尼联合使用对 TKI 耐药 GIST 患者的安全性和有效性。结果显示，有 19% 的患者在 4 个月时疾病得到控制，中位 PFS 为 112 天（95% CI：43~165 天）。腹泻（58%）、恶心（50%）、注射部位不良反应（46%）和呕吐（39%）是常见的不良事件。

6. 奥拉妥珠单抗，IMC-3G3（抗 PDGFα 单克隆抗体）

对先前治疗过的转移性 GIST 患者的Ⅱ期研

究,评估了人抗PDGFα单克隆抗体(奥拉妥珠单抗,IMC-3G3)对人体的影响。有PDGFRα突变或没有PDGFRα突变的患者分别分为队列1和队列2,并接受奥拉妥珠单抗治疗。在队列1患者中有50%,队列2患者中有14.3%达到SD。队列1患者的12周临床获益(包括CR、PR和SD)为50%,队列2患者为14.3%。队列2患者中位OS为24.9周,队列1患者未达到。在所有队列1和64.3%的队列2患者中出现了与奥拉妥珠单抗相关的不良事件,如疲劳、恶心和外周水肿。这些结果表明,PDGFα突变GIST的患者表现出更长的疾病控制时间和可耐受的不良事件。

7. Linsitinib(OSI-906),IGF1R抑制剂

对KIT / PDGFRA野生型GIST的小儿和成年患者进行了Ⅱ期研究,以评估IGF1R抑制剂linsitinib(OSI-906)的疗效。结果发现35%的患者出现了部分和稳定的FDG代谢反应,9个月CBR(CR、PR和SD)为45%,9个月PFS为52%;9个月OS为80%。无不可耐受的不良事件[33]。

8. 达沙替尼

达沙替尼是第二代TKI,对Bcr-abl,Src家族激酶和KIT有抑制作用。在一项Ⅱ期研究中,初治GIST患者接受了达沙替尼。结果显示,第4周期的FDG-PET缓解率(CR + PR)为67%(13例CR、16例PR、7例SD和3例PD)。中位PFS为11.1个月。因此,达沙替尼在TKI初治的FDG-PET阳性GIST患者中显示出较好的疗效。

9. 瓦拉他尼

瓦拉他尼对KIT、PDGFR和VEGFR有抑制作用。对晚期GIST患者进行了Ⅱ期研究,以评估瓦拉他尼的疗效。45例对伊马替尼耐药的转移性GIST的患者,其中19例也对舒尼替尼有耐药性。结果发现40%的患者有临床获益;4.4%的患者达到PR;35.6%的患者为SD。没有接受过舒尼替尼治疗的患者组中位PFS为5.8个月,而对伊马替尼和舒尼替尼有耐药患者组中位PFS为3.2个月。

10. 普纳替尼

口服TKI普纳替尼对KIT突变同种型(包括第17外显子继发突变)和PDGFRA表现出抑制作用。在针对晚期GIST患者开展的Ⅱ期研究,以评估普纳替尼的疗效。将KIT有无原发11外显子突变中的患者分别分为A组和B组。结果发现,≥16周的CBR分别为55%(A组:1/11为PR,10/11为SD)和22%(B组)。客观缓解率分别为8%(A组)和0%(B组)。皮疹、疲劳、肌痛、皮肤干燥,头痛和腹痛是最常见的不良事件[34]。

Ⅰ期临床试验

1. BLU-285

对无法切除的GIST患者开展的Ⅰ期研究,评估了BLU-285(一种KIT和PDGFRα的双重抑制剂)的疗效。在PDGFRα D842V突变的17例患者中,有7例获得PR,有10例为SD。恶心、疲劳和周围神经病变是最常见的不良事件[35]。

2. DCC-2618

GIST患者参与的Ⅰ期试验,以评估泛KIT和PDGFRα抑制剂DCC-2618的疗效。结果发现PR反应为78%。贫血,脂肪酶升高和高血压是最常见的不良事件[36]。

3. 利他霉素(IPI-504)

对有转移性和(或)不可切除GIST的患者进行了一项Ⅰ期研究,以确定盐酸利他霉素(HPI90)的有效性。结果表明,70%的患者达到SD,38%的患者达到PR。常见的不良事件是疲劳(59%)、头痛(44%)和恶心(43%)。

4. 卡博替尼

一项Ⅰ期临床试验共纳入了4名接受过伊马替尼和舒尼替尼治疗的GIST患者,应用MET抑制剂卡博替尼的治疗。结果发现SD持续6~20个月。常见的不良反应为手掌-足底红斑感觉异常、高血压、腹泻和口腔炎。

5. 组蛋白去乙酰化酶抑制剂

在体外和体内研究中,发现组蛋白去乙酰化酶抑制剂(HDACI)介导蛋白酶体降解和KIT的转录下调。在针对伊马替尼和舒尼替尼难治的转移性GIST患者的Ⅰ期试验中。患者接受伊马替尼和第三代泛HDACi帕比司他的联合治疗。结果发现,有1/11的患者达到PR,有7/11的患者为SD,而3/11的患者为PD。血小板减少症、疲劳、肌酐升高和恶心是常见的不良事件。

6. MEK抑制剂(Binimetinib)

在Ⅰb/Ⅱ期试验中,对伊马替尼耐药的晚期GIST患者接受伊马替尼和MEK抑制剂Binimetinib(MEK162)的联合治疗。结果显示在8周时5/15(33%)的患者达到PR;9/15的患者为SD。无症状的CPK升高,外周水肿和皮疹是常见的不良事件。

7. Crenolanib

Crenolanib是一种有效的PDGFRα抑制剂,对PDGFRA D842V具有体外抑制活性。Ⅰ/Ⅱ期研究对有PDGFRA D842V突变的晚期GIST患者应用Crenolanib治疗。结果显示CBR为31%(5/16例患者,其中2例为PR,3例为SD)。贫血和可逆肝功能升高是常见的不良事件。

8. 依维莫司(mTOR抑制剂)

对伊马替尼耐药的GIST患者进行的Ⅰ/Ⅱ期研究,评估依维莫司和伊马替尼的联合治疗方案的疗效。结果显示,4个月时无进展生存率为37%,中位PFS为3.5个月。一名患者达到PR。腹泻、恶心、疲劳和贫血是最常见的不良事件。

9. 免疫检查点抑制剂(伊匹木单抗)

在Ⅰb期研究中,GIST和其他肉瘤的患者接受了达沙替尼和CTLA-4抑制剂伊匹木单抗的治疗。结果发现,根据Choi标准,20例患者中有7例达到PR。

免疫治疗要点

在GIST中常见的肿瘤浸润免疫细胞是肿瘤相关巨噬细胞(TAM)、CD3+T淋巴细胞、肿瘤浸润中性粒细胞(TIN)、树突状细胞(DC)、自然杀伤细胞(NK)细胞、自然杀伤性T细胞(NKT)、γ-δT细胞和B细胞以及Treg细胞。

Balachandran等人进行的一项研究中,在GIST小鼠上,发现伊马替尼和免疫检查点抑制剂CTLA-4的联合治疗与两种药物单药治疗相比,可使肿瘤显著缩小。

Bertucci等人根据DNA测序结果发现GIST中PDL1表达存在异质性[37]。

软组织肉瘤(STS)或GIST的患者在Ⅱ期研究中接受了环磷酰胺联合帕博利珠单抗治疗。结果显示,11.1%的GIST患者无进展生存为6个月。最常见的不良反应为疲劳、腹泻和贫血[38]。

嵌合抗原受体(CAR)T细胞是基因修饰的肿瘤特异性T淋巴细胞,可结合特定的肿瘤抗原。对GIST异种移植小鼠模型进行了研究,应用抗KIT CART细胞治疗后,肿瘤生长速度明显降低。因此,这些结果表明CART细胞在GIST患者的治疗中有重要的作用。

临床前研究的结果发现,有10%~27%的GIST表达睾丸癌抗原(CTA)。还发现CTA的表达与更高的复发风险、增加的有丝分裂活性和明显更短的RFS密切相关。这些发现表明,CTA是免疫治疗的潜在靶标。

全球证据和指南推荐

局部GIST的建议

1. 局部GIST的标准治疗是手术切除。

2. 自发性或术中囊膜破裂是不良的预后因素。

3. 对于已切除原发肿瘤的高危患者,建议使用伊马替尼口服3年作为术后辅助治疗。

对无法切除或转移性疾病的建议

1. 对于晚期/转移性GIST一线治疗方案推荐为伊马替尼400mg/d。

2. 存在第9外显子突变患者,推荐剂量为

800mg/d。

3. 对于伊马替尼治疗失败的患者,建议每天口服50mg舒尼替尼,持续4周,然后停药2周。

4. 对于伊马替尼或舒尼替尼不耐受或进展的患者,推荐的标准疗法是瑞戈非尼每天口服160 mg。

5. 伊马替尼进展或不耐受的患者,可选择是索拉非尼、帕唑帕尼和普纳替尼。

（陈馨蕊 译 邱鸣寒 校）

推荐阅读

Debiec-Rychter M, Sciot R, Le Cesne A, et al. KIT mutations and dose selection for imatinib in patients with advanced gastrointestinal stromal tumours. *Eur J Cancer.* 2006;42(8):1093–1103. doi:10.1016/j.ejca.2006.01.030

Gramza AW, Corless CL, Heinrich MC, et al. Resistance to tyrosine kinase inhibitors in gastrointestinal stromal tumors. *Clin Cancer Res.* 2009;15(24):7510–7518. doi:10.1158/1078-0432.CCR-09-0190

Reichardt P, Blay JY, Gelderblom H, et al. Phase III study of nilotinib versus best supportive care with or without a TKI in patients with gastrointestinal stromal tumors resistant to or intolerant of imatinib and sunitinib. *Ann Oncol.* 2012;23(7):1680–1687. doi:10.1093/annonc/mdr598

Wagner AJ, Agulnik M, Heinrich MC, et al. Dose-escalation study of a second-generation non-ansamycin HSP90 inhibitor, onalespib (AT13387), in combination with imatinib in patients with metastatic gastrointestinal stromal tumour. *Eur J Cancer.* 2016;61:94–101. doi:10.1016/j.ejca.2016.03.076

Wagner AJ, Kindler H, Gelderblom H, et al. A phase II study of a human anti-PDGFR alpha monoclonal antibody (olaratumab, IMC-3G3) in previously treated patients with metastatic gastrointestinal stromal tumors. *Ann Oncol.* 2017;28(3):541–546. doi:10.1093/annonc/mdw659

West RB, Corless CL, Chen X, et al. The novel marker, DOG1, is expressed ubiquitously in gastrointestinal stromal tumors irrespective of KIT or PDGFRA mutation status. *Am J Pathol.* 2004;165(1):107–113. doi:10.1016/S0002-9440(10)63279-8

参考文献

1. Rubin BP, Fletcher JA, Fletcher CDM. Molecular insights into the histogenesis and pathogenesis of gastrointestinal stromal tumors. *Int J Surg Pathol.* 2000;8(1):5–10. doi:10.1177/106689690000800105

2. Miettinen M, Lasota J. Gastrointestinai stromal tumors--definition, clinical, histological, immunohistochemical, and molecular genetic features and differential diagnosis. *Virchows Arch.* 2001;438(1):1–12. doi:10.1007/s004280000338

3. Ma GL, Murphy JD, Martinez ME, et al. Epidemiology of gastrointestinal stromal tumors in the era of histology codes: results of a population-based study. *Cancer Epidemiol Biomarkers Prev.* 2015;24(1):298–302. doi:10.1158/1055-9965.EPI-14-1002

4. Heinrich MC, Corless CL, Demetri GD, et al. Kinase mutations and imatinib response in patients with metastatic gastrointestinal stromal tumor. *J Clin Oncol.* 2003;21(23):4342–4349. doi:10.1200/JCO.2003.04.190

5. Belinsky MG, Rink L, von Mehren M, et al. Succinate dehydrogenase deficiency in pediatric and adult gastrointestinal stromal tumors. *Front Oncol.* 2013;3:117. doi:10.3389/fonc.2013.00117

6. Killian JK, Miettinen M, Walker RL, et al. Recurrent epimutation of SDHC in gastrointestinal stromal tumors. *Sci Transl Med.* 2014;6(268):268ra177. doi:10.1126/scitranslmed.3009961

7. Dagher R, Cohen M, Williams G, et al. Approval summary: imatinib mesylate in the treatment of metastatic and/or unresectable malignant gastrointestinal stromal tumors. *Clin Cancer Res.* 2002;8(10):3034–3038.

8. Goodman VL, Rock EP, Dagher R, et al. Approval summary: sunitinib for the treatment of imatinib refractory or intolerant gastrointestinal stromal tumors and advanced renal cell carcinoma. *Clin Cancer Res.* 2007;13(5):1367–1373. doi:10.1158/1078-0432.CCR-06-2328

9. Nannini M, Astolfi A, Urbini M, et al. Integrated genomic study of quadruple-WT GIST (KIT/PDGFRA/SDH/RAS pathway wild-type GIST). *BMC Cancer.* 2014;14:685. doi:10.1186/1471-2407-14-685

10. Pantaleo MA, Urbini M, Indio V, et al. Genome-wide analysis identifies MEN1 and MAX mutations and a neuroendocrine-like molecular heterogeneity in quadruple WT GIST. *Mol Cancer Res.* 2017;15(5):553–562. doi:10.1158/1541-7786.MCR-16-0376

11. Gajiwala KS, Wu JC, Christensen J, et al. KIT kinase mutants show unique mechanisms of drug resistance to imatinib and sunitinib in gastrointestinal stromal tumor patients. *Proc Natl Acad Sci U S A*. 2009;106(5):1542–1547. doi:10.1073/pnas.0812413106

12. Ito T, Yamamura M, Hirai T, et al. Gastrointestinal stromal tumors with exon 8 c-kit gene mutation might occur at extragastric sites and have metastasis-prone nature. *Int J Clin Exp Pathol*. 2014;7(11):8024–8031.

13. Heinrich MC, Corless CL, Duensing A, et al. PDGFRA activating mutations in gastrointestinal stromal tumors. *Science*. 2003;299(5607):708–710. doi:10.1126/science.1079666

14. Wozniak A, Rutkowski P, Schoffski P, et al. Tumor genotype is an independent prognostic factor in primary gastrointestinal stromal tumors of gastric origin: a European multicenter analysis based on ConticaGIST. *Clin Cancer Res*. 2014;20(23):6105–6116. doi:10.1158/1078-0432.CCR-14-1677

15. Gill AJ, Lipton L, Taylor J, et al. Germline SDHC mutation presenting as recurrent SDH deficient GIST and renal carcinoma. *Pathology*. 2013;45(7):689–691. doi:10.1097/PAT.0000000000000018

16. Miranda C, Nucifora M, Molinari F, et al. KRAS and BRAF mutations predict primary resistance to imatinib in gastrointestinal stromal tumors. *Clin Cancer Res*. 2012;18(6):1769–1776. doi:10.1158/1078-0432.CCR-11-2230

17. Rossi S, Gasparotto D, Miceli R, et al. KIT, PDGFRA, and BRAF mutational spectrum impacts on the natural history of imatinib-naive localized GIST: a population-based study. *Am J Surg Pathol*. 2015;39(7):922–930. doi:10.1097/PAS.0000000000000418

18. Shi E, Chmielecki J, Tang CM, et al. FGFR1 and NTRK3 actionable alterations in "Wild-Type" gastrointestinal stromal tumors. *J Transl Med*. 2016;14(1):339.

19. Toda-Ishii M, Akaike K, Suehara Y, et al. Clinicopathological effects of protein phosphatase 2, regulatory subunit A, alpha mutations in gastrointestinal stromal tumors. *Mod Pathol*. 2016;29(11):1424–1432. doi:10.1038/modpathol.2016.138

20. Nishida T, Blay J-Y, Hirota S, et al. The standard diagnosis, treatment, and follow-up of gastrointestinal stromal tumors based on guidelines. *Gastric Cancer*. 2016;19(1):3–14. doi:10.1007/s10120-015-0526-8

21. Demetri GD, von Mehren M, Blanke CD, et al. Efficacy and safety of imatinib mesylate in advanced gastrointestinal stromal tumors. *N Engl J Med*. 2002;347(7):472–480. doi:10.1056/NEJMoa020461

22. Abbeele V, Gatsonis C, de Vries DJ, et al. ACRIN 6665/RTOG 0132 phase II trial of neoadjuvant imatinib mesylate for operable malignant gastrointestinal stromal tumor: monitoring with 18F-FDG PET and correlation with genotype and GLUT4 expression. *J Nucl Med*. 2012;53(4):567–574. doi:10.2967/jnumed.111.094425

23. Dematteo RP, Ballman KV, Antonescu CR, et al. Adjuvant imatinib mesylate after resection of localised, primary gastrointestinal stromal tumour: a randomised, double-blind, placebo-controlled trial. *Lancet*. 2009;373(9669):1097–1104. doi:10.1016/S0140-6736(09)60500-6

24. Joensuu H, Eriksson M, Hatrmann J, et al. Twelve versus 36 months of adjuvant imatinib (IM) as treatment of operable GIST with a high risk of recurrence: final results of a randomized trial (SSGXVIII/AIO). *J Clin Oncol*. 2011;29(18_suppl):LBA1–LBA1. doi:10.1200/jco.2011.29.18_suppl.lba1

25. Heinrich MC, Maki RG, Corless CL, et al. Primary and secondary kinase genotypes correlate with the biological and clinical activity of sunitinib in imatinib-resistant gastrointestinal stromal tumor. *J Clin Oncol*. 2008;26(33):5352–5359. doi:10.1200/JCO.2007.15.7461

26. Komatsu Y, Doi T, Sawaki A, et al. Regorafenib for advanced gastrointestinal stromal tumors following imatinib and sunitinib treatment: a subgroup analysis evaluating Japanese patients in the phase III GRID trial. *Int J Clin Oncol*. 2015;20(5):905–912. doi:10.1007/s10147-015-0790-y

27. DeMatteo RP, Ballman KV, Antonescu CR, et al. Long-term results of adjuvant imatinib mesylate in localized, high-risk, primary gastrointestinal stromal tumor: ACOSOG Z9000 (Alliance) intergroup phase 2 trial. *Ann Surg*. 2013;258(3):422–429. doi:10.1097/SLA.0b013e3182a15eb7

28. Casali PG, Le Cesne A, Velasco AP, et al. Time to definitive failure to the first tyrosine kinase inhibitor in localized GI stromal tumors treated with imatinib as an adjuvant: a European Organisation for Research and Treatment of Cancer Soft Tissue and Bone Sarcoma Group Intergroup Randomized Trial in Collaboration With the Australasian Gastro-Intestinal Trials Group, UNICANCER, French Sarcoma Group, Italian Sarcoma Group, and Spanish Group for Research on Sarcomas. *J Clin Oncol*. 2015;33(36):4276. doi:10.1200/JCO.2015.62.4304

29. Lin JX, Chen Q-F, Zheng C-H, et al. Is 3-years duration of adjuvant imatinib mesylate treatment sufficient for patients with high-risk gastrointestinal stromal tumor? a study based on long-term follow-up. *J Cancer Res Clin Oncol*. 2017;143(4):727–734. doi:10.1007/s00432-016-2334-x

30. Quek R, Farid M, Kanjanapan Y, et al. Prognostic significance of KIT exon 11 deletion mutation in intermediate-risk gastrointestinal stromal tumor. *Asia Pac J Clin Oncol*. 2014;13(3):115–124. doi:10.1111/ajco.12603

31. Singh AS, Chmielowski B, Hecht JR, et al. A randomized phase 2 study of nivolumab monotherapy versus nivolumab combined with ipilimumab in patients with metastatic or unresectable gastrointestinal stromal tumor (GIST). *J Clin Oncol*. 2018;36(4_suppl):55–55. doi:10.1200/jco.2018.36.4_suppl.55

32. Lv A, Li Z, Tian X, et al. SKP2 high expression, KIT exon 11 deletions, and gastrointestinal bleeding as predictors of poor prognosis in primary gastrointestinal stromal tumors. *PLoS One*. 2013;8(5):e62951. doi:10.1371/journal.pone.0062951

33. Mehren MV, George S, Heinrich MC, et al. Results of SARC 022, a phase II multicenter study of linsitinib in pediatric and adult wild-type (WT) gastrointestinal stromal tumors (GIST). *J Clin Oncol*. 2014;32(15_suppl):10507–10507. doi:10.1200/jco.2014.32.15_suppl.10507

34. Heinrich MC, von Mehren M, Demetri GD, et al. A phase 2 study of ponatinib in patients (pts) with advanced gastrointestinal stromal tumors (GIST) after failure of tyrosine kinase inhibitor (TKI) therapy: Initial report. *J Clin Oncol*. 2014;32(15_suppl):10506–10506. doi:10.1200/jco.2014.32.15_suppl.10506

35. Heinrich MC, Jones RL, von Mehren M, et al. Clinical activity of BLU-285 in advanced gastrointestinal stromal tumor (GIST). *J Clin Oncol*. 2017;35(15_suppl):11011–11011. doi:10.1200/jco.2017.35.15_suppl.11011

36. Janku F, Abdul Razak AR, Gordon MS, et al. Pharmacokinetic-driven phase I study of DCC-2618 a pan-KIT and PDGFR inhibitor in patients (pts) with gastrointestinal stromal tumor (GIST) and other solid tumors. *J Clin Oncol*. 2017;35(15_suppl):2515–2515. doi:10.1200/jco.2017.35.15_suppl.2515

37. Bertucci F, Finetti P, Mamessier E, et al. PDL1 expression is an independent prognostic factor in localized GIST. *Oncoimmunology*. 2015;4(5):e1002729. doi:10.1080/2162402X.2014.1002729

38. Toulmonde M, Penel N, Adam J, et al. Use of PD-1 targeting, macrophage infiltration, and IDO pathway activation in sarcomas: a phase 2 clinical trial. *JAMA Oncol*. 2018;4(1):93–97. doi:10.1001/jamaoncol.2017.1617

第6篇
胃肠道肿瘤的营养与护理

胃肠道肿瘤患者的营养需求

Tiffany Barrett

营养

胃肠肿瘤患者是营养不良的高危人群。其原因是由疾病引起的代谢变化和肿瘤治疗的副作用所导致。炎症、胰岛素抵抗、蛋白质分解代谢增加和厌食均与肿瘤相关性营养不良有关。碳水化合物、脂肪和蛋白质的代谢变化与肿瘤、炎症因子相关。营养不良会导致伤口愈合减慢、免疫应答受损、肌肉力量减弱、乏力、心理社会功能受损、生活质量下降、以及对肿瘤治疗的反应及耐受性下降[1]。癌症期间的营养不良是营养物质需求增加、摄入不足、胃肠道吸收减少和营养消化能力受损的共同结果。住院的肿瘤患者中,营养不良约占39%。此外,55%的患者由于厌食、味觉丧失、恶心、疼痛、便秘、腹泻和腹痛从而减少了经口食物的摄入量[2]。胃肠肿瘤患者的营养风险很高,因此会降低他们治疗的耐受性。患者早期的营养不良症状往往不明显,从而导致诊断的延误和营养的衰退。在一项针对老年胃肠肿瘤患者的研究中发现,37.9%的患者确诊时存在营养不良,34.6%的患者存在营养不良风险。在化疗后,46.4%的患者也会出现营养不良[3]。由于代谢发生变化,癌症患者的静息能量消耗(REE)是升高的。Cao等人发现癌症患者的能量需求会增加:46.7%患者为高代谢,43.5%为正常代谢,9.8%为低代谢[4]。为了保持体重和防止营养不良进一步恶化,患者的营养摄入需要满足能量的需求(表52.1)。常用的评估营养需求的公式,包括:Harris-Benedict等式、Mifflin-StJeor公式,Ireton-Jones公式,Penn State公式(危重患者)和kcal/kg[5,6]。

营养筛查可帮助识别营养不良患者,这部分患者可从营养师的评估中获益。对肿瘤患者,确定营养不良的方法包括营养不良筛查工具(MST)、营养不良通用筛查工具(MUST)、患者主观整体评估法(PG-SGA)和主观整体评估(SGA)。

2009年,美国肠外肠内营养学会(ASPEN)和营养与饮食学会成立了一个工作组,对诊断营养不良的诊断方法进行了标准化。工作组推荐在如下六个特征中,符合两个或两个以上时可诊断为重度或非重度营养不良:体重减轻、能量摄入不足、肌肉量减少、体脂减少、积液,以及通过握力测定的功能状态减弱。在计算BMI指数时,应测量身高和体重而不是单纯估计[7]。

营养的吸收

胃肠道能够消化食物并为机体提供大量营养物质和微量元素。在肿瘤确诊时,正常的肠道功往往已经受到影响,但外科治疗、放疗和化疗会进一步影响肠道的消化和吸收功能(表52.2)[8]。

结直肠癌

结直肠癌的治疗通常包括手术、化疗、放疗或者免疫治疗。导致食欲变化而引起体重减轻的副作用包括:腹泻、恶心、呕吐、黏膜炎、味觉变化和疲劳。

表52.1	胃肠癌患者能量和蛋白质的需要量
营养	营养评估
能量	30~35 kcal/kg 满足癌细胞消耗 35 kcal/kg 高代谢
蛋白量 （肾功能正常）	1~1.5 g/kg 体重
液体的需要量	每1kcal 估计的能量需求,需要1mL 液体 根据体重,20~40 mL/kg/day

Source：From Hamilton KK. Oncology nutrition for clinical practice: nutritional needs of the adult oncology patient. Oncology Nutrition Dietetic Practice Group of the Academy of Nutrition and Dietetics;2013;33−40.

Miyamoto 等评估了患者化学期间骨骼肌量损失的相关性。无骨骼肌损失的患者会有更好的无进展生存期(PFS)和总生存期(OS)[9]。有71%的结直肠患者会出现骨骼肌减少症和3~4度的化疗毒性作用[10]。体重减轻会影响治疗的耐受性。术后并发症的发生可能与肌肉减少和营养不良的诊断相关[11]。手术过程中,要在小肠或大肠开一个人工造口。液体和营养物质的吸收情况取决于造口位置(回肠造口或结肠造口)和结肠的切除量。术后的前6~8周,患者需要避免吃高纤维的食物。建议依次尝试新食物以评估耐受性和大便变化。确定乳糖和(或)脂肪不耐受需要监测产气量是否增加或是否有腹胀的情况。应该鼓励患者饮用比每天出量多1L的水[12]。

胰腺癌

有80%的患者在诊断为胰腺癌时便已出现体重下降[13]。Nemer 等发现有71.5%的胰腺癌患者在确诊时就表现出体重减轻。体重减轻也与症状持续时间较长有关[14]。营养评估对确定影响营养状况的当前症状,以及协助诊断胰腺外分泌和内分泌不全至关重要。在局部晚期或转移性胰腺癌患者中,胰腺外分泌不全的发生率估计超过50%[15]。胰酶替代疗法被推荐用于体重下降和未有下降的患者,分别占39.8%和31.4%[14]。手术、化疗和放疗增加了胰腺功能不全的患病率。胰腺外分泌不足的症状包括脂肪泻、营养不良和体重减轻。小规模研究表明,在化疗期间,胰酶替代治疗可改善营养状况[16]。最近另一小规模研究发现,胰腺癌患者的能量消耗增加,肠道吸收减少。当与预测计算值相比较时,可测量的 REE 增加33%[17]。诊断胰腺外分泌不足的试验包括粪便弹性蛋白酶试验、13C 混合甘油三酯呼吸试验、粪便脂肪排泄量和粪便糜蛋白酶水平[18]。然而,诊断胰腺功能分泌不全通常基于以下症状:腹胀、脂肪便、产气过多、恶臭粪便或排气、

表52.2	GI Tract Absorption 消化道的吸收情况
胃肠道的位置	营养成分
胃	水、铜、碘化物、氟化物、钼
十二指肠	生物素、钙、铜、叶酸、铁、镁、烟酸、磷、硒、硫胺素、维生素A、维生素D、维生素E、维生素K
回肠	叶酸、镁、维生素C、维生素D、维生素K、维生素 B_{12}、胆盐
空肠	氨基酸、生物素、钙、铬、叶酸、铁、脂质、镁、锰、钼、单糖、烟酸、泛酸、磷、核黄素、硫胺素、维生素 B_6、维生素C、维生素D、维生素E、维生素K
大肠	生物素、氯化物、钾、短链脂肪酸、钠、水、维生素K

GI, 胃肠道。

Source: From Gropper S, Smith JL. *Advanced nutrition and metabolism*. Boston, MA: Wadsworth Cen− gage Learning; 2012.

漂浮性粪便、消化不良和不明原因的体重下降[19]。胰腺功能不全的患者可能会因得不到有效诊断和治疗导致营养不良状态恶化。胰酶替代疗法是主要的治疗方法,应个体化给药。治疗时应从较低初始剂量起步,根据症状、粪便排出量和膳食中脂肪含量逐步增加剂量。胰酶在开始进餐时服用,并在整个进餐过程中持续服用。合适的剂量对改善肠道功能和生活质量至关重要[18]。从长期来看,针对这一人群的微量元素缺乏的研究是有限的。应评估,每日微量元素的摄入量,并依此制定补充方案[20]。

肝细胞癌

　　肝细胞癌(HCC)患者也会出现营养不良情况,其原因常由于营养摄入减少,但也有肝功能受损的影响。肝脏参与营养物质代谢,但这些患者往往患有肝炎和肝硬化。肿瘤进展和抗肿瘤治疗则会进一步恶化肝功能情况,而营养不良与患者死亡率增高和生活质量下降有关[21,22]。患者常会出现厌食、体重下降、肌肉萎缩、贫血、水肿和白蛋白合成受损[23]。HCC患者的REE常会增加,因此应遵循高能量、高蛋白饮食。指南建议HCC患者的每日能量摄入量为35~40kcal/kg,最佳蛋白摄入量为1.2~1.5g/kg理想体重[24]。在评估这些患者营养状况的时候,需要注意蛋白质来源,以及每天摄入蛋白质的时间。据文献报道,支链氨基酸可改善肝功能并有可能提高患者总生存[25]。支链氨基酸也被发现能有效减少腹水,同时提高白蛋白水平[26,27]。对于HCC人群我们需要进行更多的营养学研究。

胃癌

　　胃癌常见的症状是早饱、烧心、腹痛、厌食和呕吐。在胃癌手术前,患者的术前营养不良发生率很高,而术前10天的营养支持与减少手术部位感染密切相关。在这项研究中,患者每日会摄入≥25 kcal/kg[28]理性体重的能量。对部分或者全部

胃切除术后的患者,我们提倡少食多餐,同时减少单一碳水化合物的摄入。当经口摄入不足时,需要提供肠内管饲以满足营养需求。胃癌术后最常见的营养缺乏症状:贫血,以及维生素B$_{12}$、维生素A、维生素D和维生素E缺乏。在全胃切除术后,约50%的患者会发生贫血。维生素和矿物质缺乏需要根据检测的血液水平进行补充。我们推荐为患者制定长期随访方案以预防这些营养不良的发生[29,30]。

食管癌

　　研究显示,在开始治疗前,高达74%的食管癌患者会出现体重下降,在治疗期间,有40%~57%患者会出现体重下降[31]。对接受放化疗的食管癌患者的一项回顾性研究发现,在治疗期间患者体重会下降3.5%[32]。与诊断相关的吞咽困难和体重下降症状在新辅助治疗期间(单纯化疗或与同步放化疗)会持续恶化。对于因吞咽困难住院的患者中,放置饲管是最常见的治疗手段[33]。在开始新辅助治疗之前,营养干预可帮助患者恢复正常吞咽、维持体重,从而避免鼻饲管放置。应由专业的上消化道肿瘤营养师为患者提供个体化的治疗方案。一项研究为食管癌患者提供专业营养咨询,在130例食管癌患者当中,有78名在基线时便出现吞咽困难。在营养干预情况下,一周期化疗后患者体重并没有出现显著变化,在治疗前和治疗期间的营养支持有助于经口进食的恢复[34]。

罕见胃肠道肿瘤

　　与其他类型的胃肠道肿瘤一样,联合治疗会显著增加患者的不良反应。常见的症状包括厌食、恶心、呕吐、疼痛、味觉异常和因肠道变化而导致的体重减轻。胃肠道神经内分泌肿瘤非常罕见,但腹泻、脂肪泻、体重下降和维生素缺乏症状常会导致营养不良。对于此类患者,建议由专业营养师与多学科团队合作进行全面评估。

围手术期营养

加速康复外科(ERAS)指南是实现术后早期恢复的规程。营养规程包括适应术前禁食,口服大量碳水化合物和术后早期开始经口或肠内营养补给。最有力的围手术期营养支持证据来源于结肠和直肠手术的结果[35]。研究显示给予经口营养剂补充的ERAS可缩短患者住院时间,减少术后并发症。ERAS组患者的蛋白摄入量更高,但存在严重恶心的患者相对较低[36]。此时,营养师的教育是帮助患者增加能量和蛋白质摄入的重要方法。

如今人们逐渐开始关注对于胃肠道手术后患者给予包括ω-3脂肪酸、谷氨酰胺和精氨酸在内的免疫增强型营养剂。研究显示,术后给予免疫营养后会减少伤口感染并缩短住院时间会缩短[37]。Cheng 等对七项确诊胃癌研究进行了综合分析,发现应用免疫营养的受试者,术后并发症更少、免疫功能更强和炎症反应更低[38]。免疫营养制剂同样可以减少术前感染的风险[39,40]。有研究证明将ERAS和免疫营养制剂结合应用可减少感染和结直肠手术的术后并发症[41]。胃癌患者和其他胃肠道手术的围手术期营养支持治疗需要进一步研究。

总结

胃肠道肿瘤患者应该由多学科团队随访,其中应包括由营养专家密切随访后的营养治疗。营养师提供的个体化膳食指导可改善胃癌和食管癌患者的能量和蛋白质摄入。接受营养干预的患者在治疗期间体重下降较少[42]。由专业营养师进行的评估包括患者病史、实验室检查数据、体重变化,饮食史和症状。营养干预通过改变食物摄入量和增加替代形式的营养成分来满足患者的营养需求(表52.3)[43]。

表52.3	胃肠道肿瘤的医学营养治疗
并发症／问题	营养干预
倾倒综合征	少食多餐 增加可溶性纤维 用餐时限制液体 高蛋白 复合碳水化合物
返流	避免高脂饮食 少量餐 湿润、柔软的食物 增加高热量、高蛋白食物
厌食	每小餐的蛋白质来源 进餐时喝少量液体 食用冰沙、蛋白奶昔
恶心／呕吐	清淡、柔软、易消化的食物 按计划少食多餐 在室温下食用食物和液体 避免强烈的食物气味 与医疗团队沟通后的药物治疗
黏膜炎	软而嫩的熟食 用肉汤、沙司、油、酸奶润湿食物 常温食物 用小苏打混合物进行良好的口腔护理,避免使用乙醇漱口水 用吸管吸食碎冰块 避免柑橘类和辛辣食物
肠内或肠外营养	如果口服食物摄入不足,则首选肠内

Source:From National Cancer Institute at the National Institutes of Health,March 16th 2018.

(李琳 译　邱鸣寒　梅汉玮　校)

参考文献

1. Barker LA, Gout BS, Crowe TC. Hospital malnutrition: prevalence, identification and impact on patients and the healthcare system. *Int J Environ Res Public Health*. 2011;8(2):514–527. doi:10.3390/ijerph8020514
2. Hebuterne X, Lemarie E, Michallet M, et al. Prevalence of malnutrition and current use of nutrition support in patients with cancer. *J Parenter Enteral Nutr*. 2014;38(2):196–204. doi:10.1177/0148607113502674
3. Bicakli DH, Ozveren A, Uslu R, et al. The effect of chemotherapy on nutritional status and weakness in geriatric gastrointestinal system cancer patients. *Nutrition*. 2018;47:39–42. doi:10.1016/j.nut.2017.09.013
4. Cao D, Wu G, Zhang B, et al. Resting energy expenditure and body composition in patients with newly detected cancer. *Clin Nutr*. 2010;29(1):72–77. doi:10.1016/j.clnu.2009.07.001
5. Academy of Nutrition and Dietetics, Evidence Anaylsis Library; 2014. www.andeal.org
6. Hamilton KK. Oncology Nutrition for Clinical Practice: Nutritional Needs of the Adult Oncology Patient. Oncology Nutrition Dietetic Practice Group of the Academy of Nutrition and Dietetics; 2013:33–40.
7. White JV, Guenter P, Jensen G, et al. Consensus statement: Academy of Nutrition and Dietetics and American Society for Parenteral and Enteral Nutrition: characteristics recommended for the identification and documentation of adult malnutrition (undernutrition). *J Parenter Enteral Nutr*. 2012;36(3):275–283. doi:10.1177/0148607112440285
8. Gropper S, Smith JL. *Advanced nutrition and metabolism*. Boston, MA: Wadsworth Cengage Learning; 2012.
9. Miyamoto Y, Baba Y, Sakamoto Y, et al. Negative impact of skeletal muscle mass after systemic chemotherapy in patients with unresectable colorectal cancer. *Plos One*. 2015;10(6):e0129742. doi:10.1371/journal.pone.0129742
10. Barret M, Antoun S, Dalban C, et al. Sarcopenia is linked to treatment toxicity in patients with metastatic colorectal cancer. *Nutr Cancer*. 2014;66(4):583–589. doi:10.1080/01635581.2014.894103
11. Maurico SF, Xiao J, Prado CM, et al. Different nutritional assessment tools as predictors of postoperative complications in patients undergoing colorectal cancer resection'. *Clin Nutr*. 2018;37(5):1505–1511. doi:10.1016/j.clnu.2017.08.026
12. United Ostomy Associations of America; n.d. https://www.ostomy.org
13. Olson S, Xu Y, Herzog K, et al. Weight loss, diabetes, fatigue, and depression preceding pancreatic cancer. *Pancreas*. 2016;45(7):986–991.doi:10.1097/MPA.00000000000000590
14. Nemer L, Krishna SG, Shah ZK, et al. Predictors of pancreatic cancer-associated weight loss and nutritional interventions. *Pancreas*. 2017;46(9):1152–1157. doi:10.1097/MPA.0000000000000898
15. Laquente B, Calsina-Berna A, Carmona-Bayonas A, et al. Supportive care in pancreatic ductal adenocarcinoma. *Clin Tranl Oncol*. 2017;19(11):1293–1302. doi:10.1007/s12094-017-1682-6
16. Saito T, Hirano K, Isayama H, et al. The role of pancreatic enzyme replacement therapy in unresectable pancreatic cancer. *Pancreas*. 2017;46(3):341–346. doi:10.1097/MPA.0000000000000767
17. Nierop JW-v, Lochtenberg-Potjess C, Wierdsma N, et al. Assessment of nutritional status, digestion and absorption, and quality of life in patients with locally advanced pancreatic cancer. *Gastroenterol Res Pract*. 2017;2017:1–7. doi:10.1155/2017/6193765
18. Sabater L, Ausania F, Bakker O. Evidence based guidelines for the management of exocrine pancreatic insufficiency after pancreatic surgery. *Ann Surg*. 2016;264(6):949–958. doi:10.1097/SLA.0000000000001732
19. Lindkvist B, Phillips M, Dominguez-Munoz J. Clinical, anthropometric and laboratory nutritional markers of pancreatic exocrine insufficiency: prevalance and diagnostic use. *Pancreatology*. 2015;15(6):589–597. doi:10.1016/j.pan.2015.07.001
20. Petzel MQ, Hoffman L. Nutrition implications for long-term survivors of pancreatic cancer surgery. *Nutr Clin Pract*. 2017;32(5):588–598. doi:10.1177/0884533617722929
21. Hsu W, Tsai A, Chan S-C, et al. Mini-nutritional assessment predicts functional status and quality of life of patients with hepatocellular carcinoma in Taiwan. *Nutr Cancer*. 2012;64(4):543–549. doi:10.1080/01635581.2012.675620
22. Montano-Loza AJ, Duarte-Rojo A, Meza-Junco J, et al. Inclusion of Sarcopenia within MELD (MELD-sarcopenia) and the prediction of mortality in patients with cirrhosis. *Clin Transl*

Gastroenterol. 2015;6:102. doi:10.1038/ctg.2015.31

23. Plauth M, Cabré E, Riggio O, et al. ESPEN guidelines on enteral nutrition: liver disease. *Clin Nutr.* 2006;25(2):285–294. doi:10.1016/j.clnu.2006.01.018

24. Amodio P, Bemeur C, Butterworth R, et al. The nutritional management of hepatic encephalopathy in patients with cirrhosis: International society for hepatic encephalopathy and nitrogen metabolism consensus. *Hepatalogy.* 2013;58(1):325–336. doi:10.1002/hep.26370

25. Nojiri S, Fujiwara K, Shinkai N, et al. Effects of branched-chain amino acid supplementation after radiofrequency ablation for hepatocellular carcinoma: a randomized trial. *Nutrition.* 2017;33:20–27. doi:10.1016/j.nut.2016.07.013

26. Kikuchi Y, Hiroshima Y, Matsuo K, et al. A randomized clinical trial of preoperative administration of branched-chain amino acids to prevent postoperative ascites in patients with liver resection for hepatocellular carcinoma. *Ann Surg Onc.* 2016;23:3727–3735. doi:10.1245/s10434-016-5348-3

27. Schütte K, Tippelt B, Schulz C, et al. Malnutrition is a prognostic factor in patients with hepatocellular carcinoma (HCC). *Clin Nutr.* 2015;34:1122–1127. doi:10.1016/j.clnu.2014.11.007

28. Fukuda Y, Yamamoto K, Hirao M, et al. Prevelance of malnutrition among gastric cancer patients undergoing gastrectomy and optimal preoperative nutrition al support for preventing surgical site infections. *Ann Surg Oncol.* 2015;22:S778–S785. doi:10.1245/s10434-015-4820-9

29. Rino Y, Oshima T, Yoshikawa T. Changes in fat soluble vitamin levels after gastrectomy for gastric cancer. *Surg Today.* 2017;47:145–150. doi:10.1007/s00595-016-1341-5

30. Hu Y, Kim H-I, Hyung WJ, et al. Vitamin B12 deficiency after Gastrectomy for gastric cancer. *Ann Surg.* 2013;258(6):970–975. doi:10.1097/SLA.0000000000000214

31. Rietveld SC, Nierop JW-v, Ottens-Oussoren K, et al. The prediction of deterioration of nutritional status during chemoradiation therapy in patients with esophageal cancer. *Nutr Cancer.* 2018;70:229–235. doi:10.1080/01635581.2018.1412481

32. Mak M, Bell K, Ng W, et al. Nutritional status, management and clinical outcomes in patients with esophageal and gastro-oesophageal cancers: a descriptive study. *Nutr Diet.* 2017;74:229–235. doi:10.1111/1747-0080.12306

33. Modi RM, Mikhail S, Ciombor K, et al. Outcomes of nutritional interventions to treat dysphagia in esophageal cancer: a population based study. *Dis Esophagus.* 2017;30(11):1–8. doi:10.1093/dote/dox101

34. Cools-Lartigue J, Jones D, Spicer J, et al. Management of dysphagia in esophageal adenocarcinoma patients undergoing neoadjuvant chemotherapy: can invasive tube feeding be avoided? *Ann Surg Oncol.* 2015;22:1858–1865. doi:10.1245/s10434-014-4270-9

35. Sandrucci S, Beets G, Braga M, et al. Perioperative nutrition and enhanced recovery after surgery in gastrointestinal cancer patients. A position paper by the ESSO task force in collaboration with the ERAS society (ERAS coalition). *Eur J Clin Oncol.* 2018;44:509–514. doi:10.1016/j.ejso.2017.12.010

36. Yeung S, Hilkewich L, Gillis C, et al. Protein intakes are associated with reduced length stay: a comparison of Enhanced Recovery After Surgery (ERAS) and conventional care after elective colorectal surgery. *Am J Clin Nutr.* 2017;106(1):44–51. doi:10.3945/ajcn.116.148619

37. Wong CS, Aly EH. The effects of enteral immunonutrition in upper gastrointestinal surgery: a systematic review and meta-analysis. *Int J Surg.* 2016;29:137–150. doi:10.1016/j.ijsu.2016.03.043

38. Cheng Y, Zhang J, Zhang L, et al. Enteral immunonutrition versus enteral nutrition for gastric cancer patients undergoing a total gastrectomy: a systematic review and meta-analysis. *BMC Gastroenterol.* 2018;18(1):11. doi:10.1186/s12876-018-0741-y

39. Osland E, Hossain M, Khan S, et al. Effect of timing of pharmaconutrition (immunonutrition) administration on outcomes of elective surgery for gastrointestinal malignancies: a systematic review and meta-analysis. *J Parenter Enter Nutr.* 2014;38:53–69. doi:10.1177/0148607112474825

40. Song GM, Tian X, Zhang L, et al. Immunonutrition support for patients undergoing surgery for gastrointestinal malignancy: preoperative, postoperative, or perioperative? A Bayesian network meta-analysis of randomized controlled trials. *Medicine.* 2015;94:1225. doi:10.1097/MD.0000000000001225

41. Moya P, Soriano-Irigaray L, Ramirez JM, et al. Perioperative Standard oral nutrition supplements versus immunonutrition in patients undergoing colorectal resection in an Enhanced Recovery (ERAS) protocol: a multicenter randomized clinical trial (SONVI Study). *Medicine.* 2016;95:3704. doi:10.1097/MD.0000000000003704

42. Poulsen GM, Pedersen LL, Osterlind K, et al. Randomized trial of the effects of individual nutritional counseling in cancer patients. *Clin Nutr.* 2014;33:749–753. doi:10.1016/j.clnu.2013.10.019

43. National Cancer Institute at the National Institutes of Health, March 16th 2018

第 53 章

胃肠道肿瘤患者的姑息治疗

Kimberly Angelia Curseen

姑息治疗

姑息治疗中心对姑息治疗的定义具体如下：

姑息治疗是针对重病患者的专业医疗服务。这种治疗的重点是减轻疾病的临床症状和心理压力。治疗目标是为了改善患者及其家庭的生活质量。姑息治疗是由经过专门培训的医生、护士和其他专家人士组成的团队提供的，这些专业人员应与患者的其他医生一起工作以提供额外的支持。姑息治疗适用于任何年龄和任何阶段的严重疾病，且可以与根治性治疗联合进行[1]。

姑息治疗是一种全面管理的治疗方式，从多个维度解决身体、心理和精神上的困扰，从而提高患者的生活质量，改善临床预后并帮助患者达到临床目标。越来越多的文献认识到，将姑息治疗纳入癌症管理的重要性[2]。理想的模式是在早期将姑息治疗整合到肿瘤临床治疗中。早期联合姑息治疗可以缓解症状、减轻痛苦、改善沟通，关注患者的治疗目标、治疗选择和预后[3]。美国临床肿瘤学会（AS-CO）支持对晚期和/或合并严重肿瘤症状负担的患者尽早进行姑息治疗干预。2016年，ASCO与美国临终关怀和姑息医学学会合作发布了有关在肿瘤学实践中应该提供的高质量姑息治疗指南。本指南是由一组跨行业临床专家采用改良德尔菲法形成的专家共识指南。该指南确定了在为肿瘤患者提供姑息关怀治疗时应涉及的9个领域，具体如下：

1. 症状评估与管理。
2. 心理评估与管理。
3. 精神文化评估与管理。
4. 沟通与共同决策。
5. 预立医疗照护计划。
6. 增强医疗的协调性和连续性。
7. 合适的姑息治疗和临终关怀转诊。
8. 护理人员的支持。
9. 临终（EOL）关怀[4]。

肿瘤姑息治疗的目标是解决患者的上述问题并提供首要的姑息关怀。晚期癌症和高症状负担的患者可以咨询专门的姑息治疗团队来解决这些问题。姑息治疗的咨询应由一个专门致力于身体、精神和情感症状积极管理的跨专业团队者进行。姑息治疗咨询团队同时面向住院患者和非住院患者。该团队通常由一名擅长肿瘤症状管理和沟通的临床医生、一名社会工作者、一名护理人员以及一名精神卫生医师组成。姑息治疗团队不能替代患者的疾病治疗团队，但可以为患者、家庭和治疗团队提供协作支持[2,4]。

在多种肿瘤和其他慢性疾病领域，有越来越多的研究证明了早期姑息治疗干预的益处。ASCO在2017年1月发布了临床实践指南，特别指出晚期癌症和高症状负担的患者应参考咨询专门的跨学科姑息治疗团队。指南还强调了肿瘤治疗团队和姑息治疗团队合作的必要性，这点在以患者为中心的治疗中起着重要作用。该建议来自评估姑息治疗的一项前哨研究。该研究中，非小细胞肺癌患者被随机分配到早期姑息治疗与标准肿瘤临床治疗。研究结果显示，早期姑息干预组患者的生活质量和抑郁评分得到了显著改善，其生存期延长了2.7个月。此外，早期干预组的患者较少需要临终关怀[6]。ENABLE Ⅲ试验纳入了早期姑息治疗和延迟姑息治疗患者旨在确定患者的最佳姑息干预时间。研究发现，两组间的生活质量评分并无显著差异。但是，早期干预组在1年后显示出了15%的生存获益，其中包含预后为6~24个月的晚期实体瘤或血液恶性肿瘤[7]。一项评估肺癌和胃肠道肿瘤的早期姑息治疗效果的随机对照临床试验显示，胃肠道患者在早期姑息治疗干预的头12周内情绪和生活质量均得到了改善，然而不同于肺癌，这种改善持续时间在患者去世前3个月内会逐渐消失。晚期肿瘤患者更有可能与治疗团队表达临终关怀意愿[5]。

在Cochrane数据库的综述中，我们可以看到对于晚期癌症患者，尽管影响幅度较小，早期姑息干预在患者症状管理和生活质量改善方面仍有益处[8]。一项研究表明，在诊断早期接受姑息治疗教育的患者更愿意接受门诊姑息治疗。一些项目已开发并使用痛苦尺度量表评价患者是否需要姑息治疗干预，从而确保患者得到妥善的姑息治疗评估，并将姑息关怀护理设为标准护理流程之一。对于没有在岗姑息治疗团队的癌症机构，目前正有研究评估虚拟姑息支持的效果，包括远程医疗和远程电话咨询等等[2]。并且，居家姑息关怀治疗正逐渐成为发展趋势，这种居家干预方案能够帮助那些难以转运或难以获得姑息治疗服务的患者。姑息治疗服务还可成为临终关怀护理的桥梁，同时也是对那些正在接受积极治疗的严重虚弱患者的有效支持。在新诊断的胃肠道肿瘤患者和肺癌患者中早期介入使用整合姑息治疗也能改善护理人员的心理症状和身心体验[9]。尽管最理想的情况是能够拥有独立的姑息治疗团队，但目前并没有足够的姑息治疗专业人员来满足当前和未来的姑息治疗需求。所有临床从业者都必须拥有基本的姑息治疗技能，包括基本症状管理、沟通技巧和预立医疗计划的制定。研究表明，血液科/肿瘤科的医师更愿意接受这种培训，并认为该领域的临床能力对于临床治疗十分重要[10,11]。但是，姑息治疗咨询不应该限于接受姑息治疗的患者。有治愈意图的患者也能够从姑息关怀干预以及积极的症状管理中受益，并能帮助患者自身及家属在治疗期间，以及治疗结束后更好地应对疾病状态。

临终关怀

姑姑息治疗不等同于临终关怀。所有的临终关怀都是姑息治疗，但姑息治疗并不都是临终关怀。临终关怀是一种医疗服务，用于管理处于临终状态和预期寿命少于6个月的有姑息治疗需求的患者。在决定放弃治愈性和积极延长寿命的治疗措施后，患者和家属通常会选择临终关怀服务，其干预目标转向了主要疾病症状的管理上。传统上的临终关怀服务，以美国医疗保险为例，如表53.1。

临终关怀由独立机构提供。美国联邦医疗保险的限定使这些机构的职能类似，但因其提供的基本要求以外的服务不同，各临终关怀机构之间存在细微差别。临终关怀使用跨专业团队提供EOL护理。研究显示，临终关怀可以减少患者生命中最后一年的医疗费用。对于美国国家老年人医疗保险制度的受益者，纳入临终关怀和未纳入临终关怀的患者相比，医疗总费用没有显著差异，但在临终关怀开始后，接受临终关怀的患者生命最后一年里的医疗总费用降低了约8700美元，差异具有显著统计学意义。临终关怀还可以降低患者/护理人员的自费费用，有效减轻家庭的经济负担[12]。

在转诊至临终关怀机构时，重要的是要转诊包括护理目标和患者个体化特殊要求等信息，为使患者更加舒适这些信息必不可少。例如，常规的临终

表53.1 临终关怀的医保福利(美国)
1. 每天24小时的常规护理评估和紧急评价
2. 精神心理科医生及社工支持
3. 由经过培训的护工进行个人护理
4. 临终关怀相关的医疗设备和药物
5. 帮助患者家属从悲伤中恢复的,给予家属及护理人员自患者去世起持续13个月的居民丧葬津贴

关怀项目并没有包括静脉(Ⅳ)液体或全胃肠外营养,然而对于某些患者而言,这些治疗措施是十分重要的。研究一致认为此两项干预措施不会显著延长患者生命,且最终将因医学原因不得不停止。然而,在明确解释了这些措施如何在短期内使患者受益的情况下,一些临终关怀机构可能会对这些传统的积极疗法保持开放态度。

有研究支持跨专业团队的优势,团队中包括护士病案管理员(RN·case·manager)、社会工作者能协助患者及患者家属做出医疗决策并顺利过渡至临终关怀阶段。跨专业团队的临终关怀过渡率要显著高于仅由医生团队提供的临终咨询。此外,门诊姑息治疗咨询可以在一定程度上帮助患者了解临终关怀服务的具体细节[13]。

沟通

姑息治疗顾问应接受沟通技术方面的培训,可以为患者提供关于疾病预后、治疗目标,以及疾病发展过程中可能遇到的生存困扰等方面的咨询。专业的姑息治疗的团队除了要擅长症状管理,还需擅长与患者和患者家属建立关系,帮助他们了解疾病预后、理清目前的治疗目标,并能与其他医疗服务人员协同护理,共同计划、评估关怀措施。有效的沟通交流不仅对患者,还是对医疗机构都有许多好处。一项研究表明,以预立医疗照护计划和患者和家属应对疾病和治疗的决策为重点的姑息治疗咨询,可以提高患者的生活质量,改善抑郁量表评分和住院情况,并可降低临终前2周内的开始化疗比率。对预立医疗计划的咨询与讨论与患者临终关怀意愿增加有关[14]。在免疫治疗时代,姑息治疗顾问也需继续接受培训以管理免疫治疗后患者的症状,了解其预后及疾病过程。

姑息治疗使用多种结构化的沟通方法,旨在改善患者、家属与临床工作人员之间的沟通。该方法可以提高患者满意度、增进其对疾病的了解,并能对患者生活质量、临床结果产生积极影响。结构化交流方法的使用不仅限于姑息治疗。其他领域的医务人员均可使用它来改善与患者的沟通。

几种经过验证的沟通技术中,最标准的沟通指导是ASCO的SPIKES沟通模式:①设定沟通场景(S),即为患者和家属设置一个舒适的沟通场景;②评估认知(P),即评估患者及患者家属对疾病知识的认知接受水平;③邀请(I),获得患者的许可,并确认患者希望了解病情与否、希望了解多少;④知识(K),对患者对所需、所想了解的任何医疗决策进行浅显易懂的揭示,任何医疗决定必须是患者希望且需要知道的;⑤移情(E),辨别患者的情感,并对患者的感受做出表示同情理解的回应;⑥总结(S),对讨论信息进行总结并确定后续沟通的内容[15]。一项研究表明,与沟通困难家属进行讨论,以及传达难以沟通的不幸消息时,使用SPIKES沟通模式可以加强医患关系并有助于维持医患关系质量。结构化的沟通技术是可以向其他从业人员传授的技术,能改善他们与患者的沟通成效[16]。OncoTalk是专为肿瘤科医生开发的改善沟通技能的培训[17],在美国,作为培训的一部分,参与姑息治疗的临床医生和跨专业团队成员需接受文化能力和文化谦逊方面的培训。"文化能力"是指一套共同的行为、态度和政策,这些行为、态度和政策使该体系、机构或其工作人员能够在跨文化环境中有效工作,强调在不同文化背景下个人和组织能够有效运转的能力,并通过改变实践做法,以满足不同文化群体的需求。"文化谦逊"概念超出文化能力范畴,与文化能力理论互为补充,要求医务人员除了具备跨文化的知识和技能之外应具备开放的态度,对他人及其自身文化身份和经历具备自我反省、共情与学习的能力。在临终关怀时与患者和患者家属沟通时,"文化谦逊"可能是更有效的工具。在与来自不同文化背景的患者进行医患沟通时,文化谦逊是必备的基本工具。当治疗计划和预立医疗计划适合患者的文化和个人价值体系时,会提高其成功可能[18]。对于愿意了解病情的患者,一些研究已经显示与告知患者自身疾病预后可以改善患者对自身疾病的认识程度[19],一项针对500多名实体瘤患者进行的多中心观察性研究发现,告知预后使患者对预期寿命有了更现实的了解,且不会对医患关系产生不利影响,也并未增加患者的抑郁或焦虑感[20]。我们推荐将关于预后的沟通纳入临床护理。但这并不代表要强迫那些不愿提及自身预后的患者接受讨论,只是为患者提供选择机会去决定是否坦诚地讨论癌症预后问题。文献还表明,患者更希望接受中性话语的预后告知。他们不希望信息以过于乐观或悲观的方式传递,但喜欢同情的态度。此外,患者不愿听到过多的医学术语,希望能有机会提出问题并进行后续的讨论[21]。

预立医疗照护计划

　　预立医疗照护计划,又译为预立医疗自主计划、预先医疗计划等,是充分姑息治疗的重要组成部分。其旨在根据患者偏好的沟通方式讨论患者的治疗意愿、预后、疾病信息和临床治疗需求量,并为患者量身定制的医疗护理计划。制定预立医疗照护计划时,不仅需要协助患者制定生前遗嘱,还需要考虑患者面对晚期疾病、终末期、或不可逆疾病时的治疗偏好和确定医疗保健机构,还包括促进患者与其委托代理人的交流。预立医疗照护计划由患者及其医疗服务提供者之间共同决策,其设计应以患者为中心。晚期癌症患者应尽早开始预立医疗照护计划。最理想的做法是在一段时间内逐步完善计划,以保证患者有足够时间仔细考虑他们的选择。计划应是动态而不是静态的,随患者临床情况变化而变化,随着患者的病情发展而定期更新。根据患者的地域位置,标准的预立医疗照护计划表可能会有所不同。很重要的一点是,应与社会工作者和(或)姑息治疗团队合作制定预立医疗照护计划。一项研究表明,非医务人员参与预立医疗行为可以提高患者的预立医疗指示完成率[23]。在美国,对于预后不到1年的患者,许多州使用"生命维持治疗医嘱(POLST)"表格来施行预立医疗,虽然其形式在各州间略有不同。在重病患者无法表达自身意愿时,POLST可以为医护人员提供医嘱参考。设立POLST表格的一个目的是它可以在不同医疗机构间通用,且受到医务人员认可。POLST的另一个目的是帮助患者、医疗保健从业人员和(或)委托代理人讨论患者自身的临终治疗偏好。POLST需要在各州立法实行。在2018年,美国已有49个州批准或制定了POLST计划。标准POLST表格包括:①填写病案编号,是否机械通气以及方式选择;②治疗偏好(如以延长生命为目标的全程急救治疗,或是以治疗症状为目标的选择性医疗,或是以舒适为主的治疗),以及是否住院治疗;③关于人工营养、人工水分补充的偏好(如是否需要人工营养、需要多久,以及是否鼻饲等);④其他,包括抗生素等其他维持生命的治疗偏好[24]。

　　POLST表格接受每年审查,评估它们是否仍能代表患者的治疗首选,以及是否在患者疾病动态进展时依然适用。POLST帮助患者在临终前的明确治疗偏好[25]。大量研究一致表明,患者与患者家属对复苏率和预后存在明显误解,大多情况下会高估生存和功能恢复的机会[26-28]。一项评估院内心脏复苏率的研究表明,经多变量调整后,晚期癌症患者的自主循环恢复比率较低,为52.3%,非癌症患者则为56.6%,而存活出院率分别为7.4%和13.4%。借助POLST表格进行沟通,医护人员不仅可向患者和患者家属普及正确的复苏成功率数据,还可在患者意愿目标背景下探讨疾病结果[29]。

　　临床医生担心的一点是,预先制定的医疗计划与目标可能会使患者失去希望,打消其治疗意愿。然而,一些研究表明,在通常情况下预立医疗照护计划和医疗内容讨论并不会导致患者失去生存希望。一项评估癌症患者在线预立医疗照护计划工具的研究表示，患者对预立医疗照护计划过程非常满意，认为其能提高对自身疾病的判断力，且并没有增加失望或焦虑的情绪[30]。对预立医疗照护计划的系统回顾研究表明，预立医疗可以提高医疗机构对患者临终愿望的依从性，增加临终关怀干预的应用，并能减少临终时的积极医疗干预和院内临终情况[14,31]。

评估患者对自身预后和临床状况的了解程度也是预立医疗照护计划的重要环节。在一项针对因肠梗阻而入院的胃肠道恶性肿瘤患者的研究中，大多数患者能够认识到自己患有晚期癌症，但是只有39%的患者了解并承认自身疾病预后不良，以及可能不再适合化疗[32]。姑息治疗咨询可以协助患者和患者家属在疾病预后和诊断框架内预先制定医疗计划。跨学科的专业团队能够在预立医疗沟通时套用各种沟通模式，可够帮助患者和患者家属更好地理解医疗信息、改进预立医疗照护计划。了解患者的个人偏好与治疗期待可以减少与患者目标不一致的医疗干预，或提高患者生活质量的医疗干预的费用。这些额外医疗花费的主要原因之一是不必要的、或与患者意愿不同的住院治疗[12,32,33]。

临终医疗照护

临终医疗照护的定义是患者临终前的重症医疗与照护。其核心是积极的症状管理，以及对患者和患者家属的情绪/精神心理支持。在临终过程中，患者可能会有严重的临床症状，如呼吸困难、抑郁、谵妄、疼痛、恶心等等，还可能出现明显的情绪和精神心理困扰。在临终医疗中，姑息治疗的作用是利用经验丰富的跨专业团队成员（病种专科医师、精神卫生医师和心理咨询师）的专业知识来减轻控制不良的症状带来的痛苦。临终关怀应与姑息治疗应紧密结合，理想情况下可以有效改善患者的EOL结局，以及患者家属和护理人员的情绪结果[3]。在

胃肠道恶性肿瘤患者的临终医疗中，关于人工营养和人工水分补充的沟通可能会特别困难。一项评估晚期癌症患者和护理人员对人工营养和水分补充的态度与选择的研究表明，相比护理人员，患者更愿意在临终前放弃人工喂食补水[34]。目前并没有证据支持人工营养和补水可以改善EOL患者的临床结局或生活质量。反而令人担忧的是，在生命的最后几天，人工营养和水溶剂可能会引起容量超负荷，从而导致水肿和呼吸困难。在针对接受了人工营养和人工补水的癌症患者的回顾性系统分析中，涉及临终患者的研究有五项：两项发现患者的慢性恶心与脱水症状事实上较轻、两项说明患者常会出现腹水及肠道引流增加、四项显示患者体液超负荷，且谵妄、口渴、慢性恶心并没有得到改善[35]。

但是，如果护理者和家属担心自己的家人可能会感到饥饿和口渴，那么他们在决定放弃人工营养和（或）补水时会感到思想上的困扰与犹豫。即使是他们自己选择放弃也是如此。患者和患者家属还可能受到来自非直属亲戚、朋友和宗教关系的外部压力，这使得停止人工营养和补液的决定变得复杂而困难。在这种情况下，对患者的护理者和患者家属的宣传教育非常重要。临床上不建议使用人工营养，因为其具生存期，并可能产生严重的副作用。临终疗护可能会进行为期2个月的限时实验以确定患者是否会受益，但前提是一旦在限时期间出现不良副反应就立即终止TPN。限时补液允许灵活地管理EOL，并尊重共享决策的过程。限时补液实验可以增强医患关系之间的信任[36-38]。

疼痛，以及呼吸短促的姑息治疗咨询可以帮助家庭和治疗人员在EOL时使用阿片类药物，使症状管理变得更加灵活。在濒死患者中使用阿片类药物进行症状治疗未显示可加速死亡。如果在专家团队的指导下，在临终时适当使用阿片类药物可以改善患者和家属的生活质量。目睹亲人遇难或丧命的家属容易出现创伤后应激障碍症状和复杂的丧亲之痛[39,40]。

症状管理

本节重点介绍其他章节可能未涵盖的症状。

疼痛

胃肠道恶性肿瘤的疼痛症状是多因素导致的。癌症患者经历的疼痛通常是内脏、躯体和神经性疼痛的组合，可能需要多种干预措施才能控制。大约30%~50%的癌症患者会经历中至重度的疼痛，约55%的患者在治疗期间出现中至重度疼痛，66%的癌症患者会在预先医疗照护的基线时合并中度至重度疼痛[41,42]。口服阿片类药物是治疗癌性疼痛的主要手段。合理的使用镇痛药物非常重要。治疗癌性疼痛时，应遵有侵入性，而人工补水则视具体情况而定[11,35]。限时实验的概念在 EOL 护理中非常重要，因为它可以使传统上具有侵入性的干预措施以明确的参数进行，如果不满足某些条件，则可以取消该措施。例如，患者患有晚期转移性胰腺癌和肠梗阻，并且该患者/家人要求全胃肠外营养（TPN）和姑息安慰措施。在这种情况下，可以和患者沟通 TPN 意愿，帮助患者和患者家属正确理解他们想要接受的干预措施的实际期望。应告诉患者与家属 TPN 很难明显延长循 WHO 的癌症三阶梯止痛原则，见表53.2[43]。

WHO 的癌症镇痛指南中，每一步都包括了辅助镇痛药物和非阿片类药物。这对于胃肠道恶性肿瘤引起的疼痛尤为重要；胃肠道肿瘤的疼痛可以由多种因素引起，包括局部疾病、治疗反应、转移和器官功能障碍。

表53.2 WHO 的三阶止痛原则
第 1 步：对于轻度疼痛，从非甾体类抗炎药和对乙酰氨基酚开始+/-辅助镇痛药物
第 2 步：对于轻度至中度疼痛，添加弱阿片类药物，如：可待因，曲马多和氢可酮+/-佐剂
第 3 步：对于中度至重度疼痛，添加强效阿片类药物，即吗啡或芬太尼+/-辅助剂[1]

Source：Table adapted from World Health Organization.

对于肝功能衰竭或肾功能不全的患者，非甾体类抗炎药不是一个安全性足够的选择。阿片类药物治疗的选择不仅取决于疼痛的严重程度，还根据器官功能、副作用情况和潜在的药物相互作用而定[44]。传统的想法是，由于胃肠道恶性肿瘤引起的大多数疼痛都具有神经性成分，因此可早期开始考虑联用辅助性抗神经病变药物。例如，三环类抗抑郁药、加巴喷丁、普瑞巴林和 5-羟色胺-去甲肾上腺素再摄取抑制剂（SNRI）。但是，最近的系统综述和荟萃分析显示，与单一疗法相比，疼痛控制没有改善，在联合治疗组中还发现了更多的不良事件。四项研究评估了加巴喷丁和普瑞巴林联合阿片类药物治疗的效果。该研究中患者存在大量异质性，因此有必要对这些组合进行更多研究。决定开始使用抗神经病变药物是一项基于患者症状、危险因素和表现的临床决策[45]。考虑到这些药物组合的意外服用过量，需要为患者预备开具纳洛酮。

炎症是胃肠道、胰腺、肝恶性肿瘤疼痛的一个促成因素。如果没有其他禁忌证，可在镇痛治疗中添加短期疗程的非甾体类抗炎药。在某些情况下，非甾体抗炎药可以根据疼痛的病因和治疗目标作为患者的主要镇痛方法。

在癌性疼痛的治疗中应尽早考虑采用非药物疗法。胰腺癌或转移性结肠癌患者应分别考虑腹腔神经丛阻滞或胃下神经阻滞。这些干预措施可以减轻急性疼痛。尚不确定这些干预措施是否会改善生活质量或减少阿片类药物的治疗使用。但是在最近的一项研究中，在腹腔神经丛去神经/溶神经阻滞之前体力状况良好且阿片类药物使用量较少的患者神经阻滞的疼痛改善效果更好。腹腔神经丛溶神经镇痛效果差的患者，其中位生存期会明显降低。对于可以接受放射和（或）冷冻介入治疗的癌性肿块，应尽快进行评估并转诊相关诊室[46,47]。

对于因腹水引起疼痛和呼吸困难的患者，穿刺术和腹腔引流的放置（对于 EOL 患者）可以有效地控制疼痛。对于发生恶性胃轻瘫和（或）肠梗阻的患者,大剂量的阿片类药物治疗可能会适得其反,因为其常见副作用为胃肠道动力障碍。此时可以使用类固醇、促胃动力药和解痉药辅助镇痛。此外,对肿块的缓解性治疗也可能会改善疼痛[48]。

疾病控制与预防中心(CDC)建议,对有药物滥用史、用药过量史,每日口服吗啡当量大于50mg且同时使用苯二氮卓类药物的患者,在开具阿片类药物同时应开具纳洛酮,以预防意外用药过量[54]。接受阿片类药物治疗的患者应接受由泻药和粪便软化剂组成的助便方案。常用的药物有番泻叶和复方聚乙二醇电解质,每天口服一到两次。有几项研究提示多库酯钠无效[55]。对于标准治疗无效的难治性便秘,皮下注射甲基纳曲酮或口服纳洛酮可能是最合适的选择。便秘会导致恶心、腹痛、疲劳、厌食和易怒[55-57]。

厌食/恶病质

癌症最令人困扰的症状之一是恶病质,是疾病和患者衰弱的明显标志,对患者生活质量的影响极大。该综合征还与不良的存活率和较低的化疗敏感性有关。癌症恶病质是一种影响大多数癌症患者的综合征[58]。该症状的病因复杂,需要个体化的多方面联合管理,包括正规的营养评估。由于多种因素恶病质综合征的患者肌肉和组织的消耗加速。因此,仅仅增加食欲是不够的。所以评估确认体重减轻和厌食的其他原因很重要,例如:恶心、便秘、消化不良、抑郁和药物作用。肿瘤经治疗后缓解可能会改善这种症状。包括抗阻力训练和有氧肌肉训练在内的锻炼可能有助于恶病质,应将其纳入恶病质的治疗项目中[59]。

选择对应的药物治疗应基于患者的治疗目标、当前治疗计划,副作用情况和药物疗效。剂量为400~800mg的甲地孕酮可改善食欲和体重,继之以增加脂肪储存,但无法可改善肌肉量,且不会带来生存益处。甲地孕酮还可以改善患者的幸福感。但是,孕激素可能会增加化疗患者的血栓形成。孕

酮还可以增加水肿并抑制男性的下丘脑垂体轴和雄激素。孕激素的收益也是短暂的[60]。类固醇可增进食欲,并能改善幸福感,但其副作用使其无法长期使用。但是,对于只有几周或几个月预后的EOL患者,类固醇可能是一个不错的选择。像孕激素一样,类固醇的增加食欲效果也是短暂的。米氮平和赛庚啶具有相对安全的副作用。这些药物确可增加食欲,虽然抗组胺药和5-羟色胺拮抗剂对大脑中的组胺和5-羟色胺受体有拮抗作用。8mg赛庚啶可以抵消血清素的增加,在类癌综合征中可能是个更好的选择[56,61]。它可以改善食欲,但尚无改善体重下降的证据。15~30mg的米氮平与体重和食欲增加有关,但尚未在随机安慰剂对照试验中得到证实[62]。

其他药物,例如沙利度胺,可以增加肌肉量、减慢体重减少,但副作用较大。二十碳五烯酸有一定作用,但在Ⅲ期临床试验中尚未证明有效。褪黑素在晚期非小细胞肺癌患者中可改善恶病质[58,61]。艾司吲哚洛尔是具有中枢5-HT1A和部分β2受体激动剂作用的非选择性β受体阻滞剂。研究结果显示,艾司吲哚洛尔可减轻晚期大肠癌的体重下降,维持脂肪量[65]。传统的日本药物rikkunshito已被证明可以改善厌食症、胃肠道动力障碍、肌肉萎缩和焦虑。其他药物如ACE抑制剂、非甾体抗炎药和β受体阻滞剂,也可能有一些局限性的益处,但并不适合所有患者[58]。

抑郁和焦虑

癌症患者的抑郁症患病率在15%~30%之间,是普通人群的3~5倍。抑郁和焦虑会对患者的生活质量产生不利影响,并可能影响其治疗效果[66,67]。某些癌症患者可以从新型抗精神病药物中受益。对于伴有恶心、焦虑和厌食症的患者,使用奥氮平联合SSRI(选择性5-羟色胺再摄取抑制剂)类抗抑郁药物可能是一个不错的选择。伴有神经性疼痛和肌筋膜疼痛的患者可能会受益于SNRI(血清素-

去甲肾上腺素再摄取抑制剂)类抗抑郁药物。如果患者在几周内就会进入EOL阶段,那么精神刺激剂可能是更好的选择,因为其起效更迅速[68]。越来越多的文献支持使用氯胺酮/艾氯胺酮和赛洛西宾用于抑郁症治疗[69]。对于快速起病的晚期患者,他们可能有很好的效用。最近的一项临床试验表明,结合心理疗法,赛洛西宾对有相关心理困扰的癌症患者产生了快速而持久的抗焦虑和抗抑郁作用[70]。这些药物的使用受到适用性、副作用,以及治疗医生对此类药物不熟悉等的限制。对于难治性抑郁症,电休克疗法也是一个不错的选择。

小剂量苯二氮卓类药物对急性焦虑症是有效的,但长期使用SSRI进行维持治疗才是合适的治疗方法。丁螺环酮、赛庚啶、曲唑酮和加巴喷汀都是焦虑症的可选药物,尤其是苯二氮卓类药物禁忌的患者。这些通常属于明书外用药,文献中的证据很少[68,70-72]。心理治疗,尤其是认知行为治疗,可帮助控制焦虑。针灸、瑜伽、运动等补充医疗疗法也有一定疗效。晚期癌症患者能够从姑息治疗团队的情感和精神支持中获益[68,73]。每次访视时都应常规筛查患者的焦虑和抑郁情绪指标。一项研究显示与无抑郁症患者相比,在癌症确诊前后罹患抑郁症的患者积极接受EOL医疗照护的可能性更小[74]。与普通人群相比癌症患者的自杀风险更高,因此心理健康筛查在这一人群中十分重要[75]。

乏力

疲劳、乏力症状会严重影响患者的生活质量。乏力是最常见的癌症相关症状,也是最难控制的症状之一。治疗计划应根据患者的个体化情况量身定制。癌症相关的乏力(CRF)不仅会影响患者治疗的积极性,还会影响治疗后的生活。在一项评估CRF治疗的研究中,患者在2周内就显示出了临床获益[76]。CRF诊疗应专注于评估导致乏力的生理病因,如贫血、抑郁、睡眠障碍、潜在的心肺筛查和药物作用。干预的重点是对导致乏力的潜在医学病因进

行治疗,并为患者制定适当的体能保护和/或运动计划。已有证据显示体育锻炼可以改善CRF[77]。

如果非药物治疗无效,那么尝试使用精神刺激药可能是最好的选择。有研究证实神经兴奋剂哌醋甲酯、右旋哌醋甲酯和莫达非尼对乏力是有效的,且耐受性相当好。这些药物在低剂量下使用时,患者可以很好地耐受。需要监控的常见副作用包括心动过速、焦虑、烦躁、便秘和睡眠障碍。类固醇可能可以短期改善乏力症状,其通常被选来治疗EOL时的乏力症状,但副作用使得它们不适合长期使用。草药治疗也能治疗CRF。研究显示每天服用2000mg西洋参能在8周后改善乏力症状,但这种效果主要体现在正在接受积极治疗的患者中,在治疗后的患者中效果较差。但需要注意的是,草药物确实存在未知的药物间相互作用风险。参类含有CYP3A4抑制剂成分,因此使用伊马替尼的患者应避免服用。正在使用华法林、溶栓剂和激素药物的患者也应避免服用[78]。一项关于癌症患者的小型研究表明,连续21天每天服用100mg的瓜拉纳提取物后,乏力会有所改善,但需要进一步研究其功效和长期安全性[79]。所有草药类药物应由营养科和(或)肿瘤药剂师进行评估。针灸、瑜伽和正念疗法等也是改善患者乏力的可选工具[80-82]。

恶心和呕吐

恶心和呕吐是癌症患者的常见症状,病因通常是多种多样。由于这些症状无处不在,且许多癌症疗法都会引起恶心,因此患者通常会在化疗前和化疗后接受完整的镇吐治疗方案,以应对或预防化疗引起的恶心和呕吐。然而,即使采用了镇吐治疗,仍有约40%的患者会出现恶心和呕吐,愿意之一是并不是所有的恶心呕吐症状都直接继发于治疗。目前缺乏强有力的依据以根据机制控制恶心呕吐。了解病因可帮助指导治疗,尤其当症状继发于可逆性疾病时,例如控制不良的便秘、药物副作用、胃反流、胃肠动力障碍或梗阻,以及心理因素引起的恶

心。在这些情况下,根据致病机制调整治疗方案可能是最适合方法[83]。已有研究证明,与其他标准止吐药物相比5~10mg/d的奥氮平对化疗引起的恶心和呕吐(CINV)的治疗以及预防更为有利。CINV的治疗计划应考虑将其纳入常规治疗[84,85]。

某些晚期疾病合并恶性肠梗阻的姑息治疗目标是控制疼痛、恶心、呕吐,以及减少分泌物。对于将要放弃积极治疗且不适宜手术或置入支架的患者,进行医疗管理是提高这些患者生活质量的关键。最初患者可能会用到鼻胃管负压吸引,尤其是明显呕吐和腹胀引起腹痛时[87]。最先进行的医疗管理应包括:

1.静脉输液电解质,代替肠道吸收,便于肠道休息。

2.静脉注射类固醇,即每天6-16mg地塞米松以减少肠壁水肿。

3.镇痛主要使用阿片类药物。恶心可使用氟哌啶醇。

4.生长抑素类似物可助于减少胃肠道激素的释放,从而导致肠道分泌减少,如果患者不适宜手术,推荐在治疗早期应用。

5.制定预先医疗照护计划并讨论医疗目标,因为无论采取何种干预措施,肠梗阻患者的院内死亡率都很高[88,89]。

如果患者的阻塞无法通过保守治疗解决,或者不适合手术干预或支架,则必须制定姑息治疗方案。姑息治疗咨询包括以下方面的讨论:①预后和疾病进展过程;②长期症状管理,包括静脉补液的持续时间、胃肠外营养、胃造瘘管排气的选择(可以通过减轻胃和小肠的压力来缓解症状)③根据患者对临终关怀的预期需求进行临终关怀。临终关怀程序能够在家庭或住院环境中处理这些症状[87]。口服液体石蜡是一种广泛使用的不完全肠梗阻的治疗方法。有一种偏方是"凡士林球"。即将凡士林做成小球,裹覆糖(食用糖)后的冷冻起来,患者需要时可吞下2~3个,能够润滑粪便并产生肠蠕

表53.3 常见胃肠道恶性肿瘤的姑息治疗和预后

肿瘤类型	晚期疾病的常见症状	姑息治疗	中位生存期:晚期疾病姑息治疗
胰腺癌	肿瘤局部疾病侵犯引起的疼痛 恶性胃轻瘫 腹膜转移 梗阻性黄疸/胆道梗阻:瘙痒、胆管炎 胃流出道梗阻 厌食/恶病质、疲劳、抑郁	疼痛:腹腔神经丛阻滞;阿片类药物与神经性神经药物、NSAID;姑息性放疗 恶性胃轻瘫:甲氧氯普胺,红霉素 腹膜转移:类固醇/NSAID、阿片类药物 肠梗阻:支架、经皮胃造瘘管排气、人工营养和补液限时补液试验(可参照FARGO研究) 梗阻性黄疸:胆道支架置入术 瘙痒:胆汁酸螯合剂、帕罗西汀、类固醇、住院监护的患者可考虑纳洛酮	6~8个月
胃癌	恶性胃轻瘫 腹膜转移 难治性出血 癌性吞咽困难(GEJ) 胃流出道梗阻 腹痛 恶心/呕吐 早饱腹胀 呃逆	恶性胃轻瘫:甲氧氯普胺、红霉素 腹膜转移:类固醇/NSAID、阿片类药物 肠梗阻:支架、经皮胃造瘘管排气、人工营养和限时补液实验 难治性出血:放疗、激光治疗 癌症吞咽困难(GEJ):放疗、食管支架 胃流出道梗阻:胃空肠造瘘术/支架、胃造瘘管排气 腹痛:阿片类药物 恶心/呕吐:奥氮平、氟哌啶醇、昂丹司琼,如果有梗阻,避免使用甲氧氯普胺 呃逆:氯丙嗪、巴氯芬、甲氧氯普胺、加巴喷汀	8~10个月

(待续)

表53.3	常见胃肠道恶性肿瘤的姑息治疗和预后(续)		
肿瘤类型	晚期疾病的常见症状	姑息治疗	中位生存期: 晚期疾病姑息治疗
神经内分泌肿瘤	类癌综合征:皮疹,腹泻 腹部痉挛:喘息、疲劳 心力衰竭:心脏浸润	类癌综合征:奥曲肽 肝包膜疼痛:类固醇、NSAID、经动脉化疗栓塞 腹泻:复方地芬诺酯、阿片酊、可待因 腹部痉挛:山莨菪碱、双环维林	>5年
肝癌	腹痛 腹水 厌食 乏力 外周性水肿 肝功能不全 梗阻性黄疸:瘙痒、胆管炎 恶心	腹痛/肝包膜疼痛:类固醇/NSAIDs,全身阿片类药物(需根据肝功能调整) 终末期难治性腹水:反复腹穿引流±白蛋白,放置腹腔引流导管,螺内酯(超说明书用量)开始剂量为100mg,每天1次,3~5天(每天最多400mg) 肝功能不全:避免使用长效阿片类药物(包括芬太尼透皮贴等),使用短效制剂,注意监测神经毒性 恶心:奥氮平、氟哌啶醇、昂丹司琼、甲氧氯普胺 梗阻性黄疸:胆道支架置入 瘙痒:胆汁酸螯合剂、帕罗西汀、类固醇;住院监护的患者可考虑静脉注射或口服纳洛酮	6~8个月
食管癌	吞咽困难 放射性食管炎/粘膜炎念珠菌性食管炎 疼痛 体重下降 乏力 脱水	吞咽困难:放疗/支架置入,经皮胃造瘘管 食管炎:"魔法漱口水"、表面麻醉药物、阿片类药物、局部阿片类药物(如吗啡粘贴片) 黏膜炎:帕利弗明 脱水:有目标的人工营养,限时补液实验	8~10个月
结直肠癌	腹痛:转移灶或原发灶导致 肠梗阻 恶性胃轻瘫 腹膜转移 治疗相关性腹泻 治疗相关性粘膜炎	腹痛:阿片类药物、神经性疼痛药物、NSAID,由疼痛专科评估后的胃下神经阻滞或植入鞘内镇痛泵,可考虑冷冻治疗 肠梗阻:姑息性手术、肠梗阻支架、姑息性放疗、有目标的人工营养、限时补液实验 恶性胃轻瘫:(注意排除梗阻)甲氧氯普胺、红霉素 腹膜转移:类固醇/NSAID、阿片类药物 腹泻(3~4级):住院予静脉补液,奥曲肽静脉注射25~50mg/h,或皮下注射100~150mg TID,评估是否需要抗生素,暂停细胞毒性化疗 黏膜炎:"魔法漱口水"、局部麻醉剂、阿片类药物、局部阿片类药物(如吗啡粘贴片);帕利弗明	2年以上

GEJ,胃食管结合部;NSAID,非甾体类抗炎药;"魔法漱口水":即国内临床中常用的混合利多卡因、抗生素、类固醇或抗组胺药物的生理盐水漱口液。

Source:Fr Wong GY, Schroeder DR, Carns PE, et al. Effect of neurolytic celiac plexus block on pain relief, quality of life, and survival in patients with unresectable pancreatic cancer: a randomized controlled trial. JAMA.2004; 291(9):1092-1099. doi: 10.1001/ jama.291.9.1092; Goldberg J, Goldman D, McCaskey S, et al. Illness understanding, prognostic awareness and end of life care after drainage percutaneous endoscopic gastrostomy for malignant bowel obstruction in metastatic gastrointestinal cancer (FR481C). J Pain Symptom Manage. 2018;55(2):633. doi:10.1016/j.jpainsymman.2017.12.154; Hardy J, Haberecht J. Palliative care: core skills and clinical competencies。 - by LL Emanuel and SL Librach. Intern Med J.2008;38(12):933. doi:10.1111/j.1445-5994.2008.01839.x; Mercadante S,Chen W. Palliative care of bowel obstruction in cancer patients. 2017.

动。尽管这种方法在临终关怀过程中经常使用,但其疗效仍只是传闻[90]。

　　整合姑息治疗与肿瘤治疗已成为晚期癌症患者诊断初期的标准治疗路径。姑息治疗可以提高患者的生活质量和护理人员的经验,并且在某些临床情况下可能具有一定的生存益处。应当培训肿瘤医师和治疗团队为患者提供基本的姑息治疗。对于肿瘤症状负担较重的晚期患者,应常规地向综合或专门的姑息治疗团队进行咨询或转诊(表53.3)。

　　　　　　　　　　(梅汉玮　张俏囡　译　邱鸣睿　校)

参考文献

1. Connor SR. *Hospice and Palliative Care: The Essential Guide*. New York: Taylor & Francis; 2017.
2. Ferrell BR, Temel JS, Temin S, et al. Integration of palliative care into standard oncology care: American Society of Clinical Oncology clinical practice guideline update. *J Clin Oncol*. 2016;35(1):96–112. doi:10.1200/JCO.2016.70.1474
3. Dalal S, Bruera E. End-of-Life care matters: palliative cancer care results in better care and lower costs. *Oncologist*. 2017;22(4):361–368. doi:10.1634/theoncologist.2016-0277
4. Bickel KE, McNiff K, Buss MK, et al. Defining high-quality palliative care in oncology practice: an American Society of Clinical Oncology/American Academy of Hospice and Palliative Medicine guidance statement. *J Oncol Pract*. 2016;12(9):e828–e838. doi:10.1200/JOP.2016.010686
5. Temel JS, Greer JA, El-Jawahri A, et al. Effects of early integrated palliative care in patients with lung and GI cancer: a randomized clinical trial. *J Clin Oncol*. 2017;35(8):834–841. doi:10.1200/JCO.2016.70.5046
6. Temel JS, Greer JA, Muzikansky A, et al. Early palliative care for patients with metastatic non-small-cell lung cancer. *N Engl J Med*. 2010;363(8):733–742. doi:10.1056/NEJMoa1000678
7. Bakitas MA, Tosteson TD, Li Z, et al. Early versus delayed initiation of concurrent palliative oncology care: patient outcomes in the ENABLE III randomized controlled trial. *J Clin Oncol*. 2015;33(13):1438. doi:10.1200/JCO.2014.58.6362
8. Haun MW, Estel S, Rücker G, et al. Early palliative care for adults with advanced cancer. *The Cochrane Library*. 2017. doi:10.1002/14651858.CD011129.pub2
9. El-Jawahri A, Greer JA, Pirl WF, et al. Effects of early integrated palliative care on caregivers of patients with lung and gastrointestinal cancer: a randomized clinical trial. *Oncologist*. 2017;22(12):1528–1534. doi:10.1634/theoncologist.2017-0227
10. Buss MK, Lessen DS, Sullivan AM, et al. Hematology/oncology fellows' training in palliative care. *Cancer*. 2011;117(18):4304–4311. doi:10.1002/cncr.25952
11. Hui D, Dev R, Bruera E. The last days of life: symptom burden and impact on nutrition and hydration in cancer patients. *Curr Opin Support Palliat Care*. 2015;9(4):346. doi:10.1097/SPC.0000000000000171
12. Obermeyer Z, Makar M, Abujaber S, et al. Association between the Medicare hospice benefit and health care utilization and costs for patients with poor-prognosis cancer. *JAMA*. 2014;312(18):1888–1896. doi:10.1001/jama.2014.14950
13. Gidwani R, Joyce N, Kinosian B, et al. Gap between recommendations and practice of palliative care and hospice in cancer patients. *J Palliat Med*. 2016;19(9):957–963. doi:10.1089/jpm.2015.0514
14. Houben CH, Spruit MA, Groenen MT, et al. Efficacy of advance care planning: a systematic review and meta-analysis. *J Am Med Dir Assoc*. 2014;15(7):477–489. doi:10.1016/j.jamda.2014.01.008
15. Kaplan MR. SPIKES: a framework for breaking bad news to patients with cancer. *Clin J Oncol Nurs*. 2010;14(4):514–516. doi:10.1188/10.cjon.514-516
16. de Sousa FH, Valenti VE, Hamaji MP, et al. The use of spikes protocol in cancer: an integrative review. *Int Arch Med*. 2017;10. doi:10.3823/2324
17. Baer L, Weinstein E. Improving oncology nurses' communication skills for difficult conversations. *Clin J Oncol Nurs*. 2013;17(3):E45–E51. doi:10.1188/13.cjon.e45-e51
18. Foronda C, Baptiste D-L, Reinholdt MM, et al. Cultural humility: a concept analysis. *J Transcult Nurs*. 2016;27(3):210–217. doi:10.1177/1043659615592677
19. Epstein AS, Prigerson HG, O'Reilly EM, et al. Discussions of life expectancy and changes in illness understanding in patients with advanced cancer. *J Clin Oncol*. 2016;34(20):2398–2403. doi:10.1200/JCO.2015.63.6696
20. Enzinger AC, Zhang B, Schrag D, et al. Outcomes of prognostic disclosure: associations with prognostic understanding, distress, and relationship with physician among patients with advanced cancer. *J Clin Oncol*. 2015;33(32):3809. doi:10.1200/JCO.2015.61.9239
21. Bernacki RE, Block SD. Communication about serious illness care goals: a review and synthesis of best practices. *JAMA Intern Med*. 2014;174(12):1994–2003. doi:10.1001/jamainternmed.2014.5271
22. Sudore RL, Lum HD, You JJ, et al. Defining advance care planning for adults: a consensus definition from a multidisciplinary Delphi panel. *J Pain Symptom Manage*. 2017;53(5):821–832.e1. doi:10.1016/j.jpainsymman.2016.12.331

23. Clark MA, Ott M, Rogers ML, et al. Advance care planning as a shared endeavor: completion of ACP documents in a multidisciplinary cancer program. *Psycho-Oncology*. 2017;26(1):67–73. doi:10.1002/pon.4010

24. Zive DM, Fromme EK, Schmidt TA, et al. Timing of POLST form completion by cause of death. *J Pain Symptom Manage*. 2015;50(5):650–658. doi:10.1016/j.jpainsymman.2015.06.004

25. Lammers AJ, Zive DM, Tolle SW, et al. The oncology specialist's role in POLST form completion. *Am J Hosp Palliat Med*. 2018;35:297–303. doi:10.1177/1049909117702873

26. Sundar S, Hoong TTC, Alharganee A. A confirmatory survey regarding public misconception about cardiopulmonary resuscitation (CPR) in advanced cancer patients. *J Clin Oncol*. 2016;34(15_suppl):e21507. doi:10.1200/jco.2016.34.15_suppl.e21507

27. Ouellette L, Puro A, Weatherhead J, et al. Public knowledge and perceptions about cardiopulmonary resuscitation (CPR): results of a multicenter survey. *Am J Emerg Med*. 2018;36:1900–1901. doi:10.1016/j.ajem.2018.01.103

28. Osinski A, Vreugdenhil G, de Koning J, et al. Do-not-resuscitate orders in cancer patients: a review of literature. *Support Care Cancer*. 2017;25(2):677–685. doi:10.1007/s00520-016-3459-9

29. Bruckel JT, Wong SL, Chan PS, et al. Patterns of resuscitation care and survival after in-hospital cardiac arrest in patients with advanced cancer. *J Oncol Pract*. 2017;13(10):e821–e830. doi:10.1200/JOP.2016.020404

30. Green MJ, Schubart JR, Whitehead MM, et al. Advance care planning does not adversely affect hope or anxiety among patients with advanced cancer. *J Pain Symptom Manage*. 2015;49(6):1088–1096. doi:10.1016/j.jpainsymman.2014.11.293

31. Brinkman-Stoppelenburg A, Rietjens JA, van der Heide A. The effects of advance care planning on end-of-life care: a systematic review. *Palliat Med*. 2014;28(8):1000–1025. doi:10.1177/0269216314526272

32. Gonzalez-Saenz de Tejada M, Bilbao A, Baré M, et al. Association between social support, functional status, and change in health-related quality of life and changes in anxiety and depression in colorectal cancer patients. *Psycho-Oncology*. 2017;26(9):1263–1269. doi:10.1002/pon.4303

33. Narang AK, Nicholas LH. Out-of-pocket spending and financial burden among Medicare beneficiaries with cancer. *JAMA Oncol*. 2017;3(6):757–765. doi:10.1001/jamaoncol.2016.4865

34. Bükki J, Unterpaul T, Nübling G, et al. Decision making at the end of life—cancer patients' and their caregivers' views on artificial nutrition and hydration. *Support Care Cancer*. 2014;22(12):3287–3299. doi:10.1007/s00520-014-2337-6

35. Raijmakers NJH, van Zuylen L, Costantini M, et al. Artificial nutrition and hydration in the last week of life in cancer patients. A systematic literature review of practices and effects. *Ann Oncol*. 2011;22(7):1478–1486. doi:10.1093/annonc/mdq620

36. Hudoba C, Hwang DY. Goals of care and difficult conversations. In: Sheth KN and White JL, eds. Neurocritical Care for the Advanced Practice Clinician. New York: Springer International Publishing AG; 2017: 343–361.

37. Quill TE, Holloway R. Time-limited trials near the end of life. *JAMA*. 2011;306(13):1483–1484. doi:10.1001/jama.2011.1413

38. Hickson M, Smith S, Whelan K. Advanced nutrition and dietetics in nutrition support. In: Schwartz DB, ed. *Nutrition Support in Palliative Care*. Hoboken: John Wiley & Sons; 2018: 389–397. doi:10.1002/9781118993880.ch5.18

39. Shinjo T, Morita T, Hirai K, et al. Why people accept opioids: role of general attitudes toward drugs, experience as a bereaved family, information from medical professionals, and personal beliefs regarding a good death. *J Pain Symptom Manage*. 2015;49(1):45–54. doi:10.1016/j.jpainsymman.2014.04.015

40. Alexander S. *A Project to Improve Nurses' Knowledge of, and Attitudes Towards, Pain Management at End of Life*. Amherst: University of Massachusetts; 2016.

41. van den Beuken-van MH, Hochstenbach LM, Joosten EA, et al. Update on prevalence of pain in patients with cancer: systematic review and meta-analysis. *J Pain Symptom Manage*. 2016;51(6):1070–1090.e9. doi:10.1016/j.jpainsymman.2015.12.340

42. Wiffen PJ, Wee B, Derry S, et al. Opioids for cancer pain—an overview of Cochrane reviews. *Cochrane Database Syst Rev*. 2017 Jul 6;7:CD012592. doi: 10.1002/14651858.CD012592.pub2.

43. World Health Organization. *WHO pain relief ladder for cancer pain relief*. 2017.

44. Fredheim O, Brelin S, Hjermstad M, et al. Prescriptions of analgesics during complete disease trajectories in patients who are diagnosed with and die from cancer within the five-year period 2005–2009. *Eur J Pain*. 2017;21(3):530–540. doi:10.1002/ejp.956

45. Kane CM, Mulvey MR, Wright S, et al. Opioids combined with antidepressants or antiepilep-

tic drugs for cancer pain: systematic review and meta-analysis. *Palliat Med*. 2018;32:276–286. doi:10.1177/0269216317711826

46. Nedeljkovic SS, Ali SIQ. Celiac plexus block. In: Yong R., Nguyen M., Nelson E., Urman R, eds. *Pain Medicine*. New York: Springer Publishing; 2017: 289–291.

47. Wong GY, Schroeder DR, Carns PE, et al. Effect of neurolytic celiac plexus block on pain relief, quality of life, and survival in patients with unresectable pancreatic cancer: a randomized controlled trial. *JAMA*. 2004;291(9):1092–1099. doi:10.1001/jama.291.9.1092

48. Portenoy RK, Copenhaver DJ, Fishman S, et al. Cancer pain management: interventional therapies. Retrieved from com/contents/cancer-pain-management-interventional-therapies; 2017: 8.

49. Brown MR, Farquhar-Smith WP. Cannabinoids and cancer pain: a new hope or a false dawn? *Eur J Intern Med*. 2018;49:30–36. doi:10.1016/j.ejim.2018.01.020

50. Häuser W, Fitzcharles M-A, Radbruch L, et al. Cannabinoids in pain management and palliative medicine: an overview of systematic reviews and prospective observational studies. *Dtsch Ärztebl Int*. 2017;114(38):627. doi:10.3238/arztebl.2017.0627

51. Tateo S. State of the evidence: cannabinoids and cancer pain—a systematic review. *J Am Assoc Nurse Pract*. 2017;29(2):94–103. doi:10.1002/2327-6924.12422

52. Pergolizzi JJ, Lequang J, Taylor JR, et al. The role of cannabinoids in pain control: the good, the bad, and the ugly. *Minerva Anestesiol*. 2018;84(8):955–969. doi:10.23736/S0375-9393.18.12287-5

53. Blake A, Wan BA, Malek L, et al. A selective review of medical cannabis in cancer pain management. *Ann Palliat Med*. 2017;6(S2):S215–S222. doi:10.21037/apm.2017.08.05

54. Dowell D, Haegerich T, Chou R. CDC guideline for prescribing opioids for chronic pain—United States, 2016. *MMWR Recomm Rep*. 2016;65(1);1–49. doi:10.15585/mmwr.rr6501e1

55. Muldrew DH, Hasson F, Carduff E, et al. Assessment and management of constipation for patients receiving palliative care in specialist palliative care settings: a systematic review of the literature. *Palliat Med*. 2018;32:930–938. doi:10.1177/0269216317752515

56. Abramowitz L, Béziaud N, Labreze L, et al. Prevalence and impact of constipation and bowel dysfunction induced by strong opioids: a cross-sectional survey of 520 patients with cancer pain: DYONISOS study. *J Med Econ*. 2013;16(12):1423–1433. doi:10.3111/13696998.2013.85 1082

57. Dong ST, Costa DS, Butow PN, et al. Symptom clusters in advanced cancer patients: an empirical comparison of statistical methods and the impact on quality of life. *J Pain Symptom Manage*. 2016;51(1):88–98. doi:10.1016/j.jpainsymman.2015.07.013

58. Aoyagi T, Terracina KP, Raza A, et al. Cancer cachexia, mechanism and treatment. *W J Gastrointest Oncol*. 2015;**7**(4):17. doi:10.4251/wjgo.v7.i4.17

59. Argilés JM, Busquets S, López-Soriano FJ, et al. Are there any benefits of exercise training in cancer cachexia? *J Cachexia Sarcopenia Muscle*. 2012;3(2):73–76. doi:10.1007/s13539-012-0067-5

60. Ruiz-García V, López-Briz E, Carbonell-Sanchis R, et al. Megestrol acetate for cachexia-anorexia syndrome. A systematic review. *J Cachexia Sarcopenia Muscle*. 2018;9(3):444–452. doi:10.1002/jcsm.12292

61. Ronga I, Gallucci F, Riccardi F, et al. Anorexia–cachexia syndrome in pancreatic cancer: recent advances and new pharmacological approach. *Adv Med Sci*. 2014;59(1):1–6. doi:10.1016/j.advms.2013.11.001

62. Riechelmann RP, Burman D, Tannock IF, et al. Phase II trial of mirtazapine for cancer-related cachexia and anorexia. *Am J Hosp Palliat Med*. 2010;27(2):106–110. doi:10.1177/1049909109345685

63. Turcott JG, Núñez MdRG, Flores-Estrada D, et al. The effect of nabilone on appetite, nutritional status, and quality of life in lung cancer patients: a randomized, double-blind clinical trial. *Support Care Cancer*. 2018;26(9):3029–3038. doi:10.1007/s00520-018-4154-9

64. Davis MP. Cannabinoids for symptom management and cancer therapy: the evidence. *J Natl Compr Canc Netw*. 2016;14(7):915–922. doi:10.6004/jnccn.2016.0094

65. Stewart Coats AJ, Ho GF, Prabhash K, et al. Espindolol for the treatment and prevention of cachexia in patients with stage III/IV non-small cell lung cancer or colorectal cancer: a randomized, double-blind, placebo-controlled, international multicentre phase II study (the ACT-ONE trial). *J Cachexia Sarcopenia Muscle*. 2016;7(3):355–365. doi:10.1002/jcsm.12126

66. Kenner BJ. Early detection of pancreatic cancer. *Pancreas*. 2018;47(4):363–367. doi:10.1097/MPA.0000000000001024

67. Parker G, Brotchie H. Pancreatic cancer and depression: a narrative review. *J Nerv Ment Dis*. 2017;205(6):487–490. doi:10.1097/NMD.0000000000000593

68. Irwin S, Hirst J, Block S, et al. *Overview of anxiety in palliative care*. 2017.

69. Daly EJ, Singh JB, Fedgchin M, et al. Efficacy and safety of intranasal esketamine adjunctive to

oral antidepressant therapy in treatment-resistant depression: a randomized clinical trial. *JAMA Psychiatry*. 2018;75(2):139–148. doi:10.1001/jamapsychiatry.2017.3739

70. Ross S, Bossis A, Guss J, et al. Rapid and sustained symptom reduction following psilocybin treatment for anxiety and depression in patients with life-threatening cancer: a randomized controlled trial. *J Psychopharmacol*. 2016;30(12):1165–1180. doi:10.1177/0269881116675512

71. Berlin RK, Butler PM, Perloff MD. Gabapentin therapy in psychiatric disorders: a systematic review. *Prim Care Companion for CNS Disord*. 2015;17(5). doi:10.4088/PCC.15r01821

72. Bossini L, Coluccia A, Casolaro I, et al. Off-label trazodone prescription: evidence, benefits and risks. *Curr Pharm Des*. 2015;21(23):3343–3351. doi:10.2174/1381612821666150619092236

73. Butow P, Price MA, Shaw JM, et al. Clinical pathway for the screening, assessment and management of anxiety and depression in adult cancer patients: Australian guidelines. *Psycho-Oncology*. 2015;24(9):987–1001. doi:10.1002/pon.3920

74. Doan KC, Levy BR, Gross CP, et al. *Associations of pre-and post-cancer depression with end-of-life cancer care intensity*. J Clin Oncol. 2016;34(15_suppl):10031-10031. doi:10.1200/JCO.2016.34.15_suppl.10031

75. Alves M, Tavares A. Suicide risk in cancer patients–are we prepared? *Eur Psychiatry*. 2017;41:S667. doi:10.1016/j.eurpsy.2017.01.1137

76. Escalante CP, Manzullo E, Valdres R. A cancer-related fatigue clinic: opportunities and challenges. *J Natl Compr Canc Netw*. 2003;1(3):333–343. doi:10.6004/jnccn.2003.0030

77. Hilfiker R, Meichtry A, Eicher M, et al. Exercise and other non-pharmaceutical interventions for cancer-related fatigue in patients during or after cancer treatment: a systematic review incorporating an indirect-comparisons meta-analysis. *Br J Sports Med*. 2018;52:651–658. doi:10.1136/bjsports-2016-096422

78. Chang Y, Smith J, Portman DG, et al. *The combination therapy with methylphenidate and American ginseng in cancer-related fatigue*. J Clinical Oncol. 2016;34(26_suppl):215. doi:10.1200/jco.2016.34.26_suppl.215

79. de Oliveira Campos MP, Riechelmann R, Martins LC, et al. Guarana (Paullinia cupana) improves fatigue in breast cancer patients undergoing systemic chemotherapy. *J Altern Complement Med*. 2011;17(6):505–512. doi:10.1089/acm.2010.0571

80. Bower JE. Cancer-related fatigue—mechanisms, risk factors, and treatments. *Nat Rev Clin Oncol*. 2014;11(10):597. doi:10.1038/nrclinonc.2014.127

81. Wang XS, Woodruff JF. Cancer-related and treatment-related fatigue. *Gynecol Oncol*. 2015;136(3):446–452. doi:10.1016/j.ygyno.2014.10.013

82. Yennurajalingam S, Bruera E. Review of clinical trials of pharmacologic interventions for cancer-related fatigue: focus on psychostimulants and steroids. *Cancer J*. 2014;20(5):319–324. doi:10.1097/PPO.0000000000000069

83. Del Fabbro E, Bruera E, Savarese D. *Palliative care: assessment and management of nausea and vomiting*. UpToDate, Waltham, MA; 2017.

84. Chiu L, Chow R, Popovic M, et al. Efficacy of olanzapine for the prophylaxis and rescue of chemotherapy-induced nausea and vomiting (CINV): a systematic review and meta-analysis. *Support Care Cancer*. 2016;24(5):2381–2392. doi:10.1007/s00520-016-3075-8

85. Navari RM, Qin R, Ruddy KJ, et al. Olanzapine for the prevention of chemotherapy-induced nausea and vomiting. *N Engl J Med*. 2016;375(2):134–142. doi:10.1056/NEJMoa1515725

86. Madras BK. Update of Cannabis and Its Medical Use. Report to the WHO Expert Committee on Drug Dependence. http://www.who int/medicines/access/controlled-substances/6_2_cannabis_update pdf; 2015.

87. Goldberg J, Goldman D, McCaskey S, et al. Illness understanding, prognostic awareness and end of life care after drainage percutaneous endoscopic gastrostomy for malignant bowel obstruction in metastatic gastrointestinal cancer (FR481C). *J Pain Symptom Manage*. 2018;55(2):633. doi:10.1016/j.jpainsymman.2017.12.154

88. Hardy J, Haberecht J. Palliative care: core skills and clinical competencies. - by LL Emanuel and SL Librach. *Intern Med J*. 2008;38(12):933. doi:10.1111/j.1445-5994.2008.01839.x

89. Mercadante S, Chen W. *Palliative care of bowel obstruction in cancer patients*. 2017.

90. Tavares CN, Kimbrel JM, Protus BM, et al. Petroleum jelly (vaseline balls) for the treatment of constipation: a survey of hospice and palliative care practitioners. *Am J Hosp Palliat Med*. 2014;31(8):797–803. doi:10.1177/1049909113502578

第 **54** 章

高龄胃肠道肿瘤患者的管理

Grant R. Williams，Hanna K. Sanoff

引言

　　随着年龄的增长，胃肠道肿瘤的发病率逐步升高。例如，在美国，65岁以下结直肠癌的发病率为 18/100 000，65岁及以上结直肠癌的发病率为 185.7/100 000，大多数恶性肿瘤均表现为此趋势（图54.1）[1]。大多数胃肠道肿瘤的中位确诊年龄大于 65 岁。肛门癌与肝细胞癌例外，它们的中位确诊年龄分别为 62 岁和 64 岁[1]。超过半数的胃肠道肿瘤患者诊断时已超过 65 岁，因此高龄患者的管理是胃肠道肿瘤医师的工作核心。老年肿瘤学的地位会越来越重要。截至 2017 年，65 岁以上人群已占美国人口的 15%，到 2060 年这一比例将稳步增长至 25%，相当于美国老年人数量翻了一倍[2]。结直肠癌等肿瘤的发病率下降趋势会被显著的人口老龄化抵消。在未来的几十年里，胃肠道肿瘤的绝对数量可能会显著增加。

　　老年肿瘤患者的治疗、护理与年轻患者并无本质区别。治疗决策均是根据患者的肿瘤特征、体力状态、合并症等因素综合决定的。然而高龄患者更易合并其他疾病，且年龄相关的器官功能下降可能会改变药物的药代动力学特征，从而影响化疗的耐受能力[3,4]。在治疗决策过程中应将这两种生理变化考虑在内。此外，尽管老年患者与年轻患者一样愿意尝试肿瘤治疗，但相对于年轻患者，老年患者更不愿意承担治疗带来的严重不良反应风险[5]。高龄患者更倾向生活质量而不是延长生命，因此在治疗选择时充分考虑患者的个人意愿更加重要。

　　本章将重点讨论老年胃肠道恶性肿瘤患者的最佳评估方法，旨在帮助临床医生更好地为老年肿瘤患者制定治疗策略，实现个体化治疗。

老年肿瘤患者的评估

　　单纯凭借年龄和体能状态远不能评估老年肿瘤患者的健康状况。体能状态"正常"的老年患者中，有 2/3 左右会被老年评估（GA）判定为可能影响治疗的健康状态不足[6]。由于同龄个体间的耐受肿瘤治疗能力差异很大，因此需要进行更加全面的评估，以便对老年癌症患者进行合适的个体化治疗。

　　GA 是一个多维的诊断过程，用于评估老年人的医疗、体能、社会能力[7]。GA 评估体系覆盖广泛，包括身体功能、体能状态、合并症、营养、认知、社会支持和心理健康等（表54.1），基此可制定更为协调、综合的治疗计划。一般来说，GA 应由老年科医生进行的，作为多学科评估的一部分可能需要花费几个小时。但由于缺乏资源、对组织力要求较高，以及大多数肿瘤诊疗中心的老年肿瘤患者数量巨大，这种工作量往往不现实也不可行。因此，主要由患者自主填写的简易版 GA 的已经被开发出来用于繁忙的肿瘤临床工作[8]。简易版 GA 已被证明在不同临床环境下均是可行的。此量表平均需要 20~30 分钟完成，医护人员只需要大约 5 分钟的时间[8-10]。最常用的 GA 由各种经过验证的独立子量表组成。表

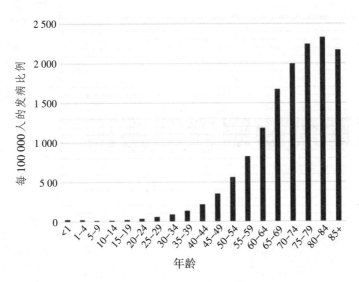

图 54.1　按年龄划分的癌症发病率。

Source: From Surveillance, Epidemiology, and End Results (SEER) Cancer Statistics Review. National Cancer Institute; 1975–2015. http://seer.cancer.gov/faststats/index.php

54.1 列举了每部分 GA 的常用评估工具,具体采用哪些可根据提供者的偏好或熟悉程度,以及当地资源决定。不同中心、不同研究中,纳入 GA 的评价工具可能有所不同,但所有 GA 评估都应涵盖以下关键领域:功能状态、生理机能、合并症/用药情况、认知、营养、社会支持和心理状态[11]。

将 GA 纳入老年肿瘤患者的管理有如下益处。首先,GA 可以揭示传统肿瘤学评估经常无法识别的薄弱环节。例如,常规的肿瘤学评估经常忽视工具性日常生活活动(IADL)和/或跌倒史,但它们是

表54.1	典型老年评估和功能损害潜在干预措施的评估内容		
评估领域	评估内容	常用评估方法	健康状况不良的干预措施
功能状态	ADL 和 IADL	OARS 量表、Katz 的 ADL 量表、Lawton 的 IADL 量表	接受理疗或作业治疗
生理机能	步行、爬楼能力、跌倒史	MOS SF-36 生理机能(PF)子量表	理疗、作业治疗、轻诊老年病医生,居家安全评估
合并症	除肿瘤外的合并症数量:听力、视力,日常使用药物的数量、类型,以及潜在的相互作用	Charlson 合并症指数、OARS 的躯体健康子量表、CIRS-G 量表	转诊老年病医生和(或)药剂师
营养状态	体重下降情况、BMI	BMI,体重下降情况、PG-SGA 评估量表、MNA 营养评估量表	转诊营养师
心理状态	焦虑和抑郁的评估	MHI 量表、GDS 量表、PHQ-9 量表、HADS 量表	转诊心理治疗师或社会工作者
社会因素评估	社会因素	MOS 医疗社会支持量表(MOS-SSS)	转诊社会工作者
认知	认知功能评估	Mini-Cog 量表、MMSE 量表或 MoCA 量表、BOMC	转诊老年病医生或神经病医生

ADL,日常生活活动能力;BMI,身体质量指数;BOMC,Blessed 定向力-记忆力-注意力检查;CIRS-G,老年累积疾病评估量表;GSD,老年抑郁量表;HADS,医院焦虑和抑郁量表;IADL,工具性日常生活活动,MHI,心理健康量表;Mini-Cog:简易认知评估量表;MMSE,简易智力状态检查量表;MNA,微型营养评估;MoCA,蒙特利尔认知评估量表;MOS,医疗结局研究量表;OARS,美国老年人资源和服务操作功能评价量表;PG-SGA,患者主观整体评估量表;PHQ-9,患者健康问卷-抑郁自我评估量表。

重要的健康指标并与化疗毒性和死亡率增加有关[12,13]。在一项针对体能状况正常的老年癌症患者的研究中,超过三分之二的人有GA鉴定的老年问题,四分之一的老年人有三个或三个以上的老年问题[6]。研究还表明,在识别高预后不良风险的体质虚弱老年人方面,GA评估优于肿瘤学专家的临床判断[14]。其次,确定出来的老年问题和薄弱环节有助于预测一些关键结果,如手术并发症风险、治疗预后,以及系统化疗耐受性[15]。例如跌倒史和IADL障碍,二者均是严重化疗不良反应的独立预测因素[12]。最近一项针对老年胃肠道恶性肿瘤患者的研究中,对于基于GA评估的高化疗毒性风险患者,接受全剂量联合化疗后的严重不良反应发生率和住院率都非常高(分别为88%和50%)[16]。在权衡肿瘤治疗利弊时,更好地了解对严重化疗不良反应、手术相关并发症,以及总体生存期情况有助于治疗决策过程[17]。最后,GA评估中发现的许多问题是可以干预的,可使用物理治疗、营养指导、老年专科转诊,以及加强合并症管理等手段(表54.1)。这些基于GA的干预措施已被证明可以改善与健康相关的生活质量,甚至可以提高非肿瘤人群的生存率。这些干预措施对老年肿瘤患者的长期影响是一个值得持续关注的领域[18,19]。

其他评估方法和生物标记物,如身体某些成分指标和炎症、衰老标记物,可能也可以用于评估老年肿瘤患者,从而改善患者预后、评估肿瘤治疗耐受性[20,21]。最值得注意的是,肌肉含量低,在肿瘤学中被称为"肌肉减少症",与更多的严重化疗不良反应、手术并发症,以及高死亡率显著相关[22-24]。肌肉含量是老年胃肠道恶性肿瘤患者的一种特别有效的评估方式,因为身体成分指标可以很容易地从CT成像中获得,而CT几乎是所有道恶性肿瘤的常规分期与监测手段[25]。骨骼肌测量也可能有助于识别体弱的老年人和那些身体功能受限的老年人[26,27]。此外,身体成分指标更利于指导老年人和超重患者的化疗给药策略,因为基于体表面积的给药方式可能

导致过高的药物水平,特别是那些合并肌肉减少症的肥胖患者[28-30]。但是,这些生物标记物和评估方法还不能称为常规肿瘤治疗的一部分,目前仍是未来研究的主要对象[21]。

GA评估的临床应用

建议所有75岁以上或有特殊年龄相关问题的年轻患者进行GA评估[11]。这些评估中的许多内容都是专门为繁忙的肿瘤中心设计的,对所有老年患者进行GA评估仍是耗时耗力的。针对那些可能从系统GA评估中获益的老年患者,人们已经开发了筛查评估工具[31]。筛选评估工具,如Geriatric-8(G8),或老人衰弱调查问卷13(VES-13),只需几分钟即可完成[32,33]。GA筛查评估阳性的老年患者应使用系统GA进行进一步评估。在系统GA评估使用受限时,筛选评估本身也可以提供有用的预后信息[34]。一项针对老年晚期结直肠癌的研究显示,使用VES-13可以预测死亡率[35]。用1页纸容纳一些有针对性问题,只需在候诊室短短几分钟内即可完成,可以提供有关化疗毒性和生存预后的大量信息。将先前发现的对化疗有独立预测作用的五个因素纳入问卷,即可计算得到化疗不良反应相关的风险评分[12]。此外,最近的研究发现,从完整GA评估中选出的三个子量表也能显著提高对老年肿瘤患者的总体生存率的预估水平。这些精简的评估方法可以更好地实现日常管理,有助于实现老年肿瘤患者的个性化诊疗。表54.2具体介绍了一些老年肿瘤学相关的在线资源,包括常用的CARG(美国国家癌症与老龄化研究小组)老年评估工具,以及CARG毒性预测工具。

针对老年胃肠道肿瘤患者的临床研究

治疗性临床试验不常纳入老龄患者。针对老年患者的特殊临床试验很少,而针对老龄化或对老年肿瘤患者独特治疗终点(如与健康相关的生活质量和独立生活能力)的研究更为罕见。因此,目前

我们并没有关于老年胃肠道肿瘤患者最佳治疗方法的可靠数据。

在结直肠癌中，FOCUS2试验值得我们注意，因为它的设计不仅是为了评估疗效，也为了评估化疗的耐受性，其衡量标准包括了综合健康评估、综合生活质量评估和标准毒性指标。FOCUS2试验只入组"不适合"接受标准联合化疗的患者[37]。这项试验使用2x2设计，患者随机接受5-FU/LV（改良De Gramont方案）、FOLFOX、卡培他滨、或CAPOX。所有药物均以标准剂量的80%开始，治疗6周后按耐受情况进行剂量升级。研究结果显示，加用奥沙利铂能小幅提高PFS（中位数为5.8个月对4.5个月）且对整体健康状况没有显著影响。卡培他滨与5-FU相比效果没有显著差异，但是卡培他滨出现了更多的严重不良反应。

我们亟需如FOCUS2这样的针对老年肿瘤患者的研究，因为现有的老年患者治疗效果评估工具仍不足以指导治疗决策。大型随机临床试验中针对老年患者的亚组分析为我们提供了有关老年患者治疗耐受性和有效性的宝贵信息，但这些结果很难推广到整体老年胃肠道肿瘤患者人群。观察性疗效比较研究提供了一些代表性人群中药物的安全性和有效性数据。然而这类研究是非随机的，且缺乏患者生理年龄的具体信息，因此很难解释其疗效

评估的结果。这两种研究都可为患者、医师提供治疗决策指导，但提供的信息远不如FOCUS2这种前瞻性随机试验精确。

老年胃肠道恶性肿瘤患者的临床路径

考虑进行全身化疗的老年胃肠道肿瘤患者，应在第一次就诊时使用VES-13或G8进行筛查评估（图54.2）。GA筛查评估阴性的患者无须进一步评估，可接受常规肿瘤治疗。GA筛查阳性的患者，应该进行完整的系统GA评估，任何GA评估中的可逆性功能减退都应该接受合理的治疗（表54.1）。在考虑化疗的时，我们建议根据GA评估和常规实验室检查进行CARG毒性评分[12]。当在临床上使用CARG毒性评分来协助治疗决策时，我们建议将标准剂量和多药联合化疗作为CARG工具初始评估的一部分。值得注意的是，所有考虑进行联合化疗的老年GI肿瘤患者，至少都有中等的严重化疗不良反应风险。对于低、中风险（≤9）的患者，应继续执行标准指南的治疗建议。对于体弱或高风险（评分≥10）的患者，应考虑减剂量治疗、单药或姑息治疗。虽然这种关于老年患者化疗决策的评估方法过于简化，但其作为一种基础评估是非常有用的。此外，它还有助于在初步接诊时明确患者的偏好和治疗目标，并将其用于整个治疗决策的制定。

表54.2	管理老年癌症患者有用的在线资源列表	
网站	网址	重点资源
SIOG	www.siog.org	• 已公布的老年癌症患者管理指南的链接 • 筛查工具，以及老年疾病评估措施
CARG	www.mycarg.org	• 老年评估工具（多种语言） • 在线化疗毒性预测工具
Moffitt癌症中心的SAOP工具	https://moffitt.org/forhealthcare-providers/clinical-programs-and-services / senior-adult-oncology-program/senior-adult-oncology-program-tools/	• 在线CIRS-G量表
ASCO的老年学网络	www. asco. org / prcatice-guidelines / carcer-care-initiatives/geriatric-oncology	• 包括各种老年肿瘤学相关的资源及最新进展，囊括各癌种的详细信息

ASCO，美国临床肿瘤学会；CARG，美国国家胃肠癌症与老龄化研究小组；CIRS-G，老年累积疾病评估量表；CRASH，化疗风险评估量表；SAOP，老年肿瘤学项目；SIOG，国际老年肿瘤学会。

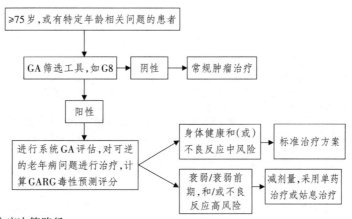

图54.2　老年GI肿瘤的化疗决策路径。

CARG,癌症与衰老研究小组;GI,胃肠道。

结论

老年胃肠道恶性肿瘤患者的治疗往往因合并症和功能障碍变得非常复杂,但有许多工具可以帮助我们提供个性化和全面的医疗护理。由于实际年龄和生理年龄的差别,GA可以帮助评估老年和/或存在老年综合症(如功能和认知障碍)的患者的整体健康水平,有助于患者与医生一起做出治疗决策。GA评估不仅可以提供预后信息,还可用来指导有老年病问题的患者的治疗干预策略。精简版的GA筛查工具更容易执行,并可以确定哪些患者需要进一步接受完整的系统GA评估。对于老年胃肠道恶性肿瘤患者,目前还需要更多的研究来提供更加专业的治疗指导,现有的临床试验,如FO-CUS2,已经为老年体弱患者的临床试验设计和化疗给药的具体剂量提供了一个参考框架。

临床病例54.1

为了证明老年胃肠道恶性肿瘤患者治疗中的细微差别,我们列举了两例IV期结肠癌病例。Smith先生和Johnson先生都是76岁的男性,他们因腹痛来到急诊室,CT成像显示肝脏双叶病变和数个肺结节,以及一个右侧结肠肿块。两例患者均接受了CT引导的肝活检,并由免疫组化染色证实存在中分化腺癌,符合转移性结肠癌(CK20和CDX2阳性)。肿瘤为KRAS、BRAF野生型、微卫星稳定型(MSS)。两名患者都被转诊到肿瘤专科,讨论系统性化疗可能。

在与肿瘤医生协商讨论全身治疗后,使用G8筛查工具对Smith先生进行了筛查,结果获得16分(满分17分,唯一需要注意的是日常服用3种以上药物),未显示体质虚弱(≤14=体质虚弱)。精神良好,没有功能状态限制和影响治疗的合并症。他偏向积极的肿瘤治疗方案,我们建议他接受5-FU联合奥沙利铂(FOLFOX)、贝伐单抗的全身治疗。另一方面,Johnson先生也接受了同样的G8筛查评估,但在17分中仅得到9分(≤14=体质虚弱)。因此进一步进行了全面老年评估,评估结果显示合并明显的体重减轻、有跌倒史、活动能力受限和IADL障碍。他的CARG化疗毒性评分显示,发生3~5级毒性的风险为94%。因此史密斯先生接受了理疗和作业疗法(针对IADL障碍,以及活动能力受限),并咨询了营养师(针对体重减轻)。在权衡了系统治疗的利弊、综合考虑患者的治疗偏好、治疗目标后,他最初接受了单剂5-FU化疗。治疗后患者似乎可以耐受化疗,没有发生明显的副作用。因此2周后我们在方案中加入了奥沙利铂,但减少了20%剂量。

（付瑛　译　邱鸣寒　宋腾　校）

参考文献

1. Surveillance Epidemiology and End Results (SEER) Cancer Statistics Review. National Cancer Institute; 1975–2015. http://seer.cancer.gov/faststats/index.php
2. Vespa J, Armstrong D, Medina L. Demographic turning points for the United States: population projections for 2020 to 2060. *United States Census Bureau.* 2018:25–1144.
3. Sawhney R, Sehl M, Naeim A. Physiologic aspects of aging: impact on cancer management and decision making, part I. *Cancer J.* 2005;11(6):449–460. doi:10.1097/00130404-200511000-00004
4. Sehl M, Sawhney R, Naeim A. Physiologic aspects of aging: impact on cancer management and decision making, part II. *Cancer J.* 2005;11(6):461–473. doi:10.1097/00130404-200511000-00005
5. Yellen SB, Cella DF, Leslie WT. Age and clinical decision making in oncology patients. *J Natl Cancer Inst.* 1994;86(23):1766–1770. doi:10.1093/jnci/86.23.1766
6. Jolly TA, Deal AM, Nyrop KA, et al. Geriatric assessment-identified deficits in older cancer patients with normal performance status. *Oncologist.* 2015;20(4):379–385. doi:10.1634/theoncologist.2014-0247
7. Wildiers H, Heeren P, Puts M, et al. International society of geriatric oncology consensus on geriatric assessment in older patients with cancer. *J Clin Oncol.* 2014;32(24):2595–2603. doi:10.1200/jco.2013.54.8347
8. Hurria A, Gupta S, Zauderer M, et al. Developing a cancer-specific geriatric assessment: a feasibility study. *Cancer.* 2005;104(9):1998–2005. doi:10.1002/cncr.21422
9. Williams GR, Deal AM, Jolly TA, et al. Feasibility of geriatric assessment in community oncology clinics. *J Geriatr Oncol.* 2014;5(3):245–251. doi:10.1016/j.jgo.2014.03.001
10. Hurria A, Cirrincione CT, Muss HB, et al. Implementing a geriatric assessment in cooperative group clinical cancer trials: CALGB 360401. *J Clin Oncol.* 2011;29(10):1290–1296. doi:10.1200/JCO.2010.30.6985
11. Mohile SG, Velarde C, Hurria A, et al. Geriatric assessment-guided care processes for older adults: a delphi consensus of geriatric oncology experts. *J Natl Compr Cancer Netw.* 2015;13(9):1120–1130. doi:10.6004/jnccn.2015.0137
12. Hurria A, Togawa K, Mohile SG, et al. Predicting chemotherapy toxicity in older adults with cancer: a prospective multicenter study. *J Clin Oncol.* 2011;29(25):3457–3465. doi:10.1200/JCO.2011.34.7625
13. Nishijima TF, Deal AM, Lund JL, et al. The incremental value of a geriatric assessment-derived three-item scale on estimating overall survival in older adults with cancer. *J Geriatr Oncol.* 2018;9(4):329–336. doi:10.1016/j.jgo.2018.01.007
14. Kirkhus L, Saltyte Benth J, Rostoft S, et al. Geriatric assessment is superior to oncologists' clinical judgement in identifying frailty. *Br J Cancer.* 2017;117(4):470–477. doi:10.1038/bjc.2017.202
15. Puts MT, Santos B, Hardt J, et al. An update on a systematic review of the use of geriatric assessment for older adults in oncology. *Ann Oncol.* 2014;25(2):307–315. doi:10.1093/annonc/mdt386
16. Nishijima TF, Deal AM, Williams GR, et al. Chemotherapy toxicity risk score for treatment decisions in older adults with advanced solid tumors. *Oncologist.* 2018;23(5):573–579. doi:10.1634/theoncologist.2017-0559
17. Mohile SG, Magnuson A, Pandya C, et al. Community oncologists' decision-making for treatment of older patients with cancer. *J Natl Compr Cancer Netw.* 2018;16(3):301–309. doi:10.6004/jnccn.2017.7047
18. Magnuson A, Allore H, Cohen HJ, et al. Geriatric assessment with management in cancer care: current evidence and potential mechanisms for future research. *J Geriatr Oncol.* 2016;7(4):242–248. doi:10.1016/j.jgo.2016.02.007
19. Rubenstein LZ, Stuck AE, Siu AL, et al. Impacts of geriatric evaluation and management programs on defined outcomes: overview of the evidence. *J Am Geriatr Soc.* 1991;39(9 Pt 2):8S–16S; discussion 17S–18S. doi:10.1111/j.1532-5415.1991.tb05927.x
20. Hubbard JM, Cohen HJ, Muss HB. Incorporating biomarkers into cancer and aging research. *J Clin Oncol.* 2014;32(24):2611–2616. doi:10.1200/JCO.2014.55.4261
21. Williams GR, Muss HB, Shachar SS. Research methods: translational research in geriatric oncology. In: Extermann M, ed. *Geriatric Oncology.* Cham, Switzerland: Springer International Publishing; 2017:1–20.

22. Rier HN, Jager A, Sleijfer S, et al. The prevalence and prognostic value of low muscle mass in cancer patients: a review of the literature. *Oncologist.* 2016;21(11):1396–1409. doi:10.1634/theoncologist.2016-0066

23. Shachar SS, Williams GR, Muss HB, et al. Prognostic value of sarcopenia in adults with solid tumours: a meta-analysis and systematic review. *Eur J Cancer.* 2016;57:58–67. doi:10.1016/j.ejca.2015.12.030

24. Kazemi-Bajestani SM, Mazurak VC, Baracos V. Computed tomography-defined muscle and fat wasting are associated with cancer clinical outcomes. *Sem Cell Dev Biol.* 2016;54:2–10. doi:10.1016/j.semcdb.2015.09.001

25. Mourtzakis M, Prado CMM, Lieffers JR, et al. A practical and precise approach to quantification of body composition in cancer patients using computed tomography images acquired during routine care. *Appl Physiol Nutr Me.* 2008;33(5):997–1006. doi:10.1139/H08-075

26. Williams GR, Deal AM, Muss HB, et al. Frailty and skeletal muscle in older adults with cancer. *J Geriatr Oncol.* 2018;9(1):68–73. doi:10.1016/j.jgo.2017.08.002

27. Williams GR, Deal AM, Muss HB, et al. Skeletal muscle measures and physical function in older adults with cancer: sarcopenia or myopenia? *Oncotarget.* 2017;8(20):33658–33665. doi:10.18632/oncotarget.16866

28. Mir O, Coriat R, Blanchet B, et al. Sarcopenia predicts early dose-limiting toxicities and pharmacokinetics of sorafenib in patients with hepatocellular carcinoma. *Plos One.* 2012;7(5):e37563. doi:10.1371/journal.pone.0037563

29. Prado CM, Maia YL, Ormsbee M, et al. Assessment of nutritional status in cancer–the relationship between body composition and pharmacokinetics. *Anti-cancer Agents Med Chem.* 2013;13(8):1197–1203. doi:10.2174/18715206113139990322

30. Williams GR, Deal AM, Shachar SS, et al. The impact of skeletal muscle on the pharmacokinetics and toxicity of 5-fluorouracil in colorectal cancer. *Cancer Chemother Pharmacol.* 2018;81(2):413–417. doi:10.1007/s00280-017-3487-2

31. Decoster L, Van Puyvelde K, Mohile S, et al. Screening tools for multidimensional health problems warranting a geriatric assessment in older cancer patients: an update on SIOG recommendationsdagger. *Ann Oncol.* 2015;26(2):288–300. doi:10.1093/annonc/mdu210

32. Mohile SG, Bylow K, Dale W, et al. A pilot study of the vulnerable elders survey-13 compared with the comprehensive geriatric assessment for identifying disability in older patients with prostate cancer who receive androgen ablation. *Cancer.* 2007;109(4):802–810. doi:10.1002/cncr.22495

33. Soubeyran P, Bellera C, Goyard J, et al. Validation of the G8 screening tool in geriatric oncology: the ONCODAGE project. *J Clin Oncol.* 2011;29(15S):550S. doi:10.1200/jco.2011.29.15_suppl.9001

34. Loh KP, Soto-Perez-de-Celis E, Hsu T, et al. What every oncologist should know about geriatric assessment for older patients with cancer: Young International Society of Geriatric Oncology Position Paper. *J Oncol Pract.* 2018;14(2):85–94. doi:10.1200/jop.2017.026435

35. Ramsdale E, Polite B, Hemmerich J, et al. The Vulnerable Elders Survey-13 predicts mortality in older adults with later-stage colorectal cancer receiving chemotherapy: a prospective pilot study. *J Am Geriatr Soc.* 2013;61(11):2043–2044. doi:10.1111/jgs.12536

36. Talarico L, Chen G, Pazdur R. Enrollment of elderly patients in clinical trials for cancer drug registration: a 7-Year experience by the US Food and Drug Administration. *J Clin Oncol.* 2004;22(22):4626–4631. doi:10.1200/JCO.2004.02.175

37. Seymour MT, Thompson LC, Wasan HS, et al. Chemotherapy options in elderly and frail patients with metastatic colorectal cancer (MRC FOCUS2): an open-label, randomised factorial trial. *Lancet.* 2011;377(9779):1749–1759. doi:10.1016/S0140-6736(11)60399-1

第 55 章

胃肠道肿瘤患者的生活护理

Nataliya V.Uboha、Mary Mulkerin、Stephanie L.Fricke, Noelle K.LoConte

引言

美国癌症协会将癌症幸存者定义为："从癌症确诊到生命结束的所有患者"[1]。随着胃肠道恶性肿瘤治疗手段的不断进展，更好的或更具希望的治疗方法会导致更多的癌症幸存者出现。预计到2019年，仅结直肠癌幸存者就有超过150万人，且随着时间的推移这些数字还会持续增加[1]。因此，为癌症幸存者提供最佳生存护理是肿瘤专科医护人员必须掌握的关键技能。

美国医学研究所（IOM）发布了题为《从癌症患者到癌症幸存者：在过渡中迷失方向》的报告，详细介绍了癌症治疗后的照护服务缺陷[2]。为了解决这些问题，IOM建议为每位接受根治性治疗的癌症幸存者建立包括治疗总结与后续护理计划的"生存照护计划（SCP）"。自这份里程碑式报告提出以来，人们开始日益关注并探索SCP领域发展，以及它对患者满意度和预后的影响，但这些关注多在乳腺癌领域，针对胃肠道肿瘤等其他癌症幸存者的研究仍然相对较少。SCP的内容、形式、实施方式，以及结果评估指标存在很大差异。例如，Palmer等人发明了一套指标计分卡，用来评估乳腺癌患者的SCP建议是否符合IOM推荐。该计分卡由92个子项目组成，其中60个用于治疗总结，32个用于后续照护计划[3]。

美国癌症协会为结肠直肠癌幸存者制定了SCP指南[4]。主要内容有结直肠癌复发检测、新原发肿瘤筛查、抗肿瘤治疗对身体和社会心理的影响评估，以及常规健康教育（例如戒烟）。除结直肠癌外，SCP在其他胃肠道恶性肿瘤中的研究较少，这是未来研究的关键领域。尽管如此，现有结直肠癌SCP数据已为回顾胃肠道癌症幸存者相关问题提供了理想框架。在本章中，我们将按手术相关、放疗相关、化疗相关顺序回顾癌症幸存者问题。

术后问题

外科手术往往是胃肠道肿瘤的唯一根治方法，通常用于局限期或寡转移患者。然而根治性手术会带来许多远期并发症，肿瘤科医师对此应有足够的了解。

胃、食管手术

食管切除术、胃切除术是局限期胃食管恶性肿瘤治疗的重要组成部分。这些手术与癌症幸存者的健康相关生活质量（HRQOL）下降有关，无论是在术后短暂恢复期，还是在长期的随访中都是如此。在食管切除术后2年，幸存者仍可能出现明显的乏力、食欲下降和呼吸系统疾病[5]。据报道，吞咽功能障碍、反流和咳嗽是食管切除术的主要远期并发症，其中吞咽问题对HRQOL影响最大[6]。由于摄入、吸收或消化不足，接受食管切除术或胃切除术的患者可能会有长期营养失调的风险。幸存者可能会患骨质疏松、贫血和选择性维生素缺乏症。胃切除术患者应注射维生素B_{12}，以预防因内在因子（通常由胃黏膜产生）减少而引起的巨幼细胞性贫血[8]。高达50%的患者会出现缺铁性贫血，应使用硫酸亚铁治疗，其治疗效果已被证明优于甘氨酸亚铁螯合物[9]。胃切除术患者有患倾倒综合征的风险，表现为心悸、腹部痉挛、腹泻和餐后0.5~3小时的头晕。这些症状通常可以通过改变饮食习惯来治疗（少食多餐，高纤维、低碳水化合物饮食）。奥曲肽可用于严重倾倒综合征病例，能够改善患者生活质量（QOL）[10]。

胰腺手术

胰腺腺癌和神经内分泌肿瘤，以及其他更罕见的胰腺癌类型可能接受胰腺切除手术。约50%的患者会出现短期术后并发症，包括感染和胰漏。手术的远期并发症源于切除胰腺的生理影响，例如葡萄糖耐量受损、糖尿病、胰腺功能不全、胃排空延迟。手术远期并发症（超过3年）还可能包括溃疡病、胆道狭窄、脾切除术后综合征和异时性恶性肿瘤[11]。尽管患者的生理症状会长期存在，但无复发的幸存者报告的胰腺手术后生活质量是相对良好的[12]。

结直肠手术

几乎所有的结直肠癌幸存者都要经历肠道手术，因此近一半的患者会出现远期肠道症状。在确诊后多年内，肠道功能障碍可能会成为一个持续存在的问题。肠道功能障碍是该类肿瘤患者QOL的主要决定因素[13]。接近一半的结直肠癌幸存者会在治疗结束后出现慢性腹泻[14,15]。止泻药（如洛哌丁胺或地芬诺酯/阿托品）和纤维素是治疗顽固性腹泻的一线常用治疗方法。直肠中段或上三分之一病变的患者，接受直肠低位前切除术（LAR）后有出现LAR综合征的风险，特别是接受新辅助放疗（RT）的患者。LAR综合征多表现为大便次数增加、便秘、

里急后重、以及便失禁[15]。尽管大多数症状会随着时间的推移减轻，但仍有相当一部分患者会出现长期症状甚至残疾[16]。目前，LAR综合征没有标准的治疗方案。骶骨神经或胫骨神经刺激、经肛门灌洗和生物反馈疗法展现出令人振奋的结果，但都需要前瞻性的随机数据来进一步证实[17-21]。一期吻合和永久性造口的患者都有远期手术并发症风险。造口患者常见的远期并发症有疝气、尿潴留、皮肤病、感染和瘘管形成，上述所有都与低HRQOL相关[22]。医生必须意识到，永久性造口的患者还会面临一系列其他问题。挑战之一是造口和皮肤的护理，这会显著改变患者的生活方式。研究中报告的其他HRQOL问题还包括身体活动、亲密关系、性生活、旅行、以及心理健康问题[24]。结直肠癌幸存者的造口相关生活质量问题会持续5年以上，这进一步突出了为该患者群体提供长期照护计划的必要性。

肝脏手术

治疗肝细胞癌（HCC）、胆管癌（CC）和结直肠癌肝脏转移是会用到肝脏切除术。肝脏切除后存在直接风险，包括出血、肝功能衰竭、感染、凝血功能障碍、高血糖和门静脉高压[25]。大型医疗中心的围手术期死亡率一般是在3%或以下[25]。如果患者既往有肝硬化或糖尿病病史，那么出现所有这些并发症的可能性更高[26]。然而，重要的是，手术后肝脏会重新生长，随着时间的推移，这些并发症的风险会降低。既往存在肾功能衰竭的患者，术后并发症和死亡风险也较高。对于接受肝脏切除手术的患者来说，重要的是要劝告他们限制酒精摄入，以及监测对乙酰氨基酚的使用[27]。

放疗后的问题

放疗是胃肠道恶性肿瘤的重要治疗方法，可延长患者的无病生存期、降低局部复发率。放疗的长期影响取决于放疗区域、放疗剂量和照射体积[28]。放疗的远期副作用可发生在完成治疗后的3~6个月

内,但也可发生在完成治疗的数年后。肿瘤科医生需要对这些远期副作用保持警惕。

盆腔放疗

接受盆腔放疗的患者中,有5%~10%会出现慢性放射性直肠炎(CRP)[30]。CRP最常见的症状是伴随或不伴随排便的直肠出血[29],其他症状包括腹泻、黏液便、便频和里急后重[29]。与狭窄有关的症状也可能发生,如便秘、排便疼痛、便频、大便失禁、大便细小等[29]。为了评估放射性肠炎的严重程度,内镜检查是非常必要的。CRP的治疗主要基于实践经验而不是循证数据,因为几乎没有此类疾病的随机对照试验,也没有统一的CRP治疗指南。出血较少的轻度CRP可以使用洛哌丁胺、纤维素、粪便松软剂和糖皮质激素治疗。有几种方法可以治疗直肠出血:局部抗炎性灌肠剂和栓剂是一线治疗药物,但是其效果好坏不一。内镜下冷冻消融和氩气刀治疗可控制出血,但由于存在肠瘘或溃疡风险必须谨慎使用。CRP通常是自限性的,并且对医疗干预反应良好。手术治疗适用于那些发生非愈合性瘘管、败血症、穿孔或难治性出血的患者。

放射性膀胱炎的严重程度各异,但通常会对HRQOL产生负面影响。症状包括尿频、排尿困难、尿急、夜尿、耻骨上疼痛、膀胱感染、乏力、镜下血尿、肉眼血尿[33]。应进行尿培养和细胞学检查,以排除感染和恶性肿瘤[33]。没有针对放射性膀胱炎的治疗指南或标准,治疗方法主要基于现有的研究[33]。轻度膀胱炎可用抗胆碱能药物治疗[33];中度膀胱炎的治疗方法是清除血块、高压氧治疗或膀胱灌注[33];严重或难治性膀胱炎需要手术干预[33]。

盆腔放疗与性功能障碍有关[34]。阴道狭窄(VS)是盆腔放疗常见的远期副作用。其表现包括性交困难和性交后出血[35]。更年期阴道组织分泌物减少和变薄往往会加重这些症状[35]。关于阴道狭窄预防和治疗的科学证据很少,一项Cochrane的综述认为,没有证据表明定期阴道扩张可预防阴道狭窄

或改善性生活质量[36]。然而,尽管缺乏证据,阴道扩张器仍然在临床实践中广泛使用[35]。Delphi共识建议在放疗后4周开始使用引导扩张器,每周2~3次,每次1~3分钟,在完成盆腔放疗后应继续使用9~12个月。需要进一步的研究来评估外用治疗和激素替代疗法的疗效。研究显示,接受盆腔放疗的男性肛门直肠癌患者会有更高的勃起功能障碍的发生率[38,39]。5型磷酸二酯酶(PDE5)抑制剂已被证明对前列腺癌患者的勃起功能障碍有良好疗效[34]。对PDE5抑制剂没有反应的患者,临床上建议转诊至泌尿专科。

胸部放疗

食管癌放疗可导致食管狭窄,造成吞咽困难、吞咽疼痛和营养状况下降。内镜下食管扩张可以改善狭窄,但是高达33%的患者会因为复发需要再次扩张[40],扩张效果不佳的患者应考虑放置食管支架[41]。

虽然治疗手段的进步提高了肿瘤的总生存期,但人们越来越关注放疗的长期致癌风险。癌症幸存者罹患第二原发恶性肿瘤的风险比普通人群高出了14%[42]。然而,只有不到10%的继发性恶性肿瘤可能与放疗有关[43]。除了抗肿瘤治疗(特别是放疗和某些特定的化疗药物),许多其他因素也可影响继发性恶性肿瘤发生,包括年龄、性别、环境暴露、遗传易感性和生活方式[44,45]。幸存者应继续接受与年龄和性别相适应的癌症筛查,并努力改变生活方式[46],而遗传高风险的个体应该接受更强化的筛查方案[4]。

心肺毒性

生存率的提高也引起了人们对放疗诱发心肺毒性的担忧。Beukema等人的综述指出,食管癌放疗后,有症状的心脏毒性反应发生率高达10.8%,最常见的症状包括心包积液、心肌缺血和心力衰竭[47]。放射性肺损伤经常发生,其限制了胸部恶性

肿瘤的治疗剂量[48]。放射性肺炎通常表现为轻-重度呼吸困难,可在治疗后1~3个月内发生,并可演变为进行性肺纤维化[48]。关于癌症幸存者的后期心肺功能筛查目前仍缺乏高质量证据[49]。然而,心脏肿瘤学领域的出现已是促进癌症幸存者心血管健康的重要利好。

化疗后的问题

神经病变

　　化疗引起的周围神经病变可致超过50%的癌症幸存者永久性残疾[50]。在早期胃肠道恶性肿瘤的治疗中,奥沙利铂诱发的周围神经病变(OIPN)是最受关注的。奥沙利铂相关的短期神经毒性可表现为可逆的冷敏感性,而长期使用会出现感觉异常、感觉迟钝和手脚麻木,并呈进行性的加重且不可逆转。此类症状甚至可能在停用奥沙利铂后会继续恶化("滑行"现象),这强调了在患者治疗时进行密切临床评估的重要性。OIPN是剂量依赖性的,累积剂量超过$750mg/m^2$时通常会出现严重症状[51]。虽然大多数患者的神经病变会在完成治疗和停用奥沙利铂一段时间后减轻,但仍有相当大比例的患者在治疗后数年持续存在神经病变症状[52,53]。在治疗结束后7年内,OIPN仍然会影响幸存者的身体、情绪和HRQOL[54]。目前,还没有经过验证的神经保护疗法预防OIPN。在一项多机构、双盲交叉试验中[55],度洛西汀用于治疗神经病变症状,已被证明在化疗引起的神经病变患者中与安慰剂相比能显著减少疼痛。物理治疗和作业疗法可能对神经病变相关的步态不稳定和平衡问题的患者有用。其他铂类药物和紫杉烷类药物同样也会引起神经病变。

不孕不育

　　许多化疗药物具有性腺毒性,可导致过早绝经和生育力受损。所有计划接受治疗的育龄患者均应告知其不孕并保留生育的可能方案[56]。公认的生育保存方法包括冻存精子、卵母细胞和胚胎[57]。盆腔放疗可以考虑进行卵巢移位[57]。由于疗效数据有限,卵巢组织冻存和化疗时卵巢抑制仍是实验性的[56-58]。过早绝经常表现为血管舒缩症状(潮热、盗汗),可通过激素替代疗法(HRT)、药物治疗(选择性5-羟色胺再摄取抑制剂/5-羟色胺-去甲肾上腺素再摄取抑制剂、加巴喷丁、可乐定)和避免诱因来控制[58]。萎缩性阴道炎的症状(阴道干燥、性交困难)可以通过局部使用雌激素、保湿剂、润滑剂和狭窄扩张器来改善。失眠和情绪变化可以通过睡眠保健和适当的心理咨询来解决[58]。

患癌症后的生活

　　2005年,美国医学研究所(IOM)的开创性出版物《从癌症患者到癌症幸存者:在过渡中迷失方向》,揭示了治疗后阶段是一个被忽视的癌症医疗照护领域,并指出了照护服务方面的一些差距[59]。从历史上看,癌症幸存者的特点是护理分散,对预防复发和继发性肿瘤缺乏重视,对抗肿瘤治疗的长期和远期反应关注不足,以及与医疗服务提供人员沟通不良、协调不足[59]。基于这份报告,IOM建议所有接受治疗的肿瘤患者均应建立包括治疗总结与后续护理计划的生存照护计划(SCP),目的是指导和协调护理,管理治疗效果,以及让患者采取健康的生活方式[59]。

　　据报道,分别有1/4和1/10的癌症幸存者报告说身体和精神HRQOL较差[59]。大多数癌症幸存者对癌症复发有中等程度的恐惧,且恐惧不会随着时间的推移而减少[60,61]。癌症相关的创伤后应激障碍(CR-PTSD)已经在幸存者中有记录[62,63],CR-PTSD的危险因素包括在较年轻时确诊、诊断时处于晚期,以及最近完成的治疗[62]。需要进一步的研究来预测脆弱性和设计干预策略。对CR-PTSD的认识是必需的,如果有必要,应转诊给肿瘤心理健康学家或其他心理健康治疗者。

建议癌症幸存者采取健康的行为,如适量体育活动、戒烟、优化营养和保持健康体重,在结肠直肠癌确诊病例中,体育活动可以降低结肠直肠癌特定和全因死亡风险[64]。结直肠癌患者合并糖尿病、慢性阻塞性肺疾病、充血性心力衰竭等疾病的比例很高(超过 40%)[65],饮食和体育活动已经被充分证明可以降低心血管疾病和糖尿病的风险。因此,改善结肠直肠癌幸存者的饮食和锻炼可能对这些患者的整体健康有好处。体育活动可以缩短治疗相关副作用的恢复时间,并改善 HRQOL[66,68],且运动能减弱癌症幸存者的乏力、焦虑、抑郁,提升自尊和幸福感[67,69]。美国癌症协会和美国癌症研究中心已经发布了针对所有癌症幸存者的体育活动指南[70]。

虽然 IOM 和癌症委员会(CoC)赞同实施 SCP,但在随机对照试验中,患者结果的改善与 SCP 无关联[71,72];一些描述性研究表明患者对 SCP 的满意度很高[73-75];此外,还需要进行随机对照临床试验评估使用 SCP 的患者预后。由于大多数 SCP 研究涉及的是乳腺癌和妇科肿瘤,因此在未来其他癌症群体中进行研究是有必要的。文献回顾表明,除了 SCP 内容,研究机构还应侧重于 SCP 的实施过程。诸如激励性访谈和咨询会议等策略可以改善患者报告的结果[76]。

结论

总之,在护理胃肠道恶性肿瘤患者时,肿瘤科医护需要注意许多独特而普遍的问题。每种癌症治疗方式都有其远期潜在的副作用,包括神经病变、慢性腹泻等消化系统问题、放射性纤维化、心脏病、性功能障碍和不孕等等。SCP 是肿瘤团队可以实施的一项策略,能够提高患者对这些问题的认识,提高患者对医疗护理的满意度。

(邓欣欣 李学娜 译 周培 翟梦婷 邱鸣寒 校)

参考文献

1. American Cancer Society. Cancer Treatment and Survivorship Facts and Figures 2016-2017. https://cancercontrol.cancer.gov/ocs/statistics/statistics.html
2. Institute of Medicine and National Research Council. From Cancer Patient to Cancer Survivor: Lost in Transition. https://www.nap.edu/catalog/11468/from-cancer-patient-to-cancer-survivor-lost-in-transition
3. Palmer SC, Javobs LA, DeMichele A, et al. Metrics to evaluate treatment summaries and survivorship care plans: a scorecare. *Support Care Cancer*. 2014;22(6):1475–1483. doi:10.1007/s00520-013-2107-x
4. El-Shami K, Oeffinger KC, Erb NL, et al. American cancer society colorectal cancer survivorship care guidelines. *CA Cancer J Clin*. 2015;65(6):428–455. doi:10.3322/caac.21286
5. Scarpa M, Valente S, Alfieri R, et al. Systematic review of health-related quality of life after esophagectomy for esophageal cancer. *World J Gastroenterol*. 2011;17:4660–4674. doi:10.3748/wjg.v17.i42.4660
6. Donohoe CL, McGillycuddy E, Reynolds JV. Long-term health-related quality of life for disease-free esophageal cancer patients. *World J Surg*. 2011;35:1853–1860. doi:10.1007/s00268-011-1123-6
7. Davis JL, Ripley RT. Postgastrectomy syndromes and nutritional considerations following gastric surgery. *Surg Clin North Am*. 2017;97:277–293. doi:10.1016/j.suc.2016.11.005
8. Baker A, Wooten LA, Malloy M. Nutritional considerations after gastrectomy and esophagectomy for malignancy. *Curr Treat Options Oncol*. 2011;12:85–95. doi:10.1007/s11864-010-0134-0
9. Mimura EC, Bregano JW, Dichi JB, et al. Comparison of ferrous sulfate and ferrous glycinate chelate for the treatment of iron deficiency anemia in gastrectomized patients. *Nutrition*. 2008;24:663–668. doi:10.1016/j.nut.2008.03.017
10. Arts J, Caenepeel P, Bisschops R, et al. Efficacy of the long-acting repeatable formulation of the somatostatin analogue octreotide in postoperative dumping. *Clin Gastroenterol Hepatol*. 2009;7:432–437. doi:10.1016/j.cgh.2008.11.025

11. Chen KT, Devarajan K, Hoffman JP. Morbidity among long-term survivors after pancreatoduodenectomy for pancreatic adenocarcinoma. *Ann Surg Oncol*. 2015;22:1185–1189. doi:10.1245/s10434-014-3969-y

12. Cloyd JM, Tran Cao HS, Petzel MQ, et al. Impact of pancreatectomy on long-term patient-reported symptoms and quality of life in recurrence-free survivors of pancreatic and periampullary neoplasms. *J Surg Oncol*. 2017;115:144–150. doi:10.1002/jso.24499

13. Hart TL, Charles ST, Gunaratne M, et al. Symptom severity and quality of life among long-term colorectal cancer survivors compared with matched control subjects: a population-based study. *Dis Colon Rectum*. 2018;61:355–363. doi:10.1097/DCR.0000000000000972

14. Bregendahl S, Emmertsen KJ, Lous J, et al. Bowel dysfunction after low anterior resection with and without neoadjuvant therapy for rectal cancer: a population-based cross-sectional study. *Colorectal Dis*. 2013;15:1130–1139. doi:10.1111/codi.12244

15. Emmertsen KJ, Laurberg S, Rectal Cancer Function Study Group. Impact of bowel dysfunction on quality of life after sphincter-preserving resection for rectal cancer. *Br J Surg*. 2013;100:1377–1387. doi:10.1002/bjs.9223

16. Engel J, Kerr J, Schlesinger-Raab A, et al. Quality of life in rectal cancer patients: a four-year prospective study. *Ann Surg*. 2003;238:203–213. doi:10.1097/01.sla.0000080823.38569.b0

17. Kim KH, Yu CS, Yoon YS, et al. Effectiveness of biofeedback therapy in the treatment of anterior resection syndrome after rectal cancer surgery. *Dis Colon Rectum*. 2011;54:1107–1113. doi:10.1097/DCR.0b013e318221a934

18. Allgayer H, Dietrich CF, Rohde W, et al. Prospective comparison of short- and long-term effects of pelvic floor exercise/biofeedback training in patients with fecal incontinence after surgery plus irradiation versus surgery alone for colorectal cancer: clinical, functional and endoscopic/endosonographic findings. *Scand J Gastroenterol*. 2005;40:1168–1175. doi:10.1080/00365520510023477

19. Koch SM, Rietveld MP, Govaert B, et al. Retrograde colonic irrigation for faecal incontinence after low anterior resection. *Int J Colorectal Dis*. 2009;24:1019–1022. doi:10.1007/s00384-009-0719-x

20. Matzel KE, Stadelmaier U, Bittorf B, et al. Bilateral sacral spinal nerve stimulation for fecal incontinence after low anterior rectum resection. *Int J Colorectal Dis*. 2002;17:430–434. doi:10.1007/s00384-002-0412-9

21. Dulskas A, Smolskas E, Kildusiene I, et al. Treatment possibilities for low anterior resection syndrome: a review of the literature. *Int J Colorectal Dis*. 2018;33:251–260. doi:10.1007/s00384-017-2954-x

22. Liu L, Herrinton LJ, Hornbrook MC, et al. Early and late complications among long-term colorectal cancer survivors with ostomy or anastomosis. *Dis Colon Rectum*. 2010;53:200–212. doi:10.1007/DCR.0b013e3181bdc408

23. Sun V, Grant M, McMullen CK, et al. Surviving colorectal cancer: long-term, persistent ostomy-specific concerns and adaptations. *J Wound Ostomy Continence Nurs*. 2013;40:61–72. doi:10.1097/WON.0b013e3182750143

24. Krouse RS, Herrinton LJ, Grant M, et al. Health-related quality of life among long-term rectal cancer survivors with an ostomy: manifestations by sex. *J Clin Oncol*. 2009;27:4664–4670. doi:10.1200/JCO.2008.20.9502

25. Mullen JT, Ribero D, Reddy SK, et al. Hepatic insufficiency and mortality in 1,059 noncirrhotic patients undergoing major hepatectomy. *J Am Coll Surg*. 2007;204:854. doi:10.1016/j.jamcollsurg.2006.12.032

26. Shimada M, Matsumata T, Akazawa K, et al. Estimation of risk of major complications after hepatic resection. *Am J Surg*. 1994;167:399–403. doi:10.1016/0002-9610(94)90124-4

27. Hill-Kayser CE, Vachani C, Hampshire MK, et al. An internet tool for creation of cancer survivorship care plans for survivors and health care providers: design, implementation, use and user satisfaction. *J Med Internet Res*. 2009;11:e39. doi:10.2196/jmir.1223

28. Fiorino C, Valdagni R, Rancati G. Dose-volume effects for normal tissues in external radiotherapy: pelvis. *Radiother Oncol*. 2009;93:153–167. doi:10.1016/j.radonc.2009.08.004

29. Vanneste BGL, Van De Voorde L, de Ridder RJ, et al. Chronic radiation proctitis: tricks to prevent and treat. *Int J Colorectal Dis*. 2015;30:1293–1303. doi:10.1007/s00384-015-2289-4

30. Bansal N, Soni A, Kauer P, et al. Exploring the management of radiation proctitis in current clinical practice. *J Clin Diagn Res*. 2016;10:XEO1–XEO6. doi:10.7860/JCDR/2016/17524.7906

31. Ashburn JH, Kalady MF. Radiation-induced problems in colorectal surgery. *Clin Colon Rectal Surg*. 2016;29:85–91. doi:10.1055/s-0036-1580632

32. Andreyev HJ, Benton BE, Lalji A, et al. Algorithm-based management of patients with gastrointestinal symptoms in patients after pelvic radiation treatment (ORBIT): a randomized controlled

trial. *Lancet*. 2013;382:2084–2092. doi:10.1016/S0140-6736(13)61648-7

33. Zwaans BM, Nicolai HG, Chancellor MB, et al. Challenges and opportunities in radiation-induced hemorrhagic cystitis. *Rev Urol*. 2016;18:57–65.

34. Incrocci L, Jensen PT: Pelvic radiotherapy and sexual function in men and women. *J Sex Med*. 2013;1:53–64. doi:10.1111/jsm.12010

35. Morris L, Do V, Chard J. Radiation-induced vaginal stenosis: current perspectives. *Int J Women's Health*. 2017;9:273–279. doi:10.2147/IJWH.S106796

36. Miles T, Johnson N. Vaginal dilator therapy for women receiving pelvic radiotherapy. *Cochrane Database Syst Rev*. 2014;9:CD0007291. doi:10.1002/14651858.cd007291.pub3

37. Bakker RM, ter Kuile MM, Vermeer WM, et al. Sexual rehabilitation after pelvic radiotherapy and vaginal dilator use: consensus using the Delphi method. *Int J Gynecol Cancer*. 2014;24:1499–1506. doi:10.1097/IGC.0000000000000253

38. Heriot AG, Tekkis PP, Fazio VW, et al. Adjuvant radiotherapy is associated with increased sexual dysfunction in male patients undergoing resection for rectal cancer. *Ann Surg*. 2005;242:502–511. doi:10.1097/01.sla.0000183608.24549.68

39. Bentzen AG, Balteskard L, Wanderwas EH, et al. Impaired health-related quality of life after chemoradiotherapy for anal cancer: late effects in a national cohort of 128 survivors. *Acta Oncologica*. 2013;52:736–744. doi:10.3109/0284186X.2013.770599

40. Agarwalla A, Small AJ, Mendelson AH, et al. Risk of recurrent or refractory strictures and outcome of endoscopic dilation for radiation-induced esophageal strictures. *Surg Endosc*. 2015;29:1903–1912. doi:10.1007/s00464-014-3883-1

41. Van Boeckel PG, Siersema PD. Refractory esophageal strictures: what to do when all else fails. *Curr Treat Options Gastroenterol*. 2015;13:47–58. doi:10.1007/s11938-014-0043-6

42. Fraumeni JF Jr, Curtis RE, Edwards BK, Tucker MA. Introduction. In: Curtis RE, Freedman DM, Ron E, et al. eds. New Malignancies Among Cancer Survivors: SEER Cancer Registries, 1973–2000. Bethesda, MD: National Cancer Institute; 2006.

43. Berrington de Gonzalez A, Curtis RE, Kry SF, et al. Proportion of second cancers attributable to radiotherapy treatment in adults: a cohort study in the US SEER cancer registries. *Lancet Oncol*. 2011;12(4):353–360. doi:10.1016/S1470-2045(11)70061-4

44. Kamran SC, Berrington de Gonzalez A, Ng A, et al. Therapeutic radiation and the potential risk of second malignancies. *Cancer*. 2016;122(12):1809–1821. doi:10.1002/cncr.29841

45. Bhatia S, Sklar C. Second cancers in survivors of childhood cancer. *Nat Rev Cancer*. 2002;2(2):124–132. doi:10.1038/nrc722

46. Schumacher JR, Witt WP, Palta M, et al. Cancer screening of long-term cancer survivors. *J Am Board Fam Med*. 2012;25(4):460–469. doi:10.3122/jabfm.2012.04.110118

47. Beukema JC, van Luijk P, Widder J, et al. Is cardiac toxicity a relevant issue in the radiation treatment of esophageal cancer? *Radiother Oncol*. 2015;114(1):85–90. doi:10.1016/j.radonc.2014.11.037

48. Graves PR, Siddiqui F, Anscher MS, et al. Radiation pulmonary toxicity: from mechanisms to management. *Semin Radiat Oncol*. 2010;20(3):201–207. doi:10.1016/j.semradonc.2010.01.010

49. Carver JR, Shapiro CL, Ng A, et al. American Society of Clinical Oncology clinical evidence review on the ongoing care of adult cancer survivors: cardiac and pulmonary late effects. *J Clin Oncol*. 2007;25(25):3991–4008. doi:10.1200/JCO.2007.10.9777

50. Park SB, Goldstein D, Krishnan AV, et al. Chemotherapy-induced peripheral neurotoxicity: a critical analysis. *CA Cancer J Clin*. 2013;63:419–37. doi:10.3322/caac.21204

51. de Gramont A, Figer A, Seymour M, et al. Leucovorin and fluorouracil with or without oxaliplatin as first-line treatment in advanced colorectal cancer. *J Clin Oncol*. 2000;18:2938–2947. doi:10.1200/JCO.2000.18.16.2938

52. Andre T, Boni C, Navarro M, et al. Improved overall survival with oxaliplatin, fluorouracil, and leucovorin as adjuvant treatment in stage II or III colon cancer in the MOSAIC trial. *J Clin Oncol*. 2009;27:3109–3116. doi:10.1200/JCO.2008.20.6771

53. Park SB, Lin CS, Krishnan AV, et al. Long-term neuropathy after oxaliplatin treatment: challenging the dictum of reversibility. *Oncologist*. 2011;16:708–716. doi:10.1634/theoncologist.2010-0248

54. Tofthagen C, Donovan KA, Morgan MA, et al. Oxaliplatin-induced peripheral neuropathy's effects on health-related quality of life of colorectal cancer survivors. *Support Care Cancer*. 2013;21:3307–3313. doi:10.1007/s00520-013-1905-5

55. Smith EM, Pang H, Cirrincione C, et al. Effect of duloxetine on pain, function, and quality of life among patients with chemotherapy-induced painful peripheral neuropathy: a randomized clinical trial. *JAMA*. 2013;309:1359–1367. doi:10.1001/jama.2013.2813

56. Loren AW, Mangu PB, Beck LN, et al. Fertility preservation for patients with cancer: American

Society of Clinical Oncology clinical practice guideline update. *J Clin Oncol.* 2013;31(19):2500–2510. doi:10.1200/JCO.2013.49.2678

57. Marhhom E, Cohen I. Fertility preservation options for women with malignancies. *Obstet Gynecol Surv.* 2007;62(1):58–72. doi:10.1097/01.ogx.0000251029.93792.5d

58. Ruddy KJ, Partridge AH. Fertility (male and female) and menopause. *J Clin Oncol.* 2012;30(30):3705–3711. doi:10.1200/JCO.2012.42.1966

59. Weaver KE, Forsythe LP, Reeve BB, et al. Mental and physical health-related quality of life among U.S. cancer survivors: population estimates from the 2010 national health interview survey. *Cancer Epidemiol Biomarkers Prev.* 2012;21:2108–2117. doi:10.1158/1055-9965.EPI-12-0740

60. Kock L, Jansen L, Brenner H, et al. Fear of recurrence and disease progression in long-term (≥ 5 years) cancer survivors – a systematic review of quantitative studies. *Psychooncology.* 2013;22:1–11. doi:10.1002/pon.3022

61. Custers JAE, Gielissen MFM, Janssen SHV. Fear of cancer recurrence in colorectal cancer survivors. *Support Care Cancer.* 2016;24:555–562. doi:10.1007/s00520-015-2808-4

62. Abbey G, Thompson SB, Hickish T, et al. A meta-analysis of prevalence rates and moderating factors for cancer-related post-traumatic stress disorder. *Psychooncology.* 2015;24:371–381. doi:10.1002/pon.3654

63. Swartzman S, Booth JN, Munro A, et al. Posttraumatic stress disorder after cancer diagnosis in adults: a meta-analysis. *Depress Anxiety.* 2017;34:327–339. doi:10.1002/da.22542

64. Schmid D, Leitzmann MF. Association between physical activity and mortality among breast cancer and colorectal cancer survivors: a systematic review and meta-analysis. *Ann Oncol.* 2014;25:1293–1311. doi:10.1093/annonc/mdu012

65. Edwards BK, Noone AM, Mariotto AB, et al. Annual report to the nation on status of cancer 1975-2010, featuring prevalence of comorbidity and impact on survival among persons with lung, colorectal, breast, or prostate cancer. *Cancer.* 2014;120:1290–1314. doi:10.1002/cncr.28509

66. Blanchard CM, Stein KD, Baker F, et al. Association between current lifestyle behaviors and health-related quality of life in breast, colorectal, and prostate cancer survivors. *Psychology and Health.* 2004;19:1–13. doi:10.1080/08870440310001606507

67. Brown JC, Damjanov N, Courneya KS, et al. A randomized dose-response trial of aerobic exercise and health-related quality of life in colon cancer survivors. *Psychooncology.* 2018;27(4):1221–1228. doi:10.1002/pon.4655

68. Cabilan CJ, Hines S. The short-term impact of colorectal cancer treatment on physical activity, functional status and quality of life: a systematic review. *JBI Database System Rev Implement Rep.* 2017;15:517–566. doi:10.11124/JBISRIR-2016003282

69. Courneya KS, Mackey JR, Bell GJ, et al. Association between current lifestyle behaviors and health-related quality of life in breast, colorectal, and prostate cancer survivors. *Psychology & Health.* 2004;19:1–13. doi:10.1080/08870440310001606507

70. American Institute for Cancer Research. AICR's Guidelines for Cancer Survivors. http://www.aicr.org/patients-survivors/aicrs-guidelines-for-cancer.html

71. Grunfeld E, Julian JA, Pond G et al: Evaluating survivorship care plans: results of a randomized, clinical trial of patients with breast cancer. *J Clin Oncol.* 2011;29:4755–4762. doi:10.1200/JCO.2011.36.8373

72. Nicolaije KA, Ezendam NP, Vos MC, et al. Impact of an automatically generated cancer survivorship care plan on patient-reported outcomes in routine clinical practice: longitudinal outcomes of a pragmatic, cluster randomized trial. *J Clin Oncol.* 2015;33:3550–3559. doi:10.1200/JCO.2014.60.3399

73. Faul LA, Rivers B, Shibata D, et al. Survivorship care planning in colorectal cancer: feedback from survivors & providers. *J Psychosoc Oncol.* 2012;30:198–216. doi:10.1080/07347332.2011.651260

74. Blinder VS, Norris VW, Peacock NW, et al. Patient perspectives on breast cancer treatment and summary documents in community oncology care: a pilot program. *Cancer.* 2013;119:164–172. doi:10.1002/cncr.27856

索 引

一本书读懂
胃肠肿瘤多学科综合治疗

智能阅读向导为正在阅读本书的你，提供以下专属服务

精美图片 获取各章高清大图

专家课堂 线上学习理论知识

读书笔记 记录学习心得体会

行业社群 分享交流行业经验

好书推荐 分享专业领域专著

微信扫码

一键获取以上服务

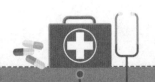